AME 科研时间系列医学图书 1B055

应用职业病学

主　编：白　莹　朱宝立

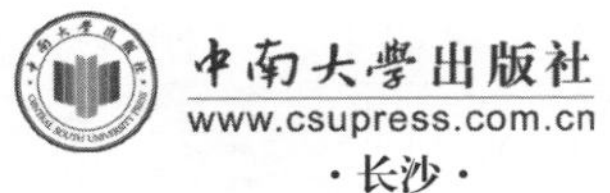

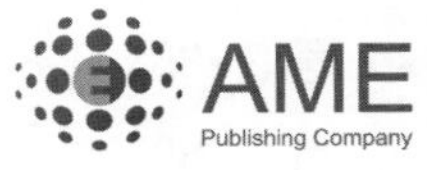

图书在版编目（CIP）数据

应用职业病学/白莹，朱宝立主编. —长沙：中南大学出版社，2022.2

ISBN 978-7-5487-4751-2

Ⅰ.①应… Ⅱ.①白… ②朱 Ⅲ.①职业病 Ⅳ.①R135

中国版本图书馆CIP数据核字(2021)第278721号

AME 科研时间系列医学图书 1B055

应用职业病学

YINGYONG ZHIYEBINGXUE

主 编：白 莹 朱宝立

□出 版 人 吴湘华

□丛书策划 汪道远 陈海波

□项目编辑 陈海波 廖莉莉

□责任编辑 陈海波 刘 琴 周小雪

□责任印制 唐 曦 潘飘飘

□版式设计 朱三萍 林子钰

□出版发行 中南大学出版社

社址：长沙市麓山南路 邮编：410083

发行科电话：0731-88876770 传真：0731-88710482

□策 划 方 AME Publishing Company

地址：香港沙田石门京瑞广场一期，16 楼 C

网址：www.amegroups.com

□印 装 天意有福科技股份有限公司

□开 本 710×1000 1/16 □印张 55.75 □字数 1121 千字 □插页

□版 次 2022 年 2 月第 1 版 □ 2022 年 2 月第 1 次印刷

□书 号 ISBN 978-7-5487-4751-2

□定 价 380.00 元

编委会

丛书介绍

很高兴，由AME出版社、中南大学出版社联合出品的“AME科研时间系列医学图书”，如期与大家见面！

虽然学了4年零3个月医科，但是，仅仅做了3个月实习医生，就选择弃医了，不务正业，直到现在在做医学学术出版和传播这份工作。2015年，毕业10周年。想当医生的那份情结依旧有那么一点，有时候不经意间会触动到心底深处……

2011年4月，我和丁香园的创始人李天天一起去美国费城出差，参观了一家医学博物馆——马特博物馆（The Mütter Museum）。该博物馆隶属于费城医学院，创建于1858年，如今这里已经成为一个展出各种疾病、伤势、畸形案例，以及古代医疗器械和生物学发展的大展厅，展品逾20 000件，其中包括战争中伤者的照片、连体人的遗体、侏儒的骸骨以及人体病变结肠等。此外还有世界上独一无二的收藏，比如一个酷似肥皂的女性尸体、一个长有两个脑袋的儿童的颅骨等。该博物馆号称“Birthplace of American Medicine”。走进一个礼堂，博物馆的解说员介绍宾夕法尼亚大学医学院开学典礼都会在这个礼堂举行。当时，我忍不住问了李天天一个问题：如果当初你学医的时候，开学典礼在这样的礼堂召开的话，你会放弃做医生吗？他的回答是：不会。

2013年5月，参加英国医学杂志（BMJ）的一个会议，会议之后，有一个晚宴，BMJ为英国一些优秀的医疗团队颁奖，BMJ的主编和BBC电台的著名节目主持人共同主持这个年度颁奖晚宴。令我惊讶的是，BMJ给每个获奖团队的颁奖词，从未提及该团队过去几年在什么大牛杂志上发表过什么大牛论文，而是关注这些团队在某个领域提高医疗服务质量，减轻病患痛苦，降低医疗费用等方面所作出的贡献。

很多朋友好奇地问我，AME是什么意思？

AME的意思就是，Academic Made Easy, Excellent and Enthusiastic。2014年9月3日，我在朋友圈贴出3张图片，请大家帮忙一起从3个版本的AME宣传彩页中选出一个喜欢的。最后，上海中山医院胸外科的沈亚星医生竟然给出一个AME的“神翻译”：欲穷千里目，快乐搞学术。

AME是一个年轻的公司，拥有自己的梦想。我们的核心价值观第一条是：Patients Come First！以“科研（Research）”为主线。于是，2014年4月

24日，我们的微信公众号上线，取名为“科研时间”。“爱临床，爱科研，也爱听故事。我是科研时间，这里提供最新科研资讯，一线报道学术活动，分享科研背后的故事。用国际化视野，共同关注临床科研，相约科研时间。”希望我们的AME平台，能够推动医学学术向前进步，哪怕是一小步！

如果说酒品如人品，那么，书品更似人品。希望我们“AME科研时间系列医学图书”丛书能将临床、科研、人文三者有机结合到一起，像西餐一样，烹调出丰富的味道，搭配出一道精美的佳肴，一一呈现给各位。

汪道远

AME出版社社长

前言

改革开放40年来，我国经济社会发展取得了举世瞩目的成就。随着经济快速发展和产业结构模式的调整，职业病危害因素已成为影响我国劳动力人口健康的重要因素之一，全国每年新发职业病报告数为3万例左右，现患职业病累计人数为70万余人。据有关部门估算，全国每年因患职业病和工伤事故造成的经济损失达1 000亿元。

江苏省是工业大省，中小企业有160万余家，其中至少1/3存在职业病危害因素。全省工业人口约占总从业人口的35.6%，这意味着有数百万劳动者在职业活动中接触到职业病危害因素。当前，除粉尘、常见化学物（如铅、汞）和噪声等传统的职业病危害因素外，新材料和新工艺（如纳米技术和材料）造成的健康损害也日益加重，急性化学中毒事故时有发生，全省每年新发职业病报告数1 000例左右，位于全国前列。单从职业病患病数来看，并非很高，甚至在人群中的患病率还很低，但是，职业病并非人类机体自然发生的病变，而是人们在生产劳动中接触到危害健康的因素所致人为性疾病，而且受害者多为青壮年劳动人群，也就是说，这一类疾病本不应该发生。

习近平总书记在党的十九大报告中提出了实施健康中国战略，人民健康是民族昌盛和国家富强的重要标志。没有全民健康，就没有全面小康；没有职业健康，何谈全民健康。“健康中国，职业健康先行。”职业病危害若得不到控制，势必会影响国民经济的可持续发展及健康中国的进程。中共中央、国务院高度重视职业病防治工作，自2002年《中华人民共和国职业病防治法》实施以来，经过3次修正，不断强化组织领导，完善体制机制，有效遏制了职业病高发势头。但是，目前仍存在很多问题，诸如职业病临床技术薄弱、专业人员匮乏、职业健康监护覆盖率低、大量职业病患者得不到及时诊断与治疗等，职业病防治工作任重而道远。

职业病是人为性疾病，它与普通疾病的区别在于完全可防、可控。防治职业病需要有科学的态度、先进的技术和过硬的队伍，按照三级预防的原则，做好“源头控制、劳动过程预防、患者保障”三项工作。“源头控制”主要是对工作场所危害的预防与控制，属于预防医学范畴。“劳动过程预防”包括职业健康检查，目的是筛选职业禁忌证和预防早期职业病危害；“患者保障”包含职业病诊断、治疗、伤残认定与赔付等内容，后两项工作属于职业病学范畴，服务对象为广大劳动人群和个体。

职业病诊断是“患者保障”的基础，也是“源头控制”的依据。职业病诊断的本质是判定疾病与接触职业病危害因素之间的因果关系，属于“归因诊断”，是集临床医学诊断与责任判定于一体的重要工作。只有及时、准确地诊断，才能发现导致职业病的原因所在，方能“有的放矢”地对其进行预防与控制。国家对职业病诊断医师有较高的要求，明确规定职业病诊断医师须具有中级以上专业技术资格，经过省级培训并考核合格。从事职业健康检查的主检医生应当具有职业病诊断医师资格。

本书系统地介绍了职业病学应用相关内容，特别是法定“10大类132种”职业病的职业接触机会、流行病学特征、致病机制、临床表现、诊断条件以及防治要点等，突出职业病的二、三级预防实际应用特性，强调“只有正确地诊断（判定职业病），才能科学地预防（控制职业病危害因素）”。

随着职业病防治工作的进一步深入，职业病医生的卫生人力需求也在不断扩大。希望本书能成为基层职业病专业人员必备的工具书，成为职业健康检查主检医师、职业病诊断医师和鉴定专家的日常参考书。同时对培养职业病专业人才、加强职业病防治队伍建设、防治职业病和实施健康中国战略作出应有的贡献。

本书的编委是江苏省在职业病的实践与研究方面有丰富经验的专家与学者，在此，谨向各位编委付出的辛勤劳动致以衷心的感谢！由于篇幅较长，难免存在错误，真诚期待专家与同行批评指正。

白莹

目　录

第一章　概论

第一节　职业病学

一、职业病学定义与内容

职业病学（occupational medicine）也称职业医学，是运用临床医学方法，研究职业病的病因、发病机制、临床表现以及诊断与治疗的一门学科。它涉及内科、皮肤科、耳鼻喉科、眼科以及影像、检验、功能检查等临床学科，业务内容包括职业病诊断与鉴定、职业健康监护与危害风险评估、生物样品检测与分析、化学中毒医学救援与处置以及职业病康复与劳动能力鉴定等。本质上讲，职业病学属于临床医学的范畴，与心血管、血液、神经等学科一样，是内科学的一个亚专科，是独立的医学二、三级学科。与内科学的其他亚专科不同的是，从事职业病学研究和临床工作不仅需要具有深厚的基础医学和临床医学知识，还需要同时具备流行病学、职业卫生等预防医学知识、化学和物理学知识，并需要掌握相关的法律、法规和国家标准。

二、职业病学的发展历史

自从人类有了生产劳动，就有因劳动而导致的损伤与疾病。汉代王充在《论衡》中提到，冶炼时可产生灼伤和火烟侵害眼鼻；北宋孔平仲在《孔氏谈苑》中述及“后苑银作镀金，为水银所熏，头手俱颤……贾谷山采石人，石末伤肺，肺焦多死”，反映了冶炼作业中的烧伤、汞中毒和硅沉着病（又称矽肺）等职业病症。隋代巢元方《诸病源候论》中记载古井和深坑多有毒气，则是对窒息性气体中毒的描述。明代李时珍在《本草纲目》中明确提到铅矿工人铅中毒病症等。这些表明，我国自古以来就存在职业性危害。

中华人民共和国成立之前，职业病防治问题少有人过问，职业卫生和职业病学科基本处于空白状态。中华人民共和国成立后，我国职业卫生和职业病学科发展经历了3个阶段。第一阶段为20世纪50—70年代，称为“工业卫生与职业病学”阶段，主要照搬苏联模式，以学术探讨、累积经验为主。第二阶段为20世纪70—80年代中期，称为“劳动卫生与职业病学”阶段，由于工业卫生难以解释农业生产过程中因接触职业有害因素引起的病伤，因而改工业卫生为劳动卫生。第三阶段为20世纪80年代后期至今，称为“职业卫生与职业病学”阶段，随着工业现代化的加速和自然科学的发展，为了囊括所有因职业活动引起的伤害，改“劳动卫生”为“职业卫生”，该阶段将是一个漫长的过程。我国职业医学的奠基人吴执中教授和他主编的《职业病》一书对我国职业病学发展起到了举足轻重的作用。

三、我国职业病学现状与成就

据不完全统计，全国有50多万个厂矿企业存在不同程度的职业危害，接触粉尘、毒物和噪声等各种职业危害的职工有2 500多万人。职业病发病率仍居高不下，据文献报道，2005—2013年尘肺病、急性职业中毒、慢性职业中毒、其他职业病的年均发病例数（构成比）分别为17 205.9（84.22%）、554.0（2.71%）、1 250.6（6.12%）、1 420.1（6.95%）例，其中尘肺病例占比最高。2016年全国职业病报告显示，职业病报告总计31 789例。其中，尘肺病及其他呼吸系统疾病28 088例，职业性耳鼻喉口腔疾病1 276例，职业性化学中毒1 212例，其他各类职业病合计1 213例。

国家从政策层面关注和引导职业卫生和职业病学发展，自“七五”计划开始，职业病就被列为国家级攻关的重大疾病防治研究范围；“七五”“八五”期间，科技攻关项目重点资助了尘肺和职业中毒的预防治疗研究；“九五”“十五”期间，除继续支持尘肺诊断治疗研究，还增加了对混配农药中毒的研究；“十一五”期间，主要资助重金属和有机溶剂中毒的预防、急性中毒救治和工效学研究；“十二五”期间，重点资助研究粉尘、放射性物质、毒物、物理因素等职业病危害因素监控和检测技术。同时，国家出台《国家职业病防治规划（2016—2020年）》，开展国家职业病临床重点专科建设等。此外，国家高技术研究发展计划（863计划）资助了对尘肺治疗药物的研究；国家重点基础研究发展计划（973计划）资助了环境化学污染物对健康影响的基础研究；国家自然科学基金对职业卫生和职业医学研究给予了系列资助。取得的主要成就如下。

（一）基础类研究

我国基础类研究已逐步与国际接轨，开展了分子生物学、基因功能、基因多态性与职业危害易感性、miRNA与职业损伤等方面研究，并有许多新发现、新进展。在有机溶剂领域，正己烷、二甲基甲酰胺、三氯乙烯等中毒的发病机制、毒性作用、诊断治疗等方面研究都有了重大进展。物理因素损伤研究成果显著，电磁场对细胞间和细胞内外信息传导以及作用位点、膜流动性和遗传影响，噪声相关的基因多态性研究等方面都已经取得一定成就。

（二）职业流行病学调查

职业流行病学调查不仅真实反映了当时的职业病危害形式，还提供了可靠的职业病危害种类、程度和职业病发病情况等基础数据，也为职业病学科研究方向提供信息，为制定我国职业病防治策略提供科学依据。如1979年在全国范围开展的“五毒”（铅、苯、汞、三硝基甲苯、有机磷农药）普查；1987年全国范围开展的尘肺流行病学调查；1990年开展的对15个省的30个县的乡镇企业和7个省的“三资”企业的职业危害现状、职业卫生服务能力调查；2011年开展的全国职业健康状况调查等。

（三）职业病诊疗技术研究

职业病诊疗技术研究解决了铅、汞、苯、刺激性气体、一氧化碳、三硝基甲苯、农药中毒的诊断和治疗问题。通过将效应生物标志物、细胞及分子生物学指标、神经电生理与行为学方法以及先进影像技术等手段应用于职业病诊疗，大大提高了职业病诊疗的质量和水平。如测定血清前蛋白、转铁蛋白研究筛选中毒性肝病；采用特异性IgE研究职业性哮喘等。在治疗上，创造性地使用二巯基丁二酸钠和喹胺酸治疗重金属中毒，引进血液净化救治急性化学物中毒，使用神经生长因子治疗中毒性周围神经病，均取得令人满意的效果。

（四）制定职业病目录和职业病诊断标准

职业病的范围及目录随着社会经济的发展而变化。1957年职业病名单确定了14种法定职业病，1987年修订为9类102种，2002年修订为10类115种，2013年颁布的《职业病分类及目录》修订为10大类132种。卫生部（现“国家卫生健康委员会”）组织全国卫生标准技术委员会职业病诊断标准分委员会，集全国各地技术力量，开展了我国职业病诊断标准的研制工作，形成了我国特有的职业病诊断标准系列，对全国职业病的诊断、治疗及管理起到了指导作用。对于法定职业病，国家实施工伤保险制度，按照赔偿性疾病进行管理。《职工工伤与职业病致残程度鉴定标准》为劳动能力鉴定提供了全国统一标准。

（五）实验方法类研究

我国对细胞水平、染色体水平、基因水平、分子水平等实验技术的应用与研究不断加强。如彗星试验作为快速检测暴露紫外线后淋巴细胞DNA修复能力的简便方法；联合检测尿视黄醇结合蛋白、尿β-微球蛋白、尿N-乙酰-β-D氨基葡萄糖苷酶和γ-谷氨酰基转移酶作为汞作业工人早期肾损伤的灵敏指标；检测血清白细胞介素-6，对接触煤尘工人早期诊断煤工尘肺以及监测病情与疗效判断有一定参考价值；δ-氨基乙酰丙酸脱水酶基因多态性对职业铅接触工人血铅和锌卟啉的影响等。另外，有一些新职业病危害的干预性研究，人类工效学、职业应激等的研究，其中不乏新的发现和发明。上述研究基本能反映出我国近阶段职业病学研究的水平和现状。

我国的职业病学发展，无论是在理论研究上，还是在职业病防治实际工作中，已取得了举世瞩目的成就，在国际上与发达国家已没有太大差距。

四、职业病学发展趋势

职业病学科的兴衰与社会经济发展密切相关。在全球经济一体化及科学技术突飞猛进的背景下，在我国改革开放新的历史时期，职业病学不断汲取基础医学、临床医学、预防医学与其他相关专业学科的新理论、新思路和新进展，其专业范围和研究领域正在悄然扩大，与其他临床学科的联系也日益紧密，尤其临床医学的新技术和新方法正在不断应用到职业病的诊断和治疗中，职业病学进入了快速发展的有利时期。

（一）研究内容不断细化深入

目前职业病学研究范畴已经推至亚临床效应、远期效应和遗传生殖效应的研究领域。当前，运用分子生物学、分子毒理学、基因组学、代谢组学、蛋白质组学等技术，对职业危害方面正进行着广泛和深入的研究。基因组学的成就揭示了独立遗传因素和复杂环境因素所致疾病的分子基础，将DNA探测引入职业危害因子损伤机制的研究中。如对尘肺病从基因多态性、基因突变、DNA损伤、细胞周期及细胞凋亡、细胞因子、气态信使分子、自由基损伤等层面进行研究。代谢组学在重金属中毒方面的研究以及职业危害因素对传统靶器官以外的作用也在探讨之中，如金属的生殖毒性、致癌性、致突变性，丙烯腈的神经毒性、生殖毒性，噪声对自然杀伤细胞（natural killer cell，NK）的影响等。

（二）循证医学和转化医学的应用

职业病学服务对象是广大劳动者。从职业病的诊断、治疗、康复，到卫生标准的制定；从健康监护项目及体检周期确定，到预防和干预措施的选择，都需要应用并遵守循证医学原则，要有科学证据以及对这些证据进行科学、系统的评价。我国尘肺防治“八字方针”就是应用循证医学原则的典范。在科研设计和方法选择上，也应根据循证医学原则。目前仍有许多经验报道和描述性研究，其提供的证据质量相对较差。

转化医学（translational medicine）强调的是从实验室到病床的连接，通常被称为bench to bedside（简称B to B），即“从实验室到病床”。典型含义是将基础研究的成果转化成真正为患者服务的手段。21世纪的医学将更加重视“环境–社会–心理–工程–生物”医学模式，更加重视整体医学观和有关复杂系统的研究。“转化医学”自2003年由美国国立卫生研究院（NIH）正式提出后，日益受到各国医学界的广泛关注。转化医学的主要目的就是要在基础医学与药物研发、临床及公共卫生之间建立起直接关联，把基础研究获得的知识成果快速转化为临床和公共卫生方面的防治新方法。

（三）与其他学科的交叉与结合

现代医学发展历史表明，未来医学突破性进展有赖于与其他学科的交叉与结合。职业病学研究方向，亦将是与职业流行病学、工业毒理学、工业卫生化学、人体工效学、职业心理学等分支学科结合。据估计，化学致癌物占生产和上市化学品的3%~5%，有的致癌性很强，有的致癌性尚未明确。在职业性致癌物识别与研究上有大量的研究有待完成。

可采用更精密、细致的高分辨率CT、磁共振成像（magnetic resonance imaging，MRI）、血液净化等技术，来进行职业病诊断与鉴别诊断。如尘肺病可采用CT、螺旋CT、肺区域性阻抗通气图等技术，提高诊断的早期性及可靠性。化学中毒可采用化学发光免疫分析、MRI以及微观血液流变学技术等，以助于诊断与鉴别。噪声聋目前尚无有效的治疗方法，也是职业病临床亟待解决的难题，目前除脱离噪声源外，主要针对噪声聋的发病机制进行对症治疗，如进行扩血管、神经营养治疗，使用能量合剂、补充Mg^{2+}和Zn^{2+}等微量元素。对于轻度聋患者，可配助听器，中重度聋可以考虑人工耳蜗植入。另外，在群体性中毒事件、突发性中毒事故和化学性恐怖活动处置中，应急医疗救援发挥着不可或缺的作用。

（四）生物标志物的研究

生物标志物作为职业病诊断及监测的新参数，不仅开辟出一条新途径，而且有助于了解早期毒物效应、探索新疗法，其在筛选易感人群、减少接触危险性、发现可逆的亚临床病变、预防职业病的发生等方面也有不可估量的价值。

因此，它在职业危险度评价、生物监测、职业流行病学调查、易感性预测以及职业病临床等方面具有广阔的应用前景。

21世纪是生命科学的时代，如何利用分子生物学技术、人类基因组计划的成果，从分子水平上研究职业危害的生物学效应，已经成为新世纪职业病学研究者关注的亮点。

（五）新时期条件下新问题的研究

在新的发展时期，大量新材料、新工艺的应用将不断带来新的职业危害问题，如纳米材料的毒性、铟对健康的危害、职业性心理与精神疾病等。因此，对新的有害因素进行机制方面的探讨和研究将成为新的课题。此外，职业紧张已经成为当今世界性职业卫生问题之一。超负荷工作及过劳、建筑物综合征及办公室内气候对人体健康影响等问题，均有待进一步研究。

在当前工业生产和科学技术空前发展的历史时期，职业病学技术也进入了最辉煌的时代，职业病学技术在深度与广度两个层面上都取得了很大的进展。基础毒理学、劳动生理学、职业心理学、遗传毒理学、人机工程学、卫生工程学等新的分支学科纷纷出现，已形成了一个比较完整的现代职业卫生科学体系。

现代职业病学的目标不仅仅针对职业中毒、尘肺和放射病等传统的职业危害，更加关注工作条件对劳动者生理、心理的潜在影响，关注环境物质对人类的遗传学效应和对可能诱发肿瘤的危险性，关注职业因素对其他急慢性疾病的影响以及与工作有关的疾病。历史的事实证明，职业病学的发展与工农业生产和科学技术的发展紧密相随，职业病防治的需求与国家或地区的经济发展水平密切相关。在经济快速发展时期，职业病学科具有极大发展空间，职业病防治工作将大有作为。

参考文献

[1] 邬堂春. 职业卫生与职业医学[M]. 8版. 北京：人民卫生出版社，2017.

[2] 何凤生. 中华职业医学[M]. 北京：人民卫生出版社，1999.

[3] 钟学飘，朱志良，马争，等. 2005—2013年全国职业病发病情况分析[J]. 实用预防医学，2015，22(7)：858-859.

[4] 国家卫生计生委疾病预防控制局. 2015—2016 年全国职业病报告情况[J]. 职业卫生与应急救援，2018，36(01)：93.

[5] 张兵. 职业医学与临床职业病科的发展与展望[J]. 安徽卫生职业技术学院学报，2013，12(2)：1-2.

[6] 戴俊明，周志俊. 第29届国际职业卫生大会(ICOH)报道[J]. 环境与职业医学，2009，26(2)：103-104.

[7] 李健，余善法. 第29届国际职业卫生大会(ICOH)报道(续篇)——职业紧张及其相关

内容侧记[J]. 环境与职业医学,2009,26(3):222-223.
[8] 胡飞飞,周倩倩,朱宝立,等. miRNA及其在职业医学中的研究进展[J]. 中华劳动卫生职业病杂志,2013,31(6):473-474.
[9] 徐静,张林. 循证医学实践与转化医学的关系探讨[J]. 中国医学伦理学,2013,26(4):479-480.
[10] 宋玉果,朱钧. 我国职业医学发展现状及人才培养[J]. 中国病案,2013,14(9):68-70.
[11] 王铁英,李犇,陆荣柱. 全面保证职业人群的健康与幸福——来自美国NIOSH的促进职业健康的十个建议[J]. 职业卫生与应急救援,2011,29(4):212-215.
[12] 林毓嫱,陈育全,段传伟,等. 职业健康监护研究现状与展望[J]. 中华劳动卫生与职业病,2014,32(3):234-237.

(白莹，韩磊)

第二节　职业病学基础及研究方法

一、职业病学基础

职业病是因接触职业危害因素导致健康损害而引起的疾病，不论何种职业病，都应有确切的致病因素。职业病不同于一般疾病的最大特点是病因清楚，可以通过消除和控制职业病危害因素，达到有效预防的目的。致病因素的性质、接触的部位以及进入体内的归宿决定其临床表现。如化学因素导致的中毒，按照化学物质的理化特性和靶器官（直接毒性作用损害的器官）特征，表现为神经系统疾病、呼吸系统疾病、血液系统疾病样改变；对生物因素所致的职业病，依从于传染病和寄生虫病的发病规律；物理因素所致的职业病，有的以接触部位表现明显，如紫外线所致结膜角膜炎（电光性眼炎）、皮炎；噪声除致听觉器官损伤外，还能引起心血管系统等全身性影响。因此，职业病分散在临床各科中，按主要受损系统而具有不同的表现。职业病学的基础为临床医学，在临床医学的各学科中，都会有职业病学的内容。化学因素所致疾病，应以毒理学和内科学为基础；生物因素所致的职业病，以微生物学与寄生虫病学为基础；而其他如化学性皮炎、噪声性耳聋以及其他工作有关疾病等，则对应以皮肤科、耳鼻咽喉科等为基础。

二、研究方法

研究方法主要涉及基础医学（生理学、生物化学、免疫学、病理学、病理生理学等）、临床医学（临床诊断学、内科学、临床治疗学）、医学检验学（临床检验、毒物检验）、临床康复学以及预防医学领域的相关学科。

由于职业病发生发展的前提为职业危害暴露，有关现场职业卫生学调查、职业流行病学、毒理学以及环境卫生学等为常用的研究方法。

（一）职业卫生学

职业卫生（occupational health）的主要任务是控制病因，属于预防医学范畴。职业卫生以劳动者的作业环境为主要对象，而职业病学是以劳动者人群和个体为主要对象。职业病学和职业卫生虽为两个学科、各自独立，但关系紧密，相互交叉，最终目标一致，就是不断促进职业环境和条件的改善，保障职业的安全和健康，使劳动者充分享有健康权利，在身体功能、精神心理和社会环境适应上达到完美状态，为不断提高工作效率提供科学保证。

（二）职业流行病学

职业流行病学是流行病学与职业卫生学、职业病学相互渗透的一门边缘学科，是运用流行病学方法研究职业因素对职业人群危害的一门学科。

①横断面调查研究：通过对特定时间职业人群中有关变量与疾病或健康状况关系的描述，掌握职业人群疾病或健康状况的分布，以提供病因线索。在职业病学科中运用横断面调查进行大规模研究，可得到有价值的病因线索，作出病因推断，对职业病防治工作起到重要作用。②病例对照研究：从劳动者是否患病入手，研究可能导致疾病的职业危害因素，是职业流行病学评价和筛选职业性病因的重要方法和手段。③队列研究：从人群有无暴露入手，研究人群发病率或死亡率的差别，从而评价暴露引起疾病的情况。队列研究符合职业流行病学的目的要求，适用于对某职业人群健康状况的评价，较多采用回顾性队列研究，是目前国内外研究职业危害因素致病作用切实可行的方法，但需注意回顾性队列研究可能存在一定偏倚。

（三）职业毒理学

职业毒理学是毒理学的一个分支，作为职业病学的重要理论基础，主要研究职业病危害因素与接触人群的有害交互作用。通过体外细胞培养实验、动物实验、职业流行病学调查和志愿受试者的试验研究等方法进行。

三、职业病的三级预防

职业病的三级预防中，一级预防为病因预防，属于预防医学范畴，目的是从源头消除和控制危害因素。

一级预防主要内容如下。①技术措施：以无毒物质代替有毒物质；使用远距离操作或自动化、半自动化操作，防止有害物质跑、冒、滴、漏；加强通风、除尘、排毒措施。②组织措施：合理组织、安排劳动过程，建立、健全劳动制度，贯彻执行国家制定的卫生法规。③卫生保健措施：做好就业前体格检查；做好卫生宣传、健康教育；注意平衡膳食和保健食品供给；加强锻炼，提高机体抵抗力。

二级预防为临床前期预防，目的是早期发现健康损害，及时采取防控措施。内容主要包括：①针对职业接触人群，开展普查、筛检、定期健康检查，明确诊断，及时治疗；②定期对生产环境进行监测，发现问题立即采取防治对策。

三级预防是对健康受到损害劳动者的及时诊断与治疗、促进康复。二级、三级预防主要属于临床医学范畴。三级预防内容主要包括：①因职业病危害因素损害健康的劳动者，得到及时诊断、合理的理疗，防止疾病恶化及复发，通过医学监护、预防并发症，防止劳动能力丧失；②对治疗期满的职业病患者，进行劳动能力评估和伤残评定；③通过功能性和心理康复治疗，做到病而不残，残而不废，达到延长寿命的目的。

参考文献

[1] 邬堂春.职业卫生与职业医学[M].8版.北京:人民卫生出版社,2017.
[2] 赵金垣.临床职业病学[M].3版.北京:北京大学医学出版社,2017.

（白莹，韩磊）

第三节　职业健康监护技术

一、职业健康监护的定义

（一）职业健康监护

职业健康监护是指根据劳动者职业接触史，通过定期或不定期的医学检查和相关资料的收集，连续性监测劳动者的健康状况，分析劳动者健康变化与所接触职业病危害因素的关系，及时地将健康检查和资料分析结果报告给用人单位和劳动者本人，以便及时采取干预措施，保护劳动者健康。

（二）职业健康检查

职业健康检查是通过医学手段和方法，针对劳动者接触职业病危害因素可能产生的健康影响和健康损害进行临床医学检查，了解受检者健康状况，早期发现职业病、职业禁忌证和可能的其他疾病和健康损害的医疗行为。职业健康检查是职业健康监护的重要内容和主要的资料来源。

（三）职业禁忌证

职业禁忌证是指劳动者从事特定职业或接触特定职业病危害因素时，比一般职业人群更易遭受职业病危害和罹患职业病或可能导致原有自身疾病加重，以及作业过程中可能被诱发的，威胁他人生命健康的个人特殊生理或病理状态。

（四）疑似职业病

疑似职业病与职业病的概念相对应，有可能是职业病，包括早期职业性损害和已有患病现象，但没有经过正规医疗机构的检查，尚未确定是否为职业病的情况。有下列情况之一者，可视为疑似职业病。

（1）职业健康检查机构或医疗卫生机构发现有健康损害并高度怀疑职业病，建议做进一步检查、医学观察或诊断性治疗以明确诊断的。

（2）同一工作环境中已确诊有职业患者，该劳动者出现类似健康损害临床表现的。

（3）同一工作环境中，同时或短期内发生2例或2例以上健康损害表现相同或相似病例，疾病虽不在《职业病分类及目录》范围内，但疾病的发生、发展与接触职业病危害因素有因果关系的。

（4）劳动者已出现职业病危害因素造成的健康损害表现，但未达到职业病诊断标准规定的诊断条件，而健康损害还可能继续发展的。

二、职业健康监护的目的

①早发现职业病、职业健康损害和职业禁忌证（称之为目标疾病）；②跟踪观察职业病及职业健康损害的发生、发展规律及分布情况；③评价职业健康损害与作业环境中职业病危害因素的关系及危害程度；④识别新的职业病危害因素和高危人群；⑤进行目标干预，包括改善作业环境条件，改革生产工艺，采用有效的防护设施和个人防护用品，对职业病患者及疑似职业病和有职业禁忌人员的处理与安置，等等；⑥评价预防和干预措施的效果；⑦为制定或修订卫生政策和职业病防治对策服务。

三、职业健康监护的内容

职业健康监护主要包括职业健康检查、离岗后医学随访、应急健康检查和职业健康监护档案管理等内容。

（一）职业健康检查

职业健康检查分为上岗前健康检查、在岗期间定期健康检查、离岗时健康检查。

1. 上岗前健康检查

上岗前健康检查的主要目的是发现有无职业禁忌证，建立接触职业病危害因素人员的健康档案，检查时间要求在开始从事有害作业前完成。

2. 在岗期间定期健康检查

对于长期从事职业病危害因素作业的劳动者，应进行在岗期间的定期健康检查，其主要目的是早期发现劳动者的职业病、疑似职业病或其他健康异常改变，及时发现职业禁忌证。

3. 离岗时健康检查

离岗时健康检查的目的是确定劳动者在停止接触职业病危害因素时的健康状况。检查要求在劳动者调离或脱离所从事的职业病危害作业或岗位时完成。

职业健康检查的项目、周期按照《职业健康监护技术规范》（GBZ 188）执行，放射工作人员职业健康检查按照《放射工作人员职业健康监护技术规范》（GBZ 235）等规定执行。但是《职业健康监护技术规范》所规定的化学物种类有限，对于尚未纳入技术规范的化学物，是否要做健康检查、如何确定检查项目目标疾病等问题，应按规定，广泛检索、收集相关资料，进行系统性评价，经过专家评估后确定。

（二）离岗后医学随访

有些职业病危害因素具有慢性健康影响，或发病具有较长的潜伏期，即脱离接触后仍有可能发生职业病，或所患职业病仍有可能继续发展，如游离二氧化硅粉尘。接触这一类有害因素的劳动者，需进行离岗后医学随访。

（三）应急健康检查

当发生急性职业病危害事故时，对遭受或者可能遭受急性职业病危害的劳动者，应在事故发生后及时进行健康检查。这样做的目的是控制职业病危害的继续蔓延和发展，对遭受急性职业病危害的劳动者进行急救和治疗提供依据。

对于从事可能发生职业性传染病作业的劳动者，在疫情流行期或近期密切接触传染源者，也应及时开展应急健康检查，以随时监测疫情动态。

（四）职业健康监护档案管理

职业健康检查机构应当建立职业健康检查档案，档案应当包括下列材料：职业健康检查委托协议书；用人单位提供的相关资料；出具的职业健康检查结果总结报告和告知材料；其他有关材料。职业健康检查档案保存时间应当自劳动者最后一次职业健康检查结束之日起不少于15年。

随着互联网的普及和信息化管理，职业健康监护信息与管理平台日趋成熟，实现体检流程、实验室数据、主检报告、体检结论和报告、体检质量和档案管理等功能，不仅可以规范服务行为、提高工作效率，还有利于职业健康监护档案的电子化管理和数据的分析利用。

四、职业健康监护的评价与报告

职业健康检查结果报告分为个体结论报告、职业健康检查总结报告和职业健康监护评价报告3种。职业健康检查报告和评价应遵循法律的严肃性、科学严谨性和客观公正性。

（一）个体结论报告

每位受检者的体检表应由主检医生进行审阅，内容包括所查项目有无异常、异常结果是否需要复查等，最终得出以下5种个体结论。

1. 目前未见异常

本次职业健康检查各项检查指标均在正常范围内。

2. 复查

检查时发现与目标疾病相关的单项或多项异常，需要复查确定者，应明确复查的内容和时间。

3. 疑似职业病

检查发现疑似职业病或可能患有职业病，需要提交职业病诊断机构进一步明确诊断。

4. 职业禁忌证

检查发现有职业禁忌证的患者，需写明具体疾病名称。

5. 其他疾病或异常

除目标疾病之外的其他疾病或某些检查指标的异常。

发现疑似职业病、职业禁忌证的，应提出相关处理建议。在评价劳动者是否适应某项工作时，要考虑工作环境是否已得到改善、个人防护是否已完备有效，应注意为劳动者提供公平就业机会。

（二）职业健康检查总结报告

体检总结报告是对本次体检的全面总结和一般分析，内容应包括受检单位、职业健康检查种类、应检人数、受检人数、检查时间和地点，体检工作的实施情况，以及发现的疑似职业病、职业禁忌证和其他疾病的人数和汇总名单、处理建议等。个体体检结果可以一览表的形式列出花名册。

（三）职业健康监护评价报告

职业健康监护评价报告是根据职业健康检查结果和收集到的历年工作场所

监测资料及职业健康监护的相关资料，通过分析劳动者健康损害和职业病危害因素的相关性，以及导致发生职业健康损害的原因，预测健康损害和职业病的发展趋势，对用人单位劳动者的职业健康状况作出总体评价，并提出综合改进建议。

参考文献

[1] 职业卫生网. 2017年修正版新《职业病防治法》[EB/OL].（2017-11-04）. http://www.zywsw.com/bingzhong/6879.html.

[2] 中华人民共和国国家卫生和计划生育委员会.职业健康监护技术规范：GBZ 188—2014[S]. 北京：中国标准出版社，2014.

[3] 林毓嫱，陈育全，段传伟，等. 职业健康监护研究现状与展望[J]. 中华劳动卫生与职业病，2014，32(3)：234-237.

（白莹，韩磊）

第四节　职业病诊断技术

一、定义

（一）职业病（广义职业病）

广义职业病是指在一定条件下，职业性有害因素直接作用于人体，损害健康所引起的疾病。

（二）法定职业病（狭义职业病）

法定职业病是指企业、事业单位和个体经济组织等用人单位的劳动者在职业活动中，因接触粉尘、放射性物质和其他有毒、有害因素而引起的疾病。职业病的分类和目录由国务院卫生行政部门会同国务院劳动保障行政部门制定、调整并公布。

法定职业病定义包括了4个基本要素：①存在劳动用工关系，即患病主体是用人单位的劳动者；②劳动者在职业活动过程中接触职业病危害因素；③劳动者所罹患的疾病是在职业活动过程中或过程后产生的；④所患疾病是《职业病分类及目录》所列职业病。法定职业病经诊断后，可享受国家工伤保险待遇，属于可补偿的疾病。法定职业病范围及目录随着社会经济的发展而变化，从1957年的14种法定职业病，到2013年《职业病分类和目录》明确法定职业病为10类132种。未列入法定职业病名单目录范围内的职业病，被称为职业相关性疾病，如颈肩腕综合征，目前尚不属于补偿疾病的范围。

（三）职业病诊断

根据相关法律、法规和规定，结合患者的职业史、职业病危害接触史和现场危害调查与评价、临床表现以及实验室检查结果等，经综合分析，排除其他致病因素后，对照职业病诊断标准，做出职业病的诊断结论和诊断分级。

二、职业病的特征与特点

职业病具有人为性、病因明、可防控的特征。

职业病的特点如下。

（一）致病因素明确

凡患有职业病者都是由于接触了职业病危害因素，换句话说，如果没有确切的职业病危害因素接触史，就不可能诊断为职业病。

（二）特定病因导致特定疾病

在一定条件下，接触特定的职业病危害因素，可因引起特定靶器官的病理损害而致病，多累及一个靶器官或以一个靶器官为主的多个靶器官，出现靶器官损害的临床表现。

（三）剂量–反应（效应）关系

接触同样有害因素的人群中，常有一定的发病率，接触的浓度（程度）越高，发病率就越高；个人接触的浓度（程度）越高，病情就越重。但是职业性危害因素导致的过敏性疾病不具备这一特点。

（四）可预防、可控制

职业病是可以预防的疾病，只有预防控制措施得当，才能有效地防止职业病的发生。换句话说，发生职业病，必定是在预防与控制方面存在问题，有导致患职业病的原因和问题。控制职业病关键在预防，预防第一。对已罹患职业病者，应及时脱离危害因素接触、积极治疗，可以有效延缓疾病的发展，获得理想的治疗效果。

三、职业病诊断条件与程序

《中华人民共和国职业病防治法》及《职业病诊断与鉴定管理办法》对职业病诊断的条件、程序和管理等方面，均提出相应的要求。

（一）诊断条件

1. 属地范围

按照相关法律、法规规定，劳动者可在其用人单位所在地、本人户籍所在地或者经常居住地的任意一家职业病诊断机构进行职业病诊断，不得多家机构进行重复诊断。

2. 诊断医师资质

职业病诊断医师须持有省级卫生行政部门颁发的职业病诊断医师资格证书，在取得的执业资质范围内从事职业病诊断工作。

3. 职业病诊断所需资料

职业病诊断资料主要包含病因学和健康损害的五方面证据资料。

（1）劳动者的职业史和职业病危害接触史：劳动者工龄、岗位、在岗时间、工种、接触的职业病危害因素种类和名称；所在岗位的生产流程、每日接触时间、是连续还是间断接触；工作环境防护措施、个人防护用品，以及发生生产事故的情况等，由用人单位提供。

（2）劳动者职业健康检查与疾病医学检查资料：包括岗前、在岗期间以及离岗时的职业健康检查报告。与职业病诊断有关的就诊病历和临床检查资料，如实验室检查、特殊功能检查、门诊和住院病历等。拟诊断为职业尘肺病者，需提供2张以上相隔6个月以上合格的高千伏胸部X线片，或符合诊断要求的直接数字X线胸片。相关资料由用人单位和劳动者共同提供。

（3）工作场所职业病危害因素检测结果：为劳动者在岗期间历年工作场所职业病危害因素检测报告，由用人单位提供。

（4）职业性放射性疾病诊断需要个人剂量监测档案等资料，由用人单位提供。

（5）与诊断有关的其他资料：包括用以确认用人单位和患病劳动者身份的资料，如用人单位组织机构代码、劳动者身份证复印件、劳动关系证明等。诊断机构需要补充的其他资料，如生产工艺、原料成分、中间产物、产品等；原辅料的物质安全数据说明书（material safety data sheet，MSDS），职业病危害预评价、控制效果评价报告的相关内容，同工种、同工龄其他劳动者健康体检资料等。相关资料由用人单位和劳动者共同提供。

上述资料如由单位或机构提供，须加盖有效印章，如系个人提供，须有提供者签字。

（二）诊断程序

1. 接诊

职业病诊断机构应设置职业病门诊诊室或职业病诊断窗口，安排人员负责职业病诊断的接诊工作。 接诊内容：告知劳动者和用人单位代表（双方当事人）在职业病诊断过程中各自的权利义务、诊断条件及流程，说明提交诊断所需资料和要求，接收双方当事人已经持有的相关资料。对劳动者进行问诊、体格检查和必要的实验室以及特殊功能检查，书写门诊病历。门诊病历及辅助检查结果一并作为职业病诊断的资料加以保存。

2. 资料收集和审核

按照法律、法规的规定和具体操作要求，收集并审核双方当事人提交的职业病诊断五方面资料。资料收集齐全且内容完整后，应及时将资料交给有资质的职业病诊断医师进行诊断。

3. 诊断分析与讨论

职业病诊断医师应认真阅读诊断资料，按照职业病诊断分析思路和方法进行综合分析，并做好鉴别诊断，对照相应的职业病诊断标准，书写诊断结论和诊断依据，并在规定时限内完成《职业病诊断证明书》和《职业病诊断记录》并签字。

4. 当事人签收与资料归档

《职业病诊断证明书》一式三份，经诊断机构业务负责人审核并加盖职业病诊断专用章。通知双方当事人签收，各执一份。诊断工作结束后，所用全部资料和一份《职业病诊断证明书》、一份《职业病诊断记录》交予档案室归档，永久保存。

四、职业病诊断原则与步骤

职业病是一种由职业性危害因素造成的职业病专科疾病，既有普通疾病的共性，又有职业病专科特性；职业性诊断既有与普通疾病诊断相同的循证医学属性一面，又有不同的因果关系属性一面，其本质是确定疾病与接触职业病危害因素之间的因果关系，属于归因诊断。

（一）诊断原则

职业病诊断与鉴定无论是在实际意思上还是方法学上与普通疾病都不尽相同。职业病诊断与鉴定要依据劳动者的职业史、职业病危害接触史和工作场所职业病危害因素情况、临床表现以及实验室检查等资料，综合分析，对照职业病诊断标准，方能得出职业病诊断结论。

1. 综合分析的原则

职业病诊断应根据申请诊断的劳动者的职业史、职业病危害接触史，结合现场卫生学调查，以临床表现和实验室检查结果为主要依据，按照循证医学的原则，依据职业病诊断标准，综合分析作出判断。

2. 归因推定的原则

在作出职业病诊断的同时明确疾病的病因，应综合分析患者的临床表现与接触的职业病危害因素的危害作用是否一致；疾病的严重程度与接触危害因素的浓度或强度是否一致；接触危害因素的时间、方式与拟诊断职业病的发病规律是否符合；发病过程、病情进展、临床表现与拟诊断疾病的规律是否相符等。

一般情况下，当劳动者的职业病危害因素接触史、靶器官损害导致疾病的临床表现及对应的实验室检查（或功能检查）结果三方面证据达到相互验证时，职业病的诊断基本成立（图1-1）。

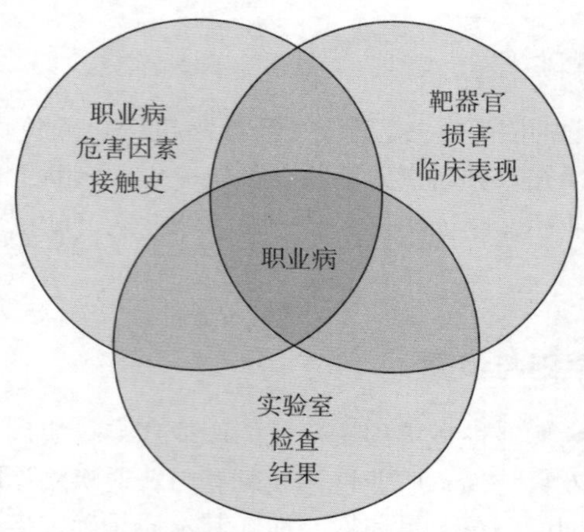

图1-1　职业病诊断证据关系示意图

3. 鉴别诊断原则

鉴别诊断是职业病诊断与鉴定工作中的必要环节，鉴别诊断是将拟诊断职业病与其他相似的疾病，或由其他病因导致的类似疾病区分开的方法。临床疾病是千变万化的，不同病因可引起相同（似）的器官损害，不同的损害也可有相同（似）的临床表现，必须遵照循证医学的原则，进行鉴别诊断。

最终形成的职业病诊断意见，只有“肯定”与“否定”，不存在其他第三种结果。“肯定”即确诊为职业病的，应当载明职业病的名称、程度（期别）、处理意见。如果因证据不足，确实不能作出职业病诊断的，应当提出相关医学意见或者建议。

（二）诊断步骤

在程序上，必须执行《中华人民共和国职业病防治法》相关规定；在技术上要遵循循证医学的原则，并对照职业病诊断标准进行。《职业病诊断通则》（GBZ/T 265—2014）概括性地指明了职业病诊断的分析思路和工作方法，步骤大体上可分为3个环节。

1. 确定病因

有接触职业性有害因素的事实。明确的职业接触史是归因认定的基础，是职业病归因诊断的关键。

根据生产工艺、工作场所职业病危害因素检测报告等资料，判定劳动者所在工作场所是否存在职业病危害因素及其种类和名称。依据劳动者接触职业病危害因素的时间和方式、浓度和强度，参考工作场所防护和个人防护等情况，判断可能累积接触水平。将工作场所职业病危害因素检测结果与职业接触限值进行比较，估计机体接触职业病危害因素的程度。

2. 确认疾病

确认有健康损害的事实。可通过劳动者定期的职业健康检查报告、疾病就诊的门诊、住院检查或实验室检查等资料，判断劳动者健康损害情况，明确疾病的临床诊断。

3. 确定因果关系

职业接触与健康损害有因果关系的事实，应同时满足以下5个特性。

（1）时序性。职业病一定是发生在接触职业病危害因素之后，先接触职业病危害因素，后出现健康损害，健康损害符合致病因素所致疾病的生物学潜伏期和潜隐期的客观规律。

（2）生物学合理性。职业病危害因素与职业病的发生存在生物学上的合理性，即职业病危害因素的理化特性、毒理学资料及进入人体途径等特性，能证实该因素可导致相应疾病，且疾病的表现与该因素的健康效应一致。

（3）生物学特异性。职业病危害因素与职业病的发生存在生物学上的特异性，即特定的职业病危害因素通过引起特定靶器官的病理损害而致病，多累及一个靶器官或以一个靶器官为主。所致疾病多与该危害因素直接损害作用有关，而不是继发性损害所致病变。

（4）生物学梯度性。多数职业病与职业病危害因素接触之间存在剂量-效应和（或）剂量-反应关系，即接触的职业病危害因素应达到一定水平才可能引起疾病的发生；接触水平越高、接触时间越长，疾病的发病率越高或病情越严重。职业病危害因素对疾病的发生、发展影响越大，疾病与接触之间因果关系的可能性就越大。但是少数过敏性职业病除外，如过敏性肺炎、哮喘。

（5）可干预性。对接触的职业病危害因素采取干预措施，可有效地防止职业病的发生、延缓疾病的进展或使疾病向着好的方向转归。如消除或减少工作场所或职业活动中的职业病危害因素，可预防和控制相应疾病的发生或降低发病率，许多职业病在脱离原工作场所后，经积极治疗，疾病可好转、减轻甚至消失。

五、诊断标准的应用

职业病诊断标准是国家颁布的具有法规意义的职业病诊断技术标准，是职业病诊断与鉴定工作的技术性依据，是判断职业病“是”与“否”的准则和指南。正确应用诊断标准，必须全面理解相应标准的全文实质，仔细阅读附录说明。在掌握拟诊断疾病的职业性有害因素（因）、所致疾病（果）临床表现特征和实验室检查结果的基础上，综合分析，进行鉴别诊断，再对照相应的诊断标准，把握诊断起点和诊断分级特征和要求，作出诊断结论。切不可简单地进行文字对照，更不可断章取义、牵强附会。

职业病诊断标准适用于职业病的诊断、鉴定和处理，非职业活动中接触有害的化学、物理或生物因素所致疾病的诊断和处理也可参照执行。

六、诊断结论的书写

作出职业病诊断结论后，应当出具《职业病诊断证明书》。职业病鉴定委员会作出职业病诊断鉴定结论后，应当出具《职业病诊断鉴定书》。《职业病诊断证明书》及《职业病诊断鉴定书》是交给劳动者和用人单位双方的具有法律效应的证明文件，文件格式及内容按照相关规定的格式和要求填写。

职业病诊断与鉴定结论为“是”或“否”2种。结论为“是”时，应按照有关标准规定的格式书写诊断结论，诊断标准中对结论书写格式没有具体要求的，可按照“职业性+急（慢）性+分级/分期+疾病名称（或具体靶器官疾病名称）”格式书写，如职业性慢性轻度铅中毒、职业性轻度噪声聋、职业性肿瘤（石棉所致肺癌）。诊断结论为“否”时，即“无职业病”，可按照“无+职业病名称”格式书写，如无职业性慢性铅中毒、无职业性噪声聋、无职业性肿瘤。

参考文献

[1] 职业卫生网. 2017年修正版新《职业病防治法》[EB/OL].（2017-11-04）. http://www.zywsw.com/bingzhong/6879.html.

[2]　中华人民共和国卫生部. 职业病诊断名词术语：GBZ/T 157—2009[S]. 北京：法律出版社，2009.
[3]　中华人民共和国国家卫生和计划生育委员会. 职业病诊断通则：GBZ/T 265—2014[S]. 北京：中国标准出版社，2014.
[4]　中华人民共和国国家卫生和计划生育委员会. 职业病诊断文书书写规范：GBZ/T 267—2015[S]. 北京：中国标准出版社，2015.

（白莹，韩磊）

第五节　职业病诊断与鉴定管理

我国的职业病诊断与鉴定管理体系由《中华人民共和国职业病防治法》《职业病诊断鉴定管理办法》以及职业病诊断标准等构成。为规范管理职业病诊断与鉴定行为，保证职业病诊断与鉴定工作的科学化和规范化，我国职业病诊断与鉴定实行分级管理。国家卫生行政部门负责制定职业病诊断鉴定管理办法和职业病诊断标准，规范职业病诊断行为；省级卫生行政部门负责对职业病诊断资质的医疗卫生机构进行审批，为培训合格的职业病诊断医师颁发资格证书以及设立职业病诊断鉴定专家库，承担职业病诊断最终鉴定的组织工作以及职业病诊断机构的日常监督管理；设区的市级卫生行政部门承担职业病诊断首次鉴定的组织工作，负责职业病诊断机构的日常监督管理。

一、职业病诊断管理

职业病诊断由经省级卫生行政部门批准的、具有职业病诊断资质的医疗卫生机构承担。职业病诊断证明书应当由参与诊断的、取得职业病诊断资格的医师签署，并经职业病诊断机构审核盖章。

职业病无论从诊断的性质、诊断结论的效力以及确诊患者所享受待遇等方面，都与一般疾病有很大的区别。职业病诊断是职业病患者治疗、康复、伤残认定与赔付的基础，其既是医学诊断，也是归因诊断，兼具有疾病归因的循证医学属性和因果关系责任判定属性，是一项技术与责任都很强的严肃工作，必须坚持科学、依法、公正、公平的原则，以科学为依据，实事求是，不受任何其他因素的干扰，按照循证医学的原则进行综合分析判断，确保诊断结论客观准确。

二、职业病鉴定管理

职业病鉴定分为市、省二级。劳动者或用人单位对职业病诊断结论有异议时，在接到职业病诊断证明书之日起30日内，可以向诊断机构所在地设区的市级卫生行政部门申请市级职业病鉴定，市级鉴定为首次鉴定；劳动者或用人单位对市级鉴定结论不服的，在接到职业病诊断鉴定书之日起15日内，可以在规定时间内向原鉴定机构所在地的省级卫生行政部门申请再鉴定，省级鉴定为最终鉴定。

三、职业病诊断与鉴定的区别

根据《中华人民共和国职业病防治法》和《职业病诊断与鉴定管理办法》的相关规定，职业病诊断是由承担职业病诊断的医疗机构，组织职业病诊断医生对疑似职业病的劳动者作出是否患有职业病的诊断结论的过程。职业病诊断属于医疗卫生机构的医疗就诊行为。

职业病鉴定是当事人对职业病诊断（和市级鉴定）结论有异议时，按照法律规定，有异议一方向市（省）级卫生行政部门提请职业病鉴定申请，由职业病鉴定办事机构组织职业病鉴定专家，对职业病结论进行重新认定的过程。职业病鉴定既不同于职业病诊断，也有别于医疗事故鉴定，具有医学仲裁特性，但其性质不属于可诉行政行为。

由于职业病诊断与鉴定的目的与普通疾病不同，结论的“是”与“否”不仅仅关系到疾病的治疗与康复，更关系到职业病患者的待遇、用人单位的合法权益，还关系到《中华人民共和国职业病防治法》监督执法的公正与公平、职业病防治责任人责任追究以及政府对职业病防治的决策与管理等。职业病既不可漏诊，也不可冒诊、误诊，职业病诊断医师及鉴定专家肩负的责任重大。

四、职业病信息报告

职业病信息报告、统计和分析是职业病防治工作的重要基础。我国职业病报告工作始于1956年，自2006年起实现网络直报。网报系统经过不断调整升级，目前使用的系统是2014年5月1日正式运行的“中国疾病预防控制信息系统”的独立子系统——“职业病与职业卫生信息监测系统”。

网络直报内容包括：①尘肺病报告卡；②职业病报告卡（不含尘肺病和放射性疾病）；③农药中毒报告卡（不含食物农药残留超标和刑事案件中毒者）；④疑似职业病报告卡；⑤有毒有害作业工人健康监护汇总表；⑥职业病诊断鉴定信息报告卡。根据《中华人民共和国职业病防治法》及相关法规规定，报告卡由责任报告单位进行网络报告。

按照职业病网络直报账户管理有关规定，各级职能机构（疾控中心或职业病防治专业机构）为本级用户，依法从事职业病诊断、职业健康检查和职业病防治相关业务的医疗卫生机构（如急性职业中毒、农药中毒首诊机构）等均为责任报告单位。各责任报告单位为直接用户，直接用户可向本级用户申请网报账号和密码开展网络直报工作。职业病网络直报工作原则为依法报告、属地管理（用人单位所在地）、逐级审核、规范统一、及时准确。

参考文献

[1] 职业卫生网. 2017年修正版新《职业病防治法》[EB/OL].（2017-11-04）. http://www.zywsw.com/bingzhong/6879.html.

[2] 朱晓俊，李涛，刘梦瑄. 我国职业病报告系统监测和预警功能的评估与分析[J]. 中华劳动卫生职业病杂志，2015，33(6)：422-426.

[3] 赵同刚，李涛. 从“尘肺事件”反思我国的职业病诊断鉴定制度[J]. 中华医院管理杂志，2011，27(2)：138-140.

（白莹，韩磊）

第六节　劳动能力鉴定

因生产劳动或职业活动所受到的健康损害称为职业性健康损伤，包括职业性外伤（俗称红伤）和职业病（俗称白伤）两部分。劳动能力鉴定是由劳动能力鉴定机构对劳动者在职业活动中因工负伤或患职业病后，根据国家工伤保险法规规定，在评定伤残等级时通过医学检查对劳动功能障碍程度（伤残程度）和生活自理障碍程度作出的判定结论。劳动能力鉴定是工伤职工享受工伤保险待遇的前提，也是工伤补偿的基本依据，具有伤残程度医学仲裁的特征。

《工伤保险条例》规定，劳动者在职业活动中因公负伤或患职业病后，经过治疗伤情相对稳定但存在残疾而影响劳动能力的，应当进行劳动功能障碍程度（伤残程度）和生活自理障碍程度等级鉴定，即工伤与职业病致残劳动能力鉴定，简称劳动能力鉴定。劳动功能障碍分为10个伤残等级，最重的为一级，最轻的为十级。

一、申请鉴定的主体

劳动能力鉴定由用人单位、劳动者本人或者其直系亲属向设区的市级社会保险行政部门提出申请，由设区的市级劳动能力鉴定委员会对劳动者的劳动能力损失程度进行医学鉴定。

二、申请鉴定的条件

（1）所受伤害符合《工伤保险条例》的工伤认定范围情形。

（2）经过治疗后伤情（病情）处于相对稳定状态。

（3）伤情（病情）对以后的工作生活造成影响，并影响到本人的劳动能力。

当事人对市级劳动能力鉴定委员会的鉴定结论不服时，可以在规定期限内向省级劳动能力鉴定委员会提出再次致残劳动能力鉴定申请，省级劳动能力鉴定委员会作出的鉴定结论为最终结论。设区的市级和省级劳动能力鉴定委员会分别由设区的市和省社会保险行政部门、卫生行政部门、工会组织、经办机构代表以及用人单位代表组成。

自劳动能力鉴定结论作出之日起1年后，工伤职工或者其近亲属、所在单位或者经办机构认为伤残情况发生变化的，可以申请劳动能力复查鉴定。

三、申请鉴定的程序

（一）提出申请

由用人单位、工伤职工或者其近亲属向设区的市级劳动能力鉴定委员会提出申请，并提供工伤认定决定和职工工伤医疗的有关资料。

（二）审查

鉴定委员会对申报材料进行审查，看资料是否有效、齐全，或是否需要补充材料。

（三）组织鉴定

鉴定委员会从医疗卫生专家库中随机抽取3名或5名相关专家组成专家组，进行鉴定并给出鉴定意见。鉴定委员会根据专家组的鉴定意见作出工伤职工劳动能力鉴定结论；必要时，可以委托具备资格的医疗机构协助进行有关的诊断。

参考文献

[1] 职业卫生网. 2017年修正版新《职业病防治法》[EB/OL].（2017-11-04）. http://www.zywsw.com/bingzhong/6879.html.

[2] 国务院法制办公室. 工伤保险条例[M]. 北京：法律出版社，2010.

（白莹，韩磊）

第二章　职业危害因素所致系统损伤

第一节　职业性神经系统疾病

神经系统由中枢神经系统和周围神经系统组成，是机体内主要的功能调节系统，控制和调节全身其他系统的活动，维持机体内外平衡，保障生命活动的正常进行。中枢神经系统（脑、脊髓）主要由神经元、神经突触和神经胶质细胞组成，神经元有多种，调节着机体的各种活动，其代谢率高，对内环境稳定要求高。神经元损伤后难以修复，其功能也难以代偿。周围神经系统包括神经元和神经纤维，周围神经纤维由神经元最长的轴索、支持细胞和被膜组成。中枢神经系统内信号的传递需要依赖神经递质。因此，神经系统的正常运行需要正常的神经元和神经纤维，还需要正常的神经传递功能。

一、引起职业性神经系统疾病的病因

多种职业有害因素可选择性地损害神经系统，其中大部分为化学物，可称之为“神经毒物”。神经系统对化学物非常敏感，尤其是中枢神经系统是最常见的化学物毒性作用靶器官，可引起急性或慢性中毒性脑病；其次是周围神经系统，可引起周围神经病，如铅、二硫化碳等引起的周围神经炎等。还有一些职业有害因素可作用于包括神经系统在内的多个脏器系统，或首先作用于其他系统而后继发地损害神经系统，使神经系统的症状或体征成为所致职业病的临床表现之一。此外，一些生物因素和物理因素也可引起职业性神经系统损害。

引起神经系统损害的常见化学性有害因素大致分为4类：①金属、类金属及其化合物，如铅、四乙基铅、锰、有机汞、三烷基锡、砷及其化合物、磷

化氢、硫化氢等；②有机溶剂类，如汽油、苯、甲苯、二硫化碳、三氯乙烯、甲醇、乙醇、氯乙醇、四氯化碳、乙酸丁酯、二氯乙烷等；③农药，如有机磷类、氨基甲酸酯类、拟除虫菊酶类、溴甲烷等；④窒息性气体及其他导致脑组织缺氧的毒物，如一氧化碳、硫化物、苯的氨基硝基化合物、亚硝酸盐、氰化物、丙酮氰醇、丙烯腈等。常见的物理因素包括大气压的急剧改变、高温、噪声、振动、辐射等。本章节主要侧重化学毒物导致的神经系统损害。

二、常见职业性神经系统疾病的毒性作用机制

损害神经系统的毒物众多，可通过多种途径、多种机制损伤神经系统，发病机制复杂。一种毒物对神经系统的作用靶点往往不是单一的，引起的神经系统症状也是多样的，例如，铅可导致中毒性脑病，也可导致周围神经病。目前毒物所致神经系统损伤的机制尚未完全阐明，其损伤主要表现为急性中毒性脑病、慢性中毒性脑病以及周围神经病。

（一）急性中毒性脑病

脑水肿常为急性中毒性脑病的主要病理改变，脑衰竭常为其共同的严重结局。急性中毒性脑水肿主要病理改变包括脑及脑膜血管明显扩张充血；脑回变宽，脑沟变浅，脑室变小，脑体积变大；脑白质部位较灰质水肿更为明显，或呈海绵状变化；甚至可见点状或片状出血。急性中毒性脑水肿的发生可能包括以下机制：细胞膜钠-钾离子泵功能障碍、血脑屏障功能障碍、细胞内钙离子超载、脑及脑脊液pH降低、自由基损害、兴奋性氨基酸释放等。

许多化学物可直接影响中枢神经组织能量代谢和递质传递，四乙基铅经肝脏转变为三乙基铅后，三乙基铅可抑制星形胶质细胞和神经元轴索中的三磷酸腺苷酶，抑制脑内葡萄糖的代谢过程，减少高能磷酸键形成，影响脑组织能量代谢，损伤脑组织。正常细胞外钠浓度高于细胞内约10倍，当四乙基铅中毒后，脑中三磷酸腺苷（adenosine triphosphate，ATP）于10 min内消耗完毕，依赖于ATP的钠-钾离子泵的能量迅速衰竭，钠离子顺其电化学梯度由细胞外流入细胞内，使细胞内渗透压增高，水及氯离子因此流入细胞内引起细胞内水肿。

脑毛细血管存在的阻止某些物质（多半是有害的）进入脑循环血的结构被称为“血脑屏障”。不同毒物穿透与破坏血脑屏障的能力不同，分子量较小、不易解离、脂溶性的弱电解质容易进入脑内，如金属汞、四乙基铅、苯、二硫化碳等。而水溶性物质，特别是与血浆蛋白结合的物质，则很难入脑。铅可直接损害脑毛细血管内皮细胞，增加内皮细胞紧密连接处的通透性。

脑组织对缺氧很敏感，脑部的供血与供氧受到呼吸系统、循环系统、血液

系统的影响，当毒物损伤了这些系统，也可能导致神经系统功能障碍，如一氧化碳、氰化物阻止氧的运送和氧的利用，均可造成脑缺氧及脑损伤。脑部缺氧可迅速破坏血脑屏障。一旦血脑屏障被破坏，血清蛋白渗出血管外，细胞外液胶体渗透压增高，水分随即流至细胞外间隙，细胞外间隙因积聚水肿液而逐渐扩大，形成血管源性脑水肿。许多毒物在体内代谢过程中可产生自由基，由于自由基具有组织损伤能力，损害神经细胞膜和脑血管内皮细胞膜，可加重血脑屏障障碍。

中毒及缺氧也可引起钙泵能量供应障碍，导致胞内大量游离Ca^{2+}或线粒体、内质网及胞浆结合蛋白的Ca^{2+}释放入胞浆，细胞内渗透压增高，进而引发细胞内水肿；脑缺氧后，脑中葡萄糖进入无氧代谢，乳酸逐渐增多聚集，使脑pH下降，引起乳酸性酸中毒，细胞膜离子运转受抑制，使细胞内钠离子增多，加剧水肿；许多毒物引发脑水肿，可能还与兴奋性氨基酸及其他递质的释放有关。

（二）慢性中毒性脑病

一些毒物在长期低浓度作用下使中枢神经系统发生细胞代谢及神经递质功能障碍，从而引发慢性中毒性脑病。慢性中毒性脑病的症状复杂，常表现为中枢神经系统弥漫性功能障碍。已发现职业接触有机溶剂与慢性中毒性脑病之间存在明确的关系，如长期低浓度接触甲苯的工人可见大脑皮层萎缩，且伴有痴呆，呈进行性加重。多种金属及其化合物也可引起慢性中毒性脑病，如铅、锰、铝、汞等。铅可抑制乙酰胆碱，使中枢神经释放多巴胺增多，干扰钙对神经递质释放的调控作用；锰可抑制线粒体三磷酸腺苷酶和溶酶体中的酸性磷酸酶活力，影响神经突触的传导能力，还可引起多巴胺和5-羟色胺含量减少，乙酰胆碱蓄积，产生类似帕金森病的临床表现；汞抑制细胞内的巯基，使细胞色素氧化酶失去活力，并抑制神经细胞内核糖核酸和蛋白质的合成，造成中枢神经组织的器质性损害。

（三）周围神经病

周围神经病是指周围运动、感觉和自主神经元的功能障碍和结构改变所致的一组疾病。引起周围神经病的职业有害因素包括有机化学物，如二硫化碳、丙烯酰胺、正己烷、氯丙烯、环氧乙烷、1-溴丙烷、乙醇、三氯乙烯、汽油、甲基正丁基甲酮等；金属及类金属物质，如铅、砷、铊等；有机磷化合物，如磷酸三邻甲苯酯、甲胺磷等。

多数中毒性周围神经损害属于中枢—周围性远端型轴索病，毒性作用机制大致分为3种类型。①中枢—周围性远端型轴索病（神经细丝聚集型）病变系原发于轴索，其发病机制可能与轴浆能量代谢酶的功能障碍及神经细丝蛋白共价交联有关。②中枢—周围性远端型轴索病（管囊聚集型）发病机制可能与神经病靶酯酶的抑制和激酶介导的骨架蛋白磷酸化作用增强有关，本型以有机磷中毒迟发性神经病为代表。若干有机磷化合物如磷酸三邻甲苯酯、甲胺磷等可在急性中毒后2~3周出现迟发性神经病，其病理特征为轴浆内囊状物聚集。③脱鞘病在慢性中毒性周围神经损伤中相对少见，主要由于毒物选择性地抑制施万细胞对蛋白的合成，或使之失去与髓鞘类脂结合的能力，导致节段性脱髓鞘的病理改变。在临床实践中，单一的轴索病或脱鞘病非常少见，常以一种类型改变为主，同时伴有另一类型的轻度损伤；在疾病发生发展过程中，可能在某个阶段以某种病理改变为主，也可能同时存在几种不同病理损害类型。

三、职业性神经系统疾病临床表现

急性中毒性脑病一般多表现为全脑症状和颅内压增高现象，如意识障碍、精神障碍、抽搐、自主神经功能紊乱、中枢神经局限性体征等；严重者可出现脑疝的表现，少数出现脑局灶性损害。其分级诊断主要依据意识障碍的程度、精神障碍的类型、抽搐出现的情况、颅内压增高的后果以及是否有脑局灶性损害等进行综合判定。大部分急性中毒性脑病患者脑电图显示异常，其主要表现为广泛的α节律紊乱、α波减少。当出现意识障碍或抽搐时，θ波及δ波幅活动增多，严重者呈高度失律或出现棘波、尖波。但脑电图异常程度与临床病情轻重不一定完全呈平行关系。此外，磁共振或CT检查急性中毒性脑病可显示侧脑室变小、大脑皮层下白质弥散性低密度改变，或见苍白球及壳核密度减低等。

慢性中毒性脑病常表现为中枢神经系统弥漫性功能障碍，常见临床症状有帕金森综合征、中毒性精神分裂症及中毒性痴呆等。慢性中毒致周围神经病在临床上多表现为多发性神经病，一般起病隐匿，缓慢渐进发展，表现为肢体远端对称性感觉、运动及腱反射减退或消失，或伴有自主神经功能障碍。因此，感觉运动型多发性神经病为最常见的临床类型。病情进展取决于接触毒物的种类、时间、浓度等，但因为毒物对周围神经损害具有不同选择性，所以临床表现也不尽相同。神经–肌电图是诊断慢性中毒性周围神经病的一项客观而敏感的指标，对其早期诊断以及鉴别诊断有重要意义。

周围神经病有许多特有的症状和体征，除部分颅神经，周围神经多兼有感觉、运动和自主神经（植物神经）功能。感觉障碍主要表现为感觉缺失、感觉异常、疼痛、感觉性共济失调等；运动障碍包括弛缓性瘫痪、肌张力降低、肌肉萎缩等；刺激症状主要表现为肌束震颤、肌纤维颤搐、痛性痉挛等；自主神经功能障碍表现，如局部皮肤发绀、无汗、少汗或多汗，指（趾）甲粗糙脆裂等。另外，周围神经疾病常伴有腱反射减低或消失。

四、职业性神经系统疾病诊断

针对神经系统疾病的诊断及处理，现已制定《职业性急性化学物中毒性神经系统疾病诊断标准》（GBZ 76）及《职业性慢性化学物中毒性周围神经病的诊断》（GBZ/T 247），规定了职业性急性化学物中毒性神经系统疾病和职业性慢性化学物中毒性周围神经病诊断原则、诊断分级及处理原则。慢性中毒性脑病的诊断及处理暂无相应国家标准作专门规范，其诊断及处理可参考相应毒物的慢性中毒诊断标准及《职业病诊断通则》（GBZ/T 265）。

在排除可以引起神经系统疾病的其他非职业性原因后，按照职业病诊断原则，明确神经系统的受损由哪种职业病危害因素引起。对急性中毒神经系统疾病的诊断，需根据短期内接触较大量化学物的职业史，出现以神经系统损害为主的临床表现，结合必要的实验室检查结果及现场劳动卫生学调查资料，排除其他原因所致类似疾病后，方可下诊断结论。

职业性急性中毒性神经系统损害可由多种毒物所致，临床表现的类型不一，常见临床类型有急性中毒性脑病、急性中毒性脊髓病、急性中毒性周围神经病。鉴别诊断甚为重要，诊断职业性急性化学物中毒性脑病时，需与中枢神经系统感染、脑血管意外、颅脑外伤、代谢障碍疾病、癫痫、急性药物中毒、心因性精神障碍等鉴别。周围神经病可由其他病因引起，如急性感染性多发性周围神经病、糖尿病、遗传性疾病、药物中毒等，在诊断中毒性周围神经病时，应排除这些疾病。

职业性慢性周围神经病的诊断根据长期密切接触神经毒物的职业史，出现以周围神经病为主的临床表现，结合神经–肌电图检查结果及现场职业卫生学调查资料，综合分析，排除其他原因所致类似疾病后，方可作出诊断。其诊断意义在于病因学的鉴别，即需要详细了解职业史，包括接触毒物的种类、时间、浓度、周围神经症状的出现与毒物接触时间的关系，同车间或同工种是否有类似表现的患者；对生产环境中的毒物及患者的血、尿及呕吐物中的毒物或代谢物进行检测，同时要排除其他非工业毒物所致的周围神经病后，才能明确病因诊断。

五、职业性神经系统疾病的治疗与处理

（一）职业性急性中毒性神经系统疾病

对于职业性急性中毒性神经系统疾病，应使作业者及时脱离接触，按《职业性急性化学中毒的诊断总则》（GBZ 71）中的治疗原则抢救。有相应指征者，及时应用络合剂、特效解毒剂或血液净化疗法。

不同临床类型的疾病治疗处理重点不同。急性中毒性脑病的治疗重点为改善脑供氧及防治脑水肿，应及时给予合理的氧疗（有条件时可用高压氧），应

用高渗脱水剂、利尿药和短程足量肾上腺皮质激素，采用抗癫痫药或安定剂以控制抽搐，应用促进脑细胞功能恢复药物等对症与支持治疗。急性中毒性周围神经病，需要短程足量应用肾上腺皮质激素，并可用B族维生素、能量合剂或具有活血通络作用的中医中药治疗，辅以理疗与对症、支持治疗。

（二）职业性慢性中毒性周围神经病

对于职业性慢性中毒性周围神经病，最重要的措施是使作业者及时脱离接触作业，积极排除已吸收的毒物。有相应指征者，可应用络合剂、特效解毒剂治疗。绝大多数中毒性周围病与神经内科治疗所用中西医疗法相同，即对症支持、功能锻炼及物理治疗。建议尽早使用神经生长因子，它能促进中枢和外周神经元的生长、发育、分化与成熟，加快神经系统损伤后的修复，维持神经系统的正常功能。

（三）职业性慢性中毒性脑病

对于职业性慢性中毒性脑病，首先应使作业者脱离有害毒物的接触，继而根据不同毒物进行特殊解毒治疗以及对症支持治疗。

上述治疗终结，如需劳动能力鉴定，按《劳动能力鉴定职工工伤与职业病致残等级》（GB/T 16180）处理。

参考文献

[1] 何凤生. 中华职业医学[M]. 北京：人民卫生出版社，1999：12-33.

[2] 金泰廙，孙贵范. 职业卫生与职业医学[M]. 5版. 北京：人民卫生出版社，2003：116-119.

[3] 中华人民共和国卫生部. 职业性急性化学物中毒性神经系统疾病诊断标准：GBZ 76—2002[S]. 北京：法律出版社，2002.

[4] 卫生部职业病诊断标准专业委员会. 职业性慢性化学物中毒性周围神经病的诊断：GBZ/T 247—2013[S]. 北京：中国标准出版社，2013.

[5] 张寿林. 职业中毒性周围神经病的诊断与处理[J]. 中国临床医生，2005，33(4)：3-4.

（刘洋）

第二节 职业性呼吸系统疾病

呼吸系统属对外开放系统，时刻与外环境进行着交换。一个成年人每天的需氧量约为360 L，而体内只贮存了微不足道的氧。肺泡呼吸膜极薄，呼吸膜的扩散面积很大，正常成人的扩散面积达到了70 m^2，毒物可迅速通过并直接进入体循环。职业性呼吸系统疾病是危害劳动者健康的常见病，给人们健康和国民经济造成了巨大损失。人体呼吸系统包括鼻咽部、气管、支气管、细支气管、终末细支气管、呼吸性细支气管、肺泡管、肺泡囊以及肺泡。呼吸系统的主要功能为气体交换，此外，还包括对外来物及内源物质的合成与分解代谢功能等。因此生产环境中的有害物质对呼吸系统造成损害，不仅使呼吸功能受损，也可能影响机体全身。

一、引起职业性呼吸系统疾病的病因

（一）刺激性气体和烟雾

常见的刺激性气体和烟雾有金属与类金属烟雾、硫酸、硝酸、氯气、光气、氨、失火烟雾、硫酸二甲酯、百草枯气雾等。吸入高浓度刺激性气体后，可引起急性呼吸道刺激性炎症，如急性咽喉炎、气管炎、支气管炎、肺炎、肺水肿等。长期较低浓度吸入后，则可引起呼吸道的慢性炎症，如慢性支气管炎、喘息性支气管炎以及慢性阻塞性肺疾病等。

（二）生产性粉尘

生产性粉尘包括无机粉尘及有机粉尘，均可引起各种呼吸道急慢性刺激性炎症、肺肉芽肿、肺纤维化等。有机粉尘大多属呼吸道致敏物，临床上常引起职业性哮喘、变应性肺泡炎等。有时在急性高浓度吸入下，也可引起有机粉尘毒性综合征，该种情况并不属于变态反应。

①无机粉尘：致纤维化粉尘有二氧化硅（SiO_2）粉尘、硅酸盐尘（如石棉、滑石、水泥等）、含碳粉尘（如煤尘、炭黑、石墨等）、金属粉尘（如铝、铁等）、混合性粉尘（如电焊尘）、人工无机粉尘（如金刚砂、玻璃纤维、人造矿物棉）等，这些均可致肺纤维化，导致职业性尘肺病发生；非致纤维化粉尘主要有金属锡、铁、锑、钡及其化合物等，可引起肺内沉着症。②有机粉尘：主要包括动物、植物及其蛋白成分、微生物（真菌、细菌及其内毒素）粉尘、某些药物等，可导致职业性哮喘、职业性变应性肺泡炎、棉尘病以

及有机粉尘毒性综合征等。③混合性粉尘：主要包括电焊粉尘（氧化铁、硅酸盐、锰、氟等）、铸尘（石英、黏土、石墨、煤粉、石灰石、滑石粉等）。

（三）呼吸道致癌物

呼吸道致癌物主要有砷、氯甲醚、焦油，可致支气管肺癌；石棉可致胸膜间皮细胞瘤等。

二、常见职业性呼吸系统疾病的毒性作用机制

（一）直接损伤作用

高浓度刺激性气体可直接造成上呼吸道黏膜灼伤、炎症、水肿、腐蚀、坏死、溃疡等病变，造成呼吸道阻塞、窒息。职业性有害气体、烟雾、粉尘等侵入呼吸道后，根据其毒性、剂量、作用时间等条件的不同，会产生肺部不同程度的细胞炎性反应与组织破坏。参与这种反应的细胞主要是肺泡巨噬细胞及多形核白细胞，其他尚可有上皮细胞、内皮细胞以及肥大细胞等。如当职业性粉尘、刺激性气体进入呼吸道后，肺泡巨噬细胞及多形核白细胞可迅速由肺微血管动员至肺间质或肺泡腔，吞噬外来异物。当有害物的毒性或剂量过大时，局部会产生剧烈反应，并造成组织破坏。吸入有害颗粒或气体可导致肺部炎症，慢性阻塞性肺疾病的各种危险因素均可产生类似的炎症过程，主要通过产生氧化物、炎症介质释放、分泌蛋白酶、分泌细胞活性因子、形成肺肉芽肿病变等起作用。

（二）化学炎症性损伤

1. 气道的清除与防御功能

气管与各支气管由黏膜、肌膜与外膜等结构组成。黏膜表面主要为柱状纤毛上皮，之间有杯状细胞。在微生物与外来有害粉尘、气体刺激下，杯状细胞增多，分泌黏液；纤毛摆动亦随之增强，以排除异物，产生自我防御功能。如果纤毛上皮细胞遭遇长期刺激，或温度过高、过低，或pH发生变化，或有毒气体影响等，均可使其活动受限、脱落，并可化生为扁平上皮细胞或杯状细胞；黏膜下黏液腺亦增生肥大，分泌亢进。过多分泌物和有害物质滞留于气道，即构成支气管阻塞及细菌繁殖生长的条件，加速气管支气管树的病理性损伤过程。

2. 咳嗽反射与刺激反射

支气管黏膜外面的肌膜层，由环行和纵行肌纤维构成，其收缩与松弛决定

气道口径大小；吸入粉尘或化学刺激物后，可使气道感受器兴奋，传入冲动并引起咳嗽反射及刺激反射。气道的刺激性炎症以及病变可使这些感受器更为敏感化，即便是阈下刺激也可使之发生冲动，诱发气道平滑肌痉挛，阻力增加即“气道高反应性”，此改变是通过迷走神经反射完成的。

3. 肺泡上皮细胞与巨噬细胞

肺泡为气管支气管树的最后一级，其表面有两种细胞即单层扁平上皮细胞（Ⅰ型细胞）及颗粒分泌细胞（Ⅱ型细胞）。Ⅱ型细胞产生肺泡表面活性物质以稳定肺泡表面气-液接触面的张力。表面活性物表面常附有为数不等的游离氧依赖性细胞即肺泡巨噬细胞，可吞噬、清除异物，避免损伤，是肺防御机制的主要组成因素。

4. 肺间质及呼吸膜

胶原纤维、网状纤维、弹力纤维构成一个支持肺泡、肺泡囊、毛细血管和细支气管的连续网，并维持肺泡和支气管等结构的正常弹性。气道遭受微生物、毒物、粉尘侵袭时，这些结缔组织可发生变性与断裂、使有关结构失去支持，形成管腔扭曲、闭塞、塌陷，肺泡融合。肺毛细血管与肺泡共同组成呼吸膜，作为气血交换屏障，任何一部分受损必然会影响气体交换。呼吸系统的不同结构在职业病危害因素作用下，会导致临床上常见的炎性病变、肺水肿、支气管哮喘、肺气肿、肺肉芽肿及肺纤维化等，结果是减弱或丧失呼吸系统的防御及气体交换功能。

（三）呼吸系统的免疫防御与损伤

职业性粉尘与有害气体均可首先由呼吸道进入人体，可作为刺激物或毒物产生免疫毒性作用，也可作为抗原或半抗原引起人体的变态反应。呼吸器官具备对外来物的免疫防御能力，也是免疫损伤的重要靶器官，呼吸系统的免疫防御可有非特异性与特异性免疫。工作环境中的许多物质具有抗原特性，多属动植物及微生物蛋白、多糖、糖蛋白及多肽等成分，分子量较大，具有明显抗原性。另外许多物质具有半抗原特性，多为有机或无机化学物，部分属药物，分子量小；进入体内后与蛋白分子等价结合，形成完全抗原使人致敏，引起人的各种类型的变态反应，造成呼吸道免疫性损伤。

（四）组织修复与肺纤维化

肺损伤主要出现于肺的细胞与基质，肺的修复也主要涉及细胞的更新及基质的再形成两方面。如肺泡Ⅰ型细胞的损害可代之以肺泡Ⅱ型细胞，而Ⅱ型细胞的增殖与损害，可促进肺纤维化的形成；其中，在组织修复过程中涉及了许多免疫或生化方面因素。

（五）职业性有害物对呼吸器官的病理损害

职业性有害物对呼吸器官的病理损害可概括为急性（包括亚急性）损害、慢性损害以及变应性损害。

1. 急性损害

急性损害表现为肺部炎症、肺水肿、阻塞性细支气管炎等，常见于氯气、氨气、二氧化氮等高浓度刺激性气体及如汞、镉、钴、锰、铝、铍等金属烟雾所致急性中毒以及高浓度的颗粒性刺激物的急性作用。病理形态早期可有肺泡内及间质的水肿，肺泡内出血，透明膜形成；肺泡壁水肿，淋巴细胞、中性粒细胞、成纤维细胞浸润，以致增厚。晚期可出现间质和肺泡内纤维化，纤维化肺泡炎，平滑肌纤维增生，静脉及动脉血管内膜下纤维化等。

2. 慢性损害

慢性损害可见于各种粉尘及刺激性有害物导致的慢性呼吸道作用，病理变化为肺间质广泛纤维化，形成结节；淋巴结肿大、钙化；职业性呼吸道癌变，如砷、氯甲醚、焦炉逸散物引起的肺癌；胸膜病变多见于吸入粉尘后引起的胸膜渗出、胸膜粘连及胸膜增厚，如胸膜斑可见于石棉肺。

3. 变应性损害

变应性损害主要包括有机粉尘所致外源性变应性肺泡炎、金属性肺肉芽肿以及职业性变应原引起的气道过敏性炎症。

三、职业性呼吸系统疾病的临床表现

（一）急性呼吸道疾病

急性呼吸道疾病包括急性上呼吸道炎症、肺炎、化学性肺水肿、急性呼吸窘迫综合征及阻塞性气道疾病。

1. 急性化学性气管-支气管炎和支气管周围炎

急性化学性气管-支气管炎和支气管周围炎由短时吸入各种高浓度的刺激

性气体所致，临床表现为吸入后迅即发生的剧咳、胸骨后疼痛、胸闷、气短，常伴有鼻塞、流涕、咽痛等鼻咽炎症状。肺部检查可闻及干湿啰音，呼吸音粗糙。胸部X线片可见肺纹理改变。

2. 肺炎

肺炎可分为中毒性肺炎、过敏性肺炎及吸入性肺炎。

（1）中毒性肺炎

中毒性肺炎由吸入各种高浓度刺激气体所致，如金属汞、镉、锰、铍，氮氧化物等。临床上与一般感染性肺炎相似，表现为咳嗽、咳痰、咯血、胸痛等，检查胸部可闻及湿性啰音。胸部X线片可见大片或小片的浸润影。

（2）过敏性肺炎

吸入某些有机粉尘如霉菌及其孢子，动、植物蛋白成分后所致过敏性肺炎，常于高浓度接触后出现。临床上出现胸闷、气短、咳嗽、发热、白细胞增高等。胸部X线片可见纹理增多或小片絮状阴影。

（3）吸入性肺炎

吸入性肺炎由吞吸液体性化学物所致，如汽油。出现体温升高、剧咳、胸痛、胸闷、呼吸困难等。胸部X线片多呈现小片絮状或大片阴影。

3. 化学性肺水肿

化学性肺水肿为吸入高浓度刺激气体所引起的以肺间质及肺泡腔液体过多积聚为特征的疾病。其临床过程分刺激期、潜伏期、肺水肿期及恢复期四期。

4. 急性呼吸窘迫综合征

急性呼吸窘迫综合征由刺激性物质中毒引起，表现为以进行性呼吸窘迫、低氧血症为特征的急性呼吸衰竭。症状有明显的呼吸窘迫、双肺满布湿啰音、发绀、低氧血症。胸部X线片出现边缘模糊的斑片状或大片状密度均匀的阴影。

5. 阻塞性气道疾病

职业性化学物或有机粉尘对气道的损害在临床上表现为哮喘或气道阻塞。职业性哮喘临床表现与一般哮喘相似，主要表现为发作性喘息，可见呼吸困难、胸闷、咳嗽，双肺可闻及散在或弥漫的哮鸣音。脱离变应原接触后，症状可经治疗缓解或自行缓解。肺功能表现为阻塞性通气功能障碍，非特异性支气管激发试验阳性。

（二）慢性呼吸道疾病

慢性呼吸道疾病包括慢性阻塞性肺疾病、慢性肺纤维化、肺部肿瘤等。

1. 慢性化学性支气管炎及慢性阻塞性肺疾病

长期接触较低浓度的刺激气体如SiO_2、二氧化氮、氨气等可引起慢性气管炎。一些职业性慢性呼吸系统疾病，如慢性支气管炎、尘肺、职业性哮喘、棉尘病等均可导致慢性阻塞性肺疾病。临床上可出现咳嗽、咳痰、胸闷、气短，双肺有干、湿啰音。胸部X线片可表现双肺纹理增粗或成条网状影。

2. 慢性肺纤维化

多数职业性无机或有机粉尘如游离SiO_2、硅酸盐、金属及其化合物、霉菌孢子等均可引起该类疾病，其共同的病变特征是形成结节肉芽肿、进行性弥漫性肺间质纤维化及气体交换功能障碍。共同的临床特征是渐进性呼吸气短，伴有咳嗽、咳痰，肺部常可闻及干、湿啰音。肺功能常见限制性通气功能障碍及气体弥散功能障碍，血气分析有氧分压及氧饱和度降低。胸部X线片征象表现为双肺弥漫性的网状、条索状、结节状影等。

3. 肺部及胸膜肿瘤

肺部及胸膜肿瘤，如石棉、焦油、氯甲醚、镍、锡、砷所致支气管肺癌以及石棉所致胸膜间皮细胞瘤等，临床表现与呼吸系统一般肿瘤比较无突出特点。可进行胸部X线片、CT、支气管镜及肺的活体组织等检查以辅助诊断。

四、职业性呼吸系统疾病的诊断

（一）诊断原则

呼吸系统职业病诊断应根据劳动者的职业病危害因素接触史和工作场所职业病危害因素情况，以其临床表现及相应的辅助检查结果为主要依据，按照循证医学的要求综合分析，并排除其他类似疾病，最后严格按照现有国家职业病诊断标准进行诊断。

（二）疾病诊断

在某些病因作用下机体出现自稳调节紊乱，并引发一系列代谢、功能或结构变化的异常状态，其临床表现和相应的辅助检查是判定有无呼吸系统疾病及其严重程度的主要依据。常见的呼吸系统疾病有急性化学性呼吸系统疾病、哮喘及慢性肺纤维化等。

1. 急性化学性呼吸系统疾病的诊断

此类疾病一般均有吸入高浓度刺激性气体的病史，多由意外性生产事故引起。根据刺激性气体的特性及浓度不同，对上呼吸道的刺激腐蚀作用亦有不同，对下呼吸道的损害及其程度主要依靠临床症状、体征，特别是影像学及实验室方面的资料进行判断。

2. 哮喘的诊断

临床上首先应符合支气管哮喘的诊断，即存在反复发作性喘息、呼吸困难、胸闷或咳嗽；双肺可闻及散在或弥漫性、以呼气期为主的哮鸣音；症状可经治疗缓解或自行缓解。症状不典型者，应至少具备下列一项肺功能实验阳性：①支气管舒张试验阳性；②清晨及入夜最大呼气流量变异率相差≥20%；③非特异性支气管激发试验或运动激发试验阳性。

3. 慢性肺纤维化的诊断

临床上有渐进性的胸闷、气短、咳嗽、咳痰等症状，特别是胸部X线片出现弥漫性的小阴影或不规则阴影，并达到一定的密集度或分布范围。例如，接触无机矿物性粉尘所导致的职业性尘肺病，在诊断上有严格的诊断及分期标准，并有标准胸部X线片可供参照。该类疾病属间质性肺疾病，除职业性尘肺病外尚有许多疾病有类似表现，如特发性肺纤维化、结节病、免疫风湿性肺病、某些药物所致肺纤维化、某些恶性疾病等，因此应注意鉴别诊断。

（三）常见诊断技术

1. 影像学检查（胸部X线片、CT等）

胸部X线片是胸部疾病最常用的检查方法，高千伏摄影要求最高管电压输出值不低于125 kV、功率不小于20 kW，由于该检查X线穿透力强，可减少胸壁软组织、肋骨对肺内病变的干扰，使肺纹理显示清楚，有利于观察尘肺、中央型肺癌以及纵隔等病变。随着影像学检查技术的发展，有被计算机X线摄影（CR）、数字化摄影胸部X线片（digital radiography，DR）、CT等逐步取代的趋势。

2. 肺功能检查

肺功能检查是呼吸系统疾病的必要检查项目之一，主要用于检测呼吸道的肺容积功能和通气功能，其在早期检出肺与气道病变，评估疾病严重程度及预后，评定药物或其他治疗方法的疗效，鉴别呼吸困难的原因，评估肺功能对劳动强度耐受力等方面有重要的临床价值。

3. 血液气体分析

血液气体分析是通过测定人体血液的H^+浓度和溶解在血液中的气体（主要指CO_2、O_2），以了解人体呼吸功能与酸碱平衡状态的一种手段，常用于低氧血症和呼吸衰竭诊断，能直接反映肺换气功能及其酸碱平衡状态。采用的标本常为动脉血。

其他诊断检查技术包括纤维支气管镜检查、肺活体组织检查、支气管肺泡灌洗技术以及免疫学、生化学分析技术等。

五、职业性呼吸系统疾病的治疗与处理

在职业性呼吸系统疾病的治疗原则中，首先是脱离接触，进行针对病因的解毒或去除呼吸道病原物等处理，而后再对原发性损害或继发疾病进行治疗。

常见的治疗原则如下。

（一）化学性肺部炎症的治疗原则

化学性肺部炎症的治疗基本上按内科原则，根据病情给予对症支持治疗。

（二）肺水肿的治疗原则

肺水肿的治疗原则：迅速纠正缺氧，必要时使用呼气末正压呼吸；及早使用糖皮质激素可降低毛细血管通透性，改善微循环；保持呼吸道通畅，必要时进行气管切开吸痰；控制液体入量，纠正电解质失衡；积极治疗并发症等。

（三）慢性阻塞性肺疾病的治疗原则

慢性阻塞性肺疾病的治疗应重在预防，早期干预，主要措施是避免发病的高危因素、急性加重的诱发因素以及增强机体免疫力。应给予相应的处理如吸氧、止咳化痰、抗感染治疗等。

（四）支气管哮喘的治疗原则

应尽快脱离接触或调离原岗位，发作时如缺氧明显，应及时给氧。抗过敏

药物用药原则是根据病情轻重阶梯式给药，多采用局部吸入法。药物选择上注意其受体特异性与作用持久性，对持续发作的重症患者可行口服或注射糖皮质激素治疗。

（五）呼吸衰竭的治疗原则

呼吸衰竭治疗的3个基本原则为控制或解除引起呼吸衰竭的病因和诱因，改善肺通气和换气功能（包括应用机械通气治疗），治疗和改善各重要生命器官功能及病理状态。总之，应积极采取治疗原发病，控制感染，改善通气，纠正缺氧及二氧化碳潴留等措施。

（六）急性肺损伤/急性呼吸窘迫综合征的治疗原则

急性肺损伤/急性呼吸窘迫综合征的治疗除积极纠正原发病以外，目前强调采取包括呼吸支持、营养支持、防治并发症和脏器功能保护在内的综合治疗策略。

参考文献

[1] 何凤生. 中华职业医学[M]. 北京：人民卫生出版社，1999.

[2] 赵金垣. 临床职业病学[M]. 2版. 北京：北京大学医学出版社，2010.

[3] 刘钊，李宝平，徐应军，等. 硬金属肺病（钨、钛、钴等）的研究进展[J]. 职业与健康，2014，30(22)：3326-3328.

[4] 李琦，陈萍，陈良安，等. 呼吸系统疾病防治新进展[J]. 解放军医学杂志，2010，35(9)：1074-1078.

[5] 中华人民共和国卫生和计划生育委员会. 职业病诊断通则：GBZ/T 265—2014[S]. 北京：中国标准出版社，2014.

[6] 杨兆春，刘钊，郭宁，等. 职业性刺激性化学物所致慢性阻塞性肺疾病研究进展[J]. 职业与健康，2015，31(16)：2289-2291.

[7] 中华医学会呼吸病学分会慢性阻塞性肺疾病学组. 慢性阻塞性肺疾病诊治指南（2013年修订版）[J]. 中国医学前沿杂志(电子版)，2014，6(2)：67-80.

[8] 顾问，郭雪君，徐卫国. 间充质干细胞治疗呼吸系统疾病的研究进展[J]. 中华肺部疾病杂志(电子版)，2016，9(1)：82-86.

[9] 罗光明. 职业中毒所致呼吸系统损害的特点及其防治的再认识[J]. 职业与健康，2012，28(22)：2828-2831.

（冯鸿义）

第三节　职业性血液系统疾病

人体维持机体正常循环与代谢需要造血器官和血液的参与，它们通过循环系统与全身各个组织密切相连。造血器官是指血细胞生产器官，包括骨髓、胸腺、淋巴结、肝、脾等。除造血功能外，骨髓也是苯等化学物的代谢器官。血液由细胞成分和液体成分组成，细胞成分包括红细胞、各种白细胞及血小板等，液体成分即血浆。

一、引起职业性血液系统疾病的病因

职业性血液系统损害是指在生产活动中因接触化学物和物理因素引起的造血抑制、血细胞损害、血红蛋白变性、出凝血机制障碍和恶变造成的血液病。外源化学物进入机体后，绝大多数进入血液，因此对血液的毒性作用很常见。不同外源化学物对造血系统损伤也有所不同，毒性各异，可引发多种血液系统疾病。职业有害因素引发的血液系统疾病见表2–1。

表2–1　职业有害因素引发的血液系统疾病

疾病名称	职业有害因素种类
再生障碍性贫血	化学物如苯、三硝基甲苯、二硝基酚、砷化合物、四氯化碳、有机氯、有机磷杀虫剂等，放射性物质如X线、γ线、中子流、放射性核素等
白细胞减少症	巯基乙酸、烃类化合物、石油产品、煤油、烯丙基缩水甘油等及能引起再生障碍性贫血的化学物和放射性物质
巨幼细胞性贫血	砷化合物、乙醇
铁粒幼细胞性贫血	铅、乙醇
溶血性贫血	砷化氢、锑化氢、硒化氢、砷化合物、铜、铅、苯肼、有机磷农药、杀虫脒、有机溶剂、苯胺、硝基苯、萘等
高铁血红蛋白血症	直接作用类物质如硝酸甘油、硝酸铵、硝酸银、亚硝酸异戊酯、亚硝酸钠、次硝酸铋、羟胺、氯酸盐及苯醌等，间接作用类物质如苯胺、间苯二胺、甲苯二胺、乙酰苯胺、氨基酚、硝基苯、二硝基氯化苯、三硝基甲苯、杀虫脒、敌稗等
硫化血红蛋白血症	三硝基甲苯、乙酰苯胺、代森锌、亚乙基双硫代氨基甲酸锌
血管性紫癜	金制剂、汞化合物、砷化合物、石油产物、双对氯苯基三氯乙烷（dichlorodiphenyltrichloroethane，DDT）、有机磷杀虫药
血小板减少症	铅、铜、金制剂、狄氏剂、乙醇、DDT、三硝基甲苯、二硝基酚、松节油及能引起再生障碍性贫血的化学物和放射性物质

续表2-1

疾病名称	职业有害因素种类
血小板功能异常	聚乙烯吡咯烷、乙醇、氰化钾、醋酸碘、甲基硝基汞、对位氯汞苯甲酸
低凝血酶原血症	抗凝血灭鼠剂如敌鼠、敌鼠灵等
骨髓增生异常综合征	苯和放射性物质
白血病	苯和放射性物质

二、常见职业性血液系统疾病的毒性作用机制

不同职业有害因素对血液系统的损害不同，有的外源性物质进入机体可对骨髓及外周血产生直接的损伤作用，有些外源化学物产生的血液系统损伤作用是继发效应。外源化学物对血液系统的毒性作用的靶器官既可能是造血器官中骨髓细胞如干细胞、幼稚细胞和造血微环境，也可能是外周血中红细胞、白细胞、血小板等。其毒性作用机制包括造血障碍、血红蛋白异常、溶血性贫血、白细胞减少、血小板减少、血小板功能异常及白血病等。

（一）造血障碍

职业有害因素对骨髓干细胞毒性及微环境有影响。骨髓干细胞的细胞分化增殖极其活跃，外源化学物易造成其损伤，导致分化或增殖出现障碍，也会导致释放入血液的各类成熟细胞减少。骨髓造血细胞的微环境如血细胞的土壤受到有害因素的损伤，也会导致造血功能障碍。动物实验发现苯对干细胞和微环境均可造成影响，其首先作用于骨髓微环境，然后导致骨髓干细胞增殖障碍、分化受限，甚至骨髓增殖衰竭。可发生白细胞减少症、血小板减少症、再生障碍性贫血、巨幼细胞性贫血、铁粒幼细胞贫血等疾病。

引起白细胞减少症、血小板减少症及血小板功能异常的机制如下。引起血细胞减少的机制很多，职业性白细胞减少主要是造血组织或粒系-单核干细胞增殖受抑制，少数外源化学物可在机体产生抗体引起免疫性白细胞破坏过多而导致。外源化学物引起血小板减少可能是直接毒性作用或者免疫反应所致。化学物干扰或损害血小板的功能引起血小板功能异常存在多种机制，氰化钾可抑制氧化磷酸化和葡萄糖酵解，继而干扰血小板聚集和释放功能；甲基硝酸汞可与巯基结合，抑制血小板聚集。

再生障碍性贫血是由多种原因引起的骨髓造血功能衰竭的一组综合病征，其特点是周围血液全血细胞显著减少。造血干细胞的诱导缺陷、骨髓间质微环境衰竭、造血细胞生长因子的生成或释放损伤、骨髓或体液的免疫抑制等均能引发再生障碍性贫血。目前，对于苯导致再生障碍性贫血的机制研究较为深

入，苯的活性代谢产物可与DNA或蛋白共价结合，干扰造血细胞的增殖和分化，也可直接干扰造血细胞DNA合成，同时还可抑制骨髓基质细胞产生集落刺激因子、生长因子及细胞外基质成分，以影响造血干细胞增殖；苯及其代谢产物还可干扰干细胞的分化成熟，导致骨髓细胞和外周血细胞减少。

（二）血红细胞异常

血红蛋白生成和功能的异常可影响血红蛋白结构及与氧的亲和力，改变血红蛋白呼吸功能。与其相关的疾病有高铁血红蛋白血症、硫化血红蛋白血症、碳氧血红蛋白血症等。正常的红细胞具有多种还原代谢机制，将血红素中三价高铁离子还原为二价亚铁离子。当具有氧化作用的外源化学物如亚硝酸钠、苯胺、硝基苯等进入机体后，可将血红蛋白Fe^{2+}氧化成Fe^{3+}，形成高铁血红蛋白，当外源化学物产生高铁血红蛋白的速率超过正常还原速率则引发高铁血红蛋白血症。能引发高铁血红蛋白血症的外源化学物也能增加硫化血红蛋白血症的概率，硫化血红蛋白一旦形成则不可逆转。一氧化碳与血红蛋白的亲和力远远大于氧，一氧化碳可与血液中血红蛋白结合形成碳氧血红蛋白，造成组织细胞缺氧。

（三）溶血性贫血

溶血性贫血是一种由于红细胞破坏增多、增速，超过造血补偿能力范围时所发生的贫血。中毒性溶血性贫血的发病机制主要涉及Heinz小体形成、红细胞内谷胱甘肽代谢障碍及钠-钾转运功能障碍及红细胞本身伴有某种遗传性缺陷等。芳香族氨基硝基化合物、各种苯醌、苯肼等在体内转化为氧化物，直接作用于珠蛋白分子的巯基，使珠蛋白变性，继而引发产生Heinz小体，具有Heinz小体的红细胞脆性高、易破坏、易发生溶血。砷化氢等毒物通过红细胞膜，抑制过氧化氢酶导致氧化氢增加，使还原型谷胱甘肽减少，损害细胞膜稳定性。砷化氢与血红蛋白的珠蛋白链结合，使蛋白变性，引起红细胞膜脆性和渗透性增加，使红细胞破碎。

（四）白血病

白血病是造血系统的恶性肿瘤之一，其病因尚未查明，白血病的发生是外源化学物与遗传因素相互作用的结果。长期接触苯可导致多种类型的白血病，苯导致白血病的机制相关研究较多，但其机制尚不完全清楚，主要涉及如下方面：①苯代谢产物与DNA结合形成加合物，或苯代谢过程中产生的活性氧对DNA造成的直接氧化损伤；②苯代谢产物氢醌与纺锤体纤维蛋白共价结合，干扰细胞周期；③干扰细胞因子对骨髓造血干细胞的生长和分化的调节作用。

此外，苯对劳动者健康损伤程度与个体遗传易感性如毒物代谢酶基因、DNA损伤修复基因及细胞周期调控基因多态性有关。

三、职业性血液系统疾病的临床表现

职业有害因素引起血液系统疾病，出现以血液系统损伤为主的临床表现。

白细胞减少症是常见血液系统疾病之一，其外周血白细胞数持续低于3.5×10^9 /L。表现为疲乏、无力、头晕、食欲减退等非特异性症状。易发生感染，常见的感染部位是呼吸道、消化道及泌尿生殖道，可出现咽痛、高热、黏膜坏死性溃疡及严重的败血症、脓毒血症或感染性休克等。中性粒细胞绝对值低于1.8×10^9 /L称为中性粒细胞减少症。

急性再生障碍性贫血主要表现为进行性贫血、明显出血和感染性发热。慢性再生障碍性贫血主要表现为乏力、心悸、纳差等贫血症状，而出血和感染等征象常不明显。实验室检查出现周围血象全血细胞减少，网织红细胞<1%，骨髓象出现三系列细胞减少，巨核细胞少见或缺如。

急性中毒性溶血性贫血常常先出现畏寒、寒战、高热及腰背肌酸疼等症状，中毒后2~3 d外周血血红蛋白开始明显下降，血清胆红素明显升高，以间接胆红素升高为主，与血红蛋白降低平行。慢性溶血起病缓慢，临床表现以贫血、黄疸、脾肿大为主，亦可有肝肿大。高铁血红蛋白血症主要表现为发绀和缺氧，其程度与血中高铁血红蛋白占血红蛋白比例有关。

血小板减少症与血小板功能异常主要表现为出血。血小板减少症实验室检查结果显示：血小板计数减少，可有出血时间延长。如血小板功能异常，实验室检查也可显示出血时间延长，血小板黏附和聚集功能降低，血小板计数正常。

急性白血病可在短期内出现进行性贫血、明显出血和感染，骤发高热。慢性白血病起病缓慢，有些患者可无明显症状，但常见临床表现有乏力、消瘦、出汗、骨骼疼痛。

四、职业性血液系统疾病诊断

《职业性急性化学物中毒性血液系统疾病诊断标准》（GBZ 75）规范了职业性急性化学物中毒所引起的血液系统疾病的诊断及处理。职业性慢性血液系统疾病的诊断及处理可参考相应毒物的慢性中毒诊断标准中涉及血液系统疾病部分的内容及《职业病诊断通则》（GBZ/T 265）。根据明确的职业有害因素接触史，出现以血液系统损害为主的临床表现，结合有关血液学实验室检查结果和现场职业卫生学资料，在排除其他原因尤其是药物引起的血液系统疾病后方可诊断，必要时可做职业流行病学调查。

五、职业性血液系统疾病治疗与处理

对于职业性血液系统疾病的治疗及处理，首先应脱离接触，消除污染、静养休息。符合适应证者可应用特效解毒药物。其临床治疗与其他原因所致血液系统疾病一致。如需劳动能力鉴定，按《劳动能力鉴定职工工伤与职业病致残等级》（GB/T 16180）处理。

参考文献

[1] 何凤生. 中华职业医学[M]. 北京：人民卫生出版社，1999：65-75.

[2] 李建祥，宋玉果，栗建林. 血液毒理学[M]. 北京：北京大学医学出版社，2011：19-72.

[3] 金泰廙，孙贵范. 职业卫生与职业医学[M]. 5版. 北京：人民卫生出版社，2003：123-127.

[4] 刘洋. 苯作业工人血浆差异表达microRNA筛选及尿中代谢产物检测[D]. 南京：东南大学，2014.

[5] 卫生部职业病诊断标准专业委员会. 职业性急性化学物中毒性血液系统疾病诊断标准：GBZ 75—2010[S]. 北京：人民卫生出版社，2010.

（刘洋）

第四节　职业性消化系统疾病

消化系统具有消化、吸收、排泄等人体重要的生理功能，是人体含器官最多的系统。职业病危害因素包括化学、物理、生物等都可引起消化系统器质性或功能性损伤。其中，化学因素所致损伤较为多见。职业性化学物中毒引起消化道损害主要表现为中毒性肝病，胃、肠道病变较为少见。非职业性（生活性）中毒多为经口摄入所致，常有胃、肠道的损伤。物理因素可引起消化道功能性或器质性疾病，如长期接触全身振动可使胃下垂患病率增高；减压病患者若大网膜、肠系膜和胃血管中有气泡栓塞时，可引起腹痛、恶心、呕吐症状等。大剂量辐射也可致胃、肠道和肝脏损害。本节主要介绍外源性化学物（以下简称化学物）所致消化系统疾病。

一、引起职业性消化系统疾病的病因

胃肠道与化学物的吸收、代谢和排泄关系十分密切。化学物引起的消化系统疾病主要有口腔疾病、胃肠疾病、中毒性肝病和肝脏肿瘤等。常见的消化系统毒物见表2-2。

表2-2　常见的消化系统毒物

消化系统器官	疾病名称	常见化学物
口腔	口腔炎	汞、铅、有机磷农药、黄磷
	牙酸蚀病	酸雾或酸酐
	氟斑牙	氟及其无机化合物
食管	食管炎	乙醇、强酸、强碱、酚、高锰酸钾、升汞、硝酸银、氯化锌、黄磷、漂白粉、碘、氢氧化钠、氢氧化钾
	吞咽困难	肉毒毒素、铊、河豚毒素、氢氧化钠、碘、氯化汞、百草枯、杀草快
	食管癌	亚硝胺
胃肠	胃肠炎	汞盐、三氧化二砷、有机磷农药、二甲基甲酰胺
	腐蚀性胃炎	强酸、强碱、重铬酸钾、酚类、漂白粉等含氯消毒剂、过氧乙酸、汞盐、百草枯等
	腹绞痛	铅、二甲基甲酰胺、铊、砷化合物

续表2–2

消化系统器官	疾病名称	常见化学物
肝脏	中毒性肝病	金属、类金属及其化合物，如黄磷、磷化氢、三氧化二砷、铊、铅、锑、砷、砷化氢、有机锡、十硼烷等
		卤代烃类，如四氯化碳、三氯甲烷、二氯甲烷、二氯乙烷、三氯乙烷、四氯乙烷、三氯丙烷、氯乙烯、三氯乙烯、四氯乙烯、氯丁二烯、多氯联苯等
		芳香族氨基及硝基化合物，如苯胺、甲苯胺、氯苯胺、甲氧基苯胺（氨基苯甲醚）、乙氧基苯胺（氨基苯乙醚）、联苯、联苯醚、二甲苯胺、硝基苯、二硝基苯、三硝基苯、三硝基甲苯、硝基氯苯、二硝基氯苯、硝基苯胺、2,4,6-三硝基苯甲硝胺（特屈儿）等
		其他化学物，如乙醇、丙烯腈、2-三氟甲基-5-氨基吡啶、2-溴基-2-硝基丙二醇、氯乙醇、五氯酚、肼、1,1-二甲基肼、二甲基甲酰胺、二甲基乙酰胺、有机磷农药、有机氯农药等
	肝硬化	三硝基甲苯、三氯乙烯、乙醇、肼
	肝血管肉瘤	氯乙烯
	肝癌	砷、黄曲霉毒素

二、常见职业性消化系统疾病的毒性作用机制

生产过程中，化学物可通过呼吸道、消化道或皮肤吸收进入体内引起消化道症状或疾病，部分在吞食的情况下可直接引起消化道的损伤。各种化学物的毒性作用机制各不相同，具体如下。

（一）刺激作用

氢氧化钠、碘、氯化汞、百草枯、杀草快等可对食管黏膜造成刺激和损伤。

（二）腐蚀作用

经常接触酸雾或酸酐时，牙釉质中的主要成分羟基磷灰石在酸性环境下发生脱矿，从而导致前牙牙冠不同程度的缺损；误食腐蚀剂时，酸性腐蚀剂主要导致组织凝固性坏死；碱性腐蚀剂则使脂肪皂化，蛋白质溶解，引起组织液化性坏死，常使深部组织受损。

（三）毒性损害

1. 毒性损害的类型

黄磷进入体内，主要破坏局部钙、磷平衡，导致牙周、牙体和下颌骨病变；氟化物作用下的成釉细胞和成牙本质细胞的分化、凋亡以及细胞信号转导的变化可能是氟斑牙形成的重要机制。

铊中毒可能通过破坏钾代谢平衡、影响谷胱甘肽代谢、干扰线粒体及细胞膜功能等，造成舌咽神经起始核和密切的周围径路损害；肉毒毒素可抑制神经末梢释放乙酰胆碱，引起食管肌肉松弛；河豚毒素可选择性地抑制可兴奋膜的电压，阻碍Na^+通道的开放，从而阻止神经冲动的发生和传导，使食管神经肌肉麻痹。

汞盐、三氧化二砷等可与体内酶和蛋白中的巯基结合，使酶失去活性，影响细胞正常代谢，导致细胞死亡，损伤胃黏膜。

有机磷农药中毒时，胆碱酯酶活性受到抑制，乙酰胆碱酯酶大量蓄积，作用于腺体，导致腺体分泌亢进，出现口鼻分泌物增多、流涎等；作用于平滑肌，导致消化道平滑肌痉挛，出现恶心、呕吐、腹痛、腹泻等症状。

2. 不同毒物的肝损害类型

不同毒物的肝损害类型不同，有的为典型的肝脏毒物，如四氯化碳、磷等；有的则会引起多系统损害，如苯胺、三硝基甲苯、有机磷农药、砷、铊、环氧乙烷等。中毒性肝损伤的发生取决于毒物本身对肝脏的毒性和机体对毒物的反应性两个方面。

（1）毒物的直接毒性作用

外源性化学毒物通过自身毒性直接作用于肝脏，引起肝细胞损伤或死亡即毒物的直接毒性作用。代表毒物有氯仿、四氯化碳等卤代烃类以及黄磷、肼、砷等。其作用机制包括：①自由基生成；②脂质过氧化；③共价结合反应；④脂肪代谢障碍；⑤钙离子泵失活；⑥胆汁排泄障碍。另外，一些毒物还可通过选择性地干扰肝细胞代谢的某个环节或其完整性，间接导致中毒性肝损伤。

（2）机体对毒物的反应性

某些人或人群对肝毒物会产生特异质反应，这种反应具有不可预测性，与化学物质的剂量无关，可同时出现肝外组织器官的损害。

机体对毒物的特异质反应可以分为过敏特异质反应和代谢特异质反应两类。在某些特异质个体中，部分致病化合物或其代谢产物可与某些载体蛋白结合生成抗原，机体对这种半抗原载体发生免疫应答，即产生过敏特异质反应，导致肝脏损伤。而代谢特异质反应主要与遗传因素有关。研究表明，细胞色素P450遗传多态性会使弱代谢型的一些个体在接触常规剂量的化学物时出现肝毒性损伤。

（3）其他

新近的研究表明，内质网应激可能也是中毒性肝损伤发生过程中的重要因素。

长期反复接触低浓度肝脏毒物或急性肝中毒迁延进展，可使肝纤维组织增生，增生的纤维组织构成纤维隔膜，将肝小叶割成大小不等的肝细胞团（假小叶）。由于血液循环障碍，假小叶内肝细胞继续坏死，纤维组织继续增生，最后形成不可逆的病变——肝硬化。这些肝脏毒物包括三硝基甲苯、三氯乙烯、乙醇、肼等。

（四）致癌作用

食管癌的发生与多种危险因素有关，目前认为亚硝胺可使DNA烷基化而导致食管癌的发生。另外，有研究发现乙醇致食管癌发生风险的增加与乙醛脱氢酶2（aldehyde dehydrogenase-2，ALDH2）基因的变异有关。

个别化学物还可诱发肝脏肿瘤，如砷、黄曲霉毒素可引发肝癌，氯乙烯可引起恶性肝血管肉瘤等。目前认为氯乙烯的主要代谢产物——氯乙烯环氧化物和2-氯乙醛具有强烈的烷化作用，是氯乙烯致癌的主要活性环氧化中间代谢物，它们与DNA等生物大分子结合，生成DNA加合物，导致原癌基因和抑癌基因如Ras、p53、p21、p16等基因发生突变。

三、职业性消化系统疾病的临床表现

（一）口腔炎

常见口腔黏膜充血、齿龈肿胀，口腔黏膜、舌部、牙龈常有小溃疡，流涎多、带臭味。另外，慢性磷中毒时口腔呈大蒜味，严重者出现下颌骨溶解吸收和下颌骨坏疽。接触钒烟尘后，可出现墨绿色舌苔，但不一定是钒中毒。

（二）牙酸蚀病

牙酸蚀病常表现为前牙牙冠有不同程度的缺损，牙齿对冷、热、酸、甜等刺激敏感，还常伴有牙龈炎、牙龈出血、牙痛、牙松动感等症状，严重者牙冠大部分缺损，或仅留下残根，可有髓腔暴露和牙髓病变。

（三）氟斑牙

氟斑牙主要表现为牙釉质失去光泽，牙面粗糙，有黄褐色或棕褐色色素沉着，且易磨损折断，主要见于切牙、单尖牙的唇侧面。

（四）急性腐蚀性食管、胃肠病变

吞服腐蚀剂后，立即出现口腔、舌、咽喉、胸骨后及上腹部剧烈疼痛，恶心，频繁呕吐、发热，呕吐血性或咖啡色液状黏膜腐片，严重者食管穿孔，导致气胸、胸腔积液、纵隔炎等，或胃部穿孔，发生急性腹膜炎。后遗症有食管、胃贲门或幽门瘢痕性狭窄、萎缩性胃炎。

（五）腹绞痛

患者常出现脐周或全腹剧烈绞痛，呈持续性伴阵发性加重，伴有冷汗、面色苍白、恶心、呕吐。腹绞痛为铅中毒特征性临床表现，发作前常有腹胀或顽固性便秘。

（六）急性或亚急性中毒性肝病

短期内接触高浓度肝脏毒物后，一般1~15 d发病，个别可长达1~3个月。主要表现为乏力、食欲不振、恶心、肝区疼痛等症状，常有黄疸，严重者出现肝性脑病、腹水、肝肾综合征，并伴有出血倾向，病情凶险，病死率高。根据临床病例分析，按其临床特点，分为黄疸型、无黄疸型、重症型3种类型。

（七）慢性中毒性肝病

慢性中毒性肝病为长期或反复接触较低浓度肝脏毒物所致，起病隐匿，症状由轻而重，病情进展缓慢；少数病例是由急性中毒性肝病迁延进展而成。早期常有间歇性头晕、头痛、乏力等，之后出现食欲减退、腹胀、肝区不适和疼痛等症状，其中以乏力及肝区隐痛最为明显，且多数患者在体力活动或站立稍久后肝区隐痛有所加重。主要阳性体征为肝脏肿大，一般在肋下1~2 cm，质柔韧，触之有充实感，有压痛；病程长者肝脏质地变硬，压痛较明显，伴脾大，进一步加重则出现肝硬化。肝功能试验可反复异常，但谷丙氨酸转移酶、谷草氨酸转移酶指标异常率仅为10%，而血清白蛋白持续降低，蛋白电泳可见γ球蛋白增高，可伴有肾功能异常。

（八）肝血管肉瘤

肝血管肉瘤的临床表现缺少特异性，较为多见的症状有倦怠、腹痛、消化道出血和下肢浮肿。部分患者主诉厌食、恶心、呕吐、消化不良、腹泻及腹痛。最主要的体征是肝脏肿大，随后脾肿大以及体重减轻。另外，右上腹部压痛、肿块、腹水、黄疸、静脉曲张和门静脉高压也比较常见。

四、职业性消化系统疾病的诊断

基于明确的职业危害接触史，结合临床表现、既往病史、实验室检查等，综合分析，进行鉴别诊断后，即可进行相关疾病的诊断。

诊断中毒性肝病，要有明确的肝脏毒物职业接触史，确切的肝脏损害的症状和体征，肝功能检查异常，结合其他辅助检查，以及病程中可伴有毒物所致其他系统损害的肝外表现等资料，综合分析，并与病毒性肝炎、急性药物性肝病、酒精性肝病、自身免疫性肝病等进行鉴别后，即可诊断。

诊断牙酸蚀病，需要依据较长时间酸酐、酸雾或其他酸性物质的接触史，临床上主要表现为前牙区的损害，且通常会同时存在多个不同酸蚀级的牙齿。而酸性食物、饮料、药物和某些疾病等非职业因素也可引起牙酸蚀病，诊断时还需根据职业史、病史和临床特征进行鉴别。

诊断氟斑牙除明确接触史以外，也应与釉质发育不全症、四环素牙、牙菌斑等相鉴别。

诊断腹绞痛则需与急性阑尾炎、胆囊炎、肠梗阻、胰腺炎等疾病相鉴别。

原发性肝血管肉瘤恶性程度高，进展迅速，临床上诊断困难。询问有无氯乙烯接触史，有利于快速确定诊断的方向；多层螺旋CT、血清学检查、穿刺活检等实验室检查对将其与肝细胞癌、血管瘤、转移瘤等进行鉴别诊断有一定帮助。

五、职业性消化系统疾病的治疗与处理

职业性消化系统疾病的治疗通常包括病因治疗、对症治疗、支持治疗等。不同的疾病按照内科对应的治疗原则和治疗方案进行处理。

参考文献

[1] 何凤生. 中华职业医学[M]. 北京：人民卫生出版社，1999：55-65.
[2] 赵金垣. 临床职业病学[M]. 2版. 北京：北京大学医学出版社，2010：80-87.
[3] 王民生，马文军. 消化系统毒理学[M]. 北京：北京大学医学出版社，2011：85-131.
[4] 温韬，赵金垣. 中毒性肝损伤发病机制的研究动态[J]. 中国工业医学杂志，2009，22(6)：434-438.
[5] 卫生部职业病诊断标准专业委员会. 职业性中毒性肝病诊断标准：GBZ 59—

2010[S]. 北京：人民卫生出版社，2010.
[6] 王民生，蒋晓红，常元勋. 氯乙烯致癌作用与危险度评价[J]. 江苏预防医学，2012，23(2)：39-42.
[7] 中华人民共和国国家卫生和计划生育委员会. 职业性肿瘤的诊断：GBZ 94—2017[S]. 北京：中国标准出版社，2017.

（金宇星）

第五节　职业性泌尿系统疾病

泌尿系统是易受职业病危害因素损害的重要靶器官之一，同时又是许多毒物或其代谢产物排泄的主要器官。引起泌尿系统毒性的外源性化合物种类很多，因暴露的剂量、染毒的途径和损伤机制不同，毒性的表现也多种多样，主要损害部位是肾脏，少数损害膀胱等其他泌尿器官。从轻微的细胞损伤、可逆的或不可逆的组织病理学改变、明显临床改变，到肾衰竭和泌尿系统肿瘤等严重损伤均可发生。

一、引起职业性泌尿系统疾病的病因

职业性泌尿系统损伤主要指在生产过程中，由于接触生物性、化学性和物理性职业病危害因素，引起的肾脏和其他泌尿系统功能及结构损害。具有直接肾脏毒性作用的化学物质有很多种，尤以重金属、有机溶剂、农药等化学物引起的损害最为常见。

（一）金属、类金属及其化合物

金属及类金属包括镉、铬、铅、铜、汞、铝、钒、镍，四乙基铅、有机汞，砷、砷化氢、三氧化二砷等。

（二）有机溶剂

有机溶剂包括汽油、溴甲烷、甲苯、氟烯烃、三氟乙烷、三氟氯乙烷、氯仿、苯胺、甲苯胺、二苯胺、联苯胺、三氯乙烯、四氯化碳等。

（三）农药

农药包括对硫磷、代森锌、甲基砷酸锌、氯丹、百草枯、氟乙酰胺等。

（四）合成染料

合成染料包括偶氮染料、芳基甲烷染料、硝基和亚硝基染料。

（五）生物性毒素

生物性毒素包括黄曲霉毒素、烟曲霉毒素、河豚毒素、四季豆皂素、棉籽酚、巴豆毒素、蛇毒、蜂毒、鱼胆、斑蝥素、黄夹竹桃、细胞内毒素、蓖麻毒素。

（六）其他

放射性核素、大剂量电离辐射和药物也可引起泌尿系统损害。

二、常见职业性泌尿系统疾病的毒性作用机制

肾脏由于本身的某些生理解剖特点，更易受到化学物质的损害，结合不同工业毒物引起的泌尿系统损害的发生部位、发病过程及病理特点，可将其毒性作用分为急性中毒性肾病、慢性中毒性肾病、泌尿系统肿瘤及泌尿系统其他中毒性损害。

（一）急性中毒性肾病

急性中毒性肾病指生产性毒物在短期内侵入机体，引起肾脏急性功能障碍和结构损伤。根据发病机制及临床特点，又可分为3种临床类型，不同类型的急性中毒性肾病的轻度或早期表现常具有一定特点，但发展至严重阶段，皆可进展为急性肾衰竭。

1. 急性肾小管坏死

急性肾小管坏死属于直接损伤机制，多具明显的剂量–效应关系，且有很强的定位性。多数肾毒性化学物质以肾近曲小管为主要靶部位，仅少数化学物质定位于肾远曲小管。

2. 急性过敏性肾炎

急性过敏性肾炎属于免疫损伤机制。如金、铋、汞等金属可损伤肾小管基膜，导致急性间质性肾炎。汞、金、有机溶剂等化学物还可导致免疫复合物在肾小球系膜或基膜沉积，引起不同类型的急性肾小球肾炎。砷、溴、碘等化学物及某些药物则可引起全身性小血管过敏，造成过敏性血管炎综合征。

3. 急性肾小管堵塞

有些化学物质本身或其代谢物可在肾小管内形成结晶，有些化学物质可直接或间接引起血管内溶血及血红蛋白管型生成，还有些化学物质如一氧化碳等可引起横纹肌溶解，导致肌红蛋白尿，生成肌红蛋白管型，这些都会造成肾小管堵塞。

（二）慢性中毒性肾病

慢性中毒性肾病由长期接触低剂量的化学物质引起，起病和缓，早期仅为功能障碍，多无结构损伤，可逆性较强。但若出现早期异常变化后，仍不脱离致病化学物接触，则会引起结构损伤，最终进展为慢性间质性肾炎，并导致慢性肾衰竭，使患者预后明显恶化。

1. 肾小管功能障碍

肾小管功能障碍由长期接触具有直接肾脏毒性的化学物质引起，但由于这些化学物质剂量较小，多无明显的肾小管结构改变。及时停止病因化学物质接触，患者多可获得完全康复，不留后遗症。

2. 无症状性蛋白尿

无症状性蛋白尿多出现在慢性中毒性肾病中，主要是由于长期接触较高剂量的某些重金属（如汞、金、镉）引起的。

3. 慢性间质性肾炎

慢性间质性肾炎以接触重金属最为常见。患者起病多十分隐匿，常无突出临床表现，细致的化验检查是早期发现疾病的唯一途径。

（三）泌尿系统肿瘤

泌尿系统肿瘤以膀胱癌最为常见，肾癌次之。接触芳香胺类化合物为首要高危因素，存在芳香胺的特殊行业包括染料、橡胶、皮革、印刷、油漆、石油和其他有机化学行业等。

肾肿瘤常见的有肾细胞癌、肾盂癌、肾母细胞癌，绝大多数为恶性肿瘤，接触镉、铬、铁、氢醌等化学物质均可引起肾肿瘤。

（四）泌尿系统其他中毒性损害

最常见的泌尿系统其他中毒性损害为化学性膀胱炎，多见于芳香胺、氟烯、杀虫脒等化学毒物大量摄入时，以膀胱三角区、膀胱底部最为明显。还有些化合物如三聚氰胺，可引起膀胱良性乳头状瘤、膀胱结石。化学物质所致膀胱乳头状瘤可发生于膀胱各部位，以膀胱三角区及底部多见，可单发，也可多发。

二硫化碳引起的肾动脉硬化系长期接触较高浓度二硫化碳所致，起病多较隐匿，早期常无特异表现，主要为二硫化碳的全身毒性症状，特别是心血管系统和视神经改变，以冠状动脉硬化、视网膜动脉硬化、视神经萎缩等最为突出。

三、不同职业性泌尿系统疾病的临床表现

（一）急性中毒性肾病

1. 急性肾小管坏死

急性肾小管坏死轻度时无明显临床症状，虽然肾小球滤过率（glomerular filtration rate，GFR）已有下降，但血浆尿素氮（blood urea nitrogen，BUN）、肌酐等指标仍保持正常，仅尿中出现大量肾小管上皮细胞、红细胞及各种管型，尿渗透压、尿比重、尿钠均降低。

当GFR降低50%以上时，则可因急性肾功能不全而导致氮质潴留；GFR若下降80%以上，则可导致急性肾衰竭：严重者GFR尚不及正常的10%，可引起尿毒症。

2. 急性过敏性肾炎

（1）急性间质性肾炎

急性间质性肾炎有一定潜伏期，一般为1~2周。有发热、关节痛、皮疹、淋巴结肿大、肾区不适及叩击痛等症状，外周血嗜酸粒细胞增多、血中IgE增加，甚至可在循环血中检出抗肾小管基膜抗体，尿中有多量红细胞、白细胞。B超检查示双肾可稍大。

（2）急性肾小球肾炎

急性肾小球肾炎常见临床表现为血尿、蛋白尿，严重者可伴有少尿、肾小球滤过率下降、氮质血症、水肿、高血压等，甚至导致肾病综合征。

（3）过敏性血管炎综合征

由于全身小血管均可受累，除肾脏损害表现外，过敏性血管炎综合征患者尚有全身症状，以皮肤、肺表现较为明显，甚至可出现腹绞痛、血便等消化系统症状。

3. 急性肾小管堵塞

急性肾小管堵塞最常由急性血管内溶血引起，主要临床表现为茶色（酱油色）尿或结晶尿，伴有肾区不适或肾绞痛，并有突发性少尿或无尿。

（二）慢性中毒性肾病

1. 肾小管功能障碍

肾小管功能障碍的临床表现取决于损伤部位，近曲小管损伤主要为低分子蛋白尿等范科尼综合征样表现。远曲小管损伤则早期即有多尿、多饮、尿钾增加、血钾降低、肌无力、周期性瘫痪等表现，尿比重及渗透压亦明显降低。

2. 无症状性蛋白尿

无症状性蛋白尿无明显的全身症状，多表现为轻度白蛋白尿。除尿中检出某种重金属外，有时尚可见某些尿酶排出增加及不同程度的肾小管功能障碍。

3. 慢性间质性肾炎

慢性间质性肾炎早期可能仅有肾小管功能障碍，如尿比重和渗透压持续偏低，尿钠、尿磷和尿钙排出增加，出现糖尿、氨基酸尿、肾小管性酸中毒、低分子蛋白尿等，蛋白总排出量并不大，多小于2 g/24 h。若出现大量蛋白尿，则提示肾小球亦受累，尿液常规检查仅可见少量红细胞、白细胞。

晚期表现为多尿、夜尿、贫血、高血压、低血钙、低血磷、软骨病、尿比重及渗透压明显下降、GFR逐渐下降，BUN及肌酐升高。如出现尿量逐渐转少、血钾及血磷持续升高等现象，则提示肾功能已极度恶化，病情已进入尿毒症期。

（三）泌尿系统肿瘤

膀胱癌早期表现为间歇性、无痛性全程血尿，有时可伴有血块，轻者在显微镜下可发现尿中有红细胞，极少出现尿路刺激症状。晚期因发生周围浸润或远处转移而出现相应症状。

肾癌以血尿、腰痛、肾区肿块为3大典型症状，但也有部分患者无任何症状而出现广泛癌转移。血尿为间歇性，无疼痛，轻时仅镜下可见。腰痛系肿瘤增大、肾包膜张力增高或肿瘤侵犯周围组织所致。出血若形成血块，排出时尚可引起肾绞痛，肿块则位于肾区，质地较硬，表面不平，为结节状。

（四）泌尿系统其他中毒性损害

化学性膀胱炎以膀胱刺激症状为主要表现，如尿急、尿频、尿痛，耻骨上区有轻度压痛，多不发热，尿液检查可见白细胞、红细胞甚至坏死组织，尿蛋白轻度增加，严重者可有肉眼血尿，脱离该化学物质接触后症状常迅速改善。

膀胱良性乳头状瘤在临床上主要表现为间歇性无痛性血尿，膀胱B型超声或膀胱镜检查有助于早期发现患者。

四、职业性泌尿系统疾病的诊断

职业性泌尿系统疾病的诊断原则，应根据劳动者的职业病危害因素接触史和工作场所职业病危害因素情况，以其临床表现及相应的辅助检查结果为主要依据，按照循证医学的要求进行综合分析，并排除其他类似疾病，对照相应职业病诊断标准，作出诊断结论。

（一）急性中毒性肾病的诊断

1. 确定具有肾脏毒性的化学物质的急性过量接触史

急性中毒性肾病发病前有明确的、短期内较大剂量的肾脏毒性化学物（如汞、砷、铀等）的职业接触史。

2. 确定急性中毒性肾病的依据

确定急性中毒性肾病大致可分为3步进行：①判断究竟有无急性肾脏损伤发生；②大致判断急性肾损伤的临床类型；③判断损伤的严重度。

（1）急性肾损伤的判断

凡有肾毒物过量接触史者，肾脏的医学监测皆应进行至少48 h。最简便有效的监测方法为尿液检查，其内容应包括24 h尿量、尿液色泽、pH、渗透压或比重、沉渣涂片观察等。

（2）急性肾损伤临床类型的判断

中毒性肾损伤的早期阶段，由于结构变化刚刚开始，肾脏功能尚未受到明显影响，故其类型之鉴别主要依赖尿液检查及临床特点分析。

（3）急性肾衰竭的判断

急性肾衰竭的判断参考下列指标，进行综合分析。①24 h尿量持续低于400 mL。②尿常规检查：尿比重<1.015，尿中可有红细胞、白细胞及其管型（不同病因有不同管型）。③肾功能检查：血尿素氮、肌酐短期内急剧上升，血尿素氮每日升高>3.6 mmol/L（10 mg/dL）、肌酐每日升高>44 μmol/L（0.5 mg/dL）。④尿/血肌酐浓度比值<20。⑤尿钠浓度>40 mmol/L。⑥肾衰指数（尿钠×血肌酐/尿肌酐）>2。

3. 排除其他因素引起的肾脏疾病

排除其他因素引起的肾脏疾病，尤需注意排除药物性、生物性、物理性等因素以及全身疾病、肾脏原发疾病、异常生理状况等原因引起的类似表现，急性肾衰竭需要与肾前性、肾后性氮质血症相区别，再按照职业病诊断标准《职业性急性中毒性肾病的诊断》（GBZ 79—2013）进行诊断。

（二）慢性中毒性肾病的诊断

慢性中毒性肾病的早期监测：选择特异、敏感的指标对长期接触潜在性肾脏毒性化学物质的作业者进行定期监测，是及时发现早期慢性中毒性肾损伤的主要手段。近端肾小管功能障碍较为常见，其最为敏感实用的指标是低分子蛋白尿的监测。远曲小管功能障碍较为少见，其检出需要更细致的实验室检查，如尿浓缩试验以判断其浓缩功能。尿液pH结合血浆pH测定有助于判断Ⅰ型肾小管性酸中毒，此时可见血浆pH虽明显降低，但尿pH仍>6.2。监测血钾、血钙、血磷则有助于掌握远端小管损伤程度及进展情况。尿蛋白的常规检测即可发现蛋白尿，但要精确地判定肾小管或肾小球受累，还需24 h尿蛋白定量测定。

慢性中毒性肾损害的临床表现并不具特异性，阳性所见并不能提示病因。因此，有肾脏毒物接触史，毒物检查结果为阳性，临床表现亦符合该化学物质的毒性特点，对确定病因有重要价值。

（三）泌尿系统肿瘤的诊断

职业性泌尿系统肿瘤的早期发现，关键在于警觉性，故选择灵敏、特异、简便的监测指标，对接触外源性化学物的作业者进行定期监测、体检，具有重要意义。

职业性膀胱癌可用B型超声、静脉肾盂造影、膀胱镜等手段，但不够早期，尤其不便于群体对象的监测。目前，仍以尿液的细胞学检查最为方便、敏感，且适合群体监测，结合职业接触史、发病特点、临床过程、实验室检查结果综合分析后可作出判断。

肾癌的临床表现远较膀胱癌隐匿，X线尿路平片及肾盂造影为重要的诊断方法。目前肾脏B型超声检查为观察人群普查、筛检的重要手段，一旦发现肾脏出现可疑肿物，即应进行X线片、CT或MRI等进一步检查，以尽快确诊。

（四）泌尿系统其他中毒性损害的诊断

化学性膀胱炎的诊断主要依靠临床症状及尿液检查结果，但病因仍需依靠化学物质接触史、尿中检出某种化合物或其代谢物等情况，综合分析后方能作出诊断，并应注意与感染性膀胱炎或泌尿道其他部位炎症相鉴别。

膀胱乳头状瘤早期检出的最简便有效手段亦为尿液监测，接触病因化合物的作业者皆应定期进行尿常规检查，一旦发现镜下或肉眼血尿，则需进一步进行B型超声或膀胱镜检查。病因判定尚无特异方法，仅能根据职业史、劳动卫生状况、同岗位其他工人发病情况等综合分析判断，并需与非职业性疾病鉴别。

二硫化碳（CS_2）所致肾脏损害的早期发现主要依赖于细致的医学监护，作业工人应定期测定尿中CS_2的代谢产物TTCA水平，凡持续升高者皆应密切监测其肾脏情况。早期主要注意其肾小管功能状况，定期进行尿渗透压、尿β_2-MG、尿24 h总蛋白、肌酐清除率等指标检测，若发现明显白蛋白尿、GFR逐渐下降、高血压等表现，常提示肾动脉硬化已较明显。如同时伴有神经衰弱、精神异常、脑病、周围神经病、眼底动脉硬化、视神经炎或视神经萎缩、冠心病等表现，对病因诊断有重要提示作用，可结合劳动卫生状况、职业史、车间流行病调查等资料作出结论。

五、职业性泌尿系统疾病的治疗与处理

首先应使作业者脱离接触，消除污染；对有适应证者，可应用特效解毒药物。其他按照内科对应的治疗原则和治疗方案处理。

如需劳动能力鉴定，按《劳动能力鉴定职工工伤与职业病致残等级》（GB/T 16180）处理。

参考文献

[1] 赵金垣.临床职业病学[M].2版.北京：北京大学医学出版社，2010.

[2] 曹毅，卢庆生.泌尿系统毒理学[M].北京：北京大学医学出版社，2012.

[3] 孙贵范.职业卫生与职业医学[M].7版.北京：人民卫生出版社，2012.

[4] 赵勇进，胡晓抒，周启栋.职业卫生手册[M].江苏：江苏人民出版社，2002.

[5] 何凤生.中华职业医学[M].北京：人民卫生出版社，1999.

[6] 卫生部职业病诊断标准专业委员会.职业性急性中毒性肾病的诊断：GBZ 79—2013[S].北京：中国标准出版社，2013.

（刘川）

第六节　职业性生殖系统疾病

生殖发育是人类繁衍种族的生理过程，它是一个连续的过程，一个完整的生殖周期包括3代人7个个体，即祖父母、外祖父母、父母和子代。生殖发育的任何过程都可能受到环境有害因素的影响，本章节着重介绍职业病危害因素可能对生殖系统产生的危害及其防治措施。

一、引起职业性生殖系统疾病的病因

生殖系统损伤主要是化学毒物对生殖系统的毒性作用，包括对接触者本人的生殖及其对子代发育过程的不良影响，即生殖毒性和发育毒性。生殖毒性包括对接触者生殖器官、相关内分泌系统、性周期和性行为、生育力、妊娠结局、分娩过程等方面的影响；发育毒性可表现为胎儿结构异常、发育迟缓、出生体重不足、功能缺陷，甚至死亡等。大量研究表明人类接触某些物理因素（如高温、电离辐射、噪声、振动、某些非电离辐射线等）、生物因素（如风疹病毒、巨细胞病毒、弓形体原虫、梅毒螺旋体等）和化学因素都可造成生殖功能损害，特别是很多生产性毒物具有一定的生殖毒性和发育毒性，但是绝大多数的化学物是否具有生殖和发育毒性目前还尚无研究报道，该研究是现今生殖毒理和职业性生殖损伤研究的重点。

（一）男性生殖损伤有关的职业因素

1. 对生殖器官的影响

铅、二硫化碳、正己烷、二溴氯丙烷、二硝基苯、二硝基甲苯、硼酸等，可能会对男性生殖器官造成影响。

2. 对性腺轴及激素水平的影响

铅、镉、丙烯腈、电子垃圾等，可能会对男性性腺轴及激素水平造成影响。

3. 对精子质量的影响

铅、砷、镉、镍、二硫化碳、丙烯腈、邻苯二甲酸酯、苯、二溴丙烷、二甲基甲酰胺、双酚A、有机磷农药、氰戊菊酯农药、电离辐射、钛酸酯类增塑剂等，可能会对男性精子质量造成影响。

4. 对性行为及生育力的影响

铅、金属烟雾、1,2-二溴氯丙烷、溴化乙烯、二硫化碳、有机磷农药、丙烯腈等，可能会对男性性行为及生育力造成影响。

5. 对配偶妊娠结局的影响

氯乙烯、二甲基甲酰胺、丙烯腈、铅、二溴氯丙烷、氯丙烯、烃类、麻醉性气体、二硫化碳、电离辐射、电焊烟尘等，可能会对男性配偶妊娠结局造成影响。

6. 对子代的影响

二硫化碳、铅、电离辐射等，可能会对男性子代造成影响。

（二）女性生殖损伤有关的职业因素

1. 对月经机能的影响

铅、汞、锰、铬、碳酸锂、苯、甲苯、二甲苯、二硫化碳、正己烷、氯仿、二甲基甲酰胺、己内酰胺、甲醛、乙二醇醚、汽油、氟、氯丁二烯、氯乙烯、苯乙烯、二氯甲苯乙酸、双对氯苯基三氯乙烷、高分子化合物、有机磷农药、有机氯农药、杀虫剂及噪声、振动等，可能会对女性月经机能造成影响。

2. 对性腺轴及生殖内分泌的影响

苯、甲苯、二甲苯、铅、氯乙烯、二硫化碳、电子垃圾等，可能会对女性性腺轴及生殖内分泌造成影响。

3. 对女性生育力的影响

铅、汞、镉、甲醛、丙烯腈、噪声、高温、射线等，可能会对女性生育力造成影响。

4. 对妊娠经过及妊娠结局的影响

孕期接触氯乙烯、己内酰胺、铅、苯混合物及强烈噪声均可增高妊娠高血压发病率。孕期接触铅、汞、硒、镉、己烯雌酚、氯乙烯、丙烯腈、甲醛、二硫化碳、氯丁二烯、苯系混合物、麻醉性气体、一氧化碳、有机磷农药、有机氯农药、强烈噪声和振动，有使自发流产率增高的危险。

许多毒物可自母乳排出，如铅、汞、钴、苯、二硫化碳、多氯联苯、氟、溴、碘、有机氯、有机汞及无机汞、三硝基甲苯等，导致母乳喂养成为婴儿接触毒物的主要来源。

5. 胚胎发育和子代健康的影响

（1）先天性缺陷

孕期接触苯、甲苯、二甲苯、甲醇、甲醛、铅、汞、硒、镉、二硫化碳、一氧化碳、己烯雌酚、氯乙烯、丙烯腈、农药（有机磷、有机氯、有机汞、敌枯双等）、麻醉性气体等可能使子代先天性缺陷发生率增高。

（2）出生低体重

孕期接触铅、苯系化合物、甲醛、氯丁二烯、麻醉性气体、强烈噪声、全身振动可使低出生体重儿的发生率增高。

（3）子代智力发育和儿童期肿瘤

孕期接触铅、汞、苯系混合物、丙烯腈、己烯雌酚、有机磷农药、有机氯农药、强烈噪声，其子代智力低下发生率增高。孕期接触苯、汽油、农药等，子代急性淋巴细胞和非淋巴细胞白血病发病率增高。

（三）其他

近年流行病学研究表明，某些行业中工人易发生生殖损伤，如废水处理厂、半导体工厂。有报道显示在石油化工废水处理厂及城市污水处理厂工作的男工的妻子自发流产率增加，男工精子密度降低；而在半导体工业中，妇女流产率增高。上述行业中工人均接触导致职业性生殖系统疾病的混合因素，如二醇醚、甲苯、二甲苯、异丙醇、砷、铅、镉、铊、硼酸、非电离辐射等。

二、常见职业性生殖系统疾病的毒性作用机制

生殖过程一般是指从配子形成开始到胎儿娩出的整个过程，这个过程包括配子的形成（即精子或卵子的发生）→丘脑下部→垂体→生殖腺（睾丸或卵巢）的内分泌→配子释放→性周期及性行为→受精→受精卵着床→胚胎发生→胎儿生长→分娩。广义而言还应包括胎儿娩出后的生长发育，经过婴儿期、儿童期直至青春性成熟期的整个过程。正常的生殖功能主要在神经系统控制下，通过下丘脑、脑垂体和性腺的激素分泌调控完成。此外，性腺内部还存在旁分泌调节功能，如睾丸内存在旁分泌和自分泌，使精子生成过程高度有序地按精确的时控程序进行。职业病危害因素可通过影响其中一个或多个环节使性腺功

能和神经内分泌功能发生改变而造成生殖机能障碍或不良生殖结局。职业病危害因素引起生殖损伤的作用机制主要表现在以下几个方面。

（一）对性腺或生殖细胞的损伤

很多化学物可通过血液进入性腺（睾丸或卵巢）发挥直接毒性作用，如铅、汞、镉等重金属对精子发生过程中的配子细胞有剧毒作用，能使细胞坏死、脱落而丧失生精能力。有机磷农药、烷化剂等可损伤卵巢而导致卵巢功能早衰。电离辐射能直接破坏配子的发育、成熟。另外，一些化合物的生殖毒物是由于其与体内一些重要的生物学分子（如性激素）结构相似，可干扰体内的激素平衡而影响正常的生殖功能。另一些职业病危害因素如电离辐射、镉等可引起生殖细胞突变造成遗传损伤，严重者造成不育。更危险的是带有异常染色体或突变基因的配子形成异常的受精卵，导致胚胎丢失、畸形、子代出生后的行为异常、发育障碍及儿童期肿瘤和疾病等。

男女间生殖细胞损伤的后果各不相同。生精细胞具有复制的功能，每一个生精周期可产生数以千万计的精子，而卵细胞在出生时数目已固定，不再复制。目前认为凡对细胞分裂具有抑制或破坏作用的毒物，对男性生殖细胞损伤效应较大；直接作用于细胞的毒物，由于使不再复制的有限的卵细胞受损而后果严重，如在青春前期卵巢中的原始卵泡受损，可出现原发性闭经、月经初潮延迟或不育，如在青春后期受损，可表现为卵巢功能早衰、受孕力降低及绝经期提前。

（二）对生殖神经内分泌的损伤

下丘脑和垂体对性腺功能起着重要的调节作用。一些职业病危害因素通过改变激素合成或清除率而干扰生殖过程，影响下丘脑–垂体–性腺间复杂的调控关系。另外，生殖毒物还可以通过干扰肝脏或性腺酶系统影响有关生殖激素的合成、分泌、清除而影响生殖功能。

（三）对胚胎发育的损伤

胚胎对重金属等许多化学物质的聚集和毒性作用的敏感性远较母体强，在母体未出现明显的毒性反应前，已可引起胚胎的中毒损伤。此外，还可通过化学物质对子宫–胎盘的毒性作用，直接损伤胎盘的微细机构，使胎盘营养供给不足，从而影响胚胎的发育异常，造成自然流产、死产、低出生体重发生率升高及胎儿平均智商低下。

（四）对乳汁分泌及婴儿的损伤

在婴儿出生后，可在职业接触某些化学物质的哺乳期母亲的乳汁中检测到同类物质。另外，父亲接触某些化学物质，一旦不注意个人卫生，如经常把工作服穿回家，可造成家庭的污染。这些都可直接或间接地影响婴儿形态、行为或功能的发育，导致其发育异常或迟缓。

三、职业性生殖系统疾病的临床表现

（一）性功能障碍

性功能障碍是指性生活各有关环节的功能发生改变，从而影响正常性生活的总称，属临床症候群，包括性欲改变、阳痿、射精障碍、性欲高潮变化等方面。人类性功能受多种条件的影响，许多器质性或精神性因素均可影响正常的性功能。临床表现多半来自患者主诉，判断相对较为困难，且有明显睾丸或卵巢损伤者也不一定影响性功能。与职业有关的性功能障碍研究报道最多的是接触二硫化碳的工人性欲初期亢进，接着减退，出现精神性阳痿。职业性接触三硝基甲苯的男工也有性功能异常的主诉，包括性欲减退、早泄和阳痿。每月性交次数可以作为判断性功能障碍的较为客观的依据。

（二）月经异常

月经不调是职业妇女常见的症状。月经变量包括周期、经期和经量，它们存在着较大的个体差异，但在同一个体中差异较小。月经周期异常指月经周期短于21 d，长于35 d，或月经周期波动>7 d。月经持续时间超过7 d为经期延长，不足3 d为经期缩短。经量常以每次经期所用的卫生纸（巾）量粗略估计。如果经期的前两天，每天用卫生巾（条）少于3个为经量过少，多于6个或出现多量凝血块为经量过多。经期需服用止痛药、注射止痛针剂或需休工者为重度痛经。如参加现工作后，月经周期、经期和经量发生改变，以及出现痛经或绝经期提早均属月经异常。职业病危害因素所致月经异常可有多种综合性异常表现，如月经过多综合征（周期缩短+经期延长+经量过多）、月经过少综合征（周期延长+经期缩短+经量过少）及月经不规则。

（三）精液质量异常

男工接触生殖毒物可引起精液质量变化。多见为精液量减少、精子数量和质量改变，可能并不影响性生活，但可致不育或妻子自发流产。临床可采集精液进行分析，精液分析指标包括精液量、精液液化时间、精子数目、精子活动率、精子形态以及精浆生化成分。

精液检查指标异常的判断标准为：精液量<1.5 mL，精液液化时间>60 min，精子活动率<50%，精子形态异常率>25%。世界卫生组织推荐的精液异常命名及标准如下：①少精子症，精子密度<20×10^{9} /L；②弱精子症，向前运动（a、b级）精子<50%，或a级运动力精子<25%；③畸形精子症，正常形态的精子<50%；④少-弱-精子症，同时具有3种缺陷或仅有2种缺陷者；⑤无精子症，射出的精液中无精子；⑥精液缺如，无精液射出。

（四）不孕、不育或生育力下降

育龄男女有正常的性生活、未避孕，同居1年以上未能受孕者称为不孕（不育）。男、女双方中一方有问题就能影响生育力。

（五）异常的妊娠结局

异常的妊娠结局包括妊娠及分娩时疾病（如妊娠高血压综合征、宫缩无力、胎儿窘迫等）、自然流产、早产、低出生体重、围产儿死亡及先天畸形等。妇女妊娠时对职业病危害因素的敏感性增高，容易发生妊娠及分娩时疾病。

受精卵发育异常是早期流产的主要原因，可能因接触职业病危害因素导致卵子或精子的缺陷所致。

外源性化合物可透过胎盘屏障影响胎儿发育，造成早产、死产，或使胎儿发育迟缓，引起低出生体重或智力发育缺陷。

先天性畸形指原发性解剖结构改变。目前认为与化学物有关并在出生时容易鉴定的畸形有3种：中枢神经系统畸形、口面部畸形和肌肉骨骼畸形。先天性畸形与环境之间的关系要考虑3种类型的暴露：着床前暴露、着床时与妊娠期的暴露以及受精前父亲的暴露。

四、职业性生殖系统疾病的诊断

根据详细的职业接触史、现场劳动卫生调查及工作环境监测资料，结合临床表现和实验室检查，综合分析并排除其他类似疾病后，对照相应职业病诊断标准，作出诊断结论。

实验室检查采用妇科及男科方法，怀疑存在男性生殖损伤者，需进行精液检查、性功能询问、性激素和促性腺激素测定和妻子生育情况调查。判断月经异常是否受职业病危害因素影响十分困难。对患有严重月经障碍的患者，临床上查不出明确的妇科原因，经反复治疗无效，如接触毒害的浓度或强度又较高，可暂时调离有害作业，以观后效。

生育既属于生殖医学范畴，也属于社会学范畴。健全的生殖系统结构和功能为其生理基础。健康的生殖心理及伦理观念与社会环境有关。人类的情绪、冲突、紧张、态度和许多社会因素对生殖功能的作用是非常突出的。过度劳累、精神紧张可造成男性精子发生障碍、性功能异常和阳痿，造成女性经前期紧张综合征、性功能障碍、痛经、闭经等。因此，目前对职业性生殖损伤的个案诊断缺乏特殊的诊断办法，主要依靠排除法，进行详尽的病史询问，包括家族史和遗传史。

应特别注意鉴别诊断，排除非职业性疾病。

五、职业性生殖系统疾病的治疗与处理

诊断职业性生殖系统疾病后，须消除病因，使患者脱离接触有毒有害环境。如有明显的性功能障碍，心理治疗及辅导也颇重要。早期性功能改变一般在脱离接触和积极治疗后可以完全恢复。

参考文献

[1] 孙贵范. 职业卫生与职业医学[M]. 7版. 北京：人民卫生出版社，2012.

[2] 李兰芝，张敬旭. 生殖与发育毒理学[M]. 北京：北京大学医学出版社，2012.

[3] 何凤生. 中华职业医学[M]. 北京：人民卫生出版社，1999.

[4] 吕素芳. 多种职业性毒物对生殖机能及子代的影响[J]. 职业与健康，1999，15(9)：3-5.

[5] 庞琳. 生殖职业流行病学在职业卫生研究中的应用(待续)[J]. 职业卫生与应急救援，2000，18(3)：166-168.

（刘川）

第七节　职业性心血管系统疾病

心血管系统是职业病危害因素作用的靶器官之一，如化学物、生产性粉尘、物理因素、放射性物质等均可损害心血管系统，其中以化学物最为常见。有的化学物以心脏为主要靶器官或靶器官之一，也可能是中毒危重患者多器官功能损伤的一部分。本章节主要介绍化学物所致心脏损害，对其他如粉尘、物理因素、放射性物质所致心血管病变近几年的研究情况予以简单描述。

一、职业性心血管系统疾病的病因

损害心血管系统的职业有害因素包括：窒息性气体，如一氧化碳、硫化氢、氰化物；刺激性气体，如氯气、光气、二氧化氮、硫酸二甲酯；金属与类金属，如铅、钡、砷、锑、铊、钴；卤代烃类，如四氯乙烯、氯乙烯、氯仿；高铁血红蛋白形成剂，如苯胺、硝基苯；农药，如有机磷（内吸磷、甲拌磷）、有机氟（如氟乙酰胺）、有机氯（林丹、滴滴涕）、有机硫（代森胺）、拟除虫菊酯类、百草枯等。其他因素如噪声、电离辐射等也可损害心血管系统。

二、常见职业性心血管系统疾病的毒性作用机制

化学物所致心血管损害可以由于化学物的直接毒性作用，或继发于组织缺氧、电解质紊乱等间接因素而发生。

（一）心肌损害

1. 干扰心肌代谢及能量生成

化学物如有机磷、锑、铊、钴、砷化氢、氟乙酰胺可与心肌蛋白或心肌细胞的各种酶结合，干扰心肌代谢及能量合成。

2. 心肌直接毒性作用

化学物如钡离子可对心肌、血管平滑肌等肌肉组织产生过度兴奋作用，引起心跳加快、血压升高，晚期则转为抑制，可导致心脏骤停和休克。有机磷可直接损伤心肌，引起中毒性心肌病。氟烷烃可抑制心肌收缩，引起血压降低、心律失常等。

3. 引起心肌缺氧性损害

化学物可通过直接或间接的原因引起心肌缺氧，如氮气、一氧化碳、氰化氢、硫化氢等窒息性气体可分别通过减少吸入空气中氧含量、阻碍血红蛋白携氧或抑制呼吸酶活性来阻碍细胞呼吸，引起机体缺氧窒息，导致心肌缺血、心律失常。

4. 引起电解质紊乱

钡、锑、镁等化合物中毒时可引起低钾血症或细胞内缺钾。砷化氢、锑化氢、萘、苯胺、硫酸铜等可引起急性血管内溶血，引起高血钾症。钒可以阻止钾离子进入心肌细胞，产生血钾增高。大量氰化物进入人体也可引起心肌钾浓度降低、钠浓度升高及高钾血症。电解质浓度的改变会明显影响心肌细胞静息膜电位和动作电位时间，故可导致心肌自律性、兴奋性、传导性发生异常，引起心律失常和传导阻滞。

5. 引起神经介质代谢紊乱或受体敏感性异常

多种有机溶剂（如苯、汽油、氯仿、卤烷烃、氟烷烃）、拟除虫菊酯类农药、杀虫脒等均可增加心肌对肾上腺素或去甲肾上腺素的敏感性，心肌应激性增强，诱发心律失常，甚至心脏骤停。有机磷和氨基甲酸酯类农药对迷走神经具有兴奋作用，会提高细胞膜对K^+的通透性，使静息电位增加、窦房结及心肌的自律性和兴奋性降低，导致传导减慢、心脏异位搏动。急性有机磷中毒时，胆碱酯酶受抑制导致大量乙酰胆碱堆积，可对窦房结产生明显抑制，并使心房肌的不应期缩短、房室结的不应期延长，引起窦性心动过缓、房性期前收缩、房室传导阻滞等。

6. 自由基损伤

农药百草枯可作为一种电子受体影响细胞内的氧化还原反应过程，并产生大量超氧阴离子自由基，引起肺细胞和血管内皮、心肌细胞等发生脂质过氧化损伤。

急性化学性中毒所致心脏病变均为非特异性改变，如心肌细胞间质水肿、心肌点状或弥漫性出血、变性坏死、心肌纤维断裂等。

（二）血管损伤

某些化学物有直接损伤血管的作用，如亚硝酸盐对血管舒缩中枢、周围血管有麻痹作用，严重中毒者可引起血压下降。硝化甘油在体内硝酸盐及亚硝酸盐生成酶的作用下，可生成硝酸盐和亚硝酸盐，会引起血压下降。一氧化碳可增加血管的通透性、脂质在血管壁的沉着及血小板的黏附，会影响血管功能。二硫化碳则可影响肝脏脂质代谢，促使小血管壁玻璃样变，导致动脉粥样硬化。

三、职业性心血管系统疾病的临床表现

由于毒物品种、中毒程度及中毒类型的不同，其心血管系统疾病的表现也不一致，轻者无明显症状，重者可致死亡。

（一）心脏损害

1. 心肌损害

急性心肌损害患者主诉可有心悸、胸闷、气短、无力，可出现心前区隐痛，呼吸困难，重者可有呼吸窘迫、端坐呼吸，查体可见心率及心律改变，心音低钝，严重时可闻及第四心音及舒张期奔马律、发绀、血压下降、心脏扩大、双肺湿啰音等。早期最重要的心电图改变为QT间期延长，继而出现ST-T改变，严重时可出现类似心肌梗死样改变。慢性心肌损伤患者可出现胸闷、乏力、心悸等临床表现，查体及辅助检查提示心脏扩大和心功能减退，并可有肝大、肝压痛、肝颈静脉回流征阳性、少尿及水肿等表现。

2. 心源性休克

心源性休克患者面色苍白、肢端青紫、四肢厥冷、脉搏细弱、血压下降，可伴有少尿或无尿、代谢性酸中毒和水电解质紊乱。

3. 充血性心力衰竭

临床可将充血性心力衰竭大致分为如下两种类型。

（1）急性心功能不全

急性心功能不全患者呈端坐呼吸，发绀、气短、咳嗽、咳大量血色泡沫痰，体检可见双肺满布湿啰音、心率加快、心音减弱、舒张期奔马律。重者血压下降，胸部X线片显示肺门阴影增宽，双肺有散在、多量、不规则点片状阴影，严重时可融合成大片，呈蝴蝶翼状。

（2）慢性心功能不全

慢性心功能不全起病隐匿，除了急性心功能不全的上述表现外，患者还可出现颈静脉怒张、肝大和压痛、少尿及身体低垂部位水肿等症状。

（二）心律失常

1. 窦性心律失常

窦性心律失常患者临床表现不明显，心电图可见窦性心动过速、过缓，窦性心律不齐等。

2. 异位心律失常

异位心律失常轻度者可有心悸、胸闷、头晕、乏力，重度者可出现呼吸困难、心绞痛、低血压、晕厥、休克，甚至心脏骤停。心电图检查可见异位搏动，或阵发性室上性/室性心动过速、心房扑动及颤动、心室扑动及颤动等。

3. 传导阻滞

传导阻滞患者临床表现与房室传导阻滞的程度有关，心电图可见Ⅰ、Ⅱ、Ⅲ度房室传导阻滞。

（三）猝死

猝死可见于进入高危环境作业发生的严重化学中毒，或者中毒病情已基本稳定后突发的心脏、呼吸骤停。在极高浓度下接触硫化氢、二硫化碳、一氧化碳、氰化物、苯等可以引起呼吸心脏骤停。氯化钡、碳酸钡中毒可以导致传导阻滞、异位心律、心室颤动、心脏骤停。有机磷中毒在病程中或恢复期可突然发生尖端扭转型室速，并迅速转为室颤，导致心脏骤停与死亡。机体突然缺氧，如贸然进入缺氧环境，可因缺氧窒息而猝死。急性化学物中毒猝死前患者可有短暂的头晕、晕厥、胸闷、心悸、意识障碍等先兆症状，但也可在无先兆症状的情况下，立即发生心脏骤停。

（四）血管损伤

铅的接触可引起血压增高，急性亚硝酸盐中毒可引起血压降低。接触低浓度二硫化碳即可引起血脂和血压轻度增高、心功能下降及血管调节功能障碍。工人接触氯乙烯可出现肢端动脉痉挛，临床表现为肢端麻木、刺痛、僵硬、变白或变紫，并可导致局部骨组织缺血性无菌性坏死，最终出现指骨变粗、变短，骨皮质硬化。

四、职业性心血管系统疾病的诊断

职业性急性化学物中毒性心脏病是由于在职业活动中，短期内接触心脏毒物所导致的疾病。临床上可分为急性中毒性心肌损害、心律失常、心力衰竭、心源性休克及心脏性猝死五大类。中毒性心肌损害以心电图、心肌酶谱、心肌肌钙蛋白改变为主要诊断依据，心律失常以心电图及动态心电图改变为主要诊断依据，五类临床类型可以并存。其诊断的步骤及方法如下。

①根据高浓度化学物的接触史，进行现场调查，结合临床及实验室检查资料，首先确诊急性中毒及其程度。②心脏相关的临床表现及体征。③心电图及动态心电图检查。④心肌酶谱、心肌肌钙蛋白、血清电解质检查及血气分析。⑤胸部X线检查。⑥其他心脏相关检查，如心脏彩色多普勒超声、二维超声心动图、单电子发射型计算机断层仪等检查，可以深入了解心脏大小、心肌肥厚、心室扩大、心率变异、心功能等改变。

根据上述资料，综合分析，排除其他类似疾病，方可作出诊断。诊断依据《职业性急性化学物中毒性心脏病诊断标准》（GBZ 74）可分为轻度、中度和重度3级。

五、职业性心血管系统疾病的治疗与处理

职业性心血管系统疾病的治疗与处理方法如下。①针对病因采取特效治疗措施。②患者应绝对卧床休息，及时纠正缺氧，维持水、电解质及酸碱平衡，合理营养。及时纠正缺氧，维持水、电解质与酸碱平衡。③急性心肌损害的治疗：使用改善心肌细胞营养及代谢、扩张冠状动脉、改善心肌供血的药物，合理使用糖皮质激素，对于急性化学物中毒致血液高凝状态，可给予低分子肝素及抗血小板治疗，对于缺血性心肌病的治疗，主要是扩张冠状动脉，改善心肌供血，抑制血小板聚集、抗凝等。④心力衰竭的治疗：吸氧，给予利尿药、血管扩张药、正性肌力药、洋地黄类药物等治疗，减轻心脏前、后负荷，改善血流动力学状态和临床症状。⑤心律失常治疗：根据心律失常的不同类型选用相应治疗方法和药物。

参考文献

[1] 何凤生. 中华职业医学[M]. 北京：人民卫生出版社，1999：50-55.

[2] 孙贵范. 职业卫生与职业医学[M]. 7版. 北京：人民卫生出版社，2012：63-230.

[3] 赵金垣. 临床职业病学[M]. 2版. 北京：北京大学医学出版社，2010：54-65.

[4] 卫生部职业病诊断标准专业委员会. 职业性急性化学物中毒性心脏病诊断标准：GBZ 74—2009[S]. 北京：人民卫生出版社，2009.

[5] 中华人民共和国卫生部. 职业性急性化学物中毒诊断标准(总则)：GBZ 71—2002[S]. 北京：法律出版社，2002.

[6] Saber AT，Lamson JS，Jacobsen NR，et al. Particle-induced pulmonary acute phase response correlates with neutrophil influx linking inhaled particles and cardiovascular risk[J]. PLoS

One,2013,8(7):e69020.

[7] 敖云霞,杨梅,杨雅愉,等. 粉尘作业人员肺功能与心血管功能相关指标分析[J]. 中国工业医学杂志,2016,29(5):372-374.

[8] Basner M, Babisch W, Davis A, et al. Auditory and non-auditory effects of noise on health[J]. Lancet,2014,383(9925):1325-1332.

[9] Girard SA, Leroux T, Verreault R, et al. Cardiovascular disease mortality among retired workers chronically exposed to intense occupational noise[J]. Int Arch Occup Environ Health,2015,88(1):123-130.

[10] 杜金玲,张珉珉,谷万里,等. 急性心血管疾病的发生与气温变化的关系[J]. 山东医药,2015,55(41):63-64.

[11] 赵志强,何云. 职业因素暴露对心血管系统的影响[J]. 中国慢性病预防与控制,2015,23(12):942-944.

（张捷）

第八节　职业性免疫系统疾病

20世纪70年代以来，免疫毒性的研究方法得到了长足的发展，确立了对长期低水平接触职业性免疫毒物安全性评价的敏感指标和方法。职业暴露人群产生免疫应答大部分应归为正常的免疫调节状态，在职业性免疫疾病诊断过程中，必须谨慎区分免疫不良反应和免疫性疾病。

一、职业性免疫系统疾病的病因

劳动者长期接触特定的化学物、重金属、农药及粉尘等职业性危害因素能够引起过敏性哮喘、过敏性皮炎、痤疮样皮炎、过敏性肺炎和肺肉芽肿病变等职业性免疫疾病。常见的能够引起职业病的危害因素如下。

（一）金属及其化合物

金属及其化合物包括铅、汞、锰、镉、铬、锌、砷、钴、铍、金、镍、铜、铝、甲基汞、有机锡、稀土金属、氯化汞等。

（二）化学物

化学物如苯、甲苯、三硝基甲苯、对苯二胺、间苯二酚、氯化钴、六六六、双对氯苯基三氯乙烷、氯乙烯、松香树脂、酸酐、多胺、异氰酸酯类化合物、天然树脂、苯胺、甲醛、润滑油硝基萘、二硝基氯苯、环氧树脂、酚醛树脂、环己烷、邻苯二甲酸二乙酯、六氯酚、多氯联苯、多溴联苯、苯并芘、六氯苯、联苯胺等。

（三）农药

农药如滴滴涕、氨基甲酸酯、马拉硫磷、西维因、甲基对硫磷、敌百虫、甲基硫醇、氯丹等。

（四）其他职业性危害因素

其他职业性危害因素包括蔗渣、蘑菇、麦芽、纸浆、面粉、谷粉、蓖麻籽、绿色咖啡豆、硅尘、石棉尘、煤尘、高温、噪声、射频、微波、X射线等。

二、职业性免疫系统疾病的毒性作用机制

（一）职业性免疫系统疾病的类型

根据免疫功能的损害程度，职业性免疫损伤大致包括免疫不良反应和免疫性疾病两种情况，前者不一定发展成后者。只有当体液或细胞介导的免疫反应导致组织或器官产生结构或功能损害的病理改变时，才形成免疫性疾病，这主要取决于职业病危害因素的免疫毒性强弱和机体对毒物的敏感程度。

人体免疫调节的能力非常强，只有职业病危害因素对劳动者产生的持续免疫毒效应超过了人自身的免疫调节能力，才能引起免疫抑制、过敏反应直至免疫性疾病。

根据免疫反应的性质，职业性免疫损伤主要表现为免疫抑制、免疫刺激、过敏反应和自身免疫反应4种类型。免疫抑制以免疫应答反应的降低为前提，免疫刺激适度提高了免疫应答，而过敏反应和自身免疫反应以免疫应答反应的过度增强为基础，故也将职业性免疫损害分为免疫抑制和免疫增强两种类型。

（二）职业性免疫系统疾病的机制

职业病危害因素可以通过特异性免疫细胞上的表面抗原或各种受体的直接作用，以及通过免疫控制或神经内分泌的间接作用，对机体免疫系统产生不同程度和不同性质的职业性损害。

1. 免疫抑制

免疫抑制是指外源性化合物或者物理因素直接损伤免疫细胞的结构和功能，影响免疫分子的合成、释放和生物活性，或者通过干扰神经内分泌网络等间接作用，使细胞免疫或体液免疫无反应或反应低下，导致机体对病毒、细菌的抗感染能力降低和对肿瘤的易感性增高。一般来说，免疫抑制造成的危害是继发性的，常见的职业病危害因素如铅、汞、甲基汞、滴滴涕、氨基甲酸酯、马拉硫磷、氯乙烯、氯仿、苯并芘、六氯苯、联苯胺、多氯联苯、二噁英等对人有高浓度作用时，均可导致机体非特异性免疫功能损害。

2. 免疫刺激

免疫刺激是指外源性化合物通过调节免疫系统并激活免疫机能，增强机体对细菌和病毒等致病性病原体抵抗力的一种效应。引起免疫刺激的外源性化合物包括左旋咪唑、西咪替丁、异丙酯肌酐、6-巯基乙醇、长春碱、环磷酰胺等。

3. 过敏反应

能引起过敏反应的职业病危害因素分为完全抗原和半抗原，完全抗原包括异种血清蛋白质、微生物、霉菌、植物、花粉、尘螨等，半抗原大多为分子量较小的外源性化合物，如三硝基氯苯、氯乙烯、甲苯二异氰酸盐、镍等。完全抗原能够直接引起过敏反应，半抗原经皮或吸入途径与机体细胞表面蛋白或血清蛋白结合成完全抗原，刺激机体免疫活性细胞进入致敏状态。当机体再次接触该物质时，则可发生体液或细胞介导的过敏反应，导致机体发生以生理功能紊乱和组织损伤为主的异常的免疫应答。职业接触外源性化合物引起的过敏反应，主要表现为过敏性哮喘和接触性皮炎，如异氰酸酯引起的职业性哮喘和多氯联苯引起的痤疮样皮炎等。

过敏反应可分为以下4种类型。

Ⅰ型，即速发型或反应素型超敏反应。其致敏机制是过敏体质机体在过敏原刺激下产生以IgE为主的相应抗体，通过IgE Fc段，抗体与分布在呼吸道和皮下结缔组织的肥大细胞或嗜碱性粒细胞表面结合，使机体产生致敏状态，可维持半年或者数年。当致敏机体再次接触该过敏原时，过敏原即与细胞表面的IgE结合，引起炎性细胞活化与介质的释放，如组胺、白三烯（LTs）、趋化因子与蛋白酶等，导致肺或皮肤等组织器官的血管通透性增加，毛细血管扩张，平滑肌收缩，腺体分泌增多以及炎性细胞的组织浸润变化。除常见的花粉、霉菌，许多的化合物如甲醛、甲苯、六六六等能引起速发型超敏反应。临床主要表现为支气管哮喘和过敏性鼻炎等。

Ⅱ型，即细胞毒型或溶细胞型超敏反应。其致敏机制是过敏原与机体特定靶细胞结合形成靶细胞表面抗原。IgG和IgM抗体与靶细胞表面抗原结合，通过活化补体、巨噬细胞吞噬或者NK细胞的抗体细胞毒性作用引起靶细胞的溶解、破坏和死亡。常见的Ⅱ型过敏反应的靶细胞有血细胞、粒细胞、血小板、肾小球血管基底膜细胞、肝细胞、皮肤细胞、平滑肌细胞以及一些内分泌细胞等。长期接触铅和苯的职业人群发生的溶血性贫血和白细胞减少症属于Ⅱ型过敏反应。临床主要表现为粒细胞减少症、血小板减少症及溶血性贫血等。

Ⅲ型，即免疫复合物型超敏反应。其致敏机制是过敏原与IgG、IgM抗体形成大分子可溶性复合物，沉积于皮肤、肺、肾小球和关节滑液囊的毛细血管基底膜或其间隙，活化补体、浸润中性粒细胞，释放水解酶导致局部组织的炎症和过敏性坏死。职业人群接触铅、汞引起的过敏性的肾病综合征、“农民肺”以及“甘蔗肺”等属于Ⅲ型过敏反应。临床主要表现为肾小球肾炎、过敏性肺炎和过敏性关节炎等。

Ⅳ型，即迟发型或细胞免疫型超敏反应。其致敏机制是过敏原与机体效应T淋巴细胞接触，并使之致敏。当致敏T细胞与过敏原再次接触时，引起细胞增殖，活化并释放各种淋巴因子，吸引和激活非特异性的巨噬细胞，导致组织发生炎症应答，引起迟发型超敏反应。职业人群接触砷、硝基萘、环氧树脂等引起的过敏性皮炎以及慢性铍病属于Ⅳ型过敏反应。临床主要表现为接触性皮炎和肺肉芽肿病变等。

但是，实际上许多职业性化学物所引起的过敏反应常没有明显的类型界限。Ⅰ型过敏反应有时能激活Ⅲ型和Ⅳ型过敏反应。

4. 自身免疫反应

有一些职业性化学物或粉尘进入机体后，作为自身抗原，刺激机体免疫活性细胞，特别是辅助T细胞，进而激活B细胞，产生一种或多种自身抗体，与靶部位的自身抗原结合，形成抗原抗体复合物，导致相应的组织或器官发生结构改变和功能障碍。如氯化汞引起的自身免疫性肾炎，职业性化学物诱发的自身免疫都有一定的遗传背景。常见的职业病危害因素如汞、镉、镍、甲基胆蒽、二甲基苯并蒽、苯脲噻唑、三氯乙烯、多氯联苯、多溴联苯等均能导致自身免疫反应。

三、职业性免疫系统疾病的临床表现

本部分描述几种常见职业性免疫疾病的临床表现。

（一）哮喘

劳动者接触职业性变应原后，出现发作性喘息、气急、双肺哮鸣音，可伴有咳嗽、咳痰，并伴有特异性变应原试验结果阳性。严重的哮喘患者存在肺功能通气障碍，可并发气胸、纵隔气肿或肺心病等。

（二）过敏性皮炎

人体通常在接触职业性致敏一周后，出现刺激性接触性皮炎相似的皮损表现，呈红斑、水肿、丘疹、密布丘疹、水疱，疱破后呈现糜烂、渗液、结痂，但大疱少见，常呈湿疹样表现，自觉瘙痒，大部分患者致敏物皮肤斑贴试验结果阳性。有时致敏物能引起痤疮样皮肤损害，如多氯联苯中毒时皮肤出现的痤疮样皮疹，遇此情况应首先处理全身中毒问题。

（三）过敏性肺炎

急性过敏性肺炎通常在短时间吸入生物性有机粉尘或特定的化学物质数小时后，出现干咳、胸闷、呼吸困难，并可有高热、畏寒、寒战、出汗、周身不适、食欲不振、头痛、肌痛等症状，肺部可闻及吸气性爆裂音，胸部影像学检查显示双肺间质浸润性炎症改变。慢性过敏性肺炎通常出现在有过急性过敏性肺炎发作病史的劳动者，亦可由反复吸入生物性有机粉尘或特定的化学物质后隐匿发生，患者出现渐进性呼吸困难及咳嗽、咳痰，体重明显下降，双肺可闻及固定性吸气性爆裂音，胸部影像学检查显示肺间质纤维化改变。

（四）肺肉芽肿病变

劳动者在有较长时间铍及其化合物接触史后，出现胸闷、咳嗽、气短等呼吸系统症状，胸部X线片表现有散在分布的圆形和不规则形小阴影，符合肺肉芽肿及轻度肺间质纤维化改变。严重患者胸闷、胸痛症状明显，进行性呼吸困难、发绀，胸部影像学表现为弥漫性肺纤维化，可伴有中度或重度肺通气功能障碍。

四、职业性免疫系统疾病的诊断

职业性免疫疾病的诊断除必须遵循职业病诊断的基本原则，即依据劳动者的职业史、职业病危害接触史和工作场所职业病危害因素情况、临床表现以及辅助检查结果等，还必须特别注重职业病危害因素的免疫毒性筛选和评价以及接触者临床免疫试验结果的综合分析。

免疫毒性筛选和评价为职业性免疫疾病的早期诊断和病因诊断提供科学依据，由于免疫系统组成和功能的高度复杂性，以及免疫毒物毒性作用的靶细胞和靶分子的多样性，目前尚未有一种免疫毒理学试验方法能够从整体、细胞和分子水平全面反映外源性化合物对整个免疫系统的影响，通常需要使用一组体内/体外实验来完成。而临床免疫学试验是诊断职业性免疫损伤疾病的重要佐证，也能为特异性免疫学治疗提供有益的线索。

（一）动物实验

过去的几十年里，动物实验仍然是免疫毒性测试的金标准，且仅侧重于免疫抑制毒性的研究，自身免疫和过敏反应的实验没有突破性进展。人用药物注册技术要求国际协调会（International Conference on Harmonization，ICH）公布的S8框架和美国食品药品监督管理局（Food and Drug Administration，FDA）推荐的动物标准毒性实验，通常进行啮齿类动物连续28 d毒性实验（水平Ⅰ测试），根据水平Ⅰ测试结果，评价是否需要进行附加免疫功能毒性功能研究（水平Ⅱ测试）。FDA推荐的免疫毒性测试方案（含部分ICH S8框架推荐指标）见表2–3。

表2-3　FDA推荐的免疫毒性测试方案（含部分ICH S8框架推荐指标）

水平Ⅰ测试		水平Ⅱ测试	
基础指标	扩展指标	基础指标	扩展指标
①白细胞、粒细胞、淋巴细胞； ②血清总蛋白、A/G； ③脾、胸腺、淋巴结和骨髓组织病理学； ④脾、胸腺、淋巴结和骨髓重量； ⑤感染概率的增加*； ⑥在缺少合理原因的情况（例如遗传毒性、激素影响或肝代谢酶诱导）下，肿瘤发生的增加*	①血液B和T细胞定量分析； ②血清自身抗体水平检测； ③血清蛋白电泳； ④脾脏、淋巴结T和B细胞免疫组织化学； ⑤脾、胸腺、淋巴结的细胞结构； ⑥脾脏B和T细胞定量分析； ⑦脾脏有丝分裂原刺激试验； ⑧脾脏NK细胞功能分析； ⑨脾脏巨噬细胞定量和功能分析； ⑩脾脏IL-2功能分析	①T细胞依赖性体液免疫应答； ②T细胞非依赖性体液免疫应答； ③迟发型变态反应	宿主抵抗力（PYB6肿瘤细胞、细菌、病毒、真菌和寄生虫等）

注：*标注的指标为人用药物注册技术要求国际协调会公布的ICH S8框架推荐指标。

（二）体外实验

用传统的动物实验进行免疫毒性筛选，不仅耗时耗力，而且由于动物实验外推到人的局限性，有时并不能获得有效的信息。利用体外替代方法，可实现快速对大量职业性化学物的免疫毒性进行初筛。免疫系统包含多个免疫器官，机体的免疫反应也涉及多种免疫细胞的交互作用，故免疫毒性的体外测试系统也应包括具有不同功能的细胞和组织，目前一般认为体外检测应使用一组实验指标和（或）分层检测方法进行。欧洲替代方法验证中心工作组提出的分层体外免疫毒性试验方案被充分认可，并广泛应用。

（三）临床免疫学试验

为进一步确定职业性免疫毒性物质引起人体免疫不良反应或免疫疾病的可能性，临床免疫毒性实验和临床流行病学研究也是很重要的评价指标，能够为职业性毒物的暴露和免疫疾病间的关系提供线索和证据。

为全面正确评价职业性免疫毒性物质引起免疫损伤的性质、程度、特定的靶部位和可能的发病机制，要综合全面观察动物实验、体外实验、流行病学调查和临床研究结果，在正确评价的基础上，正确诊断职业性免疫疾病。

（四）我国现行职业性免疫疾病相关诊断标准

我国现行职业性免疫疾病相关诊断标准有《职业性接触性皮炎诊断标准》

（GBZ 20）、《职业性哮喘诊断标准》（GBZ 57）、《职业性过敏性肺炎的诊断》（GBZ 60）及《职业性铍病的诊断》（GBZ 67）等。

五、职业性免疫系统疾病的治疗与处理

首先应脱离接触，消除污染；对于有适应证者，可应用特效解毒药物。其他按照内科对应的治疗原则和治疗方案处理。

如需劳动能力鉴定，按《劳动能力鉴定职工工伤与职业病致残程度鉴定标准》（GB/T 16180）处理。

参考文献

[1] Hartung T，Corsini E. Immunotoxicology: challenges in the 21st century and in vitro opportunities[J]. ALTEX，2013，30(4)：411-426.

[2] Food and Drug Administration. V D. Immunotoxicity Studies [EB/OL].Available online：http://www.fda.gov/downloads/Food/GuidanceRegulation/UCM078748.pdf.

[3] Luster MI. A historical perspective of immunotoxicology[J]. J Immunotoxicol，2014，11(3)：197-202.

[4] 陈锦瑶. 免疫毒性评价方法研究进展[J]. 卫生研究，2013，42(5)：880-884.

[5] 谭壮生，赵振东. 免疫毒理学[M]. 北京：北京大学医学出版社，2011.

（石远）

第三章　职业性尘肺病及其他呼吸系统疾病

第一节　尘肺病总论

职业性尘肺病是在职业活动中长期吸入生产性矿物性粉尘并在肺内潴留而引起的以肺组织弥漫性纤维化为主的疾病。2013年，国家卫生和计划生育委员会、人力资源和社会保障部、国家安全生产监督管理总局、中华全国总工会联合修订了《职业病分类和目录》，共分10大类132种。其中，职业性尘肺病包括矽肺、煤工尘肺、石墨尘肺、炭黑尘肺、石棉肺、滑石尘肺、水泥尘肺、云母尘肺、陶工尘肺、铝尘肺、电焊工尘肺、铸工尘肺以及根据《职业性尘肺病的诊断》和《职业性尘肺病的病理诊断》可以诊断的其他尘肺病。

一、生产性粉尘的接触途径

现代许多工业生产性领域都可以产生矿物性粉尘，矿物性粉尘进入肺组织可引起不同严重程度的尘肺病，在我国因生产矿物性粉尘而引起尘肺病的主要作业领域如下。①矿山开采：金属矿山、非金属矿山、石棉矿山、云母矿山、铝矿等，煤矿掘进和采煤，是造成尘肺病的主要作业环境，矿山开采涉及的工种有凿岩、爆破、支柱、运输等。②金属冶炼：金属冶炼中矿石的粉碎、筛分和运输，金属的球磨、抛光。③制造业：机械铸造时配砂、造型，铸件时清砂、喷砂，电焊作业、航空制造业中的金属使用等。④建筑材料行业：建筑使用耐火材料、玻璃、水泥等材料，建筑石料的开采、破碎、碾磨、筛选、拌料等，建筑使用的石棉的运输、纺织；陶瓷制作中的原料混配、成型、烧炉、出炉和搪瓷工业。⑤公路、铁路、地铁、水电建设中的开凿隧道、爆破地下电站建设等。⑥橡胶、塑料制造业中的填充剂、色素等。⑦其他：如石碑、石磨加工、制作等。

二、尘肺病的发病机制

（一）硅尘直接致纤维化作用

硅沉着病是危害最广泛的尘肺病，作为尘肺的代表性疾病，研究最多也最深入。直径<5 μm的硅尘经呼吸道进入肺内，被肺泡巨噬细胞吞噬，硅尘表面的硅烷醇基团与肺泡巨噬细胞内次级溶酶体膜上的受体结合形成氢键，致次级溶酶体膜通透性增加、裂解，次级溶酶体内的尘粒和水解酶被释放，进入胞浆，进一步损伤线粒体，损害细胞能量转化、三羧酸循环和氧化磷酸化功能，最终肺泡巨噬细胞崩解死亡。崩解释放出的成纤维细胞趋化因子、成纤维细胞激活因子促使成纤维细胞大量聚集、增生，并诱导合成羟脯氨酸产生胶原蛋白，最终形成纤维化。在纤维化形成的同时，还损害成纤维细胞的超微结构，引起胶原质的变性和胶原透明性变。

（二）氧化应激反应与自由基学说

肺泡巨噬细胞吞噬外来微生物、颗粒物，诱导反应性氧化物（reactive oxidative species，ROS）产物增加，反应性氧化物包括氧自由基和在细胞内外环境中能产生自由基的各种物质，如氢氧根自由基、超氧根自由基以及过氧化氢等。过量氧自由基攻击生物膜上的多不饱和脂肪酸，使膜发生脂质过氧化，生物膜的稳定性被破坏，巨噬细胞的细胞膜对Ca^{2+}通透性增加，细胞外Ca^{2+}内流，当Ca^{2+}内流超过Ca^{2+}-Mg^{2+}ATP酶和其他途径的排钙能力时，胞浆内Ca^{2+}浓度增高，超载Ca^{2+}激活膜上磷脂酶，分解生物膜的磷脂，巨噬细胞自溶破裂死亡，死亡的巨噬细胞释放出SiO_2继续被其他巨噬细胞吞噬，由此形成肺泡巨噬细胞吞噬、崩解、释放，再吞噬、崩解、死亡的恶性循环过程。氧自由基还可以改变细胞内多种酶的活性，使细胞蛋白质合成能力丧失，线粒体能量代谢障碍。

（三）细胞因子学说

硅尘进入肺组织，肺泡巨噬细胞吞噬硅尘颗粒后活化，分泌大量细胞因子。这些细胞因子一方面促使炎性细胞聚集浸润、加速肺泡巨噬细胞分化和成熟；另一方面促进炎症介质的进一步分泌和表达，形成复杂的细胞因子网络，引起肺泡炎和肺组织纤维化。目前研究较多的关于肺纤维化发生发展中的细胞因子有肿瘤坏死因子（tumor necrosis factor，TNF）、白细胞介素（interleukin，IL）、趋化因子、转化生长因子（tumor growth factor，TGF）、血小板源性生长因子（platelet-derived growth factor，PDGF）、干扰素（interferon，IFN）、胰岛素样生长因子（insulin-like growth factor，IGF）等。在上述细胞因子中有些已被认为在硅沉着病及肺纤维化形成过程中发挥了重要作用，如肿瘤坏死因子-α、转化生长因子-β等具有促纤维化作用；有些对硅沉着病及肺纤维化的作用存在争议，尚待进一步的研究论证，如干扰素-γ。

（四）免疫反应学说

尘肺患者血清免疫球蛋白检测增高，且血清中存在IgM、IgA、IgG免疫复合物；病理观察在矽结节及其周围存在免疫复合物、免疫球蛋白和分泌免疫球蛋白的白细胞，免疫复合物沉淀在网状纤维上，形成矽结节透明样物质。部分尘肺病患者血C_3、C_4水平增高；有些患者常伴有嗜酸性粒细胞增多。

（五）肺泡上皮细胞直接损伤作用

肺泡Ⅰ型上皮细胞在石英粉尘作用下，发生变性肿胀，崩解脱落，当损伤凋落的Ⅰ型上皮细胞超出肺泡Ⅱ型上皮细胞修补能力时，基底膜完整性受损，肺间质暴露，激活成纤维细胞增生修复。

三、尘肺病的病理改变

健康人体都有正常的防御保护系统，任何外源性的异物通过呼吸道进入肺泡内，可产生异物反应，硅尘进入肺泡可形成巨细胞肺泡炎、尘细胞肉芽肿和尘性纤维化，最终致正常肺组织结构破坏，肺功能受损，肺的通气弥散功能下降。

（一）巨细胞性肺泡炎

外源性的异物通过呼吸道进入肺泡内，在起始阶段（数小时至72 h）表现为肺泡内大量中性多形核白细胞为主的炎性渗出物，而后（3 d以后）肺泡内巨噬细胞增多并取代白细胞而形成以肺泡巨噬细胞为主，伴有少量中性多形核白细胞和脱落的上皮细胞、脂类及蛋白成分的肺泡炎。肺泡上皮细胞（Ⅰ型上皮细胞）及肺毛细血管内皮细胞也有不同程度的变性坏死。

（二）尘细胞性肉芽肿（或结节）

在巨细胞性肺炎的基础上，粉尘和含尘巨噬细胞（尘细胞）在呼吸性细支气管、肺泡内、小叶间隔、血管和支气管周围、胸膜下以及区域性淋巴组织内积聚形成尘细胞性肉芽肿。这种尘细胞性肉芽肿进一步发展为尘细胞结节、细胞纤维性结节以及纤维细胞性结节，最终形成以胶原纤维组成为主的纤维性结节。到了晚期，胶原纤维性结节可发生玻璃样变或相互融合病灶。应该指出的是，上述病理过程中任一阶段的尘性病变除尘细胞、胶原纤维外，常伴有少量的淋巴细胞、浆细胞等其他成分。临床可根据尘细胞肉芽肿病变的不同阶段来判断某一粉尘致肺纤维化病变的能力。

（三）尘性纤维化

当肺泡结构受到严重破坏不能完全修复时，则被胶原纤维所取代，形成以纤维结节为主的结节性纤维化或弥漫性肺纤维化或两者兼有之。硅沉着病病理常见有典型的结节性纤维化，晚期在结节和间质纤维化基础上可形成块状纤维病灶。

四、尘肺病的临床表现

尘肺病的临床表现没有特异性，早期可以没有症状，随着肺内粉尘的蓄积并作用于各级支气管和肺组织，造成支气管和肺组织损伤，呼吸系统临床症状则逐渐表现出来。

（一）尘肺病患者的症状

患者症状以呼吸系统症状如咳嗽、咳痰、胸闷、胸部紧缩感、胸痛、呼吸困难为主，合并其他并发症者可以有喘息、咯血等。呼吸系统症状以外症状多见乏力。

早期粉尘的吸入刺激反应可有咳嗽，咳灰色痰液。随着吸入粉尘量的增加，有些患者可以合并慢性支气管炎，咳嗽、咳痰加重，痰量增多，呈白色、灰色泡沫痰或黏稠状痰。部分患者后期可伴有喘息。胸闷、胸部紧缩感在尘肺患者中普遍多见，患者常感透不过气来，胸部闷胀不适，与气候有相关性。

胸痛常为局限性，位置不固定，一般自诉隐痛，有时也可胀痛、刺痛等，胸痛可以是粉尘接触患者的首要症状。尘肺所致的胸痛与病情严重程度无平行关系，胸痛原因可能是壁层胸膜受牵拉。

呼吸困难见于晚期患者，与肺组织受损严重程度相关。粉尘损伤小气道和肺组织，导致小气道口径狭窄，肺组织广泛纤维化，有效呼吸面积减少，通气/血流比例失调，肺通气弥散功能障碍，机体氧供不足，出现呼吸困难。

尘肺所致的咯血较少见，表现为痰中带血，与粉尘刺激气道或者特异性炎症致毛细血管破裂有关。当尘肺合并结核时，可有大咳血。

（二）尘肺病患者的体征

早期尘肺病患者可以无阳性体征，随着接尘时间的延长，肺组织受损严重，有些患者可出现相应的症状。视诊：尘肺病患者小气道阻塞合并有肺气肿者，可见胸廓饱满，肋间隙增宽；部分贰期、叁期尘肺病患者可以有口唇发绀，由于肺组织严重受损，静息状态可见呼吸运动幅度增大；出现右心衰时可见颈静脉怒张，下肢水肿。触诊：尘肺合并有肺气肿者，触觉语颤可减弱。叩诊：尘肺合并有肺气肿者，叩诊呈过清音；胸腔有积液或者胸膜增厚者，叩诊实音；叁期尘肺，肺部块影较大并且接近胸壁处，叩诊可以实音。听诊：早期呼吸音清或略粗，合并支气管感染可闻及干湿啰音；伴喘息性支气管炎时可闻及哮鸣音。

五、尘肺病的辅助检查

（一）血常规检查

血常规检查用于协助判断尘肺病患者是否合并肺部感染。

（二）高千伏胸部X线检查

高千伏胸部后前位X线片表现是尘肺病诊断的主要依据，应同时对照尘肺病X线诊断标准片，由具有资质的诊断医生集体读片，进行影像学诊断与鉴别诊断。有关尘肺病X射线检查的技术要求和条件、诊断方法见《职业性尘肺病的诊断》（GBZ 70—2015）。

（三）数字化摄影胸部X线片（DR）检查

对DR相关技术参数进行设定，模拟高千伏进行胸部摄片，尘肺病患者DR表现与高千伏胸部X线片表现基本一致。技术参数依据《职业性尘肺病的诊断》（GBZ 70—2015）附录F。

（四）高分辨率CT（high resolution CT，HRCT）检查

硅沉着病表现为双肺微结节影（圆形小阴影），直径为2~5 mm，上叶多见，位于小叶中心和胸膜下，边缘锐利，常伴有小叶中心型钙化，周围可有边缘性气肿带。细支气管周围可见纤维化，胸膜可有粘连、增厚，小叶间隔可增厚，有些硅沉着病患者可见全小叶肺气肿，蜂窝影，肺门及纵隔淋巴结可见蛋壳状钙化影；石棉肺早期表现为胸膜下区内与肺动脉末支相连的点状致密影，距胸膜几毫米，点状致密影逐渐增加融合，形成以胸膜为基底的结节状不规则影或者胸膜下弧线，多见于中、下肺野的后部，病情进一步加重，出现胸膜斑、弥漫性胸膜增厚以及叶间脏层胸膜斑，有些患者可见圆形肺不张，系继发于与邻近的胸膜粘连而形成的伴小支气管血管扭曲的周围肺组织肺泡塌陷变形。石墨尘肺表现为密度较硅沉着病结节低的小结节影，小叶间隔增厚以及晚

期的大块影，小结节影边缘模糊呈细分支状、点状结构。滑石尘肺表现为密度较低的不规则小阴影，在此基础上散在分布细圆形小阴影，有时合并双下肺全小叶肺气肿和磨玻璃影。电焊工尘肺表现为弥漫分布于肺内边缘模糊的微结节影，有些呈铺路石样改变、磨玻璃样影。铝尘肺表现为不规则细网状小阴影背景上少许边缘模糊细小圆形小阴影，可伴纵隔和肺门多组淋巴结全层钙化。叁期尘肺是肺内出现>1 cm×2 cm大小的团块，团块周围可有气肿带，大阴影内可有点状、线状和大块状钙化。

（五）肺功能测定

肺功能是评价尘肺病患者劳动能力、机体代偿能力的主要手段。肺功能测定需要被测试人充分配合。尘肺病患者肺功能早期可以正常，随着病情的进展，出现小气道阻力增加、有效弥散面积减少、弥散距离增加、通气血流比例失衡等病理变化，表现为阻塞性通气功能障碍、限制性通气功能障碍和混合性通气功能障碍以及弥散障碍，肺活量（vital capacity，VC）、用力肺活量（forced vital capacity，FVC）、第一秒用力呼气量（forced expiratory volume in first second，FEV_1）、最大通气量（maximal voluntary ventilation，MVV）、第一秒用力呼气量/用力肺活量比值（FEV_1/FVC%）降低，残气量（residual volume，RV）和残气量/肺总量（RV/TLC）增高，肺一氧化碳弥散量（diffusion capacity for carbon monoxide of lung，DLCO）可以降低。

（六）纤维支气管镜检查+肺灌洗、肺活检

尘肺病患者纤维支气管镜下气管、各级支气管大体可以正常，肺泡灌洗液中可见粉尘、尘细胞、组织细胞、纤毛柱状上皮细胞、淋巴细胞和嗜酸性粒细胞。针刺活检肺组织可见肺泡间隔及细支气管周围粉尘沉积；肺泡腔内可以见到粉尘沉积和吞噬粉尘的组织细胞沉积，肺泡间隔纤维性增宽。

（七）手术肺活检

手术取肺叶病理检查，典型矽结节境界清晰，胶原纤维呈致密扭曲排列或同心圆样排列，纤维间无细胞反应，可见透明性变，结节周围是被挤压变形的肺泡。有些矽结节外周可见少量细胞成分（尘细胞及成纤维细胞）。结节中心常因缺血性坏死而钙化。融合结节中可出现空洞。结节组织行偏光镜检查阳性，乃系SiO_2粒子，存在于结节外层或外延部分。

（八）生化、免疫、基因表达指标检查

尘肺病患者生化、免疫、基因表达指标如TNF、纤维链接蛋白

（fibronectin，FN）、超氧化物歧化酶（superoxide dismutase，SOD）、石棉暴露的癌基因改变和基因表达等，检测方法目前限于实验室研究阶段，临床应用方面没有特异性指标用于评价病变程度或者作为健康监护和健康筛检项目。有些指标如铜蓝蛋白无临床确切的正常值。

（九）血气分析

早期尘肺病患者血气分析正常。晚期或者合并严重感染出现呼吸衰竭时，血气分析血氧分压（blood partial pressure of oxygen，PaO_2）下降，血二氧化碳分压（partial pressure of carbon dioxide，$PaCO_2$）增高，严重者可发生呼吸性酸中毒、代谢性酸中毒。

六、尘肺病的诊断与鉴别诊断

诊断职业性尘肺病应根据可靠的生产性矿物性粉尘接触史、现场职业卫生学调查资料，以技术质量合格的胸部后前位X线片（或者DR）表现作为诊断的主要依据，参考劳动者职业健康监护资料及尘肺流行病学调查情况，结合临床表现和实验室检查，排除其他肺部类似疾病后，对照尘肺诊断标准片作出尘肺病的诊断和X射线分期。

（一）病因诊断

首先，职业性尘肺病患者要有生产性矿物性粉尘接触史。我国目前规定的12种生产性矿物性粉尘为：硅尘、煤尘、石墨、炭黑、石棉、滑石、水泥、云母、陶瓷粉尘、铝尘、电焊烟尘和铸造粉尘。其次，要有一定的粉尘接触量，粉尘接触劳动者能够发病与其接触粉尘的性质、接触时间、工作岗位粉尘的浓度密切相关。最后，现场职业卫生学调查同工种的作业工人有类似发病史，也作为诊断的主要参考依据。

（二）影像学诊断

高千伏胸部X线片（或DR）检查是诊断职业性尘肺病的必要条件。

1. 影像学诊断及记录方法

（1）肺区

在胸部X线片上，将肺尖至膈顶的垂直距离等分为3份，用等分点的水平线将左右肺野各分为上、中、下3个肺区，左右共6个肺区。

（2）小阴影

小阴影指在胸部X线片上，肺野内直径或宽度不超过10 mm的阴影，按其形态可分为圆形和不规则形2类，大小各分为3种。小阴影的形态及大小的判定以相应标准片所示为准。

①圆形小阴影，以小写字母p、q、r表示。p：直径最大不超过1.5 mm。q：直径≥1.5 mm，不超过3 mm。r：直径≥3 mm，不超过10 mm。②不规则小阴影，以小写字母s、t、u表示。s：宽度最大不超过1.5 mm。t：宽度≥1.5 mm，不超过3 mm。u：宽度≥3 mm，不超过10 mm。③小阴影形态判定及记录方法：当胸部X线片上的小阴影几乎都为同一形态和大小时，将其字母符号分别写在斜线的上面和下面，例如p/p、s/s等；当胸部X线片上出现两种以上形态和大小的小阴影时，将主要形态和大小的小阴影字母符号写在斜线上面，次要的且有相当数量的另一种写在斜线下面，例如p/q、s/p、q/t等。④小阴影的密集度：一定范围内小阴影的数量。可简单地划分为四级，密集度的判定应以相应的标准片为依据。0级，无小阴影或甚少，不足1级的下限；1级，有一定量的小阴影；2级，有多量的小阴影；3级，有很多量的小阴影。

肺区密集度判定：在小阴影形态判定的基础上，对照相应形态的密集度组合标准片判定各肺区小阴影密集度，以12小级分级表示。若小阴影密集度与标准片基本相同，可分别记录为1/1、2/2、3/3。若小阴影密集度和标准片比较，认为较高一级或较低一级，也应认真考虑，同时记录下来。例如2/1或2/3，前者含义是密集度属2级，但1级也要考虑；后者含义是密集度属2级，但3级也要考虑。判定肺区密集度的原则是小阴影分布范围至少占该区面积的2/3。

总体密集度判定：指全肺内密集度最高肺区的密集度，是在对小阴影密集度分肺区判定的基础上对全肺小阴影密集度的一个总体判定，以4大级分级表示。

（3）小阴影聚集

小阴影聚集指局部小阴影明显增多聚集，但尚未形成大阴影。

（4）大阴影

大阴影指肺野内直径或宽度>10 mm以上的阴影。

（5）胸膜斑

胸膜斑指除肺尖部和肋膈角以外出现的厚度>5 mm的局限性胸膜增厚，或局限性钙化胸膜斑。一般由长期接触石棉粉尘引起。

2. 分期标准

应依据《职业性尘肺病的诊断》（GBZ 70—2015），对照尘肺诊断标准片作尘肺病的诊断和分期。

（1）尘肺壹期

有下列表现之一者为尘肺壹期。①有总体密集度1级的小阴影，分布范围至少达到2个肺区；②接触石棉粉尘，有总体密集度1级的小阴影，分布范围只有1个肺区，同时出现胸膜斑；③接触石棉粉尘，小阴影总体密集度为0，但至少有2个肺区小阴影密集度为0/1，同时出现胸膜斑。

（2）尘肺贰期

有下列表现之一者为尘肺贰期。①有总体密集度2级的小阴影，分布范围超过4个肺区；②有总体密集度3级的小阴影，分布范围达到4个肺区；③接触石棉粉尘，有总体密集度1级的小阴影，分布范围超过4个肺区，同时出现胸膜斑并已累及部分心缘或膈面；④接触石棉粉尘，有总体密集度2级的小阴影，分布范围达到4个肺区，同时出现胸膜斑并已累及部分心缘或膈面。

（3）尘肺叁期

有下列表现之一者为尘肺叁期。①有大阴影出现，其长径不小于20 mm，短径大于10 mm；②有总体密集度3级的小阴影，分布范围超过4个肺区并有小阴影聚集；③有总体密集度3级的小阴影，分布范围超过4个肺区并有大阴影；④接触石棉粉尘，有总体密集度3级的小阴影，分布范围超过4个肺区，同时单个或两侧多个膜斑长度之和超过单侧胸壁长度的1/2或累及心缘使其部分显示蓬乱。

3. 诊断分期记录表述

在文字描述记录的同时，可附病变肺区密集度分布示意图。

例一：胸部X线片显示双下肺区有一定量小阴影病变，总体密集度为1级，小阴影形态为p/p，病变范围为2个肺区，见图3–1。

0/1	0/1
1/0	1/0

图3–1　壹期尘肺

例二：胸部X线片显示右上、右中、右下、左中、左下5个肺区有多量的小阴影病变，总体密集度为2级，小阴影形态为p/q，病变范围为5个肺区，见图3-2。

1/1	0/1
2/2	2/1
2/2	2/1

图3-2　贰期尘肺

（三）诊断结论的书写

尘肺病诊断结论为“肯定”者，诊断结论为“职业性+具体尘肺病名称+期别”，如职业性水泥尘肺壹期、职业性煤工尘肺贰期等。诊断结论为“否定”者，诊断结论为“无尘肺”。

（四）鉴别诊断

尘肺病患者的临床症状和体征没有特征性。通过临床检验、检查与其他呼吸系统疾病鉴别，如肺结核、结节病、外源性过敏性肺泡炎、肺含铁血黄素沉着症、肺泡微石症、特发性肺间质纤维化、肺癌、胸膜间皮瘤以及组织胞浆菌病等疾病（鉴别诊断详见第三章第四节）。

七、尘肺病的治疗

尘肺病不能治愈，一经确诊，应立即调离粉尘作业岗位。临床治疗原则是延缓病变进展（抗纤维化治疗）、减少并发症、提高生活质量、延长患者寿命。

（一）抗纤维化治疗

1. 克矽平（P204，聚2-乙烯吡啶氮氧化物）

克矽平的作用机制：保护肺泡巨噬细胞、增强肺的廓清机能、抑制肺组织纤维化。给药方案：4%水溶液4~8 mL雾化吸入，每日1次，每周6次，6个月为一疗程。毒性作用和不良反应：肝功能损害、皮肤过敏反应。

2. 磷酸羟基哌喹

磷酸羟基哌喹的作用机制：抑制巨噬细胞成熟和吞噬硅尘，保护肺巨噬细胞，抑制胶原蛋白合成。给药方案：口服250 mg/次，每周2次，3~6个月为一疗程，间隔1~2个月后继续下一疗程。毒性作用和不良反应：头晕、头痛、嗜睡、口唇发麻、恶心、乏力等，部分患者服药后出现心动过缓，停药后症状可缓解。

3. 汉防己甲素

汉防己甲素的作用机制为非选择性钙拮抗剂，一方面作用于细胞微管，使前胶原转化受阻，胶原不能穿过细胞膜，阻止纤维化形成，另一方面促进硅沉着病已形成的胶原纤维降解。给药方案：口服60~100 mg/次，每日3次，服用6 d，停药1 d，3个月为一疗程。间隔1~2个月后继续下一疗程。毒性作用和不良反应：轻度嗜睡、恶心、乏力、上腹部不适，长期服用可能会引起面部色素沉着，停药后可消退。

4. 柠檬酸铝

柠檬酸铝的作用机制：吸附于硅（Si）表面，改变石英表面原子的空间格架，阻止Si与体液发生水合作用，降低石英粉尘的溶解度。给药方案：肌内注射，20 mg/次，1次/周，3~6月为一个疗程，间隔1~2个月后继续下一疗程。毒性作用和不良反应：不良反应较轻，量大时可致窦性心动过缓。

5. 最新研究

大剂量N-乙酰半胱氨酸、吡非尼酮亦有抗肺纤维化作用。

6. 联合用药

汉防己甲素+磷酸羟基哌喹：口服汉防己甲素，100 mg/次，每日2次，6 d/周。口服磷酸羟基哌喹，0.5 g/周，3个月为一疗程，休息1个月后继续下一疗程。

汉防己甲素+克矽平：口服汉防己甲素，100 mg/次，每日2次，6 d/周，3个月为一疗程，休息1个月后继续下一疗程。1%克矽平144 mL在纤维支气管镜导入下滴注，1次/年。

柠檬酸铝+磷酸羟基哌喹：柠檬酸铝肌内注射，20 mg/次，1次/周。口服磷酸羟基哌喹，0.5 g/周，3个月为一个疗程，休息1个月后继续下一疗程。

（二）对症支持治疗

1. 氧疗

尘肺病患者出现缺氧和二氧化碳明显潴留时，持续低流量氧气吸入是一种必要且有效的治疗措施。氧流量一般为1~3 L/min，浓度为25%~31%，可采用面罩、鼻塞或鼻导管法给氧。注意事项：用氧安全，输氧管道保持通畅，寒冷季节为避免冷空气刺激加重呼吸道痉挛，湿化瓶内加注温水湿化氧气；及时清除口腔、气管内分泌物和异物，保持呼吸道通畅；每日更换湿化瓶、鼻氧管，两侧鼻孔更换吸氧，以保护鼻黏膜。

2. 中医中药治疗

传统中药和现代中医药理研究发现的，能行气活血、清肺润燥、提高机体免疫力、增加肺通气功能和延缓肺纤维化进展功能的药物，可用于硅沉着病患者的治疗。常用药物有金水宝、川芎嗪、丹参酮注射液、银杏叶制剂、痰热清等。

（三）康复治疗和呼吸训练

康复治疗包括缩唇呼吸锻炼、帮助患者促进痰液排出和营养支持。

缩唇呼吸锻炼可以改善患者的呼吸功能，有助于体内二氧化碳的排出，提高患者活动耐受能力。具体方法是：患者取仰卧位，双手分别放在胸骨下端双侧肋缘交界处，注意力集中于呼吸，用鼻腔徐缓吸气，憋住2~5 s后，口唇缩拢呈吹口哨样呼气，气体均匀从两唇之间溢出，吸、呼气时间比为1∶2，呼气时双手轻轻向下压迫，吸气时仍用力向下压迫，让腹肌对抗双手压力，一般连续5~7次后休息1次。

（四）手术介入治疗

尘肺合并结核球且其他肺组织纤维化轻者，可考虑手术切除结核球；对肺组织弥漫性纤维化、肺大泡，严重影响肺功能者，不适合手术治疗。肺灌洗适用于近期大量接触粉尘且病情相对较轻的壹期硅沉着病患者，不适用贰期及以上硅沉着病或有严重合并症患者。对病情严重肺毁损患者，行肺移植手术治疗。目前干细胞移植术亦用于尘肺病合并阻塞性肺疾病患者。有研究发现，脂肪间充质干细胞移植能改善慢性阻塞性肺疾病大鼠肺功能，减轻炎症反应。

（五）戒烟和心理康复

劝导戒烟，对存在抑郁情绪者进行心理疏导。

（六）并发病的治疗

尘肺病患者咳大量黄痰伴发热者，提示肺部感染。痰中带血或咯血，提示可能合并支气管扩张或合并结核空洞。肺部感染治疗要合理使用抗生素，建议联合用药，防止耐药和菌群失调。秋冬季建议预防接种疫苗，肺炎链球菌疫苗可减少罹患肺炎的风险，流感疫苗可预防流感发生和减轻流感相关症状，对流感病毒肺炎和流感继发细菌肺炎有一定的预防作用。如出现呼吸衰竭，则进行对症、支持治疗。

八、尘肺病的预防

三级预防是职业病防治的根本。尘肺病病因明确，且大多数不能治愈，因此最根本的是做好一级预防，同时兼顾做好二级、三级预防，减少和杜绝尘肺病的发生，保障劳动者的健康。用人单位应严格执行国家相关法律法规，遵照"革、水、密、风、护、管、教、查"八字方针，有效控制尘源，认真组织接尘者进行岗前、在岗期间及离岗职业健康检查，对确诊尘肺病的患者落实相关政策。

（一）控制尘源，防尘降尘

坚持"革、水、密、风、护、管、教、查"八字方针。革新工艺流程，坚持湿式作业，密闭或隔离尘源操作，加强通风除尘，岗位设置吸尘装置，加强个人防护，建立防尘管理制度，进行健康宣教，并定期对作业场所的设施及个人防护用品佩戴情况进行督查，定期开展作业场所职业病危害因素粉尘浓度检测与评价工作。以上防尘、降尘、隔尘措施是一级预防的重要内容。

（二）开展职业健康监护

开展职业健康监护，对从事粉尘作业人员严格按照中华人民共和国国家职业卫生标准《职业健康监护技术规范》（GBZ 188）相关技术要求，开展岗前职业健康检查，及时发现职业禁忌证；定期进行职业健康体检，及时发现疑似职业病，采取相应的干预措施。此为二级预防的重要内容。

（三）积极对症治疗，延长患者寿命，提高生活质量为三级预防的宗旨

尘肺病治疗包括将患者及时调离粉尘作业岗位，定期安排医学检查，症状加重时及时就诊，积极对症治疗和治疗并发症，特别是预防和治疗肺结核。尘肺病患者平时应适当活动，加强营养，增强体质；冬、春季注意防寒保暖，防止呼吸道感染；住院患者可在医疗监护下进行呼吸功能锻炼，低流量氧气吸入，改善机体缺氧状况。

参考文献

[1] 职业性尘肺病的诊断：GBZ 70—2015[S]. 北京：中国标准出版社，2015.

[2] 曲亚斌，夏昭林. 矽肺发病机制与遗传易感性研究[J]. 职业卫生与应急救援，2005，23(4)：178-182.

[3] 聂武，叶萌. 肺纤维化发病机制研究进展[J]. 中国疗养医学，2016，25(6)：583-586.

[4] 刘秉慈，李玉瑞. 我国尘肺发病机制研究的概况与展望[J]. 中国工业医学杂志，2007，20(1)：3-5.

[5] 顾春晖，刘移民. 粉尘致肺纤维化机制研究现状[J]. 热带医学杂志，2009，9(5)：582-584，589.

[6] Arcangeli G，Cupelli V，Giuliano G. Effects of silica on human lung fibroblast in culture[J]. Sci Total Environ，2001，270(1-3)：135-139.

[7] 胡永斌，曾庆富. 矽肺纤维化细胞分子机制研究的进展[J]. 中华劳动卫生职业病杂志，2003，21(3)：219-221.

[8] 冯元春，杨志刚. 尘肺高分辨率CT表现特征及病理、生理学基础[J]. 生物医学工程学杂志，2010，27(1)：219-221.

[9] Antao VC，Pinheiro GA，Terra-Filho M，et al. High-resolution CT in silicosis：correlation with radiographic findings and functional impairment[J]. J Comput Assist Tomogr，2005，29(3)：350-356.

[10] 李德鸿. 尘肺病[M]. 北京：北京化学工业出版社，2011：33-58，135-142.

[11] 李君，蒋守芳，任爱国，等. 泡利芬治疗对煤工尘肺患者气短的影响[J]. 工业卫生与职业病，2001，27(4)：247.

[12] 任爱国，袁聚祥. 泡利芬对煤工尘肺患者肺功能的影响[J]. 中国工业医学杂志，1999，12(6)：324-326.

[13] 夏玉静，郝凤桐，张镭. 尘肺高千伏X射线与直接数字X射线摄影胸片比较[J]. 中国职业医学，2011，38(1)：58-59.

[14] 乔鹏飞，杨军. 数字成像对尘肺病诊断的研究[J]. 中国职业医学，2008，35(4)：291-293.

[15] 李忠学，汤永中，廖分石，等. 数字摄影技术在尘肺诊断中的应用[J]. 中国工业医学杂志，2014，27(4)：282-284.

[16] 郝术安，吴琦，王茂均. 脂肪间充质干细胞移植治疗慢性阻塞性肺疾病[J]. 中国组织工程研究，2016，20(41)：6177-6182.

[17] 张甲翠，刘姝娆，刘华，等. 吡非尼酮对特发性肺纤维化疗效的Meta分析[J]. 中国呼吸与危重监护杂志，2015，14(6)：569-576.

[18] 刘秉慈，李玉瑞. 我国尘肺发病机制研究的概况与展望[J]. 中国工业医学杂志，2007，20(1)：3-5.

（曹晓燕，宋海燕）

第二节　职业性尘肺病

一、硅沉着病

硅沉着病（silicosis），又称硅肺、矽肺，是由长期吸入游离SiO_2粉尘引起的以肺部弥漫性纤维化为主的疾病。

硅尘是指游离SiO_2含量≥10%的无机性粉尘。国家职业卫生标准《工作场所有害因素职业接触限值》（GBZ 2.1）规定，工作场所硅尘总粉尘PC-TWA（8 h时间加权平均容许浓度）值根据游离SiO_2含量，分别为1 mg/m^3（10%≤游离SiO_2含量≤50%）、0.7 mg/m^3（50%≤游离SiO_2含量≤80%）、0.5 mg/m^3（游离SiO_2含量>80%）。

（一）接触硅尘的途径

①矿山开采：矿山开采中任何涉及岩石粉尘的工种，如凿岩工、放炮工、支柱工、运输工等。②开山筑路、隧道涵洞挖掘时对山体岩石的风钻、爆破以及岩石的运输等。③建筑行业中涉及石材的开采、加工、粉碎等工种。④耐火材料的制备过程。⑤石英加工行业包括粉碎、研磨、运输过程。⑥钢铁冶炼行业中烧结、冶炼加料、炼炉的修砌。⑦机械制造中的型砂造型、烧铸、开箱、清砂、喷砂。⑧石料加工业，玻璃、搪瓷、陶瓷生产中岩石的粉碎以及造船业中喷砂除锈等。

（二）硅沉着病的分类

按接触硅尘中游离SiO_2的含量、作业场所粉尘的浓度以及发病的过程，硅沉着病可以分为以下类型。

1. 慢性（典型）硅沉着病

作业场所粉尘游离SiO_2含量低于30%，一般在接触粉尘20~45年后发病，高千伏胸片常表现为两上肺小结节影，结节直径<5 mm。即使劳动者脱离粉尘作业，其肺部病理改变仍可有进展。

2. 快进型硅沉着病

作业场所粉尘中游离SiO_2含量一般为40%~80%，一般在接触粉尘5~15年后发病。高千伏胸部X线片表现为肺部呈“暴风雪”样改变，可进行性聚集成团块影，多见于石英磨粉工、石材粉碎等行业工种。

3. 急性硅沉着病

急性硅沉着病亦称肺矽性蛋白沉着症，临床上比较罕见，见于接触SiO_2含量很高且粉尘浓度也很高的作业工人。一般接触粉尘1~4年后发病，肺部病情发展迅速，患者会很快出现呼吸衰竭而死亡。

（三）硅沉着病的临床表现

慢性硅沉着病早期没有特异性症状，随着粉尘在肺内的蓄积，造成终末细支气管和肺组织损伤，呼吸系统临床症状逐渐表现出来。

1. 症状

早期粉尘的吸入刺激反应可有咳嗽，咳灰色痰液。随着吸入粉尘量的增加，有些患者可以合并慢性支气管炎，咳嗽、咳痰加重，痰量增多，呈白色泡沫痰或者黏稠状痰，部分患者有胸闷、胸部紧缩感、胸痛，后期可伴有喘息。晚期患者可并发呼吸衰竭。除呼吸系统症状外，其他症状中乏力多见。

2. 体征

早期硅沉着病患者肺部听诊呼吸音清或略粗，合并支气管感染可闻及干湿啰音；伴喘息性支气管炎时可闻及哮鸣音。随着病情进一步加重，尘肺病患者可以合并有肺气肿，出现胸廓饱满，肋间隙增宽；叁期尘肺病患者可以伴口唇发绀，静息状态可见呼吸运动幅度增大。出现右心衰时可见颈静脉怒张，下肢水肿。

（四）硅沉着病的病理改变

详见第三章第一节。

（五）硅沉着病的辅助检查

1. 高千伏胸部X线片检查

典型硅沉着病胸部X线片表现为散在分布的圆形小阴影，可分为p、q、r影，以p、q影多见，分布范围为两上中肺区，呈双侧对称性，晚期可见小阴影聚集融合，形成致密大阴影，周边包围气肿带。单纯硅沉着病很少见不规则影。有些患者可以见肺气肿征、胸膜增厚表现。少数硅沉着病患者可以合并结核表现。

2. 胸部HRCT检查

胸部HRCT检查结果表现为肺部散在的小结节影、纤维索条影、肺气肿及钙化影，检出率可明显高于高千伏胸部X线片。晚期大阴影形成伴周边局限性肺气肿。

3. 肺功能检查

硅沉着病早期对肺功能的影响不明显，中晚期可出现小气道阻塞和弥散功能障碍。

（六）硅沉着病的诊断与鉴别诊断

（1）硅沉着病的诊断详见第三章第一节。

（2）需要注意将硅沉着病与以下疾病相鉴别：血行播散型肺结核、肺癌、肺泡微石症、结节病、肺含铁血黄素沉着症、外源性变应性肺泡炎、特发性肺间质纤维化等（鉴别诊断详见第三章第四节）。

（七）硅沉着病的并发症

硅沉着病常见的并发症有慢性支气管炎、慢性阻塞性肺疾病、肺气肿、自发性气胸、慢性肺源性心脏病、呼吸衰竭、肺结核等。

二、煤工尘肺

煤工尘肺（coal worker's pneumoconiosis，CWP）是指煤矿工人在工作场所长期吸入生产环境中粉尘所引起的肺部疾病的总称。在煤矿工业中，由于工人的工种不同，接触到的粉尘性质亦可不同，工人可以接触的粉尘有煤尘、煤硅混合尘（也称煤硅尘）和硅尘。煤矿工人长期吸入煤尘（含5%以下游离SiO_2）引起的以肺纤维化为主的疾病称为煤肺，病理类型属于尘斑型尘肺。多见于采煤工、选煤工、煤炭装卸工。实际工作中矿工的作业调动比较频繁，真正接触纯煤尘的矿工并不多见，大部分接触的是煤硅尘。长期吸入大量煤硅尘（含5%~18%游离SiO_2）引起的以肺内形成煤矽结节和大块纤维化的疾病称为煤硅肺（又称煤矽肺），病理类型属于结节型尘肺。主要见于硬煤和无烟煤生产工人。

（一）煤工尘肺的发病机制

1. 煤尘纤维灶的形成机制

煤尘纤维灶亦称煤尘斑，由煤尘、吞噬细胞、成纤维细胞和少量胶原纤维组成，硅尘含量很少。形成机制：大量直径<5 μm的呼吸性煤尘随呼吸进入肺组织，沉积在二级以下呼吸性细支气管及肺泡内，肺泡巨噬细胞吞噬煤尘后，部分穿过肺泡壁进入肺间质，沉积在呼吸性细支气管管壁间质内和小血管周围，形成煤尘细胞灶。尘细胞在肺间质内不断增多堆积，部分尘细胞凋亡、溶解，释放出煤尘及细胞介质，进一步刺激肺内网状纤维增生，并可能伴有胶原纤维增生，最终形成煤尘纤维灶。

2. 煤尘纤维灶周肺气肿的形成机制

在煤尘纤维灶形成的过程中，煤尘与煤尘细胞侵入局部呼吸性细支气管管壁间质内，破坏管壁内固有平滑肌和弹力纤维，小气道受损塌陷，呼气时气体不易呼出，吸气时气道被动扩张。这样反复一呼一吸，气体入多出少，肺泡逐渐扩张，形成小叶中心性灶性肺气肿。广泛的灶性肺气肿最终致煤肺患者肺功能减退。

3. 进行性大块纤维化的形成机制

肺组织进行性大块纤维化与吸入煤尘的累积量有关，目前形成的机制不明确。国外有学者研究发现，部分煤矿工人对煤尘有明显的特异性反应，大量煤尘在肺内沉积后，刺激机体产生免疫反应，免疫球蛋白沉积，胶原纤维增生；另有一些研究表明，自身免疫因素可能是促进单纯性尘肺发展到大块纤维化的因素，自身抗体也有可能促使胶原变性而发展成为大块纤维化。

4. 煤硅肺的发病机制

煤尘和井下岩石粉尘共同作用于肺组织，刺激成纤维细胞增生或网织纤维及胶原纤维的合成，形成肺内结节样纤维化和不规则纤维化。煤硅肺在病理形态上兼有硅沉着病和煤肺的特征，其肺内粉尘既有煤尘也有一定比例的硅尘。

（二）煤工尘肺的病理改变

1. 煤肺

煤肺主要见于采煤工人，致病因素为煤尘，病理类型属于尘斑型尘肺。大体标本：双肺表面呈黑灰色或黑色，在此背景上见大量黑色斑点、斑块或结节，病变均匀分布于全肺；切面见斑块、斑点或结节弥漫分布，并有不同程度的肺气肿。胸膜不同程度增厚，壁层和脏层均有程度不等的煤尘性纤维化。病变严重者，肺脏的重量、体积和硬度均显著增加。镜下观察：肺泡内见成堆的饱噬煤尘的巨噬细胞，体积比一般巨噬细胞大2~3倍。在肺泡内、小叶间隔、血管和支气管周围间质均有煤尘沉着和不同程度的纤维组织增生。在一级和二级呼吸性细支气管周围的肺间质内，煤尘及尘细胞淤积，其间交织大量网织纤维和少数胶原纤维，形成肉眼可见的星芒状煤尘斑。呼吸性细支气管平滑肌受压萎缩，管腔扩张。由于呼吸性细支气管位于次级肺小叶（腺泡）的中心部位，由此在一个肺小叶中可见到3~5个尘斑。肺内偶有煤矽结节形成。全肺大切片中可见肺大叶和肺小叶边缘的轮廓黑线，系胸膜下和肺小叶间隔的煤尘和煤尘细胞沉积所致。肺内引流淋巴结肿大明显，肿大淋巴结内只有煤尘及尘细胞聚集而少胶原纤维增生。

2. 煤硅肺

煤硅肺的致病因素是煤尘和游离SiO_2的混合性粉尘。主要见于生产硬煤和无烟煤的工人，属结节型尘肺。病变特征是形成煤矽结节和大块纤维化。典型煤矽结节由中心呈同心圆样排列的胶原纤维，外周由大量煤尘、吞噬煤尘的巨噬细胞、成纤维细胞、网状纤维和少量胶原纤维组成。同心圆样排列的胶原纤维束之间有煤尘沉积，常伴有玻璃样变性，外周的煤尘、吞噬煤尘的巨噬细胞、成纤维细胞、网状纤维和少量胶原纤维沿周围肺泡间质向四周呈放射状延伸。发生在小支气管和小血管旁的煤矽结节可毁损管壁弹力纤维。不典型煤矽结节胶原纤维呈不规则的束状排列，其间由较多的煤尘和吞噬煤尘的巨噬细胞构成，胶原纤维的量超过结节组成成分的50%。此外，切片中还可以看到小动脉周围煤尘细胞堆积和纤维化。

3. 大块纤维化

煤工尘肺的大块纤维化常见的有两种，一种是弥漫性纤维化，多分布于双肺上部和后部，病变外形不规则，可侵犯整个肺叶，甚至通过胸膜炎粘连于相邻的肺叶，形成胸部X线片上贯穿一侧肺的大阴影影像。镜下观察：肺组织正常结构消失，代之以大块纤维组织。纤维组织包绕很多碳素粉尘。大纤维化块内见小支气管和小血管损毁，残存肺泡被尘细胞充填。大纤维化块的中央因缺血坏死，形成含有黑色液体的空洞，黑色液化物内可检出抗酸菌。当大块纤维病变在胸部X线片上的阴影面积>20 cm^2时可出现明显的肺功能低下。此外，大块病变还可致肺动脉肌性闭锁性内膜炎、管壁损毁，临床致肺动脉高压、肺心病，最终导致充血性心力衰竭。另一种是大块纤维化病灶中含有煤矽结节，此类纤维化在大块形成的过程中，肺组织有明显的收缩，导致大块纤维化周围肺组织形成肺大泡和肺基底部的肺气肿。

4. 类风湿尘肺

煤工尘肺患者在合并类风湿关节炎时，其肺部出现特异性多发性圆形小结节，该结节性肺病称为类风湿尘肺。类风湿尘肺结节特征性改变是眼观结节较大，直径为5~20 mm，融合结节可达50 mm以上，结节切面呈多色同心圆样排列，自中心至外周分别呈黄色—黑色—乳白色。融合结节中每个结节轮廓清楚，多个同心圆外有共同的多层胶原纤维包绕。外观不易与硅沉着病团块、煤硅肺结核大块病变区别。镜下观察：类风湿尘肺结节中心为坏死组织（眼观黄色），其外是一层细胞层（眼观黑色），该细胞层含煤尘细胞、煤尘、多形核白细胞及胆固醇结晶，再外层是栅栏状排列的成纤维细胞、淋巴细胞和浆细胞（眼观乳白色），淋巴细胞和浆细胞提示存在风湿活动，最外层是胶原纤维包绕。结节若出现空洞和钙化，则表示结节停止活动。类风湿结节多见于肺下叶。此外，肺小动脉及其周围可见大量浆细胞和淋巴细胞浸润。此型类风湿尘肺中煤尘含量较少。

（三）煤工尘肺的临床表现

1. 症状

煤工尘肺患者早期无症状，随着年龄的增长和尘肺病变的进展，逐渐出现咳嗽、咳黑色黏液痰、胸闷、活动性气短等症状。合并肺部感染时，上述症状明显加重。类风湿尘肺患者除上述呼吸道症状外，还同时合并有关节疼痛肿胀、活动受限等类风湿关节炎表现。

2. 体征

煤工尘肺患者早期体征较少。并发呼吸道感染时，肺部可闻及湿啰音及哮鸣音。晚期可出现发绀、杵状指、桶状胸等。严重肺气肿时，胸部叩诊过清音，晚期尘肺病患者合并肺病感染时，极易导致右心功能不全，出现端坐呼吸，不能平卧。重症病例由于广泛肺纤维化及肺气肿，肺换气面积明显减少，出现肺循环障碍，并发肺心病，最终心肺功能衰竭。

（四）煤工尘肺的辅助检查

1. 胸部X线检查

煤工尘肺胸部X线片表现：早期以p小阴影为主，有时伴少许s、t小阴影，贰期后r小阴影逐渐增多，伴u小阴影，小阴影多分布在双肺中、下肺区。病情进一步发展，小阴影不断增大、密集、融合，最后形成边界清楚的圆形、椭圆形或长条形致密大阴影，大阴影周边常伴有密度减低的气肿带。

其他胸部X线片表现：①肺气肿，多在双肺尖部、基底部，可见低密度肺纹理减少区或气肿大泡，发生在致密大阴影周边时更易观察到；②肺门淋巴结钙化阴影，可见肺门、纵隔淋巴结钙化。

2. 肺功能检查

煤工尘肺患者肺部弥漫性纤维化、肺气肿以及大块纤维团块均可破坏正常肺组织的通气换气功能。合并有支气管和肺部感染时，肺功能损害将进一步加重。

（五）煤工尘肺的诊断与鉴别诊断

详见第三章第一节和第四节。

（六）煤工尘肺的并发症

1. 肺结核

20世纪中期煤工尘肺合并肺结核多见。随着我国对传染病管理的加强，煤工尘肺并发结核病例数明显减少，但该人群的肺结核感染率仍明显高于正常人群2~3倍。

2. 支气管肺炎

由于粉尘长期的理化刺激，呼吸道机械损伤，肺组织广泛纤维化，肺泡巨噬细胞系统大量消耗，呼吸系统的自净能力下降，尘肺病患者极易合并呼吸道感染，病情如果不能得到有效控制，可很快发展为肺部感染。感染的微生物有细菌、病毒、支原体。

3. 肺癌

尘肺病患者肺组织病理：在尘肺纤维化组织中常见肺泡上皮腺样增生、细支气管上皮鳞状化生等癌前病变。我国煤工尘肺病患者合并肺癌者，多因出现明显症状如咯血、淋巴结转移才被发现。

三、石墨尘肺

石墨尘肺（graphite pneumoconiosis）是长期吸入较高浓度的生产性石墨粉尘而引起的尘肺。

（一）石墨的理化特性

石墨是一种银灰色、有金属光泽的晶态单质碳，按其生成来源可分为天然石墨和人造合成石墨（又称高温石墨）。天然石墨存在于火成岩、沉积岩及变质岩矿石中。矿石中石墨含量一般为4%~20%，游离SiO_2含量为5%~49%，剩余部分为其他矿物质。人造石墨是用无烟煤、石油焦炭、沥青等在电炉中通过3 000 ℃的中高温煅烧制得，石墨含量为90%左右，游离SiO_2含量<0.1%，为较纯净的结晶型炭。

（二）接触石墨的途径

石墨的接触途径：工人在天然石墨矿山的开采和石墨矿石加工过程中，可以接触石墨矿石的混合性粉尘。在人造石墨的生产和使用过程中可以接触石墨粉尘。石墨尘肺可分为两类：SiO_2含量在5%以下的石墨粉尘所致的尘肺为石墨肺；SiO_2含量超过5%的石墨粉尘所致的尘肺为石墨硅肺。

我国石墨尘肺的患病率为5%~18%。全国尘肺流行病学调查结果显示，至1986年，我国已确诊石墨尘肺715例，其中壹期582例（81.40%）、贰期125例（17.48%）、叁期8例（1.12%），已死亡病例85例，死亡率为11.89%。石墨尘肺的发病工龄约为20年。

（三）石墨尘肺的发病机制

大量石墨粉尘经呼吸道吸入，滞留在呼吸性细支气管和肺泡内，部分被巨噬细胞吞噬后穿过肺泡壁进入肺间质、呼吸性细支气管和小血管的周围，形成石墨粉尘细胞灶。随着病情进一步发展，网状纤维和胶原纤维增生，形成石墨粉尘纤维灶。大量石墨粉尘和含尘巨噬细胞在呼吸性细支气管内滞留，影响肺泡通气，形成灶性肺气肿。

（四）石墨尘肺的病理形态

石墨尘肺病理属尘斑型尘肺。石墨尘肺动物实验病理：肺组织内见弥漫性石墨粉尘细胞灶、石墨粉尘纤维灶以及灶周肺气肿。由石墨粉尘和尘细胞聚集而成石墨粉尘细胞灶。在石墨粉尘细胞灶的基础上出现纤维化，构成石墨粉尘纤维灶，早期以网状纤维为主，后期为小量或中等量胶原纤维，呈索条状或不规则状排列。显微镜下见细支气管、肺泡、肺小血管周围大量石墨粉尘和含尘细胞聚集，粉尘细胞灶直径为0.5~1.5 mm。其周围常可见膨大的肺泡。有的粉尘细胞灶内可见纤维增生，形成石墨粉尘纤维灶，经胶原染色，纤维灶内见少量胶原纤维。上述两种病灶可相互融合。标本中可见石墨小体（也称假石棉小体），小体的周围包绕着一层金黄色的膜状物，被认为是由含铁的蛋白质组成，普鲁士蓝染色呈阳性反应。

（五）石墨尘肺的临床表现

石墨尘肺患者早期症状多轻微且进展缓慢，表现为咽干、咳嗽、咯黑色痰。随着病情进一步发展，部分病例可合并慢性支气管炎、肺气肿、肺源性心脏病。有并发症时可出现相应症状和体征。

（六）石墨尘肺的辅助检查

1. 胸部X线检查

胸部X线片表现为双肺网纹状s影和圆形小阴影p影，密度较硅沉着病结节的阴影低，边缘不整，部分可呈毛玻璃样改变，成簇或散在分布，以双肺中下野出现较多。晚期融合团块阴影，呈类八字形，密度较高且分布均匀，周围有边缘性肺气肿，融合块状病灶可形成空洞，并可见到液平面，肺门阴影密度可增高，但明显增大者少见。早期胸膜多无明显改变，晚期可有胸膜肥厚、粘连以及钙化形成的胸膜斑，多为一侧性。

2. 肺功能检查

肺功能检查以阻塞性通气功能障碍为主。

（七）石墨尘肺的诊断

①患者有长期接触石墨粉尘的职业史。②临床表现为咽干、咳嗽、咳黑色痰。早期症状轻微，晚期可合并慢性气管炎、肺气肿，出现相应症状体征。X线检查表现为双肺网纹状s影和圆形p小阴影。③根据国家职业卫生标准《职业性尘肺病的诊断》（GBZ 70—2015），结合上述要点对石墨尘肺进行诊断。

（八）石墨尘肺的鉴别诊断

需要与石墨尘肺鉴别的疾病有肺结核、特发性弥漫性肺纤维化、肺癌、肺含铁血黄素沉着症、肺泡微石症和外源性变应性肺泡炎等。

四、炭黑尘肺

炭黑尘肺（carbon black pneumoconiosis）是指生产和使用炭黑的工人长期吸入较高浓度的炭黑粉尘所引起的一种尘肺病。

（一）炭黑的理化特性

炭黑是由液态或气态的碳化氢在空气不足的条件下经过不完全燃烧或热裂分解而产生的产物，或以石油、沥青、天然气、松脂、焦炭等为原料经炉内燃烧后取其烟制成的极细小的无定形碳粒。炭黑为无定形结晶体，含碳90%~99%，极少或不含其他物质，游离SiO_2含量仅为0.5%~1.5%。粉尘粒径极小，质轻，极易飞扬。

（二）接触炭黑粉尘的途径

接触炭黑粉尘的途径为从事生产和使用炭黑的行业的工作。工人生产炭黑过程中的炉前、回收、分离室、加工和包装等工序中，均可接触炭黑粉尘。炭黑使用于轮胎、塑料、油漆、印刷油墨、墨汁、唱片、电极制造、颜料及冶金等工业生产，用作色素填充剂。

（三）炭黑尘肺的发病机制

早期研究有两种观点：一种观点认为炭黑是一种所谓“惰性粉尘”，不具细胞毒性作用，不引起尘肺，若发生肺组织纤维化，则仍归因于其中混杂有游离SiO_2，或其他感染和免疫机制；另一种观点认为纯炭黑粉尘大量入肺，即可引发肺组织发生异物炎性反应和机化、纤维化过程。在这类尘肺中，胸部X线片所见病变程度与染尘时间长短和肺内粉尘滞留量的多少相平行，即染尘时间愈长，肺内粉尘滞留量愈大，X线片显示病变愈显著。因而认为在炭黑尘肺的发病机制上，肺内粉尘滞留的绝对量是最重要的因素。

（四）炭黑尘肺的病理改变

炭黑粉尘进入肺内后，会在呼吸性细支气管、小血管周围形成炭黑粉尘灶，并伴有少量胶原纤维增生及形成灶周肺气肿。炭黑尘肺的发病工龄约为15年。

病理改变表现为炭黑粉尘尘斑灶伴灶周肺气肿，可有轻度弥漫性肺纤维化。肺门和支气管淋巴结肿大、质硬，外观双肺表面及切面见多量散在2~5 mm、质软的黑色斑，可见灶周气肿。

（五）炭黑尘肺的临床表现

炭黑尘肺患者发病工龄长，病变进展缓慢。早期表现为咳嗽、咳痰、气急、胸痛。少数病例双肺底可闻及啰音，一般不影响劳动能力。炭黑尘肺常见并发症有慢性支气管炎、支气管扩张、肺气肿、肺源性心脏病。

（六）炭黑尘肺的辅助检查

1. 胸部X线检查

胸部X线片表现为纹理增多扭曲变形，小阴影密度较淡，大小不等，小至针尖大小，大者直径可达6 mm，一般多在2~3 mm；多在粗网和细网的基础上出现，密度较淡，边缘模糊，呈圆形或椭圆形，也有不规则形和芒状；广泛分布于各肺区，主要分布于双肺中下野，两上肺透亮度可增加。胸膜有时可见双侧或单侧增厚。国内仅见到壹期、贰期，叁期极少见。

2. 肺功能检查

炭黑尘肺可有混合性或者阻塞性通气功能障碍和程度不同的肺气肿，肺容量、第一秒时间肺活量、每分钟最大通气量降低。

（七）炭黑尘肺的诊断和鉴别诊断

炭黑尘肺主要依靠患者长期接触炭黑粉尘的职业史、有关的职业流行病学资料和符合要求的胸部X线片，并结合临床资料确诊。需要鉴别的疾病有间质性肺炎、肺含铁血黄色沉着症等。

五、石棉肺

石棉肺（asbestosis）是长期吸入石棉粉尘引起的一种尘肺病，病变特点表现为慢性、进行性、弥漫性、不可逆性肺间质纤维化、胸膜斑形成和胸膜肥厚。患者肺功能严重受损，并发肺、胸膜恶性肿瘤的风险显著增高。

（一）石棉的理化特性

石棉是一种天然硅酸盐复合物结晶，含铁、镁、铝、钙、镍等元素。石棉纤维长度一般为2~3 cm，也可长达100 cm。石棉种类很多，根据其成分可分为蛇纹石棉（温石棉）和角闪石棉（直闪石棉、青石棉、透闪石棉、阳起石棉、铁石棉）。在全世界中，温石棉的产量和使用量最高，占全部石棉产量的93%，因其纤维细而短，且柔软卷曲，多应用于纺织；青石棉、铁石棉纤维粗、长、质硬，致病性较强。

（二）接触石棉的途径

石棉均具有拉力强度大、耐碱、耐酸、抗腐蚀、绝缘性能好、可弯曲的共性，可制成多种耐压、耐磨、隔热、绝缘材料，广泛用于工业和民用业。

职业接触人群包括：①从事石棉初级产品生产的石棉矿开采、选矿、粉碎及运输等工种；②从事石棉产品加工如石棉厂的开包、轧棉、纺织石棉绳、制作石棉瓦和石棉板等工种，是职业性接触石棉粉尘的主要来源；③使用石棉作为防火、隔热、制动、密封材料，用于船舶、交通设施、航空机械的制造以及建筑的建造。因为铸造中使用石棉填压铸模缝隙，所以打箱、清砂工作间的粉尘中也含有石棉。

（三）石棉肺的发病机制

直径<5 μm的石棉纤维经呼吸道沿支气管进入下肺叶，沉积于呼吸性细支气管，部分到达肺泡，通过机械性刺激和化学作用，引起呼吸性细支气管肺泡炎。在呼吸性细支气管肺泡内，大量吞噬了石棉纤维的巨噬细胞聚集，慢性炎性细胞浸润和纤维蛋白沉着，进而引起网状纤维及胶原纤维增生，肺泡管及肺泡壁纤维化，呼吸性细支气管肺泡结构被破坏，病变进一步累及肺泡隔、小叶间隔、血管、支气管周围及脏层胸膜，致使胸膜增厚和弥漫性间质纤维化。发病机制总结为以下3点。

1. 物理刺激

石棉直接刺激成纤维细胞分泌胶原蛋白，促进胶原原纤维的合成，加速胶原纤维形成。长而细的纤维比短而粗的纤维更易积存在呼吸道内，因而纤维越长，致纤维化越强。另外，有动物实验显示，长纤维具有致肿瘤活性，可致肺、胸膜恶性肿瘤发生率显著增高。国内学者通过尸检发现肺中以5~20 μm石棉纤维多见，提出长度<5 μm的纤维致纤维化现象极轻的观点，但也有报道认为不能忽视短纤维石棉的致纤维化作用。

2. 氧自由基介导损伤

石棉纤维中的铁离子可以诱导肺泡上皮细胞产生活性氧，大量活性氧使线粒体DNA损伤、功能障碍，最终导致肺泡上皮细胞凋亡。同时，石棉刺激肺泡巨噬细胞通过激活中性粒细胞释放大量炎症介质引起的一系列炎症反应，也能促使活性氧产生。目前认为氧化应激反应导致细胞DNA损伤和细胞凋亡，是石棉致肺纤维化的重要毒性作用机制之一。

3. 其他因素

石棉致支气管和肺泡上皮细胞DNA严重损害时，会出现抑癌基因p53高表达，p53可促使肺泡上皮细胞凋亡。近来的基因研究认为，TNF-α-308多态性与汉族人群石棉肺的发生及疾病的严重程度有关。

（四）石棉肺的病理改变

石棉肺的病变特点是弥漫性肺间质纤维化、石棉小体形成及脏层胸膜肥厚、壁层胸膜形成胸膜斑。肺部病变以双肺下叶为主。镜下观察：早期呈脱屑性间质性肺炎改变，肺泡腔内大量脱落的Ⅱ型肺泡上皮细胞和巨噬细胞聚集，肺间质内可见大量淋巴细胞、单核细胞浸润。小动脉受累呈闭塞性动脉内膜炎表现。病情进一步进展，细支气管周围、肺泡间隔、小叶间隔内纤维组织增生，肺组织弥漫性纤维化。在增生的纤维组织中可见多个石棉小体。肺小动脉因血管肌层肥厚和内膜纤维化至管腔狭窄、管壁弹性下降，最终致肺动脉高压。晚期，胸膜下广泛肺组织损毁、几乎完全被纤维组织取代，呈蜂窝状改变，其间散布石棉小体。

石棉小体是被覆一层含铁蛋白和酸性黏多糖的石棉纤维，存在于肺组织纤维化病灶内，长10~100 μm，粗1~5 μm，大小不等，黄褐色，分节状，两端膨大，中央为棒状，形如火柴，哑铃状。普鲁士蓝染色呈阳性反应。石棉小体的数量与石棉纤维的沉积量有关。肺内查到石棉小体是吸入石棉的标志，是病理诊断石棉肺的重要依据。

胸膜改变表现为胸膜增厚和胸膜斑。胸膜斑是指发生在壁层胸膜上的局限性纤维瘢痕斑块，呈灰白色，半透明，类似软骨，境界清楚，凸出于胸膜，质地坚硬，与脏层胸膜无粘连，多对称性分布于双侧中下胸壁的后外侧面。镜下观察：胸膜斑由胶原纤维束组成。

石棉致肺癌、间皮瘤已列入我国法定《职业病分类和目录》。石棉接触工人无明显肺部纤维化或胸膜斑者亦可罹患肺癌、间皮瘤。间皮瘤潜伏期可从开始接尘后30~40年发生。支气管肺癌潜伏期通常在接触石棉粉尘20~30年后发病。肿瘤细胞类型以腺癌居多，其次为鳞状细胞癌。

石棉可致肺组织纤维化、胸膜斑、胸腔积液、肺和胸膜肿瘤，这几种损害可单独发生也可合并发生。

（五）石棉肺的临床表现

接触石棉主要引起4类肺部疾病，即石棉肺、胸膜斑、肺癌、间皮瘤。

石棉肺起病多隐匿，多在接触粉尘7~10年后开始出现症状，少数接触粉尘仅1年后即出现症状。典型石棉肺症状为缓慢出现、进行性加重的呼吸困难，其严重程度与接触粉尘时间和浓度有关。有些患者表现为慢性支气管炎，如咳嗽、干咳或者黏液痰，活动性气急，背部或胸骨后钝痛，咯血较少见，如合并肿瘤可发生咯血，合并感染时有发热、咳黄脓痰。患者痰内可检见石棉小体。早期可无阳性体征，有时双下肺可闻及捻发音，或干、湿啰音，偶有胸膜摩擦音。晚期患者可有发绀、肺心病体征，75%的患者可出现杵状指（趾）。石棉接触工人出现胸膜炎、胸腔积液，即使脱离石棉接触，其肺功能损害和胸膜增厚也会持续进展恶化。

石棉工人的肺癌发病率较一般人群高2~10倍。发病率与接触石棉的量、石棉纤维类型、吸烟情况有关。吸烟的石棉工人肺癌发病率更高。间皮瘤在石棉工人中发生率很高，主要发生在胸膜和腹膜。发病严重程度与接触石棉的剂量关系不如肺癌明确。以青石棉和铁石棉引起的间皮瘤较多，可能与其坚硬挺直而易穿透到肺的深部有关。

石棉纤维进入皮肤，引起皮肤局部慢性增生性改变，形成皮肤疣状赘生物——石棉疣，常发生于手指屈面、手掌和足底。石棉疣自针头至绿豆大小，表面粗糙，有轻度压痛。石棉疣病程缓慢，可经久不愈。

石棉肺患者晚期易并发呼吸道和肺部感染、自发性气胸、慢性肺源性心脏病等。合并肺结核的发病率较硅沉着病、煤工尘肺低。

（六）石棉肺的辅助检查

1. 痰或支气管肺泡灌洗液检查

痰或支气管肺泡灌洗液中可查到石棉小体，为石棉接触史的证据。胸腔积液为无菌浆液性或浆液血性渗出液。

2. 效应生物标志物检测

血清CC16可作为肺损伤的早期检测指标，但其含量与疾病持续时间和肺损伤程度无必然联系。血清间皮素用于间皮瘤早期诊断。

3. 易感基因检测

石棉暴露的癌基因改变，石棉作业工人携带Cys等位基因的人群对DNA氧化损伤敏感性增强，且DNA损伤修复的能力降低。

4. 肺功能检查

石棉肺患者存在广泛肺组织纤维化和胸膜增厚，肺顺应性下降、肺容量减小和弥散功能障碍。早期，在胸部X线片未出现明显影像学改变之前，即已有肺泡周围纤维化改变，肺弥散量减少。随着肺间质纤维化的发展，肺顺应性下降，容积量减少，出现限制性通气功能障碍，用力肺活量（FVC）、肺活量（VC）、肺总量（TLC）均降低，残气量（RV）正常或稍增加，肺通气/血流比例失调。晚期小气道广泛毁损阻塞，肺功能出现混合性通气功能障碍，第一秒用力呼气量（forced expiratory volume in first second，FEV_1）下降，RV/TLC轻度增加。石棉肺患者可出现血氧分压（PaO_2）下降，但血二氧化碳分压（$PaCO_2$）很少升高。

5. 胸部X线检查

石棉肺的胸部X线片表现为肺实质改变、胸膜改变及心包膜改变。胸膜改变可以早于肺实质改变。肺门影增大、增浓，但无淋巴结肿大。

（1）不规则小阴影

不规则小阴影是石棉肺肺实质的主要改变，早期分布在中下肺，细而稀，晚期可累及全肺，粗大密集呈蜂窝状，肺野透光度下降呈磨玻璃状改变，肺野在不规则小阴影的背景上常见分布无规律的细小点状阴影。

（2）胸膜改变

胸膜改变早期即可出现。

①胸膜斑：常发生在双侧胸壁中、下部位和膈顶中央部，内缘清晰，偶见单侧形态不规则。部分胸膜斑有钙化。②弥漫性胸膜增厚：前、后壁胸膜皆可出现弥漫性增厚、粘连，肺尖胸膜、胸膜角、叶间胸膜亦可增厚。心包膜与纵隔胸膜粘连呈锯齿状，且与肺门影或肺内大块纤维重叠形成“蓬发状心影”。③渗出性胸腔积液：石棉所致的胸膜炎可致双侧胸腔反复发生胸腔积液。

6. 胸部HRCT检查

HRCT用于发现接触石棉人群早期胸膜增厚及肺实质纤维化，比常规胸部X线片敏感。石棉肺在HRCT上的特征性表现包括：①平行于胸膜的长度不等的线条状高密度影；②肺内高密度线条影，长度为2~5 cm，可延伸至胸膜表面；③小叶间隔胸膜增厚影；④蜂窝样影，双下肺胸膜下多发性直径<15 mm的囊状间隙，似蜂窝状改变。

（七）石棉肺的诊断

石棉肺的诊断原则和方法基本与硅沉着病相同，主要依靠石棉尘接触史与胸部X线片典型的肺部和胸膜表现。胸部X线片的诊断标准与分期参见《职业性尘肺病的诊断》（GBZ 70—2015）。当肺内小阴影总体密集度为“0/1”，分布范围达2个肺区时，若出现胸膜斑，可诊断为壹期；当肺内小阴影密集度和分布范围达壹期时，若胸膜斑累及部分心缘或膈面，可诊断为贰期；若肺内小阴影总体密集度达3级，分布范围超过4个肺区，同时单个或两侧多个胸膜斑长度之和超过单侧胸壁长度的1/2或胸膜改变累及心缘，呈“蓬发心”，可诊断为叁期。

（八）石棉肺的鉴别诊断

石棉肺需要与外源性过敏性肺泡炎、特发性肺间质纤维化等相鉴别（鉴别诊断详见第三章第四节）。石棉引起的胸膜改变需与创伤、结核、胶原血管病等引起者相鉴别，如合并有双下肺间质性改变、胸膜斑、胸膜钙化、“蓬发心”则支持石棉引起的胸膜增厚的诊断。

六、滑石尘肺

滑石尘肺（talcosis）是长期吸入滑石粉尘所引起的肺弥漫性纤维化疾病，属于硅酸盐类尘肺。

（一）接触滑石粉尘的途径

滑石是一种富镁硅酸盐矿物，手感软而滑腻。职业接触滑石粉尘的途径如下：①滑石矿石的开采，滑石的加工、贮存、运输和使用；②滑石粉、纸张、橡胶、纺织品、陶瓷、医药、农药的载体、油漆、化妆品、雕刻品、薄膜的生产都会接触到大量的滑石粉尘；③日常生活中使用各种香粉、爽身粉也可接触到滑石粉；④医疗治疗顽固性气胸时使用滑石粉喷入胸腔以促进胸膜粘连，外科手套上的滑石粉可以对切口创面造成污染。

（二）滑石尘肺的发病机制

目前认为，滑石粉尘经呼吸道进入肺泡，肺泡巨噬细胞吞噬粉尘颗粒后发生中毒溶解，颗粒被释放到肺泡中，再次被肺泡巨噬细胞吞噬，滑石粉尘如此反复被肺泡巨噬细胞吞噬和释放，导致细胞增生和纤维化。另有动物实验证明，免疫学机制参与滑石尘肺异物肉芽肿形成。

（三）滑石尘肺的病理改变

滑石尘肺的病理改变包括结节型病变、弥漫性肺间质纤维化和异物肉芽肿。

1. 结节型病变

肺切面可见灰白色结节遍布全肺，以肺中野为重，偶尔可见大块纤维化。镜下观察：在呼吸性细支气管和血管周围，巨噬细胞聚集成小的星芒状，纤维组织增生呈放射状排列，内含少量肺泡间隔和弹力纤维。

2. 弥漫性肺间质纤维化

含有透闪石的纤维状滑石，其生物学作用与石棉相似，病理学改变以弥漫性肺间质纤维化为主。镜下观察：病变主要发生在呼吸性细支气管周围，有肺泡壁增厚、巨噬细胞浸润、小动脉内膜炎等改变。长期吸入高浓度叶片状或颗粒状滑石粉尘也会引起进展缓慢的肺间质纤维化。

3. 异物性肉芽肿

由上皮样细胞、组织细胞和异物巨细胞组成的肺肉芽肿，是滑石尘肺早期的一种可逆改变。异物巨细胞内有双折射性滑石颗粒和星状包涵体，包涵体中有小的颗粒。活检的肺组织用电镜观察、能谱分析、X射线衍射等方法研究，可见病变处多为0.2 μm以下的滑石颗粒。较小的滑石颗粒被巨噬细胞吞噬成异物巨细胞。较大的滑石颗粒常被异物巨细胞包绕。滑石颗粒在偏光下呈双折射性，并被铁包裹。在许多巨噬细胞中也能发现这种铁，即含铁小体。

以上三种病变因接触滑石粉尘的种类不同可单独发生或同时存在。结节型病变可因滑石粉尘中含有石英所致。弥漫性肺间质纤维化可由滑石中所含透闪石、直闪石引起。异物肉芽肿可能为较为纯净的叶片状滑石粉所致。滑石尘肺中石棉样小体见于呼吸性细支气管内和大块纤维组织内，末端呈杵状，分节或不分节，表面敷有含铁血黄素颗粒，不能与石棉肺中的石棉小体区别，有人认为这种石棉样小体可能由透闪石形成。在接触含有透闪石和直闪石的滑石粉尘工人中，可以有局限性胸膜肥厚，多发生在侧胸壁的壁层胸壁、膈肌腱部、纵隔和心包等的壁层胸膜，增厚的胸膜可以发生透明性变、钙化，称为滑石斑，与石棉工人的胸膜斑极为相似。

（四）滑石尘肺的临床表现

滑石粉尘致病能力相对较低，发病时间多在接触滑石粉尘10~15年。滑石尘肺的严重程度与接尘量和接尘时间呈正相关。脱离粉尘接触后病变有可能停止进展或进展缓慢，也有个别进展较快。

早期无症状，晚期可出现气短、胸痛、咳嗽，症状较硅沉着病、石棉肺轻。有异物肉芽肿的病例，可出现进行性呼吸困难。滑石尘肺患者易合并肺结核。

晚期病例可以并发呼吸道感染、肺心病、呼吸衰竭。滑石工人及滑石肺患者的肺结核患病率较高，亦可导致肺部肿瘤的发生。

（五）滑石尘肺的辅助检查

1. 胸部X线检查

滑石尘肺的胸部X线片表现为两中下肺野混合型小阴影，即在分布有s、t不规则小阴影的基础上散在分布p形小阴影，小阴影密度低，边缘清楚。晚期可见大块融合。在侧胸壁、膈肌或心包处可见滑石胸膜斑，伴线条状或片块状钙化。

2. 胸部HRCT检查

HRCT可见双肺野呈磨玻璃样改变，在呼吸性细支气管、小血管周围及胸膜下见大小不等弥漫分布的粟粒样结节影，可有融合，可见纵隔淋巴结肿大，胸膜局限性增厚。

3. 肺功能检查

滑石尘肺患者肺通气功能障碍，肺功能减退，FVC下降，FEV_1下降，最大呼气中期流量（maximum midexpiratory flow，MMEF）下降，且肺功能损伤与胸部X线片严重程度不成平行关系，肺功能改变较胸部X线片变化更为严重。

4. 痰液检查或肺灌洗液检查

痰液检查或肺灌洗液检查可发现滑石颗粒或石棉样小体。

5. 肺活检

肺活检用于滑石尘肺的诊断及鉴别诊断。

（六）滑石尘肺的诊断及鉴别诊断

根据可靠的职业性滑石粉尘接触史、胸部X线片及临床表现，可作出诊断。了解职业接触的滑石的品位、组成可以评估肺部损害的程度及特点。需要与间质性肺炎、肺含铁血黄色沉着症等相鉴别。

七、水泥尘肺

水泥尘肺（cement pneumoconiosis）是因长期吸入高浓度的水泥粉尘而引起的肺部弥漫性纤维化的疾病，属硅酸盐类尘肺。

（一）水泥的理化特性

制造硅酸盐水泥的原料主材为石灰石、黏土，辅材为少量的铁、铝、锰化合物等校正材料。分别将上述材料破碎研磨成粉状，按一定比例混合。原料在水泥窑中煅烧至部分熔融，即为熟料，再加适量石膏、矿渣或外加剂磨细，混匀即为水泥。原料中砂页岩和黏土SiO_2的含量较高，为40%~50%，石膏、铁粉次之，为14%~15%，石灰石、矿渣含量为5%~8%，其他均低于10%。而成品水泥的成分主要是氧化钙（CaO），占比达62%~67%，其次结合性SiO_2占20%~24%，三氧化二铝（Al_2O_3）、氧化铁（Fe_2O_3）占比为2%~7%，此外还含有少量的氧化镁（MgO）、三氧化硫（SO_3）、氧化钠（Na_2O）、氧化钾（K_2O）、二氧化钛（TiO_2）、三氧化二锰（Mn_2O_3）、五氧化二磷（P_2O_5）等。但游离SiO_2很少超过10%，一般在2%左右。由此可见各种原材料粉末和成品水泥均为复杂的混合性粉尘。对其中各种成分的致肺纤维化缺乏相关的研究，仅有少量研究报道称，Fe_2O_3可延缓尘肺的发病，碳酸钙可减低石英的毒性作用和不良反应，石膏、铝等可降低SiO_2的溶解度。

（二）水泥粉尘的接触途径

生产水泥的各个工序包括原料粉碎、混合、成品的包装、运输等，均产生大量的粉尘，但不同的岗位接触的粉尘成分有差别。水泥尘肺的发病情况的影响因素包括接尘时间、粉尘成分、粉尘浓度、分散度以及个人体质。

（三）水泥尘肺的病理改变

水泥尘肺病理表现主要为尘斑和尘斑灶周肺气肿，合并间质纤维化，尘斑和胶原纤维共同形成的大块病灶，具体描述如下。

1. 尘斑

大标本肉眼可见尘斑弥漫分布于全肺各叶，呈黑色圆形或不规则形，直径为1~5 mm，质软。镜下表现为呼吸性细支气管和小血管周围的粉尘纤维灶，呈星芒状。粉尘纤维灶由游离尘粒、尘细胞、成纤维细胞、淋巴细胞、“水泥小体”以及胶原纤维在其中交错穿织组成。“水泥小体”：偏光显微镜下可见肺间质中棕黑色类圆形或椭圆形球体，平均大小为5 μm×8 μm，通过元素分析发现其核心含有不等量硅、铁、钙、铝、硫、锌、钾和镁，个别小体尚含微量的钛，与水泥生产现场元素成分基本一致。

2. 灶周肺气肿

肺气肿与尘斑互相伴随，尘斑周围可环绕几个气肿腔，尘斑密集处肺气肿也比较明显，甚至出现蜂窝状改变，直至形成肺大泡。

3. 间质轻度纤维化

呼吸性细支气管及其伴行小血管周围和少数小叶间隔呈轻微纤维化，间质中的小血管扭曲变形，并发生不同程度的硬化改变。

4. 大块纤维化

大量尘斑和胶原纤维融合在一起形成大块纤维化，呈不规则形，黑灰色，发亮，质硬，多发生在肺上叶靠近胸膜处。对大块纤维化原位断面进行扫描显示，水泥尘肺的大块纤维化中含有与水泥粉尘相同的元素成分，其中Si的质量百分比为19.67%，明显低于硅沉着病大块纤维化中Si的质量（35.7%）。大块纤维化中分离出来的粉尘颗粒，大部分为硅酸盐晶体，石英结晶极少。因此水泥尘肺大块纤维化病理改变有别于硅尘所致的硅沉着病的大块纤维化，后者以变形的胶原纤维为主。

（四）水泥尘肺的临床表现

一般发病工龄多在20年以上，极少数为10年，进展缓慢。早期无症状或仅有活动性气短，或间断性干咳。伴发感染时咳嗽、咳痰加重，查体呼吸音粗，闻及干湿啰音。水泥尘肺是一种发病隐匿、病变进展比较缓慢的尘肺病，肺功能损伤在疾病早期即可出现，且肺功能改变比胸部X线片改变出现得早，以阻塞性通气功能障碍为主的损害从小气道逐渐进展到大气道。有人报道称，接触水泥粉尘15年以上者可有肺功能改变，表现为FEV_1、MVV、MMEF及VC下降。晚期可出现混合性通气功能障碍。

（五）水泥尘肺的辅助检查

高千伏胸部X线片：以形态、密度不一的不规则s小阴影为主，后逐渐增多增大。早期多分布于两中、下肺，渐向双肺上叶发展。在不规则小阴影的背景上可见密度较低、形态不整的类圆形小阴影，多为p阴影，随着病程进展增大至q阴影。后期出现长条形与肋骨走形垂直的“八”字形的大阴影，周边有气肿带。因患者接触的粉尘种类有差别，其胸部X线片表现也相应不同。如生产水泥的工人，接触的粉尘以砂页岩和黏土为主，游离SiO_2含量多，则表现为偏向于硅尘所致的圆形小阴影，且更易发生大阴影。

（六）水泥尘肺的诊断及鉴别诊断

明确的水泥粉尘接触史、职业流行病学资料和符合要求的胸部X线片，结合临床表现，可作出诊断。需要对慢性支气管炎、肺结核、肺癌、肺泡微石症、间质性肺病等进行鉴别。

八、云母尘肺

云母尘肺（mica pneumoconiosis）是指因为在云母开采或加工过程中长期吸入高浓度的纯云母粉尘而引起的一种尘肺，属于硅酸盐类尘肺。

（一）云母粉尘的理化特性

云母是一种含铝硅酸盐的造岩矿物，以层状结构天然夹存于周围的母岩和围岩之中。单纯的云母化学成分为钾、镁、锂、铝等金属的铝硅酸盐，该物质具有耐高温、耐酸、碱腐蚀性、绝缘及较好的弹性和韧性等物理特点。

（二）接触云母粉尘的途径

从事云母开采和加工的工人均可接触云母粉尘，但不同工种接触的粉尘成分相差甚远。云母采矿工接触的粉尘为混合性粉尘，是破碎云母矿石时产生的粉尘，包括母岩（花岗岩和伟晶岩）、围岩（片麻岩和页岩）以及云母粉尘。因母岩和围岩的占比高，故混合粉尘总体的游离SiO_2含量超过10%，远高于单纯的云母粉尘。因此云母采矿工常可发生混合性尘肺——云母硅肺。云母加工工人接触的是较为纯粹的云母粉尘，其成分是钾、镁、锂、铝等金属的铝硅酸盐。其所引发的云母尘肺，属硅酸盐尘肺。内蒙古和四川是我国云母矿藏主要分布地区，云母尘肺患者也集中于两地。云母因具有优良的物理特征而被广泛应用，云母加工工人存在于光学仪器及电气设备制造、建材行业、消防用品生产等众多行业中。

（三）云母尘肺的致病机制及病理改变

有资料表明，肺内储留的云母粉尘达到一定数量，储留一定时间时，可引起肺组织的纤维化病变，但云母粉尘致纤维化作用较弱。其病理表现为弥漫性纤维化型尘肺，尘性弥漫性胶原纤维增生程度较轻。早期主要在肺泡壁、小血管和细支气管周围、小叶间隔、胸膜可见异物肉芽肿，肉芽肿内含片状、棒状或丝状的云母小体，以及网织纤维和少量胶原纤维，并可见脱屑性细支气管炎，晚期可发展为边缘呈放射状的纤维结节。

（四）云母尘肺的临床表现

云母尘肺患者除了有咳嗽、咳痰、胸闷、气喘、胸痛等症状，还容易罹患慢性鼻炎。云母加工工人尘肺发病工龄较长，进展慢。云母采矿工尘肺因粉尘中含较高的游离SiO_2，致纤维化更强，进展快、发病工龄短，症状严重，且易合并肺结核。

（五）云母尘肺的辅助检查

1. 胸部X线检查

云母采矿工尘肺与云母加工工尘肺的胸部X线片表现不同，前者与硅沉着病相似，后者主要表现为广泛分布的不规则小阴影和少量散在分布的圆形小阴影。不规则小阴影以s阴影为主，圆形小阴影以p阴影为主。多分布于两中下肺区，部分患者有胸膜增厚。

2. 高分辨CT摄影

高分辨CT摄影可显示弥漫性肺纤维化和局限性肺气肿病变。

（六）云母尘肺的诊断与鉴别诊断

云母采矿工与云母加工工，二者虽都接触云母粉尘，但云母采矿工接触的粉尘中，游离SiO_2含量超过10%，临床表现和胸部X线片改变更接近于硅沉着病。云母加工工接触的粉尘中，游离SiO_2含量一般在10%以内，其主要致病粉尘是云母粉尘。X线改变主要表现为广泛分布的不规则s阴影，明显有别于硅沉着病。

九、陶工尘肺

陶工尘肺（potter’s pneumoconiosis）是指陶瓷工人在生产过程中长期接触

高浓度的混合粉尘所引起的肺部弥漫性纤维化的疾病，包括瓷土采矿工人和陶瓷制造工人所患尘肺。

（一）制陶粉尘的理化特性

生产陶瓷的主材分瓷土矿和瓷石矿两大类。瓷土（多指高岭土）主要成分是硅酸盐。瓷石含SiO_2较多。陶瓷制作的每道工序会产生大量的粉尘，但成分也各不相同。按所接触原料不同，陶瓷行业工人所得尘肺可大致分为硅酸盐尘肺、硅沉着病、混合尘肺3种，因我国多数陶瓷生产厂家将各道工序混在同一厂房内进行，不便区分，故统称为陶工尘肺。

（二）制陶粉尘的接触途径

接触陶瓷生产的每道工序均有罹患陶工尘肺的可能，包括瓷土开采、原料粉碎、配料、制坯、成型、干燥、修坯、施釉、煅烧。

（三）陶工尘肺的病理改变

我国陶工尘肺尸检病理提示，肺内粉尘为高岭土粉尘，典型病理表现为肺内散在分布大小为1~4 mm的灰褐色尘斑及大块纤维化病变。镜检：呼吸性细支气管周围见尘斑及混合性尘结节，呈星芒状或不规则形，由疏松的网状纤维和胶原纤维组成。肺泡及肺泡间隔、支气管小血管周围尘性纤维化明显，肺血管可扭曲变形。支气管常见增生、肥厚，管腔狭窄变形，直至支气管扩张。大块纤维化病变，可由胶原纤维素及埋藏其间的粉尘构成，也可由大量的尘肺结节融合而成。肺门淋巴结内有细小的粟粒样矽结节，部分呈融合状态。大块纤维化病变周围一般伴有灶周肺气肿，也常见小叶中心型肺气肿。胸膜肥厚常出现在两上肺，肺尖处尤其明显，与煤硅肺、硅沉着病的表现有明显的不同。

（四）陶工尘肺的临床表现

单纯的陶工尘肺无症状或仅有咳嗽，少量咳痰等，甚至叁期的陶工尘肺也多无呼吸困难。但一旦合并阻塞性肺气肿，即使是壹期陶工尘肺患者，也会感到呼吸困难。在此基础上合并肺源性心脏病，心悸、不能平卧等。单纯性陶工尘肺一般无体征，在出现感染、肺气肿、肺心病等并发症时会有干湿啰音、桶状胸、心率快、下肢水肿等相应的体征。肺功能：陶工尘肺以阻塞性通气障碍为主要表现。

（五）陶工尘肺的辅助检查

陶工尘肺的辅助检查主要是胸部X线检查。胸部X线片表现以不规则小阴影为主，早期为稀疏的s形，随着病变进展逐渐增粗、致密，互相交织成网状蜂窝状，出现t阴影，并在不规则阴影的基础上出现圆形小阴影，大小、数量、密集度也在进展。小阴影分布范围从双肺中下区逐渐向两上肺中外带发展。叁期陶工尘肺常能看到大阴影，以两上中肺区较多见，一般对称。动态观察发现是由小阴影逐渐增大增多、聚集融合而成的。易出现肺门影增大，特征性表现为肺门淋巴结蛋壳样环形钙化。胸膜肥厚主要以两上肺及肺尖穹窿部，常表现为“肺尖帽症”。

（六）陶工尘肺的诊断及鉴别诊断

患者从事陶瓷制造工作，长期接触较高浓度陶瓷原料粉尘，有相关的流行病学资料。高千伏胸部X线片符合陶工尘肺的表现，结合临床资料可以确诊。同时需与肺结核、间质性肺病等进行鉴别，排除其他内科疾病。

十、铝尘肺

铝尘肺（aluminum pneumoconiosis）是因长期吸入较高浓度的金属铝粉或含氧化铝的粉尘引起的肺部弥漫性纤维化的疾病。按所接触铝粉尘的不同分为3种：金属铝尘肺、氧化铝尘肺、铝矾土尘肺。

（一）铝尘的理化特性

铝是地壳中含量最丰富的金属元素，质轻而延展性强。动物实验与人类病例资料证明铝尘具有致肺纤维化作用。其致肺纤维化作用与铝尘颗粒的形状、大小及性质属金属铝还是氧化铝等诸多因素相关。

（二）接触含铝粉尘的途径

铝矾土是铝元素在自然界主要的存在方式，主要成分为水合三氧化二铝。以提纯的三氧化二铝，通过铝电解制取金属铝。铝及其合金以其质轻，良好的导电、导热、延展性及耐氧化等优点而被广泛使用于建筑材料、电气工业、航空船舶、冶金等工业部门。金属铝粉用于制造炸药等。氧化铝制得的聚晶体（刚玉）因高强度被制成磨料磨具。既往报道铝尘肺患者多为铝厂、铝片、铝粒加工厂、烟花厂、炸药厂、刚玉制造业的工人，以及从事铝电弧焊接的电焊工。

（三）铝尘肺的病理改变

金属铝尘肺、氧化铝尘肺、铝矾土尘肺3种尘肺的病理改变各有特点。

1. 金属铝尘肺

金属铝尘肺以尘斑病变为主，在呼吸性细支气管、小血管及小支气管周围的大量巨噬细胞吞噬金属铝粉尘形成尘细胞灶，灶内有网状纤维与少量胶原纤维增生。

2. 氧化铝尘肺

氧化铝尘肺是非结节性弥漫性间质纤维化。

3. 铝矾土尘肺

铝矾土粉尘的主要成分是SiO_2和三氧化二铝，所以铝矾土尘肺为混合性病变，同时存在尘斑型和弥漫性纤维化型。以上3种形式的铝尘肺均易累及终末支气管、呼吸性细支气管和肺泡，使管腔扩张、肺泡塌陷，后期伴发肺气肿。晚期的铝尘肺尘斑和间质纤维化融合成团块，周围肺气肿、肺大泡或肺组织蜂窝样改变，易并发自发性气胸。

（四）铝尘肺的临床表现

铝尘肺早期仅有轻微的咳嗽气短、胸闷、胸痛，也可有倦怠、乏力。由于铝尘对鼻黏膜有机械性刺激和化学作用，劳动者常有慢性鼻炎、慢性咽炎等。单纯的铝尘肺无异常体征，有并发症时会出现相应的体征。如感染时可闻及干湿啰音，肺气肿时呼吸音减低等。严重病例可反复并发自发性气胸，因呼吸衰竭死亡。早期肺功能以阻塞性障碍为主，晚期肺容积缩小，出现限制型或混合型通气功能障碍，同时伴有换气功能障碍。

（五）铝尘肺的辅助检查

1. 胸部X线检查

铝尘肺早期以不规则小阴影为主，夹杂若干略粗大的不规则大阴影和少许直径为1~2 mm的类圆形小阴影。其后易继发肺气肿，而使小阴影变稀疏。小阴影变化可出现在整个肺叶，多先从中下部开始，继而累及中上肺叶。肺气肿改变较常见，随病情进展，小阴影可在两上中肺区聚集，融合成团块影，一般右侧要早发于左侧。大阴影以长条形、发辫形居多。早期极少有胸膜受累，部分贰、叁期铝尘肺可见两上侧壁胸膜部分粘连和弥漫性增厚。

2. 胸部CT检查

双肺纹理增多、紊乱、扭曲、中断，夹杂着弥漫分布的大量纤维条索影和粟粒样结节影，偶见磨玻璃样改变；病灶外侧多于内侧，背部多于前部。晚期大量不规则小阴影聚集成束状或斑片状，中心致密，逐渐融合成高密度团块影，周围的纤维条索影则稀疏、松散。增生纤维组织向外延伸呈星芒状。有时胸膜粘连病变，大阴影牵拉胸膜皱缩形成兔耳征。此外尚有肺气肿、多发肺大泡等，甚至组织呈蜂窝样改变。纵隔肺门可见多组淋巴结增大和钙化，多为淋巴结全层钙化，蛋壳样淋巴结钙化不多见。

（六）铝尘肺的诊断及鉴别诊断

根据劳动者是否有长期高浓度铝粉尘接触史与胸部X线片表现可以诊断。铝尘肺与粟粒性肺结核、肺癌可从病程及伴随的全身症状加以鉴别。

十一、电焊工尘肺

电焊工尘肺（electric welder's pneumoconiosis）是长期接触高浓度电焊烟尘引起的肺部弥漫性纤维化疾病。

（一）电焊烟尘的理化特性

电焊烟尘是指在电弧焊接时，焊条（或焊丝）和被焊接的金属母材在电弧高温下，发生炙热的冶金反应，产生大量金属氧化物，以气溶胶状态散发到空气中，经迅速冷却而形成的烟尘。其化学成分取决于焊条（或焊丝）和焊接母材的成分，烟尘的80%~90%来自电焊条的药皮和焊芯，10%~20%来自金属母材。焊芯和焊丝与母材的主要成分基本一致。一般电焊的母材多为铁或钢材，其烟尘主要是氧化铁，此外还会含有20多种元素，主要为锰（Mn）、铝（Al）、镁（Mg）、硅（Si）、铬（Cr）、镍（Ni）、镉（Cd）等，同时还含有臭氧、光气、氟化氢、一氧化碳、二氧化碳、氮氧化物等有害气体。因此电焊烟尘是一种以金属氧化物粉尘为主的混合性粉尘。且94.2%的烟尘微粒直径<5 um，可以被直接吸入，达到肺深部，对人体产生危害。

（二）接触电焊烟尘的途径

1. 造船业

造船电焊工的作业环境复杂，尤其是舱内空间受限，电焊烟尘危害更为严重，电焊工尘肺是该行业较为多见的职业病。

2. 集装箱制造业

集装箱制造流程采取焊接流水线作业，每个焊接岗位都是连续不间断进行电焊作业的。因此，会产生大量电焊烟尘。

3. 压力容器制造业

压力容器制造业约一半的电焊作业在容器桶内进行。有的容器桶仅能容一个作业人员进出，作业空间狭小且几乎是密闭状态。可将吸烟软管置入桶内局部捕集电焊烟尘，但通风效果甚微。

4. 汽车制造业

在汽车制造业中，电焊焊接作业应用也很普遍。

5. 建筑行业

在建筑行业中，电焊作业多为露天作业，电焊烟尘浓度相对较低，但是，电焊烟尘的危害仍然存在。

6. 其他

化工机械、家具制造、钢结构制造业等行业也是接触电焊烟尘的途径。

（三）电焊工尘肺的致病机制及病理改变

长期接触高浓度的电焊烟尘易引起电焊工尘肺。20世纪50年代之前，电焊条成分单一，电焊烟尘所引起的肺部损伤主要是由于氧化铁沉积，因氧化铁沉积形成的肺部小阴影在脱离烟尘环境后会变淡或消失，一般不认为电焊烟尘能引起肺纤维化。但之后随着电焊工艺的发展，焊条种类日益增多，其中被添加各类元素，电焊烟尘中所含的物质也日趋复杂。电焊工尘肺的主要致病因子非单纯的铁末沉着，而是以氧化铁为主，包括锰、铬等多种金属元素以及硅酸盐、氟、氮氧化物等，在其综合作用下发生不可逆的肺组织纤维化。

电焊烟尘中的多种有害物质直接或间接地损伤肺组织，其病理过程经历了巨噬细胞肺泡炎期、粉尘沉着症期、尘细胞肉芽肿结节期、纤维化期4个发生发展过程。最终肺组织的纤维化不可逆，即使脱离工作环境，肺纤维化进程仍在缓慢进行。电焊工尘肺的病理表现为双肺散布的黑色尘斑或结节，内含氧化铁粉尘，包含大量巨噬细胞及单核细胞、胶原纤维等。支气管黏膜下肺组织和肺泡间隔的纤维化，并可见小片状融合病灶。

（四）电焊工尘肺的临床表现

电焊工尘肺发病工龄多在15~25年，进展缓慢。在发病早期无明显自觉症状。常在体检时发现胸部X线片已发生改变。在并发肺部感染或肺气肿时才出现咳嗽、咳痰、胸闷及气短等症状。一般症状的轻重与胸部X线片所见不完全一致。电焊工尘肺较少并发肺结核。

（五）电焊工尘肺的辅助检查

1. 胸部X线检查

电焊工尘肺的早期胸部X线片表现以不规则小阴影为主，多分布于两中下肺，伴有肺纹理增多、紊乱、扭曲变形，渐出现弥漫分布的“白点黑圈”或磨玻璃样阴影，后期可见p形小阴影。个别晚期病例不规则小阴影融合聚集成块状大阴影。电焊工尘肺并发肺气肿较多见。上述影像学表现不随脱离电焊烟尘环境而变淡或消失，这是与肺铁末沉着病鉴别的要点。

2. HRCT检查

HRCT主要表现为小叶中心的分支状细线影、边缘清晰的小结节影及边缘模糊的磨玻璃结节、片状磨玻璃密度影等。此外，还可见肺气肿、磨玻璃影、蜂窝样改变、机化性炎症和不规则胸膜增厚等。病理检查：早期可见呼吸性细支气管壁、肺泡及肺泡间隔血管周围出现灰黑色尘斑和结节。尘斑小、形态不规则，由大量的棕褐色粉尘构成，多为含铁血黄素，中间有少量胶原纤维和灶周气肿。结节较尘斑大，直径为2 mm左右，多散在分布，也可密集成堆。部分发生玻璃样变，并与增厚的肺间质延续形成小片状融合。

3. 肺功能检查

肺功能检查，早期出现V50%、V25%及V50%/V25%降低，提示小气道功能的损伤。后期通气和换气功能均受损害。

（六）电焊工尘肺的诊断

患者长期从事电焊作业或有接触高浓度电焊烟尘职业史。胸部X线检查显示电焊工尘肺早期以不规则小阴影为主，多分布于双肺中下区，后期可有类圆形小阴影出现。动态观察，患者脱离电焊工岗位小阴影不减少或消失。可结合临床表现进行电焊工尘肺的诊断。

（七）电焊工尘肺的鉴别诊断

随着HRCT和经支气管肺活检（transbronchial lung biopsy，TBLB）的普及，人们对电焊工尘肺的认识越来越深入。有学者对已诊断为电焊工尘肺并脱离电焊岗位的患者进行了跟踪随访，部分患者胸部X线片中圆形小阴影减少或消失，提示此类患者非电焊工尘肺，而是肺铁末沉着病，两者需注意鉴别。

电焊工尘肺与肺铁末沉着病的区别如下。

1. 接触粉尘方面

电焊工尘肺的电焊工烟尘中具有导致肺纤维化的其他物质，肺铁末沉着病接触的粉尘为更加单一的铁及其化合物。

2. 影像学显示

在脱离接触后电焊工尘肺继续进展，而肺铁末沉着病有自愈倾向。

3. 病理显示

电焊工尘肺部分有含铁血黄素的沉着，肺组织出现纤维化，有纤维结节。肺铁末沉着病仅有含铁血黄素的沉着，无纤维化表现。

4. 预后方面

肺铁末沉着病较电焊工尘肺的预后更好。

十二、铸工尘肺

铸造生产广泛存在于机械制造行业中，包括砂型配制、砂型制造、浇铸、打箱和清砂等工序，整个过程中都可产生大量的粉尘，曾被统称为“铸工尘肺”，现在根据接触粉尘的性质不同而有所区别。铸工尘肺（founder’s pneumoconiosis）是吸入含游离SiO_2量较低的黏土（高岭土和黏土）、石墨、煤粉、石灰石和滑石粉等混合性粉尘而引起的尘肺，主要工种是翻砂和砂型制造工。在配砂、打箱和清砂作业工序中产生的粉尘，其主要成分70%以上为游离SiO_2，所致尘肺仍属于硅沉着病，并不属于铸工尘肺范畴。

（一）铸工尘肺粉尘的理化性质

铸工尘肺特指因吸入含游离SiO_2量较低的黏土（高岭土和黏土）、石墨、煤粉、石灰石和滑石粉等混合性粉尘而引起的尘肺。发病工种主要是砂型制造工，特别是铸铁砂型制造工，所用砂主要为天然砂，其次是黏土（主要成分是硅酸铝）等。虽然天然砂含游离SiO_2量较高（70%~85%），但颗粒较大、湿料作业，粉尘不易吸入至肺组织，故不易导致硅沉着病。不同的铸件对型砂耐火性的要求不同，需用型砂也不同，其粉尘成分较为复杂。在铸造工艺中，有时会使用石棉填塞铸造箱缝隙，因此需注意石棉对铸造工人的危害。

（二）铸工尘肺的病理改变

铸工接触的粉尘含游离SiO_2量低，病理检查可见胸膜表面和肺标本切面上有大小不等的灰黑色或黑色斑点。镜下可看到沿细支气管和小血管周围有大量的尘细胞灶，以及由尘细胞、粉尘和胶原纤维形成的粉尘纤维灶。肺泡腔内有大量粉尘和尘细胞充塞，在粉尘灶周围常伴有小叶中心性肺气肿，有时可看到肺泡呈轻度坏死性改变。

（三）铸工尘肺的临床表现

铸工尘肺发病缓慢，初期多无自觉症状，随着病程进展，可出现胸闷、轻微胸痛、咳嗽、咳痰、气短等症状。病变初期肺功能多正常，以后逐渐出现阻塞性或以阻塞性为主的通气功能障碍，肺容积降低明显。未合并支气管和肺疾病的患者，通气功能障碍一般较轻微。由于砂型制造作业的空气中烟尘较大，同时会混有其他有害气体等原因，常可并发慢性支气管炎和肺气肿。

（四）铸工尘肺的胸部X线片表现

双肺中下区出现不规则形小阴影，以t阴影为主，多呈网状或蜂窝状。s阴影相对较少。在此背景下也可出现细小的圆形小阴影，阴影密度较低，大阴影极为少见。小阴影无聚合趋势。如在生产过程中长期接触石棉尘则可能出现胸膜斑及石棉肺样改变。

有从事砂型制造，接触黏土、石墨、煤粉、石灰石和滑石粉等混合性粉尘的职业史。

发病缓慢，胸部X线片可见小阴影，多呈网状或蜂窝状。

根据《职业性尘肺病的诊断》（GBZ 70—2015）进行诊断。

（五）铸工尘肺的鉴别诊断

铸工尘肺除了需与肺结核、间质性肺病及肺癌等鉴别，还要针对劳动者所从事的工序工种、接触的粉尘类别进行鉴别，与铸造产业中的硅沉着病进行鉴别。

十三、其他尘肺

2013年修订的《职业病分类和目录》将尘肺病种类定为13种，除了以上12种，还增加了一条开放性条款，即根据《尘肺病诊断标准》和《尘肺病理诊断标准》可以诊断的其他尘肺病。

国内外陆续有相关研究文献报道的尘肺包括：蔺草尘肺（rush pneumoconiosis）、磁材粉尘尘肺、硅藻土尘肺、矿物棉尘所致尘肺、耐火陶瓷纤维尘肺。同时，沙漠颗粒致肺组织纤维化已得到证实。纳米颗粒致肺尘肺化也是今后研究的一个方向。

（一）蔺草尘肺

蔺草尘肺为在用蔺草加工日式草席（榻榻米）生产过程中接触染土粉尘而罹患的尘肺。早期其在日本发生较多，20世纪90年代起，我国浙江、重庆等地区加工日式草席出口日本，出现一定数量的蔺草尘肺患者。为了增加蔺草的强度、色调和光泽，在编制草席前需将蔺草浸入称为“染土”的混悬液中。染土以石英、高岭土、叶蜡石、明矾石为主，还夹杂少量其他矿物，经破碎、研磨、筛分后加工成混合粉尘，化学组成以SiO_2和三氧化二铝为主，另有少量铁、锰、钛等化合物。动物实验证实：使用蔺草染土粉尘对大鼠进行染尘，大鼠肺组织出现结节性肉芽肿样改变、粉尘颗粒沉着，巨噬细胞、成纤维细胞浸润增生，同时可发生肺肉芽肿性肺泡炎。我国近年有病例报道：患者支气管镜检查可见支气管壁有炭末沉积，病变处支气管管腔扭曲、僵直。病理切片均可见慢性炎症反应、巨噬细胞反应、胶原纤维组织增生及尘细胞。我国蔺草行业流行病学调查提示蔺草尘肺发病工龄为6年左右，胸部X线片表现为圆形小阴影，密度较低，边缘不清，分布全肺，上肺野较多，可有少量不规则小阴影夹杂其间。部分长期高浓度蔺草染土粉尘暴露人群可出现双肺或单肺团块大阴影。肺功能呈限制性通气功能障碍，部分伴有弥散功能降低。症状及治疗同其他尘肺。目前尚无特效方法治疗蔺草尘肺，关键在于预防。

（二）磁材粉尘尘肺

在生产磁性材料（永磁锶铁氧体）过程中可以产生大量的混合性磁性粉

尘，磁性粉尘具有静电，可增加粉尘的悬浮时间，易于被吸入肺内。金志朝等对某磁材企业永磁锶铁氧体一次性预烧料生产车间进行检测，粉尘时间加权平均浓度（TWA）严重超标。对粉尘成分进行分析发现，以铁鳞渣（Fe_2O_3）为主，其次为碳酸锶粉（$SrCO_3$）及微量高岭土粉（$Al_2O_5 \cdot H_2O$）、碳酸钙粉（$CaCO_3$），粉尘中游离SiO_2含量为2.74%~3.22%。对该企业接尘工人进行职业健康检查和尘肺病诊断，职业健康体检89人，诊断因接触混合性磁材粉尘致尘肺病10例，发病工龄为4.5~10.5年。患者胸部X线片表现为弥漫性纤维化改变，呈现圆形阴影。本次调查尘肺病患病率高达11.24%，提示虽然磁材粉尘游离SiO_2含量较低，但该粉尘仍为高致病性粉尘。

（三）硅藻土尘肺

硅藻土是一种生物成因（单细胞水生植物硅藻的残骸）的硅质沉积岩。我国优质硅藻土仅集中于吉林省长白山地区。硅藻土具有细腻、松散、质轻、多孔、吸水等特点，是石油化工、食品加工、制药及水处理中常用的过滤材料，同时也广泛使用于吸附剂、保温耐火材料的制造中。硅藻土尘肺（diatomaceous pneumoconiosis）发生在从事硅藻土的加工业，尤其是硅藻土助滤剂制造业。生硅藻土主要化学成分为正硅酸[$Si(OH)_4$]，此外还有少量三氧化二铝、氧化钙、氧化镁等，在煅烧硅藻土工序中，原$Si(OH)_4$经煅烧产生大量游离SiO_2，且熟硅藻土粉尘直径大多<5 μm，易通过肺泡孔进入肺泡成为高致病性粉尘。硅藻土尘肺主要病理学特点是大量的纤维组织堆积在肺内小血管周围形成弥漫性的细小结节，双肺有广泛的胶原纤维组织增生，肺泡含有大量吞噬了粉尘的尘细胞，并伴广泛的间质性肺泡炎。此类尘肺发展快，病情重，预后差，部分患者急性加重。文献报道1例助滤剂厂硅藻土粉碎工，工龄仅25个月，根据胸部X线片诊断为Ⅱ期尘肺合并气胸，3个月后呼吸衰竭死亡，尸检符合尘肺诊断。

（四）矿物棉尘所致尘肺

矿物棉尘是一类由硅酸盐熔融物制得的蓬松状短细纤维，按所用原料可分为岩石棉和矿渣棉两大类。因石棉明确的致癌性，部分国家已全面禁止使用石棉。矿物棉尘具有优良的保温隔热及吸声性质，成为替代石棉的主要材料之一。动物实验提示矿岩纤维粉尘具有潜在的致纤维化能力。国内有病例报道，接触矿物棉尘可以导致尘肺，发病工龄为9~17年，患者既往无其他粉尘接触史，临床主要表现为间断性胸闷、咳嗽、咳痰，胸部X线片显示弥漫分布圆形或不规则小阴影，CT可见散在分布的粟粒样结节影。未发现因接触矿物棉尘导致的肺癌、恶性间皮瘤及其他肿瘤病例。

（五）耐火陶瓷纤维尘肺

耐火陶瓷纤维是一种纤维状轻质耐火材料，是另一种替代石棉的人造纤维。由三氧化二铝和SiO_2高温人工合成，其生产和使用的环境中存在耐火陶瓷纤维粉尘，可吸入肺部。国内外对耐火陶瓷纤维暴露人群胸部X线片的观察结果表明，耐火陶瓷纤维暴露未见引起肺间质纤维化等疾病，但部分劳动者出现胸膜斑，临床跟踪观察也没发现肺癌和间皮瘤。

对于目前尚未列入国家法定职业病的其他尘肺的诊断一直争议较多，进行诊断时应遵循以下原则。

①有明确的长期接触其他粉尘的职业史，具备相应的职业流行病学资料。②胸部影像学表现符合《职业性尘肺病的诊断》（GBZ 70—2015）中圆形或不规则小阴影，并达到一定的密集度及肺区，或者大阴影形成、胸膜斑形成；或活体肺叶病理、尸检病理符合《尘肺病理诊断标准》（GBZ 25—2014）。③证实劳动者所接触的粉尘和胸部X线片表现及病理结果具有因果关系：符合时序性及剂量–反应关系，也就是接触一定浓度的粉尘，时间达到生物学潜伏期（潜隐期）后，方才出现临床症状及影像学表现。随着医学技术手段的进步，可通过经支气管镜肺泡灌洗、肺穿刺或大标本组织病理学检查，在肺泡、肺间质、小结节及融合团块、肿大淋巴结中找到致病粉尘颗粒，从而证实因果关系。

参考文献

[1] 李德鸿. 尘肺病[M]. 北京：化学工业出版社，2011：135-142.

[2] Arcangeli G1，Cupelli V，Giuliano G. Effects of silica on human lung fibroblast in culture[J]. Sci Total Environ，2001，270(1-3)：135-139.

[3] 胡永斌，曾庆富. 矽肺纤维化细胞分子机制研究的进展[J]. 中华劳动卫生职业病杂志，2003，21(3)：219-221.

[4] 刘锦华，张莹，刘林均，等. 66例石工矽肺发病特点与X射线胸片影像特征分析[J]. 中国职业医学，2014，(2)：179-182.

[5] 蔡晖，谢香梅. 140例矽肺的CT检查与高千伏胸片的对照研究[J]. 黑龙江医学，2013，37(7)：564-565.

[6] 黄昭维，金焱. 煤工尘肺防治的研究进展[J]. 职业卫生与病伤，2005，20(2)：110-112.

[7] 杜鹏，徐凯. 煤工尘肺的影像学诊断研究进展[J]. 中国CT和MRI杂志，2015，13(8)：115-120.

[8] Cullinan P，Reid P. Pneumoconiosis[J]. Prim Care Respir J，2013，22(2)：249-252.

[9] Leung CC，Yu IT，Chen W. Silicosis[J]. Lancet，2012，379(9830)：2008-2018.

[10] Yoon RG，Kim MY，Shim TS，et al. Anthracofibrosis involving lung parenchyma：CT findings and long-term follow-up[J]. J Comput Assist Tomogr，2012，36(6)：636-640.

[11] Kirchner J, Mueller P, Broll M, et al. Chest CT findings in EBUS-TBNA-proven anthracosis in enlarged mediastinal lymph nodes[J]. Rofo, 2014, 186(12): 1122-1126.

[12] De Castro MC, Ferreira AS, Irion KL, et al. CT quantification of large opacities and emphysema in silicosis: correlations among clinical, functional, and radiological parameters[J]. Lung, 2014, 192(4): 543-551.

[13] Kahkouee S, Pourghorban R, Bitarafan M, et al. Imaging Findings of Isolated Bronchial Anthracofibrosis: A Computed Tomography Analysis of Patients With Bronchoscopic and Histologic Confirmation[J]. Arch Bronconeumol, 2015, 51(7): 322-327.

[14] Kimura K, Ohtsuka Y, Kaji H, et al. Progression of pneumoconiosis in coal miners after cessation of dust exposure: a longitudinal study based on periodic chest X-ray examinations in Hokkaido, Japan[J]. Intern Med, 2010, 49(18): 1949-1956.

[15] Xia Y, Liu J, Shi T, et al. Prevalence of pneumoconiosis in Hubei, China from 2008 to 2013[J]. Int J Environ Res Public Health, 2014, 11(9): 8612-8621.

[16] Mo J, Wang L, Au W, et al. Prevalence of coal workers' pneumoconiosis in China: a systematic analysis of 2001-2011 studies[J]. Int J Hyg Environ Health, 2014, 217(1): 46-51.

[17] Laney AS, Petsonk EL, Hale JM, et al. Potential determinants of coal workers' pneumoconiosis, advanced pneumoconiosis, and progressive massive fibrosis among underground coal miners in the United States, 2005-2009[J]. Am J Public Health, 2012, 102 Suppl 2: S279-S283.

[18] 王志刚. 石墨尘肺52例X线胸片影像学分析[J]. 中国煤炭工业医学杂志, 2013, 16(6): 969-970.

[19] 樊晓明, 陈葆春, 陈绍斌. 石棉尘、羽毛尘对女工呼吸系统的影响[J]. 中国职业医学, 2001, 28(4): 48-49.

[20] Nojima D, Fujimoto N, Kato K, et al. Pilot Analysis of Asbestos-induced Diffuse Pleural Thickening with Respiratory Compromise[J]. Acta Med Okayama, 2015, 69(5): 261-266.

[21] 徐孝华, 侯强, 史懋功, 等. 肿瘤坏死因子α及其Ⅱ型受体基因多态性在石棉肺发病中的作用[J]. 环境与职业医学, 2006, 23(4): 307-310.

[22] Upadhyay D, Kamp DW. Asbestos-induced pulmonary toxicity: role of DNA damage and apoptosis[J]. Exp Biol Med (Maywood), 2003, 228(6): 650-659.

[23] Ghio AJ, Stonehuerner J, Richards J, et al. Iron homeostasis in the lung following asbestos exposure[J]. Antioxid Redox Signal, 2008, 10(2):371-377.

[24] Kamp DW. Asbestos-induced lung diseases: an update[J]. Transl Res, 2009, 153(4): 143-152.

[25] Kroemer G, Galluzzi L, Brenner C. Mitochondrial membrane permeabilization in cell death[J]. Physiol Rev, 2007, 87(1): 99-163.

[26] Murray-Zmijewski F, Lane DP, Bourdon JC. p53/p63/p73 isoforms: an orchestra of isoforms to harmonise cell differentiation and response to stress[J]. Cell Death Differ, 2006, 13(6): 962-972.

[27] Beyer HL, Geschwindt RD, Glover CL, et al. MESOMARK™: A Potential Test for Malignant Pleural Mesothelioma[J]. Clinical Chemistry, 2007, 53(4): 666-672.

[28] 郭俊霞, 赵晓红, 刘永泉. 人8-羟基鸟嘌呤DNA糖苷酶基因型和外周血淋巴细胞DNA损伤与石棉肺的关系[J]. 中华预防医学杂志, 2006, 40(6): 381-385.

[29] 刘洪波. 石棉引起肺上皮细胞凋亡机制的研究进展[J]. 海南医学,2011,22(10):141-143.

[30] 余世庆,张祖贻,黄晓英,等. 滑石尘肺一例[J]. 中华劳动卫生职业病杂志,2007,25(9):568-569.

[31] 毛丽君,史志澄,李树强. 水泥尘肺病例特点分析[J]. 中国职业医学,2014(6):670-673.

[32] Wang ML, Beeckman-Wagner LA, Wolfe AL, et al. Lung-function impairment among US underground coal miners, 2005 to 2009: geographic patterns and association with coal workers' pneumoconiosis[J]. J Occup Environ Med, 2013, 55(7): 846-850.

[33] 刘培成,白黎,江瑞康,等. 叁期水泥尘肺影像与病理特征分析并文献复习[J]. 中国工业医学杂志,2016,29(2):114-116.

[34] 王炳森. 水泥尘肺及其水泥小体[J]. 中华劳动卫生职业病杂志,1996(6):67.

[35] 何凤生. 中华职业医学[M]. 北京:人民卫生出版社,1999.

[36] 李毅,王洪源. 铝矾土矿粉尘作业工人五例尸检的病理研究[J]. 中华劳动卫生职业病杂志,2002,20(2):103-105.

[37] 彭娟娟,周泽深,王飞云,等. 黑刚玉致铝尘肺75例的临床研究[J]. 中华劳动卫生职业病杂志,2005,23(4):286-289.

[38] 黄靖雯,沈安丽,张战赛. 电焊烟尘危害及防控措施[J]. 职业卫生与应急救援,2015,33(1):22-25.

[39] 朱华,张兴国,邵华. 电焊作业致肺部损伤机理的研究进展[J]. 预防医学论坛,2015,21(2):134-136.

[40] 朱美芳,易祥华,钟慈声,等. 十例电焊工尘肺的超微结构观察[J]. 电子显微学报,2004,23(1):60-64.

[41] 赵殿辉,汪晓婷,陈达民. 电焊工尘肺高分辨率CT诊断及其病理学基础[J]. 上海医学影像,2009,18(4):344-346,334.

[42] 毛翎,陈小维,周韶炜,等. 某市电焊工尘肺的发病特征[J]. 中华劳动卫生职业病杂志,2009,27(10):620-622.

[43] 张华,陈艳霞,刘家洪,等. 铁末肺沉着病误诊为电焊工尘肺18例报道[J]. 中国工业医学杂志,2015,28(6):432-434.

[44] 胡炜燚. 铁末肺沉着病一例报道及其诊断思考[J]. 中华劳动卫生职业病杂志,2016,34(4):293-294.

[45] Lehnert M, Weiss T, Pesch B, et al. Reduction in welding fume and metal exposure of stainless steel welders: an example from the WELDOX study[J]. Int Arch Occup Environ Health, 2014, 87(5): 483-492.

[46] 王焕强,李涛. 尘肺病的定义与历史[J]. 中国职业医学,2017,44(4):485-493.

[47] 赵金垣. 临床职业病学[M]. 3版. 北京:北京大学医学出版社,2017.

[48] 马藻骅,王仁元,肖国兵,等. 蔺草染土粉尘的特性及职业危害[J]. 工业卫生与职业病,2002,28(3):133-136.

[49] 徐涛,周建英,陈明星. 蔺草尘肺47例临床分析[J]. 中国实用内科杂志,2009,29(9):848-849.

[50] 裴国成,朱志专,黄科成. 吸入蔺草粉尘所致尘肺患者的胸部X线表现[J]. 中国全科医学,2013,16(3):350-353.

[51] 金志朝，张妙珍，马福云. 某磁材企业粉尘危害调查分析[J]. 中国职业医学，2006，33(6)：473-475.

[52] 徐波，费邵阳. 职业性硅藻土尘肺病6例报告[J]. 吉林医学，2016，37(12)：3049-3050.

[53] 许天培，江华丰，陈培兴，等. 硅藻土尘肺1例病理报告[J]. 中华劳动卫生职业病杂志，2000，18(1):28.

[54] 朱晓俊，陈永青，李涛. 人造矿物纤维绝热棉对作业工人呼吸系统的影响[J]. 环境与职业医学，2014，31(4)：262-266.

[55] 张敏，张幸. 耐火陶瓷纤维流行病学和毒理学研究进展[J]. 环境与职业医学，2013，30(1)：63-66.

（曹晓燕，胡炜燚，宋海燕）

第三节 尘肺并发症

尘肺患者由于长期接触各类生产性粉尘，呼吸系统的清除和防御功能严重受损，加之病情进展隐匿，病程缓慢，反复的炎症、组织纤维化使得呼吸道及肺血管结构发生改变，从而发生各种并发症。尘肺常见的并发症是呼吸系统感染、肺结核、气胸、肺源性心脏病、呼吸衰竭，这些并发症也相互影响、相互促进。尘肺并发症对于尘肺患者的诊断、鉴别诊断、病程进展、治疗以及预后都有重大影响，也是大多数尘肺患者最终的直接死因。

一、呼吸系统感染

（一）呼吸系统感染的发病机制及特点

呼吸系统感染是尘肺患者最常见的并发症。生产性粉尘对呼吸道有化学刺激和物理机械损伤作用，导致呼吸道黏膜受损，黏膜上皮纤毛摆动功能下降，使呼吸系统的自净功能严重下降，故尘肺常合并慢性支气管炎。粉尘导致弥漫性的肺组织纤维化、挛缩，对周围细支气管、血管牵拉，使之扭曲变形、狭窄，通气和弥散功能下降，痰液引流受阻。加之慢性长期的病程使得患者全身状况差、抵抗力低，易诱发呼吸系统感染。

造成感染的微生物有细菌病毒、支原体、真菌等。院外感染最常见的病原体是流感嗜血杆菌和肺炎双球菌，其次为葡萄球菌、卡他细球菌、链球菌等。部分尘肺患者长期住院疗养，也易发生院内感染，病原体以G-杆菌为主，其中铜绿假单胞菌和大肠杆菌最多，常见院内交叉感染。部分患者长期反复滥用抗生素和激素，微生物易产生耐药性，使临床治疗越发困难。

（二）呼吸系统感染的临床表现

尘肺并发感染时主要症状为咳嗽加重，咳痰增多。在没有并发感染时，尘肺患者咳痰是携带出肺内粉尘的黏液痰，煤工尘肺会咳出黑色痰液，均是机体自身保护的肺部自净功能，一旦出现感染，痰量增多。一般性细菌感染时，患者咳大量黄脓痰，院内感染绿脓杆菌时痰液浓稠偏绿，真菌感染时多为白色念珠菌，痰液色清，黏度大，呈拉丝样，不易咳出。部分患者呼吸困难加重。全身症状有乏力、食欲不振等，可伴发热，但多为低热，少有高热者。查体可在局部听到干湿啰音，多在背部肺底部，有时可闻及痰鸣音。在肺部感染的诱因下，尘肺患者容易发生呼吸衰竭。

（三）呼吸系统感染的实验室检查

1. 血液检查

细菌感染时可见血白细胞增加、中性粒细胞比例增高、C反应蛋白增高。肺炎支原体、病毒及真菌感染时白细胞不增加，或者有降低。血清降钙素原升高。

2. 病原学检查

痰液的细菌学检查：痰涂片、痰培养和药敏试验尤为重要，是指导用药的金标准。但在实际操作过程中常出现假阴性、假阳性，这和标本的采集有关。痰标本应在使用抗菌药物之前留取，必须避免被污染。先让患者咳出上呼吸道的痰液，清洁口腔，并用1%的过氧化氢漱口，再做深咳动作，以保证所取的痰液标本来自呼吸道深部，2 h内必须送检。用涂片检查的方法判断痰液是否合格，当显微镜低倍镜观察鳞状上皮细胞<10个，白细胞>25个后，再行培养和药敏实验。院外感染的患者要注意肺炎支原体及病毒感染，可给予支原体抗体和相应的病毒抗体检测。对于反复感染的患者，频繁地使用抗菌药物，易造成抵抗力低下，需注意真菌感染的可能。常见的白色念珠菌感染痰涂片可见菌丝、真菌培养阳性。血清(1,3)-β-D-葡聚糖抗原检测（G实验）阳性。

（四）呼吸系统感染的胸部X线检查

在原来尘肺胸部X线片特点的基础上，急性气管炎、支气管炎会出现肺纹理的增粗紊乱，肺部感染可有新的淡薄的不规则的斑片状阴影，多见于中下肺叶，有时可在多处发生，连续动态观察变化较快者，即可对其作出肺部感染的诊断。

（五）呼吸系统感染的诊断

根据患者临床表现，咳嗽咳痰、呼吸困难突然明显加重，查体可闻及呼吸音粗、痰鸣音，在感染部位可闻及湿啰音。结合胸部X线片，可考虑呼吸道感染。病原学检查是确诊的依据，也可指导治疗。尘肺合并肺部感染需与尘肺合并结核、尘肺合并腺癌等疾病鉴别。

（六）呼吸系统感染的治疗

1. 抗感染治疗

可参考细菌培养的药敏试验选择敏感的抗生素。

对尘肺患者合并轻症社区获得性呼吸道感染的患者，应尽可能使用生物利用度较好的口服抗感染药物治疗，如口服阿莫西林或阿莫西林/克拉维酸钾治疗等。严重一些的推荐单用β内酰胺类或氟喹诺酮。通常疗程为5~7 d，重症或非典型性病原体可联合多西环素、米诺环素、大环内酯类治疗，疗程可延长到10~14 d。

医院获得性肺炎的治疗：针对常见的肠杆菌科细菌、流感嗜血杆菌、肺炎链球菌、甲氧西林敏感金黄色葡萄球菌（methicillin sensitive staphylococcus aureus，MSSA）等病原体，经验性选择抗菌药物，即第2、3代头孢菌素/β内酰胺类酶抑制剂。对于青霉素过敏者可使用氟喹诺酮类或克林霉素联合大环内酯类。对于铜绿假单胞菌、耐甲氧西林金黄色葡萄球菌（methicillin resistant Staphylococcus aureus，MRSA）、不动杆菌、肠杆菌属细菌、厌氧菌等引起的重症感染，选用喹诺酮类或氨基糖苷类联合下列药物之一：抗假单胞菌β内酰胺类（如头孢他啶、头孢哌酮、哌拉西林、替卡西林等）；广谱β内酰胺类/β内酰胺酶抑制剂（头孢哌酮/舒巴坦钠、哌拉西林/他佐巴坦等）；碳青霉烯类（如亚胺培南、美罗培南）；必要时联合万古霉素（针对MRSA）；当真菌感染可能性大时，应选用有效抗真菌药物，首选氟康唑，不敏感时可替代5-氟胞嘧啶、咪康唑及伊曲康唑。抗菌治疗的疗程一般为10~21 d，支原体感染治疗疗程为14~21 d，铜绿假单胞菌感染治疗疗程需21~28 d。

2. 支持和对症治疗

保持痰液引流通畅，加强化痰、排痰。可给予患者翻身、拍背、吸痰、湿化气道、祛痰剂（氨溴索化痰、桃金娘油或桉柠蒎油祛痰）等治疗，补充足够的蛋白质热量及维生素。患者发热时予以物理降温，在体温高于38.5 ℃时才可给予药物降温处理。

二、气胸

（一）气胸的发病机制

尘肺患者的肺部组织存在广泛的纤维化，弹性逐渐减弱，甚至发生纤维融合性病变。纤维化部位通气/血流比例失调，通气下降，周围正常肺组织代偿性充气造成肺泡过度扩张，泡性气肿相互融合形成直径>1 cm的气腔，即肺大泡。在肺内压突然增高时，脏层胸膜下的肺大泡破裂，气体进入胸腔发生气胸。肺组织表面和胸膜的纤维化及纤维化组织的牵拉和收缩，也可发生气胸。

（二）气胸的临床表现

尘肺患者在肺内压急剧上升的情况下易发生气胸，诱因包括用力咳嗽、严重喘息、用力憋气（如负重、便秘时易发生气胸）、意外呛咳、突然负重、剧烈活动等。

1. 症状

气胸症状一般是在以上诱因下突发的患侧胸部剧烈疼痛，继之胸闷、呼吸困难，有时有刺激性干咳。因尘肺患者肺功能储备本来就低于正常人群，故一旦发生气胸，症状就会较重，单侧肺体积压缩≥30%时，即可出现严重的呼吸困难。严重时，患者有窒息感、烦躁不安、发绀、冷汗、心率加快甚至意识不清，合并胸腔感染时可有脓胸。大多为单侧气胸，但临床上也可见到一侧气胸治疗过程中发生另一侧气胸。也存在尘肺合并气胸症状不明显的患者，有以下两种情况。①尘肺患者胸膜纤维化，胸膜腔因此被分割，一般气胸则为局限性包裹性气胸，积气量较少，临床症状不明显。部分患者甚至可同时发生多个包裹性气胸。②如果胸膜撕裂口小，进入胸腔内的气体少而缓慢，很快又闭合，患者可没有异常感觉。一般在体检时才发现胸腔有少量积气，气体也会自行吸收，但这类情况较为少见。综上所述，尘肺合并气胸的严重程度与气胸发生快慢、胸腔积气量以及尘肺等基础疾病和功能状态等多个因素有关。

2. 体征

体征取决于积气量的多少。典型体征为气管向健侧移位，患侧胸廓隆起，呼吸运动、触觉语颤减弱，叩诊患侧呈鼓音，呼吸音减低或消失。当严重肺气肿或积气量少时，体征会不明显。

（三）继发气胸的特点

1. 尘肺期别的增加使气胸的发病率增加

气胸的发病率增加，主要与随着尘肺期别的增高，肺间质广泛纤维组织增生的程度加重，肺的弹性变差有关。

2. 尘肺继发气胸易漏诊

尘肺继发气胸易漏诊，因为尘肺患者平时就存在胸闷、气促、咳痰、胸痛等呼吸系统症状，而气胸的症状和上述症状类似，尤其当气胸量不多时，很容易被忽视。由于气胸的呼吸音消失，体征很难与尘肺呼吸音减弱相区分，如不行胸部X线检查则很容易漏诊。

3. 尘肺继发气胸的患者并发症多

尘肺继发气胸的患者并发症多，主要是合并肺气肿、肺大泡、肺部感染、胸腔积液及肺结核。肺部疾病结构改变越多，越容易发生气胸。

4. 气胸复发率高

尘肺继发气胸和普通气胸患者相比恢复时间长，气胸复发率高。

（四）气胸的胸部X线片表现

胸部X线片可见患侧胸部外凸弧形的细线条阴影，称为气胸线，线外透亮度增加，肺纹理消失，为积气的胸腔。线内为向肺门压缩的肺组织，呈团状。大量气胸时，纵隔向对侧移位。

（五）气胸的治疗

治疗包括氧疗、体位控制。根据患者胸腔积气量、尘肺、感染等基础疾病等的具体情况确定相应的治疗方案。首先要积极针对原发病及诱因治疗，促进胸膜裂口的尽早愈合。肺压缩<20%的单纯性气胸患者，可等待其自行吸收。对于肺压缩>20%的患者，要尽快排气缓解患者通气情况，方法包括胸腔穿刺抽气、胸腔闭式引流术等常规手段。对于反复气胸发作，或双侧气胸及气胸持续不闭合者，可行性化学性胸膜固定术，更加严重的可采用胸腔镜或开胸手术治疗。

三、慢性肺源性心脏病

慢性肺源性心脏病是指由支气管–肺组织、胸廓或肺血管病变致肺血管阻力增加，产生肺动脉高压，继而右心室结构和（或）功能改变的疾病，最后导致心力衰竭。

（一）慢性肺源性心脏病的发病机制

尘肺患者发生慢性肺源性心脏病的机制主要是以下3方面。

1. 尘性纤维化

尘肺的主要病理改变为肺内弥漫而广泛的纤维化，小气道通气功能下降，肺通气面积缩小，呼气/血流比例失调，纤维灶周围代偿性肺气肿，压迫肺毛细血管床；纤维化的肺组织对各级肺血管产生压迫和牵拉，有效血流降低；纤维化涉及肺血管，血管内膜增厚、弹性下降，管腔狭窄、闭塞。以上这些都使肺动脉压升高、肺循环阻力增加，从而增加右心后负荷。

2. 缺氧

尘肺患者长期存在慢性缺氧、高碳酸血症，可引起心肌病变，并继发红细胞增多，使血液黏稠度增加，导致肺循环阻力增加。

3. 合并慢性支气管炎

粉尘对气管支气管具有炎性刺激，此外，如工作场所中尚有其他有毒有害物质，长期接触会导致慢性支气管炎症，气流受限，阻力增加，肺泡过度充气，形成肺气肿。肺内压增高会进一步导致肺动脉压升高。据调查，我国煤工尘肺、石棉肺、水泥尘肺合并肺源性心脏病的占比较高。

（二）慢性肺源性心脏病的临床表现

慢性肺源性心脏病病程发展缓慢，首先是逐渐出现心功能的变化，根据心功能分为代偿期和失代偿期（衰竭期）。

1. 代偿期

此阶段以尘肺及慢性支气管炎、肺气肿等基础疾病的临床表现为主，如慢性咳嗽、咳痰，活动后心悸、胸闷，劳动耐力下降等。查体：肺心病大多具有肺气肿的基础体征，如桶状胸，叩诊过清音或鼓音，肝浊音界下移，呼吸音低等。心前区可闻及肺动脉第二心音亢进，上腹部剑突下心脏搏动有力，颈静脉充盈。

2. 失代偿期

随着病程的进展，心脏代偿功能消失，尤其在肺部感染等情况的诱导下发生右心衰竭，出现发绀、心悸、颈静脉怒张、肝脏肿大和压痛、腹水及下肢水肿等。体征：心率快，肝颈静脉回流征阳性，剑突下可闻及收缩期吹风样杂音或心前区奔马律。心衰常伴随呼吸衰竭，表现为发绀、心悸及呼吸困难加重等缺氧症状，严重的还会出现高碳酸血症、肺性脑病。

（三）合并肺心病的特点

①反复感染及吸烟是慢性肺心病的主要原因。②尘肺合并慢性肺心病患者的临床表现不够典型，特别是老年患者。③酸碱失衡及电解质紊乱较为常见。④尘肺合并肺心病的发病率随期别升高而升高。

（四）慢性肺源性心脏病的辅助检查

1. 胸部X线检查

在原有的尘肺胸部X线片基础上出现肺动脉高压症。①右下肺动脉干扩张，横径≥15 mm或横径与气管横径比值≥1.07，动态观察右下肺动脉干较前增宽2 mm以上；②肺动脉段中度突出或其高度≥3 mm；③中心肺动脉扩张和外围分支纤细，形成鲜明对比；④圆锥部显著突出；⑤右心室增大征。

2. 心电图检查

心电图检查的主要表现为右心室肥大的改变。①电轴右偏，额面平均电轴≥+90°；②V1导联R/S≥1；③重度顺钟向转位；④Rv1+Sv5≥1.05 mV；⑤aVR R/S或R/Q≥1；⑥肺型P波；⑦V1-V3，可出现酷似陈旧性心肌梗死图形的QS波。

3. 超声心动图检查

超声心动图检查测定右心室流出道内径≥30 mm，右心室舒张末期内径≥20 mm，右心室前壁的厚度≥5 mm，左、右心室内径的比值<2，右肺动脉内径或肺动脉干及右心房增大等指标，可诊断为慢性肺心病。

（五）慢性肺源性心脏病的诊断

在原有尘肺及慢性阻塞性肺疾病、肺气肿的基础上出现肺动脉高压、右心肥大等心脏受累的表现，即可诊断为慢性肺源性心脏病。后期出现右心功能衰竭的表现时，根据患者的病史、症状体征，结合心电图、胸部X线片及超声心动图进行诊断会更加容易。

（六）慢性肺源性心脏病的治疗

1. 代偿期

在代偿期给予患者长期氧疗、呼吸康复功能锻炼。针对慢性阻塞性肺疾病予以支气管扩张剂、祛痰、抗炎等治疗。针对尘肺予以汉防己甲素等延缓进展。同时加强营养，增强免疫功能，预防感染。

2. 失代偿期

急性期积极控制感染等诱发因素，畅通呼吸道改善呼吸功能，纠正缺氧和二氧化碳潴留。针对心力衰竭，予利尿剂降低心脏负荷，如仍不能控制病情，谨慎使用强心剂。缺氧和感染会降低患者对洋地黄的耐受性，易发生洋地黄中毒，所以必须小剂量使用。此外，还可使用血管扩张剂。缓解期仍然要预防感染等诱因。

四、呼吸衰竭

呼吸衰竭是指各种原因导致的肺通气和（或）换气功能障碍，使得静息状态下亦不能维持足够的气体交换，导致低氧血症伴（或不伴）高碳酸血症，进而引起一系列病理生理改变和相应临床表现的综合征。其明确诊断有赖于动脉血气分析：在海平面、静息状态、呼吸空气条件下，动脉血氧分压（PaO_2）低于8 kPa（60 mmHg①），或伴有二氧化碳分压（$PaCO_2$）高于6.65 kPa（50 mmHg），可诊断为呼吸衰竭。尘肺并发呼吸衰竭是尘肺患者晚期常见的结局。

（一）呼吸衰竭的发病机制及特点

①长期的粉尘刺激使气道发生慢性炎症，同时尘斑、尘结节对各级支气管造成损伤，导致呼吸道狭窄，发生阻塞性通气障碍。②生产性粉尘使肺组织广泛地纤维化，正常肺组织被肺纤维化组织取代。有效呼吸面积减少，纤维化部位的有效通气减少，血流则可能相应正常。而没有纤维化的部位，可发生代偿性肺气肿或过度通气，两者均导致通气不足和通气/血流比例失调。③胸膜纤维化使肺容量降低，有效通气量减少，肺气肿肺大泡使残气量增加。④弥漫的纤维化和粉尘沉积累及肺泡、肺间质及肺血管，影响了肺换气功能。⑤尘肺患者呼吸系统自净功能及免疫能力下降，相对于其他患者更易发生肺部感染。在通气和弥散功能下降的基础上，感染是呼吸衰竭发生最常见的诱发因素。

（二）呼吸衰竭的临床分型

根据动脉血气结果将呼吸衰竭分为两种类型。

Ⅰ型呼吸衰竭：缺氧性呼吸衰竭，PaO_2<60 mmHg，无二氧化碳（CO_2）潴留或伴CO_2降低，见于换气功能障碍的病例。

Ⅱ型呼吸衰竭：高碳酸性呼吸衰竭，缺氧伴CO_2潴留。PaO_2<60 mmHg同时$PaCO_2$>50 mmHg，系肺泡通气不足所致的缺氧和CO_2潴留。

还有一种特殊情况，即只有CO_2潴留，没有缺氧。这种情况是治疗时过度吸入高浓度氧所致，使肺泡氧分压及血氧分压增加，缺氧对颈动脉窦和主动脉化学感受器的刺激减弱直至消失，使通气量进一步降低，加重CO_2潴留。治疗过程中需注意此类情况的发生。

---

① 1 mmHg=133.32 Pa。

按呼吸衰竭发展的病程可分为急性呼吸衰竭和慢性呼吸衰竭。尘肺并发的呼吸衰竭基本为慢性呼吸衰竭，随着粉尘对呼吸道、肺泡及肺间质的损伤，弥散功能和通气功能障碍逐渐加重。早期、中期虽有缺氧，或伴CO_2潴留，但通过机体代偿适应，仍能从事日常活动，pH在正常范围内。但合并感染、气胸等情况时，短时间内PaO_2急剧下降，$PaCO_2$显著上升，称为慢性呼吸衰竭急性加重。反复发生急性加重，后期则失代偿。

（三）呼吸衰竭的临床表现

1. 缺氧

①呼吸困难：呼吸困难是缺氧的主要症状。在呼吸衰竭代偿期，患者有轻度的呼吸困难，活动耐力下降。轻体力活动时觉得呼吸费力、胸闷等，休息后可得到缓解。到失代偿期，呼吸困难明显加重，先是呼吸浅快，随着缺氧的加重，呼吸变得深而慢，甚至出现潮式或间隙式呼吸。②发绀：口唇、指甲发绀是缺氧的典型表现。尘肺患者长期缺氧红细胞代偿性增多，发绀更明显，血氧饱和度低于75%时即有明显的发绀，多表现为中心性发绀。③神经症状：患者情绪不稳定、烦躁不安、神志不清、谵妄直至昏迷。④循环系统表现：心动过速、心肌缺氧。⑤肝肾功能的损害：尿中出现蛋白细胞、红细胞及管型细胞。⑥消化系统：胃肠黏膜缺氧，致糜烂出血。

2. 二氧化碳潴留

①神经系统：随着$PaCO_2$的升高表现为先兴奋后抑制，患者早期会出现头胀、头痛，继而出现烦躁不安、兴奋、幻觉及精神症状，最后神志淡漠、昏迷，即肺性脑病。CO_2潴留致血液pH下降、呼吸性酸中毒。查体常见面部肌束及四肢震颤，手部可有扑翼样震颤或间隙抽动。昏迷患者瞳孔缩小，对光反应迟钝或消失，腱反射减弱或消失，锥体束征可呈阳性。②循环系统：在CO_2的作用下周围血管扩张充盈，皮肤潮湿、红润，眼结膜水肿。深度昏迷患者或伴有严重酸中毒、血压下降、休克和循环衰竭的表现。

（四）呼吸衰竭的诊断

呼吸衰竭的诊断主要依靠血气分析，结合尘肺基础病变及感染、气胸等诱因，患者低氧血症及CO_2潴留的临床表现不难作出诊断。

（五）呼吸衰竭的治疗

1. 首先积极治疗原发病

对于尘肺，给予汉防己甲素、N-乙酰半胱氨酸等抗纤维化治疗。当合并感染时应及时针对致病菌使用敏感抗菌药物，去除诱发因素。

2. 保持呼吸道通畅和有效通气量

为保持呼吸道通畅和有效通气量，可给予支气管扩张剂解痉平喘，如β2受体激动剂沙丁胺醇、硫酸特布他林，抗胆碱能药物如异丙托溴铵、噻托溴铵解痉平喘。给予乙酰半胱氨酸、盐酸氨溴索、桃金娘油等化痰祛痰。翻身、拍背及体外振动排痰等保证痰液的排出，甚至吸痰保持气道通畅。

3. 纠正低氧血症

可用鼻导管、鼻塞或面罩吸氧纠正低氧血症。对CO_2潴留的患者要保持低浓度吸氧，防止因血氧迅速上升，CO_2潴留进一步加重。

4. 人工辅助呼吸

人工辅助呼吸包括无创机械通气和有创机械通气。在药物治疗效果较差的情况下，用无创呼吸机治疗尘肺合并呼吸衰竭，多数患者短期内症状可明显改善。最初治疗时不应强调血氧饱和度（SaO_2）都达到90%以上。当无创呼吸机治疗仍不能改善缺氧状况，应及时行气管插管或切开，予有创机械通气。

5. 糖皮质激素

呼吸衰竭时使用糖皮质激素可以减轻支气管痉挛及气道炎症，减少支气管黏膜分泌，常用甲泼尼龙静脉滴注。

6. 呼吸兴奋剂

大部分尘肺合并呼吸衰竭、气道阻力增高，其是引起呼吸肌疲劳的主要原因，所以在保持气道通畅的前提下使用呼吸兴奋剂才能取得更好的效果。可使用尼可刹米静脉推注及静脉泵维持。

7. 纠正多种并发症

纠正酸碱失衡、心律失常、心力衰竭等并发症。

五、肺结核

肺结核是结核分枝杆菌引起的慢性肺部感染性疾病，其中痰中排菌者称为传染性肺结核患者。

（一）尘肺病合并肺结核

尘肺患者是肺结核发病的高危人群，尘肺和结核的病变相互促进，尘肺合并结核后病情复杂、加重，且抗结核治疗的效果很差。20世纪50年代以前，肺结核是尘肺病最常见的并发症及主要死因，近几十年来由于防肺结核、抗肺结核工作的加强，并发率有明显改观，死亡率显著下降。但由于耐药菌，特别是多种抗结核药物耐药菌株的出现和传播，给尘肺病合并结核的治疗增加了困难。尘肺病合并肺结核与尘肺的病期和类型、患者的年龄、营养状况、结核的防治措施及诊断、治疗水平等因素有关。王一丹等对2000—2013年发表的有关尘肺合并肺结核情况的文献进行了Meta分析，总样本量为117 370例，其中有18 682例患有尘肺病合并肺结核，总的尘肺病合并肺结核率为14.8%，低于1949—1986年的15.8%的全国尘肺合并肺结核率。尘肺病合并肺结核率随期别的升高而升高，叁期尘肺合并肺结核率高达45.1%。

（二）肺结核的分型

肺结核的类型包括原发性肺结核、血行播散型肺结核、继发性肺结核、结核性胸膜炎和其他肺外结核。其中血行播散型肺结核要与以弥漫分布的小阴影为主的壹期、贰期尘肺病相鉴别。尘肺病合并的肺结核以继发性肺结核为主，即原发感染后体内潜伏病灶内的结核杆菌因免疫功能低下等各种诱因重新繁殖、病变活动而发病。根据影像学表现，尘肺结核可以分为以下两种类型。

1. 分离型尘肺结核

在壹期、贰期尘肺并发结核时，结核病的形态不受尘肺影响，仍按肺结核本身好发部位（上叶尖后段及下叶背段）出现，尘肺与肺结核两种病变各自存在，在胸部X线片上大致能区别开来。结核病变具有一般结核的特征，对抗肺结核治疗的反应较好，病变可以吸收。如治疗不当，病灶可扩大，进而形成空洞，以致转变为结合型尘肺结核。

2. 结合型尘肺结核

随着尘肺与结核的进展，肺组织的破坏面积增大，尘肺病变与结核病灶结合在一起，此时在胸部X线片上较难区别这两种疾病，这种尘肺与肺结核共存的尘肺结核病灶有其独特的X线影像表现，不同于单纯尘肺或单纯结核。结合型尘肺结核有以下3种X线表现：①尘肺结核结节影，即结核杆菌在尘斑或尘结节及周围感染，一般在5 mm左右，大小不等，密度不均，形态不规则并模糊，分布不对称，短期观察形态有变化，病情进展快；②尘肺结核的融合团块阴影，由于是尘肺和结核两种病变交融形成的团块，其影像不同于单纯的叁期尘肺的大阴影，形态多变，两侧不对称。可因胸膜受累使大阴影边缘不清，大阴影与胸壁之间看不到气肿带。大阴影与肺门有条索状阴影相连，大阴影的中心密度不均，可出现透亮区或钙化灶。③尘肺结核空洞影像，其特点是空洞不规整，洞壁呈虫蚀状，有时有多个空洞重叠成蜂窝状。

（三）肺结核的临床表现

肺结核患者首先有结核接触史，比如工友已患有结核。咳嗽、咳痰、气喘等症状加重。咯血是结核的典型症状，可痰中带血丝、血块，也可咯满口血，甚至因大量咯血窒息而死。咳出大量柏油样痰是煤工尘肺合并结核空洞的表现，可有胸痛、气促，发热以低热为主，反复或持续数周到数月，伴盗汗、体重下降、乏力等症状。

（四）肺结核的实验室及辅助检查

1. 病原学检查

①痰涂片及培养：痰涂片及培养是肺结核病原学诊断的直接证据，是临床确诊、判断疗效的重要依据。但涂片检出率不高，痰标本中结核分枝杆菌数量达到5 000~10 000个/mL时才能检出，且抗酸杆菌在形态上不能与非结核分枝杆菌鉴别。痰培养的检出率高于涂片，但培养时间较长，需2~8周左右，有条件时可采用Bactec系列及其他液体培养基，报告时间可缩短。②结核菌素纯蛋白衍生物（purified protein derivative，PPD）试验：PPD试验常作为结核感染率指标，对成人结核病诊断意义不大。PPD强阳性提示机体处于超敏状态，对原发性肺结核、结核性浆膜炎的诊断有参考价值。PPD皮肤试验近期转阳也有一定意义，需进一步检查。③结核抗体、结核杆菌特异性DNA检测等。

2. 胸部X线检查

尘肺患者合并结核在壹期、贰期多为分离型尘肺结核，病变易发生在上叶尖后段和下叶背段。但随着尘肺与结核的进展，尘肺病变与结核病灶融合在一起，成为结合型尘肺结核。整个病程中X线表现呈多形态病灶，包括斑片状浸润、结节、球形、空洞等。尘肺合并肺结核的胸部X线片诊断征象总结如下。

①肺尖或锁骨下出现的不对称小片状或斑片状密度不均阴影，或上肺野短时间内出现的浸润性病灶。②密度不均的大片阴影，与肺门有引流支气管索状阴影相连，同侧肺门上提，纵隔、气管向患侧移位者。③团块状阴影短期增大明显，团块的外侧壁有广泛的胸膜增厚粘连，无向心收缩。动态观察团块以横向为主向四周发展者，团块阴影多数轮廓不清，缺乏周围代偿性肺气肿，有斑片状阴影或结节状卫星灶。④动态观察胸部X线片，可见在原已确诊为结核灶

的相应部位上形成的团块影，或尘肺的融合团块短期多变，形成形态不规则的较大空洞，伴同侧或对侧播散者病变进展快，肺组织毁损、破坏性改变严重。⑤出现胸膜腔积液，并证实为结核性渗出液。⑥单纯性尘肺病变，短期内双肺小结节状阴影突然猛增，且临床有高热等中毒症状者要考虑尘肺合并血行播散型肺结核的可能性。⑦尘肺患者肺部出现的异常阴影，经规则抗结核治疗半年以上，胸部X线片显示病变有明显吸收好转者。

3. 胸部CT扫描检查

胸部CT扫描检查对胸部X线片有补充性诊断价值。肺结核的胸部CT表现可归纳为“三多三少”，即多形态、多部位、多钙化，少肿块、少堆聚、少增强。可以较早发现胸内隐匿部位病变，包括气管、支气管内的病变；早期发现肺内粟粒阴影；对尘肺小阴影聚集而成的大阴影和结核大阴影进行鉴别；了解肺门、纵隔淋巴结肿大情况；较早发现胸腔积液等胸膜病变。

4. 支气管镜检查

通过支气管镜检查可镜下观察病变部位，在可疑部位行活检和刷检及肺泡灌洗术。通过这些方法获取病原学和组织病理学依据，从而提高肺结核的诊断敏感性和特异性。

5. 经皮肺穿刺术

对于靠近胸壁的周围性病变，在超声检查或CT引导下进行经皮肺穿，获取活组织进行组织病理学和细菌学检查，是一项提高疑难肺结核诊断率的有效手段。

（五）肺结核的诊断

按照中华人民共和国卫生行业标准《肺结核诊断标准》（WS 288）对尘肺患者合并结核进行诊断，主要是依靠病原学检查结果，结合症状体征、影像学表现，特别是胸部X线片或CT检查的动态变化，作出诊断。

（六）肺结核的治疗

尘肺结核患者的抗结核化学疗法是基本治疗。治疗原则为早期、联合、规律、全程、适量，以达到消灭结核菌、治愈疾病、防止耐药菌产生、减少复发的目的。

尘肺结核按结核的常规疗法治疗，疗效常不显著，其原因如下。①肺组织的淋巴回流障碍，淋巴系统有尘性增生、闭塞。肺、支气管病变及肺间质纤维化使防御机能低下，造成病灶不易吸收消散，空洞不易闭合。②粉尘与结核菌互为佐剂，均有致纤维化的作用，使得尘肺结核迅速发展。③实验和人体研究证明有粉尘存在时，结核菌的繁殖较快，并由于粉尘长期不断地作用于巨噬细胞，使之大量崩解坏死，对结核菌的吞噬相应降低，从而使结核病灶不易局限。④肺部弥漫性纤维化及块状纤维化导致局部肺循环不畅，血流量低，化疗药物在此区域无法达到需要的浓度水平，因而影响疗效。

基于上述情况，尘肺结核的治疗有以下特点。①用药量偏大，时间偏长。过去死亡率高时，甚至有人主张终身用药，预防用药，现在已不再提倡。对新治病例尽可能使用两三种药物，用药18个月或2年以上。化疗期间不得间断治疗。②在尘肺治疗时，应注意有些药物有抑制纤维化的倾向，可产生结核病变活动，有的发生崩解、播散。在使用汉防己甲素等药物时，应严格选择单纯尘肺病例。在肺部有大块病变，很难排除肺结核时，应避免使用这类药以及糖皮质激素。

六、其他并发症

除了呼吸系统感染、肺结核、气胸、肺源性心脏病、呼吸衰竭等常见并发症，部分尘肺患者还易发肿瘤、肺栓塞、类风湿尘肺等其他并发症。

（一）肺癌

关于尘肺与肺癌的关系，几十年来各国学者做了大量研究工作。国际癌症研究中心（International Agency for Research on Cancer，IARC）已将石棉、二氧化硅结晶型（职业接触吸入的石英或方晶石尘）、含石棉状纤维的滑石、铝的生产及钢铁铸造等与尘肺相关的粉尘列入致癌物分类中。但除了石棉与肺癌（间皮瘤）的联系已被确定，其余粉尘，如硅尘、金属矿尘等与肺癌之间的关系在人类流行病学研究方面尚无肯定结论。

石棉作业工人和石棉肺患者并发肺癌率高于一般人群，尤其是吸烟者肺癌发病率更高，潜伏期在20年以上。职业接触石棉的工人间皮瘤的发病率是一般人群的100~200倍。间皮瘤患者多见于接触青石棉者，说明其致癌性强于其他石棉品种。从接触石棉到发生间皮瘤的潜伏期，可长达30~40年。根据报道，石棉作业工人肺癌的发生率占21%，胸膜间皮瘤占8%。我国也将石棉所致肺癌、间皮瘤被列入职业性肿瘤范围内。在经济条件允许的情况下，建议石棉肺患者或石棉作业工人每年复查胸部CT，以便及时发现肺部及胸膜的恶变。

（二）肺动脉血栓栓塞

肺动脉血栓栓塞（pulmonary thromboembolism，PTE）是来自静脉系统或右心的血栓阻塞肺动脉或其分支所导致的以肺循环和呼吸功能障碍为主要临床和病理生理特征的疾病。部分老年尘肺患者长期缺氧会发生真性红细胞增多症，导致活动较少，甚至长期卧床，慢性心力衰竭、呼吸衰竭，这些都是PTE的高危因素。但我国有关PTE的研究起步较晚，在尘肺合并方面更是关注较少，所以病例报道不多。

临床表现：在原有的咳嗽、咳痰、气短的基础上突然发生喘憋、呼吸困难加重、胸痛、咯血。因患者有尘肺、慢性呼吸衰竭等基础疾病，本身就有咳喘症状，故易误诊为合并呼吸道感染或气胸等疾病，患者发病多无明确诱因。一旦发生上述可疑症状，可给予筛选指标D-二聚体检测，≤0.5 mg/L即可以排除，如≥0.5 mg/L，则需进一步检查。肺动脉造影可以直观地表现出肺栓塞的情况，是临床诊断PTE的“金标准”，但作为一项有创检查，对老年尘肺患者施行有一定的困难。无创性检查CT肺动脉造影（CT pulmonary angiography，CTPA）具有安全、便捷、高敏感性和特异性等特点，已在临床上被广泛使用。一旦确诊尘肺并发PTE，应严密监护各项生命体征，予溶栓治疗，同时针对呼吸衰竭、感染等疾病进行治疗。PTE缺乏特异性的临床症状和体征，临床漏诊率、误诊率较高，但实际罹患率不低，且死亡率高。职业病方面的部分临床医生对PTE的认识不全面及缺乏诊断PTE的基本技能，需加强对此病的认识。尤其是尘肺并发PTE多见于老年、高分期尘肺（贰期、叁期）患者，对该类患者应提高警惕。

（三）类风湿尘肺

类风湿尘肺（Caplan syndrome）即尘肺合并类风湿性关节炎，常并发于煤工尘肺，少数陶工尘肺也会并发类风湿。杨德昌等对煤工尘肺合并类风湿病的调查显示，类风湿尘肺的检出率为8.22%，远远高于正常人群类风湿病的发病率。胸部X线片表现：在尘肺胸部阴影的基础上可见类风湿结节（Caplan结节）。Caplan结节是诊断典型类风湿尘肺的主要依据。在类风湿关节炎发作前后均可出现肺内结节，但在发生关节炎后，肺部的病情常迅速发展。在进行类风湿煤工尘肺诊断时，必须连续定期拍摄胸部X线片，动态观察。大多数类风湿尘肺患者的血清或关节滑膜液类风湿因子、自身免疫抗体为阳性，血清免疫球蛋白的出现异常。类风湿尘肺的重要临床特点是肺纤维化进展速度和程度比单纯尘肺要严重得多。如及时监测尘肺患者或粉尘接触人群的类风湿因子，对早期发现RH阳性的人采取措施，就可以防止肺部病变的发展 。

参考文献

[1] 李德鸿. 尘肺病[M]. 北京：化学工业出版社，2010.

[2] 中华医学会呼吸病学分会. 中国成人社区获得性肺炎诊断和治疗指南(2016 年版)[J]. 中华结核和呼吸杂志，2016，39(4)：253-279.

[3] 赵娜. 尘肺并发自发性气胸的临床分析[J]. 中国社区医师，2015，(3)：33-34.

[4] 李欣，肖雄斌，戴伟荣，等. 尘肺继发气胸的临床观察[J]. 临床肺科杂志，2013，18(12)：2224-2225.

[5] 葛均波，徐永健. 内科学[M]. 8版. 北京：人民卫生出版社，2013.

[6] 孙秀霞，张昕. 煤工尘肺合并慢性肺源性心脏病178例临床分析[J]. 中国职业医学，2012，39(2)：135-136.

[7] 王登强，冷旭媚，林丽颖，等. 尘肺患者并发慢性肺源性心脏病相关因素分析[J]. 海峡预防医学杂志，2002，8(1)：71-72.

[8] 夏玉静，杨彦俊，陈静耿. 无创通气在救治尘肺合并呼吸衰竭的临床应用[J]. 中国职业医学，2007，34(4)：301-302.

[9] 孙文静，王秋玲. 尘肺肺部感染并发呼吸衰竭的病例分析[J]. 实用预防医学，2011，18(8)：1461，1532.

[10] 何凤生. 中华职业医学[M]. 北京：人民卫生出版社，1999.

[11] 王一丹，唐浩，陈卉，等. 尘肺病合并肺结核发生情况的meta分析[J]. 职业与健康，2015，31(1)：16-19.

[12] 李宝平，周云芝，尹晓明，等. 尘肺合并肺结核影像学研究进展[J]. 中国工业医学杂志，2006，19(5)：288-291.

[13] 杨正军，郭周中，曹兴占. 尘肺并存肺结核患者X线诊断及鉴别诊断[J]. 河南职工医学院学报，2013，25(1)：8-10.

[14] 李宝平，周云芝，杨德昌，等. 尘肺肺癌的流行病学[J]. 职业与健康，2007，23(8)：644-647.

[15] 赵金垣. 临床职业病学[M]. 2版. 北京：北京大学医学出版社，2010.

[16] 张正华，宋玉果. 7例尘肺并发肺动脉栓塞的诊断与治疗[J]. 中国工业医学杂志，2008，21(4)：237-238.

[17] 王辰，翟振国. 肺血栓栓塞症的急诊诊治策略[J]. 中华老年心脑血管病杂志，2004，6(2)：143-144.

[18] 杨德昌，翟献民. 煤工尘肺合并类风湿病调查[J]. 中华预防医学杂志，1995:29(6)：338.

[19] 李宝平，马大庆，周云芝. 类风湿煤工尘肺X线的诊断(附12例病例报告)[J]. 中国医学影像技术，2000，16(7)：533-534.

[20] 李庆友. 典型类风湿陶工尘肺1例报告[J]. 中国工业医学杂志，1990，3(1)：51.

（胡炜燚，宋海燕）

第四节 尘肺病的鉴别诊断

《职业性尘肺病的诊断》（GBZ 70—2015）规定，诊断尘肺病时应根据可靠的生产性矿物性粉尘接触史，以技术质量合格的高千伏胸部后前位X线片或数字化摄影胸部X线片（DR）表现为主要依据，结合工作场所职业卫生学、尘肺流行病学调查资料和职业健康监护资料，参考临床表现和实验室检查，排除其他类似肺部疾病后，对照尘肺病诊断标准片，方可诊断。其中“排除其他类似肺部疾病”即指尘肺病的鉴别诊断。由于许多疾病都有和尘肺病相似的胸部X线片表现，按照上述诊断原则，一般不难鉴别。对于少数难以鉴别又涉及诊断与治疗及预后的患者，则需相应检查甚至试验性治疗方能确定诊断。

一、胸部X线片阴影的常见病因

尘肺的胸部X线片具有一定的特征性，是诊断尘肺及其分期的唯一依据，但尘肺的胸部X线片属于其病理改变在影像学上的反应，不具有特异性，许多疾病都有和尘肺病相似的胸部X线片表现。胸部X线片显示圆形、不规则形小阴影及大阴影的常见发病因素见表3–1。

表3–1 胸部X线片形成圆形、不规则形小阴影及大阴影常见病因

阴影形态 发病因素	点状影（圆形小阴影）	条状影（不规则小阴影）	大阴影
感染因素	水痘（钙化点）、结核（粟粒型）、芽生菌病、球孢子菌病、组织胞浆菌病、血吸虫病		肺结核
吸入性因素	各种生产性矿物性粉尘； 放线菌、真菌、其他有机物所致外源性过敏性肺泡炎类脂质肉芽肿； 刺激性气体、氮氧化物、臭氧、光气	石棉、滑石、铍； 放线菌、真菌、其他有机物所致外源性过敏性肺泡炎类脂质肉芽肿	
伴随于心血管疾病	肺泡性肺水肿、二尖瓣狭窄、含铁血黄素沉着症、粟粒样钙化、右侧感染性心内膜炎	弥漫性间质性肺水肿	
病因不明的疾病	结节病； 结节性红斑； 特发性含铁血黄素沉着症； 肺泡蛋白沉着症； 肺泡微石症	结节病； 隐源性弥漫性肺间质纤维化（纤维化性肺泡炎）	结节病

续表3-1

阴影形态 发病因素	点状影（圆形小阴影）	条状影（不规则小阴影）	大阴影
伴随于全身性疾病	类风湿肺	“蜂房肺”、弥漫性肺间质纤维化（纤维化性肺泡炎）、先天性黄瘤病、结节性硬化病、“类风湿肺”、干燥综合征、全身性红斑狼疮、硬皮病（进行性全身性硬皮病）、胰腺囊肿病	
网状内皮系统疾病及血液病	白血病、霍奇金病、淋巴肉瘤	淋巴肉瘤	
肿瘤	原发及继发瘤； 细支气管癌	癌性淋巴管炎	肺癌
过敏性疾病	外源性过敏性肺泡炎； 嗜酸细胞浸润； 喘息性肺浸润； 结节性动脉炎	外源性过敏性肺泡炎	
伴随已愈的炎症性疾病		纤维化、支气管扩张	肺结核

二、尘肺病的鉴别诊断

（一）肺结核

流行病调查资料显示，肺结核（lung tuberculosis）在接尘工人中的发病率较不接尘的一般成年人要高出3~8倍，尘肺病患者并发肺结核发病率则更高于接尘工人，且其结核的发病率与接触粉尘中游离SiO_2含量的高低呈正比，随尘肺病期别的升高，结核并发率也相应增高。

鉴别肺结核需要明确两个问题：一是胸部X线片上所见的病变是尘肺病改变还是结核病变；二是否为尘肺病合并结核。需与尘肺病鉴别的肺结核主要有以下几种类型。

1. 粟粒性肺结核

粟粒性肺结核为血行播散型肺结核，可分为急性、亚急性和慢性3种类型。

急性时临床症状明显，起病急骤，可有高热、呼吸困难、血沉增快、痰菌和血PCR检查阳性。在起病后2周，肺内可见到广泛分布的粟粒状小斑点状阴影，直径为1~3 mm，阴影密度较淡，边缘模糊，肺野透明度减低，与尘肺不同的是粟粒性肺结核结节阴影以内带为主，上肺野较多，经抗结核治疗，肺内结节阴影可减少或消失。亚急性和慢性时临床症状较轻，常见无力、低热、盗汗等症状。血沉可轻度增快。肺部X线片可见双侧有大小、密度不等的斑点状或片状阴影，部分边缘清晰，部分模糊。慢性时，有时可无任何临床症状，胸部X线片可见硬结及纤维化，亦可有部分钙化，但无肺气肿、肺大泡、肺纹理扭曲、变形等尘肺病常见的X线片征象。血行播散型肺结核与尘肺的鉴别要点见表3–2。

表3–2　血行播散型肺结核与尘肺的鉴别要点

病名	肺结核（血行播散型）	尘肺（壹期、贰期）
职业史	无或有粉尘接触史	明确的粉尘接触史
症状	结核中毒症状，起病较急	呼吸道症状渐重，呼吸困难明显
胸部X线片	双肺分布广，呈分布、大小、密度一致的粟粒样阴影； （亚急性、慢性）病灶的分布、大小及密度均不一致，新老病灶混合，上肺旧病灶下肺新病灶、无纤维化和网状结构改变，无灶周肺气肿	粟粒结节双肺中内带较密集，周边较稀疏，分布不均、大小不等； （贰期）类圆形和不规则形小阴影，病变进展，结节增大增多，由双肺中下野向上肺野漫延； 纤维化灶，灶周肺气肿，肺纹理减少变形
病程	病程短，病灶1~2个月吸收或扩大	病程长，通常2~3年病变明显合并肺结核时小阴影增大、边缘不清、密度增高，进展加速
抗结核	有效	无效

2. 浸润型肺结核

浸润型肺结核（又称继发性肺结核）的好发部位多位于肺的上叶尖后段和下叶背段；病变形态和分布往往呈多形性、多灶性、多叶（段）性、多钙化、少肿块、少增强、少堆积（相对散布）；局限性病灶周围多有卫星病灶；病灶进一步发展容易形成空洞，洞壁薄；常累及胸膜并形成局部胸膜肥厚粘连；病程往往较长，短时（2~4周）复查变化不大。浸润型肺结核与尘肺的鉴别要点见表3–3。

3. 慢性纤维空洞型肺结核

慢性纤维空洞型肺结核的肺内可有多发或单个空洞病变，往往双侧病变不

表3–3　浸润型肺结核与尘肺的鉴别要点

病名	肺结核（浸润型）	尘肺（贰期、叁期）
胸部X线片	斑片状影和结核球，两上肺多见卫星病灶，胸膜粘连、空洞单发或多发，形态不一，薄壁，偏心，类圆形，通常直径<3 cm	大阴影，病灶较大，多为椭圆形（长条形），肺外带多见，周边伴有肺气肿，空洞单发，直径小，厚壁，中心
症状	结核中毒症状明显	少有中毒症状，病程长
特点	多种性质病变	病变相对单一

对称，空洞周围有卫星病灶，也可有钙化，可与肺门呈垂柳现象，纤维索条阴影增多，痰菌常呈阳性。

4. 结核球（结核瘤）

结核球为包裹的干酪性或增殖性结核病变，常见于上叶尖、后段或下叶背段，形状一般为圆形或椭圆形，直径大小为1.5~3 cm，偶有>3 cm者，球内可有钙化，边缘光滑，可单个或多个，周围可有卫星灶，多见于一侧，临床可无症状。

统计显示，硅沉着病合并肺结核疾病的比例约为30%，一旦并发肺结核，就会加快病情进展，硅沉着病合并结核是造成硅沉着病患者死亡的最重要原因。因此，正确判断尘肺合并结核病变患者的肺结核病变活动性状况非常重要。

临床上可以通过以下几方面进行综合分析：①痰菌（涂片或培养）、血沉、PPD等常规检查；②X线片表现改变；③新型实验室检查；④试验性抗结核治疗，当给予正规抗炎治疗后，炎症吸收不明显，试验性抗结核治疗有效，也为诊断提供了临床依据。

近年来，对结核的早期、快速诊断试验也有一定进展。①结核感染T细胞检测技术（TB-IGRA），是结核病诊断的新技术，该方法特异性好、灵敏度高而且具备结果可靠、耗时短的特点；TB-IGRA增高只能标示患者感染过结核，是否合并活动性感染要结合其他支持项目。TB-IGRA正常则高度提示患者目前不合并结核病变，这对临床医生合理选择治疗用药则会有较大帮助。②实时荧光定量核酸扩增检测，该试验方法快速，操作简单，交叉污染少，自动化完成，无需生物安全需求，具有高度的敏感性和特异性，且能同时检测利福平耐药菌株等优点，有助于临床上早期快速诊断结核病和利福平耐药结核病。将其作为传统痰检方法的补充可以减少漏诊，提高活动性肺结核诊断的病原学诊断依据。

（二）肺癌

1. 肺癌的临床表现

咳嗽在中心型肺癌（lung cancer）中较早出现，常以阵发性、刺激性干咳为首发症状，无痰或仅有少量的白色泡沫状黏液痰；咯血较尘肺时多见，以痰中带血为主，大咯血少见，如病变累及胸膜或胸壁则可出现持续、固定而剧烈的胸痛，此种胸痛性质在尘肺病中很少见到；肿瘤压迫气管引起气道堵塞或继发感染时可有明显的呼吸困难；全身症状可表现为消瘦、乏力、食欲减退。

2. 肺癌的鉴别要点

肺癌病变进展快，临床症状多且较严重，消瘦、无力明显。在胸部X线片上弥漫型肺癌应与壹期、贰期尘肺病鉴别，尘肺病胸部X线片的改变为肺野内小阴影的大小较一致，在肺内分布较均匀。周围型肺癌则要与叁期尘肺病中的大阴影区别，肺癌的肿块多为单个，常发生在肺的前部，如上叶前段、中叶等处，呈类圆形，边缘有分叶、毛刺，肿块内钙化较少见；尘肺病大阴影多是在壹期或贰期尘肺小阴影的基础上发展为大阴影，可发生于肺的两侧或单侧，多位于肺后部，正位胸部X线片上可呈长条状或“香蕉”形，与肋骨垂直，侧位胸部X线片上多呈梭形，边缘无毛刺，大阴影内常可见钙化，周边肺部可有气肿带。在动态胸部X线片复查时，可见大阴影逐渐向肺门部收缩。另外，肺癌时在血性胸腔积液和痰中找到癌细胞也是鉴别的重要根据。

（三）胸膜间皮瘤

1. 胸膜间皮瘤的临床表现

胸膜间皮瘤（pleural mesothelioma）的临床表现有气短、胸闷、胸痛和咳嗽症状，少数有咯血，多见为血痰，如无继发感染多无发热。恶性弥漫型者病变进展迅速，临床症状较明显，病程后期可出现恶液质及呼吸衰竭，70%可有胸腔积液；肺内多发转移良性孤立型者多无症状或有轻度的气短、胸闷、胸痛；有石棉接触史者，其潜伏期可长达数十年之久。

实验室检查胸腔积液可为黄色、鲜红血性或棕红陈旧血性，良性者多属黄色。细胞学检查多数找不到瘤细胞，但可见到大量间皮细胞，胸腔积液中透明质酸含量高于0.8 mg/mL有诊断意义。

2. 胸膜间皮瘤的胸部X线检查

孤立型间皮瘤表现为边缘清楚的孤立性圆形或椭圆形软组织的肿块，与胸壁相连；弥漫型者早期表现为局限性胸膜增厚，常侵犯壁层胸膜并向膈肌延伸，致肋膈角消失，之后在胸壁上出现密度不等的结节，同时可伴有大量胸腔积液及大片胸膜增厚；恶性胸膜间皮瘤可侵犯邻近组织，导致纵隔固定。因此，虽有大量胸腔积液，但并不出现纵隔移位。

3. 胸膜间皮瘤的鉴别要点

长期吸入石棉粉尘引起的石棉肺，胸部X线片表现为双肺有弥漫性不规则的小阴影，尤以双下肺为主，致使肺野透亮度降低，呈毛玻璃样改变，小阴影随病变进展增粗加重，晚期可构成蓬发心和蜂窝肺样改变，伴弥漫性肺气肿。另外，在肺内产生广泛病变的同时可发生胸膜肥厚和胸膜斑，需与间皮瘤相鉴别；石棉肺所致胸膜肥厚，特别是胸膜斑常具有钙化现象，不伴有胸腔积液，肺内和胸膜病变发展缓慢，这是与恶性间皮瘤的主要鉴别点，通过病理活检可以作出确切诊断。

（四）特发性肺纤维化

1. 特发性肺纤维化的临床表现

特发性肺纤维化（idiopathic pulmonary fibrosis，IPF）的临床表现主要为进行性呼吸困难和缺氧，并随病变进展逐渐加剧，可有轻咳或阵咳，也可有少许白痰，偶带血丝。早期肺部可无异常体征，晚期于双下肺闻爆裂音（velcro啰音），出现杵状指，且易并发感染、肺心病和呼吸衰竭。肺功能检查可见肺顺应性降低、弥散功能减退和限制性通气障碍。实验室检查约40%的患者血细胞抗核抗体及类风湿因子阳性，血沉增快，血中可发现冷凝免疫球蛋白，支气管肺泡灌洗液中中性粒细胞增多，嗜酸性粒细胞也可增加。

2. 特发性肺纤维化的胸部X线片改变

特发性肺纤维化的胸部X线片改变早期可呈毛玻璃样改变，有时可为模糊小斑片状阴影，主要是肺间质的炎性反应及肺泡渗出所致，在尘肺中则很少见到。晚期可见广泛的细网状和索条状阴影，主要在肺底部，有时也可出现小斑片状或蜂窝状阴影，间质纤维化周围可出现肺气肿、肺大泡、细支气管扩张等改变，肺门阴影增大，CT早期病变显示小点状阴影，后期可见胸膜下弧线状阴影，两中下肺有线状阴影和蜂窝状阴影。在肺部X线片征象方面则不具备特征性，与尘肺病的X线片表现较难鉴别，但胸部X线片上发现团块样改变和肺门淋巴结蛋壳样钙化，则有利于尘肺的诊断。

3. 特发性肺纤维化的鉴别要点

患者职业史调查是特发性肺纤维化与尘肺病鉴别的关键，但同时有粉尘接触史的患者常常难以鉴别；临床表现病变进展快，肺部有velcro啰音，血细胞抗核抗体阳性，支气管肺泡灌洗液中中性粒细胞数明显增多，有助于特发性肺纤维化的诊断；如鉴别仍有困难，则应选择进行纤维支气管镜肺活检或CT引导下经皮穿刺肺活检，甚或开胸肺活检获取标本，经病理鉴定，证实具有胶原结节，则可最终明确尘肺病的诊断。

（五）结节病

1. 结节病的临床表现

结节病（sarcoidosis）的临床表现为早期多无症状，多在健康体检时发现，部分患者可有干咳、胸闷、胸痛、气短等呼吸系统症状，伴乏力、食欲不振、消瘦、心悸等表现，发热及咯血比较罕见，晚期因广泛肺间质纤维化而出现明显的呼吸困难，甚至继发肺心病而出现右心衰竭体征。实验室检查血清血管紧张素Ⅰ转化酶（sACE）增高，支气管肺泡灌洗液中细胞总数增加，主要是T淋巴细胞增加，淋巴细胞亚群CD4和CD4/CD8增加；另外，Kveim试验阳性，而结核菌素皮内试验则为阴性或弱阳性。

2. 结节病的胸部X线片改变

早期双侧肺门和纵隔淋巴结肿大可伴有肺粟粒状、结节状或团块状阴影，晚期呈肺弥漫性纤维化改变，双肺见广泛的网状、斑片状或结节样阴影，可并发肺大泡、囊性支气管扩张、纵隔增宽等改变。

3. 结节病的鉴别要点

结节病多见于年轻人，肺内病变通常伴有肺门淋巴结肿大且可自行消退。除胸部X线片改变外，可有浅表淋巴结（颈部、腋下）肿大、肝脾肿大或皮肤及眼部损害；血清ACE增高，Kviem试验阳性而结核菌素试验阴性对确诊本病的帮助很大；皮质激素治疗效果好也是重要的佐证；对极少数鉴别困难者可进行浅表淋巴结（颈部、腋下或前斜角肌脂肪垫淋巴结）的组织活检或经支气管镜肺活检（TBLB）。

（六）外源性过敏性肺泡炎

1. 外源性过敏性肺泡炎的临床表现

吸入相关抗原后数小时发病，临床表现为发作性呼吸困难，伴有干咳、发热、胸闷不适，听诊双肺底可闻及捻发音或细小的湿啰音。血常规示血白细胞数增高及核左移，但嗜酸粒细胞一般不增高，血清检查可有特异性的沉淀素抗体皮肤试验AI-IS反应呈阳性，支气管肺泡灌洗液中细胞总数增高，淋巴细胞明显增加，肥大细胞增加超过1%，（CD4/CI）*R*比值降低，IgM增高。

2. 外源性过敏性肺泡炎的胸部X线片改变

胸部X线片改变可见双下肺纹理增粗，全肺呈毛玻璃状，广泛的或以双下肺为主的小结节阴影，结节可融合成片。一些慢性病例表现为索条状阴影、蜂窝肺、双下肺代偿性肺气肿。

3. 外源性过敏性肺泡炎的鉴别要点

急性病例肺内小结节阴影可经4~6周后逐渐消失；慢性病例产生肺纤维化改变，与尘肺病的胸部X线片改变较难鉴别。若结合病史，发病前有有机粉尘接触史，起病时有发热、喘息性支气管炎表现则有利于本病的诊断，血清检查证实有特异性的沉淀素抗体为确诊本病的有力佐证。

（七）肺含铁血黄素沉着症

1. 肺含铁血黄素沉着症的临床表现

肺含铁血黄素沉着症（pulmonary hemosiderosis）主要表现为肺毛细血管反复出血，临床表现为咳嗽、咯痰、痰中带血或小量咯血，伴气短、乏力；面色苍白，肺部可闻干、湿啰音；实验室检查有贫血、血红蛋白减低，但出、凝血时间正常，痰和胃液中可查出含铁血黄素细胞。

2. 肺含铁血黄素沉着症的胸部X线片改变

双肺中下野内带有散在的边缘不太清楚的融合性斑点状阴影（梨形），也可呈片状或云絮状阴影；在肺出血停止的缓解期，肺内阴影可在数周内有所消退。肺淋巴结多肿大。慢性病例在肺门周围可出现少量纤维索条状阴影；继发于二尖瓣狭窄所致的肺淤血者，胸部X线片呈典型的二尖瓣狭窄的心影，肺内可有直径为1~3 mm的粟粒状阴影，密度可高可低，多密集于肺门附近，肺纹理粗大，走行呈肺门向外带分布。

3. 肺含铁血黄素沉着症的鉴别要点

肺含铁血黄素沉着症继发于二尖瓣狭窄具有风湿性心脏病病史和反复发生的心力衰竭患者。胸部X线片表现为肺内结节阴影大小不等，密度可高可低，且密集于肺门周围，心影呈典型的二尖瓣形。特发性患者肺内病变于缓解期可有所消退或变异；痰和胃液中检出含铁血黄素细胞有助于确诊。尘肺病晚期患者可发生心力衰竭，肺内可出现肺淤血的X线征象，但很少产生含铁血黄素沉着。

（八）肺泡微石症

这是一种少见的家族性、遗传性慢性肺部疾病，可于儿童期起病，但若干年后开始出现临床症状。以肺泡内广泛存在的播散性小结石为特征。胸部X线片有典型的细砂粒粟粒样钙化影，颇似过度充盈的正常支气管造影呈现的“沙暴”（sandstorm）样改变，以中肺野及肺底部最为明显。随着病情进展，阴影于肺门区融合，并逐渐蔓延到肺尖及周边，可出现气肿大泡。诊断主要根据典型的胸部X线片进行。此外，肺活检、支气管肺泡灌洗液沉淀物在高倍显微镜下可见大量的磷酸钙结晶，也是诊断本病的重要证据。

（九）组织胞浆菌病

组织胞浆菌病（histoplasmosis）是一种传染性很强的真菌病，常由呼吸道传染，引起原发性肺部感染，分急性和慢性两种类型，也可侵犯其他器官，如皮肤、肝、脾、肾、中枢神经系统等。

1. 急性型组织胞浆菌病

急性型组织胞浆菌病起病很急，伴有全身不适、发热、寒战、咳嗽、胸痛、出汗、呼吸困难，但阳性体征很少。胸部X线检查可见散在的结节状阴影或局限性肺部浸润。原发性肺部感染的基本病变是病灶性肉芽肿伴以肺门淋巴结炎。肺部肉芽肿性损害的多少与吸入致病菌的量有关。这种急性型组织胞浆菌病是一种良性过程，大都自行缓解，仅有0.1%~0.2%的可能发展成全身性疾病。

2. 慢性型组织胞浆菌病

慢性型组织胞浆菌病的临床表现很似慢性肺结核，如咳嗽、胸痛、发热、寒战、呼吸困难、咯血、虚弱、疲倦乏力、盗汗、体重下降等，可借免疫学实验协助诊断，查痰找到真菌更可确诊。诊断流程如下：①流行病学史，职业史，有鸟禽、畜类接触史；②痰、下呼吸道分泌物培养及肺活组织病理检查找到病原菌；③组织胞浆菌素皮试阳性有助诊断；④补体结合实验阳性有助诊断。

参考文献

[1] 何凤生，王世俊，任引津. 中华职业医学[M]. 北京：人民卫生出版社，1999：843-859.

[2] 李德鸿，何凤生. 尘肺病[M]. 北京：化学工业出版社，2010.

[3] 杨力，张钊，左云. 尘肺合并肺结核的诊治研究进展概述[J]. 职业卫生与病伤，2015，30(6)：381-383.

[4] 王晓艳，刘慧，朱俊，等. TB-IGRA检测在结核病诊断中的价值[J]. 临床肺科杂志，2014，19(5)：944-945.

[5] 陈素丽，刘锐. 菌阴肺结核诊断[J]. 临床荟萃，2016，31(10)：1054-1057.

[6] 周清华，范亚光，王颖，等. 中国肺部结节分类、诊断与治疗指南(2016年版)[J]. 中国肺癌杂志，2016，19(12)：793-798.

[7] 高玉龙. 尘肺病的鉴别诊断[J]. 中国医学装备，2014，11(S1)：203-204.

（高森）

第五节　其他职业性呼吸系统疾病

一、过敏性肺炎

职业性过敏性肺炎（occupational hypersensitivity pneumonitis）是指劳动者在职业活动中短时间或反复多次吸入生物性有机粉尘或特定的化学物质后引起的以肺泡和肺间质炎症改变为主的免疫介导性肺部疾病。因接触的抗原的条件和来源不同，职业性过敏性肺炎可有多种不同的疾病名称，常见的有农民肺（farmer's lung）、蔗渣肺、蘑菇肺、橡树软木尘病、麦芽工人肺、空调器肺（air conditioner lung）和加湿器肺（humidifier lung）、咖啡肺、木工肺等。

（一）过敏性肺炎的病因

过敏性肺炎是一组由不同致敏原引起的变应性肺部疾病，一般是因为劳动者有短时间或反复多次吸入生物性有机粉尘或特定的化学物质的职业史，如含有真菌孢子、细菌产物、动物蛋白质或昆虫抗原的有机物尘埃微粒（直径<10 μm）等，而出现的肺组织过敏反应。因此，其又可称为外源性变应性肺泡炎（extrinsic allergic alveolitis），以弥漫性肺间质炎症为主要病理表现。吸入含嗜热放线菌的霉干草粉尘引起的过敏性肺炎称为农民肺，吸入含动物蛋白羽毛和排泄物的尘埃引起的过敏性肺炎称为饲鸟者肺（bird fanciers' lung），吸入含嗜热放线菌的蘑菇肥料引起的过敏性肺炎称为蘑菇肺（mushroom worker disease），生活在有嗜热放线菌污染的空调或湿化器环境引起的过敏性肺炎称为空调器肺或加湿器肺等。据统计，目前能引起过敏性肺炎的抗原已知有机尘在40种以上。

（二）过敏性肺炎的病理表现

急性期过敏性肺炎的病理表现为肺泡壁和细支气管壁水肿，以淋巴细胞性肺泡和间质炎症为主，而嗜酸粒细胞浸润较少。慢性期过敏性肺炎的病理可表现为不同程度的纤维化，急性炎症的早期轻度纤维化为点片状分布，在显微镜下才能见到纤维化的表现，而后期则可能进展成大片肉眼可见的纤维化病变，呈蜂窝肺。在肺泡内和小气道的周围、中等大小血管壁的周围有中性粒细胞、嗜酸细胞、淋巴细胞浸润。急性病后期表现为细支气管炎与肺泡炎同时伴肉芽肿形成。除肺泡炎外，间质肺有以淋巴细胞为主伴有组织细胞、浆细胞、中性粒细胞和嗜酸细胞的炎性细胞浸润。肉芽组织外形多不规则，在肉芽肿周围无纤维化且边界不清。

（三）过敏性肺炎的临床表现

过敏性肺炎的临床表现差异较大，取决于接触抗原的多少、频繁程度和接触时间的长短以及宿主的反应性等。按照国家职业病诊断标准可分为急性及慢性两种。临床常见症状为咳嗽、呼吸困难、咳痰、低热、体重减轻等。最常见的体征为肺部湿啰音或爆裂音、喘鸣音、轻度发绀、杵状指等。急性职业性过敏性肺炎多数是由患者短时间内吸入大量的抗原引起的，接触抗原后4 h即可出现气短、咳嗽、发热、头痛、乏力、冷汗、恶心等全身症状。多数患者发病与生活和工作环境有关，有的接触后几分钟即有喘息症状，容易被误诊为哮喘，如农民进入谷库、贮存发霉干草的牲口棚等。即刻发作的症状多为干咳无痰、胸闷等。脱离该环境后缓解，再次接触后又复发作。慢性过敏性肺炎表现为咳嗽，稍微活动即气喘、胸闷、发绀、双肺爆裂音。

（四）过敏性肺炎的实验室和辅助检查

1. 胸部HRCT检查

HRCT是过敏性肺炎诊断的重要手段。过敏性肺炎的HRCT表现主要包括弥漫性或斑片状磨玻璃样阴影、小叶中央型结节影、肺囊性改变、肺纤维化等，小叶中央型结节伴磨玻璃阴影是过敏性肺炎的特征性改变。偶见胸腔积液和肺门或纵隔淋巴结肿大。肺间质纤维化主要见于慢性患者。

2. 支气管肺泡灌洗液

支气管肺泡灌洗液（bronchoalveolar lavage fluid，BALF）对过敏性肺炎的诊断有重要的帮助。通常患者的BALF中细胞总数增加，淋巴细胞增加。增加的淋巴细胞主要是T淋巴细胞，其中多数为抑制性T细胞（$CD8^+$）。

3. 血清IgG沉淀抗体

血清IgG沉淀抗体是过敏性肺炎的特异性检查方法。由于受抗原接触的时程、测定方法、抗原制备标准化、试剂盒激发抗原种类等因素的影响，部分患者可能检测不出沉淀抗体，因此沉淀抗体阴性也不能排除诊断。农民肺、蘑菇肺、蔗尘肺、饲鸽者肺可查出相应抗体。

4. 肺功能检查

肺功能检查的表现以弥散功能障碍为主，可出现限制性通气功能障碍和小气道功能障碍。肺总量（total lung capacity，TLC）、用力肺活量（forced vital capacity，FVC）、第一秒用力呼气量（forced expiratory volume in first second，FEV_1）、肺顺应性（compliance of lung，CL）均减低。

5. 血气分析

血气分析的表现为低氧血症或Ⅰ型呼吸衰竭。

（五）过敏性肺炎的诊断

根据短时间或反复多次吸入生物性有机粉尘或特定的化学物质的职业史，出现以呼吸系统损害为主的临床症状、体征和胸部影像学表现，结合实验室辅助检查结果，参考现场职业卫生学调查，综合分析，排除其他原因所致的类似疾病后，方可诊断。根据《职业性过敏性肺炎的诊断》（GBZ 60—2014），诊断条件如下。

1. 急性过敏性肺炎

慢性过敏性肺炎急性过敏性肺炎常在短时间吸入生物性有机粉尘或特定的化学物质数小时后，出现下列表现：①干咳、胸闷、呼吸困难，并可有高热、畏寒、寒战、出汗、周身不适、食欲不振、头痛、肌痛等，肺部可闻及吸气性爆裂音；②胸部影像学检查显示双肺间质浸润性炎症改变。

2. 慢性过敏性肺炎

常有急性过敏性肺炎发作的病史，亦可由反复吸入生物性有机粉尘或特定的化学物质后隐匿发生，出现下列表现：①渐进性呼吸困难及咳嗽、咳痰，体重明显下降，双肺可闻及固定性吸气性爆裂音；②胸部影像学检查显示肺间质纤维化改变。

（六）过敏性肺炎的治疗

过敏性肺炎治疗的关键在于脱离导致疾病的致病因子（抗原），轻度急性发作常呈自限性，一般可不需药物治疗，只需密切观察临床过程。症状严重或进行性发展的患者则需糖皮质激素治疗，辅以吸氧、抗过敏、止咳化痰等对症处理。患者的病情严重程度不一，糖皮质激素治疗的剂量和疗程目前无统一规定。急性期经验性使用泼尼松30~60 mg/d，1~2周或直到临床、影像和肺功能明显改善后减量，疗程为4~6周。亚急性期经验性使用泼尼松30~60 mg/d，2周后逐步减量，疗程为3~6个月。如果是慢性，维持治疗时间可能需要更长。对激素治疗无效的患者可使用免疫抑制剂，如环磷酰胺、硫唑嘌呤等。该病发展至纤维化阶段，激素及免疫抑制剂治疗无效，最后可考虑的办法是肺移植。对于该病患者应定期随访，反复强调避免接触抗原的重要性，防止复发，改善预后。

二、职业性哮喘

职业性哮喘（occupational asthma，OA）是指劳动者在职业环境中因暴露于某些化学物质引起的以气道炎症、气道高反应性引起可逆性气流受限为特征的疾病。根据从暴露化学物至出现哮喘症状是否存在潜伏期，分为职业性变应性哮喘和反应性气道功能障碍综合征两大类。变应性哮喘是在职业活动中吸入变应原后引起的以间歇发作性喘息、气急、胸闷或咳嗽等为特点的气道慢性炎症疾病。由于致敏原通过IgE介导的免疫反应诱导哮喘发生，初次暴露至出现症状通常有数月至数年的潜伏期。反应性气道功能不全综合征（reactive airway dysfunction syndrome，RADS）指短时间内吸入大剂量气体、烟雾等呼吸道刺激物后，在24 h内出现以咳嗽、喘息和呼吸困难为主要表现的气道神经源性炎症性疾病，症状持续时间>3个月。职业性哮喘属于支气管哮喘的一种。职业性哮喘和非职业性哮喘在很多方面非常相似，很容易漏诊，一些地区甚至从没有进行过职业性哮喘的诊断和评估。

（一）职业性哮喘的病因

目前已知，在工作场所有400余种可诱发哮喘的职业因素，可分为高分子量的生物学物质和低分子量的化学物质。职业中的致喘物质主要分布于化工、合成纤维、橡胶、塑料、黏合剂、电子、制药、印刷、纺织、皮革、油漆、颜料、照相、冶炼、农药、家禽饲养、粮食及食品、饮料、木材加工、作物种植、实验研究等领域和部门。我国颁布的《职业性哮喘诊断标准》（GBZ 57）规定职业性哮喘主要包括以下病因：①异氰酸酯类；②苯酐类；③多胺类；④铂复合盐；⑤剑麻；⑥β-内酰胺类抗生素中的含6-氨基青霉烷酸（6-APA）结构的青霉素类和含7-氨基头孢霉烷酸（7-ACA）结构的头孢菌素类；⑦甲醛；⑧过硫酸盐类等。

（二）职业性哮喘的临床表现

多数职业性哮喘与一般支气管哮喘相似，但也有其发作特点，如每当接触职业性致喘物后就会诱发喘息，伴有呼吸困难、咳嗽、双肺出现弥漫或散在的哮鸣音，脱离接触后自行缓解，如此反复。

哮喘的常见症状是发作性的喘息、气急、胸闷或咳嗽等，少数患者还可能以胸痛为主要表现，这些症状经常在患者接触烟雾、香水、油漆、灰尘、宠物、花粉等刺激性气体或变应原之后发作，夜间和（或）清晨症状也容易发生或加剧。很多患者在哮喘发作时自己可闻及喘鸣音，症状通常是发作性的，多数患者可自行缓解或经治疗缓解。

典型者表现为发作性伴有哮鸣音的呼气性呼吸困难或发作性胸闷和咳嗽，

严重者被迫采取坐位或呈端坐呼吸，干咳或咳大量白色泡沫痰，甚至出现发绀等，咳嗽变异型哮喘者仅表现为顽固性咳嗽。哮喘症状可在数分钟内发作，经数小时至数天，用支气管舒张药或自行缓解。许多患者多在夜间及清晨发作。

哮喘反复发作可导致患者产生慢性阻塞性肺疾病、肺气肿、肺心病、心功能衰竭、呼吸衰竭等并发症。

（三）职业性哮喘的实验室和辅助检查

1. 支气管激发试验

支气管激发试验系用某种刺激，使支气管平滑肌收缩，再用肺功能做指标，判定支气管狭窄的程度，从而用于测定气道高反应性（airway hyperreactivity，AHR）。其临床应用主要为协助哮喘诊断，作为哮喘治疗参考指标，研究哮喘等疾病的发病机制等。

支气管激发试验的主要方法如下。①药物试验。吸入胆碱能药物，使其直接与平滑肌上的乙酰胆碱受体结合而使平滑肌收缩。②运动试验。大多数哮喘患者，在剧烈运动后会诱发哮喘或使哮喘加重。Chatham等认为脱水使局部渗透压增高，使上皮细胞紧密连接处疏松分离，肥大细胞和嗜酸粒细胞释放炎性介质导致支气管黏膜充血水肿，分泌物增加以及平滑肌痉挛。③蒸馏水或高渗盐水激发试验。哮喘患者吸入0.9%氯化钠溶液无反应，而吸入高渗盐水（3.6%）或低渗的蒸馏水，则可引起支气管收缩，其反应机制可能是使支气管黏膜表面液体的渗透压发生了改变。这种内环境的改变是一种强烈刺激，可使肥大细胞脱颗粒，释放介质，刺激平滑肌受体，导致平滑肌收缩。④特异性和职业性支气管激发试验。50%~70%哮喘患者属外源性，对某些变应原过敏。生活中常见的变应原有花粉、霉菌、屋尘、昆虫等。引起职业性哮喘的变应原有异氰酸酯类、苯酐类、甲醛等化学物质以及木料、棉花、谷物、塑料制品等。因此需要确定何种原因引起哮喘，有条件的最好做特异性变应原吸入激发试验。

支气管激发试验的结果评判：支气管受到药物刺激后，平滑肌痉挛，支气管口径变窄。因直接测定支气管的口径比较困难，通常是以某些肺功能指标在刺激前后的变化来间接反映支气管口径的变化。最常用的肺功能指标为FEV、最大呼气流量（peak expiratory flow，PEF）、肺阻力（lung resistance，RI）与比气道传导率（specific airway conductance，sGaw）。通常将FEV_1下降20%，或R值升高至起始阻力2倍作为判断的临界点。

2. 血气分析

哮喘发作时，患者动脉血气分析可出现通气/血流比值失衡，缺氧，血氧分压（blood partial pressure of oxygen，PaO_2）降低，过度通气，血二氧化碳分压（partial pressure of carbon dioxide，$PaCO_2$）降低，pH上升；若患者为重症哮喘，气道阻塞严重，可出现缺氧及CO_2潴留，$PaCO_2$上升。

3. 免疫学试验

对于疑似致敏物诱导的职业性哮喘，可检测抗原特异性免疫指标，主要包括皮肤点刺试验（skin prick test，SPT）、血清总IgE与特异性IgE（s-IgE）、特异性IgG（s-IgG）抗体测定、放射性变应原吸附试验等，主要用于证实对职业物质的过敏。

4. 肺功能检查

职业性哮喘患者的肺功能检查与支气管哮喘相似，如肺功能检测中舒张实验的结果为阳性；PEF日内变异率或昼夜波动率>20%；支气管激发试验如醋甲胆碱（methacholine，MCh）或组胺（histamine，HA）激发试验、运动实验等的结果为阳性。

5. 胸部X线检查

哮喘早期病情发作时双肺尖亮度增加，呈过度通气状态，在缓解期多无明显异常。

6. 其他

呼出气一氧化氮（FeNO）和呼出气冷凝液（exhaled breath condensate，EBC）能够作为哮喘气道炎症的标志，可以用来评估和协助诊断职业性哮喘；连续呼吸峰流速监测（peak expiratory flow rate，PEFR）对于致敏物诱发的职业性哮喘也有一定的诊断价值，并且装置比较便携，测试接近真实暴露情况。

（四）职业性哮喘的诊断与鉴别诊断

职业性哮喘的诊断包括症状学和病因学两方面，病因学诊断更为关键，根据确切的致喘物暴露史，出现反复发作喘息、气急、胸闷或咳嗽等哮喘症状，且哮喘症状的发生、发展与致喘物暴露存在因果关系，结合特异性变应原试验结果，参考现场职业卫生学调查，排除其他病因所致的哮喘或呼吸系统疾病后，方可诊断。新修订的《职业性哮喘诊断标准》（GBZ 57）把职业性哮喘分为职业性变应性哮喘和反应性气道功能不全综合征两大类。

1. 职业性哮喘的诊断

职业性支气管哮喘的病情严重程度分级同普通哮喘。

（1）职业性变应性哮喘

在具备下列①和②的基础上，只要符合③或④任何一项，可诊断为职业性变应性哮喘。

①有确切的数月以上的职业性变应原接触史。②出现发作性喘息、气急、胸闷或咳嗽等症状，并符合支气管哮喘的临床诊断。③早期哮喘的发生与工作具有相关性，症状、体征多发生于工作期间或工作后数小时，经休息后可缓解，但再次暴露后又可发作。④对于职业暴露与哮喘发作关系不明确者，或接触常见变应原之外的化学物质，应至少具备以下一项特异性变应原试验阳性：（a）实验室内变应原支气管激发试验；（b）作业现场支气管激发试验；（c）变应原特异性IgE抗体检测；（d）特异性变应原皮肤试验。

（2）职业性反应性气道功能不全综合征

诊断为职业性反应性气道功能不全综合征需同时满足以下条件：①短时间内有确切的大剂量刺激性气体、烟雾吸入史；②暴露后即出现流泪、咽痛、咳嗽等黏膜刺激症状；③吸入后24 h内出现支气管哮喘症状，且症状持续时间>3个月；④肺功能检查表现为阻塞性通气功能障碍或非特异性气道高反应性；⑤既往无呼吸系统疾病史。

2. 职业性哮喘的鉴别诊断

该病需要与非职业性哮喘、慢性支气管炎、慢性喘息性支气管炎、心源性哮喘、支气管肿瘤性哮喘相鉴别。

（五）职业性哮喘的治疗

职业性变应性哮喘诊断明确后，患者应调离原职业活动环境，避免和防止哮喘再次发作。对急性哮喘发作的治疗目的为尽快缓解症状，解除气流受限和低氧血症。对于严重哮喘发作合并急性呼吸衰竭者，需立即救治，必要时予以机械通气治疗。哮喘长期治疗的目标是达到并维持症状控制，维持正常的活动水平，尽可能维持肺功能接近正常，应根据病情严重程度选择适当的治疗方案。

1. 治疗职业性哮喘的常用药物

（1）控制药物和缓解药物

控制药物是指患者需要长期每天使用的药物。这些药物主要通过抗炎作用使哮喘维持临床控制，其中包括吸入糖皮质激素（简称激素）全身用激素、白三烯调节剂、长效β_2-受体激动药（须与吸入激素联合应用）、缓释茶碱、抗

IgE抗体及其他有助于减少全身激素剂量的药物等。

缓解药物是指患者按需使用的药物。这些药物通过迅速解除支气管痉挛从而缓解哮喘症状，其中包括速效吸入β_2-受体激动药、全身用激素、吸入性抗胆碱能药物、短效茶碱及短效口服β_2-受体激动药等。

（2）急性发作期的药物处理

对于具有哮喘相关死亡高危因素的患者，需要给予高度重视，这些患者应尽早到医疗机构就诊。

轻度和部分中度急性发作的治疗措施主要为重复吸入速效β_2-受体激动药（如沙丁胺醇），第1个小时每20分钟吸入2~4喷。随后根据治疗反应，轻度急性发作可调整为每3~4 h吸入2~4喷，中度急性发作则每1~2 h吸入6~10喷。联合使用β_2-受体激动药和抗胆碱能制剂（如异丙托溴铵）能够取得更好的支气管舒张作用。茶碱的支气管舒张作用弱于短效β受体激动药（SABA），不良反应较大，应谨慎使用。如果对吸入性β_2-受体激动药反应良好（呼吸困难显著缓解，PEF占预计值>80%或个人最佳值，且疗效维持3~4 h），通常不需要使用其他的药物。如果治疗反应不完全，尤其是在控制性治疗的基础上发生的急性发作，应尽早口服激素（如泼尼松龙，0.5~1 mg/kg），必要时到医院就诊。

部分中度和所有重度急性发作均应到急诊室或医院治疗。除氧疗外，应重复使用速效β_2-受体激动药，可通过压力定量气雾剂的储雾器给药，也可通过射流雾化装置给药。推荐在初始治疗时连续雾化给药，随后根据需要间断给药（1次/4 h）。

中重度哮喘急性发作应尽早使用全身激素，特别是对速效β_2-受体激动药初始治疗反应不完全或疗效不能维持，以及在口服激素基础上仍然出现急性发作的患者。口服激素与静脉给药疗效相当，不良反应小。推荐用法：泼尼松龙30~50 mg每日单次给药。严重的急性发作或口服激素不能耐受时，可采用静脉注射或滴注，如甲基泼尼松龙80~160 mg，或氢化可的松400~1 000 mg分次给药。地塞米松因半衰期较长，对肾上腺皮质功能抑制作用较强，一般不推荐使用。静脉给药和口服给药的序贯疗法有可能减少激素用量和不良反应，如静脉使用激素2~3 d，继之口服激素3~5 d。

重度和危重哮喘急性发作经过上述药物治疗，临床症状和肺功能无改善甚至继续恶化，应及时给予机械通气治疗（无创机械通气或有创机械通气）。

（六）职业性哮喘的预防

降低工作环境中的有害物质，减少化学物接触，做好卫生宣教，控制吸烟，减少呼吸道刺激物接触，接触致喘物的工作人员定期进行体格检查，一旦发现哮喘时患者应及时脱离原岗位，避免再接触。

三、金属及其化合物粉尘肺沉着病（锡、铁、锑、钡及其化合物等）

金属及其化合物粉尘肺沉着病是由于一些“惰性”金属粉尘（如锡、铁、锑、钡及其化合物等）进入呼吸道，沉积在呼吸器官内，对呼吸系统产生相应损害而引发的职业性肺部疾病。2013年，我国将金属及其化合物粉尘肺沉着病（锡、铁、锑、钡及其化合物等）新增为法定职业病。

（一）主要金属及其化合物

1. 锡

锡是一种柔软、韧性金属，银白而略带蓝色，抗空气腐蚀，溶于矿物酸中。锡主要用于制造黄铜、青铜及巴必脱合金等。当锡尘或烟雾被吸入或沉积于肺部时，可产生致密X线阴影，称为锡末沉着症或锡肺（stannosis）。发病工龄最短6年，多则10余年。

（1）锡末沉着症的病理改变

肺切面可见大量直径为1~3 mm的灰黑色圆形病灶，分散于全肺，不突出于切面。肺门淋巴结色黑，但不硬。镜下可见大量含尘巨噬细胞聚集在肺泡壁、血管和支气管周围及胸膜下。大量粉尘颗粒沉积在肺门淋巴结中。可见少量网织纤维和胶原纤维，无明显肺气肿和纤维化改变。X线衍射分析可鉴定肺内粉尘性质，锡尘具有较强的双折射性。

（2）锡末沉着症的X线改变

长期接触锡尘者，双肺野可见大量针尖样浓密结节影，大结节影的直径为2~4 mm，有的小结节可成簇，但不融合，无大片状影。肺野内可见指向肺门的条索状阴影，可能是锡尘沿支气管、血管周围沉着的阴影。肺门大小正常，但密度增加。脱离接触后，病变多无进展。有的患者脱离粉尘作业后数年，肺内结节阴影可逐渐消退，10余年后可明显消退。在肺内结节阴影变淡、减少的同时，肺门阴影明显致密而呈金属块状阴影。这类X线征象可能是锡尘沿淋巴途径移向肺门淋巴结的“自净”作用所致。

无特异临床症状和体征，肺功能无明显改变。根据职业史、X线征象等即可确诊。有症状时可对症治疗，用络合剂治疗可增加尿锡的排除。对并发结核者给予抗结核治疗，效果较好。

在锡矿的开采和冶炼过程中，矿工和炼锡工均有肺癌发生。矿工的肺癌发病率较高，可能与生产环境中其他有害因素同时存在有关。

2. 铁、氧化铁

铁是一种韧性、银白色金属。自然界中，铁常以氧化物形式存在，如赤铁矿，呈红色，以三氧化二铁形式存在；褐铁矿，棕色，以$FeO[OH]\cdot nH_2O$形式存在；磁铁矿，具有磁性，以四氧化三铁形式存在。在各种铁矿的开采、运输、粉碎、冶炼及合金生产中都有含铁或氧化铁粉尘的存在。在钢的研磨中可产生金属铁粉尘，在焊接作业中可产生氧化铁烟尘，银和钢抛光时经常需要高分散度的氧化铁。氧化铁还用于抛光玻璃板、石器等。生产条件下很少有纯金属铁或氧化铁粉尘产生，常混有SiO_2等一些其他物质。因此，铁及氧化铁粉尘作业工人肺部改变也常受到粉尘中其他杂质的影响。

（1）铁末沉着症

铁末沉着症（siderosis）由吸入铁屑或氧化铁粉尘引起。发病工龄一般为10~20年或更长。肺表面呈铁锈褐色，赤铁矿工肺颜色可能是深砖红色。这是氧化铁沉积在胸膜淋巴管所致。肺切而见灰色或铁锈褐色尘斑，直径为l~4 mm，质软，分布均匀，但很难区分单个病变。镜下可见大量铁尘颗粒和含尘巨噬细胞沉积在血管和支气管周围及其肺泡腔、肺泡壁内，轻度网状纤维增生，无胶原纤维。

（2）铁末沉着症的X线检查

由于铁对X线的吸收能力非常强，胸部X线片上可见大量直径为0.5~2 mm的点状致密阴影，线状影，无大块融合，某些患者可见膈上横线。肺门淋巴结密度增浓，但不增大。

患者多无临床症状。肺功能改变不明显。脱离接触多年后，由于粉尘可自肺排出，胸部X线阴影变淡甚至消失。

3. 锑

锑为银白色金属，极脆而无延展性，在常温下不易氧化，具有抗腐蚀性。锑在工业上多与铅、锡等金属组成硬度较强的合金。锑的氧化物可以制成颜料，用于搪瓷、陶瓷、油漆和橡胶工业；硫化物可用作发火剂和发烟剂；氯化物可作为涂镀材料用于防腐。在锑矿开采、粉碎及提取罐清理时均可有含锑粉尘产生，在锑冶炼、精炼及合金生产时可有锑烟产生。吸入三氧化锑可致肺炎、气管炎、喉炎。锑冶炼工人长期接触含锑烟尘可发生上呼吸道炎症和锑尘肺样改变。

（1）锑肺的肺组织学检查

肺组织学检查可见大量粉尘颗粒和含尘肺巨噬细胞积聚在肺泡壁和血管周

围，无纤维化或炎症反应。动物实验未见锑矿尘和三氧化锑致肺纤维化改变。

（2）锑肺的X射线改变

X射线改变可见大量致密结节状阴影，与铁末沉着症和锡末沉着症所见类似。阴影规则，直径为1~3 mm，无大块融合。肺门阴影密度增加，大小正常。不像铁末沉着症和钡肺，停止接触后，锑尘引起的X射线改变无明显消退。

锑肺无明显临床症状和体征。锑冶炼工一次大量接触时可出现急性化学性肺炎和肺水肿改变，应予注意。肺功能基本正常。根据职业史和胸部X线检查可以诊断。

4. 钡

钡（barium）为银白色金属，广泛分布于碳酸钡和重晶石矿中。工业中，钡的化合物应用非常广。长期吸入不溶性钡粉尘，如硫酸钡，可致钡末沉着症，或称钡肺（baritosis）。病理检查肺表面可见多数孤立的灰色斑点，切面可见大量孤立的细小结节，无融合或纤维化，肺门淋巴结不大，镜下可见肺内有活跃的含钡尘的巨噬细胞，在肺间质及小支气管、血管周围有大量钡尘沉着。动物实验也提示硫酸钡仅引起轻度组织反应而无明显肺纤维化。钡尘颗粒有中等双折射性，X射线衍射可鉴定粉尘的性质。

X射线所见为密度高而孤立的小点状阴影（直径为1~3 mm），遍布全肺野，工人接尘几个月即可出现。Kerley B线明显，肺门淋巴结密度增高，但不增大。纵隔未见异常，无胸膜增厚和粘连。停止接触后，随粉尘的清除，肺野逐渐清晰。

临床无明显症状和体征。肺功能检查多无明显异常。应注意重晶石矿工可同时接触硫酸钡和石英粉尘而有伴发硅沉着病的可能性。

（二）金属及其化合物粉尘肺沉着病的诊断

根据《职业性金属及其化合物粉尘（锡、铁、锑、钡及其化合物等）肺沉着病的诊断》（GBZ 292—2017）进行诊断。

1. 诊断原则

根据可靠的锡、铁、锑、钡及其化合物粉尘职业接触史，以胸部X线片影像学表现为主要依据，结合工作场所职业卫生学、流行病学调查资料及职业健康监护资料，参考临床表现和实验室检查结果，综合分析，排除其他类似肺部疾病，方可诊断。

2. 诊断条件

职业接触锡、铁、锑、钡及其化合物粉尘5年以上，高千伏胸部后前位X线片或数字化摄影胸部X线片表现为双肺弥漫性的小结节影。可伴有不同程度咳嗽、胸闷等呼吸系统损害临床表现。

（三）金属及其化合物粉尘肺沉着病的治疗

在疾病的早期，如果停止接触，疾病可以自然缓解。一般不需要长期治疗，关键在于预防。有临床症状或并发症时可对症处理。

四、刺激性化学物所致慢性阻塞性肺疾病

慢性阻塞性肺疾病（简称慢阻肺）是一种常见的慢性呼吸系统疾病。导致慢阻肺的主要原因有吸烟、职业性粉尘和化学物质、气候变化、大气污染、感染等。职业性慢阻肺与生产过程中接触的有害气体及有害颗粒物引起异常炎症反应等有密切关系，长期的炎症引起气道狭窄和肺气肿等肺结构改变，导致呼吸气流受阻。患者表现为活动后气喘，并伴有咳嗽、咳痰和呼吸短促等症状。

（一）慢阻肺的病因

我国有20.5%的人在工作中会接触粉尘和化学烟雾，23.6%的慢阻肺患者有职业粉尘和化学烟雾暴露史。有些工种接触粉尘和化学烟雾的机会较多，如采石工人常接触大量可吸入的SiO_2粉尘；电焊工大量接触电焊烟尘；铸造车间有SiO_2粉尘、煤尘等多种粉尘，还有多种有害气体烟雾；谷仓含有大量的无机粉尘、有机粉尘及霉菌孢子等微生物及过敏性物质。当这些物质浓度过高或工人接触时间过长时，均有可能导致慢阻肺的发生。

（二）慢阻肺的致病机制

职业性慢阻肺的致病机制尚未完全明了，该病的发展是一个复杂、多元素、多环紧扣的过程。吸入有害颗粒或气体可引起肺内发生异常炎症反应，氧化应激与抗氧化失衡和肺部的蛋白酶和抗蛋白酶失衡会进一步加重肺组织炎性反应。慢阻肺患者肺内炎性细胞以中性粒细胞、肺泡巨噬细胞和$CD8^+$T细胞为主，激活的炎性细胞释放多种炎性介质，包括白三烯B4、白介素-8（IL-8）、肿瘤坏死因子-α（TNF-α）等，这些炎性介质能够破坏肺的结构和（或）促进中性粒细胞炎性反应。自主神经系统功能紊乱（如胆碱能神经受体分布异常）等也在慢阻肺的发病中起重要作用。总之，上述机制共同作用主要产生两种重要病变：一是小气道阻力升高，包括小气道炎症、小气道纤维组织形成、小气道管腔黏液栓等；二是肺气肿病变，使肺泡对小气道的正常牵拉力减小，小气

道较易塌陷，同时肺气肿使肺泡弹性回缩力明显降低。小气道阻力升高与肺气肿病变共同作用，造成慢阻肺特征性的持续气流受限。

（三）慢阻肺的临床表现

1. 慢性咳嗽

慢性咳嗽通常为首发症状。初起咳嗽呈间歇性，早晨较重，以后早晚或整日均有咳嗽，但夜间咳嗽并不显著。少数病例咳嗽不伴咳痰，也有部分病例虽有明显气流受限但无咳嗽症状。

2. 咳痰

咳嗽后通常咳少量黏液性痰，部分患者在清晨较多；合并感染时痰量增多，常有脓性痰。

3. 气短或呼吸困难

气短或呼吸困难是慢阻肺的标志性症状，是使患者焦虑不安的主要原因，早期仅于体力劳动时出现，后逐渐加重，以致日常活动甚至休息时也感气短。

4. 喘息和胸闷

喘息和胸闷不是慢阻肺的特异性症状。部分患者特别是重度患者有喘息，胸部紧闷感，通常于体力劳动后发生，与呼吸费力、肋间肌等容性收缩有关。

5. 全身性症状

在疾病的临床过程中，特别是较重患者，可能会发生全身性症状，如体重下降、食欲减退、外周肌肉萎缩和功能障碍、精神抑郁和（或）焦虑等。合并感染时可咳血痰或咯血。

（四）慢阻肺的实验室及辅助检查

1. 血常规检查

平常血象可以不高，合并感染时白细胞总数可以升高，中性粒细胞比例升高。

2. 胸部X线检查

胸部X线检查示双肺纹理增多、紊乱，肺门影增大，晚期可出现蜂窝状肺。

（五）慢阻肺的诊断

根据《职业性刺激性化学物致慢性阻塞性肺疾病的诊断》（GBZ/T 237—2011）对慢阻肺进行诊断，诊断与分级应同时具备下列条件。

①有长期刺激刺激性化学物高风险职业接触史。②上岗前职业健康体检没有慢性呼吸系统健康损害的临床表现。③发病早期症状的发生、消长与工作中接触刺激性化学物密切相关。④慢性咳嗽、咳痰，伴进行性劳力性气短或呼吸困难。肺部听诊：双肺呼吸音明显增粗，肺气肿时呼吸音减低，可闻及干湿啰音。⑤胸部X线片可显示双肺纹理明显增多、增粗、紊乱，延伸外带，可见肺气肿征。⑥除外已知原因的慢性咳嗽及心肺疾病。⑦无明确长期吸烟史。⑧肺功能出现不可逆的阻塞性通气功能障碍，使用支气管扩张剂后，FEV_1/FVC<70%。

诊断为职业性慢阻肺后，根据EFV_1%预计值检查结果，将疾病严重度分为4级：轻度，EFV_1%≥80%预计值；中度，50%≤EFV_1%<80%预计值；重度，30%≤EFV_1%<50%预计值；极重度，EFV_1%<30%预计值，或EFV_1%<50%预计值伴慢性呼吸衰竭。

（六）慢阻肺的治疗

职业性慢阻肺进展缓慢，治疗只能减缓病情发展，应加强慢阻肺的预防工作。

1. 稳定期治疗

①脱离粉尘、刺激性气体等污染环境。②使用支气管舒张药，包括短期按需应用以暂时缓解症状，及长期规则应用以减轻症状。可使用β_2-受体激动药、长效抗胆碱药、茶碱类等。③对痰不易咳出者可应用祛痰药，常用药物有盐酸氨溴索、N-乙酰半胱氨酸、羧甲司坦等。④糖皮质激素可用于重度、极重度患者（Ⅲ级和Ⅳ级）及反复加重的患者。有研究显示，长期吸入糖皮质激素与长效β_2肾上腺素受体激动药联合用药，可增加运动耐量、减少急性加重发作频率、提高生活质量，甚至有些患者的肺功能可得到改善。目前常用药有沙美特罗加氟替卡松、福莫特罗加布地奈德。⑤长期家庭氧疗。

2. 急性加重期治疗

①确定急性加重期的原因及病情严重程度，最多见的急性加重原因是细菌或病毒感染。②根据病情严重程度决定门诊或住院治疗。③使用支气管舒张药，同稳定期。有严重喘息症状者可给予较大剂量雾化吸入治疗，如应用沙丁胺醇500 μg或异丙托溴铵500 μg，或沙丁胺醇1 000 μg加异丙托溴铵250~500 μg，

通过小型雾化器给予患者吸入治疗以缓解症状。④发生低氧血症者可鼻导管吸氧，或通过文丘里（Venturi）面罩吸氧。⑤根据患者所在地常见病原菌类型及药物敏感情况积极选用抗生素治疗。如给予β内酰胺类/β内酰胺酶抑制剂；第二代头孢菌素、大环内酯类或喹诺酮类等。如果找到确切的病原菌，根据药敏结果选用抗生素。⑥使用糖皮质激素，可考虑口服泼尼松龙30~40 mg/d，也可静脉给予甲泼尼龙40~80 mg，每日1次，连续5~7 d。⑦使用祛痰剂，可用溴己新及盐酸氨溴索等。

（七）慢阻肺的预防

工作场所和环境应按照职业病防治法的要求，积极采取预防措施，加强对劳动者的保护。限制原材料中有毒物质含量，用无毒或低毒物质代替毒性大的物质；改革工艺流程，尽量采用自动化、机械化和密闭化生产工艺，减少工人与物料的直接接触；加强作业场所通风换气，使作业环境中的刺激性化学物浓度达到国家标准要求；对从事或将要从事接触刺激性化学物的劳动者，要进行上岗前培训及在岗期间定期培训，使他们了解工作中可能接触到的刺激性化学物的种类、性质及对人体的危害，自觉维护自身身体健康。

五、硬金属肺病

（一）有关硬金属肺病的概述

硬金属是指高温高压下烧结的一种或多种金属碳化物。以碳化钨（WC）为主要成分，以钴（Co）为黏结材料，加入少量其他金属（如钛、镍、铌、钽、钼、铬、钒等）碳化物，经粉末冶金工艺制成的一类硬质金属合金，俗称人造金刚石。人造金刚石不仅具有很强的硬度，而且具有耐压、耐磨、耐高温、抗腐蚀、抗氧化的性质，因此常作为锯、铣刀、钻头、砂轮等切割、打磨、刨光工具广泛应用于各个行业，如飞机和汽车制造、电子及金属制品加工等行业。硬金属肺病（hard metal lung disease，HMLD）是由反复或长期吸入硬金属粉尘引起的肺间质性疾病，其特征性病理改变为巨细胞间质性肺炎，曾被称为硬金属尘肺。2013年国家卫生计生委公布了18种新增职业病，硬金属肺病是其中之一。

（二）硬金属肺病临床表现

硬金属肺病患者男性多于女性，多为青壮年，年龄多为20~60岁，平均年龄约为40岁，患者有硬金属粉尘接触史，接触时间范围为3~21年，常见症状有咳嗽、活动后呼吸困难、体重减轻等或胸腔积液，少数伴发热、胸痛，个别表现为气胸。查体：部分患者听诊双肺底湿啰音，部分患者则表现为口唇发绀，但一般无杵状指。血清学检查：少数患者可以出现抗核抗体弱阳性，但其他结缔组织病标志物为阴性。动脉血气分析结果提示部分患者有轻度低氧血症。肺功能检查结果多为中–重度限制性通气功能障碍和换气功能障碍，具体表现为肺容量减少、弥散功能下降等。临床上硬金属病有两种表现形式：急性哮喘综合征和弥漫性肺间质纤维化。

急性哮喘综合征通常于一天工作结束前或晚上发病，咳嗽、胸部紧压感，周末或假期症状改善或消失。恢复工作后症状又出现，此时病变可逆，给予支气管扩张剂后症状可改善，调离工作环境后症状消失。为患者做支气管激发试验，证实硬金属能引起职业性哮喘。

弥漫性肺间质纤维化发病工龄为2~25年，多数10年以上。临床表现为咳嗽、咳痰、呼吸困难，胸部听诊可闻及啰音。胸部X线检查见双肺纹理增多，不规则网织阴影和小结节阴影，双肺下野多见，肺门增大。肺功能检查呈限制性通气功能障碍。

（三）硬金属肺病的影像学特征

硬金属肺病患者胸部X线片多表现为肺下部的弥漫性肺微小结节影、网状阴影、囊状影，少数表现为网状结节影；高分辨率CT表现为肺下部的弥漫性肺微小结节影、网状阴影、双肺弥漫小结节影及实变影、磨玻璃影及不规则线网状影，少见改变有片状融合影、囊肿、胸膜下肺大泡、纵隔淋巴结肿大、胸腔积液、气胸等。随着病变进展，晚期则出现广泛网状影、 蜂窝肺和牵引性支气管扩张。

（四）硬金属肺病的病理改变

硬金属肺病的病理标本多数为外科肺活检标本，活检部位多选取代表了主要病变的磨玻璃或片状融合区，标本的大体观察多无明显特异性，少数经支气管肺活检标本或支气管肺泡灌洗液有助于硬金属肺病的诊断，但不足以直接诊断。硬金属肺病的组织病理学改变多样，特征性表现为巨细胞间质性肺炎（giant cell interstitial pneumonia，GIP），近30年硬金属肺病病例报道提示，超过2/3的患者表现为这种典型病理改变；其他的病理改变包括过敏性肺炎、非特异性间质性肺炎、结节病样肉芽肿等，晚期可进展为普通型间质性肺炎、终末肺改变（肺纤维化和蜂窝肺）。

典型病理学表现如下：病灶为片状分布，呈小叶中央型，可见淋巴细胞、浆细胞浸润和不同程度的肺间质纤维化。高倍光学显微镜下可见Ⅱ型肺泡上皮细胞增生，较为特征性的改变是肺泡间隔和肺泡腔内出现多核巨细胞，这些细胞有多个细胞核，可见包涵体，胞质内有吞噬的细胞成分。偶尔可见肺泡腔内巨噬细胞聚集，呈脱屑性间质性肺炎样改变。也可以看到闭塞性细支气管炎伴机化性肺炎样病灶。硬金属肺病通常没有上皮样肉芽肿形成，可以与过敏性肺炎相鉴别。

（五）硬金属肺病的实验室检查

血液检查没有特异性表现。体外淋巴细胞转化试验和皮肤点刺试验对硬金属肺病诊断没有帮助。检测血清或尿液中的硬金属浓度（如Co），有助于判断是否存在持续性硬金属暴露。

（六）硬金属肺病的诊断

依据《职业性硬金属肺病的诊断》（GBZ 290—2017）进行诊断，诊断原则如下。

根据反复或长期吸入硬金属粉尘的职业接触史、以呼吸系统损害为主的临床表现、肺部影像学异常改变，结合肺组织病理学及实验室检查结果，参考工作场所职业卫生学和职业健康监护资料，综合分析，排除其他原因引起的类似病变，方可诊断。

明确诊断至少要同时符合以下①、②、③3个条件，仍不能明确诊断者，加上④。

①有明确的反复或长期吸入硬金属粉尘的职业接触史。如果硬金属粉尘接触史不明确，可行下列实验室检测，符合其中一项者可确认：（a）测定所接触粉尘中含有Wc、Co成分；（b）肺组织或肺泡灌洗液中检测出钨、钴成分。②具有相应的呼吸系统临床表现：（a）多数患者慢性起病，出现不同程度的咳嗽、咳痰、胸闷或胸部紧束感、进行性呼吸困难等症状。肺部可闻及爆裂音、捻发音或哮鸣音。（b）部分患者表现为过敏性哮喘和过敏性肺炎，参照《职业性哮喘的诊断》（GBZ 57）和《职业性过敏性肺炎的诊断》（GBZ 60）诊断。③具有相应的肺部影像学表现。（a）胸部X线片：急性期典型改变为双肺野磨玻璃样改变，可见边缘模糊的粟粒样或腺泡状小结节影，或片状致密影。慢性期主要表现为线状、细网状或网结节影。晚期或严重病例可见弥漫性间质纤维化、牵拉性支气管扩张及蜂窝状肺。（b）HRCT：急性期可表现为肺野薄雾状密度减低或磨玻璃影、斑片状影、弥漫模糊小结节影。慢性期可见磨玻璃影、线条影、网格影、小结节影及实变影，可局限或弥漫分布。可见小叶间隔不规则增厚，支气管血管束增粗、僵直、扭曲，不规则索条影，局限性肺气肿征，晚期可见囊状影和（或）蜂窝样改变。④肺组织病理学检查：特征性病理表现为GIP样改变；少数表现为其他间质病变。

（七）硬金属肺病的治疗原则

①一经确诊，宜早期脱离硬金属作业环境。②对症处理：根据病情适量使用肾上腺皮质激素，可给予吸氧、抗过敏、抗感染、止咳、平喘、抗纤维化等治疗。

六、棉尘病

棉尘病（byssinosis）是长期吸入棉、麻等植物性粉尘所引起的，具有特征性的呼吸系统症状，即于工休后第一个工作日工作数小时后出现胸部紧束感和（或）胸闷、气短等不适，并有急性通气功能下降的呼吸道阻塞性疾病。

早在200多年前人们就已发现棉麻纺织工人在劳动过程中存在健康危害问题。我国在20世纪50年代纺织工业发展初期，就注意到“纱厂热”（mill fever）等问题。棉尘病曾被称为“棉尘肺”“棉屑沉着症”“纱厂热”“棉尘热”等。1986年我国便将棉尘病立为法定职业病。

（一）棉尘病的病因与发病机制

对于棉尘病的病因，目前有两种意见，一种意见认为是棉花植物本身含有生物活性物质，而不是棉纤维本身。它很可能存在于花托（bract）之中，也有人认为其存在于棉苞片、叶、茎等植物碎片的水溶性萃取物中。另一种意见认为是革兰阴性菌的内毒素污染。瑞典Rylander把棉尘提取液加温到80 ℃持续3 h，所有细菌被杀死后提取液的生物学活性仍然存在，说明这种生物学作用是内毒素所致。

有关发病机制的研究认为，致病的生物活性物质可导致组织胺释放，继而引起支气管平滑肌的痉挛；也有人认为是通过细胞介导的免疫反应而引起一系列生物活性物质的释放，继而引起支气管平滑肌的痉挛。革兰阴性菌的内毒素激活肺泡巨噬细胞（alveolar macrophage，AM），使AM分泌各种介体，包括溶酶体酶、趋化因子、血栓素（支气管收缩剂）、前列腺素、白细胞三烯，以及通过酰化作用使细胞膜的磷脂转化为血小板活化因子，后者是所发现的致支气管收缩能力最强的物质。AM还释放另一特殊介体-白细胞介素1，它与发热有关。

上述组织胺释放、革兰阴性菌及其内毒素、抗原–抗体免疫反应等假说虽能部分地解释棉尘症的急性症状，但尚不能完全解释棉尘症发展过程，特别是由急性向慢性不可逆发展的演变过程。棉尘病的发病机制仍在研究中。

（二）棉尘病的临床表现

棉尘病具有特征性表现，首发症状是胸部紧束感或气短，进而发展为干咳、持续咳痰等呼吸道刺激症状。棉尘病发病工龄一般在10年以上，长期接触棉尘作业的工人，在休息24 h或48 h或脱离一段时间后，再上班的第一天接触棉麻粉尘数小时后（常为2~3 h），出现胸部紧束感、气急、咳嗽、畏寒、发热等症状，又称“星期一症状”。脱离接触后，症状即可明显改善。

若症状长期不消失，且连续接触棉尘，病情可以突发加重，发展成慢性呼吸疾病，导致慢性通气功能损害，临床表现如下。

1. 咳嗽

初起咳嗽呈间歇性，早晨较重，以后早晚或整日均有咳嗽，但夜间咳嗽并不显著。

2. 咳痰

咳嗽后通常咳少量黏液性痰，部分患者在清晨较多；合并感染时痰量增多，常有脓性痰。

3. 气短或呼吸困难

气短或呼吸困难是COPD的标志性症状，是使患者焦虑不安的主要原因，早期仅于劳动时出现，后逐渐加重，以致日常活动甚至休息时也感气短。

4. 喘息和胸闷

重度患者可出现喘息症状，胸闷通常于劳动后出现。

5. 全身性症状

较重患者可能会发生全身性症状，如体重下降、食欲减退、肌肉萎缩和功能障碍、精神抑郁或焦虑等。合并感染时可咳血痰或咯血。

（三）棉尘病的病史

病程早期表现为特征性“星期一症状”，可持续多年无变化。若继续接触棉尘作业，症状会突然加重，不仅在休息后上班第一天有症状，而且在其他工作日也同样有症状。晚期患者多具有COPD病程特征。

1. 吸烟史

患者多有长期较大量吸烟史，吸烟者对棉尘更敏感。

2. 职业性或环境有害物质接触史

患者有职业性或环境有害物质接触史，如曾有较长期粉尘、烟雾、有害颗粒或有害气体接触史。

3. 家族史

患者有家族聚集倾向。

4. 发病年龄及好发季节

患者多于中年以后发病，好发于秋冬寒冷季节，常有反复呼吸道感染及急性加重史。随病情进展，急性加重愈渐频繁。

5. 慢性肺源性心脏病史

患者后期出现低氧血症和（或）高碳酸血症，可并发慢性肺源性心脏病和右心衰竭。

（四）棉尘病的诊断

棉尘病依据《职业性棉尘病的诊断》（GBZ 56—2016）进行诊断。

1. 诊断原则

根据长期接触棉、麻等植物性粉尘的职业史，具有胸部紧束感和（或）胸闷、气短、咳嗽等特征性呼吸系统症状为主的临床表现和急性或慢性肺通气功能损害，结合工作场所职业卫生学调查结果及健康监护资料，综合分析并排除其他原因所致类似疾病，方可诊断。

2. 诊断分级

（1）棉尘病壹级

工作期间发生胸部紧束感和（或）胸闷、气短、咳嗽等特征性的呼吸系统症状，脱离工作后症状缓解。

肺功能FEV_1，上班后与班前比较下降15%以上，或支气管舒张试验阳性。

（2）棉尘病贰级

中呼吸系统症状持续加重，且脱离工作环境后症状不能完全缓解，并伴有慢性肺通气功能损害。

肺功能FEV_1及FVC小于预计值的80%。

3. 其他事项

（1）与“棉纺热”的鉴别

棉尘病的诊断不包括初期接触棉、麻等植物性粉尘引起的“棉纺热”及“织布工咳”。但曾发生过“棉纺热”的工人容易发生棉尘病，因此，对棉尘病的诊断有参考意义。

（2）棉尘病的早期特征

棉尘病的早期具有特征性呼吸系统症状，症状询问可参考表3-4。呼吸系统症状阳性者应在2周后重复询问，以保证结果的可靠性。

（3）急性肺通气功能损害的主要表现

急性肺通气功能损害的主要表现为上班后的肺功能FEV_1降低，经休息后可恢复，属于可逆性改变。慢性肺通气功能损害主要以肺功能FEV_1及FVC水平的持续下降为特征，多为不完全可逆性改变，应间隔2周后重复测定，多次检查、综合评价。

（4）支气管舒张试验

支气管舒张试验用以测定气道气流受限的可逆性，吸入支气管舒张剂后，用药后FEV_1较用药前增加12%或以上，且FEV_1绝对值增加200 mL或以上，则判断支气管舒张试验阳性。

（5）预计值

预计值的意义为根据患者的身高、体重，在正常情况下其肺功能应该达到的水平，患病时实际测定的肺功能可有不同程度的下降，实际测定的数值与正常情况下应该达到的数值之比，即为占预计值的百分比。肺通气功能预计值用本实验室当地人群的预计值计算公式计算。

（6）肺功能检查

①肺功能检查应在受检者无急性呼吸道感染情况下进行。受检当天停止吸烟，检查前应停用支气管舒张剂、抗过敏类药物等。②肺功能检查实验中应使用同一台仪器。③要求受检者快速彻底地吸气到肺总量位，在肺总量位停留时间<1 s，以最大力量、最快速度地呼气至没有气体可以呼出。④肺活量：令受检者平静呼吸，呼气末基线应平稳，平静呼吸至残气容积位，或吸气至肺总量位均应出现平台；重复测量，最佳值和次佳值相差应≤0.15 L，取最佳值。⑤用力肺活量及第一秒用力呼气容积：呼气起始无犹豫，外推容积应小于FVC的5%或0.15 L（取其最大值），呼气时间≥6 s，或容积-时间曲线显示呼气

表3–4　接触棉尘工人呼吸系统症状询问表

姓名	性别	年龄	接尘工龄	工种

临床症状	评分
咳嗽	
从不咳嗽	0分
工作日中偶尔咳嗽	1分
工作日中白天经常咳嗽，工休后消失	2分
工作日中白天和夜间经常咳嗽，工休后减轻	3分
工作日中频繁咳嗽，工休后减轻	4分
持续咳嗽，工休后无明显减轻	5分
咳痰	
一点痰也没有	0分
工作日中偶尔咳痰	1分
工作日中白天经常咳痰，工休后消失	2分
工作日中白天和夜间经常咳痰，工休后减轻	3分
工作日中频繁咳痰，工休后减轻	4分
频繁咳痰，工休后无明显减轻	5分
胸部紧束感或胸闷	
一点也没有胸闷的感觉	0分
工作日偶有胸部紧束感或胸闷	1分
工作日经常有胸部紧束感或胸闷	2分
工作日持续有胸部紧束感或胸闷，工休后能完全缓解	3分
工作日持续有胸部紧束感或胸闷，工休后不能完全缓解	4分
无论工作或休息持续有胸部紧束感或胸闷，不能缓解	5分
气短	
从不气短	0分
气短在工作周内明显	1分
当快走或上缓坡时有气短	2分
由于呼吸困难比同龄人步行得慢，或以自己的速度在平地上行走时需要停下来呼吸	3分
在平地上步行100 m或数分钟后需要停下来呼吸	4分
明显的呼吸困难，稍微活动或者穿脱衣时即有气短	5分

总分：	医生：	日期：

注：本表摘自中华人民共和国标准《职业性棉尘病的诊断》（GBZ 56—2016）。

平台出现，持续时间≥1 s，或者受检者不能或不应继续呼气。重复测试3次，FVC和FEV_1的最佳值和次佳值之间的差异≤0.15 L，若FVC≤1.000 L，则差异应≤0.100 L，FVC和FEV_1均取所有符合可接受标准的测试中的最大值。⑥检查工作日中班前、班后的肺功能，用以评价急性肺通气功能损害。“班后”是指上班工作6 h后至下班前的任意时间。

（五）棉尘病的治疗原则

①棉尘病一经确诊，应立即脱离棉尘作业。②棉尘病壹级应积极进行抗非

特异性炎症、降低气道反应性等治疗。棉尘病贰级宜按阻塞性呼吸系统疾病治疗原则，给予吸氧、支气管舒张剂及对症治疗。

参考文献

[1] 职业性过敏性肺炎的诊断：GBZ 60—2014[S]. 北京：中国标准出版社，2014.

[2] 邱玉英，陈露露，王永生，等. 24例过敏性肺炎的临床、影像学及病理分析[J]. 中国呼吸与危重监护杂志，2014，13(1)：38-43.

[3] 张德平. 过敏性肺炎的诊断[J]. 临床肺科杂志，2011，16(7)：985-986.

[4] 冯瑞娥，刘鸿瑞. 肺间质纤维化[J]. 中华病理学杂志，2006，35(7)：434-435.

[5] 卫生部职业病诊断标准专业委员会. 职业性哮喘诊断标准：GBZ 57—2008[S]. 北京：人民卫生出版社，2008.

[6] 张静波，孙道远. 职业性哮喘诊断及研究进展[J]. 中华劳动卫生职业病杂志，2016，34(5)：396-400.

[7] 刘丽萍. 职业性哮喘的诊断和治疗[J]. 北方药学，2013，10(4)：90.

[8] 梁伟辉，吴奇峰，李斌，等. 职业性哮喘患者肺功能变化的临床观察[J]. 职业与健康，2012，28(12)：1417-1419.

[9] 李西西，罗英男，宋平平，等. 硬金属肺病21例临床分析[J]. 第十三届全国劳动卫生与职业病学术会议. 2014：177.

[10] 代静泓，苗立云，肖永龙，等. 硬金属致巨细胞间质性肺炎一例并文献复习[J]. 中华结核和呼吸杂志，2009，32(7)：493-496.

[11] Nakamura Y，Nishizaka Y，Ariyasu R，et al. Hard metal lung disease diagnosed on a transbronchial lung biopsy following recurrent contact dermatitis[J]. Intern Med，2014，53(2)：139-143.

[12] 李志辉，王焕强，李涛. 硬金属肺病临床分析[J]. 中国职业医学，2016，43(1)：52-56.

[13] 刘钊，徐应军，李宝平，等. 锡、铁、锑、钡及其化合物等致尘肺沉着病研究进展[J]. 职业与健康，2015，31(1)：125-127.

[14] 李德鸿. 中国棉尘病研究近况[J]. 中国工业医学杂志，1995，8(1)：34-36.

[15] 刘喜房，赵晓明. 职业性棉尘病的预防[J]. 劳动保护，2018，2：86-87.

[16] 袁建国，纪福民，毛海泉. 棉尘对女工呼吸系统的影响[J]. 中国工业医学杂志，2006，19(5)：293-295.

[17] 中华人民共和国国家卫生和计划生育委员会. 职业性硬金属肺病的诊断：GBZ 290—2017[S]. 北京：中国标准出版社，2017.

[18] 职业性棉尘病的诊断：GBZ 56—2016[S]. 北京：中国标准出版社，2016.

（贾晓民，高鹏，段鑫鑫，白莹）

第四章　职业性化学中毒

第一节　化学中毒总论

一、基本概念

（一）中毒

中毒是指机体吸收了外源性化学物，导致机体出现病理性或功能性损害的疾病状态。职业性中毒是劳动者在职业活动中因接触有毒化学物所引起的疾病。通常将一次进入人体的毒物数量称为剂量，能够引起中毒的剂量称为中毒剂量，引起中毒的最小剂量称为中毒阈剂量。根据暴露毒物的毒性、剂量和发作时间，可将中毒分为急性中毒和慢性中毒两类。急性中毒是指机体一次大剂量暴露或24 h内多次暴露于某种或某些有毒物质引起急性病理变化而出现的临床表现，其发病急骤、病情重、变化快，如不及时治疗，常危及生命。慢性中毒是指长时间暴露，毒物进入人体蓄积中毒而出现的临床表现，其起病缓慢、病程长，常缺乏特异性中毒诊断指标，易误诊、漏诊，常见于职业性中毒。

（二）毒物

毒物是指能够对机体产生有害作用的天然或人工合成的任何化学物质。一般将较小剂量即可引起机体功能性或器质性损害，甚至危及生命的化学物质称为毒物。毒物可引起暂时或永久性的机体器质性或功能性异常状态，造成毒物危害的主要因素有接触毒物的浓度、接触的方式、接触的途径、进入人体内的剂量等。在一定条件下，毒物对机体的损害具有一定的选择性，只对一个或几个组织器官产生毒性作用，而对其他组织器官无明显毒性作用，毒物所引起典型病变的主要器官（或系统）被称为靶器官（靶系统）。毒物按成分可分为化学性毒物、动物类毒物、植物类毒物、真菌类毒物等；按来源和用途可分为生产性毒物（指生产过程中产成的或存在于工作场所的对人体有害的各种化学物）、药物、农药、日用毒物、军用毒物等；按毒物靶器官的不同，可分为神经毒物（指以神经系统为主要靶器官引起健康损害的化学物）、呼吸毒物、血液毒物、肝脏毒物、肾脏毒物等。

生产性毒物的种类包括：①金属及类金属毒物，如铅、汞、锰、铬、砷等；②刺激性和窒息性毒物，如氯、氨、氮氧化物、一氧化碳、氰化氢、硫化氢等；③有机溶剂，如苯、甲苯、汽油、四氯化碳等；④苯的氨基和硝基化合物，如苯胺、三硝基甲苯等；⑤高分子化合物，如塑料、合成橡胶、合成纤维、黏合剂、离子交换树脂等；⑥农药，如杀虫剂、除草剂、灭鼠剂等等。

（三）毒性

毒性是指毒物引起机体损害的能力，损害能力越大，其毒性就越大。不同的毒物中毒阈剂量不同，毒性表示毒物剂量与机体反应之间的关系，其大小与毒物的化学结构和理化特性密切相关。为客观和方便地反映毒性反应和毒性大小，常以引起实验动物的死亡所需要的剂量作为观察和评价指标。

常用的指标如下。①绝对致死量或浓度（LD_{100}或LC_{100}），指引起染毒动物全部死亡的最小剂量或浓度。②半数致死量或浓度（LD_{50}或LC_{50}），指引起一半数量染毒动物死亡的剂量或浓度，LD_{50}或LC_{50}值越小，毒性越大。因LD_{50}比较稳定，毒物的毒性多选用该指标进行分级，一般将毒物分为剧毒、高毒、中毒和低毒4级。③最小致死量或浓度（MLD或MLC），指仅引起个别染毒动物死亡的剂量或浓度。④最大耐受量或浓度（LD_0或LC_0），指不引起任何染毒动物死亡的最大剂量或浓度。

中毒的严重程度与中毒剂量有关，多呈剂量-反应关系或剂量-效应关系。剂量-反应关系是指化学物质的剂量与暴露群体当中某种效应的发生率之间的关系；剂量-效应关系是指化学物质的剂量与所致生物学改变的程度之间的关系。

根据毒物对机体靶器官（系统）损害程度可分为轻度、中度、重度中毒。①轻度中毒：出现毒物所致相应靶器官（系统）轻度器质性损伤。②中度中毒：在轻度中毒症状基础上，出现毒物所致两个及以上靶器官（系统）轻度器质性损伤或相应靶器官（系统）功能不全。③重度中毒：在中度中毒症状基础上，出现毒物所致多器官（系统）功能不全或相应靶器官（系统）功能衰竭。

（四）毒物的存在形式

毒物以固体（粉尘、烟）、液体（蒸气、雾）、气体或气溶胶等形式存在。

生产环境毒物存在形式如下。①粉尘：能较长时间悬浮在空气中的固体微粒，其粒径大小多为0.1~10 μm。固体物质经机械粉碎或碾磨可产生粉尘。②烟：悬浮在空气中，直径<0.1 μm的固体微粒，如某些金属熔融时产生的蒸气在空气中迅速冷凝或氧化而形成的烟。③气体：在常温、常压下呈气态的物质，在空气中多以气体形态存在，如氯化氢、二氧化硫、氯气等。④雾：悬浮于空气中的液体微粒，多由蒸气冷凝或液体喷洒形成。如电镀时产生的铬酸雾、金属酸洗时产生的硫酸雾。⑤蒸气：固体升华、液体蒸发或挥发形成的气态物质。凡沸点低、蒸气压力大的物质都易形成蒸气。对液态物质进行加热、搅拌、喷雾、通气及超声处理时可加速其挥发，暴露面积大亦能促进挥发，如喷漆作业中产生的苯蒸气。

（五）毒物在体内的过程（吸收、代谢及排出）

1. 吸收过程

毒物可通过呼吸道、消化道及皮肤黏膜等途径进入人体。

（1）呼吸道

呼吸道是生产性毒物进入人体最重要的途径。粉尘、烟、气体、蒸气等形式的毒物均可经呼吸道进入人体。由于人体肺泡总面积大（约100 m^2），空气在肺泡内流速慢（接触时间长），血流丰富，肺泡壁薄（仅有两层细胞厚，不到1 μm）且肺泡上皮与身体其他生物膜不同，它对脂溶性分子、非脂溶性分子及离子都具有高度通透性，这些因素都非常有利于毒物经呼吸道吸收。

影响呼吸道吸收毒物的因素如下。①接触的浓度和时间：空气中浓度越高，进入体内的速度越快；接触时间越长，进入体内的量越大。②化学物水溶性大小：水溶性越大，越易被上呼吸道吸收，引发刺激症状，直接产生毒性反应。一般不易达到肺泡（如氯气），除非接触的浓度较高或时间较长。水溶性越小，越难被上呼吸道吸收，对上呼吸道刺激作用较小，相对容易进入深部呼吸道和肺泡而被吸收（如氮氧化物、光气），导致急性化学性肺水肿。③血/气分配系数：是气体和挥发性液体在血液中的分压与肺泡气中的分压达到平衡时，在两相中的浓度（均以mg/L计算）之比。此值越大，表示该毒物经肺吸收越快，但在血中达到饱和所需时间越长。每一种毒物的血气分配系数都是一常数，如甲醇为1.7、苯为7.5、苯乙烯为15、丙酮为239。④劳动强度、气象条件等也会影响毒物在呼吸道中的吸收。劳动强度大或气温高，可加快毒物的吸收。

（2）皮肤

有些毒物可透过完整皮肤进入体内，特别是具有脂、水两溶性的物质。

（3）消化道

消化道吸收毒物主要见于生活性或其他意外接触所致中毒。生产性毒物经消化道进入体内而导致职业性中毒的事例较少，主要由个人卫生习惯不良或其他污染原因所致。

毒物经呼吸道和皮肤吸收后不经肝脏转化解毒而直接进入大循环。进入消化道的毒物多在小肠被吸收，经门脉肝脏再入大循环；有些毒物如氰化物，在口腔内可经黏膜吸收直接进入大循环。

毒物吸收后经血液循环分布于全身，不同的毒物可能会相对集中在身体不同组织或器官中，主要取决于毒物进入细胞的能力及与组织的亲和力。

2. 代谢过程

毒物在体内被转变成其他物质的过程称为代谢，绝大多数毒物在肝脏进行代谢，主要包括氧化、还原、水解和结合（或合成）四类生物转化反应。毒物被代谢后毒性可能变弱，亦可能变强，但一般更利于被排出体外。

3. 排出过程

大多数毒物及其代谢物随尿液、粪便和汗液排出体外，气体和易挥发毒物还可经呼吸道排出，某些重金属如汞、铅、砷、锰等可由消化道或乳汁排出。少数毒物不易排出，进入组织和器官后可长期蓄积，毒物的蓄积作用是引起慢性中毒的物质基础。

（六）中毒机制

不同毒物或同一毒物的急性与慢性中毒机制不尽相同，有些毒物可通过多种机制产生毒性作用。

1. 对组织的直接毒性作用

对组织的直接毒性作用，如腐蚀性毒物（强酸、强碱）中毒，可引起蛋白质变性，造成组织凝固性坏死，引起局部充血、水肿、坏死和溃疡。

2. 阻碍氧的吸收、转运和利用

阻碍氧的吸收、转运和利用，如刺激性气体（氯气、氨气、氮氧化物等）

引起肺水肿，导致氧吸收障碍；化学性窒息性气体（一氧化碳、硫化氢、氰化物等）吸收后与血红蛋白或细胞色素氧化酶结合，影响氧在组织细胞内的传递、代谢，导致氧转运和利用障碍。

3. 麻醉作用

脑组织和细胞膜脂类含量较高，有机溶剂（苯类、甲醇）中毒因其具有亲脂性，可通过血脑屏障进入脑组织，对中枢神经系统有麻醉作用。

4. 抑制酶的活性

很多毒物或其代谢物可通过对酶系统的干扰而引起中毒，如氰化物抑制细胞色素氧化酶，重金属（汞、铅、砷）抑制含巯基的酶，有机磷、氨基甲酸酯类抑制胆碱酯酶等，还有一些毒物可作用于酶的激活剂、底物和辅酶等。

5. 破坏细胞膜的功能

四氯化碳中毒在体内产生自由基，使细胞膜脂质过氧化，线粒体、内质网变性，肝细胞坏死。锌、汞等中毒可与线粒体膜蛋白反应，影响三羧酸循环和氧化磷酸化过程。

6. 影响新陈代谢

有机溶剂中毒可影响骨髓造血细胞DNA合成，抑制细胞核分裂。甲醇中毒可损害有氧代谢，二硝基苯酚类中毒还可作用于能量代谢过程。

7. 其他

其他毒性作用，如苯及其衍生物可引起自身免疫反应，导致职业性哮喘。沥青在日光照射下可发生光毒性反应，形成有毒物质，从而对机体产生毒害作用。

（七）毒物对机体危害的种类

1. 局部作用

局部作用如皮肤与黏膜的化学性灼伤、牙酸蚀病等。

2. 中毒

有害化学物进入人体，导致机体的功能障碍或器质性损害，引起疾病或死亡。如急性硫化氢中毒、慢性铅中毒等。

3. 过敏反应

过敏反应是指已产生免疫的机体再次接受相同抗原刺激时引起的组织损伤反应。过敏反应与机体的敏感性有关，如接触异氰酸酯类物质，可致哮喘。

4. 非特异性危害

非特异性危害是指接触毒物使机体免疫力下降或诱发某种疾病或致使原有疾病加重，或导致产生工作有关疾病等。

5. 其他

毒物对机体的其他危害包括致癌、致畸、致突变等。

二、接触机会

接触化学物导致中毒的机会很多，包括职业性接触、生活性接触和其他意外接触等。

（一）职业性接触

职业性接触主要见于化学物的生产、运输、储存和使用等环节。对于职业性中毒患者，应详细询问其职业史，包括工种、工龄、接触毒物的方式、种类和时间、环境条件、防护措施以及既往是否发生过类似事件等。需要注意的是，有毒物接触史，不一定发生中毒。接触毒物必须在吸收达到一定剂量后，才能发生中毒。职业性隐匿式化学物中毒是指劳动者在职业活动中，在不知情、未觉察情况下吸收大剂量职业性化学物所引起的中毒。由于患者不能提供接触史，造成医生诊断困难，同时也不能及时针对毒源进行处理，只能使中毒危害继续发生，危害极大。

（二）生活性接触

生活性接触常为隐匿性发生，例如使用土方、偏方治疗癫痫、银屑病、精神病，有吸毒、吸溶剂等特别嗜好等。

（三）其他意外性接触

其他意外性接触，例如服用毒物自杀、人为投毒等。详细询问患者病史，了解毒物的接触史对诊断具有重要意义。

三、临床表现

化学中毒的临床表现十分复杂，症状大多缺乏特异性。

（一）接触反应

接触反应是指接触一定量化学物或接触致病潜伏期较长的化学物后，仅出现轻微症状而无相应靶器官（系统）损害的阳性体征、实验室检查及其他相关辅助检查异常者。

（二）中毒

中毒可以累及全身各个系统并出现相应的临床表现。毒物对人体的毒性作用，一般都遵循靶器官（系统）损害及剂量–效应关系。一种毒物的靶器官可能是一个或多个。不同毒物中毒可能有类似的临床表现，接触相同的毒物也可因吸收方式、剂量及接触时间等因素而出现不完全一致的表现。此外，毒物对机体的影响还与年龄、性别、遗传因素、营养状况、生活习惯等个体差异相关。

1. 急性中毒常见临床表现

（1）皮肤黏膜

皮肤发红、皮疹、瘙痒、疼痛、肿胀、水疱、变性和坏死，常见于刺激性和腐蚀性化学毒物中毒，如强酸、强碱、苯酚、甲醛等；发绀常见于有机溶剂、硝基苯、亚硝酸盐、苯胺、刺激性气体等中毒；黄疸常见于四氯化碳中毒。

（2）眼部

刺激性或腐蚀性毒物进入眼内可引起剧烈疼痛、眼角膜和结膜灼伤，甚至致盲；瞳孔缩小可见于有机磷类、氨基甲酸酯类、阿片类、镇静催眠剂等中毒；瞳孔扩大可见于阿托品、莨菪类、苯、氰化物、甲醇、乙醇等中毒；视神经炎可见于一氧化碳、甲醇等中毒。

（3）呼吸系统

呼出特殊气味，如乙醇中毒有酒味，氰化物中毒有苦杏仁味，有机磷、黄磷、铊中毒有蒜味，苯酚、甲酚皂中毒有苯酚味。刺激性气体或蒸气会刺激鼻腔、咽喉和上呼吸道，引起呼吸加快、咳嗽、呼吸困难、肺水肿。肺水肿可在吸入毒物后立即发生，也可在吸入48 h后发生；置换性窒息可见于氮、二氧化碳和甲烷等中毒，由于吸入气体中的氧气被高浓度的气体所替代，造成机体缺氧、通气抑制，可很快窒息死亡。

（4）消化系统

刺激性、腐蚀性、重金属毒物可损害口腔、咽部和胃肠道，出现口腔黏膜灼伤、呕吐、腹泻、腹痛、呕血、便血等症状；咽喉部灼伤可致喉头水肿而引起窒息；中毒性肝病可见于磷、氰化物、金属和类金属及其化合物、卤烃类、硝基化合物、氯乙烯等中毒。

（5）神经系统

昏迷可见于有机溶剂、一氧化碳、硫化氢、氰化物、有机汞、拟除虫菊酯类、乙醇、阿托品等中毒；肌纤维震颤可见于有机磷、有机氯、有机汞、乙醇、汽油、硫化氢、丙烯酰胺、铅等中毒；谵妄可见于有机汞、苯、铅等中毒；瘫痪可见于三氧化二砷、可溶性钡盐、磷酸三邻甲苯酯等中毒；精神失常可见于一氧化碳、有机溶剂、乙醇、二硫化碳等中毒。

（6）血液系统

溶血性贫血可见于砷化氢、苯胺、硝基苯等中毒；再生障碍性贫血可见于苯、抗肿瘤药物等中毒；凝血功能异常可见于杀鼠药、蛇毒等中毒。

（7）循环系统

循环系统表现最严重可出现心脏呼吸骤停，有3种形式。①心跳先停，呼吸随之停止，如砷、汞、锑、雷公藤、乌头碱、洋地黄等中毒。②呼吸先停，数秒或数分钟后心跳停止，如有机磷、窒息性气体等中毒。③呼吸心跳同时停止，见于极高浓度的化学物中毒，如氯气、氨、砷化氢、氰化物等。心肌损害可见于锑、铊、甲醛、环氧乙烷、有机溶剂等中毒。

（8）肾脏

肾小管坏死可见于毒蕈、蛇毒、生鱼胆等中毒；肾小管堵塞可见于重金属如汞、砷、锑、锌等中毒。

（9）发热

发热可见于阿托品、五氯酚、二硝基酚、棉酚等中毒。

2. 慢性中毒常见临床表现

（1）皮肤黏膜

可出现湿疹、角质化、过敏性皮炎、光感性皮炎、职业性痤疮、皮肤黑变病、皮肤癌等，可见于砷、镍等重金属中毒。

（2）神经系统

痴呆可见于一氧化碳、四乙铅等中毒；帕金森病可见于一氧化碳、吩噻嗪、锰等中毒；周围神经病变可见于砷、铅、有机磷等中毒。

（3）肝脏

中毒性肝病可见于砷、四氯化碳、三硝基甲苯、氯乙烯等中毒。

（4）肾脏

中毒性肾损害可见于镉、汞、铅等重金属中毒。

（5）血液系统

白细胞减少或再生障碍性贫血可见于苯、三硝基甲苯等中毒。

（6）骨骼系统

氟骨症可见于氟中毒；下颌骨坏死可见于黄磷中毒。

（7）生殖系统

不孕不育、精子数量及活力降低等（生殖毒性），胎儿发育异常、生殖器畸形等（发育毒性），可见于铅、苯等中毒。

四、实验室及辅助检查

（一）血液检查

1. 外观

外观呈粉红色，为溶血性毒物中毒；呈褐色，为致高铁血红蛋白血症毒物中毒。

2. 生化

①肝功能异常：见于重金属、四氯化碳等中毒。②肾功能异常：见于重金属等肾损害性毒物中毒。

3. 动脉血气分析

低氧血症可见于刺激性气体、窒息性气体等中毒；酸中毒可见于甲醇、砷化氢、苯酚、丙二醇等中毒。

4. 血红蛋白异常

碳氧血红蛋白浓度增高见于一氧化碳中毒；高铁血红蛋白浓度增高可见于苯胺、硝基苯、亚硝酸盐等中毒。

5. 凝血功能

凝血异常可见于杀鼠药、蛇毒等中毒。

6. 酶学

胆碱酯酶活性减低可见于有机磷类、氨基甲酸酯类等中毒。

（二）尿液检查

肉眼血尿可见于影响凝血功能的毒物中毒；镜下血尿或蛋白尿可见于升汞、苯胺、生鱼胆等肾损害性毒物中毒；灰色尿可见于酚、甲酚等中毒。

（三）毒物检测

毒物检测是诊断中毒最为客观的方法，也可帮助评估病情和判断预后。应常规留取剩余的毒物或可能含毒的标本，如剩余食物、呕吐物、胃内容物、洗胃液及血液、尿液、粪便等，在合适的条件下保存，需要时送往具备条件的实验室进行检测。因技术条件的限制和毒物理化性质的差异，在很多中毒患者体内并不能检测到毒物，故诊断中毒时不能过分依赖毒物检测。

此外，职业性中毒现场调查极为重要。调查目的主要是了解现场可能发生中毒的各种条件，并采样进行毒物检测分析。如果中毒现场条件已被破坏，可按照当时中毒发生情况进行模拟试验，其结果可作为诊断参考。

（四）辅助功能检查（心电图、胸部X线检查、神经-肌电图）

1. 心电图检查

重金属、氟化物、钾镁盐、有机磷杀虫剂等中毒心电图上可表现为折返性心动过速；β受体阻断药、钙通道阻滞药、地高辛等中毒心电图上可出现房室传导阻滞或缓慢性心律失常。

2. 胸部X线检查

钙及其他含重金属元素（砷、铁、铅、汞、铊）盐、碘化物等中毒，腹部X线检查有助于诊断；刺激性气体（氨气、氯气、硫化氢、一氧化氮、光气和二氧化硫等）、烟雾（铍、金属氧化物和多聚体化合物等）和蒸气（浓酸、醛、烃、异氰酸盐和汞等）中毒时，胸部X线检查可出现弥漫性或斑片状浸润影。

3. 神经–肌电图检查

有些毒物的急性或慢性中毒，如有机磷农药、正己烷、铅、汞、砷等中毒，还可以引起神经肌肉的损害。神经–肌电图检查可出现异常，有时可作为早期诊断的指标。

五、诊断原则

遵循《职业病诊断通则》（GBZ/T 265—2014）规定的“疾病认定、病因判定、因果关系分析”三大原则，以及因果关系分析的“时序性、生物学合理性、生物学特异性、生物学梯度和可干预性”五小原则进行诊断。

中毒的诊断主要依据接触较大量化学物的职业史、出现相应靶器官损害为主的临床表现，结合有关实验室及辅助检查等结果，参考相同暴露条件下其他个体健康状况等现场职业卫生学调查资料，进行综合分析，并排除其他病因所致类似疾病后，方可做出诊断，并应结合毒物的毒性作用、剂量–效应关系及接触和发病时间等因素综合分析，以明确病因（毒物）和疾病（中毒）的因果关系，作为诊断的主要依据。

1. 病因

根据职业史、现场劳动卫生学调查、毒物检测等，明确接触的毒物种类、现场条件以及吸收途径、估计剂量等。如同时接触一种以上毒物或存在其他危害因素，应考虑联合作用的影响。

2. 疾病

从临床表现、实验室及辅助检查等明确疾病性质及严重程度。

3. 因果关系

可从以下方面分析：①毒物吸收与发病时间是否符合该毒物中毒的发病规律；②毒物的毒性作用与患者的临床表现是否相符合；③估计的吸收剂量与

疾病严重程度是否一致。此外，在诊断中毒时还应考虑到影响中毒临床表现的各种其他因素，如性别、年龄、健康及营养状况、过敏体质等；也应注意到毒物中含有杂质或所接触毒物在某些条件下，发生化学反应而产生另一种毒物的情况。对于未明确提供毒物接触史的患者，如出现不明原因的恶心、呕吐、头晕、抽搐、呼吸困难、发绀、昏迷、休克，甚至心跳呼吸骤停等表现时，通过既往病史不能解释的情况下都应考虑到中毒的可能。

六、治疗原则

（一）急性中毒治疗原则

急性中毒治疗原则为：①迅速脱离中毒环境并清除未被吸收的毒物；②迅速判断患者的生命体征，及时处理威胁生命的情况；③促进吸收入血毒物清除；④解毒药物应用；⑤对症治疗与并发症处理；⑥器官功能支持与重症管理。

（二）急性中毒治疗措施

1. 现场救援

参与现场救援的人员必须采取符合要求的个体防护措施，确保自身安全。

（1）迅速脱离

现场中毒为有毒气体时，应迅速将患者移离中毒现场至上风向的空气新鲜场所。脱离中毒环境后，迅速判断患者生命体征，对于心搏停止患者，立即进行现场心肺复苏术；对于存在呼吸道梗阻的患者，立即清理呼吸道，开放气道，保持呼吸道通畅，必要时建立人工气道通气。

（2）毒物由皮肤侵入时，应立即脱去被毒物污染的衣物

用流动的清水及时反复清洗接触部位的皮肤、毛发15 min以上；对可能经皮肤吸收中毒或引起化学性烧伤的毒物更要充分冲洗，并考虑选择适当的中和剂中和处理；若毒物遇水能发生反应，应先用干布抹去沾染毒物，再用清水冲洗，冲洗过程应尽量避免热水以免增加毒物的吸收。眼内溅入毒物要优先彻底冲洗，首次应用温水冲洗至少15 min，必要时反复冲洗，在冲洗过程中要求患者做眨眼动作，有助于充分去除毒物。

（3）毒物由消化道进入时，如无禁忌证，现场可考虑催吐

尽快明确接触毒物的名称、理化性质和状态、接触时间、吸收量和方式等。现场救治有条件时，应根据中毒的类型，尽早给予相应的特效解毒剂。此

外，应采取积极的对症支持治疗，保持呼吸、循环的稳定，必要时气管插管减少误吸风险。经过必要的现场处理后，将患者转运至相应的医院。转运过程中，医护人员必须密切观察患者病情变化，随时给予相应治疗。转入医院后，应做好患者交接。

2. 院内救治

（1）清除未被吸收的毒物

根据毒物吸收方式不同，采用相应的清除方法。如皮肤直接接触中毒，可以采取清水冲洗、化学中和等方式清除身体所接触的毒物，若患者现场未行相应毒物清除措施或清除效果不满意，院内应进行毒物清除。

清除经口消化道未被吸收的毒物方法包括催吐、洗胃、导泻、灌肠、吸附剂应用、全肠道灌洗等。

（2）促进已吸收毒物的排出

毒物吸收入血液后，促进毒物排泄的主要方法包括强化利尿、改变尿液酸碱度及血液净化治疗。血液净化常用方法有血液透析、血液滤过、血液灌流、血浆置换等，以血液灌流最为常用，有条件、有适应证时应尽早进行。关于各种毒物中毒血液净化治疗及其模式选择，由于缺乏有价值的循证医学研究证据，临床医生应根据毒物分子量大小、溶解度、半衰期、分布容积、蛋白结合率、内源性清除率（包括肾、肝等）、毒代动力学及临床经验等因素，结合中毒严重程度、并发症和治疗费用，决定是否进行血液净化治疗及其模式选择。

（3）特殊解毒药物的应用

特殊解毒药物的应用，详见第四章第二节。

（4）氧气疗法

各种导致氧饱和度下降的毒物中毒，均有氧疗指征。但个别毒物中毒除外，如百草枯中毒常规吸氧会加重病情，除非出现严重呼吸衰竭或急性呼吸窘迫综合征。此外，高压氧疗法，即将患者置于高压氧环境中（高压氧舱内）吸氧来治疗疾病的方法，是一氧化碳中毒及一些能引起中毒性脑病的化学物质中毒的特殊疗法。

（5）对症治疗与并发症处理

由于毒物本身或并发症可直接危及生命，需积极抢救中毒患者。而目前绝大多数毒物中毒无特效解毒剂，所以早期对症支持治疗与并发症处理就显得格外重要，其目的是保护重要靶器官（系统）功能，维护机体内环境稳定。此外，应根据化学物中毒的病理生理改变，合理使用肾上腺糖皮质激素、氧自由基清除剂等进行治疗。常见并发症有中毒性脑病，低血压与休克，吸入性肺炎，中毒性肺损伤，中毒性肝损伤，中毒性肾损伤，中毒性心肌损伤与心律失常，水、电解质与酸碱平衡紊乱等。

（三）慢性中毒治疗原则

慢性中毒应早诊断、早治疗，脱离接触，尽早应用特效解毒剂，及时合理对症支持治疗，适当营养和休息等。慢性中毒治疗措施详见第四章第二节和相关章节。

参考文献

[1] 中国医师协会急诊医师分会,中国毒理学会中毒与救治专业委员会. 急性中毒诊断与治疗中国专家共识[J]. 中华急诊医学杂志,2016,25(11):1361-1375.

[2] 中国毒理学会中毒及救治专业委员会,中国研究型医院学会心肺复苏学专业委员会. 突发中毒事件应急医学救援中国专家共识2015[J]. 中华危重病急救医学,2015,27(8):625-629.

[3] 卫生部职业病诊断标准专业委员会. 职业性急性化学物中毒的诊断(总则):GBZ 71—2013[S]. 北京:中国标准出版社,2013.

[4] 沈洪,刘中民,王育珊. 急诊与灾难医学[M]. 2版. 北京:人民卫生出版社,2013.

[5] 职业病诊断通则:GBZ/T 265—2014[S]. 北京:中国标准出版社,2014.

（王淦楠，刘霞，白莹）

第二节　化学中毒治疗与特效解毒剂

化学中毒的治疗包括病因治疗、对症治疗和支持治疗。

一、终止毒物继续接触

（一）呼吸道染毒

治疗因呼吸道染毒的患者时，需将患者搬离染毒区，撤至上风或侧风方向，使之呼吸新鲜空气。清除呼吸道分泌物，保持气道通畅。以3%硼酸、2%碳酸氢钠或清水拭洗鼻咽腔及含漱。

（二）皮肤染毒

治疗因皮肤染毒的患者，需脱去中毒者被毒物污染的衣物，用棉花、卫生纸吸去肉眼可见的液态毒物，用镊子夹去固体毒物。用温水清洗接触毒物的皮肤，防止毒物经皮肤继续侵入机体，若属碱性毒物可用1%醋酸溶液或柠檬酸溶液冲洗，若属酸性毒物污染皮肤，可选肥皂水或3%碳酸氢钠溶液冲洗，既可达到清洗目的，也能起到中和毒物、降低毒力的作用。

（三）眼染毒

毒物（液滴、微粒）溅入眼内或结膜接触有毒气体时，用3%硼酸、2%碳酸氢钠或大量清水冲洗。

（四）胃肠道中毒

经口中毒时，用以下方法清除进入胃肠道的毒物。

1. 催吐

对神志清醒的中毒患者，只要胃内尚存留有毒物，就应催吐。催吐是排除胃内毒物的方法之一，与洗胃结合进行可加强清除中毒物的效果。

催吐的禁忌证：①腐蚀性毒物中毒；②惊厥、昏迷、肺水肿、严重心血管疾病、食管静脉曲张；③孕妇慎用。

2. 洗胃

经口中毒时，只要胃内毒物尚未完全排空，即可用洗胃法清除毒物。一般在摄入4~6 h内效果最好，饱腹服毒、中毒量大或毒物致胃排空减慢超过6 h仍要洗胃。

洗胃的禁忌证：腐蚀性毒物中毒，昏迷者要防止误吸。

常用洗胃液为1∶5 000高锰酸钾、2%碳酸氢钠，紧急情况下可用一般清水。对硫磷禁用高锰酸钾，敌百虫禁用碱性溶液，腐蚀性毒物中毒早期用蛋清或牛奶灌入后吸出1~2次。

洗胃宜用较粗的胃管，因小胃管易被胃内食物堵塞。洗胃时应先吸出胃内容物再灌入洗胃液，每次灌入300~500 mL，反复灌洗。洗胃液总量根据情况而定，一般洗至无毒物气味或高锰酸钾溶液不变色为止。

对能够经胃肠道吸收后又从胃黏膜排出的毒物，需要重复多次洗胃。如敌敌畏，首次洗胃20~30 L后，留置胃管，每隔3~4 h再以3 L液体洗胃，保留12~24 h，至血液中检测不到敌敌畏或治疗有效为止。

3. 吸附

活性炭：洗胃后从胃管内灌入活性炭50~100 g的混悬液1~2次，再吸出。活性炭的用量一般为食入的毒物的10倍。活性炭不能吸附的毒物有氰化物、酸、碱、甲醇、乙醇和一些金属等。

百草枯中毒可灌入皂土溶液。

4. 导泻

洗胃及灌入吸附剂后，再灌入泻药，如50%硫酸镁50 mL。

5. 洗肠

经导泻后无下泻，可用盐水、温水高位灌肠数次。口服百草枯者可用口服复方氯化钠溶液加泻剂（或聚乙二醇）进行全肠道灌洗。

二、排出已吸收的毒物

（一）吸氧、高压氧

吸氧、高压氧的方法用于气体毒物吸入中毒，加速经呼吸道毒物排出。对中重度一氧化碳急性中毒昏迷期或迟发性脑痴呆症，或重症急性中毒经心肺脑复苏后病情平缓，尚有脑缺氧损伤未完全恢复者，高压氧舱治疗有一定疗效。

（二）利尿

利尿促进毒物从肾脏排出。方法：快速输液。无脑水肿、肺水肿时，每小时输液500~1 000 mL；利尿剂常用呋塞米（速尿）20~40 mg静脉注射。注意这易致水电解质紊乱。此外，也可用20%甘露醇250 mL静脉滴注。

（三）改变尿液酸碱性

碱化尿液可用5%碳酸氢钠静脉滴注，尿液pH≥8，使水杨酸盐、巴比妥盐、异烟肼等离子化，不易在肾小管被重吸收而有利排出。碱化尿液应慎防低血钾。酸化尿液：静脉应用维生素C使尿液pH<5，有利于苯丙胺等毒物排出。

（四）血液净化

理论上治疗重症中毒，血液净化是最好的方法。然而，根据毒物动力学研究，受毒物分子结构、分布容积、蛋白结合力、组织固定速率等因素影响，不同的血液净化疗法对不同种类毒物的效果各不同。

1. 血液透析

血液透析对小分子、水溶性、不与蛋白质结合的毒物清除效果较好，如卤化物（氯化物、氟化物、碘化物）、醇类（甲醇、乙醇、异丙醇、乙二醇）、金属盐（铊、铜、锂）、砷、砷化氢、甲醛、甲酸、乙酸等中毒。血液透析可用于药物过量中毒，如氨茶碱、苯巴比妥、水杨酸盐、解热镇痛药中毒。

2. 血液灌流

血液灌流适用于脂溶性、易与蛋白结合的毒物中毒，用有包裹膜的活性炭粒子或离子交换树脂吸附。血液灌流可用于铊、砷中毒；对一些抗精神病药、止痛药、巴比妥、有机磷有效。

3. 血浆置换

血浆置换可清除蛋白等大分子物质，特别适用于与蛋白质紧密结合、蛋白质结合率>60%、透析法不能除去、活性炭不能吸附的严重中毒，如毒蕈、蛇毒及药物、化学物中毒等。

（五）换血疗法

对常规抢救无效的重度中毒、发生溶血、高铁血红蛋白血症的中毒，如水杨酸盐、硝酸盐、亚硝酸盐、磺胺、含氮化合物等引起高铁血红蛋白血症或溶血的中毒，可用换血疗法。重症一氧化碳中毒亦可用。方法：血压正常时先放血后输血；低血压时先输血后放血，每次换血600~800 mL，每4~6 h换血1次，输血量应超过放血量。

三、应用特效解毒剂

特效解毒剂是指对某一种毒物具有特异性解毒作用的药物。急救时应早期应用，剂量适当。应用特效解毒剂时，不能忽视对症支持治疗。随着毒理学和分子药理学在方法学上的进展，至今金属螯合剂和胆碱复能剂还陆续有新品种问世。纳洛酮治疗阿片类中毒，氟马西尼治疗苯二氮䓬类中毒，4-二甲氨基苯酚（4-DMAP）治疗氰化物中毒都经过临床考验并取得较好的效果。新的解毒药如地高辛特异抗体用于治疗洋地黄类中毒，高血糖素用于治疗β受体阻滞药和钙通道阻滞药中毒，腺苷用于治疗氨茶碱和咖啡因中毒等，都有良效。

螯合剂（络合剂）是最有效的解毒药之一。螯合剂与金属络合成稳定的可溶性环形络合物（螯合物），由尿排出体外。20世纪40—50年代开始用二巯丙醇和依地酸分别治疗砷和铅中毒，开创了巯基螯合剂和氨羧络合剂的研制历史。常用特效解毒剂见表4–1。常用特效解毒剂的使用方法见本书附录。

表4–1　常用特效解毒剂

特效解毒剂	适应证
纳洛酮	阿片类麻醉性镇痛剂中毒
氯解磷定、碘解磷定、双复磷	有机磷化合物中毒
阿托品、苯那辛、东莨菪碱	有机磷化合物中毒
二巯丁二钠、二巯丙磺钠	砷、汞、锑等中毒
依地酸钙钠、喷替酸钙钠	铅、铜、镉、钴等中毒
普鲁士蓝（亚铁氰化铁）	铊中毒
去铁胺	急性铁剂过量中毒
亚甲基蓝（美蓝）	亚硝酸钠、苯胺等中毒
维生素K_1	抗凝血类杀鼠剂中毒
氟马西尼	苯二氮䓬类药物中毒
维生素B_6	肼类（含异烟肼）中毒
亚硝酸钠、亚硝酸异戊酯	氰化物中毒
硫代硫酸钠	氰化物中毒
乙醇	甲醇中毒
毒扁豆碱、催醒宁	莨菪类药物中毒
乙酰半胱氨酸（痰易净）	对乙酰氨基酚（扑热息痛）中毒
乙酰胺（解氟灵）	有机氟农药中毒
特异性地高辛抗体片段	地高辛类药物中毒
各种抗毒血清	肉毒、蛇毒、蜘蛛毒等中毒

四、支持及对症治疗

急性中毒大多无特效解毒药物。针对临床表现及时对症治疗，其原则是挽救患者生命，维护脏器功能，解除患者痛苦。一般内科对症支持疗法包括给氧、输液、维持电解质酸碱平衡、抗感染、抗休克、防治脑水肿、保肝治疗、人工通气等。

（一）昏迷

临床表现为昏迷时，需注意以下事项。①密切监测生命体征、神志、瞳孔、反射。②保持呼吸道通畅。③加强护理，定时翻身拍背、清洁口腔、导尿，预防坠积性肺炎、褥疮、泌尿系感染。④适当应用促醒药、脑保护药，如纳洛酮、氯酯醒、胞二磷胆碱等。⑤脑水肿时应用脱水剂，如甘露醇、地塞米松等。

（二）肺水肿

临床表现为肺水肿时，中毒性肺水肿若为非心源性，可用大剂量糖皮质激素，降低血管通透性，一般慎用吗啡；有机磷中毒肺水肿使用阿托品。呼气末正压通气可减轻肺水肿，改善缺氧。

（三）惊厥、抽搐

临床表现为惊厥、抽搐时，需注意以下事项。①一般治疗护理同昏迷。②加强约束，防止坠床。③保持环境安静，减少刺激。④控制惊厥，可用安定5~10 mg，静脉注射；苯巴比妥0.1~0.2 g，肌内注射。

（四）呼吸抑制

临床表现为呼吸抑制时，需注意以下事项。①刺激性气体或腐蚀性毒物致使喉头水肿或痉挛，立即行气管插管或气管切开。②中枢性呼吸抑制使用呼吸兴奋剂。③呼吸肌无力者，若PaO_2<8.0 kPa（60 mmHg），行机械通气。

五、常见中毒的治疗

（一）金属与类金属中毒的治疗

1. 铅中毒

（1）口服铅中毒

口服铅中毒者应及时、彻底洗胃，并给予蛋清或牛奶保护胃黏膜，再用硫酸镁导泻。

（2）尽早使用金属络合剂进行驱铅治疗

①首选依地酸钙钠1 g加入10%葡萄糖溶液250 mL中并静脉滴注，每日1次，用药3 d停药4 d为1个疗程。②二巯基丁二酸钠1 g/次，肌注，每日2次，3 d为1个疗程。第1个疗程结束后1~2周内，如血铅水平再上升到2.1 μmol/L，则给予第2个疗程治疗，疗程间隔应在4 d以上。治疗期间应检测肝、肾功能和血清电解质浓度。③五乙酸二钠钙（促排灵），0.5~1 g/d，分2次肌注，连用3 d为一个疗程，停药3 d后，可重复使用，总疗程视病情和平时情况而定。

（3）腹部绞痛无法缓解

如腹部绞痛无法缓解，可同时给予10%葡萄糖酸钙静脉注射，阿托品或山莨菪碱肌注。

（4）对症治疗

保肝护肾。

2. 汞中毒

（1）吸入汞中毒

吸入汞中毒者，应立即脱离中毒环境，到空气新鲜、通风良好处，有条件的可给予氧气吸入。

（2）口服少量金属汞

口服少量金属汞者，一般不必治疗，如量较大，口服牛奶、蛋清或豆浆，保护胃黏膜。口服汞盐者，及早用温盐水和0.2%活性炭交替洗胃。忌用生理盐水洗胃，防止增加毒物吸收。

（3）驱汞治疗

①首选二巯丙磺钠，急性中毒时5 mg/kg，静脉注射，间隔4~5 h 1次，第2日用药2~3次，以后1~2次/d，7 d为1个疗程。慢性中毒时2.5~5 mg/kg，肌内注射，每日1次，用药3 d停药4 d为1个疗程。②二巯基丁二酸钠1 g（15~20 mg/kg）加入5%葡萄糖溶液30 mL内缓慢静脉注射，或用5%二巯基丙磺酸钠2.5~5 mL（2.5~5. 0 mg/kg）肌内注射，每6~8 h 1次，2 d后改为每日1次，6 d为1个疗程。以后根据病情和尿汞排出情况决定是否进行下一个疗程，2个疗程间隔4 d。肝、肾功能不良者慎用，有严重肾功能障碍者停用。③无巯基化合物解毒剂时，可用10%硫代硫酸钠20 mL静脉注射，每日1次，7 d为1个疗程。必

要时行血液透析。④急性肾衰竭者应补足血容量，给予利尿剂，首先处理急性肾衰竭。

3. 钡中毒

钡中毒时，需要采取以下治疗措施。①及时脱离与毒物的接触，口服中毒者尽快催吐、洗胃。②病情严重者，静脉推注10%硫酸钠10 mL，30 min 1次，直至症状减轻或消失，无硫酸钠也可使用10%~20%硫代硫酸钠20~40 mL替代。轻者口服硫酸钠15~30 g，溶于250 mL水中，每日1次，儿童酌减。③在心电图、血钾检测监视下，及早、快速、足量补钾，每日补钾量可达4~9 g。④保护心肌、防治心律失常、纠正水电解质紊乱等对症治疗。⑤当硫化钡中毒时，除钡离子的毒性作用外，尚可产生硫化氢而引起相应的中毒，在治疗时应加以注意。

4. 铬中毒

（1）皮肤被铬灼伤

对于皮肤被铬灼伤者，应在现场用流动水冲洗15 min以上再送医院，而后用0.5%二巯丙磺酸钠或二巯丁二钠溶液浸泡或湿敷，最后用硫代硫酸钠冲净。

（2）吸入铬烟雾中毒

对于吸入铬烟雾中毒者，应立即使其脱离现场，并给予大流量氧气吸入，促进铬烟雾从呼吸道排出。

（3）口服铬中毒

对于口服铬中毒者，现场给予牛奶、蛋清或氢氧化铝凝胶口服，以保护消化道黏膜，尽早用1%硫酸钠或硫代硫酸钠溶液洗胃。

（4）驱铬治疗

对于肾功能正常者，可用5%二巯丙磺酸钠2.5 mL肌内注射或于补液中静脉滴注，每日2次，3~4 d为1个疗程。根据尿铬浓度决定是否继续下一个疗程。如出现高铁血红蛋白血症，可用亚甲基蓝1~2 mg/kg加25%~50%葡萄糖注射液20~40 mL静脉注射。

（5）透析治疗

少尿或无尿患者应尽早进行腹膜透析或血液透析，以清除六价铬。早期进行血液透析才有效，24 h后血清中六价铬会进入到细胞内，此时只有通过换血疗法，才能有效清除红细胞内铬离子。三价铬可迅速与血浆蛋白结合，并沉淀于组织内，血液透析和换血疗法均难以将其完全消除。

5. 砷中毒

（1）吸入中毒

吸入中毒者需迅速离开现场，皮肤污染者要立即用大量清水彻底清洗，更换衣服。

（2）口服中毒

口服中毒者，应立即洗胃，先用活性炭悬液吸附毒物，再行温水洗胃，然后注入蛋清或牛奶300~500 mL。导泻用硫酸钠20~30 g。

（3）特效解毒剂

二巯基丙磺酸钠0.25 g肌内注射，4~6 h一次，持续3~7 d，直至尿砷恢复正常。若疗程长，用药3~4周后可休息1周，同时检测肾功能，调整药物剂量。二巯基丙醇、二巯基丁二酸钠也可使用，但对砷化氢中毒无效。

（4）对症及支持治疗

脱水、休克者应快速补液、输血或血浆，并应用血管活性药物；剧烈腹痛者肌注哌替啶或皮下注射吗啡；心肌炎、剥脱性皮炎者，可应用地塞米松、氢化可的松等。注意保暖，补充B族维生素及维生素C等。

6. 羰基镍中毒

（1）清除毒物

中毒者应立即脱离中毒现场，脱去被污染的衣物，清洗污染的皮肤及毛发，卧床休息，对症治疗。

（2）纠正缺氧

给予中毒者氧气吸入并保持呼吸道畅通。

（3）防治肺水肿

应早期、足量、短程应用糖皮质激素，控制液体输入量。

（4）预防感染

预防感染，防止并发症，维持电解质平衡。

（5）解毒剂

重度中毒者可予二乙基二硫代氨基甲酸钠口服，每次0.5 g，每日4次，并同时服用等量碳酸氢钠，根据病情及尿镍含量决定用药天数，一般可连续服药3~7 d。本药口服疗效差，且胃肠道反应明显，用药期间禁用水合氯醛和副醛类镇静剂，禁止服用酒精类饮料，以防病情加重。

（二）有机溶剂中毒的治疗

1. 苯中毒

（1）终止毒物吸收

苯中毒时，应迅速将患者移至空气新鲜处，脱去被污染的衣物，用肥皂水清洗污染的皮肤；口服者尽快催吐、洗胃。

（2）吸氧

呼吸循环支持：吸氧，绝对卧床休息以减低氧消耗。重症者应注意保持呼吸道通畅，严密监测心肺功能。可用高压氧防治脑水肿。必要时给予呼吸兴奋剂或机械通气。休克者补充血容量后可应用血管活性药物，但注意无心脏骤停者禁用肾上腺素，以免诱发心室颤动。

（3）对症治疗

苯中毒无特殊解毒药物。对烦躁、抽搐者给予镇静、止痉药物；对重症者可给予糖皮质激素；对肾衰竭者可行血液净化疗法。

（4）支持治疗

大量输液加速毒物排出；注意保肝、护肾，可给予高糖、葡萄糖醛酸内酯（100~200 mg静脉注射或静脉滴注，1~2次/d）、维生素C、谷胱甘肽等；防治水、电解质失衡，预防感染；加强营养，高蛋白饮食。

2. 甲苯、二甲苯中毒

（1）终止毒物吸收

甲苯、二甲苯中毒时，应立即脱离现场至新鲜空气处，有症状者给予吸氧，脱去被污染的衣物，用肥皂水清洗污染的皮肤，密切观察病情变化。

（2）对症处理

直接吸入液体中毒者给予吸氧，应用抗生素预防肺部感染。如出现全身症状，需及时对症处理。

（3）加快毒物代谢

无特殊解毒药物，可用葡萄糖醛酸内酯加快毒物排出（参见急性苯中毒章节）。

（4）其他处理

口服B族维生素，有意识障碍或抽搐时注意防止脑水肿。心跳未停者忌用肾上腺素。

3. 汽油中毒

（1）急性吸入中毒的治疗

急性吸入中毒需要采取以下治疗措施：①迅速脱离现场至可呼吸新鲜空气处，保持安静及保暖，皮肤、眼污染者脱去污染的衣服，立即用流动的清水或肥皂冲洗皮肤与眼15~30 min。②呼吸、心跳停止者，立即行心肺脑复苏。③对症治疗，及早应用高压氧治疗，注意防治脑水肿。④忌用肾上腺素，以免诱发室颤。

（2）误服中毒的治疗

误服中毒时可饮牛奶、植物油或清水洗胃并灌肠；忌用催吐，以防诱发吸入性肺炎；注意保护肝、肾功能，积极防治肺炎。

（3）吸入性肺炎的治疗

①早期、短程应用糖皮质激素；②给予吸氧及其他对症治疗；③适量应用抗生素以防治肺部继发感染。

（4）皮肤与眼污染的治疗

如发生皮炎和灼伤，可按接触性皮炎和化学灼伤治疗原则处理。如溅入眼内，先用大量清水冲洗，然后以2%碳酸氢钠或生理盐水冲洗，最后用可的松眼液滴眼，并转眼科治疗。

4. 甲醇中毒

（1）清除毒物

经呼吸道吸入或经皮肤吸收中毒者应迅速脱离现场，脱去被污染的衣物，立即用流动的清水冲洗被污染的皮肤。对误服中毒者，视病情采用催吐方式或用2%~3%的碳酸氢钠溶液洗胃，用硫酸镁导泻。

（2）纠正酸中毒

根据血气分析或CO_2结合力等测定及临床表现，早期给予足够的碳酸氢钠或乳酸钠溶液以纠正酸中毒。

（3）加速排泄

严重中毒患者及早采用血液或腹膜透析加速甲醇排泄。

（4）解毒剂

口服乙醇，或将乙醇混溶于5%~10%葡萄糖溶液中，配成10%浓度以每小时100~200 mL速度静脉滴注，经常测试血液中的乙醇浓度，及时调整剂量。严重中毒者无条件进行透析时，可连续数天用乙醇进行治疗，因乙醇可竞争性抑制甲醇代谢。当血液中甲醇浓度降低至6.24 mmol/L以下时，停止使用乙醇。

（5）对症及支持治疗

对于意识模糊、嗜睡、昏迷者，可给予纳洛酮；对于抽搐者，可给予地西泮或苯妥英钠；纠正水电解质平衡，注意补充各种维生素及保证充足营养；用纱布和眼罩遮住患者双眼，避免光线直接刺激。

5. 四氯化碳中毒

（1）吸入中毒

吸入中毒者应迅速脱离现场，安静卧床休息，吸氧，严密观测3~4 d，注意尿常规、尿量、血肌酐及肝功能变化。

（2）皮肤与眼污染

若皮肤与眼被污染，立即用清水或2%碳酸氢钠彻底冲洗。

（3）误服中毒

误服中毒者应采用催吐或2%碳酸氢钠溶液洗胃，用硫酸镁导泻。但洗胃前最好先用液状石蜡或植物油以溶解四氯化碳。

（4）无特效解毒剂

以早期积极防治神经系统及肝、肾功能损害，密切注意水、电解质平衡等对症支持治疗为主。出现少尿、无尿时应及早做血液透析或腹膜透析，以防止尿毒症、高钾血症等。国外报道称，在接触12 h内服用乙酰半胱氨酸可防止或减轻肝、肾损害。

（5）化学性肺水肿急救方法治疗

出现以呼吸系统为主症状时，按化学性肺水肿急救方法治疗。

（6）禁用药物

禁用肾上腺素、去甲肾上腺素、麻黄碱及巴比妥类，以免引起心室颤动。忌用含乙醇药物。

6. 乙醇中毒

（1）一般治疗

①烦躁不安者慎用镇静剂，禁用麻醉剂；过度兴奋者可用氯丙嗪12.5~25 mg，或副醛6~8 mL灌肠。②对病情较重患者，应迅速催吐（禁用阿扑吗啡）。立即补液，用50%葡萄糖液100 mL加入普通胰岛素，静脉滴注；同时，应用维生素B_1、维生素B_6及烟酸各100 mg，肌内注射，加速乙醇在体内氧化。③昏迷或昏睡者：苯甲酸钠咖啡因0.5 g或戊四氮注射液0.1~0.2 g，每2 h肌内注射或静脉注射一次；或哌醋甲酯20 mg，或盐酸二甲弗林8 mg，肌内注射。

（2）特殊疗法

①用纳洛酮，纳洛酮为阿片类受体拮抗药，可解除酒精中毒的中枢抑制，缩短昏迷时间。用0.4~0.8 mg加生理盐水10~20 mL，静脉注射；若昏迷，则用2 mg加生理盐水30 mL，静脉注射，对于用药30 min后仍未苏醒者，可重复一次，或2 mg加入5%葡萄糖500 mL，以0.4 mg/h静脉滴注，直至神志清醒。②50%葡萄糖液100 mL，静脉滴注，以加速乙醇在体内氧化代谢。

（三）有毒气体中毒的治疗

1. 氯气中毒

（1）现场处理

氯气中毒者立即脱离接触，保持安静及保暖。对出现刺激反应者，应严密观察至少12 h，并予以对症处理。

（2）合理氧疗

可选择适当方法给氧，吸入氧浓度不应超过60%，使动脉血氧分压维持在8~10 kPa。如中毒者发生严重肺水肿或急性呼吸窘迫综合征，给予气道支持治疗。

（3）应用糖皮质激素

应早期、足量、短程使用糖皮质激素，并预防发生不良反应。

（4）维持呼吸道通畅

可给予中毒者雾化吸入疗法、支气管解痉剂、去泡沫剂，去泡沫剂可用二甲硅油；如有指征应及时行气管切开术。

（5）预防发生继发性感染

及时、合理应用抗生素以预防发生继发性感染。

（6）对症治疗及支持治疗

维持血压稳定，合理掌握输液及应用利尿剂，纠正酸碱和电解质紊乱，营养支持等。

2. 氰化物（气态）中毒

（1）特效解毒：亚硝酸盐–硫代硫酸钠法

高铁血红蛋白形成剂如亚硝酸盐，可使血红蛋白迅速形成高铁血红蛋白，后者三价铁离子能与体内游离的或已与细胞色素氧化酶结合的氰基结合形成不稳定的氰化高铁血红蛋白，而使酶受抑制。氰化高铁血红蛋白在数分钟又可解离出氰离子，故需迅速给予供硫剂如硫代硫酸钠，使氰离子转变为低毒硫酸氰酸盐而排出体外。

轻度中毒时予以吸氧、安静休息，如症状不能缓解或消失，可给予亚硝酸异戊酯吸入1~2支，压碎于纱布中，置鼻孔处，每次吸入15~30 s，间隔15~30 s；一次可使用2~3 min；一般最多用6支。也可单独使用静脉注射硫代硫酸钠。

中、重度中毒时可进一步使用亚硝酸盐–硫代硫酸钠疗法，缓慢静脉注射3%亚硝酸钠10 mL（缓注，1~2 mL/min），随即用同一针头静脉注射20%硫代硫酸钠溶液75~100 mL（缓注，10 mL/min）。对于用药后30 min症状未缓解者，可重复应用硫代硫酸钠半量或全量，并酌情使用3~5 d。应用亚硝酸盐时，应避免剂量过大或注射速度过快，以免发生严重的高铁血红蛋白血症或低血压。无亚硝酸盐时，可应用大剂量亚甲基蓝（5~10 mg/kg），以避免亚硝酸钠的降压反应。口服中毒者，除采取催吐、洗胃等措施外，特效解毒治疗同上。

（2）给氧治疗

可采用吸入纯氧或高压氧治疗。

（3）积极防治肺水肿

积极防治肺水肿，如早期足量应用糖皮质激素、抗氧化剂、脱水剂和利尿剂等。

（4）对症治疗和支持治疗

积极给予对症治疗和支持治疗，纠正酸中毒，维持水、电解质平衡及微循环稳定。

3. 氨气中毒

（1）现场处理

迅速、安全地将患者移至空气新鲜处，维持呼吸、循环功能，彻底冲洗污染部位，尤其应重视眼和皮肤。

（2）保持呼吸道通畅

可给予支气管解痉剂、去泡沫剂（如10%二甲硅油）、雾化吸入疗法，必要时给予气管切开，清除气道堵塞物，避免早期因喉头水肿、中晚期因气管黏膜坏死脱落而引起窒息。

（3）早期防治肺水肿

可早期、足量、短程应用糖皮质激素，控制液体输入量。

（4）给氧治疗

低流量合理氧疗，不宜采用高压氧治疗。

（5）积极预防控制感染

积极预防控制感染，及时、合理应用抗生素，防治继发症。

（6）治疗皮肤及眼灼伤

眼、皮肤灼伤治疗，立即彻底冲洗污染的眼及皮肤，并给以相应的治疗措施。

4. 一氧化碳中毒

（1）现场处理

①迅速脱离中毒环境，将患者转移到空气新鲜处。②重度CO中毒昏迷者，要保持气道通畅，有条件的需持续吸氧。③应将中、重度CO中毒患者转送至有高压氧设备的医院，尽早进行高压氧治疗。

（2）氧疗

①吸氧（常压氧）：有症状的患者，应持续吸入高浓度氧，直至症状完全消失。②高压氧治疗：中度以上中毒，有条件者应尽量争取高压氧治疗。治疗疗程一般不少于20~30舱次，或至脑电图恢复正常为止。无高压氧设备可采用换血疗法，去除含碳氧血红蛋白（carbonmonoxyhemoglobin，COHb）血液，输入新鲜血液，从而得到氧合血红蛋白（oxyhemoglobin，HbO_2）以改善缺氧。

（3）对症治疗

①对脑水肿者，给予甘露醇、利尿剂、糖皮质激素等；对频繁抽搐者，给予地西泮5~10 mg静脉注射；高热者给予物理降温并用人工冬眠。②脑细胞保护和促进脑功能恢复。③肺水肿：应用利尿剂、强心剂、扩血管药，控制输液量及输液速度。④人工冬眠疗法：适用于高热、抽搐患者。

（四）农药及消杀剂中毒的治疗

1. 有机磷类农药中毒

（1）清除毒物

将中毒者尽快脱离有机磷农药环境，去除染毒衣物，用清水或肥皂液彻底清洗被污染的皮肤；经消化道中毒者用温水或2%碳酸氢钠（敌百虫禁用）或1∶5 000高锰酸钾溶液（对硫磷禁用）反复洗胃，直至洗清为止。

（2）胆碱酯酶复活剂应用

胆碱酯酶复活剂用量按轻、中、重度首次分别给予氯磷定0.5 g、1 g、2 g，肌内或静脉注射。碘解磷定必须稀释后静脉注射，0.5~1 g解磷定加生理盐水20~40 mL稀释，静脉注射时间不少于8~10 min，半衰期为1~1.2 h。为维持一定的血药浓度，应重复给药，特别是在前6 h。维持给药剂量视病情而定，重症每日不超过10 g，过量反而抑制胆碱酯酶活性。

（3）抗胆碱药的应用

①盐酸戊乙奎醚（长托宁）：长托宁可较好地同时对抗M、N和中枢神经系的症状。建议成人指导剂量为：轻度中毒予2 mg；中度中毒予4 mg；重度中毒予6 mg。如用药1 h后症状未明显消失，或ChE<正常值50%，宜再次给予上述剂量的1/2，以促使尽快达到长托宁化或症状消失，以后应用维持剂量1~2 mg，6~12 h一次。维持剂量应以维持长托宁化为准。长托宁化指出现口干，皮肤干燥，双肺啰音减少或消失，神经精神症状好转。②阿托品：阿托品竞争性作用于M受体，是外周作用较强的抗胆碱药。首次用量为：轻度中毒予1~

5 mg；中度中毒予5~10 mg；重度中毒予10~20 mg，同时辅用胆碱酯酶复能剂。以后根据病情，分别重复多次给予。轻度予0.5~1.0 mg，中度予1.0~2.0 mg，重度予2.0~3.0 mg，直至毒蕈碱样症状消失，出现阿托品化。对于经口中毒者，需重复多次用药，维持阿托品化1~3 d。

（4）对症及支持治疗

对症治疗重点是密切观察监护心肺功能和阿托品治疗后反应，保持呼吸道通畅、充分给氧、维护心肺功能，适时给予呼吸机、人工呼吸支持纠正呼吸衰竭。

2. 氨基甲酸酯类农药中毒

（1）清除毒物

①喷洒中毒：用肥皂及清水彻底清洗染毒的皮肤及头发。②经口中毒：未呕吐时，立即予以催吐，以3%~5%碳酸氢钠溶液或清水洗胃（不用高锰酸钾等氧化剂洗胃），灌服50~100 g活性炭的悬浮液，以50%硫酸镁50 mL导泻。

（2）解毒治疗

可用阿托品或长托宁肌内注射或静脉注射治疗。

阿托品用法如下。

经口中毒：①轻度中毒，每次1~2 mg，间隔30 min重复用药1次。②中度中毒，每次2~3 mg，间隔15~30 min重复用药1次。③严重中毒，每次3~5 mg，间隔10~15 min重复用药1次。

经皮肤中毒：①轻度中毒，每次0.5~1.0 mg，间隔60 min重复用药1次。②中度中毒，每次1~2 mg，间隔30~60 min重复用药1次。③严重中毒，每次2~3 mg，间隔15~30 min重复用药1次。

注意轻、中度中毒肌注给药，不需阿托品化，严重中毒则必须静脉注射。经口中毒的严重病例需要达到阿托品化，但病情好转后立即减量和延长给药间隔时间（一般为6~12 h）。维持用量：轻、中度中毒每4~6 h给阿托品0.5~1 mg；严重中毒每2~4 h给阿托品1~2 mg。维持时间绝大部分为24 h，经口严重中毒也不超过48 h。

长托宁用法同治疗有机磷农药中毒。

（3）对症及支持治疗

中毒早期补充碳酸氢钠等碱性溶液，给予保肝治疗。对于重症病例，可使用糖皮质激素，对于呼吸抑制较重者，可呼吸机支持，机械通气。对于脑水肿者，应给予肾上腺皮质激素及甘露醇等脱水。对于抽搐者，应用安定治疗，不用巴比妥类药物。

3. 百草枯中毒

（1）清除毒物

经口中毒，立即给予灌服肥皂水100~300 mL后催吐，或尽快灌服白陶土（配制成15%悬浮液，成人1 L，儿童15 mL/kg）或皂土，若无白陶土或皂土，亦可用普通黏土以纱布过滤后灌服泥浆水。洗胃液用5%碳酸氢钠加适量肥皂液。洗胃后给予50~100 g的活性炭悬浮液，以50%硫酸镁溶液导泻。必要时予口服复方氯化钠溶液加泻剂（或聚乙二醇）进行全肠道灌洗。

皮肤污染时，脱去被污染衣物，用肥皂水彻底清洗皮肤。眼污染时，立即用生理盐水或清水冲洗。

（2）解毒治疗

百草枯中毒无特效解毒剂。血液灌流可清除体内已吸收的毒物，越早使用越好，最好能在中毒后24 h内接受10 h以上的血液灌流。血液透析无效。

（3）对症及支持治疗

①口服中毒需止痛禁食。②谨慎吸氧，因为氧可增加百草枯的毒性，氧疗应十分小心，只有出现严重的缺氧表现，血氧分压<40 mmHg时，才用低浓度氧吸入，不可用高浓度氧。③防治继发感染，利尿，维持水、电解质及酸碱平衡。

4. 氟乙酰胺中毒

（1）清除毒物

口服者给予催吐，以1∶5 000高锰酸钾或0.15%石灰水洗胃，洗胃后灌入50~100 g活性炭悬浮液，以50%硫酸镁50 mL导泻。

（2）解毒治疗

①特效解毒剂为乙酰胺（解氟灵），2.5~5 g，肌内注射，每日2~4次；或每日总量0.13~0.3 g/kg，分2~4次肌内注射，连用5~7 d。危重者首次注射剂量可为全日剂量的一半，即10 g。为了减轻注射局部疼痛，可加入1%普鲁卡因1~2 mL。②无乙酰胺时，可用醋精0.1~0.5 mg/kg，每半小时1次肌内注射（成人一般用6~30 mg）。或无水乙醇5 mL溶于10%葡萄糖液100 mL中静脉滴注，每日2~4次。或口服适量白酒或食醋。

（3）对症及支持治疗

①控制惊厥：解毒剂不能立即控制抽搐，需辅以抗惊厥治疗。可肌内注射苯巴比妥钠0.1~0.2 g，或在呼吸监护下静脉注射大剂量地西泮或咪达唑仑。②静脉滴注：6-二磷酸果糖，防治感染，维持水、电解质及酸碱平衡，昏迷深者亦可试用高压氧治疗。

（五）镇静催眠药中毒的治疗

1. 巴比妥类中毒

（1）清除毒物

①服用过量者立即予以催吐，以1∶10 000高锰酸钾溶液洗胃，洗胃后由胃管灌入50~100 g活性炭悬浮液，并灌服50%硫酸钠50 mL导泻。②长效巴比妥类中毒可采用强化利尿排出，同时静脉滴注5%碳酸氢钠100~200 mL碱化尿液，严重者进行血液透析。中、短效巴比妥类采用活性炭罐或树脂罐血液灌流。

（2）对症及支持治疗

①维持呼吸和循环功能。必要时气管插管，机械辅助通气。②低血压者，输液扩容，必要时静脉滴注血管活性药物。③吸氧纠正低氧血症，静脉滴注碳酸氢钠纠正酸中毒。④深度昏迷、反射完全消失或呼吸衰竭者，可给予贝美格（美解眠），首次50 mg，静脉缓慢注射，继而250 mg加入5%葡萄糖液250 mL中静脉滴注，密切观察病情变化，至生理反射恢复后停药。⑤呼吸抑制可用纳洛酮0.4~0.8 mg，静脉注射。

2. 苯二氮䓬类中毒

（1）清除毒物

①对服用过量者立即予以催吐，以1∶10 000高锰酸钾溶液洗胃，洗胃后由胃管灌入50~100 g活性炭悬浮液，并灌服50%硫酸钠50 mL导泻。②血液灌流可清除血中药物，血液透析不能加速本类药物的清除。

（2）解毒治疗

①氟马西尼，给药0.2 mg，静脉注射，继之每分钟0.2 mg，直至有反应或总量达2 mg，一般0.5~2 mg可见效。治疗有效后应重复给药0.1~0.4 mg，以防症状复发。②纳洛酮对苯二氮䓬类药所致呼吸抑制有效，用量为0.4~0.8 mg，静脉注射，必要时可重复。

（3）对症及支持治疗

①静脉输液，维持水、电解质及酸碱平衡。②维持呼吸和循环功能，有呼吸抑制者应施行气管插管，机械辅助通气。

参考文献

[1] 何凤生. 中华职业医学[M]. 北京：人民卫生出版社，1999.
[2] 王世俊. 临床职业病学[M]. 2版. 北京：北京大学医学出版社，2010.
[3] 任引津，张寿林，倪为民，等. 实用急性中毒全书[M]. 北京：北京大学医学出版社，2003.
[4] 孙承业. 中毒事件处置[M]. 北京：人民卫生出版社，2013.

（王魏魏，陈彦）

第三节　化学中毒特殊表现及症候群

一、特殊表现

（一）硝基面容

1. 常见毒物

硝基面容见于致高铁血红蛋白血症毒物中毒，主要有苯的氨基硝基化合物（苯胺、硝基苯、三硝基甲苯）、硝酸盐、硝酸甘油、亚硝酸盐等。

2. 致病机制

（1）形成高铁血红蛋白血症

苯的氨基和硝基化合物在体内直接（如对氯硝基苯）或经过氧化作用产生的中间物质（如苯基羟胺等）间接将血红蛋白氧化成大量高铁血红蛋白，形成高铁血红蛋白血症，导致组织缺氧。

（2）直接溶血作用致贫血

苯的氨基、硝基化合物在血液中的中间产物可使维持红细胞膜正常功能的还原型谷胱甘肽减少，使红细胞膜脆性增加。有些还能直接与红细胞中珠蛋白巯基结合，使珠蛋白变性、沉着，形成所谓的红细胞包涵体，即变性珠蛋白小体，最终导致红细胞破裂，发生溶血。

3. 临床表现

多在上班时发病，也可在下班回家途中或下班后几小时内发病。患者表现为颜面极度苍白，口唇、舌、耳廓及面颊、指甲呈蓝紫色。轻者伴头痛、头晕、恶心、呕吐；重者可出现气急、胸闷、心律失常、溶血性贫血、肾脏受损表现、休克、嗜睡，乃至昏迷、抽搐等。空腹作业、热水淋浴或饮酒都能诱发或使病情加重。另外，手、前臂、颈部等裸露部位皮肤可产生过敏性皮炎、黄疸、肝肿大，严重时呈鳞状脱屑。

如及时抢救，一般多预后良好。

（二）樱桃红面容

1. 常见毒物

樱桃红面容见于致细胞内窒息毒物中毒，主要有一氧化碳、氰化物（氰化氢、氰化钠、氰化钾）等。

2. 致病机制

①一氧化碳与血红蛋白有亲和性，结合成极牢固的COHb，急性CO中毒者，皮肤、肌肉、内脏、血液等因含有大量鲜红色的COHb，所以为樱桃红色。②氰化物抑制细胞内多种氧化酶，造成细胞不能摄取、利用氧，血液中氧“过剩”，动静脉血均呈鲜红色。因细胞呼吸受抑制，造成所谓的细胞内窒息。

3. 临床表现

患者颜面潮红，口唇、面颊、指甲及全身皮肤、黏膜均呈樱桃红或鲜红色，面颊及前胸尤为明显。轻者可伴头痛、头昏、意识障碍、瘫痪、多汗、耳鸣、恶心、呕吐或流涎；重者面色苍白、瞳孔缩小、昏迷转深、大小便失禁、阵发性抽搐，乃至血压下降、心跳呼吸减弱而死亡。

（三）潮红面容

1. 常见毒物

潮红面容见于醇类（甲醇、乙醇）、溴烷类（溴甲烷、溴乙烷）、河豚、曼陀罗等中毒。

2. 致病机制

①醇类、溴烷类有机化合物的气体对面部皮肤、黏膜的直接刺激作用。②醇类、溴烷类在体内可分解为甲酸、乙酸，甲酸抑制氧作用和产生二氧化碳的活力比甲醇强1 000~3 000倍，甲酸、乙酸及二氧化碳积聚均可致血管扩张。③上述毒物中毒后会引起酸中毒，导致血管扩张。

3. 临床表现

患者颜面部乃至颈部、前胸上部呈弥漫性充血、潮红，体温升高，可有眼结膜充血，或全身皮肤泛红。轻者伴有头痛、头晕、心悸、乏力等；重者可出现神经精神症状，甚至面色转苍白、发绀，发生昏迷、呼吸麻痹等危重征象。

发作前有数分钟至48 h长短不等的潜伏期，故多见接触者下班后或翌日突然出现此症状。

（四）卡他样面容

1. 常见毒物

（1）刺激性气体

刺激性气体包括二氧化硫、氯气、氨、硫化氢及硫酸二甲酯等。

（2）酸雾

酸雾包括氢氟酸、硫酸、盐酸、硝酸、甲酸、乙酸等。

（3）金属烟尘

金属烟尘包括镉、钒、镁、铍及有机锡等。

（4）其他

其他毒物包括溴、碘、甲醛、氰化氢、氟化合物、吡啶、沥青等。

2. 致病机制

①强酸及某些有机物、金属烟尘等，对皮肤、黏膜具有直接刺激作用。②接触和吸入高浓度刺激性气体后，溶于皮肤黏膜表面的水分，形成强酸或强碱，刺激皮肤黏膜，使之充血、水肿，分泌增多。

3. 临床表现

卡他样面容多于接触有毒气体后数分钟内出现。患者面色略微潮红，眼痛、畏光、流泪、鼻痒、流涕、打喷嚏，咽干、声嘶、阵发性咳嗽，甚至有呼吸短促、胸闷、胸痛症状，有时还可出现恶心、呕吐以及头痛、头昏、全身无力等症状。呼气及工作服上常可闻及特殊气味，个别患者可伴有哮喘发作，眼睑红肿，结膜和鼻咽黏膜充血、水肿，少数于皮肤或鼻黏膜处可有小块的伤灶。双肺可闻及散在干、湿啰音或哮鸣音。

（五）恐怖面容

1. 常见毒物

恐怖面容可见于急性重症中毒性脑病，如重症四乙基铅、汽油及碘甲烷中毒。

2. 致病机制

毒物具有神经毒性，与中枢神经有高度亲和力。吸收入血后，直接或间接地作用于大脑皮层细胞，导致以白质为主的脑水肿，致其功能紊乱。

3. 临床表现

患者初期出现失眠、噩梦、头部胀痛，随后意识不清，常伴有幻觉，幻觉中以幻视为主，幻视内容可为野兽、鬼怪等恐怖场面。患者因此而紧张、无故哭笑喊叫，或四肢抽搐颤动，恐惧不安，甚至精神异常，有谵妄、抽搐等中毒性脑病的表现。

（六）铅病面容

1. 常见毒物

铅病面容多见于铅中毒，也可见于二硝基酚、二硝基甲酚、麦角胺中毒。

2. 致病机制

①铅抑制δ-氨基-γ-酮戊酸脱水酶（δ-ALAD）、粪卟啉原氧化酶和亚铁螯合酶，影响卟啉代谢，导致血红蛋白生成障碍，发生贫血；②铅可抑制红细胞膜Na^+-K^+-ATP酶活性，红细胞膜脆性增加，使红细胞更易破坏，发生贫血；③铅可造成肾上腺素–血管紧张素–醛固酮系统功能紊乱，作用于血管平滑肌，使之收缩，皮肤血管收缩。

3. 临床表现

患者面色呈灰白色或灰土色，睑结膜及甲床苍白，两唇色淡，注意力不集中，表情较为淡漠，常伴有头昏、头痛、失眠、多梦、全身乏力等铅中毒的其他表现。

（七）黄疸面容

1. 常见毒物

①黄疸面容常见于急性中毒性“黄疸型”肝病，主要因肝脏毒物中毒，如黄磷、砷化氢、铋、锑、四氯化碳、氯仿、二甲基甲酰胺及苯的氨基硝基化合物等。②导致血管内溶血的毒物，如砷化氢、铜、苯胺等。

2. 致病机制

①由于肝脏毒物的多重毒性作用，如肝细胞能量代谢障碍，使肝细胞或部分肝组织发生病理性坏死。不同毒物引起干细胞坏死的机制和坏死部位不尽相同，如四氯化碳、氯仿等肝小叶中央带坏死，磷、丙烯醇等引起周边带坏死，三硝基甲苯、氯联苯则引起大块状坏死。②致血管内溶血毒物中毒后，因血管内红细胞破坏，产生大量游离血红蛋白和血红蛋白珠蛋白复合物，导致黄疸。

3. 临床表现

①肝脏毒物中毒后，一般在1日至数日内出现黄疸，自然光下，颜面呈现明显弥漫性黄染，尤以巩膜及耳廓均匀显著。伴有不同化学物中毒的特有症状和肝脏损害的其他症状，如乏力、食欲减退、恶心、呕吐和肝区疼痛等。②血管内溶血产生的黄疸，先出现溶血的症状，如寒战、发热、腰背酸痛，尿液呈浓茶色或酱油色，随后再出现黄疸表现。同时伴有致血管内溶血毒物中毒的其他表现。当脱离毒物接触，不再发生溶血后，黄疸随之消退。

（八）假面具面容

1. 常见毒物

假面具面容可见于慢性锰中毒晚期。

2. 致病机制

假面具面容可能与锰在神经细胞的能量供应中心——线粒体内蓄积过量，从而抑制线粒体乃至整个神经细胞的正常代谢功能有关。生化研究显示，中毒动物脑内ATP生成及神经递质（多巴胺、5-羟色胺、去甲肾上腺素等）生成均明显减少，这些变化在脑内锰蓄积量最多的部位——纹状体（尾状核、苍白球、壳核）中尤为明显。纹状体对调节肌张力、维持姿势、调节联合运动有重要作用。锰中毒时，由于纹状体部位多巴胺生成减少，乙酰胆碱的兴奋性相对增强，导致运动迟缓、静止性震颤、肌强直等表现，与帕金森综合征十分相似。

3. 临床表现

晚期患者出现典型的帕金森综合征，常伴有精神症状，表现为假面具样面容，表情呆板，瞬目减少；前冲步态，步行时身体前冲、双臂外展、抬腿缓慢、足尖着地、步基较宽，转向、后退均甚困难，有分解动作，易跌倒，被称为“公鸡步态”；静止状态下亦出现震颤，四肢张力明显增高，屈肌尤甚。检查肌张力可呈“齿轮样”或“铅管样”表现；多有中等节律和幅度的四肢震颤；共济失调。

（九）睑下垂

1. 常见毒物

睑下垂可见于钡、铊、癸硼烷等中毒。

2. 致病机制

睑下垂致病机制为竞争性抑制钾离子和有关酶活性，导致脑神经功能损害。

3. 临床表现

双眼睑下垂，瞳孔散大，多伴肢体瘫痪，重者有共济失调。舌肌麻痹者可致发音困难。

（十）酩酊状

1. 常见毒物

酩酊状可见于氮气、乙醇、甲醇、苯中毒。

2. 致病机制

毒物具有一定的脂溶性，易溶于富含类脂类物质的神经组织，使神经细胞膨胀，进而改变膜蛋白功能结构，干扰三磷酸腺苷合成，抑制钠泵作用，导致神经细胞膜的兴奋障碍，从而产生麻醉作用。

3. 临床表现

吸入有毒气体浓度较低或初期，患者主要感觉头痛、恶心、胸闷、胸痛、气短、疲软乏力、四肢麻木；吸入浓度较高或后期，有烦躁不安、极度兴奋等症状，患者可无目的地跑动、叫喊、精神恍惚、步态不稳，即所谓“氮酩酊”，并可进入昏睡或者昏迷状态。

甲醇中毒多见于饮用假酒者（假酒中掺入甲醇）；乙醇中毒主要见于饮酒过量者。

（十一）脱发

1. 常见毒物

脱发可见于铊及其化合物、氯丁二烯中毒。

2. 致病机制

铊与半胱氨酸上的巯基结合，影响半胱氨酸合成角蛋白，导致毛发和指甲生长障碍。氯丁二烯在体内形成二聚氯丁二烯的环状化合物及一些短链低聚物，其不饱和键可与巯基结合，导致半胱氨酸耗竭、毛发脱落，但毛囊均无损伤。

3. 临床表现

急性铊中毒，主要表现为脱发，一般出现在中毒后的1~3周内，头发呈一束一束地脱落，表现为斑秃或全秃，还可伴有外侧眉毛的脱落。严重病例可出现胡须、腋毛、阴毛和眉毛全部脱落。脱发伴有指甲生长障碍。

氯丁二烯中毒，长期接触氯丁二烯慢性中毒后表现为脱发，同时还伴有胡须生长缓慢，通常体毛生长不受影响。

上述脱发是可逆的，停止接触后毛发能重新生长。

（十二）皮肤色素沉着、角化过度及疣状增生

1. 常见毒物

皮肤色素沉着、角化过度及疣状增生可见于慢性砷中毒。

2. 致病机制

砷与巯基结合，使含有巯基的酶、辅酶和蛋白质生物活性及功能改变，尤其是甲基化三价砷，毒性最强。砷能抑制含有巯基的酶活性，干扰细胞的氧化还原反应和能量代谢；砷还可以与DNA聚合酶结合干扰DNA的合成与修复；砷可直接损害毛细血管，引起毛细血管通透性的改变。

3. 临床表现

慢性砷中毒最突出的临床表现为皮肤色素沉着、角化过度以及疣状增生，三者常同时存在。色素沉着可遍及全身，尤以非暴露部位为多，呈小点状或花斑状。角化过度多见于手掌、足底，典型表现为手掌尺侧出现谷粒状或角状隆起，直径为0.2~1.0 cm，逐渐增高可达1.0 cm或更高，并可因感染而出血、坏

死、折断，形成经久不愈的溃疡；有的则转化为皮肤癌，呈现菜花样溃疡灶。

皮肤直接接触砷化物，接触部位还可发生皮炎、湿疹、斑丘疹、水疱等症状，甚至形成溃疡；砷性溃疡呈锅底状，边缘整齐，溃疡面常有坏死组织及分泌物，剧痛，不易愈合。

（十三）指（趾）甲Mess纹

1. 常见毒物

指（趾）甲Mess纹可见于砷及其固体化合物、铊及其化合物中毒。

2. 致病机制

抑制含有巯基的酶活性，干扰细胞的氧化还原反应和能量代谢；促使氧化磷酸化解偶联，影响组织的能量生成与供应；直接损伤毛细血管壁等。

3. 临床表现

在急性中毒后，患者指（趾）甲逐步变得平整、失去光泽、薄且脆，40~60 d后指（趾）甲上长出1~2 mm宽的白色横纹（Mess纹），随着指甲的生长，从甲根慢慢上移至甲尖，持续时间约5个月。

同时伴有手（足）掌皮肤角化过度、脱屑、指端温度降低及手（足）掌多汗、发绀等异常表现。

（十四）高热、大汗

1. 常见毒物

高热、大汗可见于五氯酚、五氯酚钠、二硝基酚中毒。

2. 致病机制

五氯酚、五氯酚钠、二硝基酚均为解偶联剂，使体内的生物氧化产能不能用于腺苷二磷酸（adenosine diphosphate，ADP）的磷酸化，导致ADP生产三磷酸腺苷（adenosine triphosphate，ATP）受阻，导致细胞耗氧增加、物质氧化释放的能量不能储存，以热的形式散发，导致基础代谢增高和体温升高。

3. 临床表现

临床表现为乏力、多汗、烦渴、发热。严重者体温可升至40 ℃以上，大汗淋漓，极度疲乏、无力，烦躁不安、意识模糊或昏迷，甚至猝死。

严重者如抢救不及时，可能在数小时之内死于循环衰竭。

（十五）肢体麻木

1. 常见毒物

肢体麻木可见于铊、砷、丙烯腈、氯丁二烯、有机磷农药中毒。

2. 致病机制

肢体麻木主要是化学毒物影响神经细胞的代谢和蛋白质的合成功能，干扰胞体与轴突间的轴浆运输及蛋白质等物质交流，损害神经膜上施万细胞生成髓鞘功能和影响髓鞘功能，并使神经纤维所必需的血液供应发生障碍所致。

3. 临床表现

①初期以刺激症状最为明显，常有烧灼感、疼痛、感觉异常或感觉过敏，进而有痛觉、温度觉、触觉、音叉震颤觉及关节位置觉减退，呈手套-袜套样分布。②急性铊中毒的症状可于接触毒物后1~3 d出现，开始为两下肢沉重感、乏力、站立不稳，四肢有酸、麻、蚁走感，以后从脚底开始有痛觉过敏，脚跟部疼痛，轻触皮肤也感觉疼痛难忍，并逐渐扩展到下肢及上肢，严重者可出现肌萎缩，甚至有下肢瘫痪（此症状称烧灼足综合征），同时有特征性的脱发表现。③急性砷中毒1~3周后，患者出现肢体麻木、针刺般感觉异常，其下肢比上肢受累较早且较重，感觉异常自肢体远端向近端对称扩展，并可出现感觉过敏。④氯丁二烯中毒者除感肢体麻木外，尚伴有步态不稳或短暂的意识障碍。⑤有机磷重度中毒者在症状消失2~3周后可出现肢体麻木症状，并伴有肌无力和肌萎缩征象，以下肢为主。

（十六）震颤

1. 常见毒物

（1）窒息性气体

震颤可见于急性重度窒息性气体中毒，如一氧化碳、二氧化碳、硫化氢、氰化物、氮气、甲烷等。

（2）刺激性气体

震颤可见于刺激性气体中毒，如氯、氨、硫酸二甲酯、光气等。

（3）神经毒物

震颤可见于神经毒物中毒，如溴甲烷、碘甲烷、二硫化碳、汞、锰、有机锡、有机磷等。

2. 致病机制

震颤为毒物累及基底神经节等锥体外系及对小脑引起损害所致。经神经生化研究证实，震颤患者基底神经节和黑质中严重缺乏多巴胺和高香草酸，同时多巴胺合成酶左旋酪氨酸羟化酶、左旋多巴胺脱羧酶活性也降低。

3. 临床表现

①各种急性中毒引起缺氧所致的震颤多在急性中毒意识恢复后1~3周发生。震颤在患者安静的情况下出现，在患者情绪激动时加强，在患者睡眠时消失。部分病例可伴有肌张力增强、精神障碍和智力减退等表现。②神经毒物引起脑组织损害所致震颤多出现在中毒恢复期时，可出现大幅度震颤，多伴有步态不稳、向心性视野缩小、深浅感觉障碍等。③汞中毒所致的震颤多发生在长期接触汞的工人中。其震颤属中等节律，静止时出现，运动时加重。当肢体运动接近目的物时，震颤节律更明显。④锰中毒所致震颤多发生在长期接触锰的工人中，除出现中等幅度、中等速度、有节律的震颤外，尚伴有表情呆板、举止缓慢、四肢肌张力增高、单足站立不稳等表现。

（十七）痉挛

1. 常见毒物

痉挛多见于重度的急性CO、汽油、甲醇、有机磷中毒。

2. 致病机制

①急性CO、甲醇中毒者受到毒物直接作用，或由于继发性脑缺氧导致脑水肿，造成神经细胞损害。②有机磷中毒者被毒物抑制体内胆碱酯酶，造成乙酰胆碱作用于神经，引起痉挛。

3. 临床表现

①急性重度CO、汽油和甲醇中毒者除痉挛外尚可出现瘫痪、抽搐、癫痫样发作。体检可有腱反射亢进、踝阵挛及病理反射阳性等表现。②急性有机磷中毒者除痉挛外尚可伴有肌束震颤、肌力减退、肌肉麻痹等症状。

（十八）瘫痪

1. 常见毒物

瘫痪可见于四乙基铅、有机汞、磷化氢、硫化氢、苯、二甲苯、一氧化碳、二硫化碳、三氯乙烯、甲醇、溴甲烷、碘甲烷、氰化物等中毒。

2. 致病机制

毒物抑制脑组织中各种酶系统，从而改变了细胞膜的通透性。另外，毒物还可以干扰神经递质功能和干扰神经细胞的糖代谢、能量代谢，从而导致脑细胞缺血、缺氧，引起神经细胞损害，引发中毒性脑病。

3. 临床表现

瘫痪多为急性中毒性脑病的临床表现之一。

（1）偏瘫

同侧上、下肢体的瘫痪称为偏瘫，为一侧锥体束损害所致。

（2）截瘫

两下肢瘫痪称为截瘫，病损可在脊髓前根或周围神经。

（3）四肢瘫

四肢瘫常见于颈段脊髓损害。

（4）单瘫

单瘫为一侧肢体的瘫痪，多见于大脑皮层的局限性急性损害，可为弛缓性瘫痪，病理反射可不明显。

（5）癔症性瘫痪

癔症性瘫痪可表现为偏瘫、截瘫、单瘫、四肢瘫或三肢瘫。瘫痪程度可为弛缓性或者痉挛性，常变幻不定。腱反射正常或活跃，电生理检查无改变，发病多与精神因素有关。

（十九）昏睡

1. 常见毒物

昏睡可见于一氧化碳、硫化氢、氰化物、二氧化碳、甲烷、苯、甲苯、二甲苯、二硫化碳、苯的氨基与硝基化合物、四氯化碳、三氯乙烯、汽油、乙醇、有机汞、溴甲烷、有机磷、四乙基铅和三烃基锡等中毒。

2. 致病机制

溶剂类毒物主要对中枢产生麻醉作用。

一氧化碳、硫化氢、氰化物、二氧化碳、甲烷、苯的氨基和硝基化合物中毒主要是毒物造成组织缺氧，特别是脑组织缺氧。

有机汞、四乙基铅、三烃基锡等毒物可直接损害脑细胞引起脑水肿、脑缺氧。

有机磷中毒是由于毒物抑制体内胆碱酯酶活力，使乙酰胆碱积聚，神经系统受损。

3. 临床表现

整日处于熟睡状态，需要用强刺激方能觉醒，但无法对答，也无痛苦表情，如果处于不舒服的姿态也不会自动调整，停止刺激后又陷入昏睡状态。

患者生命机能如呼吸、血压、脉搏无明显变化。

二、特殊症候群

（一）有机磷中毒

有机磷中毒的3大症候群：毒蕈碱样、烟碱样及中枢神经系统症状。

1. 常见毒物

有机磷中毒可见于各种有机磷农药中毒。

2. 致病机制

有机磷中毒的主要致病机制是它能够抑制体内的乙酰胆碱酯酶（acetylcholinesterase，AChE）活性，使AChE失去水解乙酰胆碱的能力，导致乙酰胆碱蓄积而引起胆碱能神经过度兴奋的一系列临床表现，严重时甚至导致急性胆碱能危象。胆碱能神经主要分布于交感、副交感神经的节前纤维，副交感神经和小部分交感神经节后纤维，骨骼肌运动神经，部分中枢神经纤维。乙酰胆碱是胆碱能神经的递质，它的效应器有两种，即M受体和N受体，分别产生M样（毒蕈碱样）作用和N样（烟碱样）作用。

3. 临床表现

急性有机磷农药中毒早期主要表现为毒蕈碱样、烟碱样和中枢神经三组症状群，严重者表现为急性胆碱能危象。

（1）毒蕈碱样症状

毒蕈碱样症状主要是副交感神经末梢兴奋所致的平滑肌痉挛和腺体分泌增加，临床表现为恶心、呕吐、腹痛、多汗、流泪、流涕、流涎、腹泻、尿频、大小便失禁、心跳减慢和瞳孔缩小、支气管痉挛和分泌物增加、咳嗽、气急，严重患者出现肺水肿。

（2）烟碱样症状

乙酰胆碱在横纹肌神经肌肉接头处过度蓄积和刺激，使面、眼睑、舌、四肢和全身横纹肌发生肌纤维颤动，甚至全身肌肉强直性痉挛。患者常有全身紧束和压迫感，而后发生肌力减退和瘫痪。严重者可有呼吸肌麻痹，造成周围性呼吸衰竭。此外，交感神经节受乙酰胆碱刺激，其节后交感神经纤维末梢释放儿茶酚胺使血管收缩，引起血压增高、心跳加快和心律失常。

（3）中枢神经系统症状

中枢神经系统受乙酰胆碱刺激后有头晕、头痛、疲乏、共济失调、烦躁不安、谵妄、抽搐和昏迷等症状。病情危重者，可因呼吸中枢麻痹死亡。

（二）慢性汞中毒

慢性汞中毒的3大症候群：易兴奋症、震颤、口腔-牙龈炎。

1. 常见毒物

慢性汞中毒可见于汞及其无机化合物中毒。

2. 致病机制

汞离子易与巯基结合，使与巯基有关的细胞色素氧化酶、丙酮酸激酶、琥珀酸脱氢酶等失去活性。汞还与氨基、羧基、磷酰基结合，影响功能基团的活性。由于这些酶和功能基团的活性受影响，阻碍了细胞生物活性和正常代谢，最终导致细胞变性和坏死。

汞作用于血管壁及内脏感受器，使大脑皮层不断接受刺激，过度兴奋，可导致其衰竭，从而出现一系列神经、精神症状。

汞作用于运动中枢，使运动中枢功能出现障碍，引起复杂的反射活动紊乱，影响各肌群间活动的协调性，从而表现出肌肉震颤，称为汞中毒性震颤。

由于汞可经唾液腺排出，$Hg+S \rightarrow HgS$。刺激口腔可引起口腔炎，沉着在牙齿和齿龈交界处形成“汞线”。

3. 临床表现

易兴奋症、震颤及口腔-牙龈炎3大症候群，是慢性汞中毒典型临床特征。

（1）易兴奋症

易兴奋症早期主要为神经衰弱症状，可伴有自主神经功能紊乱、性欲减退，继而出现情绪和性格改变，如急躁、易激动、胆怯、羞涩、孤僻、抑郁、好哭、注意力不集中，甚至出现幻觉。此种性格改变及精神异常为慢性汞中毒最具特色的临床表现。

（2）震颤

震颤初期仅见腱反射亢进，后表现为手指细微震颤，为意向性，从事习惯动作时可不明显；而后则逐渐波及眼睑、舌及四肢，振幅亦逐渐增大，严重时生活亦难自理，说话也带“外国腔”。

（3）口腔-牙龈炎

口腔-牙龈炎早期多出现牙龈肿胀、酸痛、易出血、流涎、口臭，唾液腺肿大，继而发展为牙龈萎缩、牙齿松动甚至脱落，口腔卫生不良者可在龈齿交界处出现蓝黑色“汞线”。

（三）有机铅（锡）中毒

有机铅（锡）中毒的“三低征”：低体温、低脉搏、低血压。

1. 常见毒物

有机铅（锡）中毒可见于四乙基铅、有机锡、苯酚、苯二氮草类、巴比妥类药物中毒。

2. 致病机制

四乙基铅经肝细胞微粒体可转化为毒性强100倍的三乙基铅，后者对中枢神经组织有高度亲和力，能抑制脑内能量代谢，使ATP生成减少。丘脑下部植物神经中枢及大脑皮层等处神经节细胞及血管变性，从而儿茶酚胺类神经递质分泌减少，交感神经受抑制，发生“三低”现象。

苯酚为细胞原浆毒物，进入血液后可透入细胞，直接作用于血管舒缩中枢及呼吸、体温中枢，引起显著抑制性效应，而出现临床上“三低”现象。

3. 临床表现

同时兼有低体温、低脉搏、低血压的并不多见，且“三低”现象也不持久和恒定。如有时常伴有基础代谢率减低，全身多汗或两侧肢体体表温度不对称（相差1 ℃以上）等自主神经功能紊乱表现。

接触四乙基铅一般有数小时或数天的潜伏期。在生产环境中，四乙基铅浓度达100 mg/m^3（以铅计），吸入1 h即可造成中毒而出现此症。精神刺激或过度劳累时易发生，能使肝、肾功能不全者病情恶化。若抢救及时，四乙基铅轻度中毒者多在2~3周痊愈，重者可望于1~2个月后完全缓解。少数患者病情反复或波动，可遗留神经衰弱症候群、四肢震颤或感觉异常等。

吸入高浓度酚蒸气者一般可迅速发生此症，“三低”现象多在24 h内恢复，很少有后遗症发生。

实验室检查：及时采集患者尿液，尿中可出现肾上腺素（E）、去甲肾上腺素（NE）、多巴胺均降低，且NE/E<1。

（四）铊中毒

铊中毒的三联征：足跟痛、腹绞痛、脱发。

1. 常见毒物

铊中毒可见于铊及其化合物中毒。

2. 致病机制

铊竞争性抑制钾的生理生化作用，特别是影响体内与钾离子有关的酶，从而影响细胞的正常功能。铊与酶分子或蛋白巯基结合，抑制许多酶的活性，包括影响角蛋白的合成。铊与核黄素结合，使黄素蛋白合成减少，导致类似核黄素缺乏症的神经系统表现。

3. 临床表现

①足趾、足底、足跟痛是铊中毒周围神经病的突出表现，足部痛觉过敏，轻轻触及便觉疼痛难忍。②腹绞痛或隐痛，若为口服中毒，则会较早出现，同时伴有恶心、呕吐、口腔炎等消化道症状。③脱发为铊中毒的特异性表现[详见本节“一、化学中毒的特殊表现”中“（十一）脱发”]。中毒后第4周，指（趾）甲可出现Mess纹。

（五）铅绞痛

铅绞痛为急腹症样表现。

1. 常见毒物

铅绞痛可见于铅及其无机化合物中毒。

2. 致病机制

铅可抑制肠壁碱性磷酸酶和ATP酶的活性，造成平滑肌痉挛，引起腹绞痛；铅可能还会引起太阳神经丛病变而导致肠壁平滑肌痉挛，或使小动脉壁平滑肌收缩，引起肠道缺血，导致腹绞痛。也有人认为铅绞痛是胃肠道神经节前纤维释放的乙酰胆碱减少及Na^{+}-K^{+}-ATP酶活性受抑制所引起的。

3. 临床表现

①疼痛部位多在脐周，疼痛性质可呈刀绞样、阵发性，每次可持续数分钟，甚至数小时，用手按压疼痛可稍缓解。腹肌软，无固定压痛和反跳痛，但也可因疼痛而较紧张。肠鸣音可减低。发作者多伴呕吐、面色苍白、冷汗、烦躁不安，常伴有频繁排尿、短暂性血压升高等。②常见于中度或重度的铅中毒病例，饮酒、感染、饥饿、服用酸性药物、外伤常常是发病诱因或加重病情的因素。③一般解痉止痛药效果不佳。静脉注射10%葡萄糖酸钙10~20 mL，疼痛可缓解。及时予以驱铅治疗，一般也可较快缓解。

（六）闪电样昏厥

闪电样昏厥指接触毒物数秒钟或几分钟后，患者突然发生短暂意识丧失的状态。

1. 常见毒物

①闪电样昏厥常见于接触高浓度的窒息性和刺激性气体后，如氰化物、硫化氢、一氧化碳、氨气、氯气、磷化氢、溴甲烷、环氧乙烷、氟化氢、乙炔、氯丙烯等。②闪电样昏厥可见于接触高浓度的有机溶剂后，如苯、甲苯、二甲苯、氯苯、苯酚、丙酮、二硫化碳等。

2. 致病机制

①高浓度有毒气体，如硫化氢，会直接刺激嗅神经、呼吸道黏膜神经以及颈动脉窦和主动脉体化学感受器，使呼吸中枢迅速麻痹，发生呼吸麻痹。②有毒气体，如氯气刺激迷走神经，引起反射性心跳停顿，造成心源性脑缺血、缺氧性昏厥。高浓度有毒气体，如氨气、二氧化硫，可引起反射性声门痉挛和呼吸骤停而致窒息。③有毒气体，如一氧化碳、氰化氢，可迅速与红细胞内血红

蛋白结合，阻断血红蛋白的供氧，并抑制细胞内细胞色素氧化酶的活性，导致细胞内窒息。④脑组织对缺氧最为敏感，尤其是大脑皮层和皮层下网状结构，其一旦缺氧，功能就被严重抑制，造成患者意识障碍。

3. 临床表现

患者在无意识下突然接触高浓度毒物后，会立即感到头昏、胸闷、呼吸困难、眼前黑蒙、神志不清、扑倒在地。轻者意识朦胧，对呼唤等强刺激尚能感知，但不能应答或作出挣扎反应。重者四肢阵发性强直性痉挛、抽搐、面色苍白、呼吸衰竭、休克，陷入昏迷，甚至因发生呼吸、心脏骤停而死亡。

（七）癔症样发作

癔症样发作指类似癔症的短暂精神、意识或运动功能障碍。

1. 常见毒物

癔症样发作可见于四乙基铅、汽油、甲醇、苯、甲苯、二硫化碳、三烷基锡等中毒。

2. 致病机制

①毒物如甲醇、汽油、甲苯等，对中枢神经系统（主要为大脑皮层和自主神经中枢）有直接麻痹的毒性作用。②毒物如二硫化碳、甲醇等，对类脂质的神经系统有明显亲和力，可抑制神经细胞内的氧化酶系统，造成中枢神经功能紊乱。③毒物如四乙基铅、三烷基锡中毒等，会抑制脑细胞线粒体中能量代谢过程，导致中毒性脑病。

3. 临床表现

患者接触毒物后，突然或逐渐出现精神或肢体症状，表现特点因人和毒物不同而多种多样，但多有早期兴奋、后期抑制和感情色彩浓厚、夸张动作及易受暗示等特征。

（1）精神障碍

患者多表现为发作性无故哭笑或顿足捶胸、语无伦次，或惊恐不安、错觉幻觉。双手呈鸡爪样抽搐，有时则屏气不语或闭目流泪或行为怪僻。多数意识朦胧不清，答非所问，每答必错（又称癔症性假性痴呆），每次发作约数分钟至半小时。

（2）运动障碍

患者多表现为痉挛发作、肢体瘫痪、步行不能、构音失常及舞蹈样动作等。痉挛发作时，可突然倒地或肢体不自主抖动，屏气或过度喘息，双目紧闭，面色潮红。数分钟至数小时后，可出现暂时性肢体瘫痪，以偏瘫或下肢瘫痪多见。可有一过性口吃或失音，在受暗示、转移注意或无人在场时，常可减轻或正常。检查其腱反射、肌张力及发音器官均正常，也无锥体束征。

（3）感觉障碍

患者多表现为感觉缺失或增强，有的可感觉到一个球状物在体内上升堵塞咽喉或食管（癔症球），有的周身麻木，甚至描述为“如许多老鼠在身上爬行”。可有突然失明或耳聋，但都与神经分布及毒物损害特点不符，失明者无意中可能阅读书报，耳聋者可有意回避吵闹声。

癔症多发生在中毒现场，如无意识下过量吸入高浓度乙基汽油蒸气后数分钟即可发生。现场还常可有其他中毒患者发现。患者每次发作后多不能回忆发作情况，如能及时脱离中毒环境，积极救治，一般多能在1~2个月内逐渐恢复。但恢复后有的患者仍可复发此症。部分患者还可留有神经衰弱、智力减退等后遗症。

（八）癫痫样发作

癫痫样发作指癫痫大发作样表现。

1. 常见毒物

癫痫样发作主要见于毒鼠强中毒。

2. 致病机制

毒鼠强对神经系统抑制性介质γ-氨基丁酸具有拮抗作用，因阻断γ-氨基丁酸受体所致，从而使兴奋在脑和脊髓内得以不断重复，产生抽搐与惊厥，临床和脑电图表现颇似癫痫发作。少数中毒较重者可能在中枢留下引起皮质放电的兴奋灶，因而出现后续性癫痫大发作样抽搐，脑电图出现棘波。此类兴奋灶具有可逆性，也可造成精神异常，严重者可因呼吸衰竭而死亡。

3. 临床表现

神经系统主要表现为头痛、头晕、乏力，严重者可出现神志恍惚、烦躁不安、昏迷、剧烈抽搐、强制性痉挛、口吐白沫，为癫痫大发作状态，可有大小便失禁；部分患者呈癫痫持续状态，并可因缺氧导致脑水肿发生，病理征可为阳性；少数患者出现精神症状。

（九）急性溶血症候群

急性溶血症候群包括黄疸、溶血性贫血和急性肾衰竭。

1. 常见毒物

急性溶血症候群主要见于砷化氢、锑化氢、萘、苯的氨基与硝基化合物类及某些药物中毒。

2. 致病机制

①砷化氢被吸收入人体后，95%~99%与红细胞结合，形成血红蛋白过氧化物，使保护红细胞膜完整性的还原型谷胱甘肽成为氧化型谷胱甘肽。还原型谷胱甘肽的急剧消耗，导致细胞膜的钠–钾泵机制遭到破坏，使细胞肿胀，细胞膜膨胀变形，血红蛋白自扩大的缝隙处溢出而出现溶血。②苯的氨基、硝基化合物在血液中的中间产物可使维持红细胞膜正常功能的还原型谷胱甘肽减少，使红细胞膜脆性增加。有些直接与红细胞中珠蛋白巯基结合，使珠蛋白变形、沉着，形成红细胞包涵体，即变性的珠蛋白小体，最终导致红细胞破裂，发生溶血。③非氧化作用的溶血性毒物可通过免疫机制导致溶血，如许多药物中毒等。

3. 临床表现

急性溶血症候群主要表现为寒战、高热、恶心、呕吐、腰部及四肢酸痛，暗红色或酱油色尿，黄疸、贫血、急性肾衰竭，而出现尿闭、尿毒症。砷化氢中毒时呼气带蒜味。

多数在接触毒物的数十分钟至数小时后发生，黄疸多在溶血后出现。有遗传性缺陷症（如红细胞6-磷酸葡萄糖脱氢酶缺乏症、地中海型贫血等）和过敏体质者病情易加重。

发生溶血时，红细胞计数和血红蛋白浓度明显下降，外周血网织红细胞计数升高（早期可正常），尿血红蛋白测定阳性，血总胆红素和间接胆红素升高，尿胆原强阳性。在苯的氨基、硝基化合物中毒时，血细胞中可出现变性的珠蛋白小体。

（十）低钾血症

低钾血症主要表现为肌麻痹、肌无力和心律失常。

1. 常见毒物

低钾血症主要见于钡及其化合物中毒。

2. 致病机制

金属钡基本上无毒性。钡盐的毒性大小与溶解度有关。可溶性钡盐如氯化钡、硝酸钡、硫化钡、氟化钡等毒性较强。可经呼吸道、胃肠道和受损的皮肤进入人体，吸收后，钡离子24 h内迅速分布到肌肉和骨骼，以后主要以硫酸钡形式存积在骨骼内，肌肉、肝、肾可有少量蓄积。钡主要由粪便排出，少部分经肾排泄。成人经口氯化钡的中毒量估计为0.2~0.5 g，致死量为0.8~1.0 g。

钡离子是一种极强的肌肉毒，可对骨骼肌、平滑肌、心肌等肌肉组织产生过度的刺激性并使传导性增强、心跳加快。严重时兴奋转为抑制，产生传导阻滞、异位心律和心室颤动以及心室停搏。兴奋骨骼肌使四肢肌肉出现颤抖和抽搐，最终发生麻痹性瘫痪。钡对神经系统也是先引起短暂兴奋，后迅速转入抑制。

钡中毒还可以借助于钙的转移或对钙的转换，使细胞膜的通透性增加，进而使钾大量进入细胞内，导致血清钾含量降低。当血清钾<3.0 mmol/L或2.5 mmol/L时，便出现低钾血症表现。

3. 临床表现

口服钡盐引起的急性中毒潜伏期短至数分钟，长的可达48 h，有头晕、头痛、全身无力及肢体麻木等表现。有明显的恶心、呕吐、腹痛、腹泻等胃肠道症状。重症患者典型表现为低钾血症，由腿部肌肉开始的进行性肌肉麻痹，继而依次向臂肌、舌肌、膈肌、呼吸肌发展。开始时肌力减弱，站立不稳，持物困难，肌力和肌张力进行性下降，最终完全瘫痪。呼吸肌麻痹可危及生命。同时，低钾和钡离子对心肌产生作用，出现心功能异常，表现为心率增快或减慢伴心律失常。心电图可见频发或多源性早搏、束支或室内传导阻滞、房颤或室颤，并伴有低血钾的特点，即ST段下降、T波平坦、双相、倒置、QT间期延长，出现明显的U波。急性钡盐中毒的死因多为心律失常和呼吸肌麻痹。

生产中吸入可溶性钡化合物烟尘引起的急性中毒与口服所致中毒的临床表现相仿，但消化道反应较轻。

（十一）“闪电样”死亡

“闪电样”死亡指数分钟，甚至数秒钟内猝死。

1. 常见毒物

“闪电样”死亡可见于氰化物、硫化氢、氯气中毒。

2. 致病机制

①突然大量吸入极高浓度的氯气时，直接刺激呼吸道黏膜内末梢感受器，引起局部平滑肌反射性痉挛、喉痉挛或迷走神经反射性心脏骤停而致“闪电样”死亡。②吸入高浓度硫化氢，强烈刺激嗅神经、呼吸道黏膜神经及颈动脉窦和主动脉体的化学感受器，反射性地引起呼吸停止，也可直接引起呼吸中枢麻痹，导致窒息，造成猝死。③氰化物的毒性主要取决于CN^-的量和释放的速率。氰化物进入体内析出CN^-，迅速与细胞线粒体内氧化型细胞色素氧化酶的三价铁结合，阻止了氧化酶中三价铁的还原，也就阻断了氧化过程中的电子传递，使组织细胞不能利用氧，造成细胞内窒息。另外，CN^-还可夺取某些酶中的金属，或与酶的辅基和底物中羧基结合，或使二硫键断裂，从而抑制多种酶的活性，也导致组织细胞缺氧。较大剂量的氰化物还可以直接引起肺动脉及冠状动脉收缩，造成心泵衰竭、心搏出量下降、休克，当吸入浓度达到300 mg/m^3时，可发生猝死。

3.“闪电样”死亡的临床表现

患者吸入高浓度毒物后突然倒地，立即陷入昏迷，数秒钟内发生呼吸停止或心脏骤停。

参考文献

[1] 何凤生.中华职业医学[M].北京:人民卫生出版社,1999.
[2] 王世俊.临床职业病学[M].2版.北京:北京大学医学出版社,2010.
[3] 赵金垣.临床职业病学[M].北京:北京大学医学出版社,2017.
[4] 邬堂春,牛侨,周志俊,等.职业卫生与职业医学[M].8版.北京:人民卫生出版社,2017.

（高茜茜，白莹）

第四节　金属与类金属中毒

金属与类金属广泛存在于自然界中。在元素周期表中，金属元素有90种。一般在常温下，金属单质都呈固态（除金属汞为液态外）；非金属呈气体或没有金属特性的脆性固体或液体。重金属一般是指在标准状况下单质密度>4 500 kg/m^3（或比重>4.5）的金属元素，如铅、汞、锌、锡、镉、铜、镍等。而类金属是指特性介于金属与非金属之间的元素，如砷、锑、硼、硅、锗、碲等。

金属与类金属是在现代工业中广泛应用的物质，在日常生活中的使用也非常普遍。若人体不适当地接触或吸收了金属与类金属及其化合物，可能会引起健康损害，甚至造成急性或慢性中毒。

一、铅及其化合物

（一）理化特性

铅（lead，Pb）为灰白色重金属。原子量为207.20，比重为11.3，熔点为327 ℃，沸点为1 620 ℃。当加热至400 ℃~500 ℃时，即有大量铅蒸气逸出，在空气中氧化成氧化亚铅（Pb_2O），并凝集为铅烟。随着熔铅温度升高，还可逐步生成氧化铅（密陀僧，PbO）、三氧化二铅（黄丹，Pb_2O_3）、四氧化三铅（红丹，Pb_3O_4）。除了铅的氧化物，常用的铅化合物还有碱式碳酸铅[$PbCO_3 \cdot 2Pb(OH)_2$]、铬酸铅（$PbCrO_4$）、醋酸铅[$Pb(CH_3COO)_2 \cdot 3H_2O$]、砷酸铅[$Pb_3(AsO_4)$]、硅酸铅（$PbSiO_3$）等。金属铅不溶于水，但溶于稀盐酸、碳酸和有机酸，铅尘遇湿和CO_2变为$PbCO_3$。铅的化合物多为粉末状，大多不溶于水，但可溶于酸；醋酸铅、硝酸铅则易溶于水。

（二）接触机会

1. 铅矿开采及冶炼

工业开采的铅矿主要为硫化铅矿（方铅矿）、碳酸铅矿（白铅矿）及硫酸铅矿。自然界存在的主要是硫化铅矿，硫化铅经焙烧可还原为铅。另外，冶炼锡、锑、锌等金属以及铅制成的合金时，亦有铅的危害。

2. 熔铅作业

金属铅质地较软，延展性较大，常用于制造含铅耐腐蚀的化工设备、管道、构件等，电力电子行业电线的外皮保险丝、电缆，焊接作业的焊镐，军火工业的子弹制造、射击试验等，放射线防护材料，电镀用的电极，机械零件的金属衬垫。

3. 铅化合物应用

铅化合物的接触机会更多，如油漆、颜料行业（铅白、铅丹、铅铬黄、密陀僧等），塑料工业（碱式硫酸铅、碱式亚磷酸氢铅、硬脂酸铅等），橡胶工业（氧化铅、硫化铅等），农药工业（砷酸铅），军火工业[叠氮化铅（PbN_6）]，玻璃、景泰蓝、搪瓷、陶瓷工业（氧化铅、硅酸铅、碳酸铅等），自来水管与暖气管道的连接等（铅白）。有的乡镇企业炼铅厂由于设备简陋，铅烟尘跑、冒、滴、漏严重，造成环境污染，亦应引起社会各部门的关注。

（三）致病机制

1. 吸收

铅化合物可通过呼吸道和消化道吸收。生产过程中，铅及其化合物主要以粉尘、烟或蒸气的形式污染生产环境，所以呼吸道是主要吸入途径，其次是消化道。铅经呼吸道吸收较为迅速，吸入的氧化铅烟约有40%吸收入血液循环，其余由呼吸道排出；铅尘的吸收取决于颗粒大小和溶解度。铅经消化道吸收，主要是由在铅作业场所进食、饮水、吸烟或摄取被铅污染的食物引起；经消化道摄入的铅化合物有5%~10%通过胃肠道吸收，空腹时可高达45%。铅及其无机铅化合物不能通过完整皮肤，但四乙基铅可通过皮肤和黏膜吸收。儿童经过呼吸道和消化道对铅的吸收率明显高于成人。

2. 分布

血液中的铅90%以上与红细胞结合，其余在血浆中，血浆中的铅一部分是活性较大的可溶性铅，主要为磷酸氢铅（$PbHPO_4$）和甘油磷酸铅，另一部分是血浆蛋白结合铅。血液中的铅初期随血液循环分布于全身各器官系统中，肝、肌肉、皮肤、结缔组织含量较高，其次是肺、肾、脑。数周后，由软组织转移到骨，并以难溶的磷酸铅[$Pb_3(PO_4)_2$]形式沉积下来。铅在骨内先进入长骨小梁部，然后逐渐分布于皮质。人体内90%~95%的铅储存于骨内，一部分比较稳定，半减期约为20年，一部分具有代谢活性，可迅速向血液和软组织转移，半减期约为19 d；骨铅与血液和软组织中的铅保持着动态平衡。

3. 代谢

铅在体内的代谢与钙相似，凡能影响钙在体内贮存和排出的因素，均可影响到铅的代谢。缺铁、缺钙及高脂饮食均可增加胃肠道对铅的吸收；缺钙或因感染、饮酒、外伤、服用酸性药物等改变体内酸碱平衡，以及患有骨疾病（如骨质疏松、骨折），均可导致骨内储存的磷酸铅转化为溶解度增大100倍的磷酸氢铅进入血液，使血液中铅浓度短期内急剧升高，引起铅中毒症状发作或使其症状加重。

4. 排泄

体内的铅主要经肾脏随尿排出，尿中排出量可代表铅的吸收状况，正常人每日由尿排泄20~80 μg。少部分铅可随粪便、唾液、汗液、乳汁、月经、脱落的皮屑等排出。乳汁内的铅可影响婴儿，血铅也可通过胎盘进入胎儿体内而影响到子代。

5. 毒性作用机制

铅中毒的机制尚未完全阐明。铅作用于全身各器官和系统，主要累及神经系统、血液及造血系统、消化系统、心血管系统及肾脏等。目前，在铅中毒机制研究中，铅对卟啉代谢和血红素合成影响的研究最为深入，并认为出现卟啉代谢紊乱是铅中毒重要和较早的变化之一。

卟啉代谢和血红素合成是在一系列酶促作用下发生的。在这个过程中，目前比较清楚的是铅抑制δ-氨基-γ-酮戊酸脱水酶（ALAD）和血红素合成酶。ALAD受抑制后，δ-氨基-γ-酮戊酸（δ-aminolevulinic acid，ALA）形成胆色素原受阻，血液中ALA增加并由尿排出。血红素合成酶受抑制后，二价铁离子不能和原卟啉Ⅸ结合，造成血红素合成障碍，同时红细胞游离原卟啉（free erythrocyte protoporphyrin，FEP）增加，使体内的Zn离子被络合于原卟啉Ⅸ，形成锌原卟啉（zinc protoporphyrin，ZPP）。铅还可抑制δ-氨基-γ-酮戊酸合成酶（ALAS），但由于ALA合成酶受血红素反馈调节，铅对血红素合成酶的抑制又间接促进ALA合成酶的生成，见图4–1。

此外，铅对红细胞，特别是骨髓中的幼稚红细胞具有较强的毒性作用，使点彩红细胞增加。铅可使骨髓幼稚红细胞发生超微结构的改变，如核膜变薄，胞浆异常，高尔基体及线粒体肿胀，细胞成熟障碍，等等。铅在细胞内可与蛋白质的巯基结合，干扰多种细胞酶类活性，例如铅可抑制细胞膜三磷酸腺苷酶，导致细胞内大量钾离子丧失，使红细胞表面物理特性发生改变，寿命缩短，脆性增加，导致溶血。

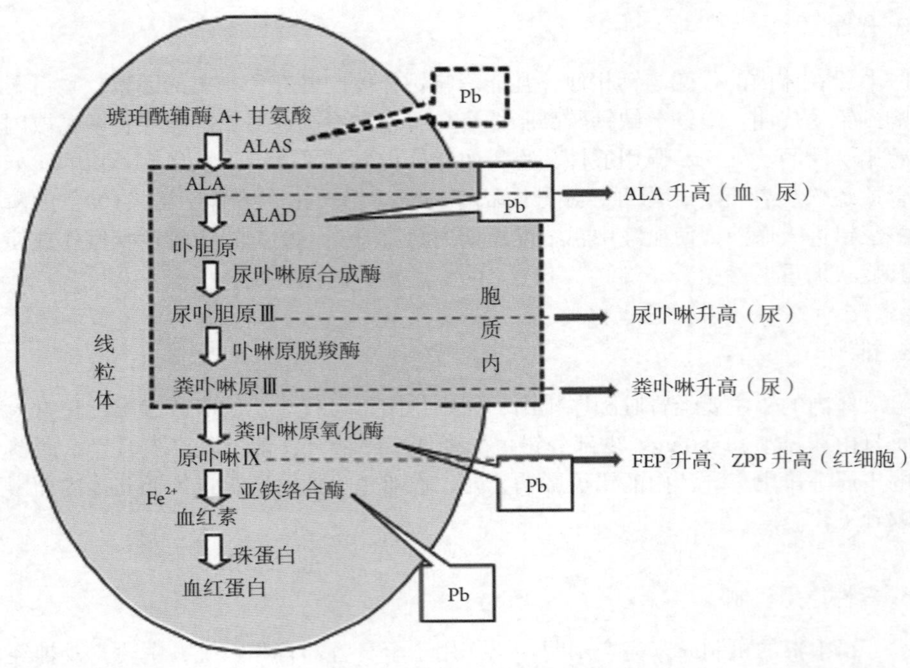

图4-1　铅对血红素合成酶影响示意图

目前，铅对神经系统的损害日益受到关注。除了对神经系统的直接毒作用，还由于血液中增多的ALA可通过血-脑屏障进入脑组织，因与γ-氨基丁酸（γ-aminobutyric acid，GABA）的化学结构相似，可与GABA竞争突触后膜上的GABA受体，产生竞争性抑制作用而干扰神经系统功能，引发意识、行为及神经效应等改变。铅可影响脑内儿茶酚胺的代谢，使脑内和尿中高香草酸（homovanillic acid，HVA）和香草扁桃酸（vanilmandelic acid，VMA）显著增高，最终导致中毒性脑病和周围神经病。铅可损害周围神经细胞内线粒体和微粒体，使神经细胞膜改变和脱髓鞘，表现为神经传导速度减慢；还可以引起轴索变性，导致垂腕。

铅可抑制肠壁碱性磷酸酶和三磷酸腺苷（adenosine triphosphate，ATP）酶的活性，使肠壁和小动脉平滑肌痉挛收缩，造成肠道缺血，引起腹绞痛。

铅可影响肾小管上皮线粒体功能，抑制ATP酶活性，引起肾小管功能障碍甚至损伤，造成肾小管重吸收功能降低，同时还影响肾小球滤过率。

近年来前瞻性队列研究提供的证据一致表明，铅含量较高是心血管疾病死亡率升高的主要因素之一，且与全死因死亡率升高也有相关性。血压升高已被确定为职业铅暴露导致的后果之一，大多数研究结果支持血压和铅暴露之间的正相关关系，其中收缩压上升是与血铅浓度相关度最一致、最稳定和权重证据最相关的指标。

目前研究认为铅对人体的影响并无临界剂量，即任何剂量的铅都可能对人体有害，故传统意义上的铅中毒概念已发生变化。

（四）临床表现

经口摄入大量铅化合物可致急性铅中毒，多表现为胃肠道症状，如恶心、呕吐、腹绞痛等，少数出现中毒性脑病。工业生产中急性中毒已极罕见。职业性铅中毒基本上为慢性中毒，早期表现为乏力、关节肌肉酸痛、胃肠道症状等。随着病情进展，可出现下列表现。

1. 神经系统表现

神经系统主要表现为类神经症、周围神经病，严重者出现中毒性脑病。类神经症是铅中毒早期和常见症状，表现为头昏、头痛、乏力、失眠、多梦、记忆力减退等，属功能性症状。周围神经病分为感觉型、运动型和混合型。感觉型表现为肢端麻木，四肢末端呈手套、袜套样感觉障碍。运动型表现为握力减退，进一步发展为伸肌无力和麻痹，甚至出现“腕下垂”或“足下垂”。严重铅中毒病例可出现中毒性脑病，表现为头痛、恶心、呕吐、高热、烦躁、抽搐、嗜睡、精神障碍、昏迷等症状，在职业性中毒中已极为少见。

2. 消化系统表现

消化系统表现为口内金属味、食欲减退、恶心、腹部隐痛、腹胀、腹泻与便秘交替出现等。重者可出现腹绞痛，多为突然发作，部位常在脐周，发作时，患者面色苍白、烦躁、冷汗、体位卷曲，使用一般止痛药不易缓解，发作可持续数分钟以上；检查腹部时，腹部常平坦柔软，轻度压痛但无固定点，肠鸣减弱，常伴有暂时性血压升高和眼底动脉痉挛；腹绞痛是慢性铅中毒急性发作的典型症状。

3. 血液及造血系统表现

患者可有轻度贫血，多呈低色素正常细胞性贫血，亦有呈小细胞性贫血的情况；卟啉代谢障碍，点彩红细胞、网织红细胞、碱粒红细胞增多等。

4. 其他表现

口腔卫生不良者，在齿龈与牙齿交界边缘上可出现由硫化铅颗粒沉淀形成的暗蓝色线，即“铅线”（leadline，blueline），见图4–2。部分患者肾脏受到损害，表现为近曲小管损伤引起的范可尼综合征（Fanconi综合征），伴有氨基

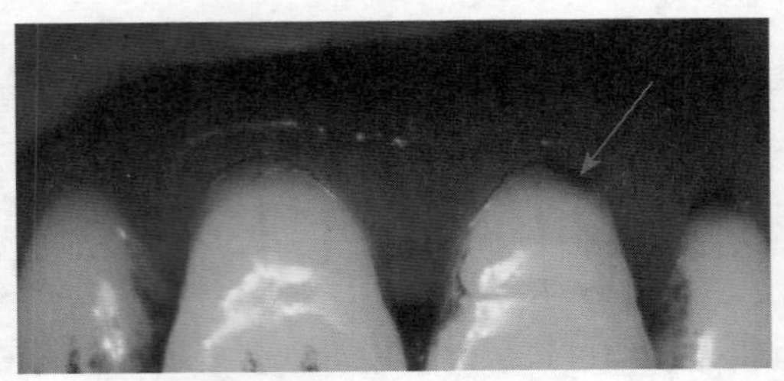

图4-2　铅线

酸尿、糖尿和磷酸盐尿；少数病情较重患者可出现蛋白尿，尿中出现红细胞、管型及肾功能减退。此外，铅可使男性精子数目减少、活动力减弱和畸形率增加；还可导致女性月经失调、流产、早产、不育等。

（五）实验室检查

血铅是反映近期铅接触的敏感指标，与中毒程度相关；尿铅也是反映近期铅接触的敏感指标，是观察驱铅效果的最好指标。

驱铅试验主要用于一些长期在铅浓度超标环境下工作的铅作业工人，或现已脱离接触，有临床症状而铅实验室检测指标仍低于职业接触限值者。可用依地酸二钠钙（$CaNa_2$-EDTA）1.0 g静脉注射，或加25%葡萄糖液静脉滴注，收集24 h尿进行铅测定。常见的实验室检查指标见表4-2。

表4-2　铅实验室检测指标值

指标	职业接触限值	诊断值
血锌原卟啉（ZPP）/[μmol/L（μg/L）（μg/gHb）]	–	2.91（13.0）
血铅（PbB）/[μmol/L（μg/L）]	1.9（400）	2.9（600）
尿铅（PbU）/[μmol/L（μg/L）]	0.34（70）	0.58（120）
尿δ-氨基-γ-酮戊酸（ALA）/[μmol/L（μg/L）]	–	61.0（8 000）

注：本表摘自中华人民共和国标准《职业性慢性铅中毒的诊断》（GBZ 37—2015）。

（六）诊断与鉴别诊断

根据确切的职业史及以神经、消化、造血系统为主的临床表现与有关实验室检查，参考作业环境调查，进行综合分析，排除其他原因引起的类似疾病，方可诊断。我国现行的《职业性慢性铅中毒诊断标准》（GBZ 37—2015）规定如下。

1. 轻度中毒

（1）血铅或尿铅

血铅≥2.9 μmol/L（600 μg/L），或尿铅≥0.58 μmol/L（120 μg/L），且具有下列一项表现者为轻度中毒：①尿δ-氨基-γ-酮戊酸≥61.0 μmol/L（8 000 μg/L）；②血红细胞游离锌原卟啉（ZEP）≥2.91 μmol/L（13.0 μg/gHb）；③有腹部隐痛、腹胀、便秘等症状。

（2）诊断性驱铅试验

尿铅≥3.86 μmol/L（800 μg/L）或4.82 μmol/24 h（1 000 μg/24 h）者为轻度中毒。

2. 中度中毒

中度中毒为在轻度中毒的基础上，具有下列一项表现者：①腹绞痛；②贫血；③轻度中毒性周围神经病。

3. 重度中毒

具有下列一项表现者为重度中毒：①铅麻痹；②中毒性脑病。

有腹痛或腹绞痛者，应与急性胃肠炎、阑尾炎等其他原因引起的腹痛相鉴别；有贫血者，应与女性月经过多、慢性消化道溃疡、痔疮等长期失血引起的缺铁性贫血相鉴别。

（七）治疗

中毒患者宜根据具体情况，使用金属络合剂行驱铅治疗，如依地酸钙钠、二巯丁二酸钠等注射液或二巯丁二酸口服液，辅以对症治疗。如需劳动能力鉴定者按《劳动能力鉴定职工工伤与职业病致残程度鉴定标准》（GB/T 16180）处理。常用治疗方法如下。

1. 络合剂驱铅治疗

络合剂驱铅治疗一般3~4 d为一疗程，间隔3~4 d，根据病情使用3~5个疗程，剂量及疗程应根据患者具体情况结合药物的品种、剂量而定。首选依地酸二钠钙（$CaNa_2$-EDTA），每日1.0 g静脉注射或加25%葡萄糖液静脉滴注；$CaNa_2$-EDTA可与患者体内的钙、锌等形成稳定的络合物而排出，可能导致血钙降低及其他元素排出过多，故长期用药可出现过络合综合征，患者自觉疲劳、乏力、食欲减退等，应注意观察。轻度铅中毒治疗建议一般不超过3~5个疗程。

二巯基丁二酸钠（Na-DMS）每日1.0 g，用生理盐水或5%葡萄糖液配成5%~10%浓度静脉注射。二巯基丁二酸胶囊（DMSA）不良反应小，可口服，剂量为0.5 g，每日3次。

2. 对症治疗

根据病情给予支持疗法，如适当休息、合理营养等；如有类神经症者，给以镇静剂，腹绞痛发作时可静脉注射葡萄糖酸钙或皮下注射阿托品。

3. 一般治疗

一般治疗如适当休息，合理营养、补充维生素等。

（八）预防

降低生产环境空气中铅浓度，使之达到卫生标准是预防的关键，同时应加强个人防护。

1. 降低铅浓度

（1）用无毒或低毒物代替铅

用无毒或低毒物代替铅，如用锌钡白、钛钡白代替铅白制造油漆，用铁红代替铅丹制造防锈漆，用激光或电脑排版代替铅字排版等。

（2）加强工艺改革

加强工艺改革使生产过程机械化、自动化、密闭化。如用铅熔炼用机械浇铸代替手工操作，蓄电池制造采用铸造机、涂膏机、切边机等，以减少铅尘飞扬。

（3）加强通风

加强通风，如熔铅锅、铸字机、修版机等均可设置吸尘排气罩，抽出烟尘需净化后再排出。

（4）控制熔铅温度、减少铅蒸气逸出

我国车间空气中铅的时间加权平均容许浓度为：铅烟0.03 mg/m^3，铅尘0.05 mg/m^3。

2. 加强个人防护和卫生操作制度

铅作业工人应穿工作服，戴滤过式防尘、防烟口罩。严禁在车间内吸烟、进食；饭前洗手，下班后淋浴。坚持车间内湿式清扫制度，定期监测车间空气中铅浓度和设备检修。妊娠及哺乳期女工应暂时调离铅作业。

3. 定期健康检查

职业禁忌证为贫血、卟啉病、多发性周围神经病。早期发现，早期诊断，早期进行驱铅治疗。

二、汞及其化合物

（一）理化特性

汞（mercury，Hg）俗称水银，为银白色液态金属，原子量为200.59，比重为13.6，熔点为-38.9 ℃，沸点为356.6 ℃。汞在常温下即能蒸发，气温愈高蒸发愈快，空气流动时蒸发更多；汞蒸气比重为6.9。汞表面张力大、黏度小，易流动，在生产和使用过程中流散或溅落后即形成很多小汞珠，且可被泥土、地面缝隙、衣物等吸附，增加蒸发表面积并成为作业场所的二次污染源。汞不溶于水、有机溶剂、稀盐酸、稀氢溴酸、冷硫酸，可溶于热浓硫酸、硝酸和类脂质，不与碱液反应。汞可与金、银、锡、铅等金属生成汞合金（汞齐）。

（二）接触机会

接触金属汞的作业很多，包括：汞矿开采与汞冶炼，尤其是土法火式炼汞，生产校验和维修汞温度计、流量仪、血压计、气压表、汞整流器等；用汞作阴极电解食盐生产烧碱和氯气，塑料、染料工业用汞作催化剂；生产含汞药物及试剂，防腐剂、除菌剂、除草剂、灭藻剂等；用汞齐法提取金银等贵金属，或用汞齐镀金、镀银等；口腔科用银汞齐填补龋齿；军工生产中，用雷汞制造雷管做起爆剂；在原子能工业中用汞作钚反应堆冷却剂等。除了职业接触，汞还严重污染空气、土壤、食品和水源。

（三）致病机制

金属汞主要以蒸气形式经呼吸道进入体内，也可经破损或溃烂的皮肤进入人体而被吸收，但不会被消化道吸收。由于汞蒸气具有脂溶性，经呼吸道吸收后可迅速弥散，80%左右吸入的汞蒸气大部分得以透过肺泡入血，扣除肺内生理死腔，其吸收率达100%；空气中汞浓度增高时，吸收率也增加。

汞及其化合物进入机体后，最初分布于红细胞及血浆中，最初集中在肝，随后转移至肾脏，主要分布在肾皮质，以近曲小管上皮组织内含量最多，导致肾小管重吸收功能障碍；在肾功能尚未出现异常时可观察到尿中某些酶和蛋白的改变，N-乙酰-β-氨基葡萄糖苷酶（NAG）和$β_2$-微球蛋白（$β_2$-MG）。汞蒸气以元素状态溶于血浆的时间很短，由于其高度的扩散性和亲脂性，有充分时间透过血脑屏障及胎盘，故金属汞对中枢神经系统及胎儿的毒性远较无机汞化合物强。汞也分布于脑内灰质，小脑的浦肯野（Purkinje）细胞、中脑及脑干的某些神经元含量最高。

汞在体内可诱发生成金属硫蛋白（metallothionein，MT），其是一种低分子富含巯基的蛋白质，主要蓄积在肾脏，对汞在体内的解毒和蓄积以及保护肾脏起一定作用。汞可通过血–脑屏障进入脑组织，并在脑中长期蓄积。汞也易通过胎盘进入胎儿体内，影响胎儿发育。汞主要经肾脏随尿排出，在未产生肾损害时，尿汞的排出量约占总排出量的70%；但尿汞的排出很不规律，且较为缓慢，停止接触后10多年，尿汞仍可超过正常值。少量汞可随粪便、呼出气、乳汁、唾液、汗液、毛发等排出。汞在人体内半减期约60 d。

汞中毒的机制尚不完全清楚。汞进入体内后，在血液内通过过氧化氢酶氧化为二价汞离子（Hg^{2+}）。Hg^{2+}具有高度亲电子性，故对体内含有硫、氧、氮等电子供体的基团如巯基、羰基、羧基、羟基、氨基、磷酰基等均具有很强的攻击力。Hg^{2+}与蛋白质的巯基（–SH）具有特殊亲合力，而巯基是细胞代谢过程中许多重要酶的活性部分，当汞与这些酶的巯基结合后，可干扰其活性，甚至使其失活，如汞离子与还原性谷胱甘肽结合后形成不可逆性复合物而损害其抗氧化功能；与细胞膜表面酶的巯基结合，可改变酶的结构和功能。

汞可引起细胞钙离子超载。研究表明，Hg^{2+}可导致细胞外液大量Ca^{2+}进入细胞，引起钙离子超载。后者已被大量实验证明为细胞损失的重要分子机制。细胞钙离子超载会使黄嘌呤脱氢酶变构为黄嘌呤氧化酶，使嘌呤核苷酸代谢为尿酸的过程产生大量超氧阴离子自由基，损伤细胞。

汞与体内蛋白结合后可由半抗原成为抗原，引起变态反应，引发肾病综合征，高浓度的汞还可直接引起肾小球免疫损伤。

急性和慢性汞中毒的靶器官并不相同，如急性中毒的靶器官主要是肾，其次是脑、消化系统，若为汞蒸气吸入性中毒尚可累及肺；而慢性中毒的靶器官主要是脑，其次才是消化系统和肾。

（四）临床表现

1. 急性中毒

短时间吸入高浓度汞蒸气或摄入可溶性汞盐可致急性中毒，多由在密闭空间内工作或意外事故造成。一般起病急，最初症状仅口中有金属味，连续吸入3~5 h，则出现明显全身症状，有头昏、头痛、恶心、呕吐、腹痛、腹泻、乏力、发热等。

（1）呼吸系统表现

呼吸系统表现为：咳嗽、咳痰、胸痛、呼吸困难、发绀；听诊双肺有不同程度的干、湿啰音，胸部X线检查可见广泛性不规则阴影，甚至融合成点片状阴影，提示为化学性支气管肺炎或肺水肿。

（2）消化道表现

消化道表现为口干、流涎、牙龈肿痛、溃疡、流血、化脓，龈齿交界处可见黑蓝色硫化汞（HgS）沉积形成的“汞线”。

（3）肾脏表现

肾损伤表现为开始时多尿，继之出现蛋白尿、少尿及肾小管功能障碍，严重者进展为急性肾衰竭。

（4）其他

急性汞中毒常出现皮疹，多呈现泛发性红斑、丘疹或斑丘疹，可融合成片。急性期恢复后可出现类似慢性中毒的神经系统症状。口服汞盐可引起胃肠道症状，如恶心、呕吐、腹泻和腹痛，并可引起肾脏和神经损害。

2. 慢性中毒

慢性汞中毒较常见，其典型临床表现为易兴奋症、震颤和口腔-牙龈炎。

（1）神经系统

神经系统初期表现为神经衰弱综合征，如头昏、乏力、健忘、失眠、多梦、易激动等，部分病例可有心悸、多汗等自主神经系统紊乱现象，病情进一步发展则会发生性格改变，如急躁、易怒、胆怯、害羞、多疑等。震颤是神经毒性的早期症状，开始时表现为手指、舌尖、眼睑的细小震颤，多在休息时发生；进一步发展成前臂、上臂粗大震颤，也可伴有头部震颤和运动失调。震颤特点为意向性，即震颤开始于动作时，在动作过程中加重，动作完成后停止，被别人注意、紧张或欲加以控制时，震颤程度常更明显地加重。震颤、步态失调、动作迟缓等症候群类似帕金森病，后期可出现幻觉和痴呆。部分患者出现周围神经病，表现为双下肢沉重、四肢麻木、烧灼感，四肢呈手套、袜套样感觉减退。慢性中毒性脑病以小脑共济失调表现多见，还可表现为中毒性精神病。

（2）口腔-牙龈炎

口腔-牙龈炎表现为：早期多有流涎、糜烂、溃疡、牙龈肿胀、酸痛、易出血；继而可发展为牙龈萎缩、牙齿松动，甚至脱落；口腔卫生不良者可在龈缘出现蓝黑色汞线。

（3）肾脏损害

少数患者可有肾脏损害。早期因肾小管重吸收功能障碍可表现为NAG、β_2-MG和视黄醇结合蛋白（RBP）含量增高；随着病情加重，肾小球通透性改变，尿中出现高分子蛋白、管型尿甚至血尿，可见水肿。

（4）其他

胃肠功能紊乱、脱发、皮炎、免疫功能障碍，生殖功能异常，如月经紊乱、不育、异常生育、性欲减退、精子畸形等。

（五）实验室检查

尿汞反映近期汞接触水平，急性汞中毒时，尿汞往往明显高于生物接触限值[我国正常人尿汞正常参考值为2.25 μmol/mol肌酐（4 μg/g肌酐）]；长期从事汞作业的劳动者，尿汞往往高于其生物接触限值[20 μmol/mol肌酐（35 μg/g肌酐]；尿汞正常者经驱汞试验（用5%二巯基丙磺酸钠5 mL一次肌内注射），尿汞>45 μg/d，亦提示有过量汞吸收。尿汞测定多推荐用冷原子吸收光谱法。

（六）诊断与鉴别诊断

根据接触金属汞的职业史、出现相应的临床表现及实验室检查结果，参考职业卫生学调查资料，进行综合分析，排除其他病因所致类似疾病后，方可诊断。

《职业性汞中毒诊断标准》（GBZ 89—2007）中规定的诊断及分级标准如下。

1. 急性中毒

（1）轻度中毒

短期内接触大量汞蒸气，尿汞增高，出现发热、头晕、头痛、震颤等全身症状，并具有下列一项者为轻度中毒：①口腔-牙龈炎和（或）胃肠炎；②急性支气管炎。

（2）中度中毒

在轻度中毒基础上，具有下列一项者为中度中毒：①间质性肺炎；②明显蛋白尿。

（3）重度中毒

在中度中毒基础上，具有下列一项者为重度中毒：①急性肾衰竭；②急性中度或重度中毒性脑病。

2. 慢性中毒

（1）轻度中毒

长期密切接触汞后，具有下列任何3项者为轻度中毒：①神经衰弱综合征；②口腔-牙龈炎；③手指震颤，可伴有舌、眼睑震颤；④近端肾小管功能障碍，如尿低分子蛋白含量增高；⑤尿汞增高。

（2）中度中毒

在轻度中毒基础上，具有下列一项者为中度中毒：①性格情绪改变；②上肢粗大震颤；③明显肾脏损害。

（3）重度中毒

出现慢性中毒性脑病者为重度中毒。

急、慢性汞中毒应与其他原因导致的神经衰弱综合征、口腔炎以及肾脏疾病等相鉴别。

（七）治疗

1. 治疗原则

（1）急性中毒治疗原则

迅速脱离现场，脱去污染衣服，清洗头发或全身沐浴，更换干净衣物，静卧保暖；驱汞治疗，用二巯基丙磺酸钠或二巯基丁二酸钠治疗；对症处理与内科相同。但需要注意口服汞盐患者不应该洗胃，应尽快口服蛋清、牛奶或豆浆等，以使汞与蛋白质结合，保护被腐蚀的胃壁。也可用0.2%~0.5%的活性炭洗胃，同时用50%硫酸镁导泻。急性中毒时，可用二巯基丙磺酸铀125~250 mg，肌内注射，每4~6 h 1次，2 d后125 mg，每日1次，疗程视病情而定。

（2）慢性中毒治疗原则

应调离汞作业及其他有害作业；行驱汞治疗，用二巯基丙磺酸钠或二巯基丁二酸钠治疗；对症处理和内科相同。驱汞治疗应尽早尽快。慢性中毒时，可用二巯基丙磺酸钠125~250 mg，肌内注射，每日1次，连续3 d，停4 d为1个疗程。一般用药3~4个疗程，疗程中需进行尿汞监测。对汞中毒导致肾损害，尿量在400 mL/d以下者不宜实施驱汞疗法，而应以防治急性肝功能衰竭为中心组织全身治疗，必要时可行透析疗法，或在血液透析配合下进行驱汞治疗。

2. 其他处理

急性和慢性轻度汞中毒者治愈后可从事正常工作，急性和慢性中度及重度汞中毒者治疗后不宜再从事接触汞及其他有害物质的作业，如需劳动能力鉴定，按《劳动能力鉴定职工工伤与职业病致残程度鉴定标准》（GB/T 16180）处理。

（八）预防

1. 改革工艺及生产设备，控制工作场所空气汞浓度

用无毒原料代替汞，如电解食盐采用离子膜电解代替汞作阴极，用硅整流器代替汞整流器，用电子仪表、气动仪表代替汞仪表。实现生产过程自动化、密闭化。加强通风排毒，如从事汞的灌注、分装工作应在通风柜内进行，操作台设置板孔下吸风或旁侧吸风。为防止汞污染和沉积，敞开容器的汞液面可用甘油或5%硫化钠液等覆盖，防止汞蒸气蒸发；对排出的含汞蒸气，应用碘化或氯化活性炭、二氧化锰、硫化钠吸附净化。车间地面、墙壁、天花板、操作台宜用不吸附汞的光滑材料，操作台和地面应有一定倾斜度，以便清扫与冲洗，低处应有贮水的吸收槽；设备或墙面上吸附的汞可用碘（1 g/m^3）加热熏蒸，工作场所尽量避免室温过高；定期测定作业场所汞蒸气浓度，如发现超标，应及时找出原因，进行整改。

2. 加强个人防护，建立卫生操作制度

汞作业时应穿工作服，戴防毒口罩或用2.5%~10%碘处理过的活性炭口罩。工作服应定期更换、清洗除汞并禁止携出车间。班后、饭前要洗手、漱口，严禁在车间内进食、饮水和吸烟。定期对汞作业人员进行防治汞中毒教育，提高工人预防意识。

3. 定期进行健康体检及就业前体检

汞作业工人每年应坚持健康体检，查出汞中毒的患者应调离汞作业并进行驱汞治疗。坚持就业前体检，应将肾、中枢神经系统器质性疾病、精神障碍性疾病、明显口腔炎等疾病列为职业禁忌证，均不宜从事汞作业。妊娠和哺乳期女工应暂时脱离汞作业。

三、锰及其化合物

（一）理化特性

锰（manganese，Mn）为浅灰色金属，原子量为54.94，比重为7.4，熔点为

1 244 ℃，沸点为1 962 ℃，质脆，反应活泼，溶于稀酸。常见的锰化合物有二氧化锰、四氧化三锰、氯化锰、硫酸锰、铬酸锰、高锰酸钾等。

（二）接触机会

接触锰的机会包括：开采、粉碎、运输、加工和冶炼锰矿石，制造锰合金时；用锰化合物制造干电池、焊料、氧化剂和催化剂，焊接和风割铝合金以及制造和应用二氧化锰、高锰酸盐、其他锰化合物等时；用锰焊条电焊时，可产生锰烟尘。因锰的毒性很小，生理需要量与中毒量的比率约为1∶200，故短期摄入锰引起的中毒报道较少，但若长期慢性接触可致中毒。

（三）致病机制

锰是人体必需的微量元素，在人体中的含量仅为12~20 mg，但是在维持人体健康方面却发挥着重要作用。职业人群中，锰中毒与锰作业时间、锰烟尘浓度、防护措施有密切关系。锰主要通过呼吸道和胃肠道被吸收，皮肤吸收甚微。锰主要以烟尘形式经呼吸道吸收，入血的锰与血浆中的β-球蛋白结合为转锰素分布于全身，小部分进入红细胞，形成锰卟啉，并迅速从血液中转移到富有线粒体的细胞中，以不溶性磷酸盐的形式蓄积于肝、肾、脑及毛发中，且细胞内的锰2/3贮留于线粒体内；少部分经胃肠道吸收的锰入肝，在血浆铜蓝蛋白作用下由Mn^{2+}氧化成Mn^{3+}，再经铁传递蛋白转运至脑毛细血管脉络丛。锰能特异性地蓄积在线粒体中，在有线粒体的神经细胞和神经突触中，抑制线粒体三磷酸腺苷酶和溶酶体中的酸性磷酸酶活力，从而影响神经突触的传导能力。锰还可引起多巴胺和5-羟色胺含量减少。锰也是一种拟胆碱样物质，可影响胆碱酯酶合成，使乙酰胆碱蓄积，此与锰中毒时出现帕金森病有关。后期脑中含锰量甚至可超过肝的蓄积量，多在豆状核和小脑。锰大多经胆囊分泌，随粪便缓慢排出，尿中排出量少，唾液、乳汁、汗腺排出微量。慢性锰中毒的发病机制至今尚未完全阐明，但与神经细胞变性、神经纤维脱髓鞘以及多巴胺合成减少、乙酰胆碱递质系统兴奋作用相对增强等导致精神–神经症状和出现帕金森综合征有关。

（四）临床表现

1. 急性锰中毒

可因口服高锰酸钾或吸入高浓度氧化锰烟雾引起急性腐蚀性胃肠炎或刺激性支气管炎、肺炎。口服高锰酸钾可引起口腔黏膜糜烂、恶心、呕吐、胃痛，重者胃肠黏膜坏死，剧烈腹痛、呕吐、血便。5~10 g锰可致死。在通风不良条件下进行电焊，可发生咽痛、咳嗽、气急，并发生寒战和高热（金属烟热）。

2. 慢性锰中毒

慢性锰中毒主要见于长期吸入锰烟尘的工人。慢性锰中毒一般在接触锰烟尘3~5年或更长时间后发病。早期主要表现为类神经症，继而出现锥体外系神经受损症状，肌张力增高，手指细小震颤，腱反射亢进，并有神经情绪改变，如激动、多汗、欣快、情绪不稳定。后期出现典型的帕金森综合征，即说话含糊不清、面部表情减少、动作笨拙、慌张步态、肌张力呈齿轮样增强、双足沉重感、静止性震颤，并于精神紧张时加重，以及不自主哭笑、记忆力显著减退、智能下降、强迫观念和冲动行为等精神症状。可有好发于晚间的肌肉痉挛，以腓肠肌阵发性痉挛为多见。体征可见蹲下易跌倒、闭目难立试验阳性、单足站立不稳、轮替缓慢。少数患者可有手套（袜子）型感觉障碍，浅反射由引出转向迟钝、消失，深反射由正常转向活跃、亢进。此外，还会出现血压、心率、心电图以及肝功能等方面的改变。锰烟尘可引起肺炎、尘肺的发生，尚可发生结膜炎、鼻炎和皮炎。

（五）诊断与鉴别诊断

急性锰中毒的诊断并不困难。慢性锰中毒的诊断应根据密切的锰职业接触史和以锥体外系损害为主的临床表现，参考作业环境调查、现场空气中锰浓度测定等资料，进行综合分析，排除其他原因所致类似疾病后，方可诊断。

1.《职业性慢性锰中毒诊断标准》（GBZ 3—2006）中规定的诊断及分级标准

（1）轻度中毒。有不恒定的肌张力增高，手指明显震颤、腱反射亢进，并有情绪低落、注意力涣散、对周围事物缺乏兴趣或易激动、多语、欣快感等精神情绪改变为轻度中毒。

（2）中度中毒。在轻度中毒的基础上，出现恒定的肌张力增高，常伴有静止性震颤为中度中毒。

（3）重度中毒。在中度中毒基础上，具有下列情况之一者为重度中毒。①有明显锥体外系损害的表现：全身肌张力明显增高；四肢出现粗大震颤，震颤可累及下颌、颈部和头部；步态明显异常。②有严重的精神障碍：出现显著的精神情绪改变，如情感淡漠、反应迟钝、不自主哭笑、强迫观念、冲动行为、智力障碍等。

早期诊断仍是一个难以解决的问题，其对患者的治疗、预后都是至关重要的。肌张力是否增高是诊断慢性锰中毒的关键，但将其作为判定锰中毒的早期诊断仍缺乏客观灵敏的定量方法，且肯定的肌张力增高已非早期表现。

2. 影像学检查对锰中毒诊断的意义

（1）CT检查。CT检查对锰中毒的临床诊断没有特征意义，主要表现为脑萎缩及脱髓鞘改变。

（2）磁共振成像（MRI）检查。锰可选择性地蓄积在大脑苍白球、壳核、中脑黑质及垂体前叶。MRI检查是迄今为止获得脑解剖、功能和代谢信息，研究和诊断脑病的最佳方法。MRI检查时，T1加权信号增强而T2加权未见异常是锰中毒的特征性变化，但这只可反映锰在脑中的蓄积情况，不一定是锰中毒，所以MRI检查对锰中毒具有辅助诊断意义。

慢性锰中毒应与帕金森病、肝豆状核变性、老年震颤、脑动脉硬化等疾病相鉴别。

（六）治疗

急性口服高锰酸钾中毒应立即用温水洗胃，口服牛奶和氢氧化铝凝胶。锰烟雾引起的“金属烟热”可对症处理。

驱锰治疗早期可用金属络合剂依地酸钙钠、五乙酸二钠钙（促排灵）或二巯丁二钠治疗，近年来用对氨基水杨酸钠（PSA-Na）治疗锰中毒，对氨基水杨酸钠有明显的驱锰作用，能改善患者症状和体征并且不良反应小而少，但目前在临床尚未广泛应用。出现震颤性麻痹综合征可用左旋多巴和安坦治疗。

凡诊断为锰中毒者，包括已治愈的患者，不得继续从事锰作业；轻度中毒者治愈后可安排其他工作；重度中毒者需长期休息。神经系统器质性疾病、明显的神经症、各种精神病、明显的内分泌疾病均属于职业禁忌证。

（七）预防

预防锰中毒主要是加强通风排毒和个人防护措施。接触锰作业时应采取防尘措施和佩戴防毒口罩，焊接作业时尽量采用无锰焊条，或用自动电焊代替手工电焊，使用抽风及吸尘装置。禁止在工作场所吸烟和进食。

四、镉及其化合物

（一）理化性质

镉是一种微带蓝色的银白色金属，质软、耐磨、延展性较好，原子量为112.41，熔点为320.9 ℃，沸点为765 ℃，固体密度为8.65，呈明显碱性，不溶于水，易溶于硝酸，溶于氢氧化铵，但难溶于盐酸和硫酸。常见的镉化合物有氧化镉（CdO）、硫化镉（CdS）、硫酸镉（$CdSO_4$）和氯化镉（$CdCl_2$）等。

（二）接触机会

单纯镉矿少见，镉主要和锌、铅及铜共生。镉及其化合物主要用于电镀，以及工业颜料、塑料稳定剂、镍镉电池、光电池及半导体元件制造等。从事上述职业，包括金属开采与冶炼、电镀及镉的工业应用等均可接触镉及其化合物。非职业接触包括：吸入镉污染的空气（如金属矿开采与金属冶炼厂附近），食用含镉废水灌溉生产的粮食、蔬菜，经常食用镀镉器皿贮放的酸性食物或饮料等。吸烟是慢性接触镉的另一途径。

（三）致病机制

镉可经呼吸道和消化道吸收。经呼吸道吸入的镉尘和镉烟因粒子大小和化学组成不同，有10%~50%经肺吸收。消化道吸收一般不超过10%，但当缺乏铁、蛋白质、钙等时，镉吸收增加，可高达20%。镉经皮肤吸收极微。

吸收入血液循环的镉90%与红细胞结合，经血液循环分布到全身组织器官。血浆中的镉主要与血浆蛋白结合。镉蓄积性强，体内生物半减期长达8~35年，主要蓄积于肾脏和肝脏，肾镉含量约占体内总含量的1/3，而肾皮质镉含量约占全肾的1/3。镉主要通过肾脏随尿液缓慢排出。

镉及其化合物毒性因其品种不同而异，其急性毒性多属低毒至中等毒性类。如小鼠经口LD_{50}值如下：氧化镉为72 mg/kg、硫酸镉为88 mg/kg、氯化镉为150 mg/kg、硫化镉为1 160 mg/kg。急性吸入毒性比经口摄入毒性大数十倍，死因主要是肺炎和肺水肿，有时可伴有肝、肾等其他脏器损害。

镉具有明显的慢性毒性，可致机体多系统、多器官损害，当前仍然是损害人类健康的重要环境毒物之一。镉进入人体后可诱导生成金属硫蛋白，并与之结合生成镉-硫蛋白。当体内吸收镉过多而肾小管细胞内诱导生成的金属硫蛋白又不足时，则肾小管细胞内不能与金属硫蛋白结合的镉离子增多，镉可与细胞膜相互作用，产生脂质过氧化，使酶的活性受到抑制，从而干扰肾脏对蛋白质的分解代谢和重吸收功能，导致肾小管功能异常。

大鼠吸入镉烟尘15~20 mg/m^3，2 h/d，历时1~6个月，可见血红蛋白和红细胞数下降、白细胞计数增多、血红蛋白下降，出现肺间质性肺炎和局灶性肺气肿。镉可致肾脏慢性损害，主要发生在近曲小管，呈现独具特征性的肾小管重吸收功能障碍，肾小球亦可受累。生殖系统损害也十分明显，小鼠皮下注射氯化镉或乳酸镉，可引起精原上皮细胞、间质的破坏，精子数量减少，活动能力下降。30~60 d氯化镉亚慢性染毒结果显示，大鼠或小鼠均出现了动情周期明显异常、卵泡细胞生长发育出现障碍。镉还被认为是高度可疑的环境内分泌干扰物，低剂量镉可能具有雌激素样作用，而剂量较大时可致雄性实验动物血液睾酮水平下降，雌性动物雌激素、黄体生成素（LH）水平异常等，可抑制卵巢颗粒细胞雌激素、孕激素的合成。动物实验表明镉有致畸作用，并可致骨质疏松等。镉可诱导肝脏合成金属硫蛋白，并经血液转移至肾脏，被肾小管吸收蓄积于肾。镉金属硫蛋白的形成可能与解毒和保护细胞免受损伤有关。

镉中毒机制目前尚不十分清楚。研究表明，镉与巯基、羰基等配基的结合能力大于锌，因此可干扰以锌为辅基的多种酶类活性（主要是置换酶中的锌），导致机体功能障碍。例如：镉中毒时，可见肾小管细胞中含锌的亮氨酰基氨肽酶（leucyl aminopeptidase）活性受抑制，致使蛋白质分解和重吸收减少，出现肾小管性低分子蛋白尿。实验还显示，锌和硒可防止或抑制镉的某些毒性作用。镉对下丘脑–垂体–性腺轴调节功能的影响是其生殖内分泌干扰作用的重要机制之一。

（四）临床表现

1. 急性中毒

短时间（<1 h）吸入含镉烟雾，经数小时潜伏期后，可出现头昏、头痛、乏力、鼻咽部干燥、咳嗽、胸闷、四肢酸痛、寒战、发热等类似金属烟热症状，并可伴有肺功能的明显改变，一般数日内可痊愈。

吸入高浓度镉烟或接触时间延长，经数小时或1 d后，出现咽喉痛、头痛、肌肉酸痛、恶心，口内有金属味，继而出现发热、咳嗽、呼吸困难、胸部压迫感、胸骨后疼痛等症状。严重者可发展为突发性化学性肺炎，伴有肺水肿和肝、肾损害，可因呼吸衰竭死亡。

2. 慢性中毒

（1）肾脏损害低浓度长期接触可发生慢性中毒

慢性中毒的早期主要表现是近端肾小管重吸收功能障碍，尿中出现β_2-微球蛋白、视黄醇结合蛋白、溶菌酶和核糖核苷酸等低分子量蛋白，即所谓的“肾小管性蛋白尿”。肾小球滤过功能多为正常，而肾小管重吸收功能下降，以尿中低分子蛋白（分子量为3 000以下）增加为特征，如β_2-微球蛋白等。继续接触，可发展成Fanconi综合征，伴有氨基酸尿、糖尿、高钙和高磷酸盐尿。肾小管功能障碍可引起肾石症和骨软化症，也可引起呼吸系统损伤和肺气肿。

（2）肺部损害

接触镉可致肺部损害，如肺气肿、慢性阻塞性肺疾病等。明显的肺功能异常一般出现在蛋白尿之后。

（3）骨骼损伤

严重慢性镉中毒患者在晚期可出现骨骼损害，表现为骨质疏松、骨软化和自发性骨折。患者自觉背部和四肢疼痛、行走困难、用力压迫骨骼后有疼痛感。含镉工业废水污染环境（如饮用水、稻谷的镉污染），因饮食而致镉摄入量增加后可致骨痛病，日本发生的"痛痛病"事件即属此类。

（4）其他

镉污染区育龄妇女生殖状况调查结果显示，其月经异常发生率、流产发生率均高于对照人群。慢性接触镉者可出现嗅觉减退。国际癌症研究中心（International Agency for Research on Cancer，IARC）已确认镉及其化合物为人类致肺癌物质。流行病学调查表明，接触镉工人中肺癌及前列腺癌发病率增高。

（五）诊断与鉴别诊断

急性镉中毒时，根据职业接触史和临床表现不难诊断，而慢性镉中毒的诊断较为困难。慢性中毒所致低分子蛋白尿是早期诊断指征之一。实验室检查包括生物材料中镉含量测定、尿蛋白（特别是低分子蛋白）测定和肾功能检查。血镉主要反映近几个月内的镉接触情况，对监测慢性接触意义不大。鉴于镉在体内的生物半减期很长，尿镉主要反映体内镉的负荷量。尿镉一般不超过0.01 mg/g肌酐，尿中低分子蛋白测定（如尿β_2-微球蛋白、尿视黄醇结合蛋白含量）常是较敏感的指标。肾功能检查时，可见尿浓缩功能减弱、近曲小管最大吸收能力减弱。我国现行诊断标准为《职业性镉中毒的诊断》（GBZ 17—2015），诊断与分级条件按照诊断标准执行。

1. 急性镉中毒

（1）轻度中毒

轻度中毒表现如下：短时间内吸入高浓度氧化镉烟尘，在数小时后出现咳嗽、咳痰、胸闷、乏力等症状，双肺呼吸音粗糙，可伴有散在的干、湿啰音，胸部X线片表现为肺纹理增多、增粗、延伸或边缘模糊，符合急性气管-支气管炎表现。

（2）中度中毒

在轻度中毒的基础上，出现下列表现之一者为中度中毒：①急性肺炎；②急性间质性肺水肿。

（3）重度中毒

吸入高浓度氧化镉烟尘后，出现下列表现之一者为重度中毒：①急性肺泡性肺水肿；②急性呼吸窘迫综合征。

2. 慢性镉中毒

（1）轻度中毒

具有一年以上密切接触镉及其化合物的职业史，尿镉连续两次测定高于5 μmol/mol肌酐（5 μg/g肌酐），可有头晕、乏力、腰背及肢体痛、嗅觉障碍等症状，实验室检查具备下列条件之一者为轻度中毒：①尿β_2-微球蛋白含量在9.6 μmol/mol肌酐（1 000 μg/g肌酐）以上；②尿视黄醇结合蛋白含量在5.1 μmol/mol肌酐（1 000 μg/g肌酐）以上。

（2）重度中毒

在慢性轻度中毒的基础上，出现慢性肾功能不全，可伴有骨质疏松症或骨质软化症者为重度中毒。

慢性镉中毒应与其他原因引起的肾脏疾病、溢出性蛋白尿、Wilson病、特发性Fanconi综合征、骨质疏松症等相鉴别。

（六）治疗

急性吸入氧化镉烟者应入院观察，应注意急性肺损伤，加强对症治疗。早期可短期、小剂量使用肾上腺皮质激素治疗，有利于防止肺水肿。严重者可用EDTA等络合剂治疗，但应严密监视肾功能，因为络合剂可增加肾毒性损害。禁用二巯丙醇。

慢性中毒者，出现包括肾损伤、肺气肿及骨病等，应脱离镉进一步接触，增加营养，补充蛋白质和含锌制剂，并服用维生素D和钙剂。加强对症处理，积极治疗。出现生殖系统损害时，应该避免继续接触，积极促进康复。

（七）预防

在焊接和切割含镉金属以及产生氧化镉烟的场所，要加强密闭、局部通风和个人防护。开展生物监测和定期体检，尤应注意尿镉、尿中低分子量蛋白、尿糖的早期监测。注重镉作业的职业禁忌证，即慢性肾脏疾病和骨质疏松症。要重视生殖系统周期损害的检测，重视非职业性镉接触的危害。中毒者应及时治疗，防止肾损伤。

五、铬及其化合物

（一）理化性质

铬是一种银灰色、硬脆且抗腐蚀金属，在地壳中含量为0.01%，在元素周期表中属ⅥB族，原子序数为24，原子量为51.9961，密度为7.14 g/cm^3，熔点为1 860 ℃，沸点为2 672 ℃。溶于稀盐酸和硫酸，形成相应的铬酸盐。工业上常用的六价铬和三价铬化合物，如氧化铬、三氧化铬、氯化铬、铬酸钠、重铬酸钾等为确认人类致癌物（carcinogenic to humans）〔（IARC）G1级〕。

（二）接触机会

1. 铬矿开采冶炼

铬矿开采冶炼主要用来生产铬铁合金和金属铬。铬铁合金可以作为钢的添加料，生产多种高强度、抗腐蚀、耐高温氧化的特种钢，如不锈钢、滚珠轴承钢等。所以在电焊不锈钢时，也会接触到铬烟尘。金属铬主要用来与铁、钴、镍、钼、钨等元素冶炼特种合金，这些特种合金用于航空航天以及国防重工业。铬铁矿还可用来制造耐火材料。

2. 铬酸烟雾

在电镀铬时，会有大量铬酸烟雾逸出。

3. 重铬酸盐

重铬酸盐用于颜料、纺织、鞣革、橡胶等工业，铬矾还可用作皮毛的媒染剂、固色剂。

实验室常用铬酸洗液去除玻璃器皿上的污垢和难溶物质。

慢性皮肤溃疡和萎缩性鼻炎是铬及其无机化合物接触人群的职业禁忌证。接触铬及其无机化合物的在岗工人健康检查周期为一年。

（三）致病机制

铬是人体的必需微量元素，体内缺乏铬会降低人对葡萄糖的耐量。

生产环境中的铬酸盐和铬酸雾是对人体造成危害的主要源头。铬酸盐以雾态和粉尘状被吸入，铬酸雾由皮肤和黏膜吸收，自服和误服是消化道吸收的主要因素。

铬及其无机化合物均有毒性，对人的急慢性毒作用由六价铬引起。六价铬的毒性较三价铬高，六价铬较易被吸收，这是因为三价铬不易通过细胞膜，而六价铬可以通过细胞膜。高pH的环境中，可增加铬的吸收。六价铬被吸收后，迅速跨过细胞膜进入红细胞，使蛋白变性（与血红蛋白结合，使其变成高铁血红蛋白，失去携氧能力），沉淀核酸（肺细胞内的六价铬迅速还原为三价铬，再进入细胞核产生致癌作用），干扰酶系统（抑制谷胱甘肽还原酶活性）。肝、肾、肺是铬的靶器官，尤以肺部铬浓度最高。

铬从组织器官中清除较慢，进入体内的铬及其无机化合物主要经过肾脏由尿液排出，部分经胆汁由粪便排出，少量由乳汁、汗液、头发和指甲排出。

（四）临床表现

1. 急性中毒

接触高浓度铬酸或铬酸盐（以六价铬为主），会刺激和腐蚀眼、鼻、喉及呼吸道、消化道黏膜，引起灼伤、充血、出血等现象，严重者可因肾衰竭而死亡。

2. 慢性中毒

（1）病变部位以皮肤、鼻为主

典型的皮肤溃疡称为铬疮，是铬作业工人最常见的病变，不易愈合，多发生在手指或手背上，溃疡边缘坚硬隆起，中间凹陷，上面覆盖黄褐色结痂，极似鸡眼，故称之为“鸡眼型”溃疡。

当车间空气中铬酸酐的浓度达到接触限值以上，6~12个月后，鼻部症状多为鼻黏膜糜烂、溃疡、鼻中隔软骨部穿孔，穿孔孔径范围为米粒大小到直径1~2 cm。早期症状有流涕、鼻塞、鼻出血、鼻干燥、鼻灼痛、嗅觉减退等。病情进展缓慢，可长达数月至数年。由于疼痛不明显，患者无明显自觉症状，鼻中隔穿孔多见于镀铬作业工人。

（2）慢性萎缩性咽炎改变

接触铬酸雾的工人可发生慢性萎缩性咽炎。

（3）胸部X线片

胸部X线片可表现为肺门增大，出现线型和柱状混合阴影等。从事铬作业工人肺癌发病率很高，详见第九章职业性肿瘤。

（4）其他

长期接触铬酸，嗅觉与味觉会减退甚至消失，全身症状主要表现为头疼、消瘦、贫血、肾功能异常，出现血尿、蛋白尿、管型尿等。

（五）诊断与鉴别诊断

首先明确铬及其无机化合物的接触史，尿铬可辅助诊断，中毒时尿铬浓度明显增加。主要症状为六价铬引起的眼结膜及呼吸道黏膜刺激反应，皮肤“鸟眼状”溃疡、鼻中隔穿孔，肺癌是铬中毒的特殊表现。

铬所致皮炎根据《职业性接触性皮炎诊断标准》（GBZ 20）、铬溃疡根据《职业性皮肤溃疡诊断标准》（GBZ 62）、铬鼻病根据《职业性铬鼻病的诊断》（GBZ 12）、铬酸盐制造工肺癌根据《职业性肿瘤的诊断》（GBZ 94）进行诊断。铬中毒的呼吸道刺激症状应与刺激性气体中毒、五氧化二钒中毒相鉴别；肝肾功能损害及血液系统改变应与砷中毒相鉴别；鼻中隔穿孔应与五氧化二钒、砷中毒、梅毒、结核病、外伤等相鉴别。

（六）治疗

1. 急性中毒

①吸入大量铬酸或铬酸盐时，患者应立即转移至新鲜空气处，保持呼吸道通畅，给氧治疗。呼吸道症状明显时，可使用5%碳酸氢钠溶液雾化吸入，也可使用镇咳、抗喘药。哮喘发生时可使用肾上腺皮质激素予以治疗。②皮肤接触时，立即清水冲洗。③口服中毒者，立即用1%亚硫酸钠或硫代硫酸钠溶液洗胃，之后给予50%硫酸镁60 mL导泻，服用牛奶、蛋清或氢氧化铝胶保护胃黏膜。解毒剂如二巯基丙磺酸钠、二巯基丁二钠、硫代硫酸钠均可促进铬的排出。同时注意水电解质平衡，防止休克及肾衰竭。出现肌肉青紫时，应考虑高铁血红蛋白血症的可能，可使用小剂量亚甲基蓝1~2 mg/kg治疗。

2. 接触性皮炎

避免接触铬化合物，急性期局部涂抹炉甘石洗剂止痒，渗出液多时用生理盐水或3%硼酸溶液冷湿敷，过敏性皮炎可用氢化可的松或地塞米松膏，内服抗组胺药。

3. 铬溃疡

对于浅表溃疡，可用5%硫代硫酸钠溶液清洗后，再涂抹5%硫代硫酸钠软膏。对于深部溃疡，先用硫代硫酸钠或10%抗坏血酸溶液湿敷3~5 d，可使六价铬还原为三价铬，再用软膏治疗。对于久治不愈的溃疡，可考虑手术治疗。

4. 鼻中隔溃疡

局部可用5%硫代硫酸钠软膏或10%复方依地酸二钠钙软膏或10%抗坏血酸

溶液，以促进溃疡愈合，当已形成鼻中隔穿孔时，需进行鼻中隔修补术。

（七）预防

①改革生产工业流程，减少铬接触，加强通风排毒，降低工作环境中的铬浓度。②加强个人防护，工人工作时必须穿工作服，戴橡皮手套，穿胶靴，戴好防护口罩和眼镜。工作前检查皮肤有无破损，皮肤暴露部位涂抹凡士林或氧化锌软膏，下班后使用硫代硫酸钠洗手，同时冲洗鼻腔。③定期健康检查，在岗员工每年体检一次，离岗职工随访10年，体检内容包括内科、外科、五官科、皮肤科、血常规、尿常规、心电图、血清谷丙转氨酶、胸部X线片等。职业禁忌证为慢性皮肤溃疡和萎缩性鼻炎。

六、镍及其化合物

（一）理化性质

镍（nickel，Ni），原子序数为28，原子量为58.71，是一种银白色、坚韧并带磁性的金属，熔点为1 453 ℃，沸点为2 800 ℃，密度为8.9 g/cm^3。镍的化学性质较稳定，常温下不易被空气氧化，仅溶于硝酸，具有耐高温、抗腐蚀的性能。在酸、碱、盐的环境下，镍也具抗腐蚀性。镍具有良好的机械强度和可塑性，加工性能好，是制备高温合金、不锈钢合金的重要元素。常见的镍化合物有一氧化镍、三氧化二镍、氢氧化镍、硫酸镍、氯化镍、硝酸镍等。

羰基镍（Nickel carbonyl）为常见的羰基金属，剧毒，常温下呈无色透明液体，有潮湿尘土气味或煤烟气味，易挥发，难溶于水，易溶于苯、乙醚。原液暴露于温度稍高的空气中即可燃烧。其用途主要是提炼纯度极高的镍粉制造合金钢，主要在电子工业，及有机合成、石油化工、橡胶工业中作催化剂。

（二）接触机会

含镍合金钢和不锈钢具有耐高温和抗氧化性能，金属制件和容器表面镀镍可防锈并有光泽，镍合金广泛应用于不锈钢生产、铸币、电池、原子能工业。

职业性接镍所涉及的作业和生产有上百种，主要有镍矿开采及冶炼、镍合金生产、制备不锈钢、镀镍作业、原子能工业、镍镉电池制造、镍催化剂等。需要注意的是，当环境中钴和镍同时存在时，有可能生成羟基镍。

（三）致病机制

镍的毒性取决于不同镍化合物的溶解度、剂量大小以及侵入途径等因素。由于镍化合物可溶性不同，其吸收性羰基镍>可溶性镍化合物>不溶性镍化合物；静脉、皮下注入镍盐的毒性明显大于口服及吸入。口服金属镍粉基本不能经消化道吸收，经呼吸道吸入的少量金属镍粉可缓慢被呼吸道吸收。

可溶性镍化合物和羰基镍易经呼吸道吸收并与白蛋白结合，但并不在组织中蓄积，主要经尿排出，半减期约1周。镍易透过胎盘屏障，不溶性镍化合物可蓄积在呼吸道。

镍的主要毒性包括以下几点。

1. 实质脏器损害

镍进入血液后，主要与白蛋白结合，并分布于各个组织脏器，主要蓄积于肾及肺，脑及肝脏中也有一定的含量。经口或经注射给予动物大量镍盐后，可引起急性胃肠道黏膜刺激现象，并产生心肌、脑、肺、肾的实质性损害，出现水肿、出血和变性等病理改变，且可引起蛋白尿、氨基酸尿、尿素清除率减少等。这种脏器损害，可能与镍及其化合物能广泛地抑制体内各种酶有关。

吸入金属镍粉或镍盐后，可产生呼吸道刺激性损害。急性期有血管通透性增加，巨噬细胞及淋巴细胞浸润；6个月后，出现弥漫性肺纤维化、气管旁淋巴结增大、淋巴细胞增生、淋巴窦扩张，以及粉尘积聚。这种损害类似于尘肺性损害的发病机制。

镍可影响内分泌，对胰岛素有拮抗作用，从而可引起血糖增高、血脂增加，干扰垂体功能，使促肾上腺皮质激素分泌增加，催乳素分泌减少，肾上腺皮质功能减退。

镍可影响电解质代谢，使血中钾、钙、镁下降，钠、氯增高，钙的降低会导致心肌传导和兴奋性减低，肌肉抽搐。

2. 致敏性

镍及其可溶性盐是强皮肤致敏物，可引起过敏性接触性皮炎，进入皮肤后可与大分子蛋白结合，形成具有免疫原性的半抗原–载体复合物，使T淋巴细胞、肥大细胞等激活，释放5-起色胺等介质以及细胞因子，导致机体产生过敏反应，属于迟发型变态反应。镍也可诱导速发型变态反应，引起呼吸道过敏性哮喘。

3. 致癌性

镍及镍化合物对动物的致癌性已有大量实验研究，并已得到肯定致癌性分级（IARC，1990），镍化合物列为G1-确认人类致癌物，金属镍和镍合金列为G2B-可疑人类致癌物。

致癌性取决于镍化物的溶解性，不溶性镍化物（特别是三氧化二镍、氧化镍、金属镍粉）不易从组织中清除，这是其成为致癌剂的重要条件；可溶性镍化物致癌性较弱，可溶性镍盐主要毒性反应为组织炎症。国内外研究调查表明，接镍作业工人的肿瘤危害以肺癌和鼻癌为主。

（四）临床表现

镍化物急慢性中毒主要表现为神经系统及呼吸道刺激症状，如头晕、头痛、乏力、眼刺痛、咽痛、胸闷、气短、咳嗽、咳痰、恶心、呕吐等。接触高浓度镍气溶胶也可引起鼻炎、鼻窦炎、味觉缺失、鼻中隔穿孔，诱发哮喘。镍烟可引起类金属烟尘热症状。吸入高浓度金属镍粉或镍化合物，可引起急性呼吸道化学性炎症，出现急性支气管炎或肺炎样症状。

短期吸入大量羰基镍，可发生急性中毒，大多数在数分钟至数十分钟内出现黏膜刺激和神经系统症状，如眼刺痛、流泪、视物模糊、头晕、头痛、步态不稳等。部分患者刺激症状得到缓解，经8~36 h的潜伏期后，可突然出现气短、咳嗽、咳大量泡沫血痰、呼吸困难等严重表现，甚至严重缺氧、血压下降、昏迷，有的体温可以升高至38 ℃左右。

长期接触羰基镍，可引起头痛、疲劳，白天嗜睡，夜间失眠、多梦以及记忆力减退等症状。

接触可溶性镍化物主要引起接触性皮炎和过敏性湿疹，常见于电解镍、镀镍等工作岗位，多于接触后2个月内发生，病损多见于裸露、接触部位，如手、腕、前臂等；重者可波及全身。皮损可为红斑、丘疹、丘疱疹，伴有剧痒，可出现慢性湿疹或苔藓样变，少数人也可出现荨麻疹样改变。

（五）诊断与鉴别诊断

目前我国尚无镍中毒国家诊断标准。诊断原则是短期内高浓度镍或镍化合物接触史；有呼吸系统损害的临床表现及胸部X线片表现；结合血气分析与现场劳动卫生学调查结果，除外其他原因所致疾病，可考虑为镍中毒。

短期接触大量羰基镍者，按照《职业性急性羰基镍中毒诊断标准》（GBZ 28）进行诊断与处理。

镍化物的急慢性中毒应与其他原因引起的类似的神经系统和呼吸系统疾病相鉴别。

（六）治疗

①镍皮炎可按一般接触性皮炎处理，可用局部激素疗法，严重过敏者应脱离镍作业。②接触羰基镍引起的急性中毒应立即脱离中毒现场，纠正缺氧，防

止肺水肿，预防感染、防止并发症、维持电解质平衡，重度中毒者可用二乙基二硫代氨基甲酸钠行驱镍治疗。

（七）预防

应采取有效控制措施和消除环境中镍及其化合物，把作业人员的接镍程度控制在安全范围内。镍冶炼应自动化、密闭化，采用羰化法提炼纯镍时，必须控制车间温度，电镀槽上方或侧方应安装局部吸风装置。镍生产作业场所的工作人员应佩戴防毒面具。

七、锌及其化合物

（一）理化性质

锌（zinc，Zn）是一种银白色的金属。原子量为65.37，密度为7.14 g/cm^3，熔点为419.5 ℃，沸点为907 ℃。锌的导热性和导电性差，常温下性脆而延展性差，但高温下具有良好的压延性，加热至110 ℃~150 ℃时可压成板和拉成丝。加热到210 ℃时变脆，易压成碎片，加热到500 ℃时可形成粒径<1 μm的氧化锌烟尘微粒。锌不溶于水，溶于强酸及碱液，并具有极强的还原能力，空气中燃烧时可释放出蓝色火焰。常见的锌化合物有氧化锌（ZnO）、氯化锌（$ZnCl_2$）、硫化锌（ZnS）、硫酸锌（$ZnSO_4 \cdot 7H_2O$）、磷化锌（Zn_3P_2）和硬脂酸锌[Zn（$C_{13}H_{35}O_2$）$_2$]等。

（二）接触机会

在熔炼锌和有色金属铜、镍、铅冶炼时，可吸入白色的氧化锌烟尘。钢铁表面镀锌可防止腐蚀，钢铁件上的锌层由于是阳极性镀层，因而具有电化学防蚀作用，镀锌（包括电镀、热镀、热喷涂、机械镀等）、富锌涂层（如达克罗）被广泛用作钢铁件的防腐蚀保护层。电镀锌层较薄，对制件的几何尺寸改变很小；热镀锌层厚，防蚀力强，是电铁塔件、高速公路护栏、桥梁件等室外使用应用的首选。在电镀总量中，镀锌量占60%以上。在镀锌时，工人可吸入氧化锌烟气。电焊铁板或气割涂有锌白的旧料时也可吸入氧化锌烟雾。镀锌铁板磨光时则可吸入锌的粉尘。

氧化锌又称锌白，混合硫化锌和硫酸钡可制得锌钡白，均为白色颜料；铬酸锌为黄色颜料。它们均广泛用于颜料和油漆工业。

另外，氧化锌用于木材防腐、电镀及干电池的制造。硫酸锌用于电镀、鞣革、人造丝和棉织品的漂白，因而在这些生产中都可接触到锌。曾有食用由镀锌铁皮罐装的酸性食物和饮料引起锌中毒的报道。

氯化锌为无色或白色颗粒或粉末状物质，有极强的水溶性和吸湿性，用途广泛，氯化锌进入胃肠道可对胃肠黏膜产生强烈的刺激和腐蚀作用。

（三）致病机制

锌盐具有收敛性、吸湿性、腐蚀性，并有消毒作用。其收敛和消毒作用主要是遇酸后形成锌酸，后者可促使蛋白质沉淀，因而进入胃肠道内可对胃肠黏膜产生强烈的刺激和腐蚀。过量锌还可导致其含锌的金属蛋白酶AKP的活性降低，抑制蛋白酶活性；大量吸入氧化锌烟雾，可引起锌烟热，其产生机制属免疫变态反应。氯化锌液体呛入呼吸道后可直接损伤呼吸道黏膜，使之充血、水肿、坏死 、黏液分泌亢进、炎性细胞浸润，为细菌繁殖生长创造条件而形成气道及肺部炎症。少数可并发渗出性胸膜炎，严重者可出现肺水肿，其主要机制为氯化锌遇酸后形成锌酸，后者可使蛋白质沉淀。

（四）临床表现

1. 锌烟热

锌的急性危害主要是吸入氧化锌烟雾引起的锌烟热，多见于在通风不良条件下进行手把焊和切割，以及铸铜或锌与其他金属的合金铸造。金属烟尘热多见于铸造黄铜的工人，故又称铸造热，是因从呼吸道吸入金属或其氧化物微粒引起的发热反应。锌、锑、铜、钴、镍、铁、铅、镁、锰、汞等都会引起铸造热，在职业活动中，因氧化锌微粒引起的金属烟尘热最为常见。这些微粒大量吸入肺中，可直接穿透肺泡被中性分叶核粒细胞吞噬，粒细胞变性、崩解会释放出内生性致热原，导致发热反应。吸入尚未凝聚成较大颗粒的细微氧化锌粒后，口中微有甜味，口渴、咽痒、食欲不振、疲乏、胸部发紧，有时干咳。3~6 h后发病，先发冷、寒战；1~1.5 h后寒战消退，发高热，体温升到38 ℃~39 ℃。同时伴有头痛、耳鸣、疲乏无力、四肢肌肉酸痛，有时恶心、呕吐、腹痛，脉搏、呼吸增快，胸部可听到干性啰音。发作时血糖暂时上升，白细胞可增多，淋巴细胞增多。尿中有卟啉、尿胆素。发热持续3~6 h，少数可达12 h以上。体温下降时大汗，症状逐渐消退。疲乏无力、胸闷、食欲不振往往在2~3 d后才恢复。产生金属烟尘热的锌量是1 mg/kg，吸入40 mg锌即可发病，吸入80 mg后明显发作。空气中氧化锌无危害的最高浓度是15 mg/m^3。表面处理作业中，使用氧化锌细粉、热镀锌、磨抛光作业，尤应防止金属烟尘热。金属烟尘热是可自愈的并在一段时间内产生免疫能力。

2. 氯化锌中毒

氯化锌对皮肤有刺激作用，接触后出现潮红、瘙痒、丘疹、毛囊炎、皮炎，浓度较高时对皮肤有腐蚀作用。接触时发生化学性烧伤，病损组织发白、充血、中心结痂，有时疼痛剧烈。从呼吸道吸入高浓度氯化锌烟雾有强烈的毒性，甚至可以致死。军用烟雾弹所发之烟雾，主要由细微的氯化锌微粒和二氧化碳所组成。有报道，1945年马耳他发生过一次生产烟雾发生器事故造成严重氯化锌中毒的事件，70名接触烟雾的人都感觉呼吸困难，胸部有紧压感，胸骨后痛、上腹痛。大多数人咳嗽、咳痰、血痰，在第一周末痰中带脱落的呼吸道黏膜。其中10人死亡，1人在发生事故后几分钟内死亡；另外几人在中毒后几天内死亡，检查发现有支气管炎。26名工人表现出严重的呼吸道炎症。有2例喉、气管内膜坏死和水肿性支气管炎，有1例在事故性接触氯化锌烟后18 d出现肺纤维化。

（五）诊断与鉴别诊断

诊断锌烟热应根据氧化锌烟的职业接触史、典型骤起的临床症状、特殊的体温变化及血白细胞数增多，参考作业环境，进行综合分析，排除类似疾病，方可诊断。诊断条件按照《金属烟热诊断标准》（GBZ 48）执行。

本病应与疟疾、感冒、急性气管炎、急性支气管炎等疾病相鉴别。

（六）治疗

吸入氧化锌烟雾引起的锌烟热、金属烟热应对症治疗。误服可溶性锌盐，应立即洗胃，用清水，不用高锰酸钾，口服牛奶、豆浆，静脉补充液体，以及行其他对症治疗。依地酸钙（Ca-EDTA）有促排锌的作用。

（七）预防

冶炼锌和生产含锌合金的生产流程应机械化。加强密闭操作，以防止氧化锌烟尘和有害气体外逸。电焊、气割镀锌铁皮时要加强局部通风。锌粉有着火爆炸危险，应贮存在干燥、远离明火和强氧化物的场所。加强个人防护，电焊气割时戴面罩或头盔，熔炼锌时戴防护口罩。注意个人卫生，加强健康监护。

八、铊及其化合物

（一）理化性质

铊（thallium，Ti）为略带淡蓝色的银白色柔软金属，原子量为204.39，密度为11.58 g/cm^3，熔点为303.5 ℃，沸点为1 457 ℃。室温下铊易氧化，不溶于水和碱性溶液，易溶于酸。它能与有机物结合生成有机铊化合物，与其他金属结合形成合金。常见化合形态主要有氧化物、硫化物、卤化物、硫酸盐、碳酸盐及醋酸盐。铊盐无色、无味，有剧毒。

（二）接触机会

铊接触存在于铊合金制造及铊化合物的生产过程中。铊广泛存在于铁、铝、铜、锌等矿石中，在这些矿石的开采与冶炼过程中可接触铊。

铊在工业上主要用于制造光电管、合金、低温温度计、颜料、焰火等。硫酸铊主要用作杀鼠剂和杀虫剂；碘化铊和溴化铊是制造红外线滤色玻璃的原料；铊的氧化物和硫化物可制造光电管。

（三）致病机制

铊属高毒类，职业活动中暴露的含铊烟尘、蒸气或可溶性铊盐可通过皮肤、呼吸道以及消化道吸收，尤其在有不良卫生习惯时，消化道是不可忽略的吸收途径。非职业性接触的主要吸收途径是消化道，可溶性的铊被胃肠道吸收后，以离子形式进入血液，存在于红细胞中，并随血液到达全身器官和组织。动物实验表明，铊被吸收后在肾脏的浓度最高，其他部位依次为肌肉、骨骼、肝脏、心脏、胃肠、脾脏和神经组织。铊可通过胎盘屏障蓄积于胎儿体内，蓄积在骨骼、毛囊、皮肤、骨髓和中枢神经系统的铊可缓慢经粪便和尿液排出，也可随唾液、乳汁、眼泪、毛发和指甲排出体外。

铊可迅速分布到机体各组织中的细胞内，稳定地和一些酶（如Na^+-K^+-ATP酶、微粒体磷酸酶）结合，影响细胞的正常功能；铊还可和蛋白巯基结合，干扰细胞内呼吸和蛋白质合成；铊在体内与核黄素紧密结合，表现出一系列神经毒性症状。

（四）临床表现

铊中毒的临床表现与剂量、年龄、进入体内的方式、自身免疫功能等方面因素有关。胃肠道症状、周围神经病及脱发是铊中毒的典型三联征。

1. 急性铊中毒

急性铊中毒多数由误服或自服引起，职业性急性铊中毒较为少见，其发生原因主要系吸入大量含铊烟尘、蒸气，或可溶性铊盐经皮吸收。铊经口进入人体后，潜伏期长短与接触剂量有关，一般在接触后12~24 h出现症状，早期为消化道症状，数天后出现明显的神经系统障碍。

（1）消化系统症状

经口中毒者最初表现为胃肠道刺激症状，如恶心、呕吐、食欲减退，可出现阵发性腹部绞痛或隐痛、腹泻或顽固性便秘，也可有口腔炎、舌炎、牙龈糜烂以及出血性胃炎等，有些病例可发生中毒性肝病。

（2）神经系统症状

一般中毒后2~5 d开始感双下肢酸、麻、蚁走感或针刺感，下肢特别是足部痛觉过敏是铊中毒周围神经病的突出表现，一般在中毒后2~3个月出现运动障碍。开始双下肢发沉、无力，严重时出现肢体瘫痪、肌肉萎缩。铊中毒时颅神经经常受累及，表现为视力减退、球后视神经炎、视神经萎缩、眼肌麻痹、周围性面瘫、构音及吞咽障碍。中枢神经系统障碍时，轻者出现头痛、睡眠障碍、情绪不稳、焦虑等表现；重者出现急性中毒性脑病，表现为嗜睡、谵妄、惊厥、癫痫、昏迷。

（3）皮肤黏膜损害

脱发为铊中毒的特异性体征，一般于急性中毒后1~3周内出现。头发呈一束束地脱落，表现为斑秃或全秃，亦可伴眉毛脱落，但眉毛内侧1/3常不受累，严重者胡须、腋毛、阴毛和眉毛可全部脱落。一般情况下，脱发是可逆的，大约在第4周开始再生，至3个月完全恢复，然而严重铊中毒可致持久性脱发。此外，可出现皮肤干燥、脱屑、皮肤痤疮、色素沉着、手掌及足趾部角化过度。指（趾）甲于中毒后第4周出现白色横纹（Mees纹）。

（4）肌肉与骨骼症状

关节疼痛，关节局部肿胀、发热、压痛，运动时疼痛加重。肌肉痛以腓肠肌最常见，伴明显压痛，其他部位肌肉亦可受累。

（5）其他系统症状

病程第2周可见窦性心动过速、心绞痛、胸闷、心悸、心电图非特异性ST-T改变等循环系统表现，间质性肺炎、肺部感染、呼吸困难等呼吸系统表现，可出现血尿、蛋白尿等泌尿系统表现。

2. 慢性铊中毒

慢性铊中毒多见于生产和加工铊的工人，工业含铊废水污染水源或土壤，人们食用该土壤生长的蔬菜、瓜果或饮用污染水后可以发病。

铊慢性中毒起病缓慢，多发生在摄入铊的2~3个月后。临床表现与急性铊中毒基本类似，早期表现为类神经症，如头痛、头晕、失睡、失眠、多梦、记忆力减退、倦怠、无力，随后可出现毛发脱落、如斑秃或全秃，可有食欲减退、呕吐、腹痛、腹泻。视力下降是突出表现，严重者只有光感，眼底显示视网膜炎、球后视神经炎、视神经萎缩。有时发生周围神经病，表现为双下肢麻木、疼痛、肢体感觉、运动障碍。部分患者可有低热、心动过速、心前区疼痛、高血压、肝肿大、皮肤色素沉着、指甲Mees纹。

（五）诊断与鉴别诊断

根据确切的铊接触史、典型的临床表现（三联征），参考尿铊或其他生物材料中铊的测定等实验室检查结果，并排除其他病因所致周围神经病，进行诊断。血铊>100 μg/L、尿铊>200 μg/L具有确诊意义。急慢性铊中毒的诊断与分级按照《职业性铊中毒诊断标准》（GBZ 226）执行。

需要与肉毒杆菌毒素中毒、吉兰–巴雷综合征、卟啉病、糖尿病及铅、砷、一氧化碳、二硫化碳等中毒性疾病相鉴别。

（六）治疗

治疗原则为终止毒物吸收，清除体内尚未吸收的毒物，应用解毒剂及对症支持治疗。

1. 终止毒物的吸收

立即将患者移至空气新鲜处，大量吸氧，保持呼吸道通畅。皮肤污染时用肥皂水彻底清洗，眼部接触时用大量清水冲洗。

2. 清除毒物

清除毒物包括催吐、洗胃、导泻以及口服活性炭，以减少毒物的吸收。用1%的碘化钠或碘化钾溶液洗胃，继而口服活性炭使铊尽快排出。

3. 驱铊治疗

对于口服中毒患者，应立即给予催吐、洗胃、导泻等处理。洗胃后可口服活性炭0.5 g/kg，以减少铊吸收。给予普鲁士蓝口服，形成普鲁士蓝–铊复合物随粪便从肠道排出，用量为每日250 mg/kg，分4次服用，每次溶入15%甘露醇50 mL中。

4. 血液净化

因为吸收到体内的铊主要分布在细胞内，因此，首选血液净化疗法，最佳方案是血液透析+血液灌流联合使用，以促进已经吸收的铊排出体外。

5. 对症支持治疗

对症支持治疗如应用糖皮质激素、地塞米松减轻急性中毒引起的全身炎症反应，补充足够的B族维生素，以及针对神经损伤的营养神经治疗、止痛剂及保护肝、肾的药物。对于重症患者，需注意维持呼吸、循环功能，保护脑、心、肝、肾等重要脏器，如出现非特异性精神症状，可给予抗焦虑、抗精神病药物治疗。

（七）预防

铊作业者严格遵守操作规程，严禁在接触铊的工作场所进食和吸烟，并戴防护口罩或防毒面具、手套，工作时穿防护服，工作后淋浴。对铊化合物要严格管理，严禁用铊盐做毒鼠剂和脱发剂。

九、钡及其化合物

（一）理化性质

钡（barium，Ba）是银白色金属，原子量为137.33，密度为3.5 g/cm^3，熔点为725 ℃，沸点为1 640 ℃，质坚硬。钡的化学性质十分活泼，钡与水可发生猛烈反应，生成氢氧化钡和氢；钡在常温下能与氧和卤素直接反应。常见钡化合物有氯化钡、碳化钡、氢氧化钡、碳酸钡和硫化钡等。

（二）接触机会

1. 钡的接触机会

钡的接触主要存在于钡矿开采、冶炼、各种钡化合物的生产和使用过程中。

2. 钡及其化合物的主要应用

金属钡可作制造各种合金和消气剂。硫酸钡可作医用造影剂、白色颜料、纺织、橡胶、肥皂、水泥、塑料的填充剂；氯化钡用于制造钢材淬火、杀虫剂等；碳酸钡用于杀虫剂及陶瓷、搪瓷、玻璃工业；硝酸钡、钛酸钡用于制造焰火和信号弹。

3. 生活中误服钡盐

临床可见因口服钡盐引起的急性中毒，如将氯化钡当食品添加剂或调料而误食中毒者，以及将碳酸钡误作熟石膏放置豆浆中，引起中毒。

（三）致病机制

金属钡基本上无毒性，钡盐的毒性大小与溶解度有关。可溶性钡盐如氯化钡、硝酸钡、醋酸钡等，有剧毒。硫酸钡不溶于水，一般无毒性作用。碳酸钡虽不溶于水，但食入后与胃酸起反应，可变为氯化钡而有毒。

钡剂可以经过皮肤、呼吸道、消化道吸收。钡是一种肌肉毒，可对骨骼肌、平滑肌、心肌等肌肉组织产生过度的刺激和兴奋作用。兴奋心肌使心肌应激性和传导性增强，心跳加快，严重时可转而抑制，产生传导阻滞，严重的异位心率和心室颤动，以至心脏骤停。兴奋骨骼肌，产生抽搐和颤动，最后导致麻痹性瘫痪。钡对中枢神经系统也有作用，先是引起短暂的兴奋，迅速转为抑制。钡中毒时，细胞膜的通透性增加，可能由于$Ba2^+$激活细胞膜上的Na^+-K^+泵，使大量K^+进入细胞内，而K^+从细胞流出的孔道被特异地阻断，导致血清钾含量降低，因而发生低钾血症。

（四）临床表现

钡中毒主要表现为胃肠道刺激症状和低钾症候群。

1. 急性钡中毒

急性钡中毒的潜伏期可短至数分钟，亦可长达48 h，但多数在0.5~4 h发病。病起有头晕、头痛、全身无力及肢体麻木感。吸入中毒时，有咽痛、咽干、咳嗽、胸闷、气短症状；口服中毒时，有口干及呼气恶臭味，0.5~2 h即出现口咽喉部、胃部烧灼感以及恶心、呕吐、腹痛、腹泻等明显的胃肠道症状。重症患者的典型表现为进行性肌麻痹，通常由腿肌开始，继而依次向臂肌、舌肌、膈肌、呼吸肌发展。初为肌力减弱，站立不稳，持物困难，肌力及肌张力降低呈进行性，最终可发展为完全性瘫痪。与此同时，因低钾和钡离子对心肌的直接毒性作用导致心功能异常，表现为心率增快或减慢伴心律失常如早搏、心房颤动、心室颤动、心室扑动等，心电图明显异常。死亡原因多为心律失常和呼吸肌麻痹。

2. 慢性钡中毒

长期接触钡化合物，可产生上呼吸道和眼结膜的慢性刺激症状，表现为口腔黏膜肿胀糜烂、鼻炎、咽炎、结膜炎，以及高血压和心脏传导功能障碍。长期吸入钡粉尘，可发生钡尘肺，易并发慢性肺炎和支气管炎。

（五）诊断与鉴别诊断

钡中毒可根据《职业性急性钡及其化合物中毒的诊断》（GBZ 63）进行诊断。根据确切的大量钡化合物接触史，以肌肉麻痹、心血管损害、低钾血症为主临床表现，及心电图、血清钾的实验室检查结果，结合现场调查，进行综合分析，排除其他原因引起的类似疾病，方可诊断。

早期及不典型的表现为肌无力的中毒病例，应与进行性肌营养不良、周期性麻痹、重症肌无力、吉兰-巴雷综合征相鉴别。有心律失常及心电图异常者，应与心肌炎、冠心病、克山病等心肌损害相鉴别。神经-肌电图和血钾测定有重要意义。

（六）治疗

1. 终止毒物的吸收

接触高浓度钡化合物烟尘者，应及时撤离现场，反复漱口；皮肤灼伤者用2%~5%硫酸钠彻底冲洗后再按灼伤常规处理；口服钡盐产生急性中毒时，应先用温水或5%硫酸钠洗胃，然后再口服适量的硫酸钠，使之与胃肠道内尚未吸收的可溶性钡盐结合为无毒的硫酸钡，同时其具有导泻作用，能加速钡的排出。

2. 补钾治疗

有低血钾者应补充钾盐，轻症患者血钾不低于3 mmol/L时，可口服氯化钾片。当血钾低于2.5 mmol/L，特别是出现心律失常，心电图示有低血钾改变，临床上出现低钾血症的神经肌肉异常改变时，应在血钾检测监视下，及早、快速、足量静脉补钾，每日补钾量可达4~9 g。

3. 控制心律失常

口服美西律100~200 mg，每日3次。出现严重的心律失常，如室性心动过速，频繁的室性早搏，应静脉滴入利多卡因。给予能量合剂（ATP，辅酶A、胰岛素、葡萄糖）、肌酐或大剂量维生素C静脉滴注，以保护心肌。

（七）预防

钡生产设备应密闭化，安装通风除尘设备，钡作业者严格遵守操作规程，佩戴职业病个人防护用品。

十、铍及其化合物

（一）理化性质

钢灰色碱土金属，原子量为9.01，密度为1.84 g/cm^3，熔点为1 283 ℃，沸点为2 970 ℃，具有质轻、强度大、耐高温、耐腐蚀、非磁性、抗氧化、加工时不产生火花等物理特性。不溶于水，可溶于稀盐酸、稀硫酸、热硝酸和氢氧化钾溶液中。

（二）接触机会

自然界中的铍存在于绿柱石矿中，在铍的冶炼中可接触多种铍化合物，如硫酸铍、氟化铍等，在冶炼过程中，还会生成氢氧化铍和氧化铍。低温焙烧的氧化铍具有高生物学活性，致病性强。

铍是原子能工业、火箭、导弹、卫星、航空、电子以及冶金工业中不可缺少的重要材料，在这些过程中均可暴露铍。

①铍是原子能工业之宝。常作为原子反应堆中的中子减速剂，可以使裂变反应连续不断地进行下去。铍的氧化物是反应堆里中子反射层的良好材料。②铍是制造X射线管小窗口的重要材料。③铍是优秀的航空材料，重量轻、强度大、吸热能力强、机械性能稳定。④铍的合金机械性能好，抗腐蚀性好，还能保持很高的导电性，被用来制造手表里的游丝、高速轴承、海底电缆等。

（三）致病机制

铍的粉尘或烟雾主要通过呼吸道吸收。吸收的速率取决于铍化合物的溶解度及浓度。铍经过破损皮肤易被吸收，但是不能通过未破损的皮肤吸收。铍极少由胃肠道吸收。

铍进入血液循环后大部分与血中蛋白质结合，小部分可形成磷酸铍或氢氧化铍，并分别被运送至体内各组织器官。可溶性铍主要沉积于骨骼、肝、脾、肾等，而不溶性铍则沉积于肺、支气管及其周围淋巴结。

铍主要由肾脏排出，一般较慢，即使脱离铍接触后，往往可持续数年或数十年，沉积于肺的氧化铍排出速度更慢。

铍的急性病变是高浓度铍对呼吸系统的直接化学刺激与内脏中毒所致，表现为化学性支气管炎和肺炎。此外，尚可有肺外组织如肝脏的中毒性中心小叶坏死、灶状坏死，肾小管上皮细胞脱落坏死或骨髓的凝固性坏死病变。近年来对铍的研究发现，其毒性与氧化损伤密切相关。

与急性病变不同，慢性铍病的发病机制可能与免疫反应特别是细胞免疫反应有关。其病变主要是肺的肉芽肿及弥漫性纤维化。

（四）临床表现

1. 急性铍病

短时间内吸入较高浓度的铍盐后，经3~6 h的潜伏期，可出现呼吸道刺激性炎症、可引起"烟尘热"样症状，严重时可发生化学性肺炎和肺水肿等。

接触不溶性铍化合物，潜伏期往往较长，需2~3个月，疾病呈亚急性临床过程，表现为明显的咳嗽、咳痰、咯血、胸痛、气促、发绀、胸部湿性啰音乏力、发热，部分患者伴有肝功能异常。胸部X线片可见双肺弥漫的片絮状或点片状阴影，肺门阴影增大、增浓。实验室检查有白细胞增多、核左移、血沉增快等。尿中含铍含量往往增高，但其程度与病情不平行。

2. 慢性铍病

长期接触低浓度的铍，特别是氧化铍后，可引起肺部肉芽肿改变。患者从接触铍到发病一般需数月至5年，有时可达10余年。疾病呈渐进性发病，表现为体弱、乏力、消瘦、胸闷、气短、咳嗽。重者可咳出大量黏液痰或血痰，呼吸极度困难，端坐呼吸、发绀、呼吸循环衰竭等。胸部X线片主要表现为网状不规则小阴影，部分患者可存在肺门淋巴结增大。实验室检查可存在血沉增快，尿铍测定可有增高等，以铍为抗原的血淋巴细胞转化试验、白细胞移动抑制试验以及活性玫瑰花试验等，均可呈现阳性。发病不完全与接触剂量有关，具有明显的个体差异，某些患者虽仅有短期低剂量接触史，但仍可发病。

3. 铍的皮肤病变

铍的皮肤病变主要表现为接触性皮炎，可溶性铍化合物可引起铍溃疡和皮肤肉芽肿，常有肿胀，并有触痛，溃疡不易愈合。

4. 肺癌

铍及其化合物是确认的人类致癌物。1993年WHO和国际癌症研究中心将铍列为第1组致癌物，1998年美国环境保护署将铍列为A类致癌物，1999年美国工业卫生协会将铍列为人类A1类致癌物。

（五）诊断与鉴别诊断

对于急性铍病，应根据短时间内吸入大量铍化合物的职业史，出现以呼吸系统损害为主的临床表现和胸部X线影像学改变，结合现场职业卫生学调查资料，进行综合分析，排除其他原因所致的类似疾病后，方可诊断。

对于慢性铍病，应根据长期接触铍及其化合物的职业史，出现以呼吸系统损害为主的临床表现，以胸部X线影像学改变为主要依据，必要时参考其他实验室检查，结合现场职业卫生学调查资料，进行综合分析，排除其他原因所致类似疾病后，方可诊断。

诊断分级标准按照《职业性铍病的诊断》（GBZ 67）执行。

在慢性铍病的诊断上，应注意与肺结核、结节病、尘肺、肺癌、特发性肺间质纤维化等进行鉴别。

（六）治疗

1. 急性铍病

轻症病例对症处理，重度病例除内科常规治疗外，可及早应用肾上腺糖皮质激素类药物。急性铍病经积极治疗后，临床症状可于1个月左右消失，肺部炎性阴影也可于1~4个月内被吸收，少数病例可残留点状或索条状阴影或转化为慢性铍病。

2. 慢性铍病

除对症、支持治疗外，根据病情可应用肾上腺糖皮质激素类药物治疗慢性铍病。

（七）预防

①铍的生产应尽量密闭、隔离、自动化，车间加强通气排毒并有净化装置，注意安全防火，防止燃烧。②加强个人卫生及防护。使用聚氯乙烯布作为滤料的防护口罩，工作时严格穿戴工作服、工作帽及手套，并定时集中清洗。生产场所不吸烟、不进食，工作后淋浴。

十一、钒及其化合物

（一）理化性质

钒，银白色金属，比重为6.1，原子量为50.95，密度为6.11 g/cm^3，熔点为1 910±10 ℃，沸点为3 420 ℃。常见价态有4种，即+2、+3、+4、+5价，自然界以+3价存在。几乎所有的钒化合物都有刺激性。钒可提高钢的强度、韧性、抗腐蚀能力、耐磨能力、耐高温能力、抗奇寒能力等。

（二）接触机会

①冶金工业，以钒铁加于合金形成特殊钢；②化学工业，五氧化二钒和偏钒酸盐是化学工业中的重要催化剂；③纺织工业中用作媒染剂；④陶瓷玻璃工业中用作着色剂；⑤用于生产黑色染料；⑥用钒的倾倒物作显影剂、敏化剂、底片和印片的染料；⑦煤和石油中均含钒，清扫燃油锅炉会接触含钒的粉尘。

（三）致病机制

可溶性钒化合物吸入后沉着于肺，可吸收约25%；钒化合物不易由胃肠道和皮肤吸收。人体吸收钒后，主要由血浆转运。在血浆中的钒77%与转铁蛋白结合，并主要贮存于骨。钒在体内排出较快，很少蓄积。

钒化合物的主要毒性作用是对皮肤、眼、呼吸道黏膜的刺激作用，中毒症状一般较轻，重者亦可致心、肾、胃肠及中枢神经系统功能损害。有研究显示，钒对血液细胞、心肌细胞及肝肾细胞的凋亡有影响。亦有动物实验表明钒可导致神经细胞凋亡，但目前仍缺乏人群资料表示钒可造成神经系统损伤。

（四）临床表现

钒中毒主要表现为刺激反应，出现咳嗽、流泪、流涕、眼烧灼感等症状，可出现绿色舌苔。上述症状加重时，还会出现阵发性干咳。严重时出现支气管炎和支气管肺炎，呼吸困难，哮喘长时间持续。胸部X线片可见肺纹理增多、增粗，边缘模糊。

（五）诊断与鉴别诊断

对于钒中毒，根据短期内接触较大量的钒化合物的职业史，出现呼吸系统急性损害为主的临床表现，结合胸部X线片表现，参考现场劳动卫生学调查结果，综合分析，并排除其他病因所致类似疾病，方可诊断。诊断与分级条件按照《职业性急性钒中毒的诊断》（GBZ 47）执行。该标准不适用于口服钒化合物中毒的诊断。

本病应与上呼吸道感染、流行性感冒、肺炎、其他刺激性气体中毒相鉴别。

（六）治疗

迅速脱离现场，根据具体情况给予吸氧、止咳、祛痰、平喘等对症治疗，合并感染者应选择敏感抗生素，驱钒可用大剂量维生素C或依地酸二钠钙，口服氯化铵片可加速钒的排泄。

（七）预防

钒作业场所应通风除尘，作业工人应佩戴过滤式呼吸器。

十二、锡及其化合物

（一）理化性质

锡是一种略带蓝色的白色光泽的金属元素，在化合物内以二价或四价存在，不会被空气氧化，比重为5.75，熔点为232 ℃，沸点为2 270 ℃，溶于稀酸和强碱。锡具有惰性，不和空气、水反应；和稀盐酸反应缓慢，和浓盐酸反应生成氯化亚锡；与稀硫酸不反应，与浓热硫酸反应生成硫酸锡（Ⅳ）；与浓热硝酸生成β-锡酸。处理有机锡化合物时要严加小心，以免与人的皮肤接触，皮肤一旦接触有机化合物，要用洗涤剂和清水彻底洗净。

（二）接触机会

在自然界中主要以二氧化物（锡石）和各种硫化物（例如硫锡石）的形式存在。金属锡主要见于锡矿的开采和冶炼、电路板焊接（焊锡膏）、锡合金、电镀等。金属锡主要用于制造合金，有机锡化合物可作合成橡胶，具有稳定性。

（三）致病机制

锡及其无机化合物大多属微毒或低毒类，有机锡具高度毒性，尤其锡的三烃基化合物被用作船漆来杀死附在船身上的微生物和贝壳。无机锡难于经消化道吸收，吸入的锡化合物主要滞留在肺。有机锡化合物可经呼吸道、消化道和皮肤吸收，这些化合物可以摧毁含硫的蛋白质。锡主要经尿和粪排出。

（四）临床表现

1. 急性中毒

食用被锡污染的罐装食品、水果引起急性中毒的最低浓度为50 mg/kg。食用了锡污染浓度为563 mg/kg或400 mg/kg浓度的水果罐头，临床上均出现恶心、呕吐、腹泻等急性胃肠炎症状。

2. 慢性中毒

长期接触四氯化锡的工人可有呼吸道刺激症状和消化道症状，如恶心、上腹部不适、便秘，时有肩和足部疼痛等。四氯化锡尚可引起皮肤溃烂和湿疹。

3. “锡尘肺”

锡冶炼工人长期接触锡烟尘，可发生金属粉尘肺沉着病（“锡尘肺”）。胸部X线片影像学表现为肺纹理多数不能辨认或仅隐约可见。在确诊10~15年后，两侧肺野的斑点状阴影逐渐变小，密度降低，数量亦减少，肺野逐渐清晰，但肺门密度却逐渐增高。经25~30年，肺门有形态多样化的金属块状阴影形成，肺野则基本清晰。

4. 有机锡化合物中毒

有机锡化合物大多具有中等至高度毒性，对皮肤有强烈刺激作用，并可经皮肤吸收。其中三烃基锡、四烃基锡化合物能导致中枢神经系统的严重损害，引起脑白质水肿，表现为剧烈头痛、视力障碍，严重者可致死。

（五）诊断与鉴别诊断

“锡尘肺”应根据可靠的锡及其化合物粉尘职业接触史，以胸部X线影像学表现为主要依据，结合工作场所职业卫生学资料，参考临床表现，综合分析，方可诊断。诊断与分级条件按照《职业性金属及其化合物粉尘（锡、铁、锑、钡及其化合物等）肺沉着病的诊断》（GBZ 292）执行。本病应排除其他类似肺部疾病，并与肺尘埃沉着病相鉴别。

急性三烃基锡中毒按照《有机锡职业性急性三烷基锡中毒诊断标准》（GBZ 26）进行诊断。

食用锡污染的食品引起的急性中毒，需与急性细菌性胃肠炎相鉴别。

（六）治疗

以对症治疗为主。锡尘肺患者在脱离接触后，经过一段缓慢的过程，不论是否治疗，肺部簇状阴影均有不同程度的减轻或消失。亦有用二巯丙磺钠进行驱锡治疗而使肺部病变减轻的报道。

（七）预防

锡冶炼、粉碎等工序要机械化、密闭化，加强通风排尘。对接触锡烟尘的工人除加强个人防护外，应定期做好健康监护。对于有机锡中毒，应尽量避免接触有机锡制剂，在相关作业环境下注意通风等。

十三、铝及其化合物

（一）理化性质

铝（aluminum，Al）为银白色的轻金属，原子量为26.98，密度为2.7 g/cm^3。铝元素是地壳中含量最丰富的元素之一，约占地壳构成的8%，多以硅酸盐类、冰晶石和铝土矿的形式存在于自然界中。铝质软且富有延展性，可进行各种塑性加工，并具有良好的导电性和导热性。铝易与空气中的氧反应，在表面生成一层极薄且十分致密的氧化铝膜保护层，使其内部不再氧化，因而具有一定的耐腐蚀性能。但铝为两性金属，既溶于各种酸类，也溶于强碱。另外，铝与氮、硫、卤族元素在高温下可起反应，且易燃而引起火灾或爆炸。常见的铝化合物有氧化铝（Al_2O_3）、氯化铝（$AlCl_3$）、氢氧化铝[Al（OH）$_3$]、醋酸铝[Al（CH_3OO_3）]、硫酸铝[Al_2（SO_4）]、三乙基铝[Al（C_2H_5）$_3$]等。

（二）接触机会

自然界中含铝的矿物约有250种，工业上有价值的铝矿有铝土矿、明矾石、高岭土、霞石等，在矿石开采时可接触铝尘，冶炼时可吸入铝的烟雾。将氧化铝在电解槽中进行电解时可放散出铝蒸气。

铝及其合金是优良的轻型结构材料，广泛用于航空、航天、船舶、建筑及电器制造工业，其中以航空工业使用量最大。铝及其合金材料约占一架超音速飞机全部结构材料中的70%。另外，铝还可用于制作包装材料和生活用具。在生产和加工铝材和铝制品时，工人可接触铝金属的粉尘。

铝化合物中的三氯化铝用作有机合成中的催化剂，烷基铝和氯化二异丁基铝用作“低压聚乙烯”的催化剂。铝盐用于化工、纺织、造纸、染料工业，作为腐蚀剂、漂白剂和充填材料。氧化铝用于生产耐火材料、陶瓷、磨料、催化剂载体、填料等。氢氧化铝则在临床上用作胃的抗酸收敛药物。在生产和使用这些铝化合物时均可接触到铝。

（三）致病机制

铝可对机体的神经系统、骨骼、肝肾、血液系统、生殖发育等代谢产生影响，具体机制如下。

1. 神经毒性

流行病学研究已证实，饮用水含铝水平与阿尔茨海默病、痴呆和认知功能障碍之间有一定的相关性。铝中毒所致的神经毒性机制有以下几个方面。铝可干扰中枢胆碱能系统功能，通过抑制胆碱乙酰转移酶活性和合成，提高胆碱酯酶活性，破坏胆碱能神经细胞和影响Ca^{2+}释放等来影响学习记忆功能，相关研究观察到铝中毒可导致海马CA3区胆碱能神经元的丢失，从而影响学习记忆功能；铝可使抑制性氨基酸神经递质系统及“谷氨酸–谷氨酰胺循环”系统发生紊乱；铝可影响各脑区单胺类神经递质的含量和脑能量代谢，可使各脑区单胺类神经递质水平减少，影响大鼠记忆功能，提示这可能是铝的神经毒性作用机制之一；铝还可抑制脑组织Na^{+}、K^{+}-ATP酶、Mg^{2+}-ATP酶的活性，影响突触对甘氨酸、谷氨酸的摄取，干扰脑的正常代谢，影响神经系统功能；铝还影响脑组织脂质过氧化铝能造成脑组织氧化损伤，促进脂质过氧化或还原型辅酶Ⅰ氧化，导致超氧阴离子等活性氧的产生，对细胞产生损害作用。

2. 对骨骼的损伤

铝在骨骼系统导致的组织学损伤主要表现为骨软化和骨营养不良两个方面。其机制为铝可通过抑制钙离子吸收及使甲状旁腺激素下降来影响骨钙吸收；与胶原蛋白结合沉积于骨，抑制成骨细胞与破骨细胞增殖；还可干扰骨磷酸酶产生及骨内钙磷结晶的形成。研究表明，过量铝进入成骨细胞后干扰磷酸和钙磷结晶形成，并竞争性抑制羟基磷灰石结晶与胶原蛋白结合，抑制矿化过程。高剂量铝可抑制体外培养的人胚成骨细胞生长，对成骨细胞具有一定的毒性作用，并且高剂量铝对成骨细胞超微结构的影响主要表现为膜损害，因而反映骨形成和骨矿化的血清学标志物血清骨钙素和血清钙均降低。

3. 对肝肾的损伤

对于是铝中毒引起肾损伤，还是肾功能不全引起铝中毒目前尚有争议。在对亚慢性染铝雏鸡的肾脏功能的研究中发现，染铝组血清中肌酐和尿素氮水平均显著高于对照组。光镜下，肾小球肿胀，肾小球内细胞数量增多，肾小管细胞水肿，近曲小管上皮细胞肿胀，说明亚慢性铝中毒可致雏鸡肾脏结构及功能受损。但也有报道认为，慢性肾脏疾病以及血液透析导致铝在体内大量蓄积，造成各种铝中毒综合征。

4. 对血液系统的作用

非缺铁性小细胞低色素性贫血和肾性贫血是最常见的与铝相关的血液系统疾病。铝可抑制亚铁氧化酶的活性并与转铁蛋白结合，影响铁的利用；D-氨基–酮戊酸脱水酶参与血红素的合成，而铝可影响其活性，造成血红素合成障碍。体外实验表明，低浓度Al^{3+}（10~50 μmol/L）可激活D-氨基–酮戊酸脱水酶，而高浓度（1~5 mmol/L）时抑制其活性。

5. 对生殖发育的作用

研究表明，铝可使睾丸及附睾内的精子数目显著减少，有精原细胞和生精细胞的坏死，并且睾丸酸性磷酸酶、琥珀酸脱氢酶、乳酸脱氢酶及其同工酶及腺苷三磷酸酶的活性均降低。另外，铝对体外大鼠胚胎生长发育也有明显的抑制作用。

6. 对免疫系统的影响

三氯化铝对体外培养的人T淋巴细胞、B淋巴细胞生长密度均有明显抑制作用，且与三氯化铝浓度呈负相关。由B细胞系产生的抗体及免疫球蛋白水平是机体体液免疫的两个重要指标。

（四）临床表现

1. 急性损害

铝的职业危害主要见于熔炼和精制。电解铝采用冰晶石等氟化物时还有氟的危害。

吸入高浓度氯化铝可刺激上呼吸道产生急性刺激性支气管炎，还可产生间质性肺炎。有报道认为吸入熔炼铝的蒸气和在电解铝的生产过程中吸入氟化铝可导致支气管哮喘的发作。还有报道认为吸入高浓度的烷基铝化合物的蒸气可引起中毒性肺水肿和化学性肺炎。吸入烷基铝的烟雾产生类似金属烟热的临床表现。氯化铝对皮肤和黏膜有刺激作用，可引起急性结膜炎。当受潮解生成盐酸时，则可造成皮肤灼伤。另外，未稀释的烷基铝原液有腐蚀性，可引起皮肤灼伤，出现充血、水肿，疼痛剧烈。

2. 慢性损害

（1）铝尘肺

铝尘肺主要发生于铝加工工业和使用铝粉的工厂，见于从事生产氧化铝、铝黄铜喷雾、熔化铝化物的工人。国外报告的铝尘肺均为接触片状铝粉所致。国内不仅有使用片状铝粉作为烟花爆竹原料而引起的爆竹工尘肺（铝尘肺）的报道，也有接触粒状铝粉引起铝尘肺的报道。

（2）铁矾土肺（Shaver病）

铁矾土肺是生产含铝磨料的工人，吸入在2 000 ℃高温下熔融的矾土（Al_2O_3），以及混合逸出的石英、铁和焦煤等构成的烟雾所产生的损害。本病可有气短、胸闷、胸痛、咳嗽、无力等症状。胸部X线检查可见肺纹理增重和肺气肿，病程进展较快。个别严重病例可因弥漫性肺间质纤维化而发生自发性气胸。目前认为本病是由于包括铝在内的多种有害因素联合作用的结果。

（3）神经损害

近十余年来已有大量实验及临床资料证明铝对神经系统的毒性作用。Crapper等（1980）测得老年痴呆患者脑组织铝含量相当于正常人的1.4倍。Perl等（1986）用扫描电镜分析了肌萎缩性侧索硬化和Parkinson病海马区神经元中的铝含量，结果发现在神经元的核区和核周胞质中有铝蓄积，含量相当于正常人的3倍以上，从而推测这2种疾病的发生可能与铝有关。职业接触铝引起的慢性神经系统损害也有报道。Mclaughlin（1962）报告了1例接触铝尘13.5年的工人，出现进行性记忆力减退、反应迟钝和语言障碍等神经系统功能受累症状，脑电图出现异常改变，胸部X线片可见肺有轻度网状纹理，尸检发现肺和脑组织铝含量为正常人的20倍左右。此后Longstreth（1985）报告了3例从事铝熔铸作业12年的工人出现明显的共济失调、震颤和认知功能障碍，考虑与铝的接触有关。Hosovski等（1990）根据对铝铸造工人的调查结果发现，血、尿铝浓度分别为对照人群的2~4倍和4~8倍时，多数人的运动协调能力、反应速度和记忆力均有一定程度的降低。

（五）诊断与鉴别诊断

诊断铝对呼吸道的急性损害多不困难。根据短时间内有大量铝烟气的吸入史，以急性呼吸系统刺激症状为主的临床表现，胸部X线检查肺纹理增强、紊乱，甚或出现片状阴影，除外非职业性的呼吸道炎症，即可确定诊断。

铝尘肺的诊断则应按照《职业性尘肺病的诊断》（GBZ 70）的统一标准进行确诊和分期。对长期职业接触铝引起神经系统损害的诊断，比较困难，应进行仔细的临床观察，并除外非职业性的神经系统类似损害表现。尿铝可作为生物监测指标。

（六）治疗

吸入铝及其化合物引起的急性呼吸系统损害可进行相应的对症治疗。皮肤接触烷基铝引起灼伤，应先使用汽油或酒精擦洗，不可用水冲洗。然后按一般皮肤灼伤处理，涂以肤轻松霜膏或氧化锌油膏。

（七）预防

加强通风、改进密闭和除尘措施，使车间空气中铝、氧化铝、铝合金粉尘浓度降至最高容许浓度以下。处理微细铝粉或磨光铝板或铝制品时，有着火和爆炸的危险，应有防火措施。

十四、砷及其无机化合物

（一）理化性质

砷是一种类金属元素，在化学元素周期表中位于第4周期、第VA族，原子序数为33，原子量为74.92，密度为5.73 g/cm^3，熔点为817 ℃，沸点为615 ℃，可升华，不溶于水，溶于硝酸和王水。单质以灰砷、黑砷和黄砷这三种同素异形体的形式存在，其中灰砷结晶具有金属性，质地脆且硬。砷广泛存在于自然界中，现已发现数百种砷矿物。

砷及其化合物种类繁多，主要为砷的氧化物和盐类，常见三氧化二砷（As_2O_3，俗称砒霜）、二硫化砷（雄黄）、三硫化二砷（雌黄）、五氧化二砷、砷酸钙等。三价砷化合物较五价砷化合物毒性更大，砷或砷矿石遇酸或受潮可产生气体的砷化氢。

（二）接触机会

砷化物的用途极其广泛。含砷矿石冶炼时，砷以蒸气状态逸散在空气中，形成氧化砷。处理矿渣、维修燃烧炉时，可接触到三氧化二砷粉尘。开采雄黄、雌黄等含砷矿石，从事含砷农药（杀虫剂、杀鼠剂）、防腐剂、除锈剂（五砷酸钠）制造的工人可接触砷。砷化物在玻璃工业常被用作颜料，其合金被用作电池栅极、半导体元件、轴承及强化电缆铅外壳。

生活性接触主要是误服、误用。三氧化二砷经口致死量为100~300 mg（1~2.5 mg/kg），中毒剂量为10~50 mg。

砷及其化合物可经呼吸道、消化道进入人体，少量可经皮肤黏膜进入人体。

（三）致病机制

职业暴露主要由呼吸道吸入所致，经皮吸收较慢。非职业中毒多为经口中毒，肠道吸收达80%。

进入血液中的砷化合物，95%~99%存在于红细胞内，与血红蛋白结合，随血液分布到肝、肾、肺、胃、脾等全身各组织和器官中。五价砷与骨组织结合，可在骨中储存数年之久，但其大部分均在体内被还原为三价砷。三价砷对体内酶蛋白的巯基（-SH）具有特殊亲和力，可长期蓄积于富含巯基的毛发、指（趾）甲的角蛋白中。三价砷与丙酮酸氧化酶巯基结合，使酶失去活性，影响细胞正常代谢，导致细胞死亡，特别容易侵害神经细胞，引起神经系统病变。砷进入血液循环后，可直接损害毛细血管，并作用于血管舒缩中枢，导致毛细血管扩张，改变血管通透性，砷还可使心肝肾实性细胞产生脂肪变性。

吸收的三价砷大部分通过甲基转移酶两次甲基化，生成单甲基砷酸和二甲基砷酸，从尿液中排出，少量砷可进入胆汁经粪便排出，还有一小部分砷可经皮肤、毛发、指甲、汗腺、乳汁及肺部排出。砷可通过胎盘屏障损伤胎儿。砷在体内的半衰期约10 h。

IARC将砷及其无机化合物列为第1组人类致癌物。

砷化氢是一种强溶血性毒物，其毒性作用主要表现为大量溶血后机体的一系列变化，目前，砷化氢的溶血机制还不十分清楚，一般认为砷化氢被吸收后，会很快与血红蛋白结合形成过氧化物，通过谷胱甘肽过氧化物酶的作用，大量消耗维持红细胞膜完整性的还原性谷胱甘肽所致。

（四）临床表现

1. 急性中毒

①吸入大量砷化合物后，主要表现为呼吸道症状，咳嗽、胸痛、呼吸困难以及头痛、头晕、全身衰弱，甚至烦躁不安、痉挛和昏迷。而消化道症状出现较晚，如恶心、呕吐、腹痛腹泻。严重者多因呼吸麻痹而死亡。急性中毒恢复期可出现迟发性末梢神经炎，数周后出现对称性远端感觉障碍，个别有中毒性肝炎、心肌炎和皮肤损害。②皮肤接触部位可有局部瘙痒和皮疹，一周后出现糠秕样脱屑，继之局部色素沉着、过度角化。急性中毒40~60 d，大多数患者的指（趾）甲上都有白色横纹（Mess纹），随生长移向趾尖，约5个月后消失。③口服砷化物中毒，会在摄入后几分钟至几小时发病，呈胃肠炎症状，主要为恶心、呕吐，食欲不振，“米泔样”或血样腹泻、寒战、痉挛，严重者

脱水、尿少、循环衰竭，同时出现神经系统症状，兴奋、躁动、谵妄、意识模糊、昏迷，最后可因呼吸麻痹死亡。④砷化氢的急性中毒会出现在几小时至十余小时内，腹痛、黄疸和少尿三联征是砷化氢中毒的典型表现，同时伴有头痛、恶心、腹痛、皮肤青铜色、肝脾肿大等。尿中可见大量血红蛋白、血细胞及管型尿。严重者会出现急性肾衰竭。

2. 慢性中毒

慢性中毒多为职业性接触所致。

（1）皮肤黏膜病变

砷化合物粉尘可引起刺激性皮炎，好发在胸背部、皮肤皱褶和湿润处，如口角、腋窝、阴囊、腹股沟等。皮肤粗糙处可见丘疹、疱疹等，日后可呈黑色或棕黑色的散在色素沉着斑，可有毛发脱落。手和脚掌有角化过度或蜕皮，典型的表现是手掌的尺侧缘、手指的根部有许多小的、角样或谷粒状角化隆起，俗称砒疔或砷疔。其可融合成疣状物或坏死，继发感染，形成经久不愈的溃疡，可转变为皮肤原位癌。

（2）呼吸道表现

呼吸道吸入者有黏膜受刺激症状，可出现嗅觉减退、鼻炎、喉炎、支气管炎，甚至少数出现鼻中隔穿孔。此外，砷诱导的末梢神经改变主要为感觉异常和麻木，严重者会累及运动神经，伴有运动和反射减弱。

3. 皮肤癌和肺癌

长期接触砷化物可致皮肤癌和肺癌，有相应癌症的临床表现，详见第九章职业性肿瘤。

4. 其他

砷还会通过胎盘屏障引起胎儿中毒、胎儿体重下降或先天畸形。

（五）实验室检查

1. 尿砷

急性砷中毒者尿砷于中毒后数小时至12 h后明显增高，程度与中毒严重程度呈正比。尿砷排泄很快，停止接触2 d，即可下降19%~42%。一次摄入砷化物后，尿砷升高约持续7 d。尿砷测定方法参照《尿中砷的二乙基二硫代氨基甲酸银–三乙醇胺分光光度测定方法》（WS/T 28）。

2. 血砷

急性中毒时可升高。

3. 发砷

发砷可作为慢性砷接触指标。

尿砷对急性砷中毒的诊断有参考价值；尿砷、发砷对慢性砷中毒的诊断有参考价值，其超过当地正常参考值视为异常升高。

（六）诊断与鉴别诊断

砷中毒可按照《职业性砷中毒的诊断》（GBZ 83）进行诊断和分级。

1. 急性中毒

急性中毒需根据明确的接触史、典型的临床表现，尿砷或发砷明显增高来诊断。若毒物接触史不明确时，应与食物中毒、急性胃肠炎等疾病相鉴别。出现中毒性神经病时，应与多发性神经病和吉兰-巴雷综合征相鉴别。出现多脏器损伤时，应与系统性红斑狼疮等疾病相鉴别。腹痛、黄疸和少尿三联征是砷化氢中毒的典型表现。

2. 慢性中毒

慢性中毒需根据长期密切砷化物接触史，皮肤黏膜改变，如皮炎、皮肤过度角化、皮肤色素沉着以及神经系统症状，同时需排除其他原因引起的类似症状，以及行实验室检查进行综合判定。正在暴露者，其尿砷和毛发砷含量高于当地正常值对诊断有一定的参考价值。

3. 职业性肿瘤

要判断砷及其化合物所致肺癌、皮肤癌，患者必须有明确的长期职业接触史，需掌握患者职业接触砷的空气浓度与接触时间，同时结合现场流行病学调查资料以及有关确诊原发性肿瘤等临床资料，对照《职业性肿瘤的诊断》（GBZ 94）进行诊断。

（七）治疗

1. 急性中毒

患者立即脱离现场，使用解毒剂。口服中毒者需立即洗胃、催吐，洗胃后给予氢氧化铁（12%硫酸亚铁溶液与20%氧化镁混悬液，临用前等量混合配制）或活性炭至呕吐为止。二巯基丙磺酸钠、二巯丁二钠、二巯基丙醇为特效解毒剂，辅以对症治疗。

2. 慢性中毒

对慢性中毒患者主要采用对症治疗，5%二巯基丙磺钠2.5~5.0 mL/d，肌内注射，3~5 d为一疗程，也可用10%硫代硫酸钠10 mL/（次·d）静脉注射。砷毒性皮炎可交替使用5%二巯基丙醇油膏和可的松油膏。三氯化砷皮肤烧伤用大量清水冲洗15 min以上，局部创面用2.5%氯化铵液湿敷，24 h后再酌情用上述2种药膏交替涂敷。职业性慢性砷中毒患者应暂时脱离接触砷作业。

（八）预防

①改革工业流程，对生产设备加以密闭，加强局部通风，减少工人对含砷粉尘的接触。②加强个人防护，工作时穿戴工作服、胶靴、橡胶手套、防尘口罩或防毒面具。避免皮肤直接接触砷化合物，工作后淋浴，不在工作场所吸烟、饮食饮水。③岗前体检中发现慢性肝病、多发性周围神经病、严重慢性皮肤疾病者，不得从事接触砷及其无机化合物工作，发现慢性肾脏疾病和血清葡萄糖-6-磷酸脱氢酶缺乏症者，不得从事接触砷化氢工作。④定期健康体检，应每1~2年体检一次，半年监测一次肝功能，实验室尿砷或发砷检查必做。

十五、磷及其化合物

（一）理化性质

磷有4种同素异形体，即黄磷（又称白磷）、赤磷（又称红磷）、紫磷、黑磷，其中黄磷毒性最大，其余毒性很小。黄磷为淡黄蜡似半透明可结晶的固体，于黑暗中能发光，剧毒，密度为1.83 g/cm^3，熔点为44.4 ℃，沸点为287 ℃，为具有蒜臭味的黄白色蜡状固体，不溶于水，易溶于二硫化碳、氯仿和苯。磷在室温下可自燃，易氧化生成三氧化二磷、五氧化二磷，故常保存于水中。

（二）接触机会

磷在生物圈内的分布很广泛，以磷酸盐的形式存在，地壳含量丰富，位列前10位，在海水中浓度属第2类。广泛存在于动植物组织中，是生命体的重要元素，也是人体含量较多的元素之一，稍次于钙排列为第6位。约占人体重的

1%，存在于细胞、蛋白质、骨骼和牙齿中。在含磷化合物中，磷原子通过氧原子而和别的原子或基团相联结。

（三）致病机制

体内磷的大多数和氧复合成磷酸盐（PO_4），粗略估计，体内500~700 g PO_4约85%在骨内，是羟磷灰石晶体的重要组成。在软组织中，PO_4主要在细胞内，是核酸和细胞膜上磷脂等体内有机化合物的主要成分。黄磷主要以蒸气和粉尘形式经呼吸道进入人体。

（四）临床表现

急性吸入磷蒸气可引起呼吸道刺激和急性肺水肿，严重时出现肝肾损害。长期低浓度接触黄磷主要引起颌骨坏死，开始表现为牙痛，接着感染化脓，呼气有恶臭味。长期接触有刺激性的磷化合物的工人可发生慢性阻塞性肺疾病和慢性气管炎。黄磷可致皮肤灼伤并经皮肤吸收引起肝脏损害。

（五）诊断与鉴别诊断

根据短时期内吸入大量黄磷蒸气或黄磷灼伤的职业史，有以急性肝、肾损害为主的临床表现，综合分析并排除其他病因所致的类似疾病，方可诊断为急性磷中毒。

根据长期密切接触黄磷蒸气或含黄磷粉尘的职业史，有以进行性牙周组织、牙体及下颌骨损害为主的临床表现，也可有肝、肾损害，结合现场劳动卫生学资料等综合分析，排除其他病因所引起的类似疾病后，方可诊断为慢性磷中毒。诊断与分级条件按照《职业性磷中毒诊断标准》（GBZ 81）执行。

本病应与其他原因引起的肝、肾等疾病相鉴别。

（六）治疗

口服中毒而无胃出血者在5 h内均须立即用1∶5 000高锰酸钾溶液或0.1%硫酸铜溶液小心洗胃，直至洗出液澄清而无蒜臭味为止；若无法立即洗胃，则可内服适量0.5%硫酸铜溶液（成人4 mL，小儿酌减），15 min 1次，共服2~3次或至发生呕吐为止（昏迷患者仍应洗胃）。必须注意所用硫酸铜溶液不可过浓、过多，洗胃液出入量应大致相等，防止发生铜中毒。

亦可先灌注适量液体石蜡于胃中，再以大量清水洗胃，洗胃后连续数日给予硫酸钠或液体石蜡等泻剂，因为吞服黄磷后2~3 d，粪便中仍可检出该类毒物。禁用硫酸镁，因其可与氯化锌（磷化锌在胃内遇酸后生成物之一）起作用后生成卤碱，引起中毒。液体石蜡可使磷溶解于其中而被泻出，且不为胃肠道吸收。勿用其他油类及含脂肪的物质如牛奶等，以防促进磷的吸收。静脉注射适量50%葡萄糖溶液和大量维生素C以及保肝药物，严重患者可加用换血疗法，有出血现象时，根据病情选用维生素K、对羧基节胺及其他止血药物。

若为吸入黄磷烟雾或磷化氢中毒，迅速将患者移至新鲜空气处，更换污染衣服；皮肤若被沾染，立即选用1%硫酸铜溶液、2%碳酸氢钠溶液或2%过氧化氢溶液冲洗皮肤；其他为抢救肺水肿，并按上述有关项目处理。

（七）预防

预防中毒的关键在于尽量不使用黄磷作原料，以红磷或其他化学物质来代替；注意安全生产，加强防护设备的维修和毒品保管；做好个人防护，接触磷化合物时要注意保护皮肤、眼和呼吸道；注意个人卫生，接触磷后最好用5%碳酸氢钠溶液漱口；不用污染的手吸烟和进食；从事磷生产的人员应定期行体格检查，包括肝功能和颌骨的X线摄片检查。凡患有严重的口腔疾病、肝肾疾病和血液病、内分泌疾病者不宜从事磷作业。

十六、硒及其化合物

（一）理化性质

硒是一种类金属，但具有金属光泽，属微毒类，是一种必需的微量元素，在特殊条件下又具有一定的毒性，不溶于水，溶于硝酸和碱。

（二）接触机会

硒与它的同族元素硫相比，在地壳中的含量少得多。硒成单质存在的矿是极难找到的，目前全球唯一硒独立成矿的地区位于中国湖北省恩施市新塘乡鱼塘坝。在开采、冶炼，制造光电管、半导体、玻璃、塑料、橡胶、涂料、医药等工业中可以接触到。硒可以用作光敏材料、催化剂，以及充当营养元素。

（三）致病机制

硒可通过呼吸道、消化道或损伤的皮肤吸收，在肝内被代谢成有机硒化合物，主要经尿排出。

（四）临床表现

急性吸入硒及其化合物烟尘时，可引起严重的呼吸道刺激症状，重者可发生化学性肺水肿，并引起神经、肝、肾损害。氧化硒可引起严重皮肤灼伤。慢性接触时可引起疲劳、衰弱、胃肠道症状、接触性皮炎及毛发和指甲脱落等。

职业性硒中毒的主要症状是面色苍白，精神疲惫，胃肠功能紊乱，消化不良，呼吸有大蒜气味。严重者可导致中枢神经系统中毒或“碱性病”。

（五）诊断与鉴别诊断

可通过明确是否长期生活在高硒地区，食用含硒量高的粮食或禽畜肉，或者工作场所中接触到硒及其化合物类的物质，结合硒中毒的临床表现，血硒高，来明确诊断。应与其他原因引起的呼吸、神经、肝、肾等疾病相鉴别。

（六）治疗

硒接触者呼气中如有大蒜味，则表明过度吸收，可适量口服维生素C；禁用络合剂，以免引起肾损伤；皮肤烧伤用10%硫代硫酸钠水溶液冲洗，并用10%硫代硫酸钠软膏涂抹。

（七）预防

预防硒中毒最有效的办法就是使人和动物避免摄入含硒较高的食物和饲料，美国采取除去富硒牧草或更换草场的办法来预防。有些牲畜也有识别富硒牧草的能力，因为有些富硒牧草会散发出一种蒜臭味。

职业性预防则应强调安全生产和防护。

十七、硼及其化合物

（一）理化性质

黑褐色无定形粉末或结晶体，化学性能稳定，原子量为10.8，熔点为2 300 ℃，沸点为2 550 ℃。常温时导电性小，高温时导电性大，掺杂痕量碳后能增加导电率。与碘化氢接触能爆炸。常见的化合物是硼酸和硼砂。

硼酸为白色结晶性粉末或无色微带珍珠状光泽的鳞片或六角三斜晶体。与皮肤接触有滑腻感，无气味，可溶于水、酒精中。

硼砂为白色结晶细粒或粉末，微溶于碱性溶液，不溶于酒精。

（二）接触机会

①冶金工业中可用来与铝、展性铁或钢生产含金；②原子反应堆的中子屏蔽材料中含有硼的成分；③温度表、陶器、植物营养剂、大功率半导体零件等生产作业可接触到硼；④硼酸用于制备搪瓷和釉，生产透明或彩色玻璃；⑤硼砂主要用于生产特种玻璃、搪瓷和釉；⑥三氟化硼用于制造火箭的高能燃料。

（三）致病机制

硼、硼酸、硼砂均属低毒类，主要引起刺激症状。硼及硼酸、硼砂可经呼吸道、消化道的黏膜吸收，也可经过破损的皮肤吸收，通过完整的皮肤吸收甚微。吸收到体内的硼主要贮存于骨骼中。体内多数的硼经肾脏缓慢排出。硼烷属高毒类，其毒性有蓄积性。关于硼对于人群生殖系统的影响，目前的研究结果存在一定的争议，在对鼠类、狗等动物的实验中发现，硼酸能够影响动物睾丸支持细胞的产生，进而影响精子的成熟和释放。

（四）临床表现

高浓度氧化硼、硼砂、硼酸主要引起呼吸道、眼和皮肤刺激症状；过度吸收可引起中枢神经系统抑制，引发恶心、呕吐、腹泻，伴有头痛、烦躁不安，皮肤脱屑。慢性接触主要引起脱发。

皮肤长期接触高浓度三氟化硼时，可出现类似氢氟酸灼伤的损害。

硼烷毒性较高，可致肺炎、肺水肿、中毒性脑病，并可导致肝、肾损害。

（五）诊断与鉴别诊断

根据大量硼或硼酸的口服史，结合临床表现作出诊断。慢性中毒主要依靠病史，结合临床表现和尿中硼酸含量进行诊断。应与其他原因引起的类似疾病相鉴别。

（六）治疗

硼中毒的治疗采取对症治疗，无特殊解毒药物。如系浓硼酸从创伤皮肤上吸收，应彻底清洁局部伤口及皮肤污染区。

（七）预防

硼作业时要注意保护皮肤，避免接触高浓度或有刺激性的硼化合物。

参考文献

[1] Menke A，Muntner P，Batuman V，et al. Blood lead below 0.48 micromol/L (10 microg/dL) and mortality among US adults[J]. Circulation，2006，114(13)：1388-1394.

[2] Navas-Acien A，Guallar E，Silbergeld EK，et al. Lead exposure and cardiovascular disease--a systematic review[J]. Environ Health Perspect，2007，115(3)：472-482.

[3] 李侠，闫永建，朱华，等. 氯化锌致吸入性肺炎1例报告[J]. 中国工业医学杂志，2010，23(2)：104-105.

[4] 倪为民. 化学性肺炎[J]. 医师进修杂志，2004，27(2):5-7.

[5] 何凤生. 中华职业医学[M]. 北京：人民卫生出版社，1999，275-276.

[6] 孙中蕾(综述)，陈瑶(审校)，白静(审校). 铝中毒研究进展[J]. 医学综述，2013，19(15)：2741-2743.

[7] Flaten TP. Aluminium as a risk factor in Alzheimer's disease, with emphasis on drinking water[J]. Brain Res Bull，2001，55(2)：187-196.

[8] Meyer-Baron M，Schäper M，Knapp G，et al. Occupational aluminum exposure: evidence in support of its neurobehavioral impact[J]. Neurotoxicology，2007，28(6)：1068-1078.

[9] Molloy DW，Standish TI，Nieboer E，et al. Effects of acute exposure to aluminum on cognition in humans[J]. J Toxicol Environ Health A，2007，70(23)：2011-2019.

[10] 王继芬，康朝胜，臧贵勇，等. 慢性铝中毒对大鼠海马CA3区ChAT阳性神经元的影响[J]. 贵阳医学院学报，2010，35(6)：561-563.

[11] 贾怡昌，钟才云，王颖明，等. 铝对大鼠海马氨基酸类神经递质含量的影响[J]. 中华预防医学杂志，2001，35(6)：397-400.

[12] 唐焕文，韦小敏，黄彦妮，等. 染铝大鼠学习记忆及脑单胺类神经递质含量的变化[J]. 中国职业医学，2002，29(3)：17-19.

[13] 靳翠红，刘秋芳，王军明，等. 亚慢性铝暴露对大鼠神经行为学指标和脑组织脂质过氧化的影响[J]. 环境与健康杂志，2008，25(9)：767-769.

[14] Jeffery EH，Abreo K，Burgess E，et al. Systemic aluminum toxicity: effects on bone，hematopoietic tissue，and kidney[J]. J Toxicol Environ Health，1996，48(6)：649-665.

[15] 朱建民，Huff W. 铝中毒骨病发病机理的实验研究[J]. 中华内科杂志，1990，29(8)：485-488.

[16] Li X，Hu C，Zhu Y，et al. Effects of aluminum exposure on bone mineral density，mineral，and trace elements in rats[J]. Biol Trace Elem Res，2011，143(1)：378-385.

[17] 李艳飞，胡崇伟，冯国锋，等. 亚慢性铝暴露对雏鸡肾脏结构与功能的影响[J]. 中国家禽，2011，33(16)：10-12.

[18] 刘晓，舒宝君. 慢性肾脏病患者的铝中毒[J]. 微量元素与健康研究，2006，23(6)：64-65.

[19] 申冬杰. 铝与人体健康[J]. 广东微量元素科学，2003，10(11)：13-17.

[20] 张春芬. 铝对雄性大鼠生殖系统的毒性作用[J]. 国外医学(卫生学分册)，1996，23(1)：56.

[21] 孙浩. 亚慢性染铝对雄性大鼠生殖毒性的研究[D]. 哈尔滨：东北农业大学，2011.

[22] 张本忠，高小玲，吴德生. 铝对大鼠胚胎生长发育毒性的体外实验研究[J]. 中国公共卫生，2002，18(12)：1431-1432.

[23] 韦小敏，王清海，陆继培，等. 铝对体外培养人T、B淋巴细胞合成肿瘤坏死因子影响的研究[J]. 中国公共卫生，2000，16(12)：1115-1116.

（李春平，洪霞，王苗苗，王宜庆，李清华，吴辉，王炜）

第五节　刺激性气体中毒

一、概述

（一）定义

刺激性气体（irritative gas）是指对眼、呼吸道黏膜和皮肤具有刺激作用的一类气态物质的统称，多具有腐蚀性。它是工业生产中最常见的有害气体，包括在常态下的气体以及在常态下虽非气体，但可以通过蒸发、升华或挥发后形成蒸气或气体的液体或固体。生产过程中，常因操作不当或设备、管道被腐蚀发生跑、冒、滴、漏，致气体大量外逸造成急性事故，多表现为急性炎症、肺水肿等，严重的可致急性呼吸功能衰竭而导致死亡。常见的刺激性气体有氨气、氯气、光气、氮氧化物、二氧化硫等。

刺激性气体种类繁多，可按其化学结构分为以下几类。

1. 酸及成酸化合物

酸及成酸化合物包括：无机酸，如硫酸、硝酸、盐酸、铬酸；有机酸，如甲酸、丙酸、乙二酸、丙烯酸；成酸的氧化物，如三氧化硫、二氧化硫、二氧化氮、一氧化氮；成酸的氢化物，如氯化氢、氟化氢、溴化氢等。

2. 氨（胺）类化合物

氨（胺）类化合物包括：氨；甲胺、乙胺、乙二胺等。

3. 卤族元素及卤族化合物

卤族元素及卤族化合物包括氟、氯、溴、碘；无机氯化物，如光气、三氯化磷；有机氟化物，如八氟异丁烯、二氟一氯甲烷裂解气、聚四氟乙烯热裂解气等。

4. 金属及类金属化合物

金属及类金属化合物包括：羰基镍、五氧化二钒、硒化氢等。

5. 醛、酯、醚、酮等

醛、酯、醚、酮等包括：甲醛、乙醛、丙烯醛；硫酸二甲酯；氯甲醚等。

6. 其他

其他刺激性气体包括强氧化剂，如臭氧（O_3）；军事毒气，如芥子气（二氯乙基硫）、路易氏气（氯乙烯氯砷）、沙林毒气（甲氟膦酸异丙酯）等。

（二）致病机制

刺激性气体的毒性主要在于它们可在黏膜表面形成具有强烈腐蚀作用的物质，如成酸化合物、卤族元素及卤族化合物、醛、酯等遇水可形成酸或分解为酸，而酸可从细胞和组织中吸出水分，凝固其蛋白质，使细胞坏死；氨（胺）类化合物遇水形成碱，可从细胞和组织中吸出水分并发生皂化反应，使细胞发生溶解性坏死；氧化剂可致细胞膜过氧化损伤。

上述损伤程度主要取决于吸入刺激性气体的种类、浓度、吸收速度和持续接触时间，通常以局部损害为主，共同特点是引起眼、呼吸道黏膜及皮肤不同程度的炎性病理反应，刺激作用过强时可引起喉头水肿、肺水肿以及全身反应。病变的部位与其水溶性有关，水溶性高的毒物易溶解附着在湿润的眼和上呼吸道黏膜局部，形成酸性或碱性物质，立即产生刺激作用，出现流泪、流涕、咽痒、呛咳等症状，严重者可导致化学性炎症、水肿、充血、出血，甚至黏膜坏死，如氯化氢、氨；中等水溶性的毒物，其作用部位与浓度有关，低浓度时只侵犯眼和上呼吸道，如氯、二氧化硫，而高浓度时则可侵犯全呼吸道；水溶性低的毒物，通过上呼吸道时溶解少，故对上呼吸道刺激性较小，如二氧化氮、光气，易进入呼吸道深部，对肺泡组织产生刺激和腐蚀，常引起化学性肺炎或肺水肿。

液体刺激性气态物质直接接触皮肤黏膜或溅入眼内可引起皮肤灼伤及眼角膜损伤。部分气态物质如氨、氯、硫化氢、烟雾和液化石油气等除有刺激性中毒的表现外，还可影响三羧酸循环和降低细胞色素氧化酶的活性，可因全身组织缺氧导致患者死亡。

（三）临床表现

1. 急性刺激作用

短时间高浓度吸入或接触水溶性大的刺激性气体可致局部急性炎症反应。①眼灼伤，出现眼痛、流泪、畏光、视物模糊等急性结膜炎、角膜炎症状，严重者可致角膜腐蚀脱落；②皮肤灼伤，皮肤红斑、肿痛、水疱，严重者痛觉减退或消失，局部质地改变、炭化、坏死；③化学性气管炎、支气管炎及肺炎，吸入后胸闷、胸痛，咽鼻干燥，咽喉部烧灼样疼痛，剧烈的咳嗽、咯白痰，声音嘶哑，严重者可至喉痉挛或水肿，表现为呼吸困难和喉鸣，听诊双肺散在干湿啰音。

2. 中毒性肺水肿

中毒性肺水肿指吸入的高浓度刺激性气体作用于肺泡和肺毛细血管，使其通透性增加，或通过神经作用使肺腺体分泌增加，所引起的以肺间质及肺泡腔液体过多积聚为特点的疾病，最终可导致急性呼吸功能衰竭，是刺激性气体所致的最严重的危害和常见职业病急症之一。中毒性肺水肿的发生主要决定于刺激性气体的毒性、浓度、作用时间、水溶性及机体的应激能力。易引起肺水肿较常见的刺激性气体有光气、二氧化氮、二氧化氨、二氧化氯、硫酸二甲酯、羰基镍、溴甲烷、氯化苦、丙烯醛等。

肺水肿发病机制为刺激性气体引起肺泡和肺泡隔毛细血管通透性增加，致肺间质和肺泡水分淤滞，直接损害肺泡Ⅰ型、Ⅱ型上皮细胞和肺毛细血管内皮细胞，使肺泡和毛细血管通透性增加，毛细血管内的液体渗向间质，进而流向肺泡；刺激性气体可使体内血管活性物质，如5-羟色胺、组氨酸等大量释放，并兴奋交感神经，引起淋巴回流受阻，进一步加重毛细血管的液体渗出。肺泡与肺毛细血管的损伤，肺泡表面活性物质的减少及表面张力增高致使肺泡缩小，肺泡与肺间质液体淤滞等改变，导致肺泡的气–血、气–液屏障被破坏，顺应性降低，肺弥散功能和通气功能发生障碍，通气/血流比例下降，肺泡血流不能充分氧合，动静脉分流增加，发生动脉血氧分压降低。缺氧又可进一步引起毛细血管痉挛，如果活动增加，则耗氧量增大，静脉回流增加，毛细血管压力进一步升高，致肺水肿加速发展；持续氧分压降低可导致进行性低氧血症和多脏器损伤。

中毒性肺水肿临床表现可分为4期。①刺激期：吸入刺激性气体后表现为气管–支气管黏膜急性炎症，可出现咳嗽、胸闷、头晕、恶心等不同程度呼吸道及全身症状，有时症状不明显。②潜伏期（假愈期）：刺激期后，自觉症状减轻或消失，病情相对稳定，但潜在的肺部病理变化仍在发展，属“假愈期”。胸部X线片可见肺纹理增多、模糊不清。潜伏期多数为2~12 h，少数可长达24~48 h，也可短至0.5~2 h。潜伏期的长短取决于接触刺激性气体的毒性、浓度、水溶性、作用时间及机体的应激能力等，特别是水溶性小的刺激性气体易出现刺激症状减轻的假象。③肺水肿期：潜伏期后，症状突然加重，出现剧烈咳嗽、气急、烦躁、大汗，咳大量粉红色泡沫样痰。患者口唇、指端明显发绀，双肺满布湿啰音，血压降低，体温升高。实验室检查白细胞总数增高，动脉血氧分压降低。胸部X线片示肺野透亮度减低、肺纹理增多、增粗、紊乱；双肺散在或局限性边缘模糊的点片状阴影、融合成斑片状阴影或絮状阴影，有的可呈蝴蝶状或大片状阴影。此期病情在24 h内变化最剧烈，若控制不力，有可能进入成人呼吸窘迫综合征期。④恢复期：肺水肿经正确治疗如无严重并发症，可在2~3 d得到控制。胸部X线片变化约在1周内消失，7~15 d基本恢复，肺功能基本正常，多无后遗症。

3. 急性呼吸窘迫综合征

急性呼吸窘迫综合征是刺激性气体中毒、创伤、休克、烧伤、感染等心源性以外的各种致病因素所导致的急性、进行性呼吸窘迫，缺氧性呼吸衰竭。其临床表现可分为4个阶段：①原发疾病症状；②原发病后24~48 h，出现呼吸急促，发绀；③出现呼吸窘迫、肺部湿啰音，胸部X线片有散在浸润阴影；④呼吸窘迫加重，出现神志障碍，胸部X线片有广泛毛玻璃样融合浸润阴影。

4. 化学源性猝死

化学源性猝死指在职业活动中，由于职业性化学物的直接毒性作用或导致机体缺氧所引起的呼吸骤停或心脏骤停。刺激性气体在极高浓度下，可引起接触者反射性的心脏骤停，或心跳停止；在急性中毒病程或恢复期，迟发性毒性作用亦可引发意料不到的心脏骤停。

5. 职业性急性化学物中毒后遗症

职业性急性化学物中毒后遗症指职业性急性中、重度化学物中毒病例，自急性中毒发生一年后，由中毒导致的、应用现有医疗手段不能完全治愈的、经客观医学检查显示有靶器官（系统）器质性的损害，主要分为神经系统和呼吸系统后遗症。

（1）中枢神经系统后遗症

①植物状态：患者可以睁眼，但无意识，表现为不语、不动，不主动进食或大小便，呼之不应，推之不动，并有肌张力增高。②继发性癫痫：继发于急性中毒性脑病所致的癫痫。表现为以反复发作性抽搐或以感觉、行为、意识等发作性障碍为特征的临床症候群。③急性中毒所致迟发性脑病及少数严重的急性中毒性脑病恢复不全者，可因智能障碍表现为器质性痴呆状态，即中毒后持续性的智力障碍综合征。以缓慢出现的智能减退为主要临床特征，包括记忆、思维、理解、判断、计算等功能的减退和不同程度的人格改变，一般没有意识障碍。④单纯的中毒性脊髓病比较少见。脊髓侧索受损可表现为双下肢出现锥体束征、痉挛性轻截瘫、尿潴留或失禁。临床可发生于某些急性有机磷中毒所致的迟发性神经病者。

（2）周围神经系统后遗症

①多发性周围神经病：症状表现为感觉障碍和（或）运动障碍，如四肢对称性感觉减退或消失、肌力减退、肌肉萎缩、四肢反射（特别是跟反射减退或消失），同时神经肌电图检查显示神经源性损害。②视神经萎缩：表现为视

神经纤维的变性和消失，传导功能障碍，出现视野变化，视力减退或丧失。眼底检查可见视神经盘颜色为淡黄或苍白色，境界模糊，生理凹陷消失，血管变细等。

（3）呼吸系统后遗症

①肺间质性病变伴肺功能异常或低氧血症：肺间质性病变的胸部X线片表现为线条状、结节网状、小片状或网状阴影，严重者显示蜂窝样改变。肺间质性病变的CT表现为小叶间隔增厚、不规则线状阴影、结节状阴影、囊状改变、磨砂玻璃样改变或气腔实变等。肺功能检查显示通气功能和（或）换气功能障碍，检查至少应取得二次可信的结果，且二次结果主要指标相差不大于5%。低氧血症是指动脉血氧分压低于80 mmHg。②气管哮喘：继发于急性中、重度化学物中毒所引起的反复发作的喘息、气急、胸闷和咳嗽，及散在或弥漫性，以呼气相为主的哮鸣音，呼气相延长。③化学性灼伤致气道缩窄，高浓度刺激性气体吸入致呼吸系统损害，重症者出现气管、支气管黏膜坏死、后可遗留气管黏膜瘢痕增生，组织增厚，致气道缩窄而发生呼吸困难。胸部CT显示气道缩窄，发作时在双肺可闻脱落，经抢救治疗纤维支气管镜等检查显示气道缩窄。

6. 慢性气道阻塞性疾病

长期慢性暴露于刺激性气体环境可导致气道黏膜的慢性非特异性炎症，主要形式为气道阻塞性疾病，包括哮喘、慢性阻塞性肺疾病。

（1）哮喘

哮喘是由多种细胞（如嗜酸性粒细胞、肥大细胞、T细胞、中性粒细胞、气道上皮细胞等）和细胞组分参与的气道慢性炎症性疾病，这种慢性炎症导致气道反应性增加，通常出现广泛的多变的可逆气流受限，并引起反复发作性的喘息、气急、胸闷、咳嗽等症状，常在夜间和（或）清晨发作、加剧。

（2）慢性阻塞性肺疾病

慢性阻塞性肺疾病由慢性炎症引发的小气道狭窄（阻塞性细支气管炎）和肺实质破坏（肺气肿）所致，气流受限呈进行性、不完全可逆发展。患者表现为慢性咳嗽、咳痰，伴进行性劳力性气短或呼吸困难，肺部听诊：双肺呼吸音明显增粗，肺气肿时呼吸音减低，可闻及干、湿啰音。胸部X线片可显示双肺纹理明显增多、增粗、紊乱，延伸外带。可见肺气肿征；肺功能出现不可逆的阻塞性通气功能障碍，使用支气管扩张剂后，$FEV_1/FVC<70\%$。

7. 其他影响

长期接触低浓度刺激性气体，可引起慢性结膜炎、鼻炎、咽炎、慢性支气管炎等症状。有的刺激性气体还具有致敏作用，如甲醛、甲苯二异氰酸酯等。意外吸入汽油等挥发性碳氢化合物后，还可引起化学性吸入性肺炎，可突然出现刺激性咳嗽、咳痰、呼吸困难或呼吸衰竭，或反复出现发热，伴剧烈胸痛。

（四）诊断

根据不同种类刺激性气体的接触史，结合具体临床表现、实验室及功能检查、现场职业卫生调查，对照对应的诊断标准，作出相应诊断。对应的诊断标准有《职业性急性氨中毒的诊断》（GBZ 14）、《职业性急性氮氧化物中毒诊断标准》（GBZ 15）、《职业性急性光气中毒的诊断》（GBZ 29）、《职业性急性氯气中毒诊断标准》（GBZ 65）、《职业性急性一甲胺中毒诊断标准》（GBZ 80）等。

尚无诊断标准的其他刺激性气体中毒，可根据短期内接触较大剂量化学物的职业史出现呼吸系统的临床表现，结合实验室检查和现场职业卫生学调查资料，经综合分析排除其他病因所致类似疾病后，进行诊断。诊断与分级条件按照《职业性急性化学物中毒性呼吸系统疾病诊断标准》（GBZ 73—2009）执行。

（1）凡具有下列情况之二者为轻度：①急性气管支气管炎；②呈哮喘样发作；③1~2度喉阻塞。

（2）凡具有下列情况之一者为中度：①急性支气管肺炎；②急性吸入性肺炎；③急性间质性肺水肿；④3度喉阻塞。

（3）凡具有下列情况之一者为重度：①肺泡性肺水肿；②急性呼吸窘迫综合征；③并发严重气胸，纵隔气肿；④4度喉阻塞和（或）窒息；⑤猝死，见《职业性化学源性猝死诊断标准》（GBZ 78）。

（五）急救与治疗

刺激性气体急性中毒最严重的危害是肺水肿和急性呼吸窘迫综合征，其病情急、变化快，因此积极防治肺水肿是抢救刺激性气体中毒患者的关键。

1. 阻止毒物继续吸收

立即将患者撤离到空气新鲜处，脱去被污染衣服，用大量清水彻底清洗污染的皮肤。亦可采用中和剂冲洗皮肤和雾化吸入，如为酸性气体，可用5%碳酸氢钠溶液；如为碱性气体，可用2%~4%硼酸或醋酸溶液。对于有密切毒物接触史者，应严密观察，卧床休息，限制活动，并予以对症处理。

2. 纠正缺氧

应及早吸氧，可用鼻导管或面罩给氧，必要时可用加压给氧，以增加肺泡压，减少静脉回流血量、肺内血容量及毛细血管内液体渗出。保持呼吸道畅通，必要时施行气管插管或切开术。

3. 预防肺水肿

早期应用糖皮质激素。激素能增加机体的应激能力，减轻炎症、缓解气道痉挛，扩张血管，改善血管的通透性，减少细胞渗出，提高细胞对缺氧的耐受力和防止细胞坏死，并能预防肺组织纤维化。激素的使用应遵照早期、足量、短程的原则。

4. 限制静脉补液量

要保持出入量为负平衡（相差500~1 000 mL）。补液量以不加重肺水肿为原则。合理应用利尿剂、脱水剂，减少肺循环血容量。

5. 保持呼吸道通畅，改善和维持通气功能

应用去泡沫剂二甲基硅酮，降低肺内泡沫张力，增加氧的进入量；使用支气管解痉剂；并根据毒物种类的不同，尽早雾化吸入弱碱或弱酸，以中和毒物。

6. 对症治疗预防和控制感染

维持水、电解质及酸碱平衡，积极预防并发症，根据病情可采取镇静、解痉、止咳、定喘等治疗方法。

（六）预防

刺激性气体泄漏引发的群体性职业中毒、死亡是最常见、后果最严重的突发职业病危害事件，预防重点是消除事故隐患，控制事态发展，包括卫生技术措施和卫生管理措施。

1. 卫生技术措施

（1）工程技术措施

优先采用有利于防治职业病和保护劳动者健康的新技术、新工艺、新设备、新材料，替代职业病危害严重的技术、工艺、设备、材料。生产布局应合理，将有害与无害作业分开。采取有效通风、除尘、排毒等防护设施或措施，

对可能发生急性职业损伤的有毒、有害工作场所，应当设置报警装置，配置现场急救用品、冲洗设备、应急撤离通道和必要的泄险区。

（2）个体防护技术措施

个人防护用品的配置，应与刺激性气体的暴露水平、接触方式等相适应。日常个人防护用品为正常生产状态下使用或可能使用的防腐蚀劳动保护用品，包括工作服、防毒口（面）罩、防目镜等；应急个人防护用品为事故状态或预防潜在事故发生使用的防护用品，包括防化服、正压供气式呼吸器、长管呼吸器、防毒面罩等。

自吸过滤式防毒面具使用的过滤器类型应与刺激性气体种类相匹配，如：A型，褐色（3号）滤毒罐主要针对有机气体及蒸气（苯、苯胺类、四氯化碳、氯化苦等）；B型，灰色（1号）滤毒罐主要针对氯气、氯化氢等无机气体或蒸气；K型，绿色（4号）滤毒罐主要针对氨及氨的有机衍生物；E型，黄色（7号）滤毒罐主要针对二氧化硫、氮氧化物等酸性气体或蒸气。使用过滤器时还应注意其防护时间。

2. 卫生管理措施

（1）职业安全卫生“三同时”

新、改、扩建项目职业病防护设施与主体工程同时设计、同时施工、同时投入使用，开展建设项目职业病危害预评价及控制效果评价。

（2）作业场所职业卫生管理

严格执行安全生产制度及职业安全卫生操作规程，开展职业危害申报，设置职业危害公告栏与职业病危害因素警示标识。开展职业病危害因素日常检测，建立全职业病危害事故应急救援预案、定期演练，发生事故时及时报告、规范处置。

（3）从业人员健康管理

开展职业卫生知识培训，开展上岗前、在岗期间和离岗时的职业健康体检，建立职工健康监护档案。规范处置疑似职业病、职业禁忌证人员。

二、氯气

（一）理化特性

氯气（chlorine，Cl_2）为黄绿色、具有强烈刺激性气味的气体，分子量为70.91，比重为2.488，沸点为−34.6 ℃，在高压下液化为液氯，其密度为1.56 g/mL。氯气易溶于水和碱性溶液以及二硫化碳和四氯化碳等有机溶液，遇水可生成次氯酸和盐酸，次氯酸再分解为氯化氢和新生态氧，在高热条件下与一氧化碳作用，生成毒性更大的光气。本品不燃，但可助燃，在日光下与易燃气体混合时会发生燃烧爆炸。氯气能与许多化学品如乙炔、松节油、乙醚、氨、燃料气、烃类、氢气、金属粉末等猛烈反应发生爆炸或生成爆炸性物质。它几乎对金属和非金属都有腐蚀作用。

（二）接触机会

接触机会包括：使用氯气制造各种含氯化合物，如四氯化碳、漂白粉、聚氯乙烯、环氧树脂等；应用氯气作为强氧化剂和漂白剂，用于制药业、皮革业、造纸业、印染业、油脂及兽骨加工过程中的漂白，以及医院、游泳池、自来水的消毒等；电解食盐可产生氯；制造农药、漂白剂、消毒剂、溶剂、塑料、合成纤维以及其他氯化物等可接触氯。在氯的制造、包装、运输或使用过程中，若设备密闭不良，输送管道破裂、贮氯设施泄漏、阀门故障等，均可引起氯气大量逸散，引发急性中毒事故。

（三）致病机制

氯具有强烈刺激性，主要作用于气管、支气管、细支气管及肺泡，损害部位与接触浓度、时间有关。氯气吸入后与呼吸道黏膜的水作用生成次氯酸和盐酸，从而产生损害作用。氯化氢可使上呼吸道黏膜水肿、充血和坏死；次氯酸可穿透细胞膜，破坏其完整性与通透性，从而引起组织炎性水肿、充血，甚至坏死。肺泡壁毛细血管通透性增加，致肺泡壁气-血、气-液屏障被破坏，大量浆液渗向肺间质及肺泡，形成肺水肿。次氯酸还可与半胱氨酸的巯基起反应，抑制多种酶活性。低浓度氯仅对眼及上呼吸道黏膜具有刺激和烧灼作用，长时间可致呼吸道黏膜进行性坏死，继发细菌感染，影响心肺功能；高浓度接触氯可侵入呼吸道深部，引起气管炎、支气管炎、化学性肺水肿，并可刺激呼吸道黏膜内的末梢感受器，还可造成局部平滑肌痉挛，加剧通气障碍，导致缺氧；吸入极高浓度氯气（如3 000 mg/m^3），还可引起迷走神经反射性心跳停止或喉头痉挛而发生猝死。

（四）临床表现

氯气对人体的作用有急性中毒和慢性损害两种。

1. 急性中毒

急性中毒一般无潜伏期，接触氯气后可立即出现眼及上呼吸道不适症状，可分为刺激反应、轻度、中度、重度中毒，其表现如下。

（1）刺激反应

出现一过性眼和上呼吸道黏膜刺激症状，肺部无阳性体征或偶有散在性干啰音，胸部X线片无异常表现。

（2）轻度中毒

轻度中毒的临床表现符合急性气管–支气管炎或支气管周围炎，如出现呛咳，可有少量痰、胸闷，双肺有散在性干、湿啰音或哮鸣音，胸部X线片表现可无异常或可见下肺野有肺纹理增多、增粗、延伸、边缘模糊。

（3）中度中毒

凡临床表现符合下列表现之一者为中度中毒。①急性化学性支气管肺炎。如有呛咳、咯痰、气急、胸闷等症状，可伴有轻度发绀；双肺有干、湿啰音；胸部X线片表现常见双肺下部内带沿肺纹理分布呈不规则点状或小斑片状边界模糊、部分密集或相互融合的致密阴影。②局限性肺泡性肺水肿。除上述症状、体征外，胸部X线片显示单个或多个局限性轮廓清楚、密度较高的片状阴影。③间质性肺水肿。如胸闷、气急较明显；除肺部呼吸音略减低外，可无明显啰音；胸部X线片表现为肺纹理增多、模糊，肺门阴影增宽、境界不清，双肺散在点状阴影和网状阴影，肺野透亮度减低，常可见水平裂增厚，有时可见支气管袖口征及克氏线。④哮喘样发作。症状以哮喘为主，呼气尤为困难，有发绀、胸闷；双肺弥漫性哮鸣音；胸部X线片可无异常发现。

（4）重度中毒

符合下列表现之一者为重度中毒。①弥漫性肺泡性肺水肿或中央性肺水肿。②急性呼吸窘迫综合征。③严重窒息。④出现气胸、纵隔气肿等严重并发症。

皮肤以及眼睛接触液氯或高浓度氯气可发生急性皮炎或皮肤及眼的灼伤。

2. 慢性作用

氯气对人体的慢性影响主要表现为上呼吸道、眼结膜、皮肤方面的刺激症状及神经衰弱综合征、氯痤疮、牙齿酸蚀症等。

（五）诊断

根据短期内吸入较大量氯气后迅速发病，结合临床症状、体征、胸部X线表现，参考现场劳动卫生学调查结果，综合分析，排除其他原因引起的呼吸系统疾病，对照《职业性急性氯气中毒诊断标准》（GBZ 65—2002）进行诊断。

1. 轻度中毒

轻度中毒的临床表现符合急性气管–支气管炎或支气管周围炎。

2. 中度中毒

凡临床表现符合下列诊断之一者为中度中毒：①急性化学性支气管肺炎；②局限性肺泡性肺水肿；③间质性肺水肿；④哮喘样发作。

3. 重度中毒

符合下列表现之一者为重度中毒：①弥漫性肺泡性肺水肿或中央性肺水肿；②急性呼吸窘迫综合征；③严重窒息；④出现气胸、纵隔气肿等严重并发症。

（六）治疗

1. 治疗原则

（1）现场处理

现场医疗救援首要措施是迅速将中毒患者移离中毒现场至空气新鲜处，脱去被污染衣服，松开衣领，保持呼吸道通畅，注意保暖。对于出现刺激反应者，严密观察至少12 h，并予以对症处理。吸入量较多者应卧床休息，以免活动后病情加重，并应用喷雾剂、吸氧；必要时静脉注射糖皮质激素，有利于控制病情进展。

（2）合理氧疗

可采用鼻导管或面罩给氧，维持动脉血氧饱和度在95%以上。如发生严重肺水肿或急性呼吸窘迫综合征，给予鼻面罩持续正压通气或气管切开呼气末正压通气疗法，呼气末压力宜控制在0.5 kPa（5 cm H_2O）左右。

（3）应用糖皮质激素

应早期、足量、短程使用糖皮质激素，并预防不良反应发生。可选用甲泼尼龙，一般使用剂量为1~4 mg/（kg·d），起效后迅速减量，使用疗程一般不超过1 周。或使用等效剂量的其他肾上腺糖皮质激素。

（4）维持呼吸道通畅

可给予雾化吸入疗法、支气管解痉剂、去泡沫剂以维持呼吸道通畅，去泡沫剂可用二甲基硅 油（消泡净），如有指征应及时施行气管切开术。

（5）预防感染

预防发生继发性感染。

（6）维持血压稳定

合理掌握输液及应用利尿剂，纠正酸碱和电解质紊乱，予良好的护理及营养支持等。

（7）眼和皮肤损伤

眼有刺激症状时，可用生理盐水冲洗，然后交替用抗生素眼药水和可的松眼药水滴眼。眼灼伤的治疗详见第五章第三节有关内容。皮肤灼伤按酸灼伤常规处理。对于氯痤疮，可用4%碳酸氢钠软膏或地塞米松软膏涂患处。

2. 其他处理

①治愈标准：由急性中毒所引起的症状、体征、胸部X线片异常等基本恢复，患者健康状况达到中毒前水平。②中毒患者治愈后，可恢复原工作。③中毒后如常有哮喘样发作，应调离刺激性气体作业工作。

（七）预防

执行《氯气职业危害防护导则》（GBZ/T 275）、《氯气安全规程》（GB 11984）、《液氯使用安全技术要求》（AQ 3014）等标准规范要求来预防氯气中毒。

1. 工程措施

①生产或使用氯气，应采用先进的生产工艺，使生产过程机械化、自动化、密闭化，工人在远离生产设备的控制室内操作，将有害和无害作业分开，消除或减少氯气接触。②应经常检查、维修生产和使用氯气的设备、阀门、安全设施、安全泵等，防止跑、冒、泄、漏发生。③氯气生产设备可设置在自然通风良好的框架式露天或半露天场所，对于不能采用自然通风的场所，应采用有效机械通风，但不宜使用循环风。④使用和储存氯气的管道设施、设备、容器、阀门等应具备防腐性能。⑤液氯生产系统应设置事故氯吸收装置，具备独立电源和能24 h连续运行的能力，并与电解故障停车、动力电失电连锁控制。液氯系统安装逆止阀，可防止突然停电导致氯气倒逆排放。⑥工作场所应设置事故通风装置及与事故排风系统相连锁的泄漏报警装置[参见《工作场所有毒气体检测报警装置设置规范》（GBZ/T 223）]。⑦用人单位应当在施工区或厂区明显处设置风向标；工作场所应在便于观察处设置醒目的风向标。⑧在厂区

常年主导风向的两侧设立安全区域，用于人员疏散或集结，设立应紧急疏散路线，并在安全集结区域标有明显标志。

2. 个体防护措施

根据作业人员接触氯气的程度，选择技术参数和防护效率符合要求的个人防护用品[参见《个体防护装备选用规范》（GB/T 11651）和《呼吸防护自吸过滤式防毒面具》（GB 2890）]。进入氯气浓度较高的环境内，即氯气浓度>88 mg/m^3，应采用A级防护，使用自给式空气呼吸器（SCBA）和A级防护服，并携带氯气气体报警器；进入氯气泄漏周边区域，或氯气浓度为1~88 mg/m^{3}时，可选用C级呼吸防护，即全面罩防毒面具佩戴适合的过滤元件，并携带氯气气体报警器，防护服无特殊要求。进入已经开放通风，氯气浓度<1 mg/m^{3}的环境时，个体防护装备无特殊要求。平时工作时，穿戴好化学防护服、橡胶防护手套、防护靴，

3. 职业接触限值

工作场所空气中氯最高容许浓度（maximum acceptable concentration，MAC）为1 mg/m^3。

立即威胁生命或健康的氯浓度（immediately dangerous to life or health concentration，IDLH）为3×10^{-5}（88 mg/m^3，20 m）。在此条件下，会对生命立即或延迟产生威胁，或能永久导致健康损害，或影响准入者在无助的情况下从密闭空间逃生。

4. 职业禁忌证

职业禁忌证包括慢性阻塞性肺疾病、支气管哮喘、慢性间质性肺病、支气管扩张。

三、光气

（一）理化特性

光气（phosgene，$COCl_2$），又称碳酰氯、碳酰二氯、氯甲酰氯、氯羰基氯，常温下为无色气体，有特殊霉干草或烂水果样气味，高浓度有辛辣气味，可压缩成无色液体。光气的分子量为98.92，比重为3.41，熔点为−118 ℃，沸点为8.3 ℃。光气易溶于醋酸、苯、甲苯和许多液态烃类等，微溶于水，遇水缓慢水解成二氧化碳和氯化氢，遇热分解产生有腐蚀性的气体。

光气的化学性质较活泼，易与碱作用生成盐而被分解；与氨水作用生成氯化铵、二氧化碳和水；与醇类作用生成酯；与乌洛托品作用生成无毒的加成

物。若遇高热，容器压增大，有开裂和爆炸的危险。污染时贴地面扩散，高浓度染毒区域常温下可持久30 min，在−20 ℃时可达2~4 h，易被活性炭吸附。

（二）接触机会

接触机会包括：光气制造，作为化工基础原料，主要用于有机合成，制造染料、塑料、农药、制药及其他中间产品（如异氰酸酯）等，也曾作为军用毒气；脂肪族氯烃类（如四氯化碳、三氯甲烷、三氯乙烯等）燃烧时可产生光气。

（三）致病机制

光气属高毒类，毒理作用与氯气相似，但比氯气强10倍，具有强烈的刺激及腐蚀性，对细小支气管，尤其是肺泡的毒性极强。较低浓度时无明显的局部刺激作用，经一段时间后出现肺泡−毛细血管膜的损害，而导致肺水肿。较高浓度时可因刺激作用而引起支气管痉挛，导致窒息。人体在不同浓度光气下的反应见表4−3。血液因其血浆总量的1/3~1/2渗入肺泡，血液高度浓缩黏稠，血色素常超过140%，致使心脏因血液过于黏稠而使循环发生困难，也加重了缺氧。光气急性吸入可明显改变机体抗氧化酶系的活力，并且存在着一定程度的急性肝损害，而这种肝损伤与活性氧密切相关。

表4−3　不同浓度光气下的人体反应

序号	光气浓度（mg/m^3）	人体反应
1	2	可嗅到气味
2	8	嗅到强烈气味
3	5~10	长期接触有生命危险
4	20	1 min内可引起咳嗽
5	40	1 min内可引起眼睛和呼吸道强烈刺激
6	50	30~60 min可有生命危险
7	80	1~2 min对肺严重损害
8	100	30 min内有生命危险

注：本表摘自中华人民共和国标准《光气及光气化产品生产安全规程》（GB 19041—2003）。

（四）临床表现

由于光气的水溶性低，中毒后表现与水溶性高的氯气有所不同，可出现较长的潜伏期。急性光气中毒分为如下4期。

1. 刺激期（立即反应期）

吸入光气时可出现呛咳、胸闷、气促和眼结膜刺激症状，还可有头晕、头痛、恶心等症状，但症状常常不明显。

2. 症状缓解期（潜伏期）

吸入光气后一般有3~24 h的症状缓解期，也有短至0.5 h，或长至72 h者。这时刺激期所表现的症状可缓解或消失，但肺部病变仍在发展。

3. 症状再发期（肺水肿期）

肺部病变逐步发展为肺水肿，可有怕冷、发热、头昏、烦躁不安、胸闷、气急、呼吸困难、发绀、咳嗽、咳粉红色泡沫样痰，甚至出现休克等症状，此期可持续1~3 d。

4. 恢复期

经积极救治，肺水肿逐渐被吸收，3~7 d后基本恢复，少数重度中毒者症状可在治愈后持续数月，咳嗽、胸闷等症状甚至持续数年；或留有慢性支气管炎、支气管扩张肺纤维化等后遗症。

眼部损伤：液体光气溅入眼内可引起角膜损伤。

根据中毒的严重程度，临床表现分为接触反应、轻度中毒、中度中毒与重度中毒。接触反应是短时间少量光气暴露出现一过性的眼和上呼吸道黏膜刺激症状，肺部无阳性体征和胸部X线片无异常改变，通常经72 h医学观察后，上述症状明显减轻或消失；轻度中毒患者表现为急性气管-支气管炎；中度中毒患者出现急性支气管肺炎或急性间质性肺水肿；重度中毒患者可出现肺泡性肺水肿、急性呼吸窘迫综合征或休克。无慢性中毒报道。

（五）诊断

根据明确短时间光气接触史，以急性呼吸系统损害的临床症状、体征，胸部X线片为主要依据，结合实验室检查及职业卫生学调查资料，经综合分析排除其他病因所致类似疾病，方可诊断。诊断及分级标准按照《职业性急性光气中毒的诊断》（GBZ 29—2011）进行。

1. 轻度中毒

短时间吸入光气后，出现急性气管支气管炎，可诊断为轻度中毒。

2. 中度中毒

凡具有下列情况之一者，可诊断为中度中毒：①急性支气管肺炎；②急性间质性肺水肿。

3. 重度中毒

凡具有下列情况之一者，可诊断为重度中毒：①肺泡性肺水肿；②急性呼吸窘迫综合征；③休克。

（六）治疗

1. 现场处理

①迅速脱离接触，移动到空气新鲜处，立即脱去被污染的衣物，用清水将沾有液态光气的体表部位彻底冲洗干净。②保持安静，平卧休息，注意保暖。对接触反应者应密切观察72 h，注意病情变化，并予以对症治疗，如早期给氧，雾化吸入，解痉、镇咳等。

2. 治疗原则

①雾化吸入疗法，应用支气管解痉剂、去泡沫剂，必要时施行气管插管或气管切开术。②合理氧疗。③早期、足量、短程应用肾上腺糖皮质激素。④其他对症及支持治疗。

（七）预防

严格遵守《光气及光气化产品生产安全规程》（GB 19041—2016）、《光气及光气化产品安全生产管理指南》等标准、规范；最根本的措施是改革工艺，采用自动控制工艺，密闭化生产，远程操作，减少工人接触光气的机会。隔离操作控制室内光气密度应保持良好的正压通风状态。取风口应设在远离污染源处。定期对光气生产设备进行检修，反应器和管道均应保持负压，杜绝泄漏情况的发生。设置有毒气体防护站或紧急救援站，并配备监测人员与仪器设备。一旦出现异常现象或发生光气泄漏事故，应通过自控联锁装置启动紧急停车并自动连接应急破坏处理系统。在使用、接触本产品时，操作者应穿防护服，戴橡胶手套和佩戴供气式或过滤式呼吸器。

1. 职业接触限值

工作场所空气中光气的MAC为0.5 mg/m^3。

IDLH为2×10^{-6}（8 mg/m^3，20 g）。

2. 职业禁忌证

职业禁忌证包括慢性阻塞性肺疾病、支气管哮喘、慢性间质性肺病。

四、氨

（一）理化特性

氨（ammonia，NH_3）常温常压下为无色、具有强烈辛辣刺激性臭味的气体。分子量为17.04，密度为0.5791 g/L，比空气轻，易逸出，沸点为−33.5 ℃，常温下加压可液化。极易溶于水而形成氨水（氢氧化铵），浓氨水含氨28%~29%，呈强碱性。易燃，自燃点为651 ℃，能与空气混合形成爆炸性混合气体。

（二）接触机会

接触氨的常见机会如下：①输氨管道、储氨钢瓶或储槽意外破损爆裂，检修过程中液氨外逸；②硫铵、碳酸氢铵、尿素、氨水等多种化肥制造；③制碱、制药、鞣皮、塑料、树脂、染料、炸药、合成纤维等各种有机化学工业；④用作冷冻剂、防冻剂和石油精炼、炼钢等工业；⑤偶见于喷洒氨水。

（三）致病机制

氨极易溶解于水，对眼及上呼吸道具有明显的刺激和腐蚀作用。氨能碱化脂肪，使组织蛋白溶解变性，且分子量小，扩散速度快，能迅速通过细胞渗透到组织内，使病变向深部发展。氨对人体的毒性反应与空气中氨气浓度和接触时间有关，低浓度时可使眼结膜、鼻咽部、呼吸道黏膜充血、水肿等；浓度增高时可造成组织溶解性坏死，致严重的眼及呼吸道灼伤、化学性肺炎及中毒性肺水肿，造成呼吸功能障碍，出现低氧血症乃至急性呼吸窘迫综合征、心脑缺氧。高浓度氨吸入后，血氨增高，三羧酸循环受到障碍。脑氨增高，可致中枢神经系统兴奋性增强，出现兴奋，惊厥等症状，继而转入抑制，以至昏迷、死亡，亦可通过神经反射作用引起心脏骤停和呼吸骤停。

人接触氨气浓度达到140~210 mg/m^{3}时可明显感到不适，553 mg/m^{3}时可立即出现强烈的刺激症状，3 500~7 000 mg/m^{3}浓度下可立即死亡。

（四）临床表现

根据接触浓度和接触时间及个人易感性的不同，临床表现轻重不一。轻者表现为一过性眼和上呼吸道黏膜刺激症状。轻度中毒以气管、支气管损害为主，表现为支气管炎或支气管周围炎，也可引起轻度喉水肿。中度中毒表现为支气管肺炎或间质性肺水肿。重度中毒以肺部严重损害为主，可出现肺泡性肺水肿或急性呼吸窘迫综合征，伴有明显的气胸或纵隔气肿等并发症。可出现中毒性肝、肾损害，可致角膜及皮肤灼伤。

（五）诊断

根据短时间内吸入高浓度氨气的职业史，以呼吸系统损害为主的临床表现和胸部X线影像，结合血气分析检查及现场职业卫生学调查结果，综合分析，排除其他病因所致类似疾病，方可诊断。诊断及分级标准按照《职业性急性氨中毒的诊断》（GBZ 14—2015）进行。

1. 轻度中毒

具备下列表现之一者为轻度中毒。①咳嗽、咳痰、咽痛、声音嘶哑、胸闷，肺部出现干啰音，胸部X线检查有肺纹理增强，符合急性气管-支气管炎表现。②1~2度喉阻塞。

2. 中度中毒

具备下列表现之一者为中度中毒。①剧烈咳嗽、呼吸频速、轻度发绀，肺部出现干、湿啰音；胸部X线片检查显示肺野边缘模糊伴散在斑片状渗出浸润阴影，符合支气管肺炎表现。②咳嗽、气急、呼吸困难较严重，双肺呼吸音减低，胸部X线检查可见肺门阴影增宽、双肺散在小点状阴影和网状阴影，肺野透明度减低，常可见水平裂增厚，有时可见“支气管袖口征”或克氏B线，符合间质性肺水肿表现；血气分析常呈轻度至中度低氧血症。③有坏死脱落的支气管黏膜咳出，伴有呼吸困难、三凹征。④3度喉阻塞。

3. 重度中毒

具备下列表现之一者为重度中毒。①剧烈咳嗽、咳大量粉红色泡沫痰伴明显呼吸困难、发绀，双肺广泛湿啰音，胸部X线检查可见双肺野有大小不等边缘模糊的斑片状或云絮状阴影，可融合成大片状或蝶状，符合肺泡性肺水肿表现；血气分析常呈重度低氧血症。②急性呼吸窘迫综合征。③4度喉阻塞。④并发较重气胸或纵隔气肿。⑤窒息。

（六）治疗

1. 脱离现场

迅速安全将患者移至空气新鲜处，脱去被污染衣服，松开衣领，保持呼吸道通畅，注意保暖。维持呼吸、循环功能；彻底冲洗污染的眼和皮肤。

2. 保持呼吸道通畅

可给予支气管解痉剂、去泡沫剂（如10%二甲基硅油）、雾化吸入疗法；必要时行气管切开，清除气道堵塞物，以防止窒息。

3. 早期防治肺水肿

①肾上腺糖皮质激素，应用原则是早期、适量、短程。可选用甲泼尼龙，一般使用剂量为1~4 mg/（kg·d），起效后迅速减量，使用疗程一般不超过1周。或使用等效剂量的其他肾上腺糖皮质激素。②维持呼吸道通畅，防治喉水肿及解除支气管痉挛。尤其是有支气管黏膜脱落造成严重窒息时，应立即气管切开，及时吸出，防止窒息。③控制液体出入量，在病程早期应适当控制液体出入量。根据病情需要，使用甘露醇、甘油果糖、呋塞米（速尿）等脱水剂和利尿剂。

4. 合理氧疗

可采用鼻导管或面罩给氧，使动脉血氧饱和度维持在95%以上。发生急性呼吸衰竭，必要时给予机械通气。

5. 积极预防控制感染

及时、合理应用抗生素，防治继发症。急性氨中毒易发生纵隔气肿、皮下气肿及自发性气胸，除避免剧咳及屏气动作外，纵隔气肿可取坐位将气体引至颈部皮下慢慢吸收，气胸轻时可自行吸收，重者可行胸腔穿刺或闭式引流。

6. 眼、皮肤灼伤治疗原则

眼、皮肤灼伤治疗原则参照《职业性化学性眼灼伤的诊断》（GBZ 54）或《职业性化学性皮肤灼伤诊断标准》（GBZ 51）有关内容。

（七）预防

配备良好的通风排气设施、合适的防爆、灭火装置，安装报警装置。禁止明火、火花。发生泄露时，将泄漏钢瓶的渗口朝上，防止液态氨逸出。穿防静电工作服，戴橡胶手套和化学防护眼镜。提供淋浴和洗眼设施。工作场所禁止饮食、吸烟。浓度超标时，佩戴过滤式防毒口罩面具（绿色滤毒罐，采用防护氨气的K型过滤器）。

1. 职业接触限值

职业接触限值PC-TWA为20 mg/m^3；PC-STEL为30 mg/m^3；IDLH为5×10^{-4}（360 mg/m^3）。

2. 职业禁忌证

职业禁忌证包括慢性阻塞性肺疾病、支气管哮喘、慢性间质性肺病、支气管扩张。

五、氮氧化物

（一）理化特性

氮氧化物（nitrogen oxide，NO_X）俗称硝烟，是氮和氧化合物的总称。主要有氧化亚氮（N_2O，俗称笑气）、氧化氮（NO）、二氧化氮（NO_2）、三氧化二氮（N_2O_3）、四氧化二氮（N_2O_4）、五氧化二氮（N_2O_5）等。除NO_2外，其他氮氧化物均不稳定，遇光、湿、热变成NO_2及NO，NO又转化为NO_2。作业环境中接触到的是几种氮氧化物气体的混合物，主要是NO_2和NO，其中以NO_2为主。NO_2在21.1 ℃时为红棕色、具有刺鼻气味的气体，在21.1 ℃以下时呈暗褐色液体；在−11 ℃以下为无色固体，加压液体为N_2O_4。NO_2分子量为46.01，沸点为21.2 ℃，溶于碱、二硫化碳和氯仿，较难溶于水，性质较稳定。

（二）接触机会

1. 化工工业

制造硝酸、用硝酸浸洗金属时可释放大量氮氧化物；制造硝基化合物如硝基炸药、硝化纤维、苦味酸等可产生氮氧化物；苯氨染料的重氮化过程接触浓硝酸。

2. 燃料

作为燃料和爆破卫星发射、火箭推进、汽车、内燃机排放尾气中及矿井、隧道用硝铵炸药爆炸时均含有或产生氮氧化物。

3. 焊接行业

电焊、气焊、气割及电弧发光时产生的高温能使空气中的氧和氮结合形成氮氧化物。

4. 农业（谷仓气体）

存放谷仓中的青饲料或谷物，因植物中含有硝酸钾，经缺氧条件下发酵，生成亚硝酸钾，与植物中的有机酸作用成为亚硝酸，当仓内温度升高时，亚硝酸分解成氮氧化物和水，造成谷仓气体中毒。

（三）致病机制

氮氧化物的毒性作用主要取决于工作场所中NO和NO_2的存在。NO不是刺激性气体，但极易氧化为NO_2，而具有刺激作用。当NO大量存在时可产生高铁血红蛋白症及中枢神经系统损害。NO_2生物活性大，毒性为NO的4~5倍，主要损害肺部终末细支气管和肺泡上皮，急性毒性主要引起肺水肿。NO和NO_2同时存在时，毒性增强。人对NO_2嗅阈为0.23~0.25 mg/m^3。空气中NO_2浓度为51.25~153. 75 mg/m^3时可引起急性支气管炎或支气管肺炎；浓度为307.50~410.00 mg/m^3时可引起阻塞性毛细支气管炎；浓度为560.00~940.00 mg/m^3时可引起中毒性肺水肿和窒息；浓度≥1460 mg/m^3时，可很快引起死亡。氮氧化物较难溶于水，故对眼和上呼吸道黏膜刺激作用很小，主要进入呼吸道深部，逐渐与细支气管及肺泡上皮的水起作用，生成硝酸和亚硝酸，对肺组织产生刺激和腐蚀作用，使肺泡及毛细血管通透性增加，导致肺水肿；氮氧化物吸收入血后形成硝酸盐和亚硝酸盐。硝酸盐可引起血管扩张、血压下降；亚硝酸盐能使血红蛋白氧化为高铁血红蛋白，引起组织缺氧。

（四）临床表现

氮氧化物急性吸入可致化学性气管炎、化学性肺炎及化学性肺水肿。肺水肿恢复期还可出现迟发性阻塞性毛细支气管炎。根据临床表现及胸部X线片改变可分为4级。

1. 观察对象

与氮氧化物有密切接触史者应注意严密观察。如在浓度为100 mg/m^3以上的氮氧化物染毒区停留0.5~1 h者，即使当时没有中毒症状，也要到医疗单位观察，如72 h内无肺水肿发生可结束观察。

2. 轻度中毒

轻度中毒出现胸闷、咳嗽、咳痰等症状，可伴有轻度头晕、头痛、无力、心悸、恶心等症状。胸部有散在的干啰音。胸部X线片表现肺纹理增强可伴肺纹理边缘模糊。符合急性气管–支气管炎或支气管周围炎；血气分析结果显示动脉血氧分压降低，低于预计值，即1.33~2.67 kPa（10~20 mmHg）。

3. 中度中毒

中度中毒除上述症状外，可有呼吸困难、胸部紧迫感，咳嗽加剧，咳痰或咳血丝痰，轻度发绀。双肺可闻干啰音或散在湿啰音。胸部X线片可见肺野透亮度减低，肺纹理增多、紊乱、模糊呈网状阴影或斑片状阴影，边缘模糊，符合间质性肺水肿。血气分析常呈轻度至中度低氧血症。

4. 重度中毒

具有下列临床表现之一者为重度中毒。

①肺水肿，明显的呼吸困难，剧烈咳嗽，咳大量白色或粉红色泡沫痰，明显发绀，双肺满布湿啰音；胸部X线片征象，双肺野有大小不等、边缘模糊的斑片状或云絮状阴影，有的可融合成大片状阴影。血气分析常呈重度低氧血症，在吸入高浓度氧气（高于50%）时，动脉血气分压<8 kPa（60 mmHg）。②并发昏迷、窒息、较重程度的气胸或纵隔气肿。③急性呼吸窘迫综合征。

5. 迟发性阻塞性毛细支气管炎

急性中毒后期，易发生迟发性阻塞性毛细支气管炎。临床特征是在肺水肿基本恢复后2周左右，又发生咳嗽、胸闷及进行性呼吸窘迫等症状，体征有明显发绀，双肺可闻及干啰音和（或）细湿啰音；少数病例在吸入氮氧化物气体后可无明显急性中毒症状，而在2周后发生以上病变。胸部X线片征象为双肺满布粟粒状阴影。

（五）诊断

根据短期内吸入较大量的氮氧化物的职业史，呼吸系统损害的临床表现和胸部X线片征象，结合血气分析及现场职业卫生学调查资料，综合分析，并排除其他原因所致的类似疾病，方可诊断。诊断及分级标准按照《职业性急性氮氧化物中毒诊断标准》（GBZ 15）进行。

（六）处理原则

1. 治疗原则

治疗重点是防治肺水肿和迟发性阻塞性毛细支气管炎。

①现场处理。迅速、安全脱离中毒现场，保暖、静卧休息。②注意病情变化，对密切接触氮氧化物者应视察24~72 h，观察期内应严格限制活动，卧床休息，保持安静，并给予对症治疗。③积极防治肺水肿和迟发性阻塞性毛细支气管炎。保持呼吸道通畅，可给予雾化吸入、支气管解痉剂、去泡沫剂（如二甲基硅油），必要时给予气管切开；早期、足量、短程应用糖皮质激素（可联合应用莨菪碱类药物）；为防止迟发性阻塞性毛细支气管炎发生，可酌情延长糖皮质激素的使用时间；限制液体输入量和输液速度等。④合理氧疗。⑤预防控制感染，防治并发症，注意维持水电解质及酸碱平衡。⑥如出现高铁血红蛋白血症，可给予亚甲基蓝、维生素C、葡萄糖液等治疗。

2. 其他处理

急性轻、中度中毒，治愈后可恢复原工作；重度中毒患者视疾病恢复情况，应调离刺激性气体作业。如需劳动能力鉴定，按《劳动能力鉴定职工工伤与职业病致残程度鉴定标准》（GB/T 16180）处理。

（七）预防

规范作业场所管理，确保作业场所职业病防护设施正常运转，加强通风换气，保持容器密闭，防止泄漏事故发生。工人应加强个人防护措施，需配备足够氯丁橡胶手套、安全眼镜、防毒面具（采用防护酸性气体的E型黄色滤毒罐），发生紧急事故或进行抢救撤离时，必须佩戴正压式呼吸器、防护眼镜、手套等。在缺氧环境中应使用自给式呼吸器或配有紧急逃离装置接有正压供气管的全面罩呼吸器。在密闭空间作业时如在锅炉或反应釜中电焊时，按照《密闭空间作业职业危害防护规范》（GBZ/T 205）要求规范操作，应注意采用送入式通风或佩戴送入式面罩，最好有两人交替操作。进入储藏青饲料仓库内，应先打开门窗，充分通风换气后方可进入。控制工作场所空气中氮氧化物浓度在国家卫生标准范围内。

1. 职业接触限值

一氧化氮PC-TWA为15 mg/m^3；超限倍数为2.0。

二氧化氮PC-TWA为5mg/m^3；PC-STEL为10 mg/m^3。

一氧化氮IDLH为1×10^{-4} mg/m^3（120 mg/m^3）。二氧化氮IDLH为5×10^{-5} mg/m^3（96 mg/m^3）。

2. 职业禁忌证

职业禁忌证包括慢性阻塞性肺疾病、支气管哮喘、慢性间质性肺病。

六、氟化氢

（一）理化特性

氟化氢（hydrogen fluoride，HF）为无色有刺鼻恶臭和强烈刺激味的气体，分子量为20.01，密度为0.99 g/L，沸点为19.50 ℃，极易溶于水而形成氢氟酸。无水氢氟酸、40%氢氟酸可发生烟雾，二者具有强腐蚀性。

（二）接触机会

接触机会为无水氟化氢生产工业。无水氟化氢是制造各种无机和有机氟化物的基础原料，如制造冷冻剂“氟利昂”、有机氟塑料、杀虫剂，电解法制氟等，是乙醇、乙醛、乙醚的溶剂（液态氟化氢），聚合、烃化等反应的催化剂。某些金属如铍、铀等的冶炼、提炼，蚀刻玻璃及陶器的腐蚀剂以及电子工业、原子工业等硅洗涤剂也会接触氧化氢。

（三）致病机制

氢氟酸对水有极强的亲和力，有强烈腐蚀性，渗透作用强，直接作用于呼吸道细胞的蛋白质，有脱水及溶解作用，引起组织变性、液化、坏死并可向纵深发展产生血性溃疡和肺水肿，能抑制琥珀酸脱氢酶而影响细胞呼吸，易对眼和上呼吸道黏膜及皮肤产生刺激和腐蚀作用。吸入高浓度的氟化氢可引起支气管炎和肺炎，甚至产生反射性窒息；氟化氢吸收后可产生全身毒性作用，还可导致氟骨症。人的嗅觉阈值为0.03 mg/m^3，在氟化氢浓度50 mg/m^{3}下感到皮肤刺痛、黏膜刺激，100 mg/m^{3}浓度下，能耐受1 min左右，400~430 mg/m^{3}浓度下，可引起急性中毒致死。

（四）临床表现

氟化氢主要经皮肤黏膜及呼吸道侵入人体，导致中毒，不同侵入途径所致中毒的临床表现不尽相同。

1. 单纯呼吸道吸入中毒

单纯呼吸道吸入中毒大多数因吸入氟化氢或氢氟酸酸雾所致，临床表现以呼吸系统急性损害为主。吸入后可有眼痛、流泪、头晕、乏力、气急、咳嗽、咽痛、心悸以及恶心等症状，可出现喉头水肿。重症者出现胸闷、气急加重、咳大量泡沫痰等症状，双肺可闻及湿啰音，胸部X线影像表现为支气管炎、化学性肺炎或肺水肿，严重者可出现急性呼吸窘迫综合征。

2. 单纯灼伤皮肤吸收中毒

单纯灼伤皮肤吸收中毒大多由氢氟酸灼伤所致，临床表现以低钙血症所致心血管系统急性损害为主。部分可出现反复抽搐。轻症可在伤后48 h内出现心肌酶活性指标增高或肌钙蛋白阳性。心电图主要显示QT间期延长及ST-T异常改变；重者因氟离子的直接细胞毒性作用及低钙血症、心电图显示T波低平及传导阻滞、频繁早搏，严重时出现室速、室颤等心律失常症状，或癫痫样抽搐，甚至猝死。

3. 灼伤皮肤吸收合并吸入中毒

灼伤皮肤吸收合并吸入中毒，大多见于氢氟酸灼伤浓度>40%及存在面颈部灼伤者。病情程度往往严重，猝死率高，即使小面积（<3%）Ⅱ度~Ⅲ度灼伤也可导致死亡。当灼伤伴有刺激性咳嗽、声嘶、呼吸困难等症状时，需考虑合并吸入损伤，宜警惕病情严重。

（五）诊断

根据短期内接触较高浓度氟化氢的职业史，以及呼吸系统急性损害及症状性低钙血症为主的临床表现，结合实验室血（尿）氟及血钙等检查结果，参考作业现场职业卫生资料，排除其他原因所致类似疾病后，综合分析，方可诊断。诊断及分级按照《职业性氟及其无机化合物中毒的诊断》（GBZ 5）相关内容进行。皮肤灼伤的诊断及分级按照《职业性化学性皮肤灼伤诊断标准》（GBZ 51）进行。

（六）治疗

急性氟中毒处理原则及救治要点主要包括三方面：①及早静脉补充足量钙剂，以防止和纠正低钙血症的发生和发展；②保护心肺功能，密切观察生命体征，及时给予支持、对症综合治疗，防止猝死的发生；③当存在灼伤皮肤吸收中毒时，则应尽早进行创面处理，以阻止氟离子向深层组织渗透。

吸入中毒：迅速脱离现场至空气新鲜处，保持呼吸道通畅（必要时施行气管切开术）。给予2%~4%碳酸氢钠溶液雾化吸入。呼吸停止时，立即进行人工呼吸。动态监测血氟、血钙、心肌酶谱及心电图。早期静脉补充足量的钙剂。保护心肺等多脏器功能。皮肤接触：脱去污染的衣服，立即用流动清水冲洗至少15 min，或用2%碳酸氢钠溶液冲洗，创面使用钙镁混悬液及碳酸氢钠溶液湿敷或浸泡；深度灼伤创面，早期实施切（削）痂手术。眼睛接触：立即提起眼睑，用流动清水冲洗10 min或用2%碳酸氢钠溶液冲洗。

（七）预防

密闭生产，安装全面通风及局部排风设施，尽可能机械化、隔离操作；作业人员必须全过程穿戴好耐酸防护服、鞋、手套，使用防护面罩，使用前应对防护用品的完好性进行认真检查，工作时衣袖、裤脚不能塞在手套和鞋内。工作场所应设置取用方便（10 s内得到冲洗）、安全的流动水冲淋及洗眼设施，应备有2%~3%碳酸氢钠溶液；在可能突然泄漏大量氟化氢的地方，设置专用检测以及自动报警装置。

泄漏出来的液体氟化氢可用苏打水搅匀后用水冲洗，经稀释的冲洗水可以排入废水系统。漏出来的气体要用排风机排送至水洗塔或与水洗塔相连的通风橱内。废气可用水吸收或用碱液中和。漏气容器不可再用，且要经过技术处理以清除可能剩下的气体。处理泄漏物必须戴好防毒面具、防护眼镜、手套和全身防护服。

1. 职业接触限值

工作场所空气中（按氟计）MAC为2 mg/m^3。

IDLH为$3×10^{-5}$（25 mg/m^3）。

2. 职业禁忌证

职业禁忌证包括地方性氟病、骨关节疾病、慢性阻塞性肺疾病、支气管哮喘、慢性间质性肺病。

参考文献

[1] 孙贵范. 职业卫生与职业医学[M]. 7版. 北京：人民卫生出版社，2012.

[2] 卫生部职业卫生标准专业委员会. 工作场所有害因素职业接触限值第1部分：化学有害因素：GBZ 2. 1—2007[S]. 北京：人民卫生出版社，2007.

[3] 中华人民共和国国家卫生和计划生育委员会. 职业性氟及其无机化合物中毒的诊断标准：GBZ 5—2016[S]. 北京：中国标准出版社，2016.

[4] 中华人民共和国国家卫生和计划生育委员会. 职业性急性氨中毒的诊断：GBZ 14—2015[S]. 北京：中国标准出版社，2015.

[5] 中华人民共和国卫生部. 职业性急性氮氧化物中毒诊断标准：GBZ 15—2002[S]. 北京：法律出版社，2002.

[6] 卫生部职业病诊断标准专业委员会. 职业性急性光气中毒诊断标准：GBZ 29—

2011[S]. 北京：中国标准出版社，2011
[7] 中华人民共和国卫生部. 职业性急性氯气中毒诊断标准：GBZ 65—2002[S]. 北京：法律出版社，2002.
[8] 卫生部职业病诊断标准专业委员会. 职业性急性化学物中毒性呼吸系统疾病诊断标准：GBZ 73—2009[S]. 北京：人民卫生出版社，2009.
[9] 卫生部职业病诊断标准专业委员会. 职业性急性化学物中毒性心脏病诊断标准：GBZ 74—2009[S]. 北京：人民卫生出版社，2009.
[10] 职业健康监护技术规范：GBZ 188—2014[S]. 北京：中国标准出版社，2014.
[11] 卫生部职业病诊断标准专业委员会. 密闭空间作业职业危害防护规范：GBZ/T 205—2007[S]. 北京：人民卫生出版社，2007.
[12] 卫生部职业病诊断标准专业委员会. 职业性急性化学物中毒后遗症诊断标准：GBZ/T 228—2010[S]. 北京：人民卫生出版社，2010.
[13] 氯气职业危害防护导则：GBZ/T 275—2016[S]. 北京：中国标准出版社，2016.
[14] 国家安全监督管理总局. 呼吸防护自吸过滤式防毒面具：GB 2890—2009[S]. 北京：中国标准出版社，2009.
[15] 国家安全监督管理总局. 呼吸防护用品的选择、使用与维护：GB/T 18664—2002[S]. 北京：中国标准出版社，2002.
[16] 国家安全监督管理总局. 氯气安全规程：GB 11984—2008[S]. 北京：中国标准出版社，2008.
[17] 全国安全生产标准化技术委员会化学品安全分技术委员会. 液氯使用安全技术要求：AQ 3014—2008[S].北京：煤炭工业出版社，2009.
[18] 国家安全生产监督管理局. 光气及光气化产品生产安全规程：GB 19041—2003[S]. 北京：中国标准出版社，2003.

（陈晓敏，何冬冬）

第六节　窒息性气体中毒

窒息性气体（asphyxiating gas）是指气体进入人体后使血液的运氧能力和组织利用能力发生障碍，造成组织缺氧的有害气体。窒息性气体中毒指吸入使机体产生缺氧而直接引起窒息作用的气体后，产生以神经系统为主的多脏器功能损害，窒息性气体中毒多具有突发性、快速性和高致命性等特点。

窒息性气体按其导致窒息的机制可以分为单纯窒息性气体和化学窒息性气体两大类。单纯窒息性气体是指气体本身无毒或毒性很低，或为惰性气体，但是由于它们高浓度存在对空气中的氧产生取代或排挤作用，致使空气中氧的比例和含量减少，肺泡气氧分压降低，动脉血氧分压和血红蛋白的氧饱和度下降，导致机体组织缺氧窒息的气体。孙贵范（2012）报道常见的单纯窒息性气体主要有甲烷、二氧化碳、氮、氢、乙烷、丙烷、丁烷、乙烯、乙炔、水蒸气，以及氦气、氩气等惰性气体。化学窒息性气体是指不妨碍氧进入肺部，但吸入后可对血液或组织产生特殊化学作用，使血液对氧的运送、释放或组织利用氧的机制发生障碍，引起组织细胞缺氧窒息的气体。常见的化学窒息性气体主要有一氧化碳、硫化氢、氰化氢等。

国内引起急性职业中毒前两位的窒息性气体是一氧化碳和硫化氢，约占40%，且以一氧化碳为主，一氧化碳急性职业中毒主要分布在冶金、煤炭、有色金属、建材等行业；硫化氢急性职业中毒主要分布在化工、煤炭和机械等行业。徐桂芹（2011）报道，对2004—2009年“突发公共卫生事件报告管理信息系统”收到的急性职业中毒事件的数据进行分析，其结果表明，窒息性气体职业中毒事件占总中毒例数的18.6%，死亡人数占总中毒死亡人数的67.8%，其中一氧化碳和硫化氢两种气体引起的职业中毒事故占窒息性气体中毒事故的89.2%。一氧化碳和硫化氢引起的急性职业中毒不仅发生率高，且死亡率高。

窒息性气体可以引起多种急性中毒，常发生于局限空间作业场所，局限空间由于空间小、进出口小而少、通风差，很容易造成人体缺氧，导致其中的作业人员缺氧窒息。另外还可造成有毒有害气体累积，引起作业人员中毒，或使其受到火灾、爆炸和工伤的伤害。国内以下3种窒息性气体导致的中毒为法定职业病：一氧化碳中毒；硫化氢中毒；氰及腈类化合物中毒。

一、一氧化碳

（一）理化性质

一氧化碳（carbon monoxide），分子式为CO，无色、无味、无刺激性气体，比空气稍轻。分子量为28.01，相对密度为0.97 g/L，熔点为−199 ℃，沸点为−191 ℃，自燃点为610 ℃，爆炸极限（体积分数）为12.5%~74.2%，燃烧时火焰呈蓝色，与氧燃烧时容易发生爆炸。400 ℃~700 ℃下可以分解为碳和二氧化碳。微溶于水，易溶于氨水。

（二）接触机会

CO是由于含碳物质不完全燃烧而产生的一种有毒气体，主要以气体的形式存在，在空气中比较稳定，但是含量极其微小。日常生活中汽车尾气、家用煤气、吸烟等都是CO的常见来源。当北方冬季使用煤炭取暖时，若煤炭燃烧不完全且通风不良，则容易出现中毒事件。

CO作为工业气体使用时，纯度（体积分数）不低于99%，是基础有机化工原料和碳一化学的基础。化工生产中主要用来制造甲醇、醋酸、光气、合成氨、丙酮、甲醛、草酸等；冶金工业中用作还原剂，用于炼焦、炼铁、炼钢等。CO是煤气和水煤气的主要成分，在工业中主要用于燃烧发热。

（三）致病机制

CO主要是经由呼吸道吸入，进入肺泡之后，通过血气交换入血。CO在体内不蓄积，多以原形的形式随呼气排出体外。CO吸收与排出，主要取决于空气中CO的分压和血液中碳氧血红蛋白的饱和度，次要因素为接触时间和肺通气量，后者与劳动强度直接有关。

CO进入血液循环，与血液中的血红蛋白（Hb）和血液外的某些含铁蛋白（如肌红蛋白、二价铁细胞色素等）形成可逆性的结合。CO与血液中Hb结合，形成碳氧血红蛋白（carboxyhemoglobin，COHb），使红细胞失去携氧能力，阻断电子传递链，抑制组织呼吸，导致组织缺氧。勾硕（2011）报道CO与Hb的亲和力要比氧气（O_2）与Hb的亲和力大约300倍，而COHb的分离速度比氧合血红蛋白（HbO_2）慢3 600倍。COHb不仅本身无携带氧的功能，还影响HbO_2的分离，阻碍氧的释放和传递，组织受到双重缺氧的影响，出现低氧血症。此外高浓度的CO还可和含铁的组织呼吸酶（细胞色素、细胞色素氧化酶等）结合，使组织呼吸受抑制，对大脑皮质、苍白球等影响严重。

致成人急性中毒吸入剂量约为600 mg/（m^3·10 min）或240 mg/（m^3·3 h）；吸入最低致死剂量约为5 726 mg/（m^3·5 min）。

（四）临床表现

CO中毒的机制显示，CO容易导致缺氧，而中枢神经系统对于缺氧非常敏感，因此CO中毒主要损害中枢神经系统。CO中毒的临床表现可以分为急性中毒、迟发性脑病和慢性中毒3类。

1. 急性中毒

轻度中毒主要表现为脑缺氧，体征为头痛、头昏、心悸、恶心、眼花、步态不稳等，轻度至中度的意识障碍，一般无昏迷。血液COHb浓度可高于10%，脱离接触或者吸氧数小时后，症状可逐渐缓解。

中度中毒的临床表现除了上述症状外，还可出现面色潮红，面颊、前胸、大腿内侧皮肤黏膜、口唇、指甲等部位呈樱桃红色，心跳加速、心律失常，多汗、烦躁等症状，意识障碍多为浅至中度昏迷，昏迷持续时间一般较短。脱离接触或者经抢救后，可较快苏醒，一般无并发症和后遗症。血液COHb浓度可高于30%。

重度中毒患者昏迷，面色苍白，四肢厥冷发绀，脉快而弱，血压下降，牙关紧闭，或有阵发性强制性抽搐，尿便失禁，出现潮式呼吸，初期瞳孔缩小，对光反射及角膜反射减弱或消失，肌张力增高。晚期瞳孔散大，肌张力降低，可因呼吸麻痹而死亡。经抢救存活者，可有严重的合并症及后遗症如脑水肿、脑出血等。血液COHb浓度可高于50%。

2. 迟发性脑病

部分中毒患者于昏迷苏醒后，经过2~60 d的假愈期，又出现一系列神经精神症状，或出现帕金森病，肢体瘫痪，病理征阳性，皮层性失明、失认、失用、失写、失算，继发性癫痫发作等症状，称为迟发性脑病。

3. 慢性中毒

长期低浓度接触CO是否引起中毒尚无定论，但近来有研究显示，可有头痛、头晕、耳鸣、乏力、失眠、多梦、记忆力减退等类神经症表现。

（五）诊断

根据吸入较高浓度CO的接触史和急性发生的中枢神经损害症状和体征，结合血中COHb及时测定的结果，现场卫生学调查及空气中CO浓度测定资料，并排除其他病因后，可诊断为急性CO中毒。诊断与分级条件按照《职业性急性一氧化碳中毒诊断标准》（GBZ 23—2002）执行。

1. 轻度中毒

具有以下任何一项表现者为轻度中毒：①出现剧烈的头痛、头昏、四肢无力、恶心、呕吐；②轻度至中度意识障碍，但无昏迷。血液COHb浓度可高于10%。

2. 中度中毒

除有上述轻度中毒症状外，有意识障碍，表现为浅至中度昏迷，经抢救后恢复且无明显并发症者，为中度中毒。血液COHb浓度可高于30%。

3. 重度中毒

具备以下任何一项者为重度中毒。

①意识障碍程度达深昏迷或去大脑皮层状态。②有意识障碍且并发有下列任何一项表现：（a）脑水肿；（b）休克或严重的心肌损害；（c）肺水肿；（d）呼吸衰竭；（e）上消化道出血；（f）脑局灶损害如锥体系或锥体外系损害体征。血液COHb浓度可高于50%。

4. 急性CO中毒迟发脑病（神经精神后发症）

急性CO中毒迟发脑病指急性CO中毒意识障碍恢复后，经2~60 d假愈期，又出现下列临床表现之一：①精神及意识障碍呈痴呆状态，谵妄状态或去大脑皮层状态；②锥体外系神经障碍出现帕金森综合征的表现；③锥体系神经损害（如偏瘫、病理反射阳性或小便失禁等）；④大脑皮层局灶性功能障碍如失语、失明等，或出现继发性癫痫。

头部CT检查可发现脑部有病理性密度减低区，脑电图检查可发现中度及高度异常。

（六）治疗

迅速将患者移离中毒现场至通风处，松开衣领，注意保暖，密切观察意识状态。

轻度中毒者，可给予氧气吸入及对症治疗；中度及重度中毒者应积极给予高压氧治疗；重度中毒者视病情应给予消除脑水肿、促进脑血液循环、维持呼吸循环功能及镇痉等对症及支持治疗。加强护理、积极防治并发症及预防迟发脑病。对迟发脑病者，可给予高压氧、糖皮质激素、血管扩张剂或抗帕金森病药物与其他对症与支持治疗。

轻度中毒者经治愈后仍可从事原工作。中度中毒者经治疗恢复后，应暂时脱离CO作业并定期复查，观察2个月如无迟发脑病出现，仍可从事原工作。重度中毒及出现迟发脑病者，虽经治疗恢复，仍应调离CO作业。因重度中毒或迟发脑病治疗半年仍遗留恢复不全的器质性神经损害时，应永远调离接触CO及其他神经毒物的作业。视病情安排治疗和休息。

（七）预防

工人操作过程中严格遵守操作规程，严格按照生产流程与工艺要求进行操作，减少因违规操作导致CO泄漏而引起中毒的可能性。

在可能产生CO气体的部位，根据需要设置报警器。

进入可能存在CO危害的工作场所，应配备必要的个人防护用品如CO防毒面具，并安排双人作业，确保安全。

冬季取暖用燃煤锅炉应安装有通风良好的烟囱，防止发生烟雾泄漏和倒灌。

加强CO中毒危害的宣传与教育，普及急救知识。

二、硫化氢

（一）理化性质

硫化氢（hydrogen sulfide），分子式H_2S，无色气体，具有臭蛋气味，分子量为34.08，相对密度为1.19 g/L。熔点为−82.9 ℃，沸点为−61.8 ℃，燃点为292 ℃。爆炸极限（体积分数）为4.3%~45.5%。易溶于水，也溶于醇类、石油溶剂和原油。

（二）接触机会

硫化氢在自然界中多以气体的形式存在，很少直接用于生产中，多为工业生产的副产品，多以化学反应和天然物分解产物而存在于生产过程及自然界中。如存在于采矿，有色金属冶炼提炼（铜、镍、钴），含硫石油开采、提炼，生产橡胶、制革、制作染料、甜菜制糖等工业生产过程中。需特别注意的是，在沼泽、下水道、地窖、垃圾场以及天然气、硫磺矿泉等处，都容易产生和积聚硫化氢气体，在这些地方可接触到较高浓度的硫化氢。硫化氢可溶于水及油，有时可随水或油流至远处引起中毒事故。

（三）致病机制

硫化氢主要由呼吸道吸收进入体内，经消化道和皮肤吸收的较少。在体内最终氧化成无毒的硫酸盐和硫代硫酸盐，随尿排出，一部分游离的硫化氢经肺呼出，在体内无蓄积作用。

硫化氢是细胞色素氧化酶的强抑制剂，能与线粒体内膜呼吸链中的氧化型细胞色素氧化酶的三价铁离子结合，而抑制电子传递和氧的利用，引起细胞内缺氧。血中高浓度硫化氢可直接刺激颈动脉窦和主动脉区的化学感受器，导致反射性呼吸抑制。硫化氢也可直接作用于脑，低浓度时起兴奋作用，高浓度时起抑制作用，引起昏迷、呼吸中枢和血管运动中枢麻痹。因脑组织对缺氧最敏感，故最易受损。以上两种作用发生速度快，均可引起呼吸骤停，造成电击样死亡。在发病初如能及时停止接触，则可迅速和完全恢复。

吴娜（2010）报道继发性缺氧是由于硫化氢引起呼吸暂停或肺水肿等因素导致血氧含量降低，可使病情加重，神经系统症状持久及发生多器官功能衰竭。硫化氢遇眼和呼吸道黏膜表面的水分后分解，并与组织中的碱性物质反应产生氢硫基、硫和氢离子、氢硫酸和硫化钠，对黏膜有强刺激和腐蚀作用，引起不同程度的化学性炎症反应。加之细胞内窒息，对较深的组织损伤最重，易引起肺水肿。

硫化氢对人最低致死浓度约为1 110 mg/（m^3·5 min）。

（四）临床表现

根据接触时间长短和接触硫化氢剂量的大小，临床表现可以分为急性刺激反应、急性中毒和慢性中毒。

1. 急性刺激反应

接触硫化氢后主要是刺激症状。表现为怕光流泪，眼灼热和刺痛，咽喉灼热感，伴有刺激性咳嗽和胸闷等症状。脱离接触后可恢复。

2. 急性中毒

根据中毒的程度可以分为轻度中毒、中度中毒、重度中毒3类。

轻度中毒表现同急性刺激反应类似，但程度上较重。可有轻至中度意识障碍和急性气管-支气管炎。体格检查可见眼结膜充血，肺部可有干啰音。

中度中毒以脑病表现显著，出现非常明显的头痛、头晕、易激动、步态蹒跚、烦躁、意识模糊、谵妄，癫痫样抽搐可呈全身性强直阵挛发作等；可突然发生浅至中度昏迷。眼底检查可见个别病例有视神经盘水肿。部分病例可同时伴有肺水肿。脑病症状常较呼吸道症状更早出现。胸部X线片显示肺纹理增强或有片状阴影。

重度中毒是指接触极高浓度硫化氢（1 000 mg/m^3以上）后可发生电击样死

亡，即在接触后数秒或数分钟内呼吸骤停，数分钟后可发生心脏骤停；也可立即或数分钟内昏迷，并因呼吸骤停而死亡。死亡前一般无先兆症状，可先出现呼吸深而快，随之呼吸骤停。中毒过程中可伴有肺水肿、脑水肿等严重临床表现。

3. 慢性中毒

长期低浓度接触硫化氢可以引起慢性炎症，主要是呼吸道及眼部症状，临床表现为鼻炎、咽炎、气管炎和嗅觉退化、眼部角膜炎、结膜炎等。全身症状主要表现为疲劳乏力、头晕、头痛、失眠、记忆减退等神经系统症状。

（五）诊断

根据短期内吸入较大量硫化氢的职业接触史，出现以中枢神经系统和呼吸系统损害为主的临床表现，参考现场劳动卫生学调查，综合分析并排除其他类似表现的疾病，方可诊断。诊断与分级条件按照《职业性急性硫化氢中毒诊断标准》（GBZ 31—2002）执行。

1. 轻度中毒

轻度中毒具有下列情况之一：①明显的头痛、头晕、乏力等症状并出现轻度至中度意识障碍；②急性气管-支气管炎或支气管周围炎。

2. 中度中毒

中度中毒具有下列情况之一：①意识障碍表现为浅至中度昏迷；②急性支气管肺炎。

3. 重度中毒

重度中毒具有下列情况之一：①意识障碍程度达深昏迷或呈植物状态；②肺水肿；③猝死；④多脏器衰竭。

（六）治疗

①迅速脱离现场，吸氧，保持安静，卧床休息，严密观察，注意病情变化。②抢救、治疗以对症及支持疗法为主，积极防治脑水肿、肺水肿，早期、足量、短程使用肾上腺糖皮质激素。对中、重度中毒，有条件者应尽快安排高压氧治疗。对呼吸、心脏骤停者，立即进行心肺复苏，待呼吸、心跳恢复后，有条件者尽快行高压氧治疗，并积极对症、支持治疗。③急性轻、中度中毒

者痊愈后可恢复原工作，重度中毒者经治疗恢复后应调离原工作岗位。需要进行劳动能力鉴定者按《劳动能力鉴定职工工伤与职业病致残等级》（GB/T 16180）处理。

（七）预防

①普及硫化氢中毒防范知识，加强工人对硫化氢危害的认识。按要求进行硫化氢中毒的急救知识培训，提高自救互救技能。②作业过程中严格遵守操作规程，减少因违规操作导致硫化氢中毒的可能性。进入下水道、污水池等有可能产生硫化氢的环境，操作前应进行强制通风换气，佩戴供氧式防毒面具，戴化学安全防护眼镜，穿防静电工作服，并在有专人监护的情况下进行作业。③加强个体防护，配备必要的个体防护装备，尤其是针对呼吸系统、眼睛及身体的防护。进入较高浓度环境（硫化氢浓度>430 mg/m^3），必须使用自给式空气呼吸器（SCBA），并佩戴硫化氢气体报警器；在环境浓度为10~430 mg/m^{3}时，可用防硫化氢气体的全面型呼吸防护器，并佩戴硫化氢气体报警器，具体参见《呼吸防护自吸过滤式防毒面积》（GB 2890）。④加强工作场所空气中硫化氢浓度的检测。在可能发生硫化氢气体泄漏的部位，根据需要设置硫化氢浓度报警器。⑤加强作业工人的职业健康监护工作，对于存在呼吸系统、神经系统、心、肝、肾疾病等明确职业禁忌证的人员，应及时调整工作岗位。

三、氰化氢

（一）理化性质

氰化氢（hydrogen cyanide），分子式为HCN，无色气体或液体，高毒，有苦杏仁味。分子量为27.03，熔点为–13.2 ℃，沸点为25.7 ℃，相对密度为0.69 g/L。溶于水、醇类、醚类等。本品易燃，其蒸气与空气可形成爆炸性混合物，遇明火、高热能引起燃烧爆炸。长期放置则因水分而聚合，聚合物本身有自催化作用，可引起爆炸。

（二）接触机会

氰化氢常温下为液体或气体，有苦杏仁味。氰化氢主要用于电镀业镀铜、金、银，采用氰化法富集铅、锌、金等贵重金属；船舱、粮仓等场所的熏蒸灭鼠、灭虫，熏蒸剂遇水容易产生氰化氢；制造各种树脂单体如丙烯腈、丙烯酸树脂、甲基丙烯酸树脂等；制备含氰化合物如氢氰酸、药物等的生产过程中可能接触到该物质；此外，日常生活中未经处理的银杏、杏仁、木薯等植物中也含有氢氰酸，大量接触可引起中毒。

（三）致病机制

氰化氢主要经呼吸道吸入，液体或蒸气浓度较高时候也可经皮肤吸收，消化道也可吸收。进入体内后，大部分氰化氢（80%以上）在硫氰酸生成酶催化下与胱氨酸、半胱氨酸等供硫化合物作用，形成硫氰酸盐而从肾脏排出。少量氰化氢可以原形由呼吸道或者分泌腺排出。

氰化氢在体内可以解离出氰基离子，与人体细胞色素酶内的三价铁离子牢牢结合，使得它不再能还原为二价铁离子，从而导致细胞内一系列的生化反应不能继续进行，使细胞不能再利用血液中的氧而窒息。同时中枢神经系统因为缺乏呼吸作用产生的能量会迅速丧失功能，继而出现呼吸肌麻痹、心脏骤停、多脏器衰竭等症状，导致机体迅速死亡。

（四）临床表现

根据接触时间的长短和接触剂量的大小，人体接触氰化氢后中毒的临床表现，分为急性中毒和慢性中毒。

1. 急性中毒

根据中毒的程度可以分为轻度、中度、重度3类。

轻度中毒主要表现为眼及上呼吸道刺激症状，如头痛、眩晕、胸闷、恶心无力等，呼出气中有苦杏仁味，脱离接触后可自行缓解。

中度中毒表现为上述症状加重，同时出现恶心，呕吐，呼吸急促，胸前区疼痛，皮肤黏膜呈鲜红色或苍白。

重度中毒表现为呼吸困难、剧烈头痛、胸闷、站立不稳、心率加快、心律失常、血压下降、瞳孔散大、烦躁、抽搐、昏迷、大小便失禁，皮肤黏膜呈樱桃红色，慢慢变为发绀。可随时发生呼吸或心脏骤停，发生电击样死亡。

2. 慢性中毒

长期低浓度接触氰化氢可以引起眼部、呼吸道刺激症状以及神经衰弱综合征，表现为角膜炎、结膜炎、上呼吸道炎症、胸部压迫感以及疲劳乏力、头晕头疼等症状。

（五）诊断

根据短时间内接触较大量氰化物的职业史，以中枢神经系统损害为主的临床表现，结合现场职业卫生学调查和实验室检测指标，综合分析，排除其他病因所致类似疾病，方可诊断。诊断与分级条件按照《职业性急性氰化物中毒诊断标准》（GBZ 209—2008）执行。

1. 轻度中毒

明显头痛、胸闷、心悸、恶心、呕吐、乏力、手足麻木，尿中硫氰酸盐浓度往往增高，并出现下列情况之一者为轻度中毒：①轻、中度意识障碍；②呼吸困难；③动-静脉血氧浓度差<4%和（或）动-静脉血氧分压差明显减小；④血浆乳酸浓度>4 mmol/L。

2. 重度中毒

出现下列情况之一者为重度中毒：①重度意识障碍；②癫痫大发作样抽搐；③肺水肿；④猝死。

（六）治疗

1. 迅速脱离现场

清洗污染皮肤、更换污染衣物；口服中毒者立即洗胃，并灌服活性炭；严密观察，注意病情变化。

2. 迅速给予解毒治疗

轻度中毒者可静脉注射硫代硫酸钠溶液或者使用亚硝酸盐-硫代硫酸钠疗法，重度中毒者立即使用亚硝酸盐-硫代硫酸钠疗法，并可根据病情重复使用硫代硫酸钠。

（1）亚硝酸盐-硫代硫酸钠疗法

首先缓慢静脉注射3%亚硝酸盐溶液10~15 mL，或按6~12 mg/kg给药。然后静脉注射25%~50%硫代硫酸钠溶液20~50 mL，必要时可重复给药。

（2）亚甲基蓝-硫代硫酸钠疗法

亚甲基蓝溶液按5~10 mg/kg稀释后缓慢静脉注射，随后立即静脉注射25%~50%硫代硫酸钠溶液20~50 mL，必要时可重复给药（详见第四章第二节）。

3. 给氧

可采用吸入纯氧或行高压氧治疗。

4. 其他

积极防治脑水肿、肺水肿，如早期足量应用糖皮质激素、抗氧化剂及脱水剂、利尿剂等。积极给予其他对症及支持治疗，纠正酸中毒，维持水、电解质平衡及微循环稳定。对呼吸或心脏骤停者，立即进行心、肺、脑复苏术。

（七）预防

改革生产工艺，以无毒代替有毒。革新生产设备，实行密闭化、机械化、自动化生产，保持负压状态，防止跑、冒、滴、漏。

严格规章制度，强化监督管理，严格遵守安全操作规程。

加强生产设备密闭通风排毒净化，控制车间空气中氰化氢浓度不超过国家卫生标准，安装氰化氢浓度超标自动报警系统。

加强个人防护装备的配备，进入有毒场所处理事故及现场抢救时，应佩戴切实有效的防护装备，如戴防毒面具、送风面罩等。

加强防毒知识的宣传、加强对有关人员的培训，普及防毒和急救知识。

对接触毒物人员做好健康监护工作，发现问题及时处理。患有呼吸道疾病、皮肤疾病、甲状腺疾病、肾脏疾病等慢性疾病及精神抑郁、嗅觉不灵敏者不宜从事接触氰化氢作业。

四、甲烷

（一）理化性质

甲烷（methane），分子式为CH_4，无色无味的易燃气体。分子量为16.06，密度为0.55 g/L，熔点为-182.5 ℃，沸点为-161.5 ℃。微溶于水，溶于乙醇、乙醚。可燃上限为15%，下限为5.3%，本品易燃。

（二）接触机会

甲烷是最简单的有机物，含碳量最小（含氢量最大）的烃，在自然界分布很广，是天然气、沼气、坑气等的主要成分，俗称瓦斯。甲烷本身为无色、无臭气体，家用天然气为了使用安全，添加了含有特殊气味的硫醇类气体，以便在发生泄漏的时候，及早察觉。工业上，甲烷高温分解可得炭黑，用作颜料、油墨、油漆以及橡胶添加剂等。可用作太阳能电池，非晶硅膜气相化学沉积的碳源，以及医药化工合成的生产原料。此外大量用于合成氨、尿素，还可用于生产甲醇、氢、乙炔、乙烯、甲醛、二硫化碳、硝基甲烷、氢氰酸和1,4-丁二醇等。经氯化可得一氯甲烷、二氯甲烷、三氯甲烷及四氯化碳。

（三）致病机制

甲烷主要经呼吸道吸入，大部分以原形随呼气而排出。

甲烷本身毒性较低，为单纯性窒息性气体，当空气中甲烷浓度过高的时候，导致氧气含量降低，容易出现单纯性窒息。空气中甲烷浓度达到25%~30%时，人体出现头昏、呼吸加速、运动失调等症状。浓度继续升高人体则容易因严重缺氧而引起呼吸困难、昏迷甚至死亡。

（四）临床表现

空气中甲烷气体增多，可导致空气中氧含量下降。氧含量<16%时，人即可产生缺氧症状；氧含量<10%时，可出现不同程度意识障碍，甚至死亡；氧含量<6%时，可发生猝死。

甲烷中毒的临床表现主要因缺氧引起。轻者出现头痛、头晕、乏力、注意力不集中、精细动作失灵等一系列神经系统症状，呼吸新鲜空气后症状可迅速消失。重者可迅速出现咳嗽、呼吸急促、呼吸困难、发绀、心悸、胸闷、意识障碍、抽搐，甚至闪电式昏厥、昏迷。若抢救不及时常致猝死。偶见皮肤接触含甲烷液化气，可引起局部冻伤。

（五）诊断

以患者确切的甲烷接触史、中毒场所空气中甲烷和氧含量检测情况，及其临床表现和相应缺氧辅助检查结果为主要依据，按照循证医学的要求进行综合分析，排除其他类似疾病后，作出诊断。

1. 轻度中毒

具有下列情况之一为轻度中毒：①明显头痛、头晕、兴奋、烦躁、胸闷、呼吸困难、发绀；②轻度至中度意识障碍。

2. 重度中毒

具有下列情况之一为重度中毒：①昏迷；②抽搐；③猝死。

（六）治疗

迅速脱离中毒现场，呼吸新鲜空气或吸氧。应松开患者衣领，保持呼吸道通畅。注意保暖，观察意识状态和监测生命体征。呼吸心脏骤停者，应坚持给予人工呼吸、胸外心脏按压或开胸心脏按压，必要时做气管插管。适当使用呼吸兴奋剂，早期、足量、短程使用地塞米松，并给予能量合剂等治疗。给予甘露醇、速尿等脱水利尿剂积极防治脑水肿。对并发症和后遗症应尽早防治。

（七）预防

实行密闭化生产，加强生产设备的检修与维护，防止跑、冒、滴、漏。

加强作业现场的管理，对工人进行岗前培训，制定操作规程并确保工人严格遵守操作规程。加强甲烷危害性的职业卫生教育，普及自救互救知识。

加强个人防护用品的配备，进入可能含有高浓度甲烷的场所，应佩戴防毒面具和穿防静电工作服。

在可能产生甲烷泄漏的部位安装甲烷浓度报警仪。

进入下水道、基坑等可能产生或积聚甲烷的场所前，应先充分进行强制通风，在有专人监护的情况下进行作业。

五、二氧化碳

（一）理化性质

二氧化碳（carbon dioxide）又称干冰、碳酸气、碳酸酐、碳酐。分子式为CO_2，分子量为44.01，密度为1.53 g/L，熔点为−78.45 ℃，沸点为−56.55 ℃。无色无臭气体，空气中含量为0.03%，溶于水部分生成碳酸，化学性质稳定。

（二）接触机会

二氧化碳常温下是一种无色无味、不助燃、不可燃的气体，密度比空气大，略溶于水，与水反应生成碳酸。二氧化碳也包含在某些天然气或油田伴生气中，以及碳酸盐形成的矿石中。二氧化碳工业上可由碳酸钙热分解制取，实验室一般采用石灰石（或大理石）和稀盐酸反应制取。因二氧化碳比空气重，在低洼处的浓度较高，当人工凿井或桩基施工时，若通风不良则可能造成井底施工人员窒息。二氧化碳在工业中的用途很广，如用作化工、医药原料；饮料填充剂；制冷剂；惰性介质；压力源；焊接保护气、防氧化剂及灭火剂；油田混相驱油等用途。

（三）致病机制

二氧化碳主要经呼吸道吸入，人体内的呼吸作用的产物之一也是二氧化碳，主要通过呼吸道呼气排出体外。

作业环境中存在二氧化碳时，主要会使空气中氧含量减少，导致机体缺氧窒息。同时低浓度二氧化碳对呼吸中枢有兴奋作用，高浓度二氧化碳对中枢神经系统有麻醉作用。当浓度达到1%时会使人感到气闷、头昏、心悸；达到4%~5%时人会感到气喘、头痛、眩晕；而超过10%的时候，会使人体机能严重混乱、丧失知觉、神志不清，最后因呼吸停止而死亡。

（四）临床表现

根据接触时间的长短和接触剂量的大小，劳动者接触二氧化碳的临床表现可以分为急性中毒和慢性中毒。

1. 急性中毒

接触低浓度二氧化碳临床表现主要为头痛、头晕、注意力不集中、记忆力减退等。突然进入高浓度二氧化碳环境中，多数人可在几秒钟内，因呼吸中枢麻痹，突然倒地死亡。部分人可先出现头晕、心悸，然后迅速出现谵妄、惊厥、昏迷。如不及时脱离现场进行抢救，容易发生危险。若迅速脱离险境，患者可立刻清醒。若持续接触二氧化碳，则出现昏迷、发绀、呕吐、咳白色或血性泡沫痰、大小便失禁、抽搐、四肢强直、死亡。

2. 慢性中毒

长时间处于低浓度二氧化碳环境中，可引起神经系统症状如头痛、头晕、注意力不集中、记忆力减退等症状。

（五）诊断

参考本节“四、甲烷”相关内容。

（六）治疗

迅速脱离现场，呼吸新鲜空气或给予吸氧。松开患者衣领，保持呼吸道通畅；注意观察意识状态和监测生命体征。对呼吸、心脏骤停者，应立即给予人工呼吸与胸外心脏按压。严重病例有条件者，可选择高压氧治疗。对缺氧性脑病、智力恢复尚差或去皮质状态者，行间断高压氧治疗。每2~3个疗程后休息2~3周，然后再治疗2~3个疗程。

（七）预防

实行密闭化生产，加强生产设备的检修与维护，防止跑、冒、滴、漏。

加强个人防护用品的配备，进入可能存在高浓度二氧化碳的场所，应佩戴呼吸面具。

加强二氧化碳危害的职业安全卫生教育，普及自救互救知识。

进入废井、地窖、矿井、下水道、基坑等场所时，应先检测二氧化碳含量，简易的方法为点蜡烛观察燃烧情况，如立即熄灭，说明空气中二氧化碳浓度较高。作业前必须先采取强制通风措施，使空气中二氧化碳浓度降低。作业时要有专人负责监护。下池作业的人员要系上保险带，一旦发生危险，池上的守护人员可立即抢救。当发现有人中毒后，如未预先系上保险带，一定不要急着下去抢救，首先用鼓风机等多种方法强制通风，佩戴好空气呼吸器后方可下去救人，避免造成多人连续中毒。

工作时如出现头晕、心慌、气短、气喘、恶心呕吐等症状，应立即停止作业，迅速撤离，对作业面采取通风措施，直到二氧化碳浓度达标后方可继续工作。

参考文献

[1] 孙贵范. 职业卫生与职业医学[M]. 7版. 北京：人民卫生出版社，2012.

[2] 徐桂芹. 2000-2009年全国职业中毒状况规律分析和对策探讨[J]. 中国安全生产科学技术，2011，7(5)：96-100.

[3] 勾硕. 职业性一氧化碳中毒机理及防治措施[J]. 职业卫生与应急救援，2011，29(1)：49-50.

[4] 中华人民共和国卫生部. 职业性急性一氧化碳中毒诊断标准：GBZ 23—2002[S]. 北京：法律出版社，2002.

[5] 吴娜，王涤新. 硫化氢中毒机制及治疗研究进展[J]. 中国工业医学杂志，2010，23(6)：434-436.

[6] 中华人民共和国卫生部. 职业性急性硫化氢中毒诊断标准：GBZ 31—2002[S]. 北京：法律出版社，2002.

[7] 卫生部职业病诊断标准专业委员会. 职业性急性氰化物中毒诊断标准：GBZ 209—2008[S]. 北京：人民卫生出版社，2009.

（胡金妹，黄灵，于光）

第七节　有机溶剂中毒

有机溶剂是一类在生活和生产中广泛应用的有机化合物，能溶解一些不溶于水的（如油脂、蜡、树脂、橡胶、染料等）有机化合物。常温下呈液态，具有较大的挥发性，在溶解过程中，溶质与溶剂的性质均无改变。有机溶剂品种繁多，常用的有500种以上，按其化学结构可分为：芳香烃类，如苯、甲苯、二甲苯；脂肪开链烃类，如正乙烷、汽油；脂肪族环烃类，如环乙烷、环乙烯；卤代烃类，如三氯甲烷（氯仿）、四氯化碳、1,2-二氯乙烷、三氯乙烯；醇类，如甲醇、氯乙醇；醚类，如乙醚、二氯乙醚；酯类，如甲酸甲酯、乙酸甲苯酯；酮类，如丙酮、环乙酮；其他类，如二硫化碳、二甲基甲酰胺等。

有机溶剂用途广泛，主要作为工业原料、稀释剂、清洗剂、去脂剂、黏胶溶剂、萃取剂、防腐剂、实验反应介质、内燃机燃料等。有机溶剂具有脂溶性，除经呼吸道和消化道进入人体外，皮肤也是进入人体的重要途径。主要危害有神经系统毒性（包括中枢神经和周围神经）、血液毒性、肝脏毒性、肾脏毒性、皮肤损害等。我国因各种有机溶剂所致的急、慢性中毒较为多见。目前，在治疗上，尚缺少特效解毒剂。

一、苯

（一）理化性质

苯（benzene，C_6H_6）是最简单的芳香族有机化合物，常温常压下为无色透明、带有特殊芳香味的油状易燃液体。相对分子量为78.11，其蒸气密度为2.7，沸点为80.1 ℃，燃点为498 ℃，爆炸极限为1.2%~8.0%。苯极易挥发，微溶于水，与氯仿、乙醚、丙酮、二硫化碳、四氯化碳等互溶。苯在一般情况下不易分解，即便在特殊条件下与其他化合物发生反应，基本结构也不变，如苯环上的氢原子被硝基、氨基或卤素取代，形成硝基苯、苯胺及氯苯，所形成的含苯环化合物的毒性发生改变，不等同于苯。工业用甲苯、二甲苯中可能混有少量苯。

（二）接触机会

目前纯苯的生产主要来自石油馏分催化重整生成油和裂解汽油，少部分来自煤焦油，也可由环已烷、甲苯、二甲苯制取。苯的用途非常广泛，早在1920年，它就已是工业上一种常用的溶剂，主要用于金属脱脂。目前主要用作脂肪、树脂和碘等的溶剂、光学纯溶剂和高压液相色谱溶剂；用作合成染料、医药、农药、照相胶片，以及石油化工制品的原料；作为溶剂、萃取剂和稀释剂用于制造油漆、树脂、乳胶、人造革等。从事制造鞋履、箱包、家具、玩具工作，或从事化工以及喷漆等工作均可能发生苯的职业性接触。另外进入新装修的住房、办公室、新汽车和接触新家具也可能发生苯的生活性接触。

（三）致病机制

生产过程中苯以蒸气形态经呼吸道进入人体。苯的血/气分配系数为6.58~9.3；液态苯可经皮肤吸收，但量小；消化道吸收较完全，多为误服。

1. 急性毒性

急性毒性作用主要针对中枢神经系统，以麻醉作用为主。小鼠吸入苯蒸气的LC_{50}为31.7 mg^3/8 h，经皮LD_{50}为26.5 g/kg，腹腔注射LD_{50}为10.11 g/kg。急性中毒动物初期表现为中枢神经系统刺激兴奋症状，随后进入麻醉状态，最后因呼吸中枢麻痹或者心肌衰竭而死亡。高浓度苯蒸气对眼和呼吸道黏膜和皮肤有刺激作用，空气中苯浓度达2%时，人吸入后在5~10 min死亡。此外，成人摄入约15 mL苯还可引起虚脱、支气管炎及肺炎。

2. 慢性毒性

目前认为苯的血液毒性和遗传毒性主要是由其在体内代谢过程中形成的代谢产物引起。苯代谢产物被转运到骨髓或其他器官，可能表现为骨髓毒性和致白血病作用。迄今，苯的毒性作用机制仍未完全阐明，目前认为主要涉及以下几方面。①干扰细胞因子对骨髓造血干细胞的生长和分化的调节作用。骨髓基质是造血的微环境，在调节正常造血功能上起关键作用。苯代谢物以骨髓为靶部位，降低造血正调控因子白介素IL-1和IL-2的水平；活化骨髓成熟白细胞，产生高水平的造血负调控因子（肿瘤坏死因子，TNF-α）。②氢醌与纺锤体纤维蛋白共价结合，抑制细胞增殖。③DNA损伤，其机制有二，一是苯的活性代谢物与DNA共价结合形成加合物。二是代谢产物氧化产生的活性氧对DNA造成氧化性损伤。通过上述两种机制诱发突变或染色体的损伤，引起再生障碍性贫血或因骨髓增生不良，最终导致急性髓细胞性白血病。④癌基因的激活。肿瘤的发生往往并非单一癌基因的激活，通常是两种或两种以上癌基因突变的协同作用。苯致急性髓细胞性白血病可能与Ras、c-fos、c-myc等癌基因的激活有关。

此外，慢性接触苯的健康危害程度还与个体的遗传易感性如毒物代谢酶基因多态、DNA修复基因多态等有关。

（四）临床表现

1. 急性中毒

短时间吸入高浓度的苯蒸气可引起急性中毒。主要表现为中枢神经系统的麻醉作用，轻者出现兴奋、欣快感、步态不稳、头痛、呕吐、轻度意识障碍、黏膜刺激症状等；重者意识模糊加重，昏迷或者抽搐，甚至因中枢麻痹而死亡。轻度、重度苯中毒都可引起自主神经功能紊乱；重者可发生化学性肺水肿，还可有心室颤动。

临床症状与空气中苯蒸气浓度和接触时间有关，见表4–4。

表4–4 吸入苯对人体的危害

空气中苯蒸气浓度（mg/m^3）	接触时间（min）	毒性反应
61 000~64 000	5~10	死亡
24 000	30	生命危险
4 800	60	严重中毒症状
1 600	60	一般中毒症状
100~480	300	头痛、乏力、疲劳

注：本表摘自人民卫生出版社，1999年，何凤生所著的《中华职业医学》。

2. 慢性中毒

长期接触低浓度苯可引起慢性中毒，其主要表现为神经系统和造血系统受损，以头晕发生率最高，其次为出血倾向，一般无广泛出血。

神经系统最常见的表现为神经衰弱和自主神经功能紊乱综合征，多数患者表现为头痛、头昏、多梦、失眠、记忆力减退等类神经症，少数有心动过缓或过速、皮肤划痕反应呈阳性等自主神经功能紊乱表现；个别患者可有肢端感觉障碍，出现痛、触觉减退、肢体麻木，亦可发生周围神经病。

造血系统损害的表现是慢性苯中毒的主要临床特征，以白细胞减少和血小板减少最常见。轻度中毒者约5%可无自觉症状，最常出现的早期表现是持续性白细胞计数减少，主要是中性粒细胞减少，白细胞计数$<4\times10^9/L$有诊断意义；除数量变化外，中性粒细胞出现中毒颗粒或空泡时，提示有退行性变化。少数患者表现为血小板计数减少，皮下及黏膜有出血倾向，血小板计数减至$80\times10^9/L$有诊断意义。个别有嗜酸性粒细胞增多或有轻度溶血。严重中毒者红细胞计数、血红蛋白浓度、白细胞计数、血小板计数、网织红细胞计数都明显减少，骨髓造血系统明显受损，甚至出现再生障碍性贫血，骨髓增生异常综合征，可转化为白血病。苯为人类致癌物，已明确苯可致急性非淋巴细胞白血

病，主要为急性骨髓细胞性白血病。苯还可导致急、慢性淋巴细胞白血病，非霍奇金淋巴瘤及多发性骨髓瘤。

苯引起的白血病多在长时间、高浓度接触苯后发生，最短6月，最长23年。1964年Vigliani报告的6例中接触期为5~18年，平均8.1年。1974年Aksoy报告的26例，接触期为1~15年，平均9.7年。有个别工人停止接触苯多年，仍可发生白血病，例如，1964年Vigliani报告一例喷漆工接触苯11年后白细胞减少，随后调换工种，但在停止接触苯12年后仍发生原始细胞性白血病。1933年Dimmel首次提出苯有可能发生迟发性毒性作用，这是由于苯在骨髓或血中持续存留时间较长之故。但Vigliani不同意苯的迟发性毒性作用，认为苯对白血病的发生仅起诱发作用。有文献报告，我国广东省2001—2012年诊断白血病198例，发病时累计苯作业工龄中位数为4年。所谓接触的高浓度苯，1964年Vigliani提出的6例白血病患者接触苯蒸气浓度超过最高容许浓度10倍以上，所使用溶剂的含苯量达25%，甚至高达60%。Aksoy所报告病例的车间空气苯浓度为672~2 080 mg/m^3。

3. 其他

经常接触苯，皮肤可脱脂、变干燥、脱屑以至皲裂，有的出现过敏性湿疹、脱脂性皮炎。苯还可损害生殖系统，苯接触女工月经血量增多、经期延长、自然流产、胎儿畸形率增高；苯对免疫系统也有影响，接触苯工人血IgG、IgA明显降低，而IgM增高。此外，职业性苯接触工人染色体畸变率可明显增高。

（五）诊断与鉴别诊断

根据短期大量或长期的职业接触史和以麻醉作用或造血系统损害为主的临床表现，结合现场职业卫生学调查和实验室检测指标，排除其他疾病所引起的中枢神经系统功能和血象改变，可诊断急性或慢性苯中毒。

诊断与分级条件按照《职业性苯中毒的诊断》（GBZ 68—2013）执行。

1. 急性中毒

（1）急性轻度中毒

短期内吸入大量苯蒸气后出现头晕、头痛、恶心、呕吐、黏膜刺激症状，伴有轻度意识障碍。

（2）急性重度中毒

吸入大量苯蒸气后出现下列临床表现之一者为急性重度中毒：①中、重度意识障碍；②呼吸循环衰竭；③猝死。

急性中毒的诊断必须与其他有机溶剂的急性中毒相鉴别，也须与引起昏迷的其他疾病如急性脑血管病、癫痫等相鉴别。

2. 慢性中毒

（1）慢性轻度中毒

慢性轻度中毒者有较长时间密切接触苯的职业史，可伴有头晕、头痛、乏力、失眠、记忆力减退、易感染等症状。在3个月内每2周复查一次血常规，具备下列条件之一者为慢性轻度中毒：①白细胞计数大多$<4\times10^9$/L或中性粒细胞绝对值$<2\times10^9$/L；②血小板计数大多$<80\times10^9$/L。

（2）慢性中度中毒

慢性中度中毒者多有慢性轻度中毒症状，并有易感染和（或）出血倾向。符合下列条件之一者为慢性中度中毒：①白细胞计数$<4\times10^9$/L或中性粒细胞绝对值$<2\times10^9$/L，伴血小板计数$<80\times10^9$/L；②白细胞计数$<3\times10^9$/L或中性粒细胞绝对值$<1.5\times10^9$/L；③血小板计数$<60\times10^9$/L。

（3）慢性重度中毒

在慢性中毒的基础上，具备下列表现之一者为慢性重度中毒：①全血细胞减少症；②再生障碍性贫血；③骨髓增生异常综合征；④白血病。

苯所致白血病应根据《职业性肿瘤的诊断》（GBZ 94）进行诊断（详见第九章职业性肿瘤）。

慢性苯中毒应与药物（抗肿瘤药物、免疫抑制药、消炎止痛药、抗甲状腺药等）、感染（伤寒、病毒性肝炎、肝硬化、艾滋病等）、放射线、风湿免疫系统疾病等所导致的白细胞减少症、中性粒细胞减少症以及再生障碍性贫血等相鉴别。

3. 诊断难点和注意事项

（1）描述性用词的理解

诊断标准《急性苯中毒的诊断》（GBZ 68—2013）中，有关慢性轻度中毒“白细胞计数大多$<4\times10^9$/L或中性粒细胞绝对值$<2.0\times10^9$/L”，这里的“大多”没有明确量化指标，诊断医师需根据个人理解，结合作业环境空气苯浓度、劳动者接触方式以及临床表现等，进行分析和判定。

（2）苯作业工龄的界定

慢性苯中毒的苯作业工龄，一般为3个月以上。但如果每日苯接触时间长，工作环境中苯浓度高，可在连续作业工龄不到3个月时便出现造血系统损害表现，如外周血异常，甚至出现再生障碍性贫血，其临床表现与“慢性苯中毒”相似，在职业病诊断中仍将其归类于慢性苯中毒。此类再生障碍性贫血经积极治疗，预后相对较好。

苯所致白血病的诊断条件之一为“有明确过量的苯职业接触史，其累计接触年限为6个月以上（含6个月）”。“累计接触年限”是指劳动者在工作场所中接触苯的累计接触时间。接触苯作业加班超出的工时数可折算为相应的累计接触时间，以每日8 h工作时间计算，超过8 h的工时可累加计算，即每累加超过8 h可计为1 d，累加天数达250 d即为1年。

（3）作业环境苯浓度问题

苯的短时间接触容许浓度（PC-STEL）为10 mg/m^3，时间加权平均容许浓度（PC-TWA）为6 mg/m^3，但职业病诊断标准中并未规定过量接触或需超标才能诊断。因为目前的作业场所职业有害因素检测为市场化管理，由厂方委托有资质的技术服务机构进行采样检测，在预约的时段内进行采样检测，企业会比平时更注意通风排毒，或减少原料用量，或更换部分化学物品等，以降低工作场所苯的浓度。因此，实际得到苯浓度在诊断中的价值受到一定影响。应同时测量TWA和STEL，这样才能较全面真实反映工作场所职业病危害因素浓度。

（4）关于临床观察

疑似慢性苯中毒者需在3个月内每2周复查一次血常规，以便判断是否中毒及中毒程度。在实际工作中，可以采取门诊观察，或门诊与住院相结合的方法进行观察，若门诊复查（白细胞计数或中性粒细胞绝对值或血小板计数）2~3次结果提示有中毒可能，再入院继续观察。

（5）关于假性白细胞减少

若某些原因使边缘池内白细胞比例明显增加，则循环池内白细胞相应减少，实际白细胞总数并未减少，即所谓“假性白细胞减少”，可通过肾上腺素试验来判断是否为假性白细胞减少。假性白细胞减少是否可以作为排除慢性苯中毒的依据，目前尚无定论，在诊断标准《职业性苯中毒的诊断》（GBZ 68—2013）中，亦无相应要求。

（6）剂量-效应关系

目前越来越多的学者认为苯中毒存在剂量-效应关系，两者呈正相关，但尚未找到统一的标准。在诊断慢性苯中毒，尤其是重度苯中毒时，应该考虑剂量-效应关系。

（7）慢性苯中毒特异性诊断指标

慢性苯中毒外周血象表现：通常早期以白细胞持续降低为主，不排除少数病例先出现血小板或红细胞减少。晚期或严重时典型表现可为白细胞、血小板、血红蛋白的“三系”减少，以白细胞减少最为明显。骨髓象早期多为正常，或有轻度不良增生。严重时表现为显著的红细胞病态造血，嗜酸细胞发育不良，中性粒细胞前体细胞中异常的胞浆颗粒，嗜血细胞生成，髓质退化及骨髓增生低下。脱离苯接触若干年后，骨髓损害仍持续存在。

研究表明，尿中苯的代谢产物水平与空气中苯浓度存在相关性，因此，尿酚、HQ、CAT、t,t-MA及S-PMA均可作为苯的接触标志，但需注意的是，尿酚的本底值较高，故在低浓度接触时，有学者认为苯酚的监测并无意义。食用含山梨醇食物可引起尿中t,t-MA水平升高，若将t,t-MA作为标志，应注意食物中山梨酸的影响。S-PMA在体内的本底值很低，且具有较好的特异性和半衰期，目前被认为是低浓度苯接触的最佳生物标志，但吸烟可影响其测定值。

（六）治疗

1. 急性中毒

发生急性中毒时，应迅速将中毒患者移至空气新鲜处，立即脱去被苯污染的衣服，用肥皂水清洗被污染的皮肤，注意保暖。急性期应卧床休息。急救原则与内科相同，可用葡萄糖醛酸，忌用肾上腺素。

2. 慢性中毒

对于慢性中毒，无特效解毒剂，治疗须根据造血系统损害所致血液疾病对症处理。可用有助于造血功能恢复的药物，并给予对症治疗。再生障碍性贫血或白血病的治疗原则同内科。近年来有人尝试采用间充质干细胞治疗难治性苯中毒患者，获得了不同程度的效果，甚至患者可以基本被治愈。

（七）预防

苯中毒的预防应采用综合性的预防措施。

1. 生产工艺改革和通风排毒

生产过程密闭化、自动化和程序化；安装有充分效果的局部抽风排毒设备，定期维修，保持空气中的苯浓度低于国家规定的职业接触限值。

2. 以无毒或低毒物质取代苯

加强对苯的生产、使用和销售的管理，尽量不用苯作为稀释剂和溶剂。例如在油漆和制鞋业中，以汽油、环乙烷、二乙醇缩甲醛等作为稀释剂或黏胶剂，以乙醇等作为有机溶剂或萃取剂。

3. 卫生保健措施

对苯作业现场进行定期劳动卫生学调查，监测空气中苯的浓度。作业工人应加强个人防护，如戴防苯口罩或使用送风式面罩。进行周密的就业前和定期体检。女工怀孕期及哺乳期必须调离苯作业，以免对胎儿产生不良影响。

二、甲苯与二甲苯

（一）理化性质

甲苯（toluene，$C_6H_5CH_3$）、二甲苯[xylene，$C_6H_4(CH_3)_2$]均为无色透明、带芳香气味、易挥发的液体。甲苯分子量为92.1，沸点为110.4 ℃，蒸气比重为3.90。二甲苯分子量为106.2，有邻位、间位和对位三种异构体，其理化特性相近；沸点为138.4 ℃~144.4 ℃，蒸气比重为3.66。二者均不溶于水，可溶于乙醇、丙酮和氯仿等有机溶剂。

（二）接触机会

甲苯多是在石油和石油产品生产过程中衍生而成的。工业用途广泛，主要用作油漆、涂料等的有机溶剂、有机合成的中间体，用作硝基甲苯、合成树脂、农药、炸药等的化工原料，也可以作为汽车和航空汽油的添加成分。在制造、贮存、运输过程中发生意外事故，或在通风不良的密闭环境中使用相关产品，均可接触到本品。工业用甲苯常含有1.5%左右的苯，中毒时应予以考虑。

二甲苯从煤焦油轻油部分分馏而得，广泛用于有机溶剂和合成医药、涂料、树脂、燃料、合成纤维、炸药和农药等。工业用二甲苯常含有苯的成分，同时还可混有乙苯、硫酚、吡啶、甲苯等成分，应予注意。女性比男性对二甲苯引起的急性刺激更为敏感。

（三）致病机制

可经呼吸道、皮肤和消化道吸收。吸收后主要分布在含脂丰富的组织，以脂肪组织、肾上腺为最多，其次为骨髓、脑和肝脏。人体对甲苯的解毒能力很强，在体内，80%~90%甲苯氧化成苯甲酸，并与甘氨酸结合生成马尿酸，随尿排出。少量（10%~20%）苯甲酸可与葡萄糖醛酸结合，亦随尿排出。二甲苯60%~80%在肝内氧化，主要产物为甲基苯甲酸、二甲基苯酚和羟基苯甲酸等；其中，甲基苯甲酸与甘氨酸结合为甲基马尿酸，随尿排出。甲苯以原形经呼吸道呼出，一般占吸入量的3.8%~24.8%，而二甲苯经呼吸道呼出的比例较甲苯小。

高浓度甲苯、二甲苯主要对中枢神经系统产生麻醉作用；对皮肤黏膜的刺激作用较强，皮肤接触可引起皮肤红斑、干燥、脱脂及皲裂等，甚或出现结膜炎和角膜炎症状；纯甲苯、二甲苯对血液系统的影响不明显。长期接触浓度超标的甲苯会使血液中自由基和丙二醛（MDA）水平增高，从而可能导致接触人群的听觉系统损害。甲苯还是一种心脏抑制药，对窦房结、房室结有直接抑制作用，特别是接触较高浓度时。心肌损害可能由心肌缺血、缺氧所致。甲苯使心脏对内源性儿茶酚胺致心律失常效应敏感增强，这可能是致死性心律失常和猝死的主要原因。

（四）临床表现

1. 急性中毒

短时间吸入高浓度甲苯和二甲苯可出现中枢神经系统功能障碍和皮肤黏膜刺激症状。急性甲苯、二甲苯中毒的主要临床表现由轻到重依次为头晕、恶心、呕吐、头痛、乏力、意识障碍。呼吸道中毒的突出临床表现为头晕等神经系统症状，消化道中毒的突出临床表现为呕吐等消化系统症状。

急性甲苯中毒的主要靶器官为中枢神经系统，可伴有心、肝、肾等多脏器的损害和功能异常，心、肝、肾等脏器的损害不会单独发生，可发生于中枢神经系统损伤后。

在密闭环境内吸入极高浓度甲苯后可发生猝死，猝死多因化学物浓度极高引起接触者反射性心脏骤停。

2. 慢性中毒

长期接触中低浓度甲苯和二甲苯可出现不同程度的头晕、头痛、乏力、睡眠障碍和记忆力减退等症状。皮肤接触可致慢性皮炎、皮肤皲裂等。

（五）实验室检查

测定现场空气、患者呼出气以及血液中的甲苯、二甲苯，以及代谢物马尿酸、甲基马尿酸的含量，能较好反映近期接触甲苯、二甲苯的浓度，可作为急性中毒诊断与鉴别诊断的参考指标。但须注意，采样应在中毒早期进行。

（六）诊断与鉴别诊断

根据短期内吸入较高浓度甲苯蒸气或皮肤黏膜接触大量甲苯液体的职业史，出现以中枢神经系统损害为主的临床表现，参考现场职业卫生学资料综合分析，排除其他原因所致类似疾病后方可诊断。

急性甲苯中毒的诊断与分级条件按照《职业性急性甲苯中毒的诊断》（GBZ 16—2014）执行，但这不适用于经消化道途径吸收的急性甲苯中毒。急性二甲苯中毒参照执行。

1. 轻度中毒

短期内接触大量甲苯后出现明显头晕、头痛、恶心、呕吐、胸闷、心悸、乏力、步态不稳，并具有下列表现之一者为轻度中毒：①轻度意识障碍；②哭笑无常等精神症状。

2. 中度中毒

在轻度中毒的基础上，具有下列表现之一者为中度中毒：①中度意识障碍；②妄想、精神运动性兴奋、幻听、幻视等精神症状。

3. 重度中毒

在中度中毒的基础上，具有下列表现之一者为重度中毒：①重度意识障碍；②猝死。

本病应与其他原因引起的中枢神经系统疾病相鉴别。

（七）治疗

发生急性中毒时应迅速将中毒者移至空气新鲜处，急救同内科处理原则，可给予患者葡萄糖醛酸或硫代硫酸钠以促进甲苯的排泄。防治中毒性脑水肿，主要措施包括控制颅内高压、高压氧治疗、控制抽搐、促进脑细胞功能恢复等。

因甲苯对消化道黏膜有刺激作用，易致消化道出血，故对误服甲苯患者的洗胃应慎重进行。误服二甲苯中毒的治疗关键在于尽早彻底地洗胃、导泻，有条件的情况下，洗胃后即行血液灌流。

（八）预防

①降低空气中的浓度，通过工艺改革和密闭通风措施，将空气中甲苯、二甲苯浓度控制在国家卫生标准以下（TWA为50 mg/m^3，STEL为100 mg/m^3）。

②加强对作业工人的健康检查，做好岗前和定期体检工作。③作业工人还应该加强个人防护，如戴防毒口罩或使用送风式口罩。

三、正己烷

（一）理化性质

正己烷（n-hexane）是己烷（C_6H_{14}）的主要异构体，常温下为无色液体，微有特殊气味，相对分子量为86.18，易挥发，蒸气密度为2.97，沸点为68.7 ℃。几乎不溶于水，易溶于三氯甲烷、乙醚和乙醇。

（二）接触机会

随着社会经济的快速发展，很多含有正己烷的溶剂和清洗剂被广泛应用于触摸屏生产、光学、电子等新兴行业及钟表、五金、制鞋、印刷等传统行业，还用于制造胶水、清漆、黏合剂和植物油提取，尤其在制鞋及箱包类黏合剂中使用较多。

（三）致病机制

正己烷是一种低毒、高挥发性、高脂溶性、并有蓄积作用的高危害性的饱和脂肪烃类毒物。主要以蒸气形式经呼吸道吸收，可经胃肠道吸收，经皮肤吸收较少。正己烷主要分布于体内脂肪含量较高的组织，如脑、肾、肝、脾、睾丸及血液等。主要在肝脏代谢、微粒体混合功能氧化酶系的参与下，生成一系列代谢产物，如2-己醇、2-己酮、2,5-己二醇、5-羟基-2-己酮、2,5-己二酮等，其中尤以2,5-己二酮最为重要，具有神经毒性。上述代谢产物主要与葡萄糖醛酸结合，结合产物随尿排出。正己烷中毒机制还不清楚。它可影响全身多个系统，且主要与其代谢产物2,5-己二酮有关。它可与神经微丝蛋白中的赖氨酸共价结合，生产2,5-二甲基吡咯加合物，导致神经微丝积聚，引起轴突运输障碍和神经纤维变性；也有人认为2,5-己二酮使神经纤维能量代谢发生障碍，导致轴索变性、脱髓鞘等，出现周围神经病变。

（四）临床表现

1. 急性中毒

急性吸入高浓度的正己烷可出现头晕、头痛、胸闷、眼和上呼吸道黏膜刺激及麻醉症状，甚至意识障碍。经口中毒，可出现恶心、呕吐、胃肠道及呼吸道刺激症状，也可出现中枢神经抑制及急性呼吸道损害等。

2. 慢性中毒

长期职业性接触正己烷可导致慢性中毒，主要累及以下系统。

（1）神经系统

神经系统以多发性周围神经病变为主，其特点为起病隐匿且进展缓慢。轻症者表现四肢远端有程度和范围不等的痛触觉减退，多在肘及膝关节以下，一般呈手套袜子型分布，腱反射减退或消失。较重者可累及运动神经，常伴四肢无力、食欲减退和体重减轻；肌肉痉挛样疼痛，肌力下降，部分有肌萎缩，以四肢远端较为明显（图4-3）。重症者出现运动型神经病，首先表现为下肢远端无力，腓肠肌压痛，肌肉痉挛，继而腱反射减弱至消失，跟腱反射最早减退，随后可有膝腱反射减退，桡骨膜反射、肱二、三头肌反射减退，甚至消失。恢复期正相反，腱反射先从肢体近端开始恢复，最后为远端。

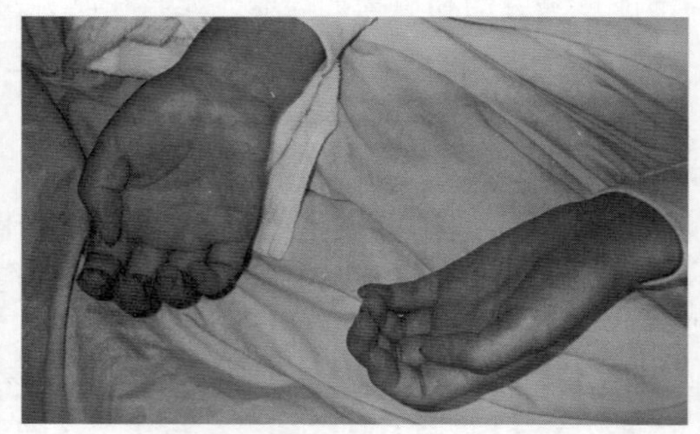

图4-3　双手无力，伴有肌萎缩

（2）心血管系统

心血管系统表现为心律不齐，特别是心室颤动、心肌细胞受损。

（3）生殖系统

正己烷对生殖系统的影响可表现为男性性功能障碍，如性欲下降等，重者出现阳痿；精液检查示精子数目减少，活动能力下降。对性激素的影响尚无定论。对女性生殖系统的影响研究较少。

（4）其他

皮肤黏膜可因长期接触正己烷而出现非特异性慢性损害。

（五）实验室及辅助检查

1. 尿液2,5–己二酮

尿液2,5-己二酮与环境中正己烷浓度呈正相关，为较好的监测指标。

2. 神经–肌电图检查

神经–肌电图检查是诊断周围神经病最重要的手段，主要为神经源性损害。发病过程中的各种异常出现的次序为：感觉动作电位下降→运动幅度下降→运动传导速度减慢和远端潜伏期延长。这种异常可出现于临床体征前，而消失较迟，通常异常程度与病情平行。此外，诱发电位及中枢神经传导异常。经治疗后临床症状好转先于神经–肌电图改变，在评价恢复程度时应更注重临床表现而不是神经肌电检查。一般轻、中度病例运动神经功能可以改善，而感觉神经功能则较难以完全恢复。

3. 神经活检

轻症者光镜及电镜检查正常，或偶见神经肌肉接头或肌肉神经细支异常；中、重症者结旁轴突极度肿胀，伴有髓鞘回缩。电镜下可见轴突肿胀，包括有10 nm神经微丝积聚，也有脱髓鞘、髓鞘再生与正常再生。

4. 其他

血清神经元特异性烯醇化酶（neuron specific enolase，NSE）水平可随患者接触正己烷的时间增长而增高。血清免疫球蛋白IgG、IgM、IgA的水平受到抑制。脑脊液与生化检查偶见蛋白增高。

（六）诊断与鉴别诊断

根据长期接触正己烷的职业史，出现以多发性周围神经损害为主的临床表现，结合实验室检查及作业场所卫生学调查结果，综合分析，排除其他原因所致类似疾病后，方可诊断。诊断与分级条件按照《职业性慢性正己烷中毒的诊断》（GBZ 84—2017）执行。

1. 轻度中毒

长期接触正己烷后出现肢体远端麻木、疼痛、下肢沉重感，可伴有手足发凉多汗、食欲减退、体重减轻、头昏、头痛等症状，并具有以下一项者为轻度中毒：①肢体远端出现对称性分布的痛觉、触觉或振动觉障碍，同时伴有跟腱反射减弱；②下肢肌力4级；③神经–肌电图显示轻度神经损害。

2. 中度中毒

在轻度中毒的基础上，具有以下一项者为中度中毒：①跟腱反射消失；②下肢肌力3级；③神经-肌电图显示周围神经损害明显，可有较多的自发性失神经电位。

3. 重度中毒

在中度中毒的基础上，具有以下一项者为重度中毒：①下肢肌力2级或以下；②四肢远端肌肉明显萎缩，并影响运动功能；③神经-肌电图显示周围神经损害严重。

本病需要与其他原因引起的周围神经病相鉴别，如糖尿病、感染性多发性神经炎、原发性侧索硬化等。

（七）治疗

本品无特效解毒剂。

1. 急性正己烷中毒

发生急性正己烷中毒时，患者应立即脱离接触，移至空气新鲜处，用肥皂水清洗皮肤污染物，并做对症处理，如中西医综合疗法，辅以理疗和四肢功能锻炼等。

2. 慢性正己烷中毒

发生慢性正己烷中毒时，患者应尽早脱离接触，并予以对症和支持治疗，治疗原则和一般周围性神经病相同，如充分休息，给予维生素B_1、B_6、B_{12}和能量合剂等。

神经生长因子（NGF）具有营养神经，促进外周神经元的生长、发育、分化等功能，可加快神经系统损伤后的修复，有助于病情康复，可尽早使用。部分病例脱离正己烷接触后的3~4个月内病情可继续加重，然后再转入恢复期，值得注意。

（八）预防

1. 控制接触浓度

通过工艺改革，减少正己烷的直接接触与使用量，加强局部密闭通风等措施，降低空气中正己烷浓度。

2. 完善管理

应提高工作人员的防患意识，完善职业卫生管理制度，加强健康教育，加强职业卫生监督，健全法律法规。

3. 加强个人防护

工作人员应戴防护口罩，穿防护服，严禁用正己烷洗手。建立岗前和定期体检制度，对患神经系统和心血管系统疾病的作业工人，应密切观察。定期体检，应特别注意周围神经系统的检查。可考虑将尿中的2-己醇（0.2 mg/g Cr）、2,5-己二酮（5.3 mg/g Cr）、血中正己烷（150 μg/L）、呼出气正己烷（180 mg/m^3）等作为生物监测指标和参考的生物接触限值。

四、1,2-二氯乙烷

（一）理化性质

二氯乙烷（dichloroethane），化学式为$C_2H_4Cl_2$，分子量为98.97。室温下为无色油状液体，易挥发，有氯仿样气味。有两种同分异构体：1,2-二氯乙烷（对称异构体，高毒）和1,1-二氯乙烷（不对称异构体，微毒）。二氯乙烷两种异构体常以不同比例共存，对称体密度为1.25 g/cm^3，熔点为−35.3 ℃，沸点为83.5 ℃，不对称体密度为1.17 g/cm^3，熔点为−96.7 ℃，沸点为57.3 ℃。难溶于水，可溶于乙醇和乙醚等有机溶剂，是脂肪、橡胶、树脂等的良好溶剂，加热分解可产生光气和氯化氢。本文主要介绍1,2-二氯乙烷中毒。

（二）接触机会

1,2-二氯乙烷在工农业上的应用历史悠久，1848年曾用作麻醉药，1927年被研究者发现有杀虫作用，又用作谷物、纺织品等的熏蒸剂。目前主要用于制造氯乙烯单体、乙二胺等化学合成的原料、工业溶剂和黏合剂，还用作纺织、石油、电子工业的脱脂剂，金属部件的清洁剂，咖啡因等的萃取剂等。由于使用广泛，产量较高，接触人数多，职业危害突出。根据我国1990—2010年发表的病例报告分析，国内共报告亚急性1,2-二氯乙烷职业中毒事故34起，219人中毒，19人死亡，死亡率为8.68%，涉及广东、江苏、浙江、辽宁等10多个省份。

我国规定，溶剂型胶黏剂中1,2-二氯乙烷含量不得超过0.5%，工作场所空气中的PC-TWA为7 mg/m^3，15 min PC-STEL为15 mg/m^3。急性1,2-二氯乙烷中毒事件大多是由于工人所使用的原料或工作场所空气中的1,2-二氯乙烷浓度超标所致。根据文献报道的29起204例职业性急性1,2-二氯乙烷中毒事故现场检测资料显示，发病患者所在车间1,2-二氯乙烷最低浓度为7.4 mg/m^3，最高达1 199 mg/m^3，平均浓度为272.2 mg/m^3，提示发生急性中毒事故生产车间的1,2-二氯乙烷浓度基本超标，且经常是超标20倍以上；中毒病例轻度34例，重度170例，以重度中毒患者多见。由于1,2-二氯乙烷在人体血中的半衰期仅约88 min，长期低剂量接触1,2-二氯乙烷一般不能达到较高的累积剂量，不会出现类似急性中毒的症状。急性1,2-二氯乙烷中毒事故发生最突出的问题是在防护不足的情况下长时间连续加班。相当一部分病例因缺乏个人防护，连续几天工作12~16 h，达到了较高的累积剂量而发病。

（三）致病机制

1,2-二氯乙烷易经呼吸道、消化道和皮肤吸收，职业接触主要经呼吸道。进入机体后主要分布在肝脏、肾脏、心脏、脊髓、延髓、小脑等靶器官，主要从呼吸道和肾脏排出。

1,2-二氯乙烷毒性作用随接触时间增加而增高，毒性作用的主要靶器官是中枢神经系统和肝肾。其代谢主要有两条途径：①通过细胞色素P450介导的微粒体氧化，产物为2-氯乙醇和2-氯乙醛，随后与谷胱甘肽结合；②直接与谷胱甘肽结合形成S-（2-氯乙基）–谷胱甘肽，随后被转化成谷胱甘肽环硫化离子，可与蛋白质、DNA或RNA形成加合物。

大量实验研究显示，1,2-二氯乙烷可通过钙离子（Ca^{2+}）超载、自由基过多、影响兴奋性氨基酸（CEAA）、血脑屏障损伤、星型胶质细胞损伤，影响细胞能量代谢、DNA损伤及突变等多种途径或机制，引起以神经系统为主的损伤，还可累及肝、肾、呼吸系统、循环系统、生殖系统和免疫系统等。其肝脏、心脏和遗传毒性机制可能涉及脂质过氧化、心肌细胞钙离子动力学改变和谷胱甘肽环硫化离子对DNA的损伤。

（四）临床表现

1,2-二氯乙烷中毒主要以呼吸道吸入导致的中毒为主，皮肤接触需要较大剂量才能引起中毒。不同接触途径所表现的中毒症状基本相同，主要表现为中枢神经系统抑制、胃肠不适、肝肾损害和黏膜刺激症状。

1. 急性中毒

急性中毒是由短期接触较高浓度的1,2-二氯乙烷引起的以中枢神经系统损害为主的全身性疾病。潜伏期短，一般为数分钟至数十分钟。临床首发症状为头晕、头痛，亦可伴有恶心、呕吐等胃肠道症状。病情可突然恶化，出现脑水肿表现，如剧烈头痛、频繁呕吐、抽搐、昏迷等。脑水肿一般可持续

2周左右，严重者可达1个月以上。要引起注意的是，中枢神经症状亦可出现反复或突然加重，在昏迷后清醒一段时间，再度昏迷、抽搐、甚至死亡。

轻度中毒者，可出现中枢神经系统麻醉症状，如嗜睡、反应迟钝、言语不清、乏力、恶心、呕吐、步态蹒跚、共济失调或一过性晕厥等；病情加重者可见中度意识障碍、极度乏力、视物模糊、震颤、肌阵挛、四肢抽搐、癫痫发作、精神行为异常，部分肌力、肌张力、腱反射改变，病理反射阳性等；严重者表现为持续性的脑水肿和颅压增高等全脑性损害，部分伴有脑局灶性受损的症状，如意识丧失、昏迷等。除中枢神经症状外，还可出现眼、鼻、咽部黏膜刺激症状。急性中毒引起严重的肝、肾损害者较为少见，特别是肾损害。但口服或意外接触极高浓度1,2-二氯乙烷中毒者，可出现肝、肾损害。

2. 亚急性中毒

亚急性中毒见于较长时间接触较高浓度1,2-二氯乙烷作业，是我国近年来主要的发病形式。其临床特点与急性中毒有所不同，表现为潜伏期较长，多为数天甚至十余天。临床表现为中毒性脑病，肝、肾损害少见，多呈散发性，起病隐匿，病情可突然恶化。患者病情会出现反复，表现为昏迷后清醒，再度出现昏迷、抽搐甚至死亡，临床上应引起重视。

3. 慢性中毒

长期吸入低浓度的1,2-二氯乙烷可出现乏力、头晕、失眠等神经衰弱综合征表现，也有恶心、腹泻、呼吸道刺激及肝、肾损害表现。少数患者有肌肉和眼球震颤症状。皮肤接触可引起干燥、脱屑和皮炎。

4. 其他系统损害

其他系统损害可有一过性心肌酶轻中度升高；个别报道重度中毒可引起视神经萎缩、应激性溃疡。目前尚未有研究显示急性中毒会对机体产生远期的致突变、致畸和致癌作用。

（五）实验室及辅助检查

①测定血、尿中1,2-二氯乙烷含量可作为接触指标，但其与中毒严重程度无明显相关，故不能作为诊断指标，可作为诊断与鉴别诊断的参考指标。②血与呼气中1,2-二氯乙烷的含量能直接反映病例接触情况，但由于1,2-二氯乙烷在体内代谢迅速，很难及时进行样品采集，所以在患者脱离接触后越早进行采样，其结果越有参考意义。③头颅影像学特征：急性1,2-二氯乙烷中毒的颅脑CT或MRI表现有一定的特征性，脑水肿是其主要影像学特征，通常表现为脑

白质弥漫性、对称性肿胀；CT显示双侧脑白质对称性密度减低，MRI显示双侧脑白质弥漫性异常信号，表现为T1 WI呈低信号，T2 WI呈高信号，严重病例可出现灰质、白质界限完全消失、脑回肿胀、脑沟变浅或消失、脑池变浅、脑室变窄等明显对称性脑水肿影像学改变。中毒性脑病常累及两侧苍白球、豆状核、小脑齿状核、外囊前部、内囊根部、丘脑、脑干等部位，其影像学改变应与一氧化碳、海洛因等有毒物质引起的中毒性脑病以及其他脱髓鞘疾病进行鉴别。

（六）诊断与鉴别诊断

根据短期接触较大量1,2-二氯乙烷的职业史，出现以中枢神经系统损害为主的临床表现，结合颅脑CT和（或）MRI检查结果，参考工作场所职业卫生学资料，综合分析，排除其他病因所引起的类似疾病，方可诊断。诊断与分级条件按照《职业性急性1,2-二氯乙烷中毒的诊断》（GBZ 39—2016）执行，亚急性中毒亦可参照执行。

1. 轻度中毒

出现头晕、头痛、乏力等中枢神经系统症状，并具有下列表现之一者为轻度中毒：①表情淡漠、记忆力下降、行为异常，出现步态蹒跚；②轻度意识障碍；③颅脑CT显示双侧脑白质对称性密度减低，或MRI显示双侧脑白质弥漫性异常信号。

2. 中度中毒

在轻度中毒基础上，具有下列表现之一者为中度中毒：①中度意识障碍；②症状性癫痫（部分性发作）。

3. 重度中毒

在中度中毒基础上，具有下列表现之一者为重度中毒：①重度意识障碍；②症状性癫痫（全身性发作）；③脑局灶受损表现，如小脑性共济失调等。

急性、亚急性中毒出现中毒性脑病时，需要注意与感染性脑炎、脑血管意外、癫痫、脑外伤、脑肿瘤等疾病相鉴别。

（七）治疗

目前尚无特效解毒剂。

1. 密切观察

接触高浓度1,2-二氯乙烷后，对中枢神经系统的损害有一定的潜伏期，应密切观察接触者。对出现接触反应患者，应密切观察72 h，并进行对症处理。

2. 急性中毒

急性中毒时，迅速将中毒者脱离现场，移至新鲜空气处，更换被污染的衣物，冲洗污染皮肤，注意保暖。严密观察病情变化，特别要注意防止病情反复。

一般治疗主要包括：严密监测患者生命体征，间断低流量给氧，采用亚低温疗法减轻缺氧症状，降低脑代谢；抬高头位，通常采用20°~30°头高位，以防止颅内压增高，但应注意脑灌注压下降及颈部扭曲反使颅内压升高。

3. 防治中毒性脑病

治疗重点是防治中毒性脑病，积极治疗脑水肿，降低颅内压，及早应用甘露醇、呋塞米及地塞米松等。强调“密切观察、早期发现、及时处理、防止反复”，并应根据病情维持一段时间，切勿过早停药，治疗观察时间一般不应少于2周。

研究治疗的新方法和新技术包括神经内分泌治疗、水通道蛋白调节剂、干细胞移植和基因治疗等，目前均处于探索阶段。另外还可辅以谷胱甘肽抗自由基、硫辛酸、神经节苷脂营养脑神经，1,6-二磷酸果糖、能量合剂促进脑功能恢复，以及高压氧舱、中医中药等治疗。出现癫痫发作、肌阵挛，可选用丙戊酸钠及氯硝西泮等药物进行治疗。对于误服中毒的患者可采用血液灌流治疗。

4. 禁用肾上腺素

在救治过程中，注意禁用肾上腺素，因其可诱发致命性心律失常。也不宜使用巴比妥类药物，忌用吗啡，如有躁动不安或惊厥，可用水合氨醛或针刺疗法。

（八）预防

①关键在于降低车间空气中1,2-二氯乙烷浓度及严禁长时间连续加班。②加强车间的有效通风，降低毒物浓度，使工作场所中空气中1,2-二氯乙烷浓度严格控制在国家规定的职业卫生接触限值（PC-TWA：7 mg/m^3；PC-STEL：15 mg/m^3）范围内。③对生产环境中的毒物进行日常监测，及时了解毒物浓度

的变化，及时采取措施，避免中毒事件的发生；定期对接触的工人进行健康监护和健康促进教育。

五、溴丙烷

（一）理化性质

溴丙烷（bromopropane，C_3H_7Br）有1-溴丙烷（1-BP）和2-溴丙烷（2-BP）两种同分异构体。分子量为122.99。1-溴丙烷又名正丙基烷、正溴丙烷，系无色或淡黄色透明液体，中性或微酸性，易挥发、不易燃，具有在大气中半衰期短、不破坏大气臭氧层等特点，因此成为氟利昂类的替代品。熔点为-110 ℃，沸点为71 ℃，蒸气压为18.44 kPa（25 ℃）。微溶于水，能溶于丙酮、苯、氯仿、四氯化碳等，并与乙醇、乙醚混溶，遇高热分解产生有毒的溴化物气体，与水反应可产生酸类。2-溴丙烷又名溴代异丙烷、异丙基溴，为无色易挥发液体，熔点为-90 ℃，沸点为59 ℃，相对密度为1.310（20 ℃），微溶于水，能与醇、醚、苯、氯仿混溶。

（二）接触机会

生产溴丙烷；用作清洗剂清洗金属精密仪器、光学仪器和电子元件；作为化工原料生产农药、医药、染料及其他有机化合物；作为黏合剂的配制过程，如箱包生产、家具制造、制鞋时均可有职业接触。因2-溴丙烷对人体生殖系统以及血液系统的明显损害作用，已停止将其作为清洗剂使用。

（三）发病机制

可经呼吸道、皮肤和消化道进入人体，职业中毒主要侵入途径为呼吸道。1-溴丙烷进入机体随血液分布于全身组织，在脂质丰富的组织中含量较多；体内的第一代谢路径是经细胞色素P450氧化，其中主要是2号位碳原子被氧化生成1-溴-2-丙醇，此后一部分1-溴-2-丙醇与谷胱甘肽（GSH）、葡萄糖醛酸结合经尿排出，另一部分则进一步氧化生成溴丙酮；可通过多种途径排出体外，包括以原形方式排出、脱溴、经P450氧化以及与谷胱甘肽结合，代谢产生几种巯基尿酸结合物。

溴丙烷中毒机制尚未完全清楚。1-溴丙烷主要影响神经、肝脏以及生殖等系统，其中以神经毒性最为明显。1-BP的急性中毒，主要病理改变为肝细胞变性和肺水肿。慢性中毒主要引起神经系统损害，其靶部位在周围神经系统，也可累及中枢神经系统。2-溴丙烷主要具有生殖毒性和血液毒性。

（四）临床表现

1. 1-溴丙烷

（1）急性和亚急性中毒

急性中毒多见于高浓度吸入或者误服者。潜伏期短，一般为数十分钟。患者出现头痛、头晕、恶心、全身乏力或具有易兴奋、情绪激动、焦虑、易怒等精神症状，并表现为意识模糊、朦胧状态等轻度意识障碍，或表现为小脑共济失调如持物不稳、站立不稳、步态蹒跚等症状。近年来国内外报道的病例多属于亚急性中毒病例，即较长时间接触较高浓度1-溴丙烷，经呼吸道吸入中毒的患者。潜伏期较长，多为数天甚至十余天。

（2）慢性中毒

长期密切接触1-溴丙烷，可出现肢体远端麻木、刺痛、乏力、步态不稳，或伴有多汗及头晕、头痛、记忆力下降、抑郁、焦虑、易怒等症状；可出现四肢对称性手套、袜套样的痛觉、触觉障碍，同时伴有肢体远端音叉震动觉减退伴跟腱反射减弱，受累肌肉肌力不同程度减退，可采用实验室神经–肌电图进行检查。

2. 2-溴丙烷

未见职业性2-溴丙烷急性中毒病例报道。长期高浓度接触可出现头痛、眩晕、持续流感样症状、腰痛、神经痛、末梢神经麻痹以及全身紫斑等。男性可见精子数减少和精子运动率降低。女性可出现停经、继发性闭经。不出现血红蛋白、白细胞和（或）血小板减少等造血功能障碍现象。

（五）诊断与鉴别诊断

《职业性溴丙烷中毒的诊断》（GBZ 289—2017）适用于1-溴丙烷中毒的诊断。

1. 诊断原则

（1）急性中毒

根据短期内接触较高浓度1-溴丙烷的职业史，出现以中枢神经系统损害为主的临床表现，参考现场职业卫生学调查资料，综合分析，排除其他原因所致类似疾病，方可诊断为急性中毒。

（2）慢性中毒

根据长期接触1-溴丙烷的职业史，出现以周围神经系统损害为主的临床表现，结合神经–肌电图等实验室检查结果，参考工作场所职业卫生学调查资料，综合分析，排除其他原因所致的周围神经病，方可诊断为慢性中毒。

2. 诊断分级

（1）急性中毒

患者短期内接触较高浓度1-溴丙烷后，可出现头痛、头晕、恶心、全身乏力或具有易兴奋、情绪激动、焦虑、易怒等精神症状，并出现不同程度的意识障碍或小脑共济失调如持物不稳、站立不稳、步态蹒跚。

（2）慢性中毒

长期密切接触1-溴丙烷，可出现肢体远端麻木、刺痛、乏力、步态不稳，或伴有多汗及头晕、头痛、记忆力下降、抑郁、焦虑、易怒等症状，同时，具有下列条件之一者为轻度中毒：①四肢对称性手套、袜套样的痛觉、触觉障碍，同时伴有肢体远端音叉震动觉减退伴跟腱反射减弱；②四肢受累肌肉肌力减退至4级；③神经–肌电图检查提示轻度周围神经损害。

在轻度中毒的基础上，具有下列表现之一者为中度中毒：①跟腱反射消失，或深感觉明显障碍伴感觉性共济失调；②四肢受累肌肉肌力减退至3级，可伴有肌肉萎缩；③神经–肌电图检查提示周围神经损害明显。

在中度中毒的基础上，具有下列表现之一者为重度中毒：①四肢受累肌肉肌力减退至2级及以下；②神经–肌电图检查提示周围神经损害严重。

1-溴丙烷急性中毒需要与脑出血或脑栓塞、外伤、癫痫、急性药物中毒、中枢感染性疾病等鉴别；慢性中毒需要排除其他原因引起的周围神经病，如糖尿病、感染性多发性神经炎等。

2-溴丙烷中毒，如为造血系统损害，应与苯导致的白细胞和全血细胞减少，再生障碍性贫血相鉴别。

（六）治疗

目前无特效解毒剂，主要以对症治疗及支持治疗为主。急性中毒者应迅速脱离1-溴丙烷作业环境，脱去被污染的衣物，清洗被污染的皮肤、黏膜，并采用吸氧、B族维生素、神经营养药物等方式治疗，对有明显意识障碍者，可短程足量应用肾上腺皮质激素，辅以理疗与对症、支持治疗。慢性中毒以促进神经修复、再生为主，根据需要给予B族维生素、神经营养药物及对症治疗，恢复期辅以康复治疗。

（七）预防

①积极改进生产工艺，在溴丙烷使用过程中尽量采用自动化和远程控制操作，加强设备密闭化，提供充分的全面排风，定期检修设备，防止渗漏。②溴丙烷是挥发性较强的有机溶剂，作业时个人防护措施除呼吸防护外应同时保护皮肤和眼睛，如果操作中存在皮肤接触，应穿戴化学防护服和化学防护手套。③加强溴丙烷职业危害知识教育，做好职业健康监护。

六、三氯乙烯

（一）理化性质

三氯乙烯（trichloroethylene，TCE），分子式为C_2HCl_3，为无色易挥发的液体，具有三氯甲烷样的微甜气味。分子量为131.4，密度为1.46 g/cm^3，熔点为−73 ℃，沸点为86.7 ℃，蒸气密度为4.54 g/L，蒸气压为7.70 kPa（20 ℃）。难溶于水，可与醇、醚等有机溶剂和油类相混溶。不易燃烧。在有空气存在的条件下，当温度高于400 ℃时，可分解生成光气、氯化氢和一氧化碳。

（二）接触机会

三氯乙烯主要用于金属部件去油污和冷清洗、纺织物的干洗、有机合成、印刷油墨、黏合剂、打字改正液、斑点去污剂、地毯除垢剂、化妆用的清洗液等，并作为蜡、脂肪、树脂的溶剂及农药杀虫剂和杀菌剂活性组成的载体溶剂，在五氯乙烷和聚氯乙烯生产中分别作为中间体和链终止剂，过去医学上曾用作麻醉剂。从事三氯乙烯制造和上述应用行业的工人，均可有职业接触，尤以电镀、五金、不锈钢和电子工业工人为甚。

（三）致病机制

三氯乙烯可经呼吸道、胃肠道和皮肤吸收。职业接触的主要途径是吸入三氯乙烯蒸气和皮肤上遗留的液态三氯乙烯。吸收后，三氯乙烯迅速分布到机体组织内，并主要在脂肪组织中蓄积，对皮肤、肝脏、肾脏、心脏和中枢神经系统等多个脏器都有明显的毒性作用。据对人体尸检材料测定，以脂肪组织含量最高，其次为肝、肾、脑、肌肉和肺等。三氯乙烯可通过血脑屏障和胎盘屏障，在接触后数分钟，胎儿血中即可检出三氯乙烯。

进入体内的三氯乙烯主要在肝脏代谢。首先转化成一种可与蛋白质呈共价结合的环氧化物，该中间活性代谢产物通过分子内重排，生成水合氯醛，再进一步氧化成三氯乙酸或还原成三氯乙醇，后者可迅速与葡糖醛酸结合形成葡萄糖醛酸三氯乙酯。

吸收的三氯乙烯约有10%以原形随呼出气排出，绝大部分在代谢后经肾脏由尿排出，经其他途径（如粪便、汗液和唾液）排出的三氯乙烯不到总量的10%。人接触三氯乙烯后，尿中主要可检出三氯乙醇和三氯乙酸两种代谢产物。

目前认为三氯乙烯毒性作用主要与其活性代谢产物有关，代谢产物水合氯醛经生物转化后形成的三氯乙醇，可对中枢神经系统产生抑制作用；水合氯醛尚可引起心律失常和肝脏损害。在接触极高浓度或长期持续接触后，三氯乙烯代谢成三氯乙酸和三氯乙醇的途径可被饱和，导致另一代谢途径产生的二氯乙酸浓度相应增高。二氯乙酸可致周围神经病。这可解释长期接触三氯乙烯可引起周围神经损害，但十分罕见。二氯乙酸和三氯乙酸还可引起心律失常。

（四）临床表现

1. 急性中毒

三氯乙烯属脂溶性，进入体内后主要蓄积于神经等富含脂类的组织中。三氯乙烯对中枢神经有强烈的抑制作用，其代谢产物如水合氯醛等具有心脏和肝脏毒性。急性三氯乙烯中毒潜伏期一般为数小时。临床上主要表现为中枢神经系统损害，部分病例合并肝肾功能损害，个别病例可出现严重的心律失常。

（1）皮肤损害

皮肤损害是三氯乙烯中毒特征性改变，也是主要症状之一。大多数患者是以皮肤损害为首发症状，先出现于颜面、颈部、胸前、四肢，继之发展到躯干，甚至全身。皮损起初表现为许多散在鲜红色小丘疹，迅速发展为大片红色丘疹、红斑、多形红斑（图4-4）；严重时可见皮肤大水疱、多个水疱融合成片，后水疱破裂、皮肤结痂、坏死脱落，并伴口、眼、会阴部黏膜损害的重症

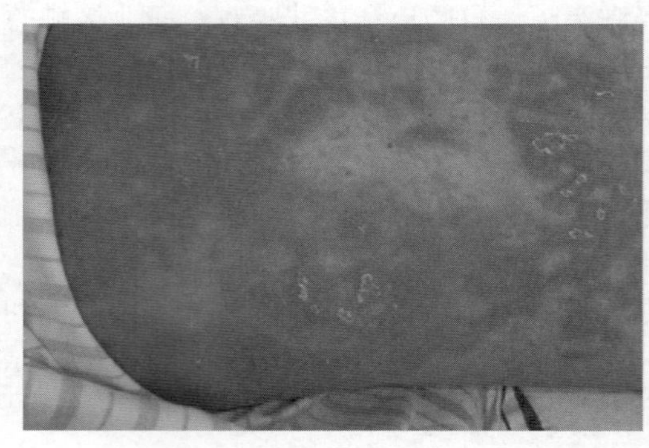

图4-4　重症多形红斑

多形红斑，酷似药疹。可为剥脱性皮炎及大疱性表皮坏死性松解症等严重皮肤病变。皮肤损害往往是中毒最早出现、也是最明显表现。

皮肤损害程度不一，有的表现为皮肤红色斑丘疹，呈多形性并可融合成片，7~15 d渐渐消退，或留下色素沉着；有的反复发生，迁延不愈；有的发热后出现皮疹，也有皮疹后出现发热症状；还有的很快出现全身剥脱性皮炎或大疱性表皮坏死性松解症（图4-5）。有报道指出，发热和面部水肿，特别是眶周水肿，以及在皮损剥脱的同时出现口周和肛周皲裂，是三氯乙烯所致剥脱性皮炎的常见特征。

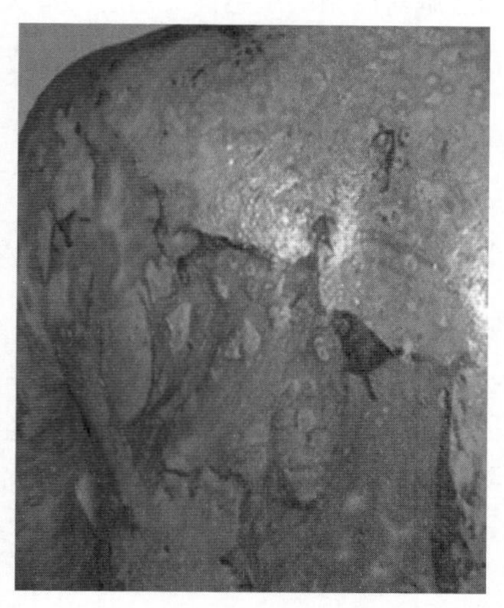

图4-5　大疱性表皮坏死性松解症

从以上皮肤损害特征来看，三氯乙烯中毒存在明显的个体差异；有报道认为，三氯乙烯的皮肤损害与其接触的浓度无关，故有学者认为，皮肤损害的原因为皮肤过敏性反应。但是，关于三氯乙烯是否是免疫性毒物，尚无可靠的细胞组织学、分子生物学与免疫学方面的资料证实，有待进一步探讨。一般认为，一旦出现皮肤损害，往往提示病情严重。

（2）神经系统损害

三氯乙烯的麻醉作用稍次于氯仿，急性中毒时主要表现为神经系统的抑制、头痛、恶心、呕吐、倦怠、易激动、酩酊感、嗜睡、意识模糊或朦胧状态、步态不稳等；重者出现意识不清、幻觉、谵妄、抽搐、昏迷等症状，或因呼吸抑制及延髓麻痹而死亡。在接触极高浓度三氧乙烯（53 800 mg/m^3）的情况下，患者可迅速昏迷而无任何前驱症状。

有患者以脑神经损害为突出表现，常见三叉神经损害，受损率可达12%~38%。表现为角膜反射消失，由三叉神经周围性或核性分布的面部区域感觉减退，咀嚼肌无力。

（3）肝、肾、心损害

三氯乙烯中毒常有肝脏损害，可有肝大、肝功能异常，其中大多有黄疸发生。中毒早期或后期可伴发肾脏损害，表现为微量蛋白、少量蛋白尿，肾功能异常，甚至急性肾衰竭等。口服中毒患者的肝和肾损害更常见。对心脏可以有心肌细胞的直接毒性作用，出现中毒性心肌炎表现；也可通过影响心脏的交感神经反应性作用，增加心脏对刺激的敏感性而引起心律失常、心室颤动等，严重者甚至猝死。

2. 慢性影响

长期接触三氯乙烯可出现头晕、头痛、乏力、虚弱、食欲减退、记忆力减退、睡眠障碍、情绪不稳、判断力下降和共济失调等症状，慢性影响有待进一步研究。有文献报道，对107例长期接触三氯乙烯的工人进行调查，发现这些工人均出现中枢神经系统症状，以神经衰弱最为常见，并有自主神经紊乱、间脑体温调节障碍，甚至累及脑神经。另有学者发现长时间接触较低浓度三氯乙烯，可对暴露者神经行为功能产生明显影响，主要表现在短时记忆力、注意力降低，手运动速度下降，手-眼协调性和稳定性差，并出现一定的消极情感状态等改变。

（五）诊断与鉴别诊断

1. 急性中毒

根据短期内接触大量三氯乙烯的职业史，以神经系统损害为主，并可有肝、肾和心脏损害等临床表现，结合职业卫生学调查资料，并参考尿中三氯乙酸测定结果，排除其他病因所致的类似疾病后，对照《职业性急性三氯乙烯中毒诊断标准》（GB 38—2006）进行诊断。

（1）轻度中毒

有头昏、头痛、乏力、颜面潮红、心悸、胸闷、眼及上呼吸道刺激等症状，并有以下表现之一者为轻度中毒：①轻度意识障碍；②三叉神经损害；③急性轻度中毒性肝病或中毒性肾病者。

（2）中度中毒

短期接触较大量三氯乙烯后，具有以下表现之一者为中度中毒：①中度意识障碍；②两对以上脑神经损害；③急性中度中毒性肝病或中毒性肾病者。

（3）重度中毒

短期接触较大量三氯乙烯后，具有以下表现之一者为重度中毒：①有重度意识障碍；②急性重度中毒性肝病或中毒性肾病；③心源性猝死。

我国职业接触三氯乙烯的生物限值：尿中三氯乙酸浓度为0.3 mmol/L（50 mg/L）。急性中毒时，尿三氯乙酸含量增高，是可靠的接触指标。

急性三氯乙烯中毒主要需与其他有机溶剂中毒相鉴别，对有肝脏损害的患者，应排除病毒性肝炎；急性重度三氯乙烯中毒心源性猝死应与其他心血管疾病猝死相鉴别；还应与其他原因引起的意识障碍、三叉神经分布区感觉障碍、周围神经病等疾病相鉴别。

2. 皮肤损害

皮损表现为剥脱性皮炎、多形红斑、重症多形红斑和大疱性表皮松解症者，对照《职业性三氯乙烯药疹样皮炎诊断标准》（GBZ 185）进行诊断。

（六）治疗

三氯乙烯中毒目前尚无特效解毒剂，急性中毒主要采用一般急救措施，关键是积极保护肝、肾、心脏功能和防治全身大面积皮肤损害。

1. 吸入中毒者应迅速脱离污染现场

皮肤沾污后，立即脱去被污染的衣服，用肥皂和大量清水彻底清洗污染的皮肤。眼睛接触后，用流水冲洗15 min以上。口服者应尽快洗胃，亦可先口服或经胃管注入活性炭或医用液态石蜡以减少胃肠道吸收，然后洗胃，最后用盐类轻泻剂导泻以加速排出。

2. 糖皮质激素

早期、足量使用糖皮质激素对三氯乙烯所致变态反应性损害有特殊疗效，但对黄疸疗效不佳，一般每日用地塞米松约30 mg。

3. 保护肝肾功能、营养心肌

治疗以抗过敏、抗感染、保护肝肾功能、营养心肌为主，积极防治脑水肿和心、肝、肾损害。对有脑神经损害者，按神经内科治疗原则处理。

4. 慎用肾上腺素及其他拟肾上腺素药

因乙醇可增强三氯乙烯的毒性作用，故应避免使用含乙醇的药物，如氢化可的松注射剂等。

5. 防治皮肤损害

对剥脱性皮炎，应早期补充足够的血浆和白蛋白，建议按全身大面积烧伤进行抢救与治疗。

（七）预防

加强工作场所中生产设备的密闭和通风排气。尽可能用无毒或低毒物质代替三氯乙烯作清洗剂。严格执行安全操作规程，防止火焰与本品接触，以免产生剧毒光气。定期检修设备，杜绝跑、冒、滴、漏。做好个体防护和安全卫生教育，作业工人应进行就业前和每1~2年一次的定期体格检查。神经系统器质性疾病或明显的心、肝、肾及眼底病变，应列为职业禁忌证。

七、四氯化碳

（一）理化性质

四氯化碳（carbon tetrachloride，CCl_4）又称四氯甲烷（tetrachloromethane），为无色、易挥发、不易燃的液体。具有氯仿的微甜气味。分子量为153.84，密度为1.595 g/cm^3（20 ℃/4 ℃），沸点为76.8 ℃，蒸气压为15.26 kPa（25 ℃），蒸气密度为5.3 g/L。微溶于水，可与乙醇、乙醚、氯仿及石油醚等混溶。遇火或炽热物可分解为二氧化碳、氯化氢、光气和氯气等。

（二）接触机会

四氯化碳用途广泛，以往曾用作驱虫剂、干洗剂。目前主要作为化工原料，用于制造氯氟甲烷、氯仿和多种药物；作为有机溶剂，性能良好，用于油、脂肪、蜡、橡胶、油漆、沥青及树脂的溶剂；也用作灭火剂、熏蒸剂，以及机器部件、电子零件的清洗剂等。在其生产制造及使用过程中，均可接触四氯化碳。

（三）致病机制

四氯化碳可经呼吸道、皮肤及胃肠道吸收。蒸气经呼吸道吸收迅速，因其水溶性低，吸收率随吸入时间延长而下降。蒸气和液体均可经皮肤吸收。四氯化碳在体内代谢迅速，吸入后48 h，血中已检不出本品，广泛分布于体内各组织脏器。主要排泄途径是肺，吸收量的51%以原形从肺排出，部分从尿和粪便排出。

本品是典型的肝脏毒物，但接触浓度与频度可影响其作用部位及毒性。接触高浓度四氯化碳时，首先是中枢神经系统受累，随后累及肝、肾；而长期接触低浓度则主要表现为肝、肾受累。乙醇可促进四氯化碳的吸收，加重中毒症状。另外，四氯化碳可增加心肌对肾上腺素的敏感性，引起严重心律失常。

目前研究较多的是其肝毒机制。一般认为，四氯化碳必须在微粒体混合功能氧化酶作用下，裂解生成三氯化碳等代谢产物才能产生毒性作用。但关于四氯化碳如何造成细胞损害直至细胞死亡的假说较多，如：脂质过氧化学说、共价结合学说、细胞内钙代谢紊乱学说等。

（四）临床表现

1. 急性中毒

（1）潜伏期

潜伏期一般为1~3 d，也有短至数分钟者。潜伏期长短与接触剂量及侵入途径有关。与经呼吸道或胃肠道吸收中毒的临床表现类似，均可出现中枢神经系统麻醉及肝、肾损害症状。

（2）神经系统症状

神经系统症状可有头晕、头痛、乏力、精神恍惚、步态蹒跚、短暂意识障碍或昏迷等。极高浓度吸入时，可因延髓受抑制而迅速出现昏迷、抽搐，甚至猝死。

（3）消化道症状

消化道症状口服中毒时较明显。可有恶心、呕吐、食欲减退、腹痛、腹泻及黄疸、肝大、肝区压痛、肝功能异常等中毒性肝病征象。严重者可发生暴发性肝功能衰竭。肝损害症状多于发病第3~4 d出现。

（4）肾损害症状

肾损害症状可出现蛋白尿、红细胞尿、管型尿。严重者出现少尿、无尿、氮质血症等急性肾衰竭表现。

（5）其他

少数患者可有心肌损害、心律失常等表现。心室颤动及呼吸中枢麻痹多为致死原因。吸入中毒者常伴有眼及上呼吸道刺激症状。有时可引起肺水肿。

2. 慢性中毒

慢性中毒的报道较为少见。长期反复接触四氯化碳，可有头晕、乏力、失眠、记忆力减退、食欲不振、恶心、腹泻和腹痛等症状。可有肝大、肝功能异常。严重者可发展为门脉性肝硬化。少数患者发生球后视神经炎，出现视野缩小，视力减退。此外，国外还有报道四氯化碳中毒可引起听力障碍、耳蜗前庭系统功能障碍及再生障碍性贫血症状等。皮肤长期接触，可因脱脂而出现干燥、脱屑和皲裂等症状。

（五）实验室检查

1. 肝功能检查

血清ALT、AST活性升高明显，可作为四氯化碳中毒急性期肝功能损害的主要诊断指标。血清甘胆酸、血清前白蛋白等测定亦为敏感指标。严重受损时，血清胆红素、凝血酶原时间明显升高，而血清白蛋白明显降低。

2. 尿常规及肾功能检查

尿液成分的改变可提示肾功能损害的早期证据。血尿素氮、肌酐可增高；内生肌酐清除率降低是测定肾小球滤过率（GFR）常用而敏感的方法。GFR下降超过50%者可考虑为急性肾衰竭。

3. 血及呼出气中四氯化碳浓度测定

血及呼出气中四氯化碳浓度测定可作为诊断参考。

（六）诊断与鉴别诊断

根据短期较高浓度的四氯化碳接触史，较快地出现中枢神经系统麻醉和（或）肝、肾损害的临床表现，结合实验室检查结果，经综合分析，排除其他类似疾病后，对照《职业性急性四氯化碳中毒诊断标准》（GBZ 42—2002）进行诊断。

1. 轻度中毒

除头晕、头痛、乏力或眼、上呼吸道黏膜等刺激症状外，出现以下表现之一者为轻度中毒。①步态蹒跚或轻度意识障碍；②肝脏增大、压痛和轻度肝功能异常；③蛋白尿或血尿和管型尿。

2. 重度中毒

上述症状加重，并出现以下表现之一者为重度中毒。①昏迷；②重度中毒性肝病；③重度中毒性肾病。

急性中毒出现昏迷时，应注意与流行性脑脊髓膜炎、流行性乙型脑炎等感染性疾病相鉴别。出现肝、肾损害时应与病毒性肝炎、药物性肝病、肾内科疾病及其他中毒性肝、肾病相鉴别。

慢性中毒因临床表现不具特异性，目前又缺乏诊断指标，且有可能存在中毒与肝炎病毒所致肝功能异常的交叉重叠，诊断较为困难。需与病毒性肝炎、药物性肝病及酒精性肝病相鉴别。

皮肤损害可根据皮肤损害的临床类型，对照相应职业性皮肤病的诊断标准，进行诊断。

（七）治疗

①立即脱离现场，按一般急救常规处理，并早期给氧。②中毒者应卧床休息，密切观察，给予高热量、富含维生素及低脂饮食。③目前无特效解毒剂，早期以积极防治神经系统、肝和肾损害等对症处理为主。

（八）预防

生产四氯化碳的工序，要求严格密闭。使用四氯化碳的工序要充分通风。进入高浓度四氯化碳作业环境时，必须佩戴滤过式或供氧式面具。使用四氯化碳灭火器，应戴防毒面具，注意发生光气中毒事故。普及预防知识，宣传接触者不要饮酒，禁用四氯化碳洗手或洗涤工作服。另外，要做好就业健康检查及定期健康检查，有肝、肾及器质性神经系统疾病者，不宜接触四氯化碳。

八、甲醇

（一）理化性质

甲醇（methanol，CH_3OH）又称木醇或木酒精，为无色澄清液体，有刺激性气味。分子量为32.04，沸点为64.8 ℃，相对密度为0.79，蒸气密度为1.11 g/L，饱和蒸气压为12.3 kPa（20 ℃）。溶于水，可混溶于醇、酮、苯、卤代烃、醚等多数有机溶剂。

（二）接触机会

甲醇在工业、医药行业、日用化妆品行业等广泛应用。作为原料和溶剂，可用作制造甲醛、香精、火药、甲胺和杀虫剂等；作为溶剂，用于染料、树脂、人造革、橡胶、喷漆等的生产；也可用作油漆、颜料的去除剂、防冻剂、萃取剂、橡胶加速剂、管道脱水剂、焊剂、乙醇的变性剂等。

（三）致病机制

甲醇的毒性与其原形及其代谢产物的蓄积量有关。甲醇本身具有麻醉作用，可使中枢神经系统受到抑制。而甲醇中毒引起的代谢性酸中毒和眼部损害主要与甲酸含量有关。给猴分别注射甲醇和甲酸盐后，产生的中毒表现相同。甲酸盐可通过抑制细胞色素氧化酶引起轴浆运输障碍，导致中毒性视神经病。

由甲酸盐诱导的线粒体呼吸抑制和组织缺氧，可产生乳酸盐。甲醇氧化可使细胞内NAD/$NADH^+$比值下降，促进厌氧微生物的糖酵解，并产生乳酸。甲酸和乳酸及其他有机酸的堆积，引起酸中毒。在大鼠等非灵长类动物中，甲酸盐代谢迅速，体内无明显积蓄；而在灵长类猴和人体中甲酸蓄积量较高。故甲醇对不同种系动物的毒性作用差异较大，动物中猴对甲醇最为敏感。因乙醇与醇脱氢酶的结合力大于甲醇，同时接触乙醇可使甲醇中毒的潜伏期延长、初始症状不明显。但中毒前长期接触乙醇（如嗜酒者），可造成体内叶酸盐缺乏，影响甲酸代谢。

目前认为，甲醇的毒性除与接触量有关外，还与是否同时接触乙醇及体内叶酸盐含量有关。后两个因素可部分解释甲醇毒性的个体差异。

（四）临床表现

1. 急性中毒

急性中毒主要由吸入甲醇蒸气或误服含甲醇的酒或饮料所致。临床上以中枢神经系统损害、眼部损害和代谢性酸中毒表现为主。

中枢神经系统损害轻者表现为头痛、眩晕、乏力、嗜睡和意识混浊等，重者出现昏迷和癫痫样抽搐。眼部最初表现为视物模糊、眼球疼痛、羞明、幻视等症状，重者视力急剧下降，甚至失明。代谢性酸中毒轻者无症状，仅在实验室检查时发现，重者可出现呼吸困难、Kussmaul呼吸及难治性的全身症状。

口服中毒者表现为恶心、呕吐和胃肠道症状，严重者可伴有心、肝、肾损害。

2. 慢性影响

皮肤反复接触甲醇溶液，可引起局部脱皮和皮炎。国外文献报道长期接触甲醇的劳动者，出现头痛、视物模糊和鼻部刺激等症状的情况较多。

（五）实验室检查

1. 血液甲醇和甲酸测定

血液甲醇和甲酸测定可帮助明确诊断和治疗。尿甲醇和甲酸测定主要用于职业接触工人的生物监测。

2. 血气分析或二氧化碳结合力测定

血气分析或二氧化碳结合力测定用于监测酸中毒和判断病情严重程度。在有条件单位最好测定动脉血pH和进行血气分析。

动脉血气分析pH为7.25~7.32、HCO_3^-为15~20 mmol/L时，为轻度代谢性酸中毒；pH为7.15~7.24、HCO_3^-为10~14 mmol/L时，为中度代谢性酸中毒；pH<7.15、HCO_3^-<10 mmol/L时，为重度代谢性酸中毒。

3. CT检查

CT检查已成为诊断急性甲醇中毒性脑病的重要手段，并可帮助判断病情和预后。

4. 其他

严重中毒时，白细胞和红细胞平均容积增高，口服中毒者血清淀粉酶可升高，少数患者肝、肾功能异常，个别患者出现肌红蛋白尿。

（六）诊断与鉴别诊断

根据短期内接触较大剂量甲醇的职业史，以中枢神经系统、代谢性酸中毒和视神经与视网膜急性损害为主的临床表现，结合实验室检查结果和现场职业卫生学调查资料，综合分析，排除其他原因所致类似疾病，对照《职业性急性甲醇中毒的诊断》（GBZ 53—2017）进行诊断。

1. 轻度中毒

出现头痛、头晕、视物模糊等症状，且具备以下任何一项者为轻度中毒：①轻度、中度意识障碍；②轻度代谢性酸中毒；③视神经盘及视网膜充血、水肿，视网膜静脉充盈，或视野检查有中心或旁中心暗点，或图形视觉诱发电位（P-VEP）异常。

2. 重度中毒

具备以下任何一项者为重度中毒：①重度意识障碍；②中度、重度代谢性酸中毒；③视神经盘及视网膜充血水肿并有视力急剧下降，或伴有闪光视觉诱发电位（F-VEP）异常。

本病应与急性氯甲烷中毒、急性异丙醇中毒、糖尿病酮症酸中毒、胰腺炎、脑膜炎和蛛网膜下腔出血等鉴别。在甲醇中毒早期，易被误诊为上呼吸道感染或急性胃肠炎等。此外，尚需与饮酒过度产生的症状相鉴别。

（七）治疗

1. 急性中毒

急性中毒必须及时治疗，职业中毒患者应立即移离现场，脱去被污染的衣服。口服中毒患者，视病情采用催吐或洗胃法进行治疗。

2. 可使用乙醇解毒

乙醇与乙醇脱氢酶的亲和力约为甲醇的10倍，通过与甲醇竞争乙醇脱氢酶的位点而抑制甲醇代谢为甲酸。将5%~10%葡萄糖液加入乙醇，配成10%的乙醇溶液，按每小时100~200 mL速度滴入，使血液中乙醇浓度维持在21.7~32.6 mmol/L（100~150 mg/dL），可连用数日。当血中甲醇浓度低于6.24 mmol/L时，可停止给药。

3. 血液透析

血液透析能够清除已吸收的甲醇及其代谢产物甲酸，是急性甲醇中毒时的重要治疗手段。出现下列情况之一者，即为血液透析疗法指征：①血液甲醇>15.6 mmol/L或甲酸>4.34 mmol/L；②中、重度代谢性酸中毒或伴有阴离子间隙增高的轻度代谢性酸中毒；③出现视神经盘视网膜水肿或视力障碍；④出现意识障碍；⑤出现多脏器功能损伤。

4. 血气分析或二氧化碳结合力测定

根据血气分析或二氧化碳结合力测定及临床表现纠正酸中毒。静脉滴注2%~5%碳酸氢钠纠正代谢性酸中毒。

5. 对症和支持治疗

积极对症和支持治疗，增加营养，纠正电解质平衡，积极防治脑水肿。

（八）预防

制造和应用甲醇的生产过程应做到密闭化，定期进行设备检修，杜绝跑、冒、滴、漏。在包装和运输时，要加强个体防护，防止容器破裂或泄漏。此外，必须严格遵守保管制度，严防将甲醇作为酒类饮料。明显的神经系统疾病、器质性精神病、视网膜和视神经病应列为职业禁忌证。

九、汽油

（一）理化性质

汽油（gasoline/petrol）为无色或淡黄色，易挥发和易燃液体，具有特殊臭味。主要成分是$C_{5\text{-}12}$脂肪烃和环烃类，亦含少量芳烃、烯烃和硫化物。沸点为40 ℃~100 ℃，蒸气密度为3.0~3.5 g/m^3，闪点为-50 ℃，自燃点为415 ℃~530 ℃。其蒸气与空气混合物的爆炸极限为1.3%~6.0%。易溶于苯、二硫化碳和醇，极易溶于脂肪，不溶于水。

（二）接触机会

汽油按照用途可分为交通用汽油和工业用汽油。

1. 交通用汽油

（1）航空汽油

作为发动机燃料，75号汽油适用于装有汽化器或航空发动机的轻型飞机；95号、100号汽油适用于装有汽化器的大型活塞式航空发动机。

（2）车用汽油

车用汽油按辛烷值分为90号、93号、97号3种。其中还加有适量的抗爆剂（四乙基铅）、抗氧剂、金属纯化剂。在油船、油槽车、加油站的装卸及使用、清洗过程中均可接触。过去有些司机口吸油管时，不慎将汽油吸入肺内，引起吸入性肺炎，这一现象现在少见。

2. 工业用汽油

工业用汽油主要作为溶剂和清洗剂，用于橡胶、油漆、制鞋、印刷、制革、洗染、颜料及机械工业中。

3. 汽油的生产

汽油由原油在炼油厂经蒸馏所得的直馏汽油组分和二次加工汽油组分按照适当比例调和而成，所以在汽油的炼制过程中，可有一定量的接触。

（三）致病机制

汽油毒性因其成分或品种不同而有差异。含不饱和烃、芳香烃、硫化物量越多，毒性越强；加入抗爆剂（四乙基铅）后毒性也增加；气温升高，挥发性增大，毒性也加大；其蒸气与一氧化碳同时存在时，毒性增强。

汽油的中毒机制目前尚未明了，对神经系统具有麻醉作用，其脱脂作用可使中枢神经系统细胞内类脂质平衡发生障碍，早期可使大脑皮层抑制功能失常，以后发生麻醉作用。汽油可以引起人类周围神经病，可能与所含正己烷成分有关。汽油对造血系统的慢性作用，取决于芳香烃的含量，其中毒机制与慢性苯中毒相同。汽油对上呼吸道黏膜和眼结膜具有刺激作用，其毒性效应系该溶剂的去脂作用所致。

（四）临床表现

1. 急性中毒

（1）中枢神经系统

汽油蒸气吸入呼吸道后，轻者表现为头晕、头痛、四肢无力、恶心、呕吐、神志恍惚、步态不稳、兴奋、酩酊感、视物模糊、复视、震颤、心悸、脸色苍白、四肢湿冷。有的还可出现不自主哭泣、傻笑、唱歌、说话絮叨或抑郁等各式各样精神症状；呈癔病样发作，发作过后精神萎靡。重者表现为突然晕倒，意识丧失，昏迷或谵妄，四肢抽搐、强直或发作性痉挛，血压升高，缓脉，呼吸慢而深，瞳孔不等大，视神经盘边缘模糊、水肿、隆起，脑脊液压力增高，头颅CT检查发现脑白质密度减低，或两侧大脑半球轻度弥散性密度降低，或脑室周围特别是侧脑室前角周围脑密度降低，显示中毒性脑病和脑水肿。

（2）呼吸系统

过去有些司机口吸油管时，误将汽油液体吸入呼吸道，表现为剧烈呛咳、胸痛、痰中带血、发热等症状。体征为肺实变体征，如叩诊浊音、语颤增强、呼吸音降低，可有少许干、湿啰音。实验室检查发现血白细胞和中性粒细胞明显增高。胸部X线片显示云片状或结节状模糊阴影，从肺门向外扩散，以右侧中下肺区多见，表现为吸入性肺炎。如汽油蒸气吸入呼吸道，严重者亦可出现肺水肿。吸入极高浓度汽油蒸气则可引起反射性呼吸停止。

（3）消化系统

汽油液体进入消化道后，表现为频繁呕吐，呕吐物除食物和汽油外，可带着新鲜血液，并伴有口腔、咽、胸骨后灼热感，腹痛、腹泻、肝脏肿大及牙痛、血清ALT升高等症状。

（4）皮肤损害

皮肤较长时间浸泡或浸渍在汽油中，受浸皮肤出现水疱，表皮破碎脱落，呈浅Ⅱ度灼伤。个别敏感者可发生急性皮炎，出现红斑、水疱及瘙痒。

2. 慢性中毒

（1）类神经症及自主神经功能紊乱

类神经症及自主神经功能紊乱表现为头疼、头晕、记忆力减退、失眠、多梦、手颤、肢体麻木、乏力、多汗、心悸、立卧反射阳性。

（2）多发性周围神经病

多发性周围神经病表现为四肢远端麻木，感觉异常及无力、触觉减退伴有跟腱反射减弱。进一步发展，出现肌力减退、腱反射消失及肌肉（大、小鱼际肌，骨间肌）萎缩。严重者可致足下垂及肢体瘫痪。神经–肌电图检查显示为下肢运动及感觉神经传导速度减慢及远端潜伏期延长，神经活动电位波幅减低，多相电位增多，肌肉大力收缩时出现混合相或单纯相。

（3）中毒性脑病

中毒性脑病表现为表情淡漠，反应迟钝，记忆力和计算力丧失及类似精神分裂症状。

（4）肾脏损害

肾脏损害早期表现为尿溶菌酶、β-葡萄糖醛酸酶、β_2-微球蛋白及亮氨酸氨基肽酶（LAP）明显增高，显示肾小管功能损伤。进而出现蛋白尿、低蛋白血症及浮肿等症状，显示膜性肾小球肾炎。严重者可发生肺出血–肾炎综合征。

（5）皮肤损害

由于汽油对皮肤有去脂作用，所以汽油接触者常出现皮肤干燥、破裂、角化、慢性湿疹和指甲黄染、变厚、下凹等症状；也可引起急性皮炎和毛囊炎，出现红斑、丘疹、水疱等皮肤损害。严重者可引起剥脱性皮炎。

（6）血液系统影响

长期接触汽油可引起血中白细胞等血细胞的减少，其原因是汽油内含较高芳香烃组分，尤其是苯，其临床表现同慢性苯中毒。

（五）诊断与鉴别诊断

根据短时间吸入高浓度汽油蒸气或长期吸入汽油蒸气以及皮肤接触汽油的职业史，出现以中枢神经或周围神经受损为主的临床表现，结合现场卫生学调查和空气中汽油浓度的测定，并排除其他病因引起的类似疾病后，对照《职业性溶剂汽油中毒诊断标准》（GBZ 27—2002）进行诊断。

1. 急性中毒

有下列条件之一者为轻度中毒：①头痛、头晕、恶心、呕吐、步态不稳、视力模糊、烦躁；②出现情绪反应、哭笑无常及兴奋不安等表现；③轻度意识障碍。

有下列条件之一者为重度中毒：①中度或重度意识障碍；②化学性肺炎；③反射性呼吸停止。

汽油液体被吸入呼吸道后，出现下列表现之一者为吸入性肺炎：①剧烈咳嗽、胸痛、咯血、发热、呼吸困难、发绀及肺部啰音；②胸部X线检查，肺部可见片状或致密团块阴影；白细胞总数及中性粒细胞可增加。

2. 慢性中毒

具备下列条件之一者为轻度中毒：①四肢远端麻木，出现手套、袜套样分布的痛、触觉减退，伴有跟腱反射减弱；②神经-肌电图显示有神经源性损害。

除上述表现外，具备下列条件之一者为中度中毒：①四肢肌力减弱至3度或以下，常有跟腱反射消失；②四肢远端肌肉（大、小鱼际肌，骨间肌）萎缩。

具备下列条件之一者为重度中毒：①中毒性脑病，常见表现为表情淡漠、反应迟钝、记忆力、计算力丧失等；②中毒性精神病，类精神分裂症；③中毒性周围神经病所致肢体瘫痪。

3. 皮肤损害

可根据皮肤损害的临床类型，对照相应职业性皮肤病的诊断标准进行诊断。

（六）治疗

1. 急性中毒的治疗

①迅速将患者脱离现场，脱去被污染衣服，用肥皂水清洗被污染的皮肤。②改善通气和保证有效给氧，及时用负压吸引器清除痰液，保持呼吸通畅或使用呼吸兴奋剂。③出现中枢神经系统症状和体征者，可按照急性中毒性脑病的治疗方法处理。④吸入性肺炎者可采用激素治疗，以地塞米松10~20 mg加入5%葡萄糖注射液500 mL，静脉滴注，每日2次，连用3~5 d。用抗生素积极控制感染，以及解痉化痰等对症治疗。⑤误服汽油者应立即饮用牛奶，或用植物油洗胃并灌肠，注意保护肝、肾功能。

2. 慢性中毒的治疗

①中毒性周围神经病可参照职业性周围神经病的对症治疗进行处理。②出现精神症状如妄想及幻觉者，可选用氯丙嗪75~300 mg/d、氯普噻吨（泰尔登）75~300 mg/d；奋乃静12~24 mg/d或舒必利150~300 mg/d；抑郁者用多塞平（多虑平）50 mg口服，每日3次，出现类神经症者可采用有关对症药物处理。

（七）预防

工作场所应安装通风排毒装置；当进入汽油槽车、汽油储罐或汽油塔时，应穿戴工作服、防护手套、胶鞋，佩戴消毒面具，并严格遵守安全操作规程；汽车司机等工作人员严禁用口虹吸汽油；做好就业前及定期健康监护体检，筛查职业禁忌证包括各种中枢和周围神经系统疾病、明显的神经症、过敏性皮炎或手掌角化等。

十、二甲基甲酰胺

（一）理化性质

二甲基甲酰胺（dimethyl formamide，DMF），分子式C_3H_7NO，为无色液体。纯DMF是没有气味的，但工业级或变质的DMF则有鱼腥味。分子量为73.1，密度为0.953 g/cm^3，可溶于水和一般有机溶剂。DMF在强碱如氢氧化钠，或强酸如盐酸或硫酸存在的情况下是不稳定的（尤其在高温下），并水解为甲酸与二甲胺。

（二）接触机会

DMF既是一种用途极广的化工原料，也是一种用途很广的优良溶剂。可用于聚丙烯腈纤维等合成纤维的湿纺丝、聚氨酯的合成。在石油化学工业中，DMF可作为气体吸收剂，用来分离和精制气体；农药工业中可用来生产杀虫脒；医药工业中可用于合成磺胺嘧啶、多西环素（又称强力霉素）、可的松、维生素B_6等。

人们接触DMF多为职业性接触，可通过呼吸道和皮肤接触摄入。研究显示，DMF经呼吸道的吸收量明显大于经皮肤的吸收量，皮肤不是其吸收的主要途径。

（三）致病机制

DMF对皮肤、黏膜有刺激性，对中枢神经、肝、肾、胃均有损害作用。DMF的毒性作用机制尚未完全明了，现在认为与其体内代谢过程有关。DMF

其甲基烃基化，生成N–甲基–甲醇酰胺（HMMF），HMMF部分脱羟甲基分解成甲基甲酰胺（NMF）和甲醛，NMF还可羟基化，然后再分解成甲酰胺（F），还有少部分DMF以原形从尿中排出。实验表明，NMF毒性强于DMF及HMMF。NMF或HMMF生成N-甲基氨基甲酰半胱氨酸（AMCC）过程中的活性中间产物（可能是异氰酸甲酯），具有亲电性，可以与蛋白质、DNA、RNA等大分子的亲核中心共价结合，造成机体肝肾器官损伤。

（四）临床表现

职业性DMF中毒以急性和亚急性发病较为常见，起病隐匿，多在接触DMF 14~60 d时出现临床表现。DMF中毒的潜伏期因接触途径和浓度不同而不同，经呼吸道吸入，一般经6~24 h潜伏期可发生急性中毒；因皮肤接触引发中毒的潜伏期相对较长。长期接触致导致慢性中毒者，较为少见。

1. 消化系统

DMF中毒者可出现明显胃肠道症状，超过60%的中毒患者有食欲减退、恶心、呕吐、腹部不适、中上腹痛、便秘等症状；重者表现为腹部剧烈灼痛或绞痛，多在上腹及脐周，亦可遍及全腹部，可有黑便、呕血。体征有上腹及脐周压痛，无反跳痛和肌紧张。大便常规可见潜血试验阳性；纤维内窥镜可见胃十二指肠黏膜充血、水肿、糜烂，伴出血点。

DMF中毒对肝脏损害的表现最为明显，可有明显乏力、右上腹胀痛、不适，巩膜、皮肤黄染等症状。体征有右上腹压痛、肝肿大、肝区叩痛、黄疸等表现。实验室检查有谷丙转氨酶（ALT）、谷草转氨酶（AST）升高；B超检查肝脏主要表现为肝大、肝光点增粗等肝损害声像图。中毒轻者，其肝脏病变一般不严重，经治疗可逐步减轻，数周内病情可完全恢复。中毒严重者可伴脾肿大、腹水，可出现重症中毒性肝病、肝硬化，甚至导致死亡。

2. 泌尿系统

DMF急性中毒可造成肾功能损害，尤其是肾小管功能发生异常，表现为蛋白尿、血尿素氮、肌酐增高等症状。应注意检查血肌酐、尿素氮以及尿β_2-微球蛋白等小分子蛋白。甲基甲酸胺急性中毒可引起急性中毒性肾病，查体可有肾区叩击痛。

3. 生殖系统

近年来国内外研究表明，DMF对男性和女性生殖系统均可有不良的影响。有流行病调查资料显示，DMF可不同程度地损害男性性功能，出现精子损伤、活力降低；女性则会出现月经周期紊乱和经量异常。

此外，皮肤接触后可出现局部肤色发白、灼痛、水肿、水疱、破溃以及脱屑等皮肤损伤表现，可随接触浓度和时间的不同而轻重不等。

（五）实验室检查

实验室检查主要为肝功能异常，可以有谷丙转氨酶轻、中度升高，胆红素轻度升高；尿常规可见尿蛋白、尿潜血及尿胆原阳性；大便常规可见潜血试验阳性等。血液中N-甲基氨甲酰加合物可反映二甲基甲酰胺长期接触水平。

（六）诊断与鉴别诊断

根据短期内接触较大量DMF的职业史，以肝脏损害为主的临床表现及有关实验室检查结果为主要依据，结合现场职业卫生学调查资料，经综合分析并排除其他原因引起的类似疾病，按照《急性二甲基甲酰胺中毒的诊断》（GBZ 85—2014）进行诊断。

1. 轻度中毒

短期内接触较大量DMF后，出现头晕、恶心、呕吐、食欲不振、腹痛等症状，并有急性轻度中毒性肝病。

2. 中度中毒

在轻度中毒的基础上，具有下列一项者为中度中毒：①急性中度中毒性肝病；②急性轻度中毒性肝病伴急性糜烂性胃炎或急性出血性胃肠炎。

3. 重度中毒

在中度中毒的基础上，具有下列一项者为重度中毒：①急性重度中毒性肝病；②急性中度中毒性肝病伴急性糜烂性胃炎或急性出血性胃肠炎。

DMF中毒主要与急性病毒性肝炎相鉴别，在中毒早期更应引起注意。若不了解本品毒性特点，往往容易引起误诊。

二甲基乙酰胺（DMAC）在化学结构和理化性质上与DMF类似，也易通过呼吸道和皮肤吸收，对人体造成的损害与DMF相似。职业性接触DMAC导致急性中毒的诊断与处理可参照《急性二甲基乙酰胺中毒的诊断》（GBZ 85—2014）。

（七）治疗

脱离现场，脱去被污染的衣物，皮肤被污染时立即用清水冲洗，避免继续接触毒物。皮肤被污染时，应及时用大量流动清水彻底冲洗，避免用碱性液体冲洗，以免产生二甲胺。

目前尚无特效解毒剂。治疗原则为保护肝脏、保护胃黏膜、解痉止痛以及对症支持治疗。中毒性肝病应综合治疗，包括休息、清淡易消化的饮食、维生素B族及选择1~2种常用的保肝药物如还原型谷胱甘肽等。关于糖皮质激素，可用在重度肝损害发病早期，同时需注意预防消化性溃疡和控制感染。

（八）预防

①改革工艺，尽可能做到生产密闭化，加强车间通风排毒。②注意个人防护，一旦皮肤被污染，立即用清水冲洗。避免DMF与碱性液体接触。③工作场所空气中DMF的PC-TWA为20 mg/m^3，定期监测生产场所空气DMF浓度，如发现异常，应及时采取措施以防中毒。④DMF作业工人应做好上岗前和在岗期间定期体检，筛查职业禁忌证，及时发现DMF危害。

十一、二硫化碳

（一）理化性质

二硫化碳（carbon disulfide），分子式为CS_2，纯品为清澈无色带有芳香甜味的液体，工业品呈微黄色，并有烂萝卜气味。分子量为76.14，熔点为−110.8 ℃，沸点为46.5 ℃，密度为1.2632 g/cm^3，蒸气密度为2.64，饱和蒸气压为53.32 kPa（28 ℃），闪点为−30 ℃。本品在室温下易于挥发，能与空气形成易爆混合物，爆炸上限及下限分别为50%和1%。二硫化碳液体属于易燃、易爆化学品，能产生静电引起爆炸，于130 ℃~140 ℃时可以自燃。本品易溶于酒精、苯和醚中，微溶于水。

（二）接触机会

二硫化碳（CS_2）有广泛的工业用途，主要应用于生产黏胶纤维、玻璃纸和橡胶硫化等工业中。此外也应用于制造四氯化碳、防水胶、谷物熏蒸、精制石蜡、石油以及作为溶剂用于溶解脂肪、清漆、树脂等。由于CS_2对金属和木质都有腐蚀作用，故生产设备易受腐蚀而发生跑、冒、滴、漏，可逸出不同浓度的CS_2。CS_2由硫的蒸气与燃烧的炭作用而得，故在制造过程中，也可有大量CS_2蒸气逸出，若防护不当也可发生中毒。

（三）致病机制

短时间内吸入大量CS_2蒸气可引起急性中毒，主要受损器官是中枢及周围神经系统，也可致皮肤黏膜、肺、肝、肾及心脏等多系统损害。长期接触较低浓度CS_2可引起慢性中毒，导致中枢及周围神经系统损害为主的全身性疾病。CS_2中毒机制尚未完全清楚，主要有以下几种假说。

1. 金属离子络合作用

CS_2极易与亲核基团，如巯基、氨基、羟基等发生反应，生成二硫代氨基甲酸酯，其结合具有螯合键，能与体内的铜、锌等离子络合，而体内许多酶活性需要铜、锌离子，如细胞色素C氧化酶、多巴胺羟化酶和辅酶A脱氢酶的活性需要铜；锌是谷氨酸脱氢酶、乳酸脱氢酶和碳酸酐酶等发挥作用的必须元素。这种络合的结果可抑制酶活性，神经细胞对氨基酸的利用及能量代谢过程受到干扰，导致细胞发生变性和坏死。

2. 维生素B_6缺乏

CS_2能与吡哆胺反应生成吡哆胺二硫代氨基甲酸，从而减弱维生素B_6依赖性酶类如转氨酶、胺氧化酶的活性。这与多发性神经病、自主神经功能失调及神经轴索脱髓鞘改变有关联。

3. 轴浆运输和能量代谢障碍

轴浆运输是神经元及其轴索的主要功能之一，研究表明CS_2破坏轴索的骨架结构，还可以降低Na^+-K^+-ATP酶的活性，从而破坏能量代谢，导致周围神经轴浆运输障碍，使胞体合成的神经递质、分泌囊泡等在质和量上都不能完整到达轴索末梢，导致神经肌肉接头的感觉传递和运动调节等功能受到影响，在临床上即表现为感觉和运动障碍。

4. 蛋白质交联

CS_2在体内与蛋白质的氨基反应生成二硫代氨基甲酸酯，二分子的二硫代氨基甲酸酯通过氧化偶联成双硫代氨基甲酰二硫化物，二硫代氨基甲酸酯也能与蛋白质巯基反应生成二硫化物，它们均可与蛋白质产生可逆的交联物。CS_2还可经细胞色素P450代谢产生碳酰硫（COS），碳酰硫与氨基反应生成单硫代氨基甲酸酯，引起神经丝蛋白分子间或分子内的交联。这些交联反应最终引起神经元轴索肿胀变性。

5. 神经细胞骨架蛋白改变

神经组织细胞骨架包括中间丝、微管和微丝三种成分。骨架蛋白和其他蛋白共同形成相互交织的三维网状细胞骨架结构，支撑神经细胞，维持神经元的形状和大小，保障神经元正常生物功能。CS_2染毒大鼠实验提示，大脑皮层比脊髓组织更易受到损伤；研究染毒大鼠的坐骨神经发现由CS_2造成的周围神经和中枢神经损伤的表现形式存在差异，具体原因还有待进一步研究。

6. 其他

CS_2可能通过损伤垂体促性腺激素以及性腺（睾丸和卵巢）结构功能等而导致生殖毒性；也可通过影响体内脂肪代谢平衡状态，尤其是干扰脂质的清除等而引起全身小动脉硬化。

（四）临床表现

1. 急性中毒

急性中毒见于意外事故或高浓度环境下短时间内吸入大量CS_2蒸气。

①轻度中毒者可有头痛、头晕、恶心和眼、鼻、上呼吸道刺激症状，或出现酒醉样感、步态不稳，也可出现轻度意识障碍等。②较重者有欣快感、失眠或嗜睡、共济失调；也可有精神症状，出现兴奋多语、喜怒不定、易激动、动作增多、思维奔逸、夸大、情绪高涨等；有的于兴奋激动的同时出现哭泣、懒散、思维贫乏、多疑妄想、言语思维不协调、感觉综合障碍等精神分裂症的表现；也可发生截瘫或视力障碍、球后视神经炎、视神经萎缩及视网膜病变等。③重度中毒可呈短时间兴奋，继之出现谵妄、躁狂、强烈兴奋、意识丧失，伴有强直性及阵挛性抽搐。脑水肿严重者可出现颅内高压表现，瞳孔缩小、脑干反射存在或迟钝、病理反射阳性，甚至因发生呼吸中枢麻痹而死亡。严重中毒可遗留神经衰弱综合征，中枢和周围神经永久性损害。少数患者可发展为植物状态。

2. 慢性中毒

慢性中毒主要见于长期职业性接触者。

①轻度中毒者有头痛、头晕、失眠、多梦、乏力、记忆力减退、情绪障碍、易激动以及食欲减退、心悸、盗汗、手心多汗和性功能减退等症状。②重者表现为上述症状加重，出现精神症状，表现为易怒、恐惧、抑郁、定向力障碍、躁狂、妄想状态。部分患者出现帕金森综合征、假性延髓麻痹或椎体束损害，常合并动脉硬化表现，可有认知功能和智力的减退。

患者常出现周围神经损害表现，如四肢远端麻木、无力、腓肠肌疼痛、走路困难，并可有手套、袜套样分布的痛觉、触觉或音叉振动觉障碍，同时有跟腱反射减弱。对视觉系统损害表现为：出现球后视神经损害、视神经萎缩、中心性视网膜炎、眼底微血管动脉瘤和血管硬化。

长期接触还可导致脂质代谢异常、动脉粥样硬化，尤其是大脑、肾和心脏的动脉血管硬化。此外，还可影响生殖系统。

（五）实验室及辅助检查

1. 尿中TTCA测定

尿中2-硫代噻唑烷-4-羧酸（TTCA）含量与接触空气中CS_2浓度有较高的相关关系，故尿中TTCA测定可作为监测CS_2的接触标志物，反映近期接触CS_2的情况。

2. 神经–肌电图检查

神经–肌电图检查可见失神经电位等神经源性损害或周围神经传导速度减慢。重度中毒脑电图可显示慢波增多的异常，脑影像学检查可发现脑萎缩。

3. 血生化检查

血生化检查可有肝功能、心肌酶异常。

（六）诊断与鉴别诊断

根据长期密切接触CS_2的职业史，具有多发性周围神经病的临床、神经-肌电图改变或中毒性脑病的临床表现，结合现场卫生学调查资料，并排除其他病因引起的类似疾病后，按照《职业性慢性二硫化碳中毒诊断标准》（GBZ 4—2002）进行诊断。

1. 轻度中毒

具有以下任何一项者为轻度中毒：①四肢对称性手套、袜套样分布的痛觉、触觉或音叉振动觉障碍，同时有跟腱反射减弱；②上述体征轻微或不明显，但神经–肌电图显示有神经源性损害。

2. 重度中毒

具有以下任何一项者为重度中毒：①四肢远端感觉障碍、跟腱反射消失，伴四肢肌力明显减退，或四肢远端肌肉萎缩者；肌电图显示神经源性损害伴神经传导速度明显减慢或诱发电位明显降低；②中毒性脑病；③中毒性精神病。

急性中毒需与中枢神经系统感染、代谢障碍疾病、脑血管意外、脑外伤、或精神病等相鉴别。慢性轻度中毒者需排除脑动脉硬化、甲状腺功能亢进、肾上腺皮质功能减退、高血压病、冠心病、贫血、屈光不正、鼻旁窦炎、慢性肝炎等，以及某些精神病早期所引致的类神经症。慢性重度中毒者应与脑退行性疾病、血管性痴呆等相鉴别。

（七）治疗

急性中毒应立即脱离CS_2接触，将患者转移至安全区空气新鲜处，除去污染衣物，漱口，保持呼吸道通畅，保暖、安静；清洗污染的皮肤，吸氧；防治脑水肿，保护重要脏器功能，应用B族维生素、神经营养药，辅以理疗、对症支持等综合治疗。

慢性中毒可用B族维生素、能量合剂，并辅以体疗、理疗及对症支持治疗。

（八）预防

加强生产设备的密闭和管道、设备维修，采用吸风装置，定期环境监测，确保车间空气CS_2浓度控制在职业卫生标准以内（PC-TWA：5 mg/m^3；PC-STEL：10 mg/m^3）。加强个人防护和健康监护，做好就业前和每年职业体检，切实落实职业健康促进。具有器质性神经系统疾病、各种精神病、视网膜病变、冠心病或糖尿病者，不宜从事CS_2作业。

参考文献

[1] 何凤生. 中华职业医学[M]. 北京：人民卫生出版社，1999.

[2] 孙贵范. 职业卫生与职业医学[M]. 7版. 北京：人民卫生出版社，2012.

[3] 邹和建.《苯所致职业性疾病的诊断难点》之我见[J]. 中国职业医学，2010，37(3)：245.

[4] 王洁，闻建范，李雪芝. 浅议职业性慢性苯中毒诊断现状[J]. 职业卫生与应急救援，2012，30(1)：26-28，34.

[5] 胡世杰，郑倩玲，黄振烈，等. 广东省职业性苯所致白血病发病特征与防治对策[J]. 中国职业医学，2013，40(6)：511-514.

[6] 沙焱，李智民. 苯所致白血病机制研究进展[J]. 职业卫生与应急救援，2013，31(3)：122-125.

[7] 卫生部职业病诊断标准专业委员会. 职业性苯中毒的诊断：GBZ 68—2013[S]. 北京：中国标准出版社，2013

[8] 中华人民共和国国家卫生和计划生育委员会. 职业性肿瘤的诊断：GBZ 94—2017[S]. 北京：中国标准出版社，2017.

[9] 赵赞梅，徐希娴，万伟国. 急性甲苯中毒的研究进展[J]. 工业卫生与职业病，2014，(5)：386-389，393.

[10] 职业性急性甲苯中毒的诊断：GBZ 16—2014[S]. 北京：中国标准出版社，2014.

[11] 司徒洁，钦卓辉，张健杰，等. 对现行《职业性慢性正己烷中毒诊断标准》思考[J]. 中国职业医学，2011，38(3)：248-249.

[12] 中华人民共和国国家卫生和计划生育委员会. 职业性慢性正己烷中毒的诊断：GBZ 84—2017[S]. 北京：中国标准出版社，2017.

[13] 李思，王海兰，陈嘉斌，等. 急性1,2-二氯乙烷中毒发病机制与治疗方法研究进展[J]. 中国职业医学，2014，(2)：214-217，221.
[14] 江嘉欣，陈嘉斌，黄永顺. 急性1,2-二氯乙烷中毒临床研究进展[J]. 职业卫生与应急救援，2015，33(6)：420-424.
[15] 职业性急性1,2-二氯乙烷中毒的诊断：GBZ 39—2016[S]. 北京：中国标准出版社，2016.
[16] 缪荣明. 加强1-溴丙烷职业危害研究保护劳动者职业健康[J]. 中华劳动卫生职业病杂志，2015，33(5)：321-322.
[17] 房中华，缪荣明，杨德一，等. 1-溴丙烷中毒研究进展[J]. 中华劳动卫生职业病杂志，2014，32(12)：954-958.
[18] 中华人民共和国国家卫生和计划生育委员会. 职业性溴丙烷中毒的诊断：GBZ 289—2017[S]. 北京：中国标准出版社，2017.
[19] 江朝强. 有机溶剂中毒预防指南[M]. 北京：化学工业出版社，2006.
[20] 朱志良，王德明，肖惠贞，等. 职业性三氯乙烯中毒分析[J]. 现代预防医学，2005，32(4)：378-380.
[21] 葛宪民. 职业性三氯乙烯中毒的临床研究进展[J]. 广西医学，2004，26(6)：763-767.
[22] 卫生部职业病诊断标准专业委员会. 职业性急性三氯乙烯中毒诊断标准：GBZ 38—2006[S]. 北京：人民卫生出版社，2007.
[23] 中华人民共和国卫生部. 职业性急性四氯化碳中毒诊断标准：GBZ 42—2002[S]. 北京：法律出版社，2002.
[24] 中华人民共和国国家卫生和计划生育委员会. 职业性急性甲醇中毒的诊断：GBZ 53—2017[S]. 北京：中国标准出版社，2017.
[25] 中华人民共和国卫生部. 职业性溶剂汽油中毒诊断标准：GBZ 27—2002[S]. 北京：法律出版社，2002.
[26] 成振江，范竹玉. 二甲基甲酰胺中毒研究进展[J]. 安全、健康和环境，2011，11(12)：44-46，49.
[27] 夏玉婷，陈晓东，王彩生，等. 二甲基甲酰胺毒性的研究进展[J]. 环境与健康杂志，2011，28(9)：842-845.
[28] 黄沪涛，张平，李克勇，等. 二甲基甲酰胺中毒对机体健康损害的研究进展[J]. 职业卫生与应急救援，2018，36(5)：398-401，441.
[29] 黄志鹏，郭如意，苏智军. 二甲基甲酰胺致中毒性肝病的发病机制和临床诊治进展[J]. 肝脏，2012，17(2)：134-136.
[30] 职业性急性二甲基甲酰胺中毒的诊断：GBZ 85—2014[S]. 北京：中国标准出版社，2014.
[31] 吉洁，房中华，缪荣明. 二硫化碳所致神经系统损伤研究现况[J]. 中华劳动卫生职业病杂志，2018，36(1)：67-69.
[32] 中华人民共和国卫生部. 职业性慢性二硫化碳中毒诊断标准：GBZ 4—2002[S]. 北京：法律出版社，2002.

（房中华，缪荣明，白莹，姚雍铭，范春江，吉洁，曹锦兰，周菊，李明，钱桂亮，夏倩）

第八节　苯的氨基和硝基化合物中毒

苯或其同系物（如甲苯、二甲苯、酚）苯环上的氢原子被一个或几个氨基（NH_2）或硝基（NO_2）取代后，即形成芳香族氨基或硝基化合物。因苯环不同位置上的氢可由不同数量的氨基或硝基、卤素或烷基取代，故可形成种类繁多的衍生物。引起急性中毒的常见化合物有以下3类。

苯胺类，包括苯胺、氯苯胺、3-氯-2-甲基苯胺、邻乙基苯胺、三氟苯胺、二氟苯胺、苯胺基乙腈、对异丙基苯胺、亚甲基双苯胺、氟氯苯胺、苯二胺、邻甲苯胺、双乙酰苯胺、4-甲氧基苯胺等。

硝基苯类，包括硝基苯、二硝基苯（间二硝基苯、对二硝基苯、邻二硝基苯）、硝基氯苯、3-氯-2,4-二氟硝基苯、对硝基苯甲酰胺等。

硝基苯胺类，包括硝基苯胺、2-甲基-4-硝基苯胺、对硝基邻甲苯胺、5-硝基邻甲苯胺、2,6-二氯-4-硝基苯胺等。苯胺、苯二胺、联苯胺、二硝基苯、三硝基甲苯、硝基氯苯等。

主要代表为苯胺（aniline，$C_6H_5NH_2$）、硝基苯（nitrobenzene，$C_6H_5NO_2$）、三硝基甲苯等。

一、概述

（一）理化性质

苯的氨基和硝基化合物多数沸点高、挥发性低，常温下多为固体或液体，多难溶或不溶于水，而易溶于脂肪、醇、醚、氯仿及其他有机溶剂。苯胺的沸点为184.4 ℃，硝基苯的沸点为210.9 ℃，联苯胺的沸点高达410.3 ℃。

（二）接触机会

这类化合物广泛应用于制药、染料、农药、油漆、印刷、橡胶、炸药、香料、油墨及塑料等工业生产过程中。如苯胺常用于制造染料和作为橡胶促进剂、抗氧化剂、光学白涂剂、照相显影剂等；联苯胺常用于制造偶氮染料和作为橡胶硬化剂，也用来制造塑料薄膜等；三硝基甲苯主要在国防工业、采矿、筑路等工农业生产中使用较多。

（三）致病机制

在生产条件下，主要以粉尘、蒸气或液体的形态存在，可经呼吸道和完整皮肤吸收，也可经消化道吸收。在生产过程中，劳动者常因热料喷洒到身上，或在搬运及装卸过程中外溢的液体经浸湿的衣服、鞋袜沾染皮肤而导致吸收中毒。皮肤吸收是导致职业性急性苯的氨基、硝基化合物中毒的重要途径。

该类化合物吸收进入体内后，在肝脏代谢，经氧化还原代谢后，大部分代谢最终产物经肾脏随尿排出。该类化合物主要引起血液及肝、肾等损害，由于各类衍生物结构不同，其毒性也不尽相同。如苯胺形成高铁血红蛋白（metahemoglobin，MHb）较快；硝基苯形成MHb较慢，作用较强，神经系统症状相对较明显；三硝基甲苯对肝和眼晶状体损害明显；邻甲苯胺可引起血尿；联苯胺和萘胺可致膀胱癌等。虽然如此，该类化合物的主要毒性作用仍有不少共同或相似之处。

1. 血液系统损害

（1）形成高铁血红蛋白（MHb）

在正常生理情况下，红细胞内血红蛋白（Hb）中的铁离子呈亚铁（Fe^{2+}）状态，能与氧结合或分离。当Hb中的Fe^{2+}被氧化成高铁（Fe^{3+}）时，即形成MHb，这种Hb不能与氧结合。Hb中4个Fe^{2+}只要有一个被氧化成Fe^{3+}，则不仅其本身，而且还可影响其他的Fe^{2+}与O_2的结合或分离。正常生理条件下，体内只有少量MHb，占血红蛋白总量的0.5%~2%。红细胞内有可使MHb还原的酶还原系统和非酶还原系统。酶还原系统包括：①还原型辅酶Ⅰ（NADH）-高铁血红蛋白还原酶系统，该系统是生理情况下使少量MHb还原的主要途径；②还原型辅酶Ⅱ（NADPH）-高铁血红蛋白还原酶系统，该系统仅在中毒解毒过程中，在外来电子传递物（如亚甲基蓝）存在时才发挥作用，在解毒时具有重要意义。非酶还原系统包括还原型谷胱甘肽（GSH）和维生素C等。血液中高铁血红蛋白大量生成，超过了生理还原能力时，可发生高铁血红蛋白血症。当血中脱氧血红蛋白达50 g/L（5 g/dL），则可出现发绀。

MHb的形成剂可分为直接和间接作用两类。前者有亚硝酸盐、苯肼、硝酸甘油、苯醌等，而大多数苯的氨基、硝基化合物属间接作用类，这些化合物经体内代谢后产生的苯基羟胺（苯胲）和苯醌亚胺等中间代谢产物为强氧化剂，具有很强的形成MHb的能力。此外，也有些苯的氨基、硝基化合物不具有形成MHb的特征，如5-硝基邻甲苯胺、2-甲基-4-硝基苯胺、3-氯-2-甲基苯胺。

苯的氨基、硝基类化合物致MHb的能力也强弱不等。下述化合物形成MHb的能力强弱依序为：对硝基苯>间位二硝基苯>苯胺>邻位二硝基苯>硝基苯。

（2）形成硫血红蛋白

若每个血红蛋白中含一个或以上的硫原子，即为硫血红蛋白。正常情况下，硫血红蛋白占血红蛋白总量的0~2%。苯的氨基、硝基类化合物的大量吸收也可致血中硫血红蛋白升高。硫血红蛋白含量>0.5 g/dL时即可出现发绀。一般认为，可致MHb形成者，多可致硫血红蛋白形成，但形成能力相对低得多，故较少见。硫血红蛋白的形成不可逆，故其引起的症状可持续数月之久（红细胞寿命为120 d）。

（3）溶血作用

苯的氨基、硝基化合物引起高铁血红蛋白血症，机体可能因此消耗大量的还原性物质（包括GSH，NADPH等），后者为清除红细胞内氧化性产物和维持红细胞膜正常功能所必需的，故还原性物质减少可导致红细胞破裂，产生溶血。溶血作用虽与MHb的形成密切相关，但溶血程度并不与之呈平行关系。有先天性葡萄糖-6-磷酸脱氢酶（G6-PD）缺陷者，更容易引起溶血。

（4）形成变性珠蛋白小体

变性珠蛋白小体又名Heinz小体，间二硝基苯、间硝基苯胺和对硝基苯胺形成变性珠蛋白小体的作用较强。此类化合物在体内经代谢转化产生的中间代谢物可直接作用于珠蛋白分子中的巯基（-SH），使珠蛋白变性。初期仅2个巯基被结合变性，其变性是可逆的；到后期，4个巯基均与毒物结合，变性的珠蛋白则常沉积在红细胞内。

Heinz小体呈圆形或椭圆形，直径为0.3~2 μm，具有折光性，多为1~2个，位于细胞边缘或附着于红细胞膜上。Heinz小体的形成略迟于高铁血红蛋白，通常于中毒后7~24 h检出，24~72 h达高峰，1~2周才消失。Heinz小体>25%易发生溶血，重度中毒时常>50%。Heinz小体出现可作为临床中毒诊断的指标，出现的早晚与中毒的种类及中毒的量有关。同时，Heinz小体的出现也是溶血性贫血的先兆，当大量出现时将会发生严重的溶血性贫血。Heinz小体的形成和消失与高铁血红蛋白形成和消失的速度、溶血作用的轻重等不相平行。

（5）引起贫血

长期或反复接触者，因红细胞破坏、溶血，可引起贫血，出现点彩红细胞、网织红细胞增多，骨髓象显示增生不良，呈进行性发展，甚至出现再生障碍性贫血。

2. 肝、肾损害

有些苯的氨基、硝基化合物可直接损害肝细胞，引起中毒性肝病，以硝基化合物所致肝脏损害较为常见，如二硝基甲苯、硝基苯、二硝基苯及2-甲基苯胺等。肝脏病理改变主要为肝实质改变，早期出现脂肪变性，晚期可发展为肝硬化。严重的可发生急性、亚急性黄色肝萎缩。

某些苯的氨基和硝基化合物本身及其代谢产物可直接作用于肾脏，引起肾实质性损害，出现肾小球及肾小管上皮细胞变性、坏死。中毒性肝损害或肾损害亦可由于大量红细胞破坏，导致血红蛋白及其分解产物沉积于肝脏或肾脏，引起继发性肝或肾损害。

3. 神经系统损害

该类化合物多易溶于脂肪，在人体内易与含大量类脂质的神经细胞发生作用，引起神经系统的损害。重度中毒患者可发生神经细胞脂肪变性，若视神经区受损害，可发生视神经炎、视神经周围炎等疾病。

4. 眼晶状体损害

三硝基甲苯、二硝基酚、二硝基邻甲酚可引起眼晶状体混浊，最后发展为白内障。中毒性白内障多发生于慢性职业接触者，一旦发生，即使脱离接触，多数患者眼部病变仍可继续发展。目前，中毒性白内障的发病机制仍不清楚。

5. 皮肤黏膜刺激和致敏作用

有些化合物（如二氨基甲苯）对皮肤黏膜有强烈的刺激作用，长期接触可致皮肤红斑、丘疱疹、灼痛等症状发生。脱离接触并进行适当治疗后多可痊愈。个别过敏体质者，接触对苯二胺和二硝基氯苯后，还可发生支气管哮喘。

6. 化学性膀胱炎

苯胺类较易导致化学性膀胱炎，主要是该类毒物及代谢产物经膀胱排泄过程中，对膀胱黏膜产生刺激作用。化学性膀胱炎临床症状明显，有尿频、尿急、尿痛、血尿、尿失禁、膀胱痉挛等，应与尿路感染相鉴别。

7. 致癌作用

目前，此类化合物中已被公认能引起职业性膀胱癌的毒物为联苯胺和β-萘胺，详见第九章职业性肿瘤。

（四）临床表现

1. 急性中毒

急性中毒主要表现是生成MHb而致缺氧和发绀。苯的氨基化合物中毒，发绀出现早，而硝基化合物中毒则出现较晚。根据中毒程度可分为以下几类。

（1）轻度中毒

轻度中毒患者表现为口唇周围呈紫蓝色，可无不适主诉，或可伴有头昏、头痛无力、恶心、呕吐等症状，随中毒加深发绀可扩展到鼻尖、耳廓、指甲及颜面等部位。MHb浓度为10%~30%。

（2）中度中毒

除有显著发绀外，中度中毒患者可表现缺氧症状，如头痛、头晕、疲乏、无力、全身酸痛、呼吸困难、心动过速、反应迟钝、嗜睡、腱反射亢进等。可出现轻度溶血性贫血。MHb浓度为30%~50%；Heinz小体可升高至20%~30%。

（3）重度中毒

除上述症状加重外，重度中毒患者额面呈灰淡蓝色，口唇呈青紫色，尿呈葡萄酒色或暗褐色。可出现急性循环衰竭、血压下降、休克、抽搐、惊厥、尿便失禁等症状。严重者可并发继发性溶血、血尿、蛋白尿以及尿频、尿急、尿痛。可有体温升高、肝肾损害以及心律失常等异常表现。MHb浓度为60%~70%；Heinz小体高达50%以上。

需注意，测定血MHb，应在暴露毒物5 h内采集血样，由于其本身具有不稳定性，测定应在采血后1 h内完成。

2. 慢性中毒

慢性中毒表现为头痛、头晕、失眠、多梦、记忆力减退、疲乏、无力等类神经症表现，以及恶心、腹胀、肝肿大、肝功能异常、心悸、血压偏低、血红蛋白减低等表现。偶见心律失常；少见接触性皮炎、溶血性贫血等临床表现。

（五）实验室检查

尿液中对氨基酚含量能够反映毒物吸收量，可作为诊断的辅助指标。

MHb测定应在暴露毒物5 h内采集血样，由于其本身具有不稳定性，测定应在采血后1 h内完成。研究认为MHb与中毒程度具有较好的平行性，但检测血MHb水平可能并不与病情严重程度相吻合。

（六）诊断与鉴别诊断

急性中毒的诊断主要依据临床高铁血红蛋白血症、溶血及肝、肾损害程度等综合判定。一般MHb浓度达10%以上便出现中毒症状，但MHb形成后可部分自然还原，药物治疗后恢复较快，所以不宜以MHb浓度作为唯一诊断分级指标。应按照《职业性急性苯的氨基、硝基化合物中毒的诊断》（GBZ 30—2015），进行诊断。

1. 诊断原则

根据短期内接触较大量苯的氨基、硝基化合物的职业史，以高铁血红蛋白血症、血管内溶血及肝脏、肾脏损害为主要临床表现，结合现场职业卫生学调查和实验室检查结果进行综合分析，排除其他原因所引起的类似疾病后，方可诊断。

2. 接触反应

短期内接触较大量苯的氨基、硝基化合物后，出现轻微头晕、头痛、乏力、胸闷症状，MHb浓度低于10%，脱离接触后48 h内可恢复。

3. 诊断分级

（1）轻度中毒

轻度中毒者口唇、耳廓、指（趾）端轻微发绀，可伴有头晕、头痛、乏力、胸闷等轻度缺氧症状，血中MHb浓度≥10%。

（2）中度中毒

皮肤、黏膜明显发绀，出现心悸、气短、恶心、呕吐、反应迟钝、嗜睡等明显缺氧症状，血中MHb浓度≥10%，且伴有以下任何一项者为中度中毒：①轻度溶血性贫血，变性珠蛋白小体可升高；②急性轻、中度中毒性肝病；③轻、中度中毒性肾病；④化学性膀胱炎。

（3）重度中毒

皮肤黏膜重度发绀，可伴意识障碍，血中MHb浓度≥10%，且伴有以下任何一项者为重度中毒：①重度溶血性贫血；②急性重度中毒性肝病；③重度中毒性肾病。

4. 其他损害的诊断

接触苯的氨基、硝基化合物引起的单纯肝脏损害，建议按照《职业性中毒性肝病诊断标准》（GBZ 59）进行诊断；接触后导致出现白内障或接触部位皮炎等症状，可分别按照相应器官疾病的诊断标准进行，如《职业性白内障诊断标准》（GBZ 35）、《职业性皮肤病诊断标准总则》（GBZ 18）进行诊断。

5. 鉴别诊断

本病需与导致高铁血红蛋白血症的其他疾病相鉴别，如：肠源性发绀、某些药物中毒等。常见的可导致高铁血红蛋白血症的药物或其他化学品有扑疟喹、亚硝酸盐、亚硝酸乙酯、伯氨喹啉、氯酸钾、次硝酸铋、磺胺类、非那西丁、苯丙砜、多黏菌素B、醚类、氮氧化物、硝基甲烷等。

急性亚硝酸盐中毒导致的高铁血红蛋白血症通常不伴有溶血性贫血及中毒性肝损害，应结合病史排除。硫化物中毒产生硫化血红蛋白，与高铁血红蛋白血症临床表现相似，应注意鉴别。变性珠蛋白小体的出现亦可由其他疾病引起，如不稳定血红蛋白病、6-磷酸葡萄糖脱氢酶缺陷症等。

（七）治疗

1. 急性中毒处理

（1）脱离环境

应立即将中毒患者撤离中毒现场，脱去被污染的衣服、鞋、袜。皮肤被污染者可用5%醋酸溶液清洗皮肤，再用大量肥皂水或清水冲洗；眼部受污染，可用大量生理盐水冲洗。及时彻底清除皮肤污染是重要的治疗措施之一。

（2）注意维持呼吸、循环功能

给予吸氧，必要时可辅以人工呼吸，给予呼吸中枢兴奋药及强心、升压药物等。须注意临床评价机体缺氧程度时，不能仅以氧分压结果作为依据，而应注意结合血氧饱和度（SpO_2）分析。因为血气分析中测得的氧分压是血液中物理溶解的氧分子所产生的压力，而此类中毒患者缺氧的原因不是肺通气或换气功能不足，而是红细胞携氧、释氧能力障碍，因此，血氧分压可表现为不低于正常值。

（3）高铁血红蛋白血症的处理

①5%~10%葡萄糖溶液500 mL加维生素C 5.0 g静脉滴注，或50%葡萄糖溶液80~100 mL加维生素C 2.0 g静脉注射。适用于轻度中毒患者。②亚甲基蓝（methylene blue，美蓝）：亚甲基蓝小剂量使用为还原作用，大剂量时则为氧化作用。小剂量（1~2 mg/kg）亚甲基蓝可促进MHb还原，机制是亚甲基蓝作为中间电子传递体，可加快正常红细胞MHb酶还原系统的作用速度，促进NADPH还原MHb。常用1%亚甲基蓝溶液5~10 mL（1~2 mg/kg）加入10%~25%葡萄糖液20 mL中静脉注射，1~2 h内可重复使用，一般用1~2次。当亚甲基蓝注射过快或一次应用剂量过大时，易出现恶心、呕吐、腹痛，甚至抽搐、惊厥等症状。如果疗效不明显，需积极寻找原因，而不应盲目反复应用。患有6-磷酸葡萄糖脱氢酶缺乏症者，不宜采用亚甲基蓝治疗。③甲苯胺蓝（toluidine blue）和硫堇（thionine）：可使MHb还原，加快还原速度。常用4%甲苯胺蓝溶液10 mg/kg，缓慢静脉注射，每3~4 h一次。0.2%硫堇溶液10 mL，静脉注射或肌内注射，每30 min一次。④10%~25%硫代硫酸钠10~30 mL静脉注射。

（4）急性溶血的治疗

根据病情采取综合治疗措施。糖皮质激素治疗为首选方法，一般应大剂量静脉快速给药。可用地塞米松10~20 mg或氢化可的松200~500 mg静脉滴注，至少用3~5 d。主要是稳定溶酶体，避免红细胞破坏。对于急性溶血危象及严重贫血者应进行输血。也可给予低分子右旋糖酐250~500 mL静滴；给予5%碳酸氢钠溶液100~250 mL，使尿液碱化，防止Hb在肾小管内沉积；重度中毒患者伴有严重溶血性贫血或肝、肾功能损害时，可根据病情及早选择适宜的血液净化疗法。

（5）中毒性肝损害的处理

除给予高蛋白、低脂肪、富维生素饮食外，应积极采取保肝治疗。

（6）其他

对症和支持治疗，如有高热，可用物理降温法或用人工冬眠药物，并加强护理工作，包括心理护理等。

2. 慢性中毒处理

慢性中毒处理主要是对症处理。根据不同靶器官损害的病情，采取对应的治疗措施。

（八）预防

1. 改善生产条件

改革工艺流程加强生产操作过程的密闭化、连续化、机械化及自动化水平。如苯胺生产用抽气泵加料代替手工操作，以免工人直接接触。以无毒或低毒物质代替剧毒物，如染化行业中用固相反应法代替以硝基苯作为热载体的液相反应法；用硝基苯加氢法代替还原法生产苯胺等。

2. 严格管理制度

严格执行各项管理制度，定期清扫，定期监测等。遵守安全操作规程，定期进行设备检修，防止跑、冒、滴、漏等现象发生。在检修过程中，应做好个人防护，戴防毒面具，穿紧袖工作服、长筒胶鞋，戴胶手套等。

3. 加强培训教育

开展多种形式的安全培训教育，增强防护意识，在车间内不吸烟，不饮食，工作前后不饮酒，及时更换工作服、手套，污染毒物的物品不能随意丢弃，应妥善处理。接触三硝基甲苯的工人，工作后可用10%亚硫酸钾肥皂洗浴、洗手，亚硫酸钾遇三硝基甲苯变为红色，红色全部洗净表示皮肤污染已去除。也可用浸过9：1的酒精、氢氧化钠溶液的棉球擦手，如不出现黄色，则表示三硝基甲苯污染已被清除。

4. 做好职业健康检查

规范上岗前、在岗期间的职业健康检查，及时发现职业禁忌证和早期职业性损伤。

二、苯胺

（一）理化性质

苯胺，又称阿尼林、氨基苯等。化学式为$C_6H_5NH_2$，分子量为93.1。纯品为无色油状液体，易挥发，具有特殊气味，久置颜色可变为棕色。熔点为−6.20 ℃，沸点为184.3 ℃，蒸气密度为3.22 g/L，微溶于水，易溶于苯、乙醇、乙醚、氯仿等。

（二）接触机会

苯胺主要由人工合成，自然界中少量存在于煤焦油中。苯胺本身作为黑色染料，广泛用于印染业及染料、橡胶硫化剂及促进剂、照相显影剂、塑料、离子交换树脂、香水、制药等生产过程中。

（三）致病机制

苯胺可经呼吸道、皮肤和消化道被吸收，液体及其蒸气都可经皮肤被吸收，其吸收率随室温和相对湿度的提高而增加，经皮肤吸收成为职业中毒的主要原因。

经呼吸道吸入的苯胺，90%可在体内滞留，经氧化后可形成毒性更大的中间代谢产物苯基羟胺（苯胲），然后再氧化生成对氨基酚，与硫酸、葡萄糖醛酸结合，经尿排出。少量苯胺以原形由呼吸道排出。

中间代谢产物苯基羟胺有很强的形成MHb的能力，使血红蛋白失去携氧功能，造成机体组织缺氧，引起中枢神经系统、心血管系统及其他脏器的一系列损害。苯胺的这种氧化作用还能使红细胞中的珠蛋白变性，形成变性珠蛋白小体（Heinz小体），使红细胞渗透性和脆性增加，可在脾内或血管内溶血。苯胺类中毒以形成MHb、溶血作用为主。

（四）临床表现

1. 急性中毒

急性中毒主要引起MHb血症。短时间内吸收大量苯胺，可引起急性中毒，以夏季多见。早期表现为发绀，最先见于口唇、指端及耳垂等部位，其色调与一般缺氧所见的发绀不同，呈蓝灰色，称为化学性发绀。

当血中MHb占血红蛋白总量的15%时，即可出现明显发绀，但此时可无自觉症状；当MHb浓度增高至30%以上时，出现头昏、头痛、乏力、恶心、手指麻木及视力模糊等症状；MHb浓度升至50%时，出现心悸、胸闷、呼吸困难、精神恍惚、恶心、呕吐、抽搐等症状，严重者可发生心律失常、休克、昏迷、瞳孔散大，甚至危及生命。

较严重中毒者，中毒3~4 d后可出现不同程度的溶血性贫血，随后可有继发黄疸、中毒性肝病和膀胱刺激症状等。肾脏受损时，出现少尿、蛋白尿、血尿等，严重者可发生急性肾衰竭。少数可见有心肌损害，眼部接触可引起结膜炎、角膜炎。

2. 慢性中毒

长期接触低浓度苯胺可出现类神经症，如头晕、头痛、倦乏无力、失眠、记忆力减退、食欲减退等症状，可出现轻度发绀、贫血和肝脾肿大等体征。红细胞中可出现Heinz小体。皮肤经常接触苯胺蒸气后，可发生湿疹、皮炎等。

（五）诊断

疑似急性苯胺中毒者，可按照《职业性急性苯的氨基、硝基化合物中毒的诊断》（GBZ 30）进行诊断，诊断原则与诊断分级等详见本节“一、概述”。

（六）治疗

详见本节“一、概述”。

近年来的临床实践发现，高压氧在急性苯胺中毒的救治过程中能够迅速改善机体缺氧状态，增加重要器官供氧从而有利于此类器官如肝、肾的保护和恢复。高压氧可增加红细胞的弹性和韧性，减少因苯胺中毒造成的溶血症状的发生。

（七）预防

参见本节“一、概述”。

三、硝基苯

（一）理化性质

硝基苯，又称密斑油，分子式为$C_6H_5NO_2$，是一种带有苦杏仁味的、淡黄色透明油状液体，见光颜色变深，由苯经混酸硝化而制得。熔点为5.7 ℃，沸点为210.9 ℃。不溶于水，溶于苯、乙醇、乙醚等多数有机溶剂，与硝酸反应强烈。

（二）接触机会

硝基苯用途甚广，主要用于制造苯胺、联苯胺、偶氮苯、染料等。使用硝基苯的行业很多，包括医药、农药、燃料、橡胶等。在制造和使用上述产品的行业中，均有接触的可能。

（三）致病机制

硝基苯可经皮肤、呼吸道以及消化道吸收。在体内，硝基苯被还原成苯基羟胺和对硝基酚，苯基羟胺氧化能力强，因而形成MHb的能力强。经还原后，最后以对氨基酚的形态经尿排出体外。主要毒性作用包括以下几方面。

1. 形成MHb

形成MHb主要是硝基苯在体内生物转化产生中间产物（对氨基酚、间硝基酚等）的作用。硝基苯形成MHb的速度比苯胺慢，但作用比苯胺强，从而引起组织缺氧。

2. 溶血作用

溶血的发生机制与所形成的MHb有关。生物转化的中间物质使得维持细胞膜正常功能的还原型谷胱甘肽减少，从而引起红细胞破裂，发生溶血。

3. 肝脏损害

硝基苯可直接作用于肝细胞致肝实质病变，引起中毒性肝病、肝脂肪变性，严重者可发生亚急性肝坏死。

4. 肾脏和膀胱损害

肾脏和膀胱损害多数为间接作用所致，可继发于溶血。

（四）临床表现

1. 急性中毒

毒物所引起的高铁血红蛋白血症是急性中毒临床表现的主要病理基础。可在工作接触时或工作后经几小时的潜伏期发病。缺氧以及神经系统症状较明显，有头痛、头晕、乏力、皮肤黏膜发绀、手指麻木等；严重时出现胸闷、呼吸困难、心悸，甚至心律失常、昏迷、抽搐、呼吸麻痹。

急性硝基苯中毒的神经系统症状相对较明显，中枢神经兴奋症状出现较早，严重者可伴有高热、多汗、缓脉、初期血压升高、瞳孔扩大等自主神经系统紊乱症状。中毒后可出现溶血性贫血、黄疸、中毒性肝炎；肾脏受到损害时，可出现少尿、蛋白尿、血尿等症状，严重者可无尿。硝基苯对眼有轻度刺激性。皮肤受到刺激或过敏可产生皮炎。

2. 慢性中毒

慢性中毒者可有神经症改变，慢性溶血时，可出现贫血、黄疸，亦可出现中毒性肝炎。

由于硝基苯中毒的程度轻重不等，其表现也有所不同，具体参见本节“一、概述”。

（五）诊断

疑似急性硝基苯中毒者，可按照《职业性急性苯的氨基、硝基化合物中毒的诊断》（GBZ 30）进行诊断，诊断原则与诊断分级等详见本节“一、概述”。

（六）治疗

详见本节“一、概述”。硝基苯易溶于酒精和乙醚，洗去皮肤上硝基苯的安全试剂是酒精。

特殊疗法：病情严重且持续时间长的病例可用透析疗法。严重缺氧也可采用高压氧治疗。

（七）预防

参见本节“一、概述”。

四、三硝基甲苯

（一）理化性质

三硝基甲苯（trinitrotoluene，TNT），化学式C_6H_2 CH_3（NO_2）$_3$，分子量为227.13，有六种同分异构体，通常所指的是α-异构体，即2,4,6-三硝基甲苯，简称三硝基甲苯，其为灰黄色结晶，又称黄色炸药。熔点为80.65 ℃，比重为1.65，沸点为24 ℃（爆炸）。本品极难溶于水，易溶于丙酮、苯、醋酸甲酯、甲苯、氯仿、乙醚等。突然受热容易引起爆炸。

（二）接触机会

三硝基甲苯多由甲苯硝化制成，主要作为炸药，广泛应用于国防、采矿、筑路、开凿隧道等。在制作硝铵炸药时，劳动者在粉碎、过筛、配料、包装过程中均可接触其粉尘。

（三）致病机制

三硝基甲苯可经皮肤、呼吸道及消化道进入人体。在生产环境中，主要经皮肤和呼吸道吸收。三硝基甲苯有较强的亲脂性，很容易从皮肤吸收，尤其气温高时，经皮肤吸收的可能性更大。在生产硝铵炸药时，由于硝酸铵具有吸湿性，一旦污染皮肤，就能使皮肤保持湿润，更易加速皮肤的吸收。经皮肤吸收是导致职业性三硝基甲苯慢性中毒的重要原因。

进入体内的三硝基甲苯一部分以原形经尿排出体外，另一部分在肝脏通过氧化、还原、结合等反应过程进行代谢。

接触三硝基甲苯工人的尿中可以检出10余种三硝基甲苯的代谢产物，如4-氨基-2、6-二硝基甲苯（4-A）等。工人尿内4-A含量最多，也有一定量的原形三硝基甲苯，因此，尿4-A和原形三硝基甲苯含量可作为职业接触的生物监测指标。

有关三硝基甲苯的毒性作用机制还不完全清楚，近年的研究表明三硝基甲苯可在体内多种器官和组织内（肝、肾、脑、晶状体、睾丸、红细胞等）接受来自还原性辅酶Ⅱ的一个电子，被还原活化为三硝基甲苯硝基阴离子自由基，并在组织内产生大量的活性氧，使体内还原性物质如还原性谷胱甘肽，还原性辅酶Ⅱ明显减少，可进一步影响蛋白质巯基的含量，导致机体氧化应激损伤。另外，三硝基甲苯硝基阴离子自由基、活性氧可诱发脂质过氧化，与生物大分子共价结合并引起细胞内钙稳态紊乱，导致细胞膜结构与功能破坏，细胞内代谢紊乱甚至死亡，从而对机体产生损伤作用。

眼晶状体是受到三硝基甲苯慢性损害的主要靶器官之一。有关白内障形成的机制尚不清楚。有人认为白内障的形成可能与三硝基甲苯所致的MHb沉积于晶状体或三硝基甲苯代谢产物沉积于晶状体有关。

（四）临床表现

1. 急性中毒

目前，生产环境条件下发生急性中毒已不多见。急性中毒多以神经系统和肝脏损害为主。轻症时，可有头晕、头痛、恶心、呕吐、食欲减退；上腹部及右季肋区疼痛；口唇发绀，常可扩展到鼻尖、耳廓、指（趾）端等部位。重症者，除上述症状加重以外，有神志不清、呼吸浅快，偶有惊厥，甚至大小便失禁等。

2. 慢性中毒

长期接触三硝基甲苯可引起慢性中毒，主要表现出肝、晶状体、血液等损害。

（1）肝损害

患者出现乏力、食欲减退、恶心、肝区疼痛，临床表现与传染性肝炎类似。体检可发现肝大，大多在肋下1.0~1.5 cm，有压痛、叩痛，多数无黄疸。随着病情发展，肝质地由软变韧，可出现脾肿大，严重者可导致肝硬化。肝功能检查可见异常（包括血清丙氨酸氨基转移酶、天门冬氨酸氨基转移酶、γ-谷氨酸转移酶、血清肝胆酸、血清转铁蛋白和前白蛋白、色氨酸耐量试验，吲哚氰绿滞留试验等）。肝损害与白内障发病不平行，肝损害往往早于晶状体损害。

（2）晶状体损害

慢性中毒患者出现晶状体损害即中毒性白内障是常见而且具有特征性的体征。白内障常开始于双眼晶状体周边部呈环形混浊，环多数由头向内、底向外的楔形混浊融合而成，进一步晶状体中央部出现盘状混浊。详见第五章第三节职业性眼病。

（3）皮肤改变

有些接触三硝基甲苯工人会出现“硝基面容”，表现为面色苍白，口唇、耳廓青紫色。另外手、前臂、颈部等裸露部位皮肤产生过敏性皮炎、黄染，严重时呈鳞状脱屑。

（4）生殖功能影响

接触三硝基甲苯的男工出现性功能低下症状，如性欲低下、早泄与阳痿等。精液检查发现精液量显著减少，精子活动率<60%者显著增多，精子形态异常率增高。接触者血清睾酮含量显著降低。女工则表现为月经周期异常，月经量过多或过少、痛经等。

（5）其他

长期接触三硝基甲苯的工人类神经症发生率较高，可伴有自主神经功能紊乱，细胞免疫功能降低。部分人可出现心肌及肾损害，尿蛋白含量及某些酶增高等改变。

（五）诊断与鉴别诊断

急性中毒可按照《职业性急性苯的氨基、硝基化合物中毒的诊断》（GBZ 30）进行诊断，诊断原则与诊断分级等详见本节“一、概述”。

慢性中毒应对照《职业性慢性三硝基甲苯中毒的诊断》（GBZ 69—2011）进行诊断。

1. 诊断原则

根据长期三硝基甲苯职业接触史，出现肝脏、血液及神经等器官或者系统功能损害的临床表现，结合职业卫生学调查资料和实验室检查结果进行综合分析，排除其他病因所致的类似疾病，方可诊断。

2. 诊断分级

（1）轻度中毒

有乏力、食欲减退、恶心、厌油、肝区痛等症状，并持续3个月以上，伴有至少一项肝功能生化指标异常，并具有下列表现之一者为轻度中毒：①肝肿大，质软，有压痛或叩痛；②肝功能试验轻度异常；③腹部超声图像提示慢性肝病改变；④神经衰弱样症状伴肝功能指标任意2项异常改变。

（2）中度中毒

在轻度中毒的基础上，具有下列表现之一者为中度中毒：①肝功能试验中度异常；②腹部超声图像提示肝硬化改变；③脾肿大；④出现肝硬化并发症食管胃底静脉曲张；⑤溶血性贫血。

（3）重度中毒

在中度中毒的基础上，具有下列表现之一者为重度中毒：①肝功能试验重度异常；②腹部超声图像提示肝硬化伴大量腹水；③出现肝硬化并发症食管胃底静脉曲张破裂、肝性脑病、自发性细菌性腹膜炎中一项者。

长期接触三硝基甲苯作业导致肝脏损害应与病毒性肝炎、酒精性肝病、非酒精性脂肪性肝病、药物性肝损伤相鉴别。在慢性三硝基甲苯中毒病例中超声诊断可疑肝硬化时，可考虑进行细胞外基质和相关酶学指标等检查，作为肝硬化诊断的参考指标，如透明质酸、基质金属蛋白酶组织抑制因子-1、转化生长因子β1等。肝脏穿刺组织病理学检查能够直接了解肝组织的病理变化，必要时可采用CT、MRI等检查方法协助诊断。

三硝基甲苯中毒性白内障，详见第五章第三节“职业性眼病”。

（六）治疗

急性中毒时，应迅速将患者移至空气新鲜处，立即脱去被污染的衣服，用肥皂水（忌用热水）清洗皮肤上的毒物。出现发绀者予以亚甲基蓝治疗，肝脏损伤者予以保肝治疗。禁止饮酒，禁用或慎用引起肝脏损害的药物。

（七）预防

参见本节“一、概述”。

参考文献

[1] 何凤生. 中华职业医学[M]. 北京：人民卫生出版社，1999.

[2] 孙贵范. 职业卫生与职业医学[M]. 7版. 北京：人民卫生出版社，2012.

[3] 沈永杰，刘国玲，李宜川. 苯的氨基和硝基化合物中毒机制和防治[J]. 社区医学杂志，2008，6(24)：44-45.

[4] 宋平平，李西西，闫永建. 急性苯的氨基硝基化合物中毒病例的文献分析[J]. 中华劳动卫生职业病杂志，2014，32(5)：366-369.

[5] 李西西，牟志春，宋平平，等. 苯的氨基硝基化合物生物标志物研究进展[J]. 中国职业医学，2014，41(4)：462-464：469.

[6] 刘喜房，徐建军. 职业性急性苯的氨基硝基化合物中毒的预防[J]. 劳动保护，2017，(4)：83-84.

[7] 职业性急性苯的氨基、硝基化合物中毒的诊断标准：GBZ 30—2015[S]. 北京：中国标准出版社，2015.

[8] 葛建中. 急性硝基苯中毒五例[J]. 中华劳动卫生职业病杂志，2001，19(5)：362.

[9] 张玉玲，狄向阳. 一起硝基苯中毒的调查[J]. 预防医学文献信息，2002，8(4)：457.

[10] 宋莉，李晓军，石冬梅. 关于《职业性慢性三硝基甲苯中毒诊断标准》(GBZ 69—

2011)的探讨[J]. 中国卫生标准管理,2011,2(3):14-16.

[11] 林大伟,菅向东,杨晨芸,等. 急性三硝基甲苯烟雾中毒四例[J]. 中华劳动卫生职业病杂志,2007,25(4):252.

[12] 卫生部职业病诊断标准专业委员会. 职业性慢性三硝基甲苯中毒的诊断标准:GBZ 69—2011[S]. 北京:中国标准出版社,2011.

（赵锐，缪荣明，白莹）

第九节　高分子化合物中毒

一、概述

高分子化合物（high molecular compound）又称高聚物（high polymer）或聚合物（polymer），是由一种或几种单体（monomer）经聚合或缩聚而成，相对分子质量高达几千至几百万，化学组成比较简单的一类化合物。半个世纪以来，高分子工业在数量和品种上迅速增加，最常见的高分子化合物有以下几类：塑料、合成纤维、合成橡胶、黏合剂、涂料、离子交换树脂等。它们被广泛应用于农业、化工、建筑、通信、国防、日常生活用品等方面；同时也被广泛应用于医学领域，如一次性注射器、输液器、各种纤维导管、血浆增容剂、人工心脏瓣膜等，其在功能高分子材料，如光导纤维、感光高分子材料、高分子分离膜、高分子液晶、超电导高分子材料、仿生高分子材料和医用高分子材料等方面的应用、研究、开发日益活跃。

（一）理化性质

高分子化合物的相对分子质量很大，但组成并不复杂，它们的分子往往都是由特定的结构单元通过共价键多次重复连接而成。高分子化合物几乎无挥发性，常温下常以固态或液态存在。目前，常用的高分子化合物材料，多是以煤、石油、天然气等制成的低分子有机化合物，再经过聚合反应而制成。这些低分子化合物被称为单体，经单体聚合反应而生成的高分子化合物又被称为高聚物。

高分子化合物的理化性质随单体性质不同而不同，但大多具有机械、力学、热学、声学、光学、电学等多方面的优异性能，具有高强度、质量轻、隔热、透光、绝缘性能好、耐腐蚀、成品无毒或毒性很小等特性。例如：氯乙烯在常温下为无色、有乙醚样气味的气体，燃点为472 ℃，易燃、易爆，爆炸极限为4%~22%；微溶于水，可溶于乙醇、乙醚、四氯化碳等有机溶剂。丙烯腈在常温下为无色、有特殊杏仁样气味的液体，易燃、易挥发、易溶于有机溶剂。有机氟化物常温下多为白色晶体、颗粒或粉末，化学性质稳定，在250 ℃以下环境中不易分解，具有耐化学性腐蚀、耐热、耐寒、高度绝缘等特性。

（二）接触机会

究其来源，可将高分子化合物分为天然和合成高分子化合物。天然高分子化合物包含蛋白质、核酸、纤维素、羊毛、棉、丝、天然橡胶、淀粉等；合成高分子化合物包含合成橡胶、合成纤维、合成树脂等。通常高分子工业中所涉及高分子化合物主要指合成高分子化合物。

职业接触高分子化合物主要发生于生产过程中，其步骤可分为4个部分：①生产基本化工原料；②合成单体；③单体聚合或缩聚；④聚合物树脂的加工塑制品应用。基本化工原料为煤、石油、天然气、少数农副产品和石油裂解气；常用的单体主要是不饱和烯烃、芳香烃及卤代化合物、氰类、二醇和二胺类化合物。例如，生产腈纶，先由石油裂解气丙烯与氨作用，生成丙烯腈单体，然后聚合为聚丙烯腈，经纺丝制成腈纶纤维，再织成各种织物；又如，聚氯乙烯塑料的生产过程，先由石油裂解气乙烯与氯气作用生成二氯乙烯，再裂解生成氯乙烯，然后经聚合成为聚氯乙烯树脂，再将树脂加工为成品，如薄膜、管道、日用品等。

（三）致病机制

高分子化合物本身毒性较低甚至无毒，其毒性主要取决于所含游离单体的量和助剂的品种，而助剂的种类很多，其毒性大小不一。例如聚氯乙烯的毒性是由含有的游离单体聚乙烯引起的。合成、聚合（或缩聚）及加工塑制高分子化合物的单体过程中还需加入许多助剂，如单体合成时加催化剂，单体聚合时加引发剂、调聚剂、凝聚剂、发泡剂、填充剂等，这些助剂大多与高分子化合物仅做机械性结合，因此很容易从聚合物内部移行至表面，从而接触人体或污染水和食品等。

高分子化合物与空气中的氧接触，并受热、紫外线及机械作用，可被氧化，导致裂解产物量增加，故毒性也随之增大。高分子化合物在燃烧过程可被热分解，主要产生一氧化碳和缺氧环境。含氮和卤族元素的聚合物可释放高毒的氯化物、光气和卤化氢等。高分子化合物的粉尘，一般溶解度小，可引起上呼吸道黏膜刺激症状，甚至有致肺部轻度纤维化的作用。有些高分子化合物可能有致癌和致突变作用。如氯乙烯单体，经动物实验、临床观察和流行病学调查研究均证实其为肯定致癌物。

（四）临床表现

在高分子化合物的生产和加工过程中，作业者均可接触到不同类型的毒物，如单体氯乙烯、丙烯腈，各种助剂，以及加工受热时产生的有毒的裂解气和烟雾等，均可导致急性和慢性中毒。

1. 急性中毒

急性中毒多发生于检修设备、意外事故、违反完全操作规程或个人防护不当过程中，引起作业者吸入大量蒸气或皮肤被污染吸收。

急性中毒一般多在吸入高分子化合物后1~2 h内出现症状，个别案例发病较慢，在14~24 h内发病，主要表现为以下几方面症状。

（1）神经系统

氯乙烯主要表现为麻醉作用，轻度中毒时，发生眩晕、头痛、恶心等症状，严重时，可出现漂浮感、全身发麻、神志不清等症状。丙烯腈轻度中毒者表现为头晕、头痛、乏力等症状；重度中毒者可出现四肢强直性、阵发性抽搐和昏迷。

（2）呼吸系统

丙烯腈轻度中毒者表现为胸闷、心悸、颜面潮红、黏膜呈鲜红色等症状；重度中毒者出现口唇与四肢末梢发绀、呼吸减慢、不规则等，甚至因呼吸、循环衰竭而死亡。

（3）消化系统

丙烯腈中毒可出现上腹部不适、恶心、呕吐等症状。

（4）局部刺激作用

皮肤接触到氯乙烯液体，可引起接触部位皮肤麻木、红斑、水肿甚至局部坏死；眼部接触可出现畏光、流泪等刺激症状。接触到丙烯腈，可致接触性皮炎，表现为红斑、疱疹、脱屑等症状；丙烯腈对眼睛有强烈刺激作用，易引起角膜损伤。

（5）其他

吸入有机氟聚合物“热解气”引起聚合物烟雾热，表现出全身不适、上呼吸道刺激症状、发热、畏寒等一组综合症状，酷似流行性感冒或金属铸造热。

2. 慢性中毒

长期接触某些高分子化合物可发生慢性中毒。例如长期接触氯乙烯可发生氯乙烯病，主要表现为：神经衰弱综合征（眩晕、头痛、乏力等）、多发性神经炎（瘙痒、烧灼感、四肢末端感觉减退等）、消化系统症状（食欲减退、恶心、腹胀等）、皮肤损害（干燥、皲裂、丘疹等）、造血系统损害（贫血、溶血、凝血障碍等）、肢端溶骨症和致癌作用（肝血管肉瘤等）。

（五）预防

①生产、加工和使用高分子化合物，应采用密闭严密、自动化或仪表控制操作的生产设备，严格采取防火防爆措施，加强设备日常检修和保养，防止跑、冒、滴、漏等意外事件发生。②在清釜作业前，先进行釜内充分通风并清洗。入釜作业时，需戴合适的防护用品。③反应残渣或废液需进行无害化处理，禁止随意放流、放空，以避免污染环境。④做好个人防护，车间内应配备急救设备和药品。工作后要用清水或肥皂水清洗手与皮肤。

二、常见高分子化合物（单体）中毒

（一）二异氰酸甲苯酯

1. 理化性质

二异氰酸甲苯酯（toluene diisocyanate，TDI）为无色透明液体或结晶，存放后呈浅黄色，具有强烈刺激性，有甜水果味，比重为1.22（25 ℃），沸点为251 ℃。液态TDI溶于丙酮、乙醚、苯、四氯化碳和油类，不溶于水。

2. 接触机会

主要是制造和使用TDI的过程，尤其是在蒸馏、配料、混合、发泡、喷涂（含TDI油漆）、浇铸及烧割等可接触较高浓度TDI的过程中。已制成的聚氨酯树脂和塑料可含有少量未反应的TDI，遇热后即从成品中释放出来。此外，使用聚氨酯清漆、黏胶剂、密封剂及聚氨酯产品在高温下热解时均可接触较多量TDI。工作场所空气中TDI时间加权平均容许浓度（PC-TWA）为0.1 mg/m^3，短时间接触容许浓度（PC-STEL）为0.2 mg/m^3［《车间空气中二异氰酸甲苯酯（TDI）卫生标准》（GB 16193）］。

3. 临床表现

工业生产过程中，TDI可经呼吸道、皮肤吸收，其对呼吸道黏膜、皮肤、眼有明显的刺激和致敏作用。吸入高浓度TDI后，可出现不同程度的刺激症状，包括眼、鼻与喉咙灼热或刺激感、流涕、气喘、喉头炎、咳嗽、呼吸急促和胸痛等。初次接触TDI后1周至数月或数年后再次接触，可引起哮喘发作，可在接触TDI数分钟至1 h内发生，也可延迟至2~8 h发病。发病以剧咳为主，伴肺部哮鸣音，后出现胸闷、呼吸困难、不能平卧。TDI还具有致敏作用，可引起皮肤和呼吸道的过敏反应。工人皮肤接触TDI可发生荨麻疹、皮炎和过敏性接触皮炎。呼吸道过敏反应主要表现为支气管哮喘。

4. 诊断

详见第三章第五节“二、职业性哮喘”。

5. 治疗

急性TDI中毒患者应立即脱离现场至新鲜空气处，液体污染眼或皮肤时，应用清水彻底冲洗。吸入TDI有黏膜刺激症状者应密切观察，早期吸氧、给予糖皮质激素等对症处理，合理使用抗生素，注意肺水肿预防和处理。职业性TDI哮喘一旦确诊，应立即脱离接触，给予对症处理，重症者可给予激素和抗过敏药等进行治疗；哮喘反复发作者需给予支持疗法，积极预防肺部感染和肺水肿的发生。

6. 预防

预防主要是工艺改革，用沸点较高、蒸气压较小的异氰酸酯类代替TDI，如用二苯甲撑二异氰酸酯或萘二异氰酸酯等。应用密闭和通风等措施控制作业场所TDI浓度；加强个人防护。职业禁忌证为心脏病或呼吸系统疾病，以及继往有过敏性病史者。

（二）氯乙烯

1. 理化性质

氯乙烯常温常压下为无色气体，略呈芳香气味，易燃、易爆。微溶于水，溶于乙醇，极易溶于乙醚和四氯化碳。

2. 接触机会

在生产聚乙烯过程中和清洗或抢修聚合釜时可接触到氯乙烯单体。工作场所空气中PC-TWA为10 mg/m^3，PC-STEL为20 mg/m^3。氯乙烯主要经呼吸道进入体内，液体污染皮肤也可被人体吸收。

3. 临床表现

急性氯乙烯中毒主要引起中枢神经系统损害，产生麻醉作用，临床表现为不同程度的意识障碍。轻者可发生眩晕、头痛、恶心、嗜睡、步态蹒跚等症状；重者呈神志不清或昏睡状，甚至造成死亡。部分患者可出现迟发性肝脏损害，少数患者可出现心脏损害（如ST段下移、心律失常和房室传导阻滞等）和呼吸系统损害（如呼吸道刺激症状，个别出现肺水肿等疾病）。

慢性中毒临床表现为类神经症和自主神经功能紊乱，有头晕、头痛、乏力、失眠、多梦、记忆力减退、易怒、多汗以及食欲减退、恶心、腹胀等症状，可伴有不同程度肝大和（或）脾大，也可发生雷诺现象和硬皮样改变、肢端溶骨症、肝血管肉瘤和其他器官系统的肿瘤等。

接触氯乙烯发生的雷诺现象，是由血管神经功能紊乱引起的肢端小动脉痉挛性疾病，表现为手指在受冷后出现麻、胀、痛并由灰白变苍白、发绀。可以偶尔遇冷发作，也可以在冬季经常发作。硬皮样改变可与雷诺现象同时或在其之后出现，主要特征为皮肤增厚、皮肤弹性下降、水肿等。皮肤变化局限于手和手腕。

肢端溶骨症是氯乙烯中毒的一种特殊的指骨末端溶解性病变，早期可有雷诺现象，X射线检查可见一指或数指末节指骨粗隆的边缘性缺损，进而骨折线形成，缺损逐渐增宽，使粗隆逐渐与骨干分离，最后导致指骨变短变粗，呈杵状指。接触氯乙烯作业人员的手部有骨质结构异常改变，早期可表现为骨皮质硬化或骨质疏松。

4. 诊断

（1）急性中毒

根据短期内吸入高浓度氯乙烯气体的职业史，出现以中枢神经系统损害为主的临床表现，可伴有肝脏及其他器官系统损害，结合实验室检查及工作场所职业卫生学调查结果，综合分析，排除其他原因所致类似疾病，方可诊断。

（2）慢性中毒

根据长期接触氯乙烯气体的职业史，出现以肝脏和（或）脾脏损害、雷诺现象及肢端溶骨症等为主的临床表现，结合实验室检查及工作场所职业卫生学调查结果，综合分析，排除其他原因所致类似疾病，方可诊断。

诊断与分级条件，按照《职业性氯乙烯中毒的诊断》（GBZ 90）执行。

5. 治疗

急性中毒患者应尽早脱离现场，清洗被污染皮肤，采取对症治疗。慢性中毒者可给予支持性治疗。

（三）丙烯腈

1. 理化性质

丙烯腈（acrylonitrile，AN）常温常压下为无色透明易蒸发液体，有桃仁气味，易燃烧，溶于各种有机溶剂。

2. 接触机会

丙烯腈主要是由丙烯与氨、氧气在触媒催化下氧化制得。常用于制造合成树脂（如ABS高强度树脂）、合成橡胶（如丁腈橡胶）、合成纤维（如腈纶纤维）等，还可以用以制造丙烯酸酯。

3. 临床表现

职业中毒主要由吸入丙烯腈蒸气或皮肤沾染丙烯腈液体所致；生活性中毒多由误服丙烯腈液体引起。

（1）急性中毒

急性中毒时症状与氰化氢中毒相似，但有潜伏期，多在数10分钟以上，有的甚至在12 h后才发病，所以对接触丙烯腈有反应者，至少观察12 h。接触量不大时，主要表现为头痛、头晕、乏力、恶心、呕吐、腹痛、腹泻，有轻度黏膜刺激征。若吸入高浓度丙烯腈蒸气，可在数10分钟内出现上述不适症状，并很快出现胸闷、心悸、呼吸困难、昏迷、全身强直性抽搐、大小便失禁、发绀、心律失常、呼吸浅慢，常因呼吸骤停而死亡。有资料表明，人吸入丙烯腈1 000 mg/m^3，1~2 h即可死亡。接触丙烯腈后1 h，即可查出血浆CN-升高；24 h尿SCN-、腈乙基硫醇尿酸（CEMA）亦明显增高，这也是丙烯腈的接触性生物标志。

（2）慢性中毒

长期接触丙烯腈者，神经衰弱综合征发生率较高，有低血压倾向，部分工人可见甲状腺摄碘率偏低，由于多为非特异性表现，故较难确诊。

4. 诊断

急性中毒可根据短期内接触较大量丙烯腈的职业史，出现以中枢神经系统损害为主的临床表现，结合实验室检查结果和工作场所职业卫生学调查资料，综合分析，排除其他原因所致类似疾病，方可诊断。

急性中毒的诊断与分级条件，按照《职业性急性丙烯腈中毒的诊断》（GBZ 13）执行。

5. 治疗

急性丙烯腈中毒的治疗与氰化氢相似，皮肤被污染者尤应注意彻底清洗皮肤，更换被污染衣物。治疗中应把握以下重点。①早期给氧，并注意呼吸功能，出现呼吸衰竭或停止趋向者应及时投用呼吸兴奋剂、人工呼吸器。②及时使用氰化物解毒剂，轻度中毒仅用硫代硫酸钠即可；重度中毒仍需与高铁血红蛋白生成剂联用。早期使用谷胱甘肽，以加强解毒效果。③保护心、肺、肝、脑等重要器官功能，积极进行支持和对症治疗。④危重患者宜早期使用糖皮质激素及纳洛酮进行治疗。

（四）丙烯酰胺

1. 理化性质

丙烯酰胺（acrylamide），常温常压下为白色结晶状固体，常温下性质较稳定，易溶于水。由于丙烯酰胺水溶性强，故其单体可经皮肤、黏膜、呼吸道与胃肠道吸收，经皮吸收量可为经消化道吸收量的200倍左右，在体内有一定蓄积作用。

2. 接触机会

丙烯酰胺主要用于生产聚丙烯酰胺，广泛用于石油和矿山开采、隧道建筑。造纸、污水处理。也可用于生产油漆、金属涂料和黏合剂。中毒者主要见于生产与使用含有丙烯酰胺单体的作业。

3. 临床表现

丙烯酰胺中毒主要损害神经系统，其损害特点取决于接触丙烯酰胺的剂量、浓度，即取决于中毒速度。慢性中毒的临床表现以周围神经障碍为主；亚急性或急性中毒的临床表现以神经症状及小脑障碍为主，继脑症状恢复后可出现周围神经病表现。

（1）慢性中毒

职业性丙烯酰胺中毒多为慢性中毒，一般在接触本品数月或数年后逐渐发病。发病初期，患者出现头晕、头痛、乏力、嗜睡、食欲不振、消瘦等症状。随着病情进展，可出现周围神经病，其中震动觉障碍最常见，出现早，恢复慢。皮肤直接接触丙烯酰胺溶液者，可发生接触性皮炎，常见手掌及足底皮肤潮红、多汗呈滴、湿冷、肢端皮肤温度降低、脱皮及红斑。停止接触丙烯酰胺1~2周，皮肤损伤逐渐消失，不留痕迹。

（2）急性或亚急性中毒

短期接触大量丙烯酰胺者可发生中毒性脑病。突出表现为不同程度的意识障碍、精神症状及小脑共济失调（主要表现为说话迟缓、动作笨拙、持物不稳、走路不稳等）。

劳动者在长期接触较小剂量丙烯酰胺的基础上，突然接触大剂量丙烯酰胺后，临床主要表现为小脑共济失调，并可能伴有周围神经病表现。

4. 实验室检查

（1）神经–肌电图测定

丙烯酰胺作业工人以肌电图变化明显而神经传导速度大致正常或轻度减慢为特点。

（2）脊髓及大脑诱发电位测定

丙烯酰胺致中毒性脑病属于中枢–周围性远端型轴索病。

（3）尿代谢产物测定

巯基尿酸–乙酰丙酰胺半胱氨酸增高，能反映近期接触丙烯酰胺的量，可作为评价近期接触丙烯酰胺的指标。

5. 诊断

（1）急性中毒

根据短期内接触大量丙烯酰胺的职业史，以中枢神经系统功能障碍为主的临床表现，结合实验室检查及工作场所职业卫生学调查结果，进行综合分析，排除其他类似疾病后，方可诊断。

（2）慢性中毒

根据长期接触丙烯酰胺的职业史，出现多发性周围神经损害的症状、体征及神经–肌电图改变，结合工作场所职业卫生学调查结果，排除其他病因引起的周围神经疾病后，方可诊断。

诊断与分级条件，按照《职业性丙烯酰胺中毒的诊断》（GBZ 50）执行。

6. 治疗

本病无特效解毒剂。采用对症与支持治疗，预后较好。中毒患者早期脱离接触丙烯酰胺，可逐步完全恢复功能。

（五）有机氟聚合物单体及其裂解产物

有机氟聚合物本身化学性能稳定，基本无毒。但某些单体、单体制备过程的裂解产物（称为裂解气）以及聚合物遇高温热解时的热解物（称为热解气）

具有一定毒性，有的还是剧毒品种。主要毒物有：二氟一氯甲烷（又称二氟氯甲烷）、八氟异丁烯（又称全氟异丁烯）、六氟丙烯、三氟氯乙烯、四氟乙烯、氟光气（又称羰基氟）和氟化氢等。

1. 理化性质

有机氟聚合物单体及热裂解产物多为无色气体，其中二氟一氯甲烷有轻微的甜味，八氟异丁烯略带青草味，三氟氯乙烯微有乙醚气味。

2. 接触机会

有机氟聚合物多用于制造橡胶、塑料、树脂、光学材料、火箭和飞机的特殊零件，以及塑料薄膜和填料等防腐材料。

3. 临床表现

（1）聚合物烟热

聚合物烟热通常发生在聚四氟乙烯、聚全氟乙丙烯热加工成型过程中。烧结温度在350 ℃~380 ℃时，作业工人吸入高浓度有机氟聚合物热裂解产物，出现畏寒、发热、寒战、肌肉酸痛、咳嗽、胸部紧束感，并有头痛、恶心、呕吐等“感冒样”症状，酷似金属烟热，症状一般可在24 h内消退。

（2）急性中毒

含氟聚合物本身无毒，不会引起急性中毒，但意外吸入有机氟单体、裂解气、残液气、氟聚合物热解气，均可引起急性有机氟中毒。①轻度中毒：吸入毒物后短期内一般在72 h内出现头晕、乏力、咽痛、胸闷及咳嗽等症状；有咽部充血、体温升高、呼吸音粗糙或散在性干啰音等体征；胸部X线片示双肺纹理增多、增深、增粗或紊乱，边缘模糊。②中度中毒：轻度中毒的临床表现加重，出现胸部紧束感、胸痛、心悸及活动后轻度发绀，双肺有较多的干啰音或少量湿啰音，呼吸音降低；胸部X线片除有上述肺纹理改变外，局部尚可见点片状阴影，境界不清，密度较低。有时肺纹理呈网状，部分肺野背景不清晰，呈毛玻璃状。③重度中毒：中度中毒的临床表现加重，出现发绀、呼吸急促，咳粉红色泡沫样痰；双肺呼吸音明显降低、消失或有广泛的湿啰音；胸部X线片示双肺野透明度降低或双肺广泛散布大小不等、形态不一的团、片状阴影，密度较高，境界不清，肺门可增宽。有些病例可合并明显的心肌或肾脏病变。

4. 诊断

根据短期内接触有机氟聚合物单体及热裂解产物的职业史，出现聚合物烟热样表现，或以呼吸系统病变为主的临床表现，结合胸部影像学检查及工作场所职业卫生学调查结果，进行综合分析，排除其他类似疾病后，方可诊断。

急性有机氟中毒的诊断与分级，按照《职业性急性有机氟中毒诊断标准》（GBZ 66）执行。

5. 治疗原则

①迅速将患者脱离现场，临床观察24~72 h；除聚合物烟热外，均需绝对卧床休息；早期给氧、镇静、保暖、退热等对症处理及支持疗法。②为防治肺水肿，早期、足量、短程（3~5 d）应用糖皮质激素；并继续应用小剂量糖皮质激素治疗1~2周，以防肺纤维化的发生；其他急救和治疗措施与内科相同。③出现中毒性心肌病变、肾病变时，治疗与内科相同。

参考文献

[1] 赵勇进. 职业卫生手册[M]. 南京：江苏人民出版社，2002.

[2] 孙贵范. 职业卫生与职业医学[M]. 8版. 北京：人民卫生出版社，2017.

[3] 何凤生. 中华职业医学[M]. 北京：人民卫生出版社，1999.

[4] 中华人民共和国卫生部. 职业性氯乙烯中毒的诊断：GBZ 90—2017[S]. 北京：中国标准出版社，2017.

[5] 中华人民共和国卫生部. 职业性急性丙烯腈中毒的诊断：GBZ 13—2016[S]. 北京：中国标准出版社，2016.

[6] 中华人民共和国卫生部. 职业性丙烯酰胺中毒的诊断：GBZ 50—2015[S]. 北京：中国标准出版社，2015.

（姚建华）

第十节　农药中毒

一、概述

农药是指用于预防、消灭或者控制危害农业、林业的病、虫、草和其他有害生物以及有目的地调节植物、昆虫生长的化学合成剂，或者来源于生物、其他天然物质的一种或者几种物质的混合物及其制剂。

农药经过两个多世纪的发展，品种繁多、使用广泛。我国是农药生产和使用的大国，农药接触人群的分布非常广泛，既有从事农药生产、运输、贮存、使用的职业人群，也有通过水体、土壤等环境介质的污染和动植物的生物蓄积而被接触的社会人群。由于农药的大量生产和使用以及农药管理存在薄弱环节，生产性农药中毒时有发生，由农药残留引起的食物中毒事件屡见不鲜。因农药的易获得性，由服毒自杀和误服导致的生活性农药中毒事件居高不下，对广大人民群众特别是农民的身体健康和生命安全构成严重威胁。因此，农药中毒防治工作面广量大、任重道远。

（一）种类

根据用途和靶生物可将农药分为5类。

（1）杀虫剂包括杀螨剂，是用于防治各种害虫的药剂，通过胃毒、触杀、熏蒸和内吸等方式对昆虫机体直接毒杀，从而控制害虫种群形成和降低虫害危害程度，如敌百虫、杀灭菊酯等，在标签上用“杀虫剂”或“杀螨剂”字样和红色带表示。有机磷酸酯类、氨基甲酸酯类、拟除虫菊酯类、有机氯类杀虫剂为主流品种。

（2）杀菌剂是用于防治植物病害的药剂，包括杀线虫剂等，通过抑制病菌生长、保护农作物不受侵害和渗进作物体内消灭入侵病菌等方式保护农作物，预防病害的发生和传播，如波尔多液、碱式硫酸铜等，在标签上用“杀菌剂”字样和黑色带表示。常包括有机硫类、有机砷（胂）类、有机磷类、取代苯类、有机杂环类及抗生素杀菌剂。

（3）除草剂是专门用来防除农田杂草的药剂，如草甘膦、敌稗等，在标签上用“除草剂”字样和绿色带表示。常包括季胺类、苯氧羧酸类、三氮苯类、二苯醚类、苯胺类酰胺类、氨基甲酸酯类、取代脲类等化合物。

（4）植物生产调节剂是专门用来调节植物生长、发育的药剂，如赤霉素（九二〇）、矮壮素等，在标签上用“植物生产调节剂”字样和深黄色带表示。

（5）杀鼠剂是指用于控制鼠害的一类药剂，如杀鼠灵、溴敌隆等，在标签上用“杀鼠剂”字样和蓝色带表示。

按化学结构可分为无机化学农药和有机化学农药2种。

（1）无机化学农药目前品种较少，通常是由无机矿物原料或矿物油加工而成的氟、砷、硫、铜、汞等元素的无机化合物，如砷酸钙、亚砷酸（白砒）等。

（2）有机化学农药是通过人工合成的方法制成的有机化合物。可分为有机磷酸酯类、氨基甲酸酯类、拟除虫菊酯类、有机氯类、有机氟类、有机硫类、取代苯类、卤代烃类、酚类、羧酸及其衍生物类、取代醇类、季铵盐类、醚类、苯氧羧酸类、酰胺类、脲类、磺酰脲类、三氮苯类、脒类、有机金属类以及多种杂环类等。

按农药组成成分可分为原药和制剂。

（1）原药是指产生生物活性的有效成分，需要加工配制成各种剂型的制剂使用。常见剂型有粉剂（D）、可湿性粉剂（WP）、乳油（EC）、悬浮剂（SC）、浓乳剂（EW）、微乳剂（ME）、水性化剂型及水分散粒剂（WDG）、微胶囊等10余种。

（2）制剂除活性成分外，还有溶剂、助剂以及颜料、杂质等其他成分。单一农药使用时称为农药单剂；为了克服有害生物的抗药性、扩大防治范围、提高防治效果，将两种或多种农药有效成分混合配制的制剂则被称为农药混剂。

（二）毒性

农药是一类特别的化学商品。人类为了预防农林业病，虫、鼠、草等生物危害及调节植物、昆虫等生产，有目的地制造有毒物质并投放到自然环境中。农药对人体健康毒性作用会受到多种因素影响，与农药性质（如理化性质、化学结构、剂型）、暴露接触（农药的浓度、剂量和作用时间、作用方式、施药方式等）和机体自身易感性（年龄、性别、健康状态、防护措施等）有关。

毒理学中，通常用动物急性中毒实验来说明有毒物质的毒性，指标有致死量（LD）、致死浓度（LC）、最小致死量（MLD）或最小致死浓度（MLC）、绝对致死量（LD_{100}）或绝对致死浓度（LC_{100}）、半数致死量（LD_{50}）或半数致死浓度（LC_{50}）。国际上目前通用农药的经口半数致死量（LD_{50}）、经皮半数致死量（LD_{50}）和吸入半数致死浓度（LC_{50}）对农药的毒性进行分类（表4–5）。

我国的农药毒性分级是以世界卫生组织（WHO）推荐的农药危害分级标准为基础发展而来的。结合我国以往毒性分级的有关规定及我国农药生产、使用和管理的实际需要，我国将农药的毒性分为5级（表4–6）。

表4-5 各国农药毒性分级标准

国家/组织	毒性分级	级别符号语	毒性依据指标
世界卫生组织	Ⅰa Ⅰb Ⅱ Ⅲ	剧毒 高毒 中等毒 低毒	经口LD_{50} 经皮LD_{50} 考虑固、液形态
美国	Ⅰ Ⅱ Ⅲ Ⅳ	剧毒和高毒 中等毒 低毒 微毒	经口LD_{50} 经皮LD_{50} 吸入LC_{50} 眼睛刺激实验 皮肤刺激实验
欧盟		剧毒 有毒 有害	经口LD_{50} 经皮LD_{50} 吸入LC_{50} 考虑固、液形态
中国	Ⅰa Ⅰb Ⅱ Ⅲ Ⅳ	剧毒 高毒 中等毒 低毒 微毒	经口LD_{50} 经皮LD_{50} 吸入LC_{50}

表4-6 中国农药毒性分级标准及代表性农药

毒性分级	级别符号语	经口半数致死量（mg/kg）	经皮半数致死量（mg/kg）	吸入半数致死浓度（mg/m^3）	代表性农药
Ⅰa级	剧毒	≤5	≤20	≤20	甲拌磷（3 911）、涕灭威、苏化203、氟乙酰胺
Ⅰb级	高毒	>5~50	>20~200	>20~200	对硫磷（1 605）、甲胺磷、氧化乐果、呋喃丹、五氯酚、氰化物、401、磷化铝
Ⅱ级	中等毒	>50~500	>200~2 000	>200~2 000	乐果、敌敌畏、速灭威、代森铵、叶蝉散、敌克松、稻瘟净、菊酯类农药
Ⅲ级	低毒	>500~5 000	>2 000~5 000	2 000~5 000	敌百虫、马拉硫磷、辛硫磷、仲丁威、三氯杀虫酯、草甘膦、托布津、氟乐灵、苯达松
Ⅳ级	微毒	>5 000	>5 000	>5 000	多菌灵、百菌清、乙磷铝、代森锌、灭菌丹、西玛津等

目前禁止生产销售和使用的农药名单：六六六、滴滴涕、毒杀芬、二溴氯丙烷、杀虫脒、二溴乙烷、除草醚、艾氏剂、狄氏剂、汞制剂、砷类、铅类、敌枯双、氟乙酰胺、甘氟、毒鼠强、氟乙酸钠、毒鼠硅、甲胺磷、甲基对硫磷、对硫磷、久效磷、磷胺、苯线磷、地虫硫磷、甲基硫环磷、磷化钙、磷化镁、磷化锌、硫线磷、蝇毒磷、治螟磷、特丁硫磷、氯磺隆、福美胂、福美甲胂、胺苯磺隆单剂、甲磺隆单剂、百草枯水剂、胺苯磺隆复配制剂和甲磺隆复配制剂。

目前规定限制使用的农药名单：甲拌磷、甲基异柳磷、内吸磷、克百威、涕灭威、灭线磷、硫环磷、氯唑磷禁止用于蔬菜、果树、茶树、中草药材；毒死蜱、三唑磷禁止用于蔬菜；水胺硫磷禁止用于柑橘树；灭多威禁止用于柑橘树、苹果树、茶树、十字花科蔬菜；硫丹禁止用于苹果树、茶树；溴甲烷禁止用于草莓、黄瓜；氧乐果禁止用于甘蓝、柑橘树；三氯杀螨醇、氰戊菊酯禁止用于茶树；丁酰肼（比久）禁止用于花生；氟虫腈禁止用于除卫生、玉米等部分旱田种子包衣剂外的其他用途。

（三）农药中毒的流行特征与发展趋势

农药在保证农林业受益的同时，也给人类健康带来了一定的损害。据陈曙旸等对全国农药中毒的报告数据进行的汇总、统计和分析显示：1997—2003年全国共报告农药中毒108 372例，其中生产性中毒27 511例，占总中毒例数的25.39%；生活性中毒80 861例，占总中毒例数的74.61%；农药中毒病死率为6.86%，其中生产性中毒病死率为0.72%，生活性中毒病死率为8.95%。近年来国内相关报道显示，我国农药中毒流行病学的特征趋势如下。

①农药中毒报告人数生产性农药中毒呈现下降趋势，非生产性农药中毒则基本趋于稳定。②生产性农药中毒年龄偏大，主要集中在35~70岁，这可能与农村大量青壮年到城市务工，农村劳动力以中老年人居多有关。③生活性农药中毒病死率明显高于生产性农药中毒。口服自杀病死率较误服农药中毒病死率高，在误服农药中毒死亡的年龄构成中，5岁及以下儿童占比较高。④农药中毒病例主要集中在第三季度，但在第四季度出现了中毒人数异常增高的情况，这可能与目前我国农业设施发展较快、冬季大棚蔬菜产量增多、农药使用量大有关。⑤近年来甲胺磷等高毒禁用农药中毒死亡事件依然经常发生，提示应该加强剧毒高毒农药的生产和使用管理，打击非法农药生产，取缔已经禁止生产的农药继续生产和使用。⑥除草剂等各类新型农药和复配农药（混合制剂）的不断推出，亦为农药中毒的防护与临床救治提出了新的课题。

（四）农药中毒的预防

生产过程中农药中毒的预防措施与其他化工产品的生产安全与卫生防护原则基本相同，但要考虑农药有广泛应用的特性。预防农药中毒的关键是加强管理和普及安全用药知识。

1. 严格农药管理

按照《中华人民共和国农药管理条例》等法规要求，严格执行农药登记制度、农药生产许可制度、农药经营管理制度，加大禁用、限用农药监管力度。

2. 加强新型农药研制，改进农药生产工艺

以广谱、高效、低毒、低残留替代高毒、高残留农药，农药生产应采用管道化、密闭化、自动化工艺，防止跑、冒、滴、漏等情况的发生，加强通风排毒。

3. 遵守安全操作规程

学习掌握《农药安全使用规定》《农药合理使用准则》等规范标准，在农药贮运、销售和使用等环节严格遵守安全操作规程，防止农药中毒的发生。

（1）装卸和运输环节

农药装卸、运输人员应由身体健康、能识别农药毒性级别标志的成年人担任，从事高毒、剧毒农药装卸、运输的人员应取得相应资质。装卸时应轻拿轻放，严防碰撞、翻滚，以防外溢和破损。作业人员应当佩戴防毒面具或防微粒口罩，穿着防护服装和防护手套，皮肤破损者不得操作。

运输农药应当使用易清洗、耐腐蚀、有坚固贮藏器的车船等运输工具，运输农药的车船不得再运输食品和旅客。运输工具上应备有必要的消防器材和急救药箱。装卸农药的车厢、船舱应在专门场地用1%碱水或5%石灰乳清洗，而后用水冲净，废液应妥善处理，不得随意泼洒。

（2）贮存和保管环节

农药保管人员应选用具有一定文化程度、身体健康、有经验的成年人担任。保管人员应经过专业培训，掌握农药基本安全知识，持证上岗。

农药库房要与居民区、水源分开，并应设在不易积水或不易水淹的高地上，四周应有围墙并留有消防通道。库房内应设置警告牌。

存放的农药应有完整无损的内外包装和标志，不同种类的农药应分类存放。严格执行农药出入库登记制度。入库时应检查包装和标志，记录农药的品

种、数量、生产日期或批号、保质期等；出库农药包装标志应完整。进入高毒、剧毒农药存放间的人员，应穿戴相应的防护面具和防护服装，同时保证通风照明良好。

（3）经营销售环节

销售人员应具备相关专业知识。原装农药在销售环节中不允许改装。销售高毒、剧毒农药时，应向购买者说明农药毒性及危害，明确告知注意事项。农药不允许销售给未成年人。

（4）农药使用环节

使用农药人员应为身体健康、具有一定用药知识的成年人，皮肤破损者、孕妇、哺乳期妇女和经期妇女不宜参与配药、施药作业。农药配制人员应掌握必要技术和熟悉所用农药性能，严格按照农药产品标签使用农药。配药过程中不得用手直接接触农药和搅拌稀释农药，在开启农药包装、称量配制和施用中，操作人员应穿戴必要的防护器具，防止污染。

施药时施药人员应佩戴相应的防毒面具或防微粒口罩，穿用防护服、防护胶靴、手套等防护用品。农药喷溅到身体上要立即清洗，并更换干净衣物。田间喷洒农药，作业人员要始终处于上风向或侧风向位置。大风天气、高温季节中午不宜施喷农药。施用高毒、剧毒农药，必须有两名以上操作人员；施药人员每日工作时间不超过6 h，连续施药一般不超过5 d。在蔬菜大棚等温室施药时，非施药人员禁止入内，室外应有监护人员，并与施药者至少每2 h保持一次联系。粮食储存等库房进行熏蒸杀虫时应设置“当心中毒”“禁止入内”等标志；熏蒸库房内温度应低于35 ℃；熏蒸作业必须由2人以上成员轮流进行，并设专人监护。

飞机喷洒农药要做好组织工作，施药区域边缘要设明显警告标志且有信号指挥，非施药人员不能进入已喷洒农药区域；飞机盛药容器应尽可能密封，盛装药应尽量采用机械方法，由专人指导；驾驶员应穿戴防护服及防护手套。

（5）建立个人安全卡

为防止在高度分散的个人施药作业中发生意外事故，建议施药人员使用个人安全卡。个人安全卡内容包括施药人员姓名、身份证号码、血型、亲属姓名、住址、电话、就近医院。

（6）职业健康监护

生产工人应当按照《职业健康监护技术规范》（GBZ 188—2014）要求进行上岗前职业健康检查、在岗期间定期职业健康检查。患有严重的皮肤疾病、全血胆碱酯酶活性明显低于正常者及其他不宜从事这类作业的生产工人，要脱离接触农药的岗位。妊娠期和哺乳期的妇女也不宜继续从事这类作业。

二、杀虫剂

（一）有机磷酸酯农药

有机磷酸酯农药主要用于农业杀虫，大都为广谱杀虫剂。一般分为磷酸酯类（敌敌畏、磷胺）、硫代磷酸酯类（对硫磷、内吸磷、稻瘟净）、二硫代磷酸酯类（马拉硫磷、乐果）、磷酸酯类（敌百虫）、氟磷酸酯类（丙氟磷）、酰胺基磷酸酯类（甲胺磷）、二酰胺基磷酸酯类（威菌磷）、焦磷酸酯类（特普）等。有机磷杀虫剂是我国生产和使用最多的农药，也是引发急性中毒事件及致死的主要农药。此类农药因毒性不同又分为剧毒、高毒、中等毒和低毒类农药。

1. 理化特性

有机磷酸酯农药一般为淡黄色或棕色油剂，易挥发，常带有蒜臭味，不易溶于水，可溶于有机溶剂，少数品种如敌百虫为白色粉末状晶体，且气味较淡，易溶于水。一般有机磷酸酯类在酸性环境中相对稳定，遇碱则易分解。

2. 接触机会

在本物质生产及使用的各环节中，若不注意防护，都有可能引发中毒。非生产性中毒常见于农药的误食、误用，这类中毒以消化道进入为主，皮肤吸收也较常见。

3. 中毒机制

（1）吸收和分布

有机磷农药的蒸气、粉尘可经呼吸道被吸收，但在农业生产中，经皮肤黏膜吸收是农药中毒的最主要途径。有机磷在体内的分布多取决于进入途径，在首先接触的组织中存留量较多，渗透血脑屏障的能力取决于其化学结构。一般认为，具有氟、氰等基团的有机磷制剂（如沙林等），穿透血脑屏障的能力较强。

（2）生物转化及代谢

有机磷酸酯在体内可经微粒体酶系氧化成毒性更大的化合物；反之，哺乳类动物体内的磷酸酯酶能水解某些有机磷，使其失去抑制胆碱酯酶的能力。因此，本类物质在体内的转化过程一般可归纳为使其毒性增强的“活化作用”和使其毒性降低的“钝化作用”。

（3）对胆碱酯酶的作用

有机磷农药的主要毒性是对神经运动起关键作用的乙酰胆碱酯酶的抑制，整个过程可分为：①乙酰胆碱酯酶的羟基与活化的有机磷酸酯的X基团形成不稳定的“米氏复合物”；②酶被磷酰化，脱掉X基团；③自发水解而使酶部分恢复，并非所有被有机磷抑制的胆碱酯酶都能恢复；④磷酰基团再脱烷基，形成单烷基磷酰化酶，不能再恢复，又称之为“老化”。

乙酰胆碱酯酶被抑制后，机体不能及时分解乙酰胆碱，致使乙酰胆碱在其生理作用部位积聚而产生一系列效应，称之为胆碱能危象（cholinergic crisis），这是有机磷农药急性中毒的生理学基础，可分为M（muscarinic）效应、N（nicotinic）效应及中枢神经系统效应。

4. 临床表现

有机磷中毒的临床表现主要由乙酰胆碱积聚于胆碱能神经突触处引起。一般根据其作用部位分为毒蕈碱样、烟碱样及中枢神经系统等表现。

（1）毒蕈碱样症状

①眼：表现为瞳孔缩小，这是有机磷中毒的典型体征之一，严重中毒时瞳孔可呈针尖样大小，对光反应消失。中毒早期瞳孔不一定缩小，甚至有些患者表现为暂时性瞳孔散大。因此，缩瞳不能作为早期诊断的依据。此外，重症晚期患者，由于缺氧，也可出现瞳孔散大症状。②腺体：分泌增多，主要表现为流涎、多汗。严重者口鼻可见大量白色泡沫样分泌物，全身大汗淋漓。③呼吸系统：因支气管平滑肌痉挛及腺体分泌增加，引起不同程度的呼吸困难，严重时可出现肺水肿、缺氧等症状，危重病例常在病程中发生窒息，也有急性期症状缓解后突然发生窒息而死亡者。④消化系统：由于胃肠平滑肌兴奋，蠕动增加，加上有机磷对胃肠黏膜的刺激作用，引起食欲减退、恶心、呕吐、腹痛、腹泻、大便失禁等症状。⑤可引起小便失禁或尿潴留，后者可使患者出现小腹胀痛、烦躁不安等症状。

（2）烟碱样症状

①骨骼肌：肌束颤动出现较早，往往作为中毒早期的参考。肌束颤动先自小肌束如眼睑、颜面、舌肌开始，逐步发展至全身，甚至出现全身肌肉抽搐，严重者可出现肌无力，最后因呼吸肌麻痹而死亡。②体温：病情较重者，体温

升高，一般在37.5 ℃~39.5 ℃，升温较快者常伴有寒战。体温升高的原因可能与肌肉震颤、痉挛致产热增加，肾上腺素分泌增多，代谢增强，皮肤血管收缩，影响散热等因素有关，危重患者临终前体温常低于正常。

（3）中枢神经系统症状

中毒早期有头晕、头痛、全身乏力等症状。进而出现焦躁、失眠或嗜睡、多梦、谵妄、言语不清，甚至出现昏迷、阵发性惊厥等症状。查体可出现颈部强直，随着胆碱酯酶活性逐步降低，神经反射由增强转入受抑制。重症患者可出现呼吸衰竭，晚期病例可发生脑水肿、癫痫样抽搐、脉搏呼吸减慢等现象。

有机磷中毒症状出现的时间和严重程度与人体体质、毒物入侵量、毒性大小和侵入途径有关。皮肤接触中毒者多在12 h内发病，潜伏期较长，大部分患者在4~6 h开始出现症状。呼吸道吸入和经口误服中毒者，症状出现较快，30~45 min内出现。通常发病越早，病情越重。

急性中毒时，因毒物侵入的途径不同，症状出现的顺序也有差别。吸入中毒时，先出现呼吸道刺激症状，呼吸困难和视物模糊，然后出现其他全身中毒症状，眼部暴露明显，可出现急性瞳孔缩小。皮肤接触中毒，最早症状为烦躁、共济失调、流涎、多汗、肌张力降低以及大、小便失禁，以后出现肌束颤动。经消化道中毒时，常先出现明显的恶心、呕吐等胃肠道症状，而危重中毒往往以中枢神经系统抑制症状为主。

（4）中间综合征

中间综合征是指由于有机磷毒物排出延迟、在体内再分布或用药不足，使胆碱酯酶长时间受到抑制，蓄积于突触间隙内，高浓度乙酰胆碱持续刺激突触后膜上烟碱受体并使之失敏，导致冲动在神经肌肉接头处传递受阻所产生的一系列症状。一般在急性中毒后1~4 d，症状缓解，随后患者突然出现以呼吸肌、脑神经运动支配的肌肉以及肢体近端肌肉无力为特征的临床表现。患者发生颈、上肢和呼吸肌麻痹。累及颅神经者，出现睑下垂、眼外展障碍和面瘫。肌无力可造成周围呼吸衰竭，此时需要立即给予呼吸支持，如未及时干预则容易导致患者死亡。

（5）迟发性神经病

有机磷农药急性中毒一般无后遗症。个别患者在急性中毒症状消失后的2~3周可发生迟发性神经病，主要累及肢体末端，且可发生下肢瘫痪、四肢肌肉萎缩等神经系统症状。目前认为这种病变不是由胆碱酯酶受抑制引起的，可能是由有机磷农药抑制神经靶酯酶，并使其老化所致。

5. 诊断原则

（1）病史

患者有有机磷农药接触史，如口服、农业生产中皮肤接触或吸入有机磷农药雾滴等。中毒发病时间与毒物品种、剂量和侵入途径密切相关。

（2）临床表现及实验室检查

患者情况符合上述临床症状体征，在实验室检查中，血液胆碱酯酶活力测定是重要的诊断依据之一。急性接触人员的血液胆碱酯酶活力下降至70%时，即可出现轻度中毒症状。

（3）急性中毒的程度

①轻度中毒：有头晕、头痛、恶心、呕吐、多汗、胸闷、视力模糊、无力、瞳孔缩小症状，胆碱酯酶活力一般为50%~70%。②中度中毒：除上述症状外，还有肌纤维颤动、瞳孔明显缩小、轻度呼吸困难、流涎、腹痛、步态蹒跚等症状，患者意识清楚，胆碱酯酶活力一般为30%~50%。③重度中毒：除上述症状外，出现昏迷、肺水肿、呼吸麻痹、脑水肿。胆碱酯酶活力一般在30%以下。

6. 治疗

（1）治疗原则

终止毒物继续接触，特效解毒，防治并发症。

（2）特效解毒剂

①胆碱酯酶复活剂：其原理是与磷酰化胆碱酯酶（毒物与胆碱酯酶结合的复合物）结合，再与磷形成结合物，使胆碱酯酶与有机磷解离而恢复活性。常用的胆碱酯酶复活剂有解磷定、氯磷定、双复磷和双解磷。氯磷定首剂用量：轻度中毒，0.5~0.75 g；中度中毒，0.75~1.5 g；重度中毒，1.5~2.5 g。1 g氯磷定=1.5 g解磷定。30 min可重复给药0.5~1 g。使用胆碱脂酯复活剂时要观察胆碱酯酶活力的变化，胆碱酯酶活力≥60%且超过12 h可出院。②抗胆碱药物：常用药物是阿托品，可阻断乙酰胆碱对副交感神经和中枢神经系统毒蕈碱受体的作用，缓解毒蕈碱样症状，对抗呼吸抑制，但不能对抗烟碱样作用，也不能使胆碱酯酶活力恢复。阿托品首剂用量：轻度中毒，2~4 mg；中度中毒，4~10 mg；重度中毒，10~20 mg。可根据病情每10~30 min或1~2 h重复给药0.5~1 mg。阿托品化的标志是口干、皮肤干燥、心率90~100次/分。阿托品中毒表现瞳孔扩大、神志模糊、狂躁不安、抽搐、昏迷和尿潴留。③抗胆碱药物阿托品的替代品——长效托宁，又称盐酸戊乙喹，是近年来有机磷中毒治疗中替代

阿托品的新药。作用相对柔和稳定，不良反应相对较小。长效托宁首剂用量为轻度中毒1~2 mg，中、重度中毒4~6 mg，每8~12 h可重复给药1~2 mg。

（3）支持治疗

①维持呼吸功能，保持呼吸道通畅，给氧和给予正压人工呼吸，合理使用呼吸兴奋剂。②保持患者安静和控制惊厥。③维持水、电解质和酸碱平衡。④合理应用血液灌注和血液透析。⑤酌情输血和换血。

7. 中毒现场处置

皮肤接触的处理：有机磷对皮肤的渗透力很强，易从皮肤吸收，造成局部或全身性的伤害。具体措施如下：①立即除去被污染的衣物；②凡接触到农药的皮肤、毛发，先用肥皂清洗干净（一般需清洗2遍以上）；③洗后如仍有刺激或疼痛感觉，必须到医院检查接触农药的部位。

眼睛污染的处理：眼睛对异物比较敏感，如不谨慎处理很容易造成局部的损伤。具体措施：①立即用净水冲洗至少15 min；②如冲洗后仍有刺激或疼痛，必须到眼科就诊。

吸入中毒处理：吸入粉末、颗粒或挥发的有机磷，会刺激呼吸，产生支气管炎或肺炎，严重者亦可能出现上述一系列中毒症状。具体措施如下：①立即将中毒者移至空气新鲜处，但救援者须注意自身的防护（如戴防毒面具或用水沾湿手帕或毛巾捂住鼻子）；②注意呼吸状况，确保呼吸道通畅；③送往医院的途中一定要注意患者的神志、瞳孔、面色、呼吸、心率、血压等病情变化。

（二）拟除虫菊酯类农药

拟除虫菊酯是一类人工合成的模拟天然除虫菊素的合成农药。常用的拟除虫菊酯类农药有溴氰菊酯（敌杀死）、杀灭菊酯（速灭杀丁）、二氯苯醚菊酯（除虫精）、胺菊酯等。20世纪40年代末已有人工合成产物。我国自20世纪70年代起推广使用。该类农药对哺乳类动物的毒性一般较低，环境中残留时间短，除具有杀虫作用外，兼有杀螨、杀菌和制霉菌的作用。尽管本类农药的品种较多，但毒性作用相近，所有品种的中毒症状和治疗方法基本相同。

拟除虫菊酯类农药一般具有以下特点。①拟除虫菊酯类杀虫剂一般对水生生物毒性较高，要避免污染水源。②杀虫速度快，但连续使用易产生抗药性。注意和其他类型杀虫剂轮换使用或混合使用。③多数不含氟的菊酯类杀虫剂不具有杀螨活性，甲氰菊酯具有杀螨活性。④该类杀虫剂脂溶性强，多数以触杀作用为主，一般没有熏蒸和内吸作用。⑤不能和碱性药剂混用。

1. 理化特性

该类农药的工业品多为无色、浅黄色半透明液体或白色晶体，有些还略有芳香气味。几乎不溶于水，可溶于乙醇、苯、丙酮等多种有机溶剂，对光、热及酸稳定，在碱性（pH>8）介质中不稳定。

2. 接触途径

可经消化道、呼吸道和皮肤黏膜进入人体。但因其脂溶性小，所以不易经皮肤吸收，在胃肠道内吸收也不完全。

3. 中毒机制

该类农药的中毒机制尚不完全清楚。①作用于神经细胞膜的钠通道，拟除虫菊酯类可选择性地减缓神经细胞膜钠离子的“M”通道闸门的关闭，使钠离子通道保持开放，去极化期延长，保持小量的钠离子内流，形成去极化后电位及重复去极化。②和神经细胞膜受体结合，改变膜的三维结构，导致膜的通透性改变。③拟除虫菊酯有脂溶性，不带电荷，可溶于神经细胞膜的类脂中，修饰膜的离子通道。④抑制Na^+/K^+ATP酶，造成膜内外离子转运失衡。持续重复发放神经冲动，致使膜内离子梯度衰减，最终引起神经传导阻滞。⑤抑制中枢神经细胞膜的γ-氨基丁酸受体，使该介质失去对脑的抑制功能，从而使脑的兴奋性相对增高。另外，拟除虫菊酯类还可直接作用于神经末梢和肾上腺髓质，使血糖、乳酸、肾上腺素和去甲肾上腺素含量增高，导致血管收缩、心律失常等发生。

4. 临床表现

引起急性中毒的主要品种溴氰菊酯和杀灭菊酯，其中部分与有机磷混合中毒。生产性中毒多为经皮吸收或经呼吸道吸入，部分伴有眼部污染；生活性中毒主要为经口吞服或误服。

急性中毒的潜伏期为2~24 h，多数6~8 h，即刻发病的病例也不鲜见。

拟除虫菊酯类农药中毒的临床表现有：经皮肤接触者可有皮肤黏膜烧灼、发麻、瘙痒、流泪、流涕、喷嚏等症状，常伴有面红、结膜充血，全身中毒症状相对较轻，多为头昏、头痛、乏力、恶心、呕吐等一般中毒症状，但严重者会出现流涎、肌肉抽搐甚至意识障碍等症状。经口摄入则全身中毒症状较为明显，除有明显的消化系统症状外，可出现心慌、胸闷、呼吸困难、肢体麻木、肌肉颤动；重症者则抽搐比较突出，抽搐时上肢屈曲痉挛、下肢挺直、角弓反张、意识丧失，持续0.5~2 min，出现短暂的定向障碍后恢复，但可反复发作，发作频次可达10~30次/天，反复抽搐后常有体温升高并陷入昏迷，也有无抽搐即陷入昏迷者。对心血管的影响一般是先抑制后兴奋，开始心率减慢、血压偏低，随后转为心率加快、血压升高，可伴发各类心律失常。

对于长期接触拟除虫菊酯是否会引起慢性中毒，尚待观察和研究，目前尚无人类发生慢性中毒的证据。

5. 诊断原则

根据短期内密切接触较大量拟除虫菊酯的职业史，出现以神经系统兴奋性异常为主的临床表现，结合现场调查，进行综合分析，并排除有类似临床表现的其他疾病后，方可诊断。

（1）轻度中毒

除上述临床表现外，轻度中毒者还可出现明显的全身症状，包括头痛、头晕、乏力、食欲不振及恶心、呕吐，并有精神萎靡、口腔分泌物增多或肌束震颤等。

（2）重度中毒

除上述临床表现外，具有下列一项者可诊断为重度中毒：①阵发性抽搐；②重度意识障碍；③肺水肿。

轻度中毒时出现的肌束震颤及重度中毒者出现的阵发性抽搐（发作时四肢强直、角弓反张、意识不清），皆为周围或中枢神经兴奋性增高的表现。如有条件，可应用成对电刺激的神经–肌电图，检查是否有周围神经兴奋性增高或肌肉重复放电的现象；或做脑电图检查，观察是否有脑部的重复放电，但阴性结果不能排除中毒的诊断。

6. 治疗原则

治疗原则如下。①立即脱离事故现场，有皮肤污染者立即用肥皂水等碱性液体或清水彻底冲洗。②急性中毒以对症治疗为主。③重度中毒者应加强支持疗法。④拟除虫菊酯与有机磷混配的杀虫剂急性中毒者，应先根据急性有机磷杀虫剂中毒的治疗原则进行处理，而后给予相应的对症治疗。

（三）氨基甲酸酯类农药

氨基甲酸酯类农药一般用作杀虫剂、除草剂、杀菌剂等。氨基甲酸酯类农药通常分为5大类：①萘基氨基甲酸酯类，如西维因；②苯基氨基甲酸酯类，如叶蝉散；③氨基甲酸肟酯类，如涕灭威；④杂环甲基氨基甲酸酯类，如呋喃丹；⑤杂环二甲基氨基甲酸酯类，如异索威。此类农药的毒性在不同的环境条件下表现不一，具有高效、快速、易分解、体内无蓄积、对昆虫选择性强的特点。

1. 理化特性

纯品为白色结晶，熔点较高，蒸气压低。难溶于水，易溶于多种有机溶剂。在水中分解缓慢，提高温度或在碱性环境中分解加快。

2. 接触途径

该类农药的职业性接触主要发生在生产过程之中，特别是产品包装、农田施药时，经呼吸道、皮肤黏膜或消化道进入人体。

3. 中毒机制

氨基甲酸酯类农药中毒主要是抑制神经组织、红细胞及血浆内的乙酰胆碱酯酶。此类农药在体内无须活化，直接与胆碱酯酶结合形成松散的复合体——氨基甲酰化酶，从而使胆碱酯酶失去分解乙酰胆碱的能力，造成体内乙酰胆碱大量蓄积，这是中毒后发病迅速的原因。但是，氨基甲酸酯与胆碱酯酶形成的氨基甲酰化酶易水解，通常4 h左右胆碱酯酶即可恢复活性，故氨基甲酸酯引发的胆碱酯酶抑制征象一般较轻，症状恢复也较快。

4. 临床表现

氨基甲酸酯类农药中毒因中毒机制与有机磷近似，其临床表现也与有机磷农药中毒类似。生产性中毒者在一开始感觉不适并可能有恶心、呕吐、头痛、眩晕、疲乏、胸闷等症状；进而大量出汗、流涎、视觉模糊，肌肉自发性收缩、抽搐，心动过速或心动过缓，少数患者出现阵发痉挛和进入昏迷。轻度中毒2~3 h即可逐步恢复，一般在24 h内完全恢复，无后遗症和遗留残疾。生产性中毒一般经呼吸道、皮肤黏膜吸收，中毒者的症状相对较轻，症状出现也较迟，可伴有眼部烧灼感、睁眼困难、瞳孔缩小、皮肤麻木、接触性皮炎等症状。经口中毒者，症状进展迅速，短时间内出现呕吐、流涎、大汗等毒蕈碱样症状，服毒量大者可迅速出现昏迷、抽搐等症状，甚至因呼吸衰竭而死亡。

5. 诊断原则

根据可靠的接触史、典型的临床表现、实验室检查结果（血胆碱酯酶活性，呕吐物、清洗液检测相关毒物），排除有机磷中毒即可诊断。

6. 治疗原则

（1）清除毒物

发现中毒后尽快将患者脱离中毒现场，去除受污染衣物、清洗皮肤、洗胃、导泻。

（2）解毒治疗

治疗与有机磷中毒相似，尽早使用阿托品。使用阿托品时应注意，阿托品剂量不宜大，时间要短，一般按药典常规用药即可；一般不主张应用氯磷定、解磷定等肟类复能剂。

（3）支持治疗

对症治疗呼吸道症状，防治肺水肿、脑水肿，对症治疗接触性皮炎。

（四）有机氮类农药

有机氮类农药一般分为甲脒类（杀虫脒、单甲脒、双甲脒、去甲杀虫脒以及杀虫脒等）、沙蚕毒素类（巴丹、杀虫双、杀虫环、杀虫磺等）、脲类（螟蛉畏、苏脲一号、伏虫脲、氟伏虫脲等）。自杀虫脒的代谢产物对氯邻甲苯被列为强烈致癌物后，我国已于20世纪80年代停止生产和使用杀虫脒。但杀虫脒中毒患者时常出现，说明仍有非法生产及使用杀虫脒的情况存在。双甲脒及单甲脒还是广泛生产和使用的甲脒类农药。

1. 接触途径

有机氮类农药可经呼吸道、皮肤黏膜及消化道被人体吸收，且吸收较快。以甲脒类农药为例，夏季在农田施药时，如果防护措施不到位，即使稀释4 000倍喷洒，1 d后仍可出现轻度中毒。

2. 中毒机制

单胺氧化酶抑制：通过抑制单胺氧化酶的活性，影响交感神经系统，使脑内5-羟色胺增高，从而导致脑血管麻痹性扩张，血管通透性增加，严重者出现脑水肿。苯胺类物质因其脂溶性，导致神经胶质细胞发生脂肪变性，加重脑水肿，发生严重的中枢神经系统症状。

高铁血红蛋白形成：甲脒类在体内的代谢产物经氧化，形成苯胺等衍生物，后者可致高铁血红蛋白血症，临床表现为发绀。苯胺的衍生物还可以使血红蛋白变性，产生Heinz小体。

儿茶酚胺α_2受体兴奋：通过提高中枢神经系统儿茶酚胺α_2受体的兴奋性，经负反馈致儿茶酚胺的产生和释放减少，引发心血管相关的临床表现。

心脏毒性作用：通过抑制线粒体三磷酸腺苷酶的氧化磷酸化过程，使ATP酶活性改变，造成心肌缺血，继而引发心脏肌细胞变性、坏死，以及血管扩张、充血、间质水肿。

肾脏损害：有机氮农药的代谢产物邻甲苯胺通过肾脏排泄，可引起肾小管上皮细胞溶酶体和线粒体增加，肾小管基底膜增厚，间质内巨噬细胞中出现脂肪滴等改变。另外，杀虫脒及其代谢产物对膀胱也有损害作用，可引起出血性膀胱炎。

利多卡因样效应：杀虫脒有类似利多卡因的麻醉作用。

3. 临床表现

有机氮农药中毒以急性为主，一般在较短时间（经皮6 h，经口0.5~1 h）内出现头晕、头痛、胸闷、乏力、嗜睡、恶心、呕吐、食欲减退、肢体麻木等症状，进而可能出现口唇发绀，严重者可有全身发绀，但一般无气促，这是有机氮农药中毒的特点之一。中毒后0.5~2 d出现尿频、尿急、尿痛、血尿。

综合来说，有机氮农药中毒的主要临床表现为嗜睡、发绀以及出血性膀胱炎等症状。严重者可有心律失常、溶血、上消化道出血、肺水肿、脑水肿，甚至出现呼吸或肾衰竭。

4. 实验室检查

血中可查到Heinz小体（中毒4~8 h出现，3~7 d消失），高铁血红蛋白增高，单胺氧化酶降低，血胆碱酯酶活性正常。

5. 治疗原则

有机氮农药中毒的救治应采用综合治疗措施，包括对症处理高铁血红蛋白血症，促进毒物排泄、支持治疗以及防治并发症等。

（五）有机硫类农药

有机硫类农药通常用作杀菌剂，主要有秋蓝姆类衍生物（福美双类，即二硫代双甲硫羰酰胺或秋蓝姆二硫化物类）、二硫代甲基甲酸类（福美类）及乙撑双二硫代氨基甲酸类衍生物（代森类）。具有高效、低毒、药害少、杀菌谱广等特点。常见有机硫类农药的主要品种与毒性见表4–7。

表4–7　常见有机硫类农药的主要品种与毒性一览表

种类	药名	别名	毒级	人估计致死量/（g/kg）	备注
福美双类	福美双	秋蓝姆、四甲基秋蓝姆、阿锐生、TMTD、TM-95、促进剂-T、四甲基二硫代甲硫羰酰胺	低	0.8	遇碱易分解，与酒联合毒性作用明显增加，对皮肤黏膜有明显的刺激作用
	福美联	TMTM、四甲基二硫代双甲硫羰酰胺	低		遇碱易分解，生成二乙胺、对皮肤黏膜刺激较强
福美类	福美锌	什来特、锌来特、促进剂P-20、四甲基二硫代氨基甲酸锌、NisgaraZ-C	低	0.05~0.5	可溶于二硫化碳、氨水及碱性溶液，高温及酸性溶液中易分解。对眼及上呼吸道有强烈刺激作用
	福美铁	富美特、促进剂PF、PE95、二甲基二硫代氨基甲酸铁	低	0.5~5	在空气中长期存放，遇水或高温逐渐分解，刺激皮肤黏膜，有肾毒性
	福美锰	二甲基硫代氨基甲酸锰	低	0.5	刺激皮肤黏膜
	福美镍	二甲基硫代氨基甲酸镍	低		
代森类	代森锌	Zn-78、乙撑双二硫代氨基甲酸锌	低	0.5~5	加热分解，遇光不稳定，可释放出二硫化碳，对皮肤黏膜有刺激性，可致皮肤过敏
	代森钠	奈培、HE175、DSE、乙撑双二硫代氨基甲酸钠	中		可溶于水，对光、热、潮湿均不稳定，高浓度有麻醉作用，对皮肤黏膜有刺激性，可致皮肤过敏
	代森胺	阿巴姆、乙撑二硫代氨基甲酸铵	中		溶于水，不溶于苯，在空气中不稳定，分解出二硫化碳，刺激皮肤黏膜
	代森锰	锰来特、M-22、MEB、乙撑二硫代氨基甲酸锰	低		不溶于多数有机溶剂，遇酸或潮湿不稳定，刺激皮肤黏膜
	代森环	杜邦328、杀菌剂328、D628、乙撑双二甲基硫二氮苯硫铜	中		不溶于有机溶剂，对皮肤黏膜有刺激性
	代森锰锌	M-45、CR3025	低		代森锌和代森锰的络合物，含锰20%，锌2.5%

1. 理化特性

此类化合物多为无臭无味的粉末或晶体，熔点为100 ℃~200 ℃，大多数在光、热、酸、碱或受潮时易分解，有些会分解出二硫化碳，一般不溶于水或微溶于水，可溶于不同的有机溶剂。

2. 接触途径

该类化合物除作为农业生产的杀菌剂外，还可用作工业生产的橡胶硫化促进剂、木材防腐剂、防蛀剂、化工原料以及医药原料等，因此在工农业生产过程中均有机会通过呼吸道以及皮肤接触进入人体。

3. 中毒机制

此类农药的中毒机制尚不完全清楚。代森类在体内代谢时产生二硫化碳，二硫化碳抑制巯基酶，还可与体内微量金属络合后排出体外，因而代森类农药中毒与二硫化碳中毒相似。代森类是致甲状腺肿大的物质，而福美类对甲状腺无明显作用。

4. 临床表现

急性中毒多为经口途径误服所致。生产性接触除有皮肤黏膜刺激外，少有中毒情况发生。误服中毒者可有神经系统症状，表现为中枢神经系统兴奋，后转入抑制，出现呼吸中枢麻痹，同时引起肝肾损害。酒精可加重中毒症状，如福美双类接触者饮酒后，可引发荨麻疹和消化道刺激症状。也有农田施药后出现眩晕、恶心、咽痛、发热，48 h后出现急性喉头水肿的报道，可能为过敏所致。有文献报道，体内缺乏6-磷酸葡萄糖脱氢酶者，接触代森锌后引起急性溶血性贫血及硫化血红蛋白血症。

接触性皮炎在此类农药接触人员中较为常见。有报道，接触福美双粉尘的工人中约60%患者患过接触性皮炎。眼和呼吸道刺激症状也较常见，有些长期接触者可出现鼻黏膜充血、鼻甲肥厚、慢性咽炎、结膜炎等症状。

5. 诊断原则

主要根据接触史、临床表现以及饮酒史等综合诊断，实验室检查无特异性指标，毒物分析可作参考。

6. 治疗原则

目前尚无特效解毒剂，以一般急救措施及对症治疗为主：①清洗；②排毒；③对症治疗；④支持治疗；⑤过敏反应治疗；⑥接触性皮炎治疗。

（六）有机氟类农药

有机氟农药是一类高效、剧毒、具有内吸收作用的杀虫剂和杀鼠剂，主要用于果树及农田杀虫和室外灭鼠。该类农药毒性剧烈，不仅喷洒易引起中毒，而且农药残留的水果或被毒死的家畜被人食用后可引起二次中毒，灭鼠毒饵被儿童误食也极易引起中毒。我国已于20世纪70年代明令禁止此类农药的生产、销售和使用，但仍有少量分布于社会。常有不法商贩以此类农药（氟乙酰胺）自制灭鼠药进行违法销售，以致氟乙酰胺中毒屡见不鲜。有机氟类农药有氟乙酰胺（敌蚜胺、氟素儿）、甘氟（鼠肝伏、伏鼠醇）等，以氟乙酰胺最为常见。

1. 接触途径

由于有机氟类农药早已被禁止生产销售和使用，因而中毒事件一般为误服或食用被本品毒死的禽畜所致。

2. 中毒机制

此类农药进入体内后，经过脱胺形成氟乙酸，干扰正常的三羧酸循环。氟乙酸在体内经过活化，生成活化乙酰辅酶A，然后在缩合酶的作用下，与草酰乙酸缩合，生成与柠檬酸结构相似的氟柠檬酸。

氟柠檬酸有抑制乌头酸酶的作用，使柠檬酸向异柠檬酸转化，造成草酰琥珀酸的正常代谢途径中断，三羧酸循环受阻，导致三磷酸腺苷合成障碍以及柠檬酸在体内积聚。氟柠檬酸在体内的蓄积，可直接刺激中枢神经系统。

有机氟类还可引起体内糖代谢紊乱。动物实验显示，动物中毒后血糖降低，特别在抽搐发作前后，血糖降低更明显，注射肾上腺素后血糖显著升高。在中毒动物血液中还可见到丙酮酸及乳酸含量增加，血清乳酸脱氢酶活性明显升高。

3. 临床表现

急性中毒的潜伏期与中毒的原因、吸收途径以及摄入量有关。职业性接触潜伏期一般为10~15 h；经胃肠吸收者，潜伏期一般为0.6~12 h。

（1）神经系统

以神经系统症状为主的中毒称为神经型中毒，国内中毒病例多为此类型。早期有头晕、头痛、乏力、倦怠、四肢麻木、易激动等症状。随着病情的进展，可出现烦躁不安、肌肉震颤和肢体阵发性抽搐。进而出现意识障碍、大小便失禁、瞳孔对光反射迟钝、视神经盘水肿、膝反射亢进、四肢张力增高。少数患者可出现脑膜刺激症状，甚至出现强直性惊厥。抽搐是有机氟类农药中毒的最突出的临床表现，往往反复发作，进行性加重，常因呼吸衰竭而死亡。部分患者可出现精神障碍，如谵妄、语言不清、精神失常等症状。

（2）心血管系统

以心脑血管系统症状为主的中毒称为心脏型中毒。早期出现心动过速，严重者可有心律失常、室颤甚至心脏骤停。心电图检查示：QRS低电压，QT间期延长，ST段改变，并可出现U波。

（3）消化系统

消化系统症状是有机氟中毒的常见症状，口服中毒者更为明显。表现为口渴、食欲不振、恶心、呕吐，可出现血性呕吐物，上腹痛并有明显烧灼感。部分患者伴有肝功能损害。

（4）其他

其他临床表现常有体温下降，若抽搐频繁，可有体温升高。部分患者出现皮肤黏膜出血。重症者有肾损害，尿液出现颗粒管型，血清尿素氮升高，还可因呼吸道分泌物增多而出现呼吸困难。

4. 诊断

有明确服药史者，诊断并不困难。但服药史不明，特别是在生产使用过程中接触该类农药，非消化道中毒的患者，往往与有机磷中毒、中暑或食物中毒相混淆，应予鉴别。生产性中毒的诊断应结合接触史、劳动条件、症状、体征、实验室检查等方面资料综合分析。

（1）确切的接触史

生产使用过程中，要注意皮肤和环境污染情况、施药时的个人防护、气象条件等因素。

（2）症状和体征

神经和心血管系统的表现相对明显，反复抽搐是有机氟农药中毒的突出特点。

（3）实验室检查

尚无特异性的实验室检查指标。中毒者血氟、尿氟含量异常增高。口服中毒者呕吐物中检出本品即可诊断。

5. 治疗原则

①阻止毒物吸收，彻底清洗被污染皮肤，去除被污染衣物，口服者彻底洗胃。②解毒药的使用：乙酰胺是氟乙酰胺中毒的特效解毒药，可延长潜伏期、

减轻症状和预防并发症；另外，乙醇、醋精也有一定的解毒作用。③对症治疗。④预防并发症。

（七）有机汞类农药

有机汞农药是含有汞元素的有机化合物农药，过去一段时期一直在农业上应用。有机汞杀菌剂由于杀菌力高、杀菌谱广，对真菌引起的小麦黑穗病、水稻的稻瘟病、棉花立枯病等效果较好，常用于拌种、浸种或田间撒布。常用品种有赛力散、西力生、富民隆等。由于有机汞毒性大，高残留，易污染环境，且污染不易消除，1971年起，我国规定不再生产、进口和使用有机汞。有机汞农药多为二价汞，可分为3类。

①烷基汞，包括氯化乙基汞（西力生）、磷酸乙基汞（谷仁乐生）、甲基汞、二乙基汞。氯化乙基汞挥发性强，常温下可升华，不溶于水。微溶于乙醚，能溶于热酒精，遇光易分解；磷酸乙基汞可溶于水和酒精，挥发性强。②苯基汞：又称芳基汞，如醋酸苯汞（赛力散）、磺胺苯汞（富民隆）。醋酸苯汞常温下有微弱的挥发性，难溶于水，可溶于醋酸、酒精、苯、甲醇等，加热至150 ℃即分解；磺胺苯汞不溶于水，稍溶于碱和酸溶液，溶于热的苯和甲苯。③烷氧烷基汞：甲氧乙基汞类，国内少用。

1. 中毒机制

有机汞的中毒机制尚不十分清楚。一般认为有机汞的毒性，是由在体内经生物转化后的汞离子造成的。然而，烷基汞中的碳汞共价键结构牢固，不易分解，其毒性可能是整个分子的作用。它易透过血脑屏障，在体内的半衰期长，因此对中枢神经系统的毒性较大。它对细胞内酶系统的抑制作用与无机汞相似，可抑制细胞内多种酶，特别是巯基酶，如细胞色素氧化酶、琥珀酸氧化酶、琥珀酸脱氢酶、乳酸脱氢酶、葡萄糖脱氢酶以及过氧化氢酶等。有机汞在细胞内主要与线粒体、内质网、高尔基体溶酶体及核包膜结合，破坏细胞代谢，抑制神经细胞中的核糖核酸与蛋白质的合成，导致神经细胞坏死。除神经系统外，心、肝、肾等脏器均可受累。妊娠妇女对有机汞更敏感，可致胎儿畸形，由于可经过乳汁排出，对新生儿也有影响。

2. 临床表现

有机汞中的临床表现与种类、中毒途径剂量等因素有关。一般烷基汞引起的症状较重，苯基汞和烷氧烷基汞由于在体内迅速转化为无机汞，临床表现相对较轻。

（1）急性中毒

口服者多在半小时至数小时内发病，吸入中毒在接触后即可出现上呼吸道刺激症状。表现为头晕、头痛、乏力、不自主流涎、口有金属气味、恶心、呕吐、腹痛、腹泻、食欲减退等症状。眼部被污染时可出现结膜充血、畏光、流泪、视力障碍等。上述症状缓解后，2周左右病情加重，出现发热、口腔黏膜及牙龈红肿、溃疡；出现神经精神症状，除神经衰弱症候群外，还有四肢震颤（震颤在动作开始时明显，动作进行时减轻，睡眠时停止，具有振幅小、无节律及不对称的特点，称之为动作震颤）、麻木、酸软无力，后出现脊髓及周围神经受损，表现为不同程度的中毒性脑脊髓病及中毒性多发性周围神经炎，如颈部肌肉麻痹、尿失禁、四肢手（袜）套样感觉障碍。此外，可能有脑部不同部位的损害，表现为各种精神症状，如淡漠、幻视、幻听以及情绪异常，严重者可出现意识障碍、昏迷等。患者还可有锥体外系神经受损、小脑及自主神经功能障碍的表现。肾损害，表现为多尿、蛋白尿及管型尿。心电图显示有心肌损害。血汞、尿汞增高，但与临床症状无平行关系。

一般而言，烷基汞中毒引起神经系统、肾脏及心脏中毒症状较为明显，苯基汞中毒乙肝损害及皮肤症状相对突出；烷氧基烷基汞中毒以肾脏损害为主。

（2）慢性中毒

慢性中毒发生于接触后数月至数年，主要表现为神经衰弱症候群、恶心、流涎，部分可发生自主神经功能障碍。严重者出现神经精神异常、中毒性脑病、肝肾损害等。女性患者可有月经失调、流产或早产等。

3. 治疗原则

（1）特效解毒剂的使用

二巯基丙磺酸钠为特效解毒剂，一旦确诊，宜尽早使用。

（2）减少毒物吸收

口服中毒者，立刻催吐、洗胃；皮肤接触者以3%~5%硼酸溶液湿敷；眼部以2%硼酸溶液冲洗；口腔炎用2%~3%碳酸氢钠含漱。

（3）其他

支持及对症治疗。

（八）有机锡类农药

有机锡农药作为杀虫剂、杀菌剂。此类农药主要有氢氧三苯锡（毒菌锡）、醋酸三苯锡（醋苯锡）、环锡唑（灭螨锡烷、普特丹）、苯丁锡（托尔克、抗螨锡、螨烷锡）、三唑锡（信乐箱、三唑环锡）等。农业上用于杀虫、杀菌的主要为三烷基锡类化合物。

1. 理化特性

有机锡类农药多为油状或白色结晶粉末，具有腐草气味，常温下能挥发，有较强的刺激性，不溶或微溶于水，易溶于有机溶剂。化学性质比较稳定，但接触高锰酸钾、漂白粉等氧化剂后，可分解为毒性较小的无机锡。

2. 临床表现

有机锡农药急性中毒多因经呼吸道吸入、皮肤污染或经口摄入所致。有机锡可对人体的脑细胞线粒体的氧化磷酸化过程产生抑制，进而影响5-羟色胺的合成与代谢，导致神经系统的损害。

早期有阵发性头痛进行性加重，后转为持续性，以顶枕部较为明显，并伴有足心、腋下出汗，继而大汗淋漓，全身乏力；非经口摄入者，消化道症状一般不明显，表现为食欲减退或恶心，若出现呕吐，常提示病情加重，有脑水肿的可能；神经系统在中毒初期表现为中枢兴奋、多语、易激动等症状，部分患者可出现幻觉、定向障碍、语无伦次等症状，继而呈抑制状态，出现瘫痪、失语、抽搐、休克、昏迷、脑水肿等症状。

3. 诊断原则

根据上述临床表现，结合接触史、现场调查结果，一般可作出诊断。

4. 治疗原则

①清洗排毒；②解毒治疗，目前尚无特效解毒剂；③中毒性脑病处理：使用糖皮质激素，治疗脑水肿，使用止痉药物，使用高压氧及减颅压治疗；④支持治疗；⑤局部皮炎的处理。

（九）有机氯类农药

有机氯农药自20世纪30—40年代合成DDT（双对氯苯基三氯乙烷，简称二二三或滴滴涕）后，又合成了很多品种，并于20世纪60—70年代开始被广泛使用。基本可分为4大类：①DDT及其同系物（DDT、TDE、甲氧滴滴涕等）；②六六六类（六六六、林丹）；③环戊二烯类（氯丹、硫丹、艾氏剂、狄氏剂等）；④毒杀芬（氯化莰烯）类。由于有机氯类农药生产工艺简单、药效持久，因此，较多应用于农林虫害的防治。但由于多年连续使用，害虫产生抗药性，加之有机氯化学性状稳定残留时间长，可通过食物链逐级富集，对人畜及生态环境造成严重危害，我国已于20世纪80年代停止生产六六六，但近几年依然有零星病例报告。

1. 理化性质

本品一般为结晶或黏稠液体，不溶于水，易溶于多种有机溶剂、植物油或动物脂肪。化学性质稳定，在外界环境或有机体内均不易被破坏，故残留期长、毒性强。

2. 接触途径

有机氯农药在生产、使用以及环境污染的情况下均可被接触。此类化合物可经呼吸道、消化道及皮肤黏膜进入人体，分布于全身各脏器，长期贮存于脂肪及类脂组织中，并保留其毒性，可随脂肪动员进入血中产生毒性作用。

3. 中毒机制

关于有机氯作用机制，尽管研究较多，但至今尚未完全阐明。

（1）神经系统作用

有机氯对中枢神经系统和感觉神经均有作用，通过激活与糖异生作用有关的酶，致糖代谢紊乱，使中枢神经、周围神经和脊髓的神经细胞水肿，从而干扰神经细胞的正常功能。

（2）消化系统作用

有机氯对消化系统黏膜有刺激作用。其消化道作用可能与该类化学物在含脂组织内蓄积有关。有机氯作为肝微粒体酶的诱导剂，可以降低肝脏中具有解毒功能的谷胱甘肽的含量，还可以影响肝脏线粒体、微粒体膜的通透性。

（3）血液系统作用

有机氯慢性中毒影响骨髓，严重影响造血功能，甚至引起再生障碍性贫血或急性白血病。

（4）内分泌系统作用

有机氯通过诱导作用，影响体内各种类固醇激素的水平。如，滴滴涕可降低体内孕激素水平，而林丹则可引起体内雄激素水平降低。

（5）泌尿生殖系统作用

实验表明，六六六可使肾小管上皮细胞水肿、变性，近曲小管出现玻璃样小体。研究还表明，林丹可透过血睾屏障，使睾丸萎缩、间质细胞破坏。滴滴涕可使子宫收缩频率增加。

（6）皮肤作用

六六六、林丹可引发接触性皮炎。

（7）致癌、致畸、致突变

有机氯的某些品种（如滴滴涕、林丹等）可诱发肝癌及消化道肿瘤。动物实验证明，滴滴涕具有明显的致突变作用，长期摄入此类农药可有致畸作用。

4. 临床表现

（1）急性中毒

一般30分钟至数小时内发病。轻者表现为头晕、头痛、全身乏力、多汗、流涎、恶心、呕吐、腹痛、腹泻、视物模糊、失眠、易激动；稍重者可有剧烈呕吐、四肢酸痛、共济失调、震颤、抽搐、腱反射亢进、发热、发绀、呼吸苦难等症状；严重者出现四肢和面部抽搐，甚至反复癫痫样发作，血压下降、心律失常、肺水肿、昏迷，患者可因呼吸衰竭而死亡。

（2）慢性中毒

长期接触可引起全身乏力、食欲不振、头晕、头痛、失眠、多梦、记忆力减退以及消化功能紊乱等症状，严重者可出现震颤、肝肾损害，也可有末梢神经炎。

5. 治疗原则

有机氯类农药中毒无特效解毒剂，一般遵循以下处理原则：①脱离污染环境，清洗被污染皮肤，去除染毒衣物，抢救急性中毒者主要是控制抽搐；②口服中毒者采取催吐、洗胃等方法；③对症支持治疗；④慢性中毒者还应脱离职业接触。

三、杀鼠剂

杀鼠剂在农业生产生活中比较常用，种类也比较多。在分类上，没有统一规范的模式。根据化学分子结构可将其分为有机化合物类、无机化合物类以及天然植物类。按毒性强度大小可分为剧毒类、高毒类和其他类；按毒性作用原理可分为抗血凝类、神经作用类（致痉挛类）和其他类。

有机类杀鼠剂：现今使用仍较为广泛，依据化学分子结构可分为以下几类。①抗血凝类，茚满二酮类，敌鼠钠盐、杀鼠酮、氯鼠酮等；香豆素类，杀鼠灵（灭鼠灵或华法林）、氯杀鼠灵、杀鼠醚、溴敌鼠、溴敌拿鼠等；②神经毒性类（致痉挛类），毒鼠强、甘氟、氟乙酰胺、氟乙醇等；③取代脲类，抗鼠灵、捕鼠灵、安妥；④有机磷酸酯类，毒鼠磷、溴代毒鼠磷等；⑤氨基甲酸酯类，灭鼠腈、灭鼠安等。

无机盐类杀鼠剂：由于使用效果和对环境的影响，已经越来越少使用，有些已经被列入禁止使用名单。以前使用较多的品种有：磷化锌、氯化锌、硫酸铊、三氧化二砷、碳酸钡等。

天然植物类杀鼠剂：红海葱、马钱子等。

（一）抗凝血类杀鼠剂

1. 茚满二酮类

商品名敌鼠钠盐、双苯杀鼠酮钠盐（diphacinone Na salt，2-二苯基乙酰基-1,3-茚满二酮钠盐）。

（1）理化性质

分子式为$C_{23}H_{16}O_3$，分子量为340.4。纯品为淡黄色、无味、无臭粉状物。熔点为145 ℃，加热至207 ℃~208 ℃时由黄色变为红色，至325 ℃时分解。难溶于水，溶于热水（100 ℃时，浓度可达5%）、乙醇、丙酮等有机溶剂。常温下稳定性好，久存不易变性。

（2）毒代动力学

本品可经呼吸道、消化道及皮肤吸收。人体吸收后半衰期为15~20 d。在动物实验中，用敌鼠钠盐经口给予小白鼠，3~7 h在其肝脏达到峰值。体内代谢途径主要是经肝脏通过肝细胞内微粒体酶的羟基化。

（3）作用机制

敌鼠钠盐等茚满二酮类杀鼠剂其分子化学结构与维生素K相似，在进入人体后，竞争性地抑制了维生素K的作用位置，使得依靠维生素K作为辅酶的机体代谢过程发生障碍，最终导致肝脏无法正常合成凝血酶原及凝血因子Ⅶ、凝血因子Ⅸ、凝血因子Ⅹ，使得机体的这些因子水平降低，导致凝血时间和凝血酶原时间延长。而且茚满二酮类化学物在经肝脏代谢后产生的代谢物可损害机体毛细血管，增加血管壁的通透性，一旦遇到创伤就能导致机体出血，在缺乏凝血酶原以及凝血因子Ⅶ、凝血因子Ⅸ、凝血因子Ⅹ的情况下，这种出血是致命性的。大剂量的维生素K的使用在一定程度上能够缓解茚满二酮抑制维生素K的作用。

（4）临床表现

由于敌鼠钠盐的作用机制是干扰机体凝血机制功能，因此其进入人体后的早期表现并不明显。轻度中毒者可以有精神不振、纳呆、恶心呕吐、头晕、心悸、乏力等症状。通常在摄入后1~3 d，机体不同部位出现不同程度的出血表现。中毒较轻者表现为皮下出现淤青或血肿、牙龈出血、伤口处渗血不止；中毒较重者会出现皮下大片状出血、鼻血、咯血、便血及血尿等表现，甚至会发生机体因内脏大量出血引发失血性休克，或因颅内出血引发脑卒中。

（5）诊断与鉴别诊断

诊断与鉴别诊断依靠病史询问以及实验室检查。有明确的毒物接触史，机体在近期出现不明原因的出血表现，进行机体凝血酶原时间以及凝血时间测定，凝血酶原及凝血因子的检测，呕吐物（包括洗胃液）、血液、尿液的毒物及其代谢产物的检测，用维生素K进行诊断性治疗效果明显等，诊断并不困难；主要与肝损害性疾病、血友病、血小板减少性紫癜、其他疾病所致的弥漫性血管内凝血等疾病相鉴别。

（6）治疗

对经口摄入者，要尽快进行催吐、洗胃和灌肠导泻治疗，尽可能减少机体的吸收量；对经皮肤吸收所致的中毒者要立即清除患者身上的衣物，用肥皂水反复清洗接触部位，尽快减少皮肤接触吸收毒物时间；对机体黏膜接触吸收毒物的患者要用生理盐水或清水反复冲洗黏膜。

尽早使用拮抗药维生素K，轻者行维生素K肌内注射或静脉滴注辅助以支持、对症治疗；重者则在大剂量使用维生素K静脉滴注外，给予输全血、血浆，或使用凝血因子制剂治疗，以控制或减轻出血对机体的损害。使用糖皮质激素、维生素C等药物减轻毒物及其代谢产物对机体脏器、血管的损伤。同时给予支持治疗，维护稳定生命体征。

2. 香豆素类

华法林[Warfarin，3-（1-丙酮基苄基）-4-羟基香豆素]，商品名杀鼠灵，又名灭鼠灵。同类产品有氯杀鼠灵、杀鼠醚、溴敌鼠、溴敌拿鼠等。

（1）理化性质

分子式为$C_{19}H_{16}O_4$，分子量为308.4。纯品为白色、无味、无臭结晶体。熔点为159 ℃~162 ℃，难溶于水和苯，可溶于醇类，易溶于丙酮、二噁烷。其钠盐易溶于水。蒸气压为9.0 Pa/21.5 ℃，性质稳定，在强酸条件下稳定。

（2）毒代动力学

本品可经呼吸道、消化道及皮肤被吸收，尤其以消化道吸收为甚。吸收后在胰、肝、肾脏中集聚浓度较高。动物实验证明，用华法林在小鼠腹腔注射96 h后，测得其在胰腺、肝以及肾中的活性浓度分别是其在血液中浓度的15倍、12倍和3倍。在胰腺中蓄积浓度最高的原因不明了；在代谢上，主要是经肝微粒体羟化形成6-、7-、8-羟化华法林，还有部分被肝脏代谢成其他产物。这些代谢产物的形成均可被苯巴比妥、氯丹或DDT所诱导。诱导剂可使华法林的LD_{50}值提高10余倍。肝脏的这种代谢过程就是机体对华法林的解毒过程。

有实验者用^{14}C标识华法林分子上的C原子，对其在大鼠体内的代谢进行研究，实验表明：在大鼠腹腔中注射5 h后，经胆汁排出的活性华法林约为10%，且其代谢物几乎都是结合的，粪便中的量却很少；在注射后14 d，大鼠大约排出90%的活性华法林，尿和粪便中各占一半。对大鼠尿液中华法林的代谢成分进行分析，发现含有以下化合物：未经代谢以原形排出的占6.6%，4-羟基华法林占21%，6-羟基华法林占15.4%，7-羟基华法林占35%，8-羟基华法林占8.9%，7-羟基华法林葡萄糖苷酸占3.9%，2,3-二氢-2-甲基-4-苯基-5-氧化-γ-吡喃（3,2-c）1-苯并吡喃占6.6%。粪便中同样能够检测到上述代谢物，只是其相对浓度不同；对大鼠呼出气体进行检测，未发现有标识^{14}C的代谢产物。

对健康人群进行的试验表明，14人按1.5 mg/kg剂量一次口服，2~12 h后，血浆中达到最高浓度，而华法林对凝血酶原活性的抑制作用则在口服后36~72 h最为明显。华法林在人体血浆中的清除半衰期为15~58 h，平均半衰期为42 h。

（3）作用机制

华法林系羟基香豆素类，它与茚满二酮类的杀鼠原理是基本相似的，主要通过竞争维生素K作用来抑制生物体内凝血酶原的活性和损伤机体的毛细血管，使凝血功能发生改变，最终引发机体出血致其死亡。大剂量维生素K的使用能够在一定程度上缓解香豆素类对机体凝血机能的影响，这可能是由香豆素类物质与肝细胞微粒体膜中的蛋白质结合所致，还有一种可能是其与细胞色素P450和P448的结合，有助于解释微粒体酶被苯巴比妥和其他化合物诱导后华法林的代谢速度发生改变。细胞色素P450能促进7-、8-羟基抗鼠灵和其他代谢产物的形成。

（4）临床表现

由于华法林的致病机制主要是干扰机体凝血机制功能，因此在其进入人体后的早期表现并不明显。这一点与茚满二酮类杀鼠剂相似。常见的主要表现为皮肤苍白、散在的出血点等（相关症状参见敌鼠钠盐章节）。

（5）诊断与鉴别诊断

诊断与鉴别诊断主要依据毒物接触史，不明原因的多部位散在出血点、出血斑等临床表现，结合实验室检查包括凝血酶原时间、凝血时间的延长、呕吐物（或洗胃液）的毒物检测以及对尿液毒物相关代谢产物的检测结果进行综合诊断。

（6）治疗

抗鼠灵中毒的治疗与敌鼠钠盐基本相同，参见敌鼠钠盐的治疗。针对中毒严重的病例，在应用维生素K和支持疗法的同时，可实行少量的输全血治疗，每天可重复一次，直到机体凝血功能基本恢复正常为止，其间注意频繁输血对患者血液的化学影响；遇有任何部位的大血肿需要手术时，必须在患者机体凝血功能基本恢复正常后方可实施。治疗期间，必须进行凝血酶原实验检查，不少于2次/天，直至患者完全恢复正常为止。

（二）取代脲类杀鼠剂

抗鼠灵[RH 787，Pyriminil，1-（3-吡啶甲基）-3-（4-硝基苯基）脲]，商品名灭鼠优、吡明尼、PNU。

1. 理化性质

分子量为272.27。淡黄色粉末状，无味、无臭，纯品熔点为223 ℃~225 ℃，稳定性好，在常温下易保存。不溶于水，易溶于甲醇、乙醇、乙二醇、丙酮等有机溶剂。

2. 毒代动力学

本品可经消化道吸收。吸收后通过肝脏中的微粒体进行代谢。在对中毒的大鼠、狗和人的尿液进行检测后，已经明确的代谢产物有抗鼠灵葡萄糖酸、氨基抗鼠灵、乙酰胺基抗鼠灵、对氨基苯基脲、对乙酰胺基苯基脲、对硝基苯胺、对苯二胺、对乙酰胺基苯胺、烟酸、烟酰甘氨酸、烟酰胺等。不同的产物，其浓度不尽相同。3-甲基胆蒽可诱导其代谢，并使代谢产物经胆汁排出增加。

3. 作用机制

毒物进入体内后，主要是通过抑制机体烟酰胺的代谢，使机体出现严重的维生素B缺乏症，引发神经系统损害，中毒者因呼吸肌麻痹，发生呼吸功能障碍，大多在中毒后8~12 h死亡。此外，本品还能够通过破坏机体胰腺β细胞以及对葡萄糖代谢的直接作用而引发糖尿病。

4. 临床表现

中毒者早期表现以胃肠道症状为主，主要有恶心、呕吐、腹痛、纳呆等。早期血糖有短暂的降低，其后出现高血糖、糖尿病甚至出现酮症酸中毒症状；随后出现自主神经功能紊乱，表现为少汗、体温变化异常、肢体感觉异常、尿潴留、直立性低血压等；引发中枢及周围神经系统功能障碍，表现为四肢肌力降低、行走或运动困难，腱反射消失；出现小脑共济失调症状，出现嗜睡、昏迷，甚至出现癫痫样发作表现。部分患者行心电图检查，发现心肌局部缺血性改变、心电传导改变。

5. 诊断

主要根据明确的毒物接触史、患者的临床表现以及实验室检查结果等进行综合诊断。

6. 治疗

一旦明确为抗鼠灵中毒，对经口摄入者，要尽快进行催吐、洗胃和灌肠导泻，尽可能减少机体的吸收量；尽早、足量使用烟酰胺，每次200~400 mg，每天1~2次，可以防止糖尿病的发生。若在中毒后9~14 h才给药，发生糖尿病和精神疾病的风险会大大升高；禁用烟酸，以防止血管过度舒张致使患者血压难以控制；辅以支持、对症治疗。

有机磷酸酯类杀鼠剂有毒鼠磷、溴代毒鼠磷等；氨基甲酸酯类杀鼠剂有灭鼠腈、灭鼠安等。由其引发中毒的防治，请参见农药部分相关章节。

（三）无机化合物类杀鼠剂

1. 磷化锌

磷化锌（zinc phosphide，又名耗鼠尽），是20世纪七八十年代较为常用的杀鼠剂，现已极少使用。

（1）理化性质

分子式Zn_3P_2，为灰黑色粉末状，具有大蒜味。常温下在空气中散发磷的臭味。熔点742 ℃，沸点1 100 ℃，在空气中不易分解、不易燃。不溶于水、醇类、苯及二硫化碳等有机溶剂，易溶于酸。磷化锌在遇到酸时发生化学反应，释放出磷化氢（H_3P_2）。

（2）毒代动力学

常见的中毒方式是误服，在施药灭鼠过程中发生中毒主要是误吸入其分解产生的磷化氢所致。

磷化锌在误服进入胃后，与胃中的胃酸（HCl）发生反应，产生磷化氢。而磷化氢作用于机体的神经系统、呼吸系统、消化系统、循环系统以及泌尿系统等脏器，导致各系统的细胞代谢发生障碍，产生充血、出血、细胞水肿和脂肪性病变，引发多脏器功能衰竭，导致死亡。

$$Zn_3P_2+6HCl \longrightarrow 2H_3P+3ZnCl_2$$

$$或：Zn_3P_2+3H_2O_{（空气中）} \rightarrow 2H_3P+3ZnO$$

（3）临床表现

常见的症状有烦躁不安、头痛、头晕、心慌、心悸、恶心呕吐、腹痛与腹泻等。严重者可出现心跳减慢、血压下降、脉搏细弱、呼吸困难、口干、瞳孔缩小，甚至出现昏睡或昏迷。常因心跳、呼吸停止在中毒发生后12 h内死亡。最快在中毒后1 h死亡。

（4）诊断与治疗

依据毒物接触史、临床表现以及实验室检查结果，如对患者呕吐物（洗胃液）中磷化氢的检测，诊断并不困难；急救上，主要是在发生中毒后立即进行催吐、洗胃和导泻，减少机体对毒物的吸收。临床上常用1%的硫酸铜液或硫酸锌液口服进行催吐，或用0.5%的高锰酸钾溶液反复洗胃，使之与磷化锌反应产生磷酸盐类，从而减少磷化氢的产生，在治疗上主要是支持与对症治疗。

2. 碳酸钡

（1）理化性质

碳酸钡（barium carbonate，又称毒重石）的分子式为$BaCO_3$，分子量为197.35。为白色、无臭、六角形微细晶体或粉末。难溶于水，密度为4.43 g/cm^3，熔点为1 740 ℃，1 450 ℃分解，放出二氧化碳。不溶于冷水，微溶于含有二氧化碳的水，在18 ℃的水中溶解度为22 mg/L。溶于氯化铵或硝酸铵溶液生成络合物，溶于盐酸、硝酸放出二氧化碳。可溶于乙醇。

（2）毒代动力学

常见的中毒方式是以粉尘形式吸入或误服。钡盐不能经完整的皮肤吸收。碳酸钡有很强的毒性。口服进入机体的碳酸钡在胃中与胃酸作用后形成二价钡离子，迅速通过肠黏膜吸收，分布于骨骼、肝、肾以及肌肉组织。钡离子在体内的吸收与排出均有周期性。在口服48 h内，钡离子在骨骼中的存储量呈增加趋势，随后开始减少，但减少的速度则要比钡离子在机体其他组织的存储明显慢得多，到第六天，机体内剩余的钡离子基本都蓄积在骨骼中。大鼠实验证明，钡在骨骼中的结合率比钙要高2.2倍，而且蓄积于骨骼中的钡很难从骨骼中动员出来。小部分钡离子在血浆内与磷酸根离子作用形成不溶性的磷酸钡盐，最终由机体的吞噬细胞清除。碳酸钡的LD_{50}约为418 mg/kg。

钡与同族中的钙、锶元素有相同性，能刺激肾上腺分泌儿茶酚胺，但不同的是由钡引起的兴奋事先并无钙的丢失。在钡中毒时，借助于钙的转移或对钙的交换，使得机体细胞的通透性增高，血液中的大量钾离子进入细胞内而导致血钾降低，引起低钾血症。钡的毒性详见“第四章第四节钡及其化合物”。

（3）临床表现

生活中引发的急性中毒常因误服所致。经消化道吸收后，潜伏期短约数分钟，大多在4 h内发病。以胃肠道症状为主，表现为恶心、呕吐，反复持续剧烈的呕吐可引发胃、食管黏膜的撕裂而出血；可有中腹部的绞痛，腹泻，多为稀水样便。在中毒初期，患者的瞳孔是扩大的，大约在2 h内恢复正常。经呼吸道吸入引发中毒时早期症状以呼吸道表现为主，有咳嗽、咽干、咽痛胸闷、气短等表现，消化道症状出现相对晚一点。

重症患者的典型症状为深反射丧失和进行性肌麻痹。瞳孔反应迟钝，调节力明显减弱，集合力完全丧失；膝反射多消失，但踝反射始终存在。在肌麻痹表现中，伸肌群受损表现先于屈肌群出现，臂肌麻痹表现通常先于腿部肌肉出现。详见“第四章第四节钡及其化合物”。

（4）诊断与治疗

详见“第四章第四节钡及其化合物”。

（四）天然植物类杀鼠剂

1. 马钱子碱

马钱子碱（strychnine），商品名毒鼠碱，是从植物马钱子中提取出的生物碱。

分子式为$C_{21}H_{22}N_2O_2$，分子量为334.42，为白色结晶状粉末，易溶于水，微溶于苯和氯仿。熔点为270 ℃~280 ℃。

中毒大多为经口摄入，消化道吸收。实验证明：急性经口大鼠摄入的半数致死量为1~10 mg/kg；而人的致死量为5~8 mg/kg。毒物经口摄入后大多在15~20 min后发作，致病机制是毒物通过对脊髓神经的直接兴奋作用，引发机体出现癫痫样发作。毒物在体内的半减期大约为10 h。

目前尚未发现针对该毒物的特效解毒剂，临床上针对此类中毒的病例主要采取对症治疗和支持疗法。

2. 红海葱

红海葱（scilliroside），分子式为$C_{32}H_{44}O_{12}$，分子量为620.69，为黄褐色长柱状结晶体。微溶于水、丙酮和氯仿，在低级醇中溶解度较高。熔点为168~170 ℃。红海葱是一种选择性的杀鼠剂。致病机制主要利用红海葱植物中含有的多种皂苷类物质，即红海葱苷，它有类似于洋地黄样的作用，引发机体产生洋地黄样毒性反应。

中毒后主要表现胃肠道反应如食欲减退、恶心、呕吐等；神经系统表现如头痛、忧郁、无力、视力模糊、黄视或绿视等；心脏毒性主要表现为各种类型的心律失常，室性期前收缩呈二联律、三联律，出现交界性逸搏节律或非阵发性交界性心动过速等，还可出现房室传导阻滞等。

在临床治疗上，由于毒物在机体吸收后排泄较快，体内存留的时间较短，所以，对刚摄入毒物的患者，立即进行催吐、洗胃和导泻等，尽量减少机体对毒物的吸收。在治疗上针对心脏毒性反应进行治疗，心电监护能有效指导临床用药治疗。

四、杀菌剂

杀菌剂是用于防治植物病害的药剂，包括杀线虫剂。通过抑制病菌生长、保护农作物不受侵害和渗进作物体内消灭入侵病菌等方式保护农作物，预防病害的发生和传播。杀菌剂的种类较多，且大多为有机类，所以，杀菌剂在分类上包括有机硫类、有机砷（胂）类、有机磷类、有机汞类、取代苯类、有机杂环类等，其他的抗生素杀菌剂如波尔多液、碱式硫酸铜、醋酸苯汞、稻瘟净、百菌清、井冈霉素等。上述杀菌剂中部分种类在杀虫剂、杀鼠剂章节已经做过介绍，这里不再赘述。此章节仅对其他相关种类作简单介绍，见表4–8。

表4–8　其他杀菌剂简介

种类	品名与毒性	主要临床表现	治疗要点
砷（胂）制剂	高毒：亚砷酸钠、巴黎绿；中等毒：福美甲胂、甲胂钠、退菌特、稻脚青（甲基胂酸锌）等；低毒：甲基胂酸钙（苏农6401）、甲胂钠、田安（甲基胂酸铁铵）等	口渴、恶心、呕吐、腹痛、腹泻、米汤样大便，并可有心、肝、肾中毒性损害及中毒性皮炎，重者在恢复期可出现周围神经病，尿砷、血砷、发砷可增高，品服者呕吐物可检出砷	参见砷化物中毒的治疗
取代苯类杀菌剂	低毒：托布津（硫菌灵）、甲基托布津（甲基硫菌灵）、百菌清等	暴露部位可有接触性皮炎、黏膜刺激症状，有致敏作用	对症处理，皮炎可用糖皮质激素软膏涂抹

续表4-8

种类	品名与毒性	主要临床表现	治疗要点
杂环类	中等毒：敌枯双（叶枯双）、三环唑（tricyclazole）等；低毒：纹枯灵（纹枯利）、菌核利（dichlozoline，sclex）、氯苯嘧啶醇、多菌灵、灭菌丹、克菌丹、敌菌丹等	对皮肤黏膜有刺激作用，可引起接触性皮炎，大量口服敌枯双可引起胃肠道、心肌与造血系统损伤	对症处理，保护脏器
醌及有关化合物	低毒：四氯苯酞、四氯对醌（ICPC）、二氯萘醌（BSI）、二噻农等	可对黏膜有刺激作用，未见中毒报告	对症处理
大蒜素乙基同系物	中等毒：401、402	有强腐蚀性，口服后易引起口腔、胃肠道黏膜出血、糜烂	保护胃肠道黏膜，纠正休克，支持与对症治疗

五、除草剂

除草剂作为现代农业生产中应用广泛的农药，其中毒防治工作不可轻视。除草剂有有机与无机之分，随着有机除草剂的不断开发与应用，无机除草剂因其毒性大、应用范围小等缺陷，基本已被有机除草剂替代。

百草枯

百草枯属于有机杂环类除草剂，常见品种有百草枯、敌草快、哌草丹、绿草定、普杀特、燕麦枯、吡氯灵、氯氟草除、毒草定等农药，该类农药多为中低毒级。但其中的百草枯因中毒引发的严重临床表现，日益受到各方重视。我国自2014年7月起，已停止百草枯的生产；2015年，全国农药登记评审委员会根据百草枯急性经口、经皮和吸入毒性试验结果，将百草枯毒性级别调整为剧毒级；2016年7月起停止百草枯水剂在国内的销售和使用，但百草枯中毒案例仍时有发生。

1. 理化性质

百草枯别名为对草快，学名为1,1-二甲基-4,4-联吡啶阳离子盐。该品为无色结晶，不易挥发，300 ℃以上分解，易溶于水，微溶于乙醇、丙酮，在酸性条件下稳定，在碱性条件下欠稳定。

2. 接触途径

百草枯一般经消化道、皮肤黏膜、呼吸道吸收进入人体引起中毒。

3. 中毒机制

百草枯中毒可引起全身多系统损害，尤以肺损害较严重，可引起肺充血、出血、水肿、透明膜形成和变性、增生、纤维化等改变，此外尚可致肝、肾损害并累及循环、神经、血液、胃肠道和膀胱等系统和器官。中毒机制尚待进一步阐明，多数学者认为百草枯作为一种电子受体，可被肺Ⅰ型和Ⅱ型细胞主动转运至细胞内，在细胞内活化为氧自由基，过量超氧化阴离子自由基及过氧化氢等可引起肺、肝及其他许多组织器官细胞膜脂质过氧化，从而造成组织器官的损害。

4. 临床表现

各种途径吸收引起的中毒，全身中毒表现均相似，但田间喷药中毒症状相对较轻，肺损害发生的概率也相对较低。

（1）局部刺激症状

①皮肤污染可致接触性皮炎，甚至发生灼伤性损害，表现为红斑、水疱、溃疡和坏死等。指甲亦可被严重破坏或脱落。经口中毒者，有时亦出现红斑。②眼部污染出现羞晖、流泪、眼痛、结膜充血和角膜灼伤等病损。③呼吸道吸入出现鼻血和鼻咽刺激症状（喷嚏、咽痛、充血等）及刺激性咳嗽。④经口误服，口腔、咽喉、食管黏膜有腐蚀和溃烂。

（2）多系统损害

百草枯中毒可累及多器官系统，除大量经口误服较快出现肺水肿和出血外，大多呈渐进式，1~3 d内，肺、肾、肝、心脏及肾上腺等会发生坏死，病程中可伴发热。

消化系统：早期出现恶心、呕吐、腹痛、腹泻及血便，数天（3~7 d）后出现黄疸、肝功能异常等肝损害表现，甚至出现肝坏死。

泌尿系统：可见尿频、尿急、尿痛等膀胱刺激症状，尿检异常和尿量改变，甚至发生急性肾衰竭，多发生于中毒后的2~3 d。

肺损害：临床所见大体有以下3类征象。①大剂量误服可于24 h内迅速出现肺水肿和肺出血，严重者可由此死亡。1~2 d内未死亡者可出现急性呼吸窘迫综合征（ARDS），再往后则出现迟发性肺纤维化，此二者均呈进行性呼吸困难，且大多因呼吸衰竭而死亡。北京报道的另1例经口误服致死者，即于中毒后的第16天死于肺部“炎症”（可能合并有进行性肺纤维化）。②非大量吸收者通常于1~2周内出现肺部症状，肺损害可招致肺不张、肺浸润、胸膜渗出和肺功能明显受损，并伴随肺纤维化的发生。③无明显肺浸润、肺不张和胸膜渗出等改变，为缓慢发展的肺间质浸润或肺纤维化，肺功能损害随病变的进展而加重，最终也可发展为呼吸衰竭致人死亡。

循环系统：重症可有中毒性心肌损害、血压下降、心电ST段和T波改变，或伴有心律失常，甚至心包出血等表现。

神经系统：包括精神异常、嗜睡、震颤、面瘫、脑积水和出血等症状，可见于严重中毒者。

血液系统：可发生贫血和血小板减少，个别病例还有高铁血红蛋白血症，甚至有发生急性血管内溶血者。

5. 诊断

常见除草剂的种类及诊疗要点，见表4–9。

表4–9　常见除草剂的种类及诊疗要点

品名及毒性	主要临床表现	治疗要点
苯氧羧酸类 中等毒性：2,4-滴、2,4,5-涕 低毒：2,4-滴丁酯、二甲四氯等	经口中毒可有呕吐、步态不稳、抽搐、瞳孔缩小、昏迷、休克及肝肾损害	1. 经口中毒可用10%硫酸亚铁100 mL口服，每15~30 min一次，连服3~4次； 2. 对症治疗
均三氮苯类 低毒：西玛津、扑草净、扑灭津、莠去津等	呼吸道刺激症状，重者支气管炎、肺水肿、肺出血及肝肾功能损害	对症处理，保护脏器
取代脲类 低毒：灭草隆、非草隆、伏草隆、敌草隆、除草1号等	对皮肤黏膜有刺激作用	对症处理
二苯醚类 低毒：除草醚、草枯醚等	皮肤黏膜刺激，除草醚可引起高铁血红蛋白血症	1. 对症处理； 2. 除草醚中毒可用亚甲基蓝
氨基甲酸之类 中等毒：燕麦敌 低毒：燕麦灵、禾大壮、杀草丹等	一般毒性低，对皮肤黏膜有刺激作用	1. 对症处理； 2. 此类除草剂不抑制血清胆碱酯酶
杂环类 中等毒：百草枯（对草快）、杀草快、野燕枯 低毒：苯达松（灭草松）	皮肤黏膜接触可引起接触性皮炎、结膜角膜灼伤。百草枯可引起肺水肿及迟发性肺纤维化，导致严重肺功能损害	1. 经口中毒者须催吐、洗胃； 2. 百草枯中毒忌用氧疗

6.治疗

①表皮污染用肥皂水彻底清洗，脱除受污染衣物；眼部污染用2%~4%碳酸

氢钠液冲洗。经口误服者需及时催吐、洗胃、导泻。②迅速建立1~2条静脉通道，给予静脉补液等治疗，利尿加速毒物的排出，同时保持电解质平衡。③目前尚无特效解毒剂，重症者尽早采用血液透析或腹膜透析。④使用糖皮质激素，有助于阻止病情恶化，也可预防肺纤维化。注意使用胃黏膜保护剂。⑤对症支持治疗，针对不同系统损害进行对症及支持治疗。百草枯对机体肝脏和肾脏都有不同程度的损害，应准确记录24 h出入量，定期监测肝肾功能。

参考文献

[1] 陈曙旸，王鸿飞，尹萸. 我国农药中毒的流行特点和农药中毒报告的现状[J]. 中华劳动卫生职业病杂志，2005，23(5)：336-339.

[2] 陈振龙，赵建炜，易桂林，等. 2007-2013年武汉市农药中毒情况分析[J]. 工业卫生与职业病，2015，41(4)：269-272.

[3] 郝莉，陈建春，张磊，等. 4666例急性农药中毒流行病学分析[J]. 中国卫生检验杂志，2013，23(12)：2662-2663.

[4] 刘庆东，潘丽萍，丁璐，等. 2006-2014年江苏省三城市急性农药中毒状况分析[J]. 环境与职业医学，2016，33(3)：259-262.

[5] 刘丽萍. 我国农药施用技术发展现状与建议[J]. 现代农业科技，2015(17)：183-184.

[6] 中国农药工业协会. 农药工业“十三五”发展规划[J]. 中国农药，2016(5)：23-29.

[7] 王莹，顾祖维，张胜年，等. 现代职业医学[M]. 北京：人民卫生出版社，1996：498-501.

[8] 管永泽，郑功泽. 农药中毒急救[M]. 北京：科学技术文献出版社，2002：213-239.

（张宏群，张晓春，吴登胜，杨强生，徐锋）

第五章　职业性皮肤、眼、耳鼻喉及口腔疾病

第一节　职业性皮肤病概述

职业性皮肤病是指在职业活动中接触化学、物理、生物等生产性有害因素引起的皮肤及其附属器（毛发、指甲、汗腺、皮脂腺）的疾病。

皮肤被覆于体表，与人体所处的外界环境直接接触，成人的皮肤总面积约为1.5 m^2，包围着整个身体，是人体最大的器官，同时也是机体同外界环境接触的第一道防线。在各种生产活动中任何生产性的有害因素首先与皮肤接触，因此，职业性皮肤病是所有职业病中占比最高的。据较早资料显示，职业性皮肤病患者占职业病患者总数的60%左右。

一、病因

引起职业性皮肤病的主要生产性因素分为3大类。①化学因素，包括有机化合物和无机化合物，这是引起职业性皮肤病的主要原因，90%以上的职业性皮肤病因此引起。涉及石油化工、合成树脂、橡胶、电镀、制药、玻璃纤维、涂料、农药、洗涤剂、印染等多个行业。②物理因素，包括粉尘、机械损伤、电离辐射、光照、温度变化等。涉及的行业有冶金、矿山开采、机器制造、机械加工、核能制造等。这类因素可以单独或与化学因素协同引起职业性皮肤病。③生物因素，一般是工作环境中的致病细菌、病毒、真菌、寄生虫等致病因素。涉及行业有医疗、实验室、野外作业等。

除了上述直接致病原因，职业性皮肤病还受到其他一些间接原因的影响，如年龄、性别、皮肤类型、季节等。另外，劳动者的生产环境卫生状况及个人

卫生情况，亦与职业性皮肤病的发生有一定的关系。

职业性皮肤病的致病因素众多，临床类型各异。同一种致病因素可引起不同的临床表现，例如煤焦油可引起接触性皮炎、光毒性皮炎、黑变病、痤疮和疣赘；同一临床表现又可由不同致病因素引起，如铬（主要是六价铬）的化合物和可溶性铍盐均可引起具有特殊形态的皮肤溃疡——鸟眼状溃疡，可谓是一病多因和一因多病。由于致病因素、致病机制以及个体差异，职业性皮肤病的临床表现多种多样。《职业病分类及目录》中明确的职业性皮肤病有：接触性皮炎、光接触性皮炎、电光性皮炎、黑变病、痤疮、溃疡、化学性皮肤灼伤、白斑以及根据《职业性皮肤病的诊断总则》可以诊断的其他职业性皮肤病。

二、临床类型

（一）职业性皮炎

1. 接触性皮炎

直接或间接接触刺激物和（或）由变应原引起的刺激性和（或）变应性接触性皮炎，表现为皮肤急、慢性炎症反应。主要是化学性原因，溶液、烟气、粉尘等各种形态的致病物，都可引起接触性皮炎。在所有类型的职业性皮肤病中，其发病率最高，致病物种类最多，涉及的行业最广。

2. 光接触性皮炎

接触光敏物并受到日光或人工紫外线光源照射引起的光毒性或光变应性接触性皮炎，是化学与物理原因共同作用的结果。能够产生光敏作用的光能，主要是中长波紫外线（280~400 nm）。

3. 电光性皮炎

接触人工紫外线光源（电焊等）引起的急性皮炎，常伴电光性眼炎。电光性皮炎是由纯物理因素引起的，主要见于电焊工及其辅助人员，一般在无适当防护或防护不严的情况下发病。

4. 药疹样皮炎

接触三氯乙烯等化合物后引起的皮肤、黏膜炎症性反应，严重时伴发热、肝损害和浅表淋巴结肿大，见《职业性三氯乙烯药疹样皮炎诊断标准》（GBZ 185）。

职业性药疹样皮炎是指接触三氯乙烯、荒酸二甲酯、丙烯腈、甲胺磷或乐果等化学物引起的多形红斑、重症多形红斑、大疱性表皮坏死松解症或剥脱性皮炎等类型皮损，常累及黏膜，伴有发热，严重时发生肝、肾或其他脏器损害，类似于某些药物通过各种途径进入人体后引起的药物性皮炎。本病虽发病率不高，但病情常常较为严重，应引起重视。

（二）职业性皮肤色素变化及其他病变

1. 职业性黑变病

职业性黑变病为长期接触煤焦油及矿物油、橡胶成品及其添加剂、某些颜（染）料及其中间体等引起的慢性皮肤色素沉着。本病具有明显的外因，发病率不高，约占职业性皮肤病的3%，散发于各行业中。

2. 职业性白斑

职业性白斑为长期接触苯基酚或烷基酚类等化合物引起的皮肤色素脱失斑。

3. 职业性痤疮

职业性痤疮为接触煤焦油、页岩油、天然石油及其高沸点分馏产品与沥青等引起的油痤疮；接触某些卤代芳烃、多氯酚及聚氯乙烯热解物等引起的氯痤疮。

4. 职业性皮肤溃疡

职业性皮肤溃疡为接触六价铬、可溶性铍盐等化合物引起的皮肤溃疡，多呈鸟眼状，是形态特异、病程较长的慢性皮肤溃疡。

5. 职业性接触性荨麻疹

职业性接触性荨麻疹为接触天然橡胶、食品、动植物、药物、金属及其他化合物等引起的皮肤风团样反应，常伴有瘙痒及红斑，严重时可出现全身症状。

开放性皮肤试验是协助诊断职业性接触性荨麻疹的重要手段，必要时亦可通过封闭式斑贴试验、划痕试验、点刺试验等诊断职业性接触性荨麻疹。

6. 职业性皮肤癌

职业性皮肤癌为长期接触砷等引起的鳞状细胞癌、基底细胞癌及鲍温（Bowen）病。

虽然职业性与非职业性皮肤癌的临床表现及皮肤病理变化类似，但职业性皮肤癌往往可见前驱皮损，如砷所致角化过度和局限性溃疡等皮损。

职业性皮肤癌内容详见“第九章职业性肿瘤”。

7. 职业性感染性皮肤病

职业性感染性皮肤病为接触某些细菌、病毒等微生物引起的皮肤炭疽、类丹毒、挤奶员结节等职业性皮肤损害。

8. 职业性疣赘

职业性疣赘为长期接触沥青、煤焦油、页岩油及高沸点馏分矿物油等在接触部位引起的扁平疣样、寻常疣样及乳头瘤样皮损，以及接触石棉引起的石棉疣。在接触玻璃纤维的工人中，也可见有类似的疣状皮肤损害。

9. 职业性角化过度、皲裂

职业性角化过度、皲裂为接触有机溶剂和碱性物质以及机械性摩擦等引起的皮肤粗糙、增厚与皲裂。其只是一些体态特征，不是一个独立的病种。与季节有关，冬季表现更为明显。

10. 职业性痒疹

职业性痒疹为由螨、虫蚴等生物因素引起的丘疹性荨麻疹样损害。与职业性皮炎不同，它具有特殊的皮疹类型，并有明显的瘙痒感。

11. 职业性浸渍、糜烂

职业性浸渍、糜烂为长期浸水作业引起的皮肤乳白色肿胀、起皱与糜烂。主要见于水田作业的农民、屠宰工、洗衣工等。病程具有自限性，如脱离接触水作业，可自愈。

12. 职业性毛发改变

职业性毛发改变为矿物油、沥青等引起的毳毛折断或增生等毛发异常。其由物理性或化学性原因引起，表现为毛发增生或脱落。

13. 职业性指甲改变

职业性指甲改变为长期接触碱类物质、矿物油及物理因素等引起的平甲、匙甲、甲剥离等指甲损害。

14. 其他

与职业接触有明确因果关系的其他职业性皮肤病，如接触玻璃纤维、铜以及多种化学物粉尘或气体引起的皮肤瘙痒症等。

三、诊断原则

根据明确的职业接触史、皮损特点及临床表现，必要时结合皮肤斑贴试验或其他特殊检查结果，参考现场职业卫生学调查和同工种发病情况，综合分析，并排除非职业因素引起的类似皮肤病，方可诊断。

国家职业卫生标准《职业性皮肤病的诊断总则》（GBZ 18）中明确规定了职业性皮肤病的诊断要点。

①发病前应有明确的职业接触史。②根据皮损部位、形态进行诊断。③皮损的初发部位与接触致病物的部位一致。④皮损符合本标准的临床类型之一者。⑤排除非职业性因素引起的相似皮肤病。⑥参考作业环境的调查和同工种发病情况。⑦必要时进行皮肤斑贴试验或其他特殊检查。⑧对疑有职业性接触性皮炎而诊断根据不足者，可采取暂时脱离接触，动态观察，经反复证明脱离接触则病愈、恢复接触即发病者，可予以诊断。

职业性皮肤病应与非职业性皮肤病相鉴别。职业性皮肤病的皮损初发部位常与接触部位相一致，但其临床表现又常与非职业因素所致者相似，因此职业史对诊断具有决定性意义。

四、实验室检查

在诊断职业性变应性接触性皮炎中，皮肤斑贴试验是目前检测变应性接触性皮炎的致敏物的重要方法。皮肤光斑贴试验也只适用于寻找引起职业性光变应性接触性皮炎的变应原。

（一）皮肤斑贴试验

1. 试验材料

采用商品化的闭合性能良好的低敏斑试胶带。

2. 斑试变应原浓度

采用对皮肤既无刺激又可诱发变态反应的浓度。《职业性皮肤病的诊断总则》（GBZ 18）中列举了60种常见化学物斑试浓度，未被列入的需要做斑试的变应原浓度，可参考有关资料酌情决定，无从参考者，可先进行动物试验确定其最低的刺激浓度，再用低于该浓度的变应原做皮肤试验，并需要与健康人作对照。

3. 操作步骤

先将斑试胶带隔离纸剥除，斑试器朝上置于试验台上；试验物如为固体或半固体可直接加入斑试器内，加入量略超过斑试器容积的1/2（约0.02 g）；液体被试物可将滤纸浸湿（约0.02 mL）放入斑试器内。然后立即将置有变应原的斑试胶带从下部开始纵向贴于脊柱两侧的正常皮肤上，同时逐个轻压斑试器以驱除空气，并使试验物均匀分布。最后在试验部位做好标志，以便观察。

4. 观察时间

贴敷48 h移去斑试器，用软纸或棉签清除残留的斑试物，间隔30 min作首次观察，并于去除斑试物后24 h、48 h分别作第2次和第3次观察。必要时可于去除斑试物后第4天或第5天继续观察有无皮肤反应。

5. 反应程度判定

①IR：刺激反应。②NT：未试验。③阴性反应（-）：受试局部皮肤无反应。④可疑反应（±）：受试局部皮肤呈轻度红斑。⑤弱阳性反应（+）：受试局部皮肤呈红斑、浸润，可有少量丘疹。⑥强阳性反应（++）：受试局部皮肤呈红斑、浸润、丘疹、水疱。⑦极强阳性反应（+++）：受试局部皮肤出现大疱。

6. 结果解释

斑贴试验结果应经连续多次动态观察、综合分析来进行判断。“+”及“+”以上的反应，在去除斑试物24 h或以后的观察中持续存在，甚至加剧者，提示为阳性变态反应。

在斑贴试验结果的判断中，还必须注意假阳性反应和假阴性反应。其中假阳性反应的常见原因有斑试物浓度太高引起原发刺激、激惹反应、交叉反应、边缘反应、赋形剂反应、胶带反应等。假阴性反应的常见原因有斑试物浓度太低、赋形剂选择不当、闭合差、接触时间短、药物造成的免疫抑制等。

7. 注意事项

皮炎急性期不宜进行斑贴试验。受试者在受试前2周及试验期间不得应用糖皮质激素，试验前3天及受试期间停用抗组胺类药物。斑试前应向受试者说明意义和可能出现的反应，以便取得完全合作。应嘱咐受试者，如发生强烈反应，应立即去掉斑试物。斑试期间不宜洗澡、饮酒及搔搓斑试部位，并避免激烈运动。在反应程度判定中，要排除假阳性或假阴性结果。应以赋形剂作对照，必要时需以正常人作对照。

（二）皮肤光斑贴试验

1. 试验材料

具有恒定输出UVA（长波紫外线，波长320~400 nm）的人工光源均可作为测试光源，如氙弧灯或荧光灯管。《职业性光接触性皮炎诊断标准》（GBZ 21）中列举了25种常见的职业性光变应原及其皮肤光斑贴试验浓度，未被列入的需要做皮肤光斑贴试验的变应原浓度，可参考有关资料酌定。其他的材料包括赋形剂、闭合性能良好的低敏斑试胶带、抗水性记录笔、放大镜和皮肤光斑贴试验记录表等。

2. 试验方法

先测定患者的最小红斑量（MED-UVA），或计算光照量。然后将两份标准光斑贴试验变应原分别加入药室内，再分别贴于上背部中线两侧正常皮肤，其上用不透光的深色致密织物覆盖。24 h后去除两处斑试物，其中1处立即用遮光物覆盖，避免任何光线照射，作为对照；第2处用50%的MED-UVA照射，照射后24、48、72 h观察结果，必要时作第5天、7天延迟观察。

3. 反应程度判定

0：无反应；pH（±）：可疑反应；pH（+）：红斑、浸润、可能有丘疹；pH（++）：红斑和水疱；pH（+++）：红斑、大疱和糜烂。

4. 结果解释

若未照射区皮肤无反应，而照射区有反应者，提示为光斑贴试验结果为阳性；若两处均有反应且程度相同，则考虑为变应性反应；若两处均有反应但照射区反应程度大，则考虑为变应性和光变应性反应共存。在皮肤光斑贴试验结果的判定中，需要注意皮肤光斑贴试验物的异常敏感反应、使用不适当光源引起物理性损伤的假阳性反应、低敏感者所引起的假阴性反应、试验部位出现持续性色素沉着等。

5. 注意事项

由于《职业性接触性皮炎诊断标准》（GBZ 20）中推荐的光变应原仅限于

职业活动中常见的光敏物，故对于由其他光变应原所致的光敏反应者，病情仍有可能得不到控制，应尽量避免接触常见光敏物，预防复发。其他的注意事项可参照皮肤斑贴试验。

其他特殊检查如皮肤组织病理学检查、毛囊虫检查、真菌镜检及培养等，必要时可进行化学物及其代谢产物的检测。

参考文献

[1] 赵金垣. 临床职业病学[M]. 2版. 北京：北京大学医学出版社，2010.
[2] 匡兴亚. 职业病诊治导则[M]. 上海：同济大学出版社，2014.
[3] 张学军. 皮肤性病学[M]. 8版. 北京：人民卫生出版社，2015.
[4] 国家卫生计生委和计划生育监督中心. 中华人民共和国卫生标准汇编(职业病诊断标准卷)[M]. 北京：中国标准出版社，2014.
[5] 何凤生. 中华职业医学[M]. 北京：人民卫生出版社，1999.

（朱蛇锁）

第二节　常见职业性皮肤病

一、职业性接触性皮炎

职业性接触性皮炎是指在劳动或作业环境中直接或间接接触具有刺激性和（或）致敏作用的职业性有害因素引起的急、慢性皮肤炎症性改变。按其致病机制不同又可分为职业性刺激性接触性皮炎和职业性变应性接触性皮炎两种类型。职业性接触性皮炎占职业性皮肤病的80%以上，皮肤表现为红斑、水肿、丘疹、水疱、坏死等，伴有不同程度的瘙痒、疼痛或烧灼感。

（一）接触机会

本病所涉及的行业较广，多见于制药、冶金、炼油、炼焦、涂料、洗涤剂、农药、树脂、塑料、印染、染料、电镀、玻璃纤维、化学纤维等行业。

职业性接触性皮炎的常见致病物主要有以下几种。

1. 以刺激作用为主的致病物

以刺激作用为主的致病物包括以下几种。①脱水剂：强酸、强碱等。②氧化剂：铬酸及其盐类、游离磺、溴、次氧酸盐、过硫酸盐、硝酸银等。③蛋白沉淀物：鞣酸、重金属盐等。④角质溶解剂：水杨酸、雷锁辛、焦棓酚等。⑤去油剂：酒精、醚、氯仿、三氯乙烯等。⑥其他：农药、除草剂、杀虫剂、肥皂、合成清洁剂、助焊剂、脱毛剂、润滑油等。

2. 以变态反应为主的致病物

以变态反应为主的致病物包括以下几种。①金属及其盐类：六价铬酸盐、镍盐、钴盐、汞盐等。②树脂：大漆、环氧树脂、酚醛树脂、醛树脂、三聚氰胺甲醛树脂等。③染料：偶氮染料、苯胺染料、分散染料等。④橡胶组分：巯基苯骈噻唑类、氨基甲酸类、萘胺类、秋兰姆类、二苯胍、对苯二酚及其衍生物等。⑤植物：如坚果油、某些花和植物的浸出液等。⑥清洁剂：肥皂添加剂、合成清洁剂等。⑦香料：肉桂醛、氢化香茅醛等。⑧其他：甲醛、硝基氯化苯、二硝基氟化苯、胺类固化剂、松香、松节油、照相显影剂等。

（二）致病机制

职业性刺激性接触性皮炎是由致病物的原发刺激性作用引起的，刺激性化学物接触皮肤后，发病所需时间和反应程度与刺激性化学物的性质、浓度、温度、接触方式和时间有密切关系。其特点是只要有足够的浓度和作用时间，任何人接触后均可在接触部位引起皮炎，刺激物的浓度越高，接触时间越长，引起的炎症反应越高。本病表现为明显的剂量–效应关系，与个体差异不明显。

职业性变应性接触性皮炎是由皮肤致敏物引起的，引起变态反应的物质接触皮肤后通过机体的免疫系统特异性地引起皮肤炎症反应。是一种由T淋巴细胞介导的迟发型接触性过敏反应，属于第Ⅳ型变态反应。致敏化学物多为低分子量化学物，其发病过程分为诱导和激发两个阶段。初次接触不发病，一般情况下从接触到被致敏需5~14 d或更长时间，致敏后再接触常在24 h左右发病（一般不超过72 h）。反应的程度与接触致敏物的量有一定关系，但不成正比。本病有明显的个体差异，同样条件下接触者只有少数人发病。

事实上，有不少的化合物兼有两重特性，即具有原发性刺激作用，又具致敏作用。即同一种化合物在高浓度时有刺激反应，而在低浓度时则有致敏性，甚至在同一个人身上同一种化合物可通过两种作用致病。

（三）临床表现

接触高浓度强刺激物，常可立即出现皮损。在同样条件下，大多数接触者发病，皮损局限于接触部位，界限清楚。急性皮炎呈红斑、水肿、丘疹，或在水肿性红斑基础上密布丘疹、水疱或大疱。自觉有明显的灼痛和瘙痒。皮损的演变可停留在任何阶段，轻者只有红斑、瘙痒，几天后脱屑而愈，重者在红肿的基础上迅速发生丘疹、水疱、大疱，疱破后有糜烂、渗液、结痂。病程具有自限性，去除病因后1~2周可治愈，再接触可再发，如反复发作、迁延不愈或可转化为亚急性和慢性疾病。慢性改变者，呈现不同程度浸润、增厚、脱屑或皲裂。

变应性接触性皮炎的基本表现与刺激性接触性皮炎相似，自觉瘙痒，但大疱少见，多为湿疹样改变，皮损初发于接触部位，界限清楚或不清楚，可以扩展至接触部位周围及远处部位皮肤，甚至累及全身。病程可能迁延，再接触少量即能引起复发。

（四）诊断原则

根据明确的职业接触史、发病部位、临床表现及动态观察，参考作业环境调查结果和同工种发病情况，需要时结合皮肤斑贴试验进行综合分析，排除非职业性因素引起的接触性皮炎，方可诊断。

职业性接触性皮炎应注意与各种非职业因素引起的接触性皮炎、湿疹、脂溢性皮炎及职业性光敏性皮炎等皮肤病相鉴别。

职业性接触性皮炎目前尚缺乏特异的辅助检查指标，诊断主要依赖临床资料。职业史明确，职业接触与皮损发生、发展之间有密切的因果关系，并能排除非职业因素引起的接触性皮炎和其他疾病时，应予以诊断。

询问职业史及进行现场调查时，应注意接触物、接触剂量与接触方式的变更。生产环境卫生（包括生产设施与布局、通风排风、除尘、车间温度与湿度等）、劳动保护、个人卫生、个体特异性及季节因素等，均可对本病发生发展产生影响。

皮肤斑贴试验是目前检测变应性接触性皮炎的致敏物的重要方法之一。适用于职业性变应性接触性皮炎，不适用于刺激性皮炎。操作过程中应注意斑试物浓度，选择合适的赋形剂和适当的斑贴时间，并正确评定斑试结果。

职业性接触性皮炎分为刺激性和变应性两种类型，诊断时应尽量分开，以便于劳动能力鉴定。但某些致病物既具刺激作用，又具致敏作用，当临床上难以分型或两种作用同时存在时，可诊断为职业性接触性皮炎，并按职业性变应性接触性皮炎处理。两者的诊断及鉴别诊断要点见表5–1。

表5–1　接触性皮炎的诊断及鉴别诊断要点

诊断鉴别要点	刺激性皮炎	变应性皮炎
致病物及作用机制	原发性刺激物，原发刺激作用	致敏物，Ⅳ型变态反应
潜伏期	首次接触即可反应，或反复接触弱刺激物	初次接触不发病，经5~14 d诱导期致敏后，再接触可于24 h内致病
剂量–反应关系	成正比，接触高浓度强刺激物，可立刻发病	有一定关系，但不成正比
个体差异	不明显，同条件下多数人发病	明显，只有少数人发病
部位	局限于接触部位，界限清楚	可扩展，界限不清
病程与转归	自限性，停止接触，皮疹消退	病程迁延，可继续发展
斑贴试验	阴性反应	阳性反应
反复接触	反复发病	可自然脱敏或越来越重

某些化学物在引起接触性皮炎的同时，尚有经皮肤吸收导致中毒的可能，应予以注意。

（五）处理原则

1. 治疗

及时清除皮肤上存留的致病物，暂时避免接触致病物及其他促使病情加剧的因素，按一般接触性皮炎的治疗原则对症治疗。①刺激性接触性皮炎急性期用纱布浸0.9%生理盐水湿敷在皮损处，每天4~6次，每次30 min。重点治疗为散热、收缩血管、减少渗液、保持创面清洁和干爽、防止继发感染。可每天抽取大疱中的液体，疱壁保留，让其自然脱落。对于广泛发疹或出现严重面部炎症的患者可口服类固醇皮质激素治疗（如强的松60 mg/d），连服7~14 d。强的松剂量可以每3~4 d减少10~20 mg。水疱期外用类固醇皮质激素治疗无效，一旦皮炎转入亚急性期，可在患处每日轻涂类固醇皮质激素霜剂或软膏。抗组胺药具有镇静及减轻瘙痒感的作用。②慢性阶段，皮损浸润增厚或有苔藓样改变时，宜涂搽类固醇皮质激素霜剂，以促使炎症反应消退，浸润吸收，皮损变薄，直至恢复正常。③对变应性接触性皮炎患者，除上述药物治疗外，可适当服用抗组胺药物，皮损广泛、反复发作、表现为高度敏感反应者可给予口服类固醇皮质激素治疗，亦可辅以清热解毒等中药治疗。

2. 其他处理

职业性刺激性接触性皮炎，治愈后可恢复工作。改善劳动条件，加强个人防护，保持个人和环境卫生可防止皮炎再发生。

若职业性变应性接触性皮炎反复发病、长期不见好转、影响工作者健康，可调换工种，脱离有致敏物的环境。急性皮炎患者在治疗期间，可酌情短期休息，或长期调换工种。

二、职业性光接触性皮炎

职业性光接触性皮炎是指在职业活动中，接触光敏物（如煤焦沥青、煤焦油、蒽、氯丙嗪及其中间体、苯绕蒽酮等）并受到日光（紫外线）照射而引起的皮肤炎症性病变，是化学与物理原因共同作用的结果。能够产生光敏作用的光能，主要是中长波紫外线（280~400 nm）。职业性光接触性皮炎根据其致病机制不同可分为职业性光毒性接触性皮炎和职业性光变应性接触性皮炎。

（一）接触机会

目前已知，至少可以从煤焦油中分离出400多种化学物，这些化学物存在和应用于冶金、建筑、制药、合成树脂、染料、橡胶、香精香料、杀虫剂和杀菌剂等行业。在职业接触人群中，接触沥青和焦油作业及其相关行业的工人最易患病。常见的职业性光毒性物质有煤焦沥青、煤焦油、吖啶、蒽、菲、补骨脂素类、苯绕蒽酮、蒽醌基染料、氯吩噻嗪、氯丙嗪、卤化水杨酰苯胺、氨苯磺胺、异丙嗪、呋喃香豆素等。

（二）致病机制

职业性光毒性接触性皮炎与被光激活的光敏物的直接作用有关。发病的机制基本与前述的职业性刺激性接触性皮炎类似，只要接触了光敏物并受到日光的照射，作业者即可发病，不需要免疫过程的参与。职业性光毒性接触性皮炎不一定发生于每个机体，因为许多个体和环境因素能影响光毒性反应的发生，如毛发、肤色、角质层的厚度等。

同样，职业性光变应性接触性皮炎与职业性变应性皮炎也是类似的，也是一种由T淋巴细胞介导的迟发型接触性过敏反应，属于第Ⅳ型变态反应。发病具有一定的潜伏期，同等条件下，只要少数人发病。所不同的是作业者接触光敏物致接触性皮炎必须有光能的参与。

（三）临床表现

由于职业性光接触性皮炎是由日光（紫外线）照射引起的皮肤炎症性病变，因此，职业性光接触性皮炎多发生于夏季。

职业性光毒性接触性皮炎皮损多发生于曝光部位，有明显的光照界限，接触光敏物并受日光（紫外线）照射后即可发病。皮损呈局限性片状红斑，有烧灼感或疼痛，严重时可出现水肿和水疱，疱破后可有糜烂、结痂。常伴有眼结膜炎及全身症状，如头痛、头晕、乏力、口渴，恶心等。同工种、同样条件下多数人发病。脱离接触光敏物或避免日光（紫外线）照射后，炎症消退较快，局部留有不同程度的色素沉着。在急性皮炎消退后，如恢复原来的工种，皮炎仍可复发，但病情较前为轻。反复发病后，还会出现皮肤干燥、粗糙及轻度苔藓化等慢性皮炎征象。

职业性光变应性接触性皮炎皮损初发于接触部位，边缘不清，以后可扩展到全身。初次接触致敏物后需5~14 d或更久被致敏，致敏后再接触致敏物常在24 h内发病。皮损表现为水肿样红斑，上有小丘疹或水疱，边缘不清楚，伴有不同程度的瘙痒。同工种、同条件下仅有少数人发病。脱离接触后，病程一般为2周左右，痊愈后无明显色素沉着，本病一般不伴有全身症状。如不停止接触可反复发病，长期不愈。皮肤光斑贴试验结果常为阳性。

（四）诊断原则

根据明确的职业接触史、发病前日光（紫外线）照射史与临床表现，参考现场职业卫生学调查结果和同工种发病情况，需要时结合皮肤光斑贴试验进行综合分析，并排除其他非职业性因素引起的类似皮肤病，方可诊断。在诊断时应注意与职业性接触性皮炎及各种非职业性光敏性皮肤病相鉴别。

职业性光接触性皮炎分为光毒性接触性皮炎和光变应性接触性皮炎两种类型，两者致病机制、临床表现各不相同，处理原则亦不同。两者的鉴别见表5–2。

表5–2　职业性光毒性接触性皮炎与光变应性接触性皮炎的鉴别

鉴别要点	光毒性接触性皮炎	光变性接触性皮炎
代表物	煤焦沥青、煤焦油	氯丙嗪
潜伏期	数小时	5~14 d致敏，在接触24 h内发病
发病人数	同样条件下，多数人发病	同样条件下，仅少数人发病
皮损部位	局限于接触部位	始发于接触部位，可扩展至全身
局部症状	烧灼感	瘙痒感
皮损	局限性红斑、水肿、水疱，界限清楚	水肿、红斑基础上密集小丘疹、小水疱或有渗出，界限不清
色素沉着	明显	不明显或无

注：本表摘自中华人民共和国标准《职业性光接触性皮炎诊断标准》（GBZ 21—2006）。

皮肤光斑贴试验是目前检测光变应原的重要方法之一，也是诊断职业性光变应性接触性皮炎的重要手段，还可将光变应性接触性皮炎与接触性皮炎相鉴别，但必须结合职业接触史、临床表现、现场调查资料等进行综合分析，才能作出正确的判断。

某些光敏物可以既具有光毒作用又具有光致敏作用，在临床表现难以区分时，不必分型，可统称为职业性光接触性皮炎，并按职业性光变应性接触性皮炎处理。某些光敏物除能引起光接触性皮炎外，还能引起接触性皮炎，可根据病情酌情处理。

（五）处理原则

1. 治疗

及时清除皮肤上残留的光敏物，避免接触光敏物及日光（紫外线）照射。根据病情按接触性皮炎治疗原则对症处理。急性皮炎以收敛、消炎、散热为主，外用药剂型以粉剂、洗剂、霜剂为宜。有糜烂、渗出症状者，给予湿敷。慢性皮炎应选用促进浸润吸收、皮损变薄的药物，以软膏为主。对于光变应性皮炎的患者可加服氯喹，每日1次，每次0.25 g，4~6周一疗程。有合并感染的，及时予以抗感染治疗。

2. 其他处理

严重的职业性光毒性接触性皮炎，在治疗期间可根据病情需要给予适当休息。治愈后，改善劳动条件和加强个人防护或避免在日光（紫外线）下操作，可从事原工作。

严重的职业性光变应性接触性皮炎反复发作者，除予以必要的休息和治疗外，可调换工种，避免接触光敏物。

在岗前体检中发现有光敏病史和光敏性皮肤病者，不宜从事接触性光敏物作业。

三、职业性电光性皮炎

职业性电光性皮炎是指在劳动中接触人工紫外线光源，如电焊器、碳精灯、水银石英灯等引起的皮肤急性炎症。

（一）接触机会

本病常发生于电焊工及其辅助工，操作碳精灯、水银石英灯的工人，实验室工作人员或医务人员等，一般是在无适当防护措施或防护不严的情况下发病。其致病因素由纯物理因素引起，主要为中波紫外线（290~320 nm）。由于生产条件的改善和个体防护意识的加强，这类皮炎已经比较少见了。

（二）致病机制

紫外线在人体组织中可被蛋白质、核酸等生物大分子吸收，产生光生物学反应，导致组织受到光损伤。紫外线波长越短，光子能量越大，损伤能力就越强。由于紫外线波长比可见光短，人肉眼不可见，且热效应又低，人体皮肤不能感知紫外线照射，因此可在不知不觉中产生损伤。

（三）临床表现

在无适当防护措施或防护不严的情况下，于照射后数小时即可发病。皮损发生于颜面、颈部、手背、前臂等暴露部位。表现为急性炎症，界限明显，其反应程度与光线强弱和照射时间长短有关。轻者表现为界限清楚的水肿性红斑，有灼热及刺痛感；重者除上述症状外，可发生水疱或大疱，甚至表皮坏死，疼痛剧烈。本病常伴发电光性眼炎。

（四）诊断原则

根据职业接触史、发病部位、临床表现、有无防护措施及作业环境调查等进行综合分析，排除非职业因素引起的类似皮炎（如晒斑、外源性光感性皮炎、接触性皮炎、陪拉格等）及职业性接触性皮炎，方可诊断。

（五）治疗原则

本病按一般急性皮炎的治疗原则，根据病情对症治疗，一般给予抗组胺治疗及患处雷夫诺尔湿敷处理后可痊愈。由于本病可合并电光性眼炎，需与眼科医生共同处理。

其他处理依据具体病情决定，轻者数天内避免接触人工紫外线光源，适当安排其他工作，重者酌情给予适当休息。对于治愈后的患者，在加强防护条件下可以从事原工作。

四、药疹样皮炎

职业性三氯乙烯药疹样皮炎是我国近年出现的新职业病，是指在职业活动中接触三氯乙烯引起的以急性皮肤炎症性反应为主要表现的全身性变应性疾病，类似于某些药物通过各种途径进入人体后引起的药物性皮炎。临床上以皮肤损害、发热、肝损害和浅表淋巴结肿大为主要表现，致病机制属于变态反应。本病发病率不高，但病情较严重，也曾有报道称其发病人数占该地区职业性皮肤病发病总人数的49.55%。可能与本病病情较重有关，一旦发病可引起临床医生的广泛重视。因药疹样皮炎在职业性皮肤病系列标准中无独立诊断标准，所以在诊断及处理该类皮炎时，可参照《职业性三氯乙烯皮炎诊断标准》（GBZ 185）。

（一）接触机会

本病发病前都有明确的接触三氯乙烯、荒酸二甲酯、丙烯腈、甲胺磷或乐果等的职业接触史。三氯乙烯作为金属去脂剂、干燥剂、溶剂或萃取剂等，被广泛应用于五金、电镀、电子、玩具、印刷等行业以及作为生产三氯乙烯工厂的产品。荒酸二甲酯是生产药物的中间体，丙烯腈是生产腈纶、高强度橡胶的重要原料，而甲胺磷和乐果是常用的农药。在上述化学物的生产、储存、运输、使用过程中都有直接接触的机会，有些岗位如技术工人、门卫等都有间接接触的机会。

（二）致病机制

目前综合病例报道，三氯乙烯药疹样皮炎的发病机制属于一种迟发型变态反应，与个体对三氯乙烯的敏感性有关。其发病的特点如下。①有明确的职业接触史；②接触人群中仅少数人发病，并有一定的潜伏期；③病情与接触剂量无明显关系；④皮肤病变并不局限在接触部位；⑤部分病例痊愈后重新接触可于24 h内发病；⑥可疑致病物和（或）代谢产物斑贴试验呈阳性反应；⑦外周血嗜酸性粒细胞可增高；⑧病例经糖皮质激素治疗效果明显。因此，其发病机制属变态反应，以Ⅳ型变态反应可能性大。

（三）临床表现

三氯乙烯药疹样皮炎急性起病，有些患者于发病前1~2周可有头晕、头痛、乏力、恶心、口干等前驱症状。常伴发热和皮肤瘙痒，大多数患者在发病早期，皮疹出现前后1~2 d即有发热，多为中等度热或高热，非感染性热。皮损初见于直接接触或暴露部位，如手、前臂、颜面部、颈或胸部等，以后迅速蔓延至全身，呈对称性和泛发性，但亦有起病即呈泛发分布者。部分患者眼、口腔、生殖器或消化道等部位黏膜可出现充血、肿胀、糜烂、渗出、皲裂或溃疡，导致患者出现畏光、流泪、眼痛、视物模糊、腹痛、腹泻、便血及张口，进食、睁眼困难等症状。有些患者伴有浅表淋巴结肿大。肝脏常同时受累，表现为转氨酶升高、黄疸、低蛋白血症、肝区压痛及肿大，个别患者出现腹水，病情严重者可发展至急性肝功能衰竭。皮疹病愈后可遗留色素沉着。严重者头发、指（趾）甲可脱落。根据患者皮损特点及黏膜损害情况，将三氯乙烯药疹样皮炎分为4种临床亚型。

1. 剥脱性皮炎

皮疹开始为对称性、散在性红色斑丘疹，于1 d至数天内发展到全身，皮疹处可肿胀，部分可融合成片状红斑。严重病例皮疹达到高潮时，全身都有新鲜红色水肿性红斑，可以达到体无完肤的程度，面部肿胀显著，常有溢液结痂，口腔黏膜间亦累及。1~2周皮疹转暗，脱屑增多。鳞屑大小不等，可从细糠状至片状，掌拓处由于皮肤较厚，脱屑可像戴破手套、穿破袜子样。皮肤干燥紧绷，颈、口角、关节和前胸等处皮肤常发生皲裂、渗出和继发感染。皮疹和表皮脱落可反复多次，逐次减轻，最后呈糠麸样，病情逐渐恢复正常。

2. 多形红斑

皮损表现为红斑、丘疹、水疱等，典型皮疹呈暗红或紫红色斑片，周围有淡红色晕，中央的表皮下可有水疱，除口腔外，一般不累及其他部位的黏膜。

3. 重症多形红斑

一种严重的大疱性多形红斑，并有口、眼、生殖器黏膜损害。

4. 大疱性表皮坏死松解症

皮疹开始为鲜红或紫红色斑片，很快增多扩大，融合成棕色大片，重者体无完肤，黏膜亦不例外。很快皮疹上出现巨型松弛性大疱，发展成全身性、广泛性、或多或少对称性的表皮松解，形成很多3~10 cm的、或多或少、平行或带扇形的皱纹，可从一处推到几厘米或十几厘米以外。触之表皮极细极嫩，似腐肉一样，一触即破，呈现红色腐烂面，但很少化脓。眼、鼻、口腔黏膜亦可剥落。

（四）诊断原则

根据明确的职业接触史，具有皮肤急性炎症反应、发热、肝损害和浅表淋巴结肿大为主的临床表现及相关的实验室检查结果，结合现场职业卫生学调查，进行综合分析，并排除其他原因所致的类似疾病，方可诊断。

因本病部分患者以发热为首发症状，早期易被误诊为上呼吸道感染。若不清楚患者职业史，出现皮疹时又会被误诊为麻疹、猩红热等疾病。因此诊断本组疾病时，需排除急性三氯乙烯中毒、药疹、食物过敏、感染性疾病，同时须与接触性皮炎、痘疮样类银屑病、猩红热、毛发红糠疹及葡萄球菌性烫伤样皮肤综合征等其他皮肤疾病相鉴别。

皮肤斑贴试验可有助于诊断，但应结合职业接触史、临床表现、现场调查资料等进行综合分析，才能作出正确诊断。鉴于本病病情一般较为严重，皮肤斑贴试验不宜作为常规诊断方式。必要时也应在病愈一段时间后酌情进行，并密切观察病情变化，以便及时处理。

（五）处理原则

立即脱离原岗位，及时清洗污染皮肤，更换污染衣物。尽快住院治疗，避免再接触三氯乙烯及其他促使病情加剧的因素。

对于轻型的药疹患者，在停止接触致敏物后，皮疹多逐步消失。可给予抗组胺药物、维生素C及钙剂等治疗，必要时给予小剂量的泼尼松，皮损好转后可逐渐减量。

在治疗过程中，正确、及时、足量及规则使用糖皮质激素，可以缩短病程，提高治愈率。根据病情选择剂量，可选用氢化可的松、地塞米松、甲基泼尼松龙静脉注射，糖皮质激素如足量，病情可在3~5 d内控制，如控制不满意可加大剂量。使用激素时，应密切观察患者的体温、皮疹、肝功能及浅表淋巴结的动态变化，以便及时适当地调整糖皮质激素用量。待病情好转、无新发皮疹、体温下降后逐渐减量。因本病应用糖皮质激素的疗程一般会超过一个月，少数患者可出现严重的不良反应。

急性肝功能衰竭及感染是本病的主要致死原因，因此在治疗中需强调积极的护肝治疗，同时加强营养支持及对症处理。高热、进食困难、创面大量渗出或皮肤大片剥脱等常导致低蛋白血症、水电解质紊乱，应及时纠正，维持血容量。必要时可输入新鲜血液、血浆或白蛋白。

防治继发感染是关键措施之一，应积极做好消毒隔离和皮肤、黏膜护理。一旦确诊感染，应尽快选用合适的抗生素治疗。三氯乙烯药疹皮炎患者常处于高度过敏状态，不少药物尤其是抗生素和解热镇痛药等易诱发药疹，使病情复杂化，故应严格掌握用药指征，力求简单，避免交叉过敏。

治愈后的患者不得再从事接触三氯乙烯的工作。

五、职业性黑变病

职业性黑变病是指由劳动或作业环境中存在的职业性有害因素（主要是煤焦油、石油及其分馏产品，橡胶添加剂，某些颜料、染料及其中间体等）引起的慢性皮肤色素沉着性疾病，是一组以皮肤色素沉着为主要表现的色素代谢障碍性皮肤病，患病人数占职业性皮肤病患者总数的2%~5%。

（一）接触机会

引起职业性黑变病的化学致病物大致分为3大类。

1. 煤焦油制品、石油及其分馏产品

此类包括柴油、重油、润滑油、矿物油、乳化油、煤焦油、焦油沥青等。

2. 橡胶原料、中间体及橡胶制品

此类包括防老剂、促进剂、汽油、胶浆、硫化过程中的逸出气体、各种橡胶制成品。

3. 颜料、染料及其原料与中间体

此类包括色谱上的大红、朱红等戏剧油彩、苯绕蒽酮、溴代苯绕蒽酮等。

职业性黑变病所涉及的行业及工种很广，在对患者接触的化合物进行的结构分析中发现，它们都是碳氢化合物。

（二）致病机制

本病病因复杂，致病机制尚不十分清楚。引起职业性黑变病的致病物很

多，多数具有光感作用和刺激作用。一般认为接触的人群中只有少数人发病，说明本病的发生与机体内在因素有关，可能与维生素缺乏、营养不良，以及性腺、垂体、肾上腺皮质等内分泌功能紊乱和神经精神因素有关。

（三）临床表现

职业性黑变病多发生于中年人，女性多于男性。本病呈渐进性慢性过程，呈现为以暴露部位为主的皮肤色素沉着，好发于面部，常开始于颧颞部并逐渐波及前额、颊、耳后和颈侧，可以发生在躯干、四肢等部位，严重时泛发全身。色素沉着前或初期，常有不同程度的红斑和瘙痒，待色素沉着较明显时，这些症状即减轻或消失。皮损形态多呈网状或斑（点）状，有的可融合成弥漫性斑片，界限不清楚，有的呈现为以毛孔为中心的小片状色素沉着斑。少数可见毛细血管扩张和表皮轻度萎缩。颜色呈深浅不一的灰黑色、褐黑色、紫黑色等，在色素沉着部位表面往往有污秽的外观。可伴有瘙痒，轻度乏力、头昏、食欲不振等全身症状。典型的皮损发展分为3期：炎症期、色素沉着期和萎缩期。职业性黑变病在停止接触致病物后，经治疗全身症状可在短时间内消失，但色素沉着一般要经过1~2年或更长时间才能消退。

（四）诊断原则

根据职业接触史，在接触期间内发病，根据特殊的临床表现、病程经过，动态观察，参考作业环境调查等进行综合分析，排除非职业性黑变病以及其他色素沉着性皮肤病和继发性色素沉着症，方可诊断。在诊断中，须注意与黄褐斑、扁平苔藓、色素性荨麻疹、多发性斑状色素沉着症、肾上腺皮质功能减退症、血色病等相鉴别。另外还须与光毒性皮炎后继发的色素沉着加以鉴别，后者发生在光毒性皮炎后的暴露部位，有明显的界线，停止接触致病物和避光照后色素消退较快。

诊断职业性黑变病主要靠职业史和特殊的临床表现，目前尚无特异的化验诊断指标，血清中巯基（SH）的变化可供参考，但不能作为诊断依据。组织病理学检查有助于将职业性黑变病和某些色素性皮肤病如血色病、扁平苔藓、色素性荨麻疹等作鉴别，必要时可进行活检。

（五）处理原则

避免继续接触致病物，对症治疗。炎症期皮损处可外用糖皮质激素，必要时还可短期口服少量激素控制炎症期病变，色素沉着期可静脉注射大剂量维生素C或硫代硫酸钠，口服复合维生素B、氨甲环酸或六味地黄丸，皮损处可外用3%氢醌霜、复方熊果苷乳膏等。

职业性黑变病停止接触后一般消退较慢，恢复接触仍可复发，故确诊后应调换工种，避免继续接触致病物，必要时可调离发病环境。

六、职业性白斑

职业性白斑是指长期接触苯基酚类或烷基酚类化合物引起的皮肤色素脱失斑。

（一）接触机会

长期接触苯基酚和烷基酚类化合物如对苯二酚（氢醌）、对叔丁基酚、苯酚、对甲酚、丁基苯甲醇、对苯基酚等都可引起皮肤色素减退斑。涉及的行业有石油化工、树脂、橡胶、汽车修理等。

（二）致病机制

职业性白斑确切的致病机制尚不清楚，大体有化学物质毒性学说、细胞凋亡学说、氧化应激学说等。

由于苯酚、邻苯二酚及其衍生物等化学物质在结构上与黑素前体酪氨酸相似，因此酪氨酸酶最初充当了细胞毒性作用的中介体。它们选择性破坏黑素细胞引起的白斑，或阻滞黑素细胞传导引起的碎纸样白斑，还可以降低黑素颗粒合成导致皮肤脱色性改变。一般认为苯酚、邻苯二酚及其衍生物选择性的细胞毒性作用是引起职业性白斑的主要原因。

有研究表明对叔丁基酚的细胞毒性作用不同于通过酪氨酸酶的作用途径。其处理的黑素细胞，表现为细胞膜出现空泡化、DNA片段化和磷脂酰丝氨酸再定位等。这表明对叔丁基酚对黑素细胞破的坏是通过细胞凋亡过程来实现的。

酪氨酸酶相关蛋白要比酪氨酸酶作用更大，可能是由于邻苯二酚及其衍生物等化学物质的催化转换，结果产生活性氧分子，提高了其毒性作用所致。氧化应激酶可以触发激活细胞清除自由基的途径，以防细胞死亡。黑素细胞的耐受和响应氧化应激遗传性无能是职业性白斑重要的发病原因之一。

（三）临床表现

职业性白斑患者具有明确的接触苯基酚类或烷基酚类等化合物的职业史，多数于接触致病物一年或更长时间后发病，无明显自觉症状。皮损好发于手、腕部及前臂等直接接触部位，亦可发生于颈部、胸、背、腰腹等非暴露部位，少数患者皮损可泛发全身。皮损呈大小不一、不规则形、点片状的色素脱失斑，境界比较清楚，少数皮损边缘色素略为加深，部分白斑中央可见岛屿状色素沉着，脱色程度常与接触致病物的时间及程度有关。脱离接触致病物后，皮损可自行缓慢地好转乃至恢复正常。

（四）诊断原则

根据明确的职业接触史、皮损发病部位、临床表现、病程经过，参考现场职业卫生学调查结果和同工种发病情况，综合分析，并排除因职业因素引起的炎症后继发性皮肤色素脱失斑、非职业因素引起的色素脱失斑及先天性色素脱失性疾病时，方可诊断。

职业性白斑的临床表现及皮肤病理变化与白癜风类似，两者颇难鉴别。此外本病还应与花斑癣、特发性点状色素减少症、炎症后继发性色素脱失斑等疾病相鉴别，鉴别要点见表5-3。

表5-3 职业性白斑与其他色素减少性疾病的鉴别要点

疾病名称	外源性致病物	发病部位	临床表现	真菌检查
职业性白斑	苯基酚类或烷基酚类化合物	手、腕部及前臂等暴露部位，亦可累及其他部位	皮损呈大小不一、不规则形、点片状的色素脱失斑，境界比较清楚，少数皮损边缘色素略为加深，部分白斑中央可见岛屿状色素沉着，脱色程度常与接触致病物的时间及程度有关	阴性
白癜风	无	任何部位，但较常见于指背、腕部、前臂、面、颈、生殖部位及其周围	皮损程度不一、不规则形、点片状的色素脱失斑，境界比较清楚，少数皮损边缘色素略为加深，部分白斑中央可见岛屿状色素沉着	阴性
花斑癣	无	好发于胸、腹、上臂及背部，有时可波及面颈及其他部位	皮损为淡白色圆形或卵形斑、上复糠秕状皮屑	鳞屑直接镜检可见糠秕马拉色菌
特发性点状色素减少症	无	多分布于暴露部位，如四肢、面部及躯干	损害为乳白色斑，直径为2~6 mm，有时可较大，形状不规则，呈圆形或多角形，无自觉症状	阴性
炎症后继发性色素脱失斑	无	任何部位	炎症后继发性色素脱失斑为一些炎症性皮肤病遗留的暂时性色素减退斑，其特点为有原发疾病历史，色素减退局限在原发疾病皮损部位，一般为暂时性，以后能自行消退	阴性

注：本表摘自中华人民共和国标准《职业性白斑的诊断》（GBZ 21—2011）。

（五）处理原则

避免接触苯基酚类或烷基酚类等化合物，根据病情按白癜风治疗原则对症处理。治疗的目的在于刺激黑素细胞再生黑素。一般采用以局部治疗为主的综合疗法，常用药物有补骨脂类及其衍生物、氮芥乙醇、糖皮质激素等。亦可采用光化学疗法，新近发展的窄波紫外线（308~311 nm NB-UVB）可治疗局限型或泛发型白癜风，可得到与光化学疗法相似的疗效，且不良反应更小。

七、职业性痤疮

职业性痤疮是指在生产劳动中接触矿物油类或某些卤代烃类引起的皮肤毛囊、皮脂腺系统的慢性炎症损害。由煤焦油、页岩油、天然石油及其高沸点分馏产品与沥青等引起的称为油痤疮；由某些卤代芳烃、多氯酚及聚氯乙烯热解物等引起的称为氯痤疮。

（一）接触机会

职业性痤疮主要分为氯痤疮和油痤疮。氯痤疮是泛指某些卤素化合物引起的痤疮，其中主要是氯和溴的芳香族化合物，如多氯萘、多溴萘、多氯联苯、多氯苯、多氯酚、某些溴代芳烃及聚氯乙烯热解物等。能够引起油痤疮的化合物主要是石油和煤焦油分馏产品，包括原油、柴油、润滑油、机油、沥青煤焦油等。能够接触上述化合物的生产工人都可出现职业性痤疮。

（二）致病机制

本病发生的主要原因是致病化学物刺激毛囊上部，引起毛囊口上皮细胞增生与角化过度，使皮脂排出发生障碍。油类的刺激性与化学结构中碳链的长短有关，碳链越长，沸点越高，其刺激性越大。而氯痤疮的发病机制为致病物通过作用于未分化的皮脂腺细胞，使其转化为角朊细胞，从而导致细胞增殖角化，产生黑头及角囊肿。

（三）临床表现

油痤疮多发生于眼睑、耳廓、四肢伸侧，特别是与油类浸渍的衣服摩擦的部位，而不限于面颈、胸、背、肩等寻常痤疮的好发部位。接触部位发生多数毛囊性损害，表现为毛孔扩张、毛囊口角化、毳毛折断及黑头粉刺。常有炎性丘疹、毛囊炎、结节及囊肿。较大的黑头粉刺在挤出黑头脂质栓塞物后，常留有凹陷性瘢痕。皮损一般无自觉症状或有轻度痒感或刺痛。

氯痤疮接触部位发生成片的毛囊性皮损，以黑头粉刺为主要表现。初发时常在眼外下方及颧部出现密集的针尖大的小黑点，日久则于耳廓周围、腹部、臀部及阴囊等处出现较大的黑头粉刺，伴有毛囊口角化，间有粟丘疹样皮损，炎性丘疹较少见。耳廓周围及阴囊等处常有草黄色囊肿。

（四）诊断原则

根据明确的职业接触史、特有的临床表现及发病部位，参考工龄、发病年龄、作业环境调查及流行病学调查资料，结合对病情的动态观察，进行综合分析，排除寻常痤疮及非职业性外源性痤疮，方可诊断。

职业性痤疮是一种慢性皮肤损害，发病的潜伏期取决于接触致病物的性质、剂量、作用时间及个体素质等综合因素。因而在《职业性痤疮诊断标准》（GBZ 55）中只规定了要符合明确的较长期的职业接触史，而未规定具体期限。诊断时可根据综合作用，全面考虑决定。

职业性痤疮是多因素共同作用的疾病，不同致病物引起的痤疮，其临床表现不尽相同。为便于掌握，根据主要致病物和临床表现相近者，将其归纳为油痤疮和氯痤疮两大类。两者只是分类，而不是固定的疹型，诊断时应统一诊断为职业性痤疮。为了方便处理，必要时可在括号内注明致病物，例如职业性痤疮（××引起）。

诊断职业性痤疮主要应与寻常痤疮相鉴别。职业性痤疮与寻常痤疮的区别见表5–4。寻常痤疮有固定的好发部位（面颈、胸、背、肩）及好发年龄（15~25岁），而职业性痤疮可发生于任何年龄和任何接触部位，这对鉴别诊断具有重要意义。对青年工人在工作中发生的痤疮，如皮损只限于面部，则鉴

表5–4　职业性痤疮与寻常痤疮的区别

主要区别	寻常痤疮	油痤疮	氯痤疮
发病年龄	主要为15~25岁，30岁以上少见	任何年龄均可发病	任何年龄均可发病
发病部位	面颈、胸上部及背、肩部	接触部位均可发病，特别是被油浸衣服的摩擦部位，常见于面颈、四肢伸侧、腹部、臀部及阴囊等处	接触部位均可发病，多见于眼外下部、颧部、耳廓周围、胸背、臀及外生殖器部位
临床表现	粉刺、炎性丘疹、毛囊炎、脓疱、结节、囊肿、黑头粉刺少见	毛孔扩大、毛囊口角化、毳毛折断、炎性丘疹、黑头粉刺、结节、囊肿。常并发疣状赘生物	黑头粉刺、毛囊口角化、粟丘疹、草黄色囊肿、炎性丘疹少见
病情变化	皮损随年龄增长变化，与接触油类和卤素化合物无明显关系	与年龄无关，脱离接触致病物一定时间后，皮损可好转至痊愈，恢复接触又可复发	

注：本表摘自中华人民共和国标准《职业性痤疮诊断标准》（GBZ 55—2002）。

别其是职业性痤疮还是寻常痤疮有一定困难，若四肢、阴囊等处同时有皮损，则可明确诊断为职业性痤疮。

（五）处理原则

参照寻常痤疮的治疗原则，对症处理。注意及时清除皮肤上存留的致病物。清水洗脸，禁用手挤压及搔抓患处，尽可能避免辛辣食物，控制脂肪和糖类食品的摄入，多吃水果和蔬菜。调整胃肠功能，纠正便秘。轻者使用外用药物即可，如维A酸类、过氧苯甲酰、二硫化硒等。较重者可配合系统药物治疗，如异维A酸、抗雄激素药物、口服抗生素及糖皮质激素等。囊肿较大者可考虑手术切除。

职业性痤疮一般不影响劳动能力，在加强防护的情况下，可继续从事原工作。合并多发性毛囊炎、多发性囊肿及聚合性痤疮治疗无效者，可考虑调换工作，避免接触致病物。

八、职业性皮肤溃疡

职业性皮肤溃疡是指生产劳动过程中直接接触某些铬、铍、砷等化合物所致的形态特异、典型的呈鸟眼样、病程较慢的皮肤溃疡，如铬溃疡（铬疮）、铍溃疡等。

（一）接触机会

职业性皮肤溃疡的常见致病物有铬酐、铬酸、铬酸盐、重铬酸盐等六价铬化合物及氟化铍、氯化铍、硫酸铍等可溶性铍化合物。多见于铬、铍冶炼及其化合物的生产与使用等行业。主要涉及金属镀铬、鞣革、铬矿冶炼、颜料、电池、印染、机器制造、航空及原子能等行业。从事以上行业的工人都有接触机会。

（二）致病机制

六价铬化合物、铍化合物和砷化合物都具有很强的刺激性和腐蚀性，可以刺激皮肤的细小伤口、皮肤的摩擦面，腐蚀创面，引起皮肤溃疡。其中腐蚀性较强的氟化铍的微小颗粒还可通过完整的皮肤引起溃疡。

（三）临床表现

职业性皮肤溃疡好发部位多在手指、手背、前臂及小腿等直接接触部位，发病前，局部常有皮肤损伤史，如皮炎、虫咬、抓破以及各种外伤等。皮损初起多为局限性水肿性红斑或丘疹，继之中心演变成淡灰色或灰褐色坏死，并于数天内破溃，绕以红晕，而后溃疡四周逐渐高出皮面。溃疡可有轻度压痛，疼痛一般不明显，但可于接触强刺激物后加重。

典型的溃疡多呈圆形，直径为2~5 mm，表面常有少量分泌物，或覆以灰黑色痂，周边为宽2~4 mm的质地坚实的暗红色堤岸状隆起，使整个皮损状似鸟眼。

常见的由铬、铍化合物所致皮肤溃疡多呈鸟眼状，有时因外伤影响呈线形或不规则形，少数由其他致病物所致者则边缘常无明显的堤岸状隆起。

恢复过程中炎症逐渐消退，溃疡变浅、缩小、愈合，最后堤岸状隆起逐渐变平，遗留轻度萎缩性瘢痕。如继续接触，溃疡难以愈合，病程可长达数月乃至数年。

（四）诊断原则

根据明确的职业接触史、特殊的皮肤表现，结合作业环境劳动卫生调查资料，排除其他类似的皮肤损害，方可诊断。

诊断本病时应作病因诊断，在病名后用括号注明致病物，如“职业性皮肤溃疡（重铬酸钾引起）”。

金属化合物引起的皮肤溃疡，其血和尿中的金属含量只能提示其接触程度，不能作为职业性皮肤溃疡的诊断依据。

职业性皮肤溃疡应注意与化学性皮肤灼伤、臁疮（深脓疱疮）引起的溃疡相鉴别。

（五）处理原则

及时清除皮肤上残留的致病物，清洁创面，对症治疗。治疗时，须强调反复清洁创面及上覆不透水敷料固定，这样既能隔绝致病物、提高药效，又能不脱离生产条件进行治疗。破损的皮肤接触致病物后，应立即用流水彻底冲洗干净，并保护创面，防止溃疡形成。表浅的溃疡可先用5%硫代硫酸钠液清洗，然后涂以5%硫代硫酸钠软膏。较深的溃疡可用5%硫代硫酸钠溶液湿敷3~5 d，然后涂以软膏。

职业性皮肤溃疡一般不影响劳动力。在加强防护的情况下，可继续从事原工作。

九、化学性皮肤灼伤

职业性化学性皮肤灼伤是指常温或高温的化学物接触到皮肤，由化学物对皮肤的刺激、腐蚀作用及化学反应热引起的急性皮肤损伤。可伴有眼灼伤、呼吸道灼伤，某些化学物可经皮肤、黏膜吸收，引起中毒。

（一）接触机会

职业性化学性皮肤灼伤多见于化工企业，多数是由设备故障、违章操作、防护不当等原因造成的。引起职业性化学性皮肤灼伤的常见化学物主要有以下几类。

1. 酸类

酸类有硫酸、盐酸、硝酸、甲酸、草酸、氯乙酸、氢氟酸、黄磷、苯酚、硫酸二甲酯等。

2. 碱类

碱类有氢氧化钠、氢氧化钾、氧化钙、氢氧化钙等。

3. 其他

其他化合物还有溴、汽油、沥青以及高温化学物等。

（二）致病机制

化学物质种类繁多，各种化学物对皮肤的作用机制亦有所不同，主要有以下几种类型。

1. 氧化作用

氧化作用是一种将物质分解并释放出能量的过程，其反应快速而剧烈。某些酸类如铬酸、次氯酸钠、高锰酸钾等化学物接触皮肤后，其氧化作用可致皮肤损伤。

2. 还原作用

还原作用是一种与氧化作用相反的作用，是指从化合物中去掉氧的过程。如盐酸、硝酸等化学物与皮肤组织接触后，能通过还原作用结合组织蛋白的游离电子而使蛋白变性。

3. 脱水作用

化学物与皮肤接触后，可使皮肤组织脱水，如硫酸、盐酸等化学物具有较强的脱水作用，可造成皮肤损伤和坏死。

4. 腐蚀作用

某些化学物如黄磷、酚金属钠及各种碱液作用于皮肤组织后，使组织蛋白广泛变性、溃烂。

5. 起疱作用

有些化学物作用于局部皮肤后，使皮肤组织释放组织胺及5-羟色胺，通过引起局部缺血、缺氧、坏死等一系列病理性改变，并产生水肿及水疱。

6. 原生质毒作用

化学物与皮肤组织中的蛋白结合形成盐，可造成严重的组织功能丧失。这些化学物有钨酸、鞣酸、草酸、三氯醋酸、氢氟酸等。

（三）临床表现

化学性皮肤灼伤的临床表现与一般的烫伤或烧伤有所不同，其与化学物质的种类、浓度、剂量、作用方式、接触时间以及灼伤后的处理方式等有关。由于各种化学物作用于皮肤后可发生脱水、氧化、皂化、还原、腐蚀、中毒等反应，因此不同的化学物灼伤具有不同的临床表现，常见的化学物所致的皮肤灼伤临床表现有如下。

1. 硫酸所致皮肤灼伤临床表现

硫酸具有很强的腐蚀性，浓度较低的硫酸接触到皮肤后，可致皮肤局部潮红、刺痛；而高浓度的硫酸接触到皮肤后，可致皮肤局部呈黄色或棕褐色，严重的可见黑色痂皮，创面干燥，界限清楚，略凹于皮肤，疼痛剧烈。硫酸雾可通过呼吸道吸入，引起呼吸道灼伤，并可引起急性喉头水肿、吸入性肺炎、肺水肿等严重病变。

2. 盐酸所致皮肤灼伤临床表现

皮肤接触盐酸后会呈淡白色，而后会转为灰棕色。气态的盐酸经呼吸道吸入后亦会造成呼吸道的损伤。

3. 硝酸（盐）所致皮肤灼伤临床表现

皮肤接触硝酸后呈黄色或黄褐色，痂皮较薄，创面较干燥。硝酸在空气中氧化后可引起爆炸，造成机体的复合损伤，产生更大破坏。浓硝酸与空气接触后可产生刺激性的二氧化氮，吸入呼吸道与水接触形成硝酸和亚硝酸，极易发生急性肺水肿；硝酸盐经创面或呼吸道吸收后在体内转变成亚硝酸盐，可引起高铁血红蛋白血症。

4. 草酸所致皮肤灼伤临床表现

皮肤、黏膜接触草酸后可使局部皮肤红肿、疼痛、坏死，产生粉白色顽固性溃疡。如大量吸入可引起低血钙等中毒表现，严重者可引起肾功能损伤。

5. 甲酸所致皮肤灼伤临床表现

皮肤接触后引起刺激症状，创面较浅，皮肤发红，较重的可有水疱，疼痛较轻或无痛。吸入后可致口腔和呼吸道损伤，严重者亦可致肾功能损伤。

6. 氯乙酸所致皮肤灼伤临床表现

皮肤接触氯乙酸后，可出现红斑、水疱。由于氯乙酸的毒性较强，其中90%以上的急性中毒是经灼伤的皮肤吸收氯乙酸所致。皮肤被氯乙酸灼伤后，不论面积大小，均需医学观察72 h。氯乙酸经创面吸收可造成心、脑、肝、肾多脏器损害。创面较大，吸收量多，可致中毒死亡。

7. 氯磺酸所致皮肤灼伤临床表现

氯磺酸遇水后可生成盐酸和硫酸，所以氯磺酸接触皮肤后，可出现皮肤接触盐酸和硫酸的表现。创面一般较深，痂皮呈棕褐色或黑色。氯磺酸在空气中可以生成烟雾，对呼吸道黏膜具有强烈的刺激作用，吸入者出现咽干、咽痛、咳嗽、胸闷、气急、呼吸困难等不适症状，严重者出现急性肺水肿、急性呼吸窘迫综合征等疾病，危及生命。

8. 氢氟酸所致皮肤灼伤临床表现

氢氟酸具有很强的腐蚀性，渗透性强，并对组织蛋白有脱水和溶解作用。皮肤接触后即有疼痛，并逐渐加重，难以忍受，创面由潮红转变为灰白色大理石状，继而组织液化坏死呈果浆状。创面可出现进行性加深，重者创面的基底发黑，并累及肌肉，到达骨骼。氢氟酸经皮肤吸收后还可以引起急性氟中毒，临床表现为心律失常、高血钾、低钙血症等症状，严重者可因室颤而死亡。氢氟酸沸点较低，在常温下可呈气态，接触者吸入后会出现急性肺水肿或急性呼吸窘迫综合征等。

9. 黄磷所致皮肤灼伤临床表现

黄磷的燃点很低，可自燃，接触皮肤后可对其产生化学性灼伤和火焰灼伤，创面比较深，可累及肌肉，甚至到达骨骼。黄磷可以经呼吸道或皮肤被吸收，引起中毒，造成急性肝肾损害。黄磷造成小面积灼伤即可发生中毒现象，液体黄磷灼伤面积达5%可致死。

10. 苯酚所致皮肤灼伤临床表现

苯酚具有强烈的腐蚀性，接触皮肤后，创面初期为无痛性白色起皱，继而转变为棕红色或褐色痂皮，创面干燥，极少有水疱，一般为Ⅱ度灼伤。经灼伤的皮肤被吸收，可导致急性酚中毒，出现以中枢神经系统、肾脏、心血管、血液等一个或多个器官系统急性损害为主的临床表现，特别以急性肾衰竭为突出表现。

11. 硫酸二甲酯所致皮肤灼伤临床表现

皮肤接触硫酸二甲酯后可出现红斑、水肿、水疱，部分可出现大疱，疼痛明显，多数表现为Ⅱ度灼伤。吸入硫酸二甲酯后可引起急性呼吸系统损伤，其中喉水肿是其突出表现。

12. 二甲基甲酰胺所致皮肤灼伤临床表现

皮肤、黏膜接触硫酸二甲酯后出现灼痛、胀痛、麻木等刺激症状，创面呈暗红色或苍白色，起皱、质硬、组织水肿。经灼伤部位的皮肤吸收后可引起以消化系统尤其是肝脏损害为主的临床症状。

13. 氢氧化钠、氢氧化钾所致皮肤灼伤临床表现

两者属于强碱类，具有很强的腐蚀性。皮肤接触后刺痛剧烈，早期创面有碱液特有的滑腻感，由于局部的蛋白质会被皂化，逐渐深入到更深的组织，所以创面一般较深。

14. 其他

有些化合物常温下对皮肤无刺激，亦无损伤，如金属钡。但高温的金属钡接触到皮肤，不但使皮肤烫伤，还可引起钡的中毒反应。

与一般的烫伤、烧伤相同，有些化学性皮肤灼伤也会出现休克、应激性溃疡、急性肾衰竭、肝功能不全、感染、心律失常、心功能不全、水和电解质紊乱等各种并发症。

（四）诊断原则

根据职业活动中皮肤接触某化学物后所产生的急性皮肤损害，如红斑、水疱、焦痂，即可诊断为由该化学物引起的职业性灼伤。

化学性皮肤灼伤的诊断主要依据临床表现、体征，以及职业接触与皮肤灼伤发生、发展之间的密切因果关系。

询问接触史及进行现场调查时，应注意化学物性质、接触剂量、接触浓度、接触时间、接触方式、劳动保护、个人卫生、季节以及冲洗时间等因素对本病发生、发展的影响。化学性皮肤灼伤应注意灼伤面积、深度及部位。灼伤面积按新九分法计算；灼伤深度按四度五分法估计。

1. 灼伤面积计算方法

小面积灼伤采用手掌计算法，即用伤者的手掌，五指并拢，一侧手掌为体表总面积的1%。灼伤面积较大则采用中国九分法，具体为：头颈部9%（头3%、面3%、颈3%）；双上肢为18%（双手5%、双前臂6%、双上臂7%）；躯干包括会阴27%（前躯干13%、后躯干13%、会阴1%）；双下肢46%（臀5%、双大腿21%、双小腿13%、双足7%）。

2. 灼伤深度判定

（1）Ⅰ度（损伤深度表皮层）

红斑，轻度红、肿、热、痛，感觉过敏，常为烧灼感，无水疱，干燥。3~5 d后，局部由红色转淡褐色，表皮皱缩、脱落、创面愈合，无瘢痕。

（2）浅Ⅱ度（损伤深度真皮浅层）

剧痛，感觉过敏，水疱形成，水疱壁薄，基底潮红，质地较软，可见无数扩张、充血的毛细血管网。创面如无感染，1~2周可愈合，可有色素改变，不留瘢痕。

（3）深Ⅱ度（损伤深度真皮深层）

可有或无水疱，撕去表皮见基底潮湿，红白相间或苍白，质地较韧，上有出血点，水肿明显，痛觉迟钝，数日后可出现网状栓塞血管，创面如无感染，3~4周愈合，可遗留瘢痕。

（4）Ⅲ度（损伤深度全层皮肤、皮下脂肪）

局部苍白，发凉，无水疱，感觉消失，感觉迟钝，质韧似皮革，可出现树枝状静脉栓塞，3~4周焦痂脱落，须植皮修复，遗留瘢痕，畸形。

（5）Ⅳ度（伤及肌肉、骨骼、脏器）

创面焦黄或炭化、干瘪、坏死，感觉丧失，活动受限，须截肢（指、趾）或进行皮瓣修复治疗。

Ⅱ度酸灼伤的痂皮，其外观、色泽、硬度均类似Ⅲ度"焦痂"，在行切痂手术前须注意。Ⅲ度碱灼伤创面呈湿润油腻状，甚至皮纹、毛发均可存在。

（五）处理原则

1. 治疗原则

迅速使患者脱离事故现场，并尽快脱去被化学物污染的衣服、手套、鞋袜等。

立即用大量流动清水彻底冲洗被污染的皮肤。冲洗时间应具体考虑当时气温及患者耐受程度，一般要求20~30 min，至少不低于15 min。碱性物质灼伤后冲洗时间应延长。应特别注意眼及其他特殊部位如头面、手、会阴的冲洗。灼伤创面经清水冲洗处理后，必要时可进行合理的中和治疗。无机酸类如硫酸、盐酸、硝酸可用5%碳酸氢钠溶液，氢氟酸则用25%硫酸镁溶液或10%葡萄糖酸钙溶液进行中和治疗；有机酸类如甲酸、氯乙酸、三氯乙酸、乙酸等可用5%碳酸氢钠溶液，草酸用10%葡萄糖酸钙溶液中和；无机碱类如氢氧化钠（钾）用3%硼酸或10%枸橼酸溶液中和；有机碱类如甲胺用3%硼酸溶液，硫酸二甲酯用3%碳酸氢钠溶液；酚类如苯酚用浸过30%~50%乙醇的棉球擦洗创面，并继续用4%~5%碳酸氢钠溶液湿敷创面；金属钾（钠）可选用3%硼酸溶液，黄磷选用3%碳酸银溶液或5%碳酸氢钠溶液中和创面。

化学灼伤创面应彻底清创，剪去水疱，清除坏死组织，深度创面应立即或早期进行切（削）痂植皮或延迟植皮。

某些化学性皮肤灼伤可伴有眼灼伤、呼吸道灼伤或合并化学中毒。黄磷、三氯化锑、乙二胺、二甲基甲酰胺、硫酸二甲酯以及热的四氯化碳、硝基苯、苯胺等灼伤可合并有肝脏损害；苯酚、甲酚、二氯酚、黄磷等灼伤可合并有肾脏损害；可溶性钡盐（氯化钡）、氢氟酸、草酸等灼伤可合并有心脏损害。这些化学物灼伤合并中毒或延发性中毒，应予以特别注意。在判断眼、食管、呼吸道或实质性脏器损伤的严重程度时，可按相应化学物中毒或灼伤的诊断标准及处理原则进行诊治。化学灼伤的其他并发症如休克、急性肾衰竭、感染、应激性溃疡、水电解质紊乱等处理参照相关治疗方法和原则。

2. 其他处理

功能部位的灼伤，造成五官、运动系统或脏器严重功能障碍者，酌情安排工作或休息。

参考文献

[1] 赵金垣. 临床职业病学[M]. 2版. 北京：北京大学医学出版社，2010.

[2] 匡兴亚. 职业病诊治导则[M]. 上海：同济大学出版社，2014.

[3] 张学军. 皮肤性病学[M]. 8版. 北京：人民卫生出版社，2013.

[4] 国家卫生计生委卫生和计划生育监督中心. 中华人民共和国卫生标准汇编（职业病诊断标准卷）[M]. 北京：中国标准出版社，2014.

[5] 何凤生. 中华职业医学[M]. 北京：中国标准出版社，1999.

[6] 施辛，丁兰，陈玲玲，等. 职业性三氯乙烯药疹样皮炎[J]. 中华皮肤科杂志，2014，47(4)：302-304.

[7] 罗巧，黄永顺，温贤忠，等. 2006-2013年广东省新发职业性皮肤病分布特点与防治对策探讨[J]. 中国职业医学，2014，41(5)：530-534.

[8] 王琳，陈勇. 欧盟及我国职业性皮肤病防治现状及措施[J]. 新疆医学，2015，45(1)：125-127.

[9] 王卉. 我国1984-2012年文献报道职业性接触性皮炎特征分析[J]. 工业卫生与职业病，2013，39(6)：376-378.

[10] 薛春霄，李斌，张寿林. 职业性光接触性皮炎[J]. 中国工业医学杂志，2004，17(6)：381-383.

[11] 陈新，王慧娟，王洋，等. 职业性黑变病30例临床分析[J]. 中华劳动卫生职业病杂志，2013，31(10)：799-800.

[12] 储蕙，夏宝凤，汪森榕，等. 826例化学性皮肤灼伤临床探讨[J]. 中国工业医学杂志，2000，13(4)：199-202.

（朱蛇锁）

第三节　职业性眼病

眼球及其附属器（包括眼睑、眼外肌、结膜、泪器、眼眶等）解剖结构复杂，构造精细娇嫩，视觉功能的正常实现有赖于眼球及其附属器解剖结构和功能的完整。眼球及其附属器难以经受任何损伤。在生产劳动的过程中，有可能出现机械性、化学性及物理性等各种类型的损伤。同时，各种毒性物质在对全身造成影响的基础上，有可能对眼球及其附属器产生毒性作用。上述各种类型的损伤及中毒，可对眼部结构和功能及视觉功能造成不同程度的影响，需要认真对待、积极预防、正确处理。

一、化学性眼部灼伤

由各种化学物质引起的眼部损伤被称为化学性眼部灼伤，又可称为化学性眼部烧伤。

（一）致病原因

化学性眼部烧伤主要是由酸性（硫酸、硝酸、盐酸、石炭酸、醋酸、三氯醋酸、磷酸、铬酸、硫化氢、酚、氯化锌、重酪酸钠、丙酮、硫酸铵和氟化物等）或碱性（氢氧化钾、氢氧化钠、氢氧化钙、氢氧化铵、硅酸钠、石灰等）物质的溶液、粉尘或气体等接触眼部引起的。此外，还包括烃类、醇类、醛类、酮类、酯类、醚等细胞霉素类物质。另外，某些金属及其盐类在与组织接触时可生成金属蛋白盐损伤眼部。

（二）接触机会

化学性眼部烧伤多发生于化工厂、施工场所和实验室等，少数为军用化学毒剂。

（三）致病机制

化学性眼部灼伤的严重与否与化学物质的种类、浓度、剂量、作用方式、受伤部位、接触时间、接触面积、化学物质的温度、压力、治疗是否合理及时等有关。

结膜、角膜上皮和内皮是嗜脂性的，角膜基质和巩膜是嗜水性的，脂溶性物质容易穿透角膜上皮储留在角膜基质内，水溶性物质很难穿过角膜上皮，但容易穿过基质。化学物质溶液一般分为脂溶性和水溶性两种。水溶性的溶液容易透过结膜基质层、角膜上皮、角膜内皮和巩膜。当浓度较大的酸碱物质进入眼内时，眼球壁组织极易被破坏。化学性物质透过结膜、角膜、巩膜进入眼内，会对眼内组织造成损伤。

各种化学物质对眼组织的损伤一般初期表现为血管充血、渗透性增加，组织水肿，组织细胞的蛋白质变性、死亡。酸性物质分为有机酸与无机酸两大类，溶于水，不溶于脂肪。酸性物质易为角膜上皮所阻止，高浓度酸对蛋白质产生凝固作用，这种凝固作用产生的凝固蛋白不溶解于水，可以阻止酸性物质继续渗透。无机酸分子小，结构简单，活动性强，容易渗入组织，因此无机酸所致的组织损伤较有机酸严重。碱性物质能溶解软化蛋白质，在接触后很快向周围及深部组织扩散，故碱性物质对眼部特别是眼球的损伤较酸性物质严重得多。碱性物质能与细胞结核中的脂类发生皂化反应，同时又与组织蛋白形成可溶于水的碱性蛋白，形成的化合物具有双相溶解性，既有水溶性又有脂溶性。碱进入细胞后，pH迅速升高，使碱性物质与细胞成分形成的化合物更易溶解。在接触后很快向周围及深部组织扩散，并很快穿透眼球的各层组织。而且碱性环境有利于细胞膜脂类的乳化，进而导致细胞膜的破坏。

（四）临床表现

1. 酸性烧伤

酸性物质对眼部造成的损伤称为酸性烧伤。

酸性烧伤的创面较浅，边界清楚，坏死组织较易脱落和修复。浓硫酸吸水性强，可使有机物变成炭呈黑色；硝酸创面初为黄色，后转变为黄褐色；盐酸腐蚀性较差，亦呈黄褐色。有机酸中以三氯醋酸的腐蚀性最强，可使组织呈白色坏死。

2. 碱性烧伤

碱性物质对眼部造成的损伤称为碱性烧伤。在眼部化学性灼伤中，碱性烧伤较酸性烧伤严重，病情发展快，持续时间长，易引起多种并发症，预后不良。

碱性细胞蛋白能毁坏细胞的酶和结构蛋白，轻度碱烧伤影响酶蛋白，使细胞的生命过程受到抑制，重度碱性烧伤可直接破坏细胞结核蛋白，迅速导致组织广泛凝固坏死。碱性化合物常发生角膜缘血管网的血栓形成和坏死，严重地影响角膜营养，降低角膜的抵抗力，而易继发感染，使之发生溃疡或穿孔。

正常人角膜上皮无胶原酶，但碱性烧伤的角膜上皮和其他原因所致的角膜溃疡组织中含有大量胶原酶，能消化分解胶原。碱烧伤后的第2周至2个月是角膜胶原酶释放的高峰期，易形成溃疡穿孔，类固醇皮质能增强胶原酶的溶解作用，故此期间应禁用此类药物滴眼。碱烧伤后房水中的前列腺素含量显著增高使局部血管扩张，毛细血管网充血，血流量增加，眼压升高。其症状颇似急性闭角型青光眼。碱烧伤后可使眼组织内抗坏血酸、核黄素及葡萄糖含量减低，影响组织的正常代谢。

（1）碱性烧伤的分期

碱性烧伤常是一个复杂而漫长的病理过程，参考Hughes的分期方法和国内有关材料将此过程分为3期。

①急性期。急性期一般发生在烧伤后数秒钟至24 h。一般在伤后几分钟内，碱性物质即可穿透角膜进入前房。表现为角膜、结膜上皮坏死、脱落和结膜水肿缺血、角膜基质层水肿混浊，角膜缘及附近血管广泛血栓形成、出血，甚至可有急性虹膜炎，导致前房出现大量絮状渗出。重度碱烧伤者角膜呈瓷白色，由于虹膜及睫状体缺血坏死，房水分泌减少，眼压明显降低。无法窥及眼内组织情况。

②修复期大概在伤后5~7 d至2周末角膜上皮开始再生，新生血管渐侵入角膜，虹膜炎趋向静止。

③并发症期。在烧伤后2~3周进入并发症期，常有反复持久的无菌性角膜溃疡，导致角膜穿孔。睑、球结膜的坏死组织脱落后产生瘢痕愈合，形成皱缩，穹窿缩短或消失，睑球粘连或形成角膜白斑、肉样血管翳，甚至发生眼睑闭锁，发展成眼球干燥、葡萄膜炎、白内障、青光眼或眼球萎缩等并发症。

（2）碱性烧伤的分度

眼部碱性烧伤的预后取决于烧伤的程度和处理是否及时得当。Roper-Hall根据角膜缘和结膜损伤程度将碱性烧伤分为4度：1、2度属轻型，预后较佳；3、4度较重，预后较差。为临床使用方便，将其简化为轻、中、重度。

①轻度。角膜上皮损伤、糜烂、角膜轻度浑浊，但虹膜纹理清晰可见，角膜缘无缺血或缺血范围<1/3。若进一步发展，可见角膜上皮剥脱，基质轻度水肿。此期给予合理治疗，可避免角膜溃疡的发生，可在1~2月内完全修复，混浊吸收，角膜厚度及透明度恢复正常或仅留少许薄翳及少量新生血管，视功能基本正常或完全恢复正常。

②中度。角膜上皮大部分或全部剥脱，角膜明显混浊水肿，隐约可见虹膜及瞳孔、结膜和角膜缘部分缺血坏死，范围为1/3~2/3。此型角膜缘损伤较重，角膜病变广泛且深，修复过程缓慢。如处理不当，常导致角膜溃疡、前房渗出物、反复溃疡致角膜变薄甚至穿孔，治愈后遗留角膜混浊及血管翳，甚至形成睑球粘连，视功能明显受损。此型一般需4~6个月可达临床治愈。

③重度。角膜完全混浊呈乳白或瓷白色，眼内结构不能窥见。角膜缘及结膜广泛缺血坏死，造成角膜各层营养障碍，加上胶原酶作用导致反复持久的无菌性角膜溃疡。常发生角膜穿孔、白内障、青光眼或眼球萎缩等并发症。从受伤到角膜溃疡完全修复往往需半年以上。最终角膜为一层很厚的纤维血管膜所覆盖，视力仅为眼前手动或光感。

（五）诊断

根据明确的眼部化学性致伤物接触、损伤病史，结合眼部（眼睑、结膜、角膜、巩膜、眼内组织等）受到的腐蚀性损害的表现，一般化学性眼部损伤的诊断比较明确。参考作业环境调查，综合分析，排除其他有类似表现的疾病，方可诊断。诊断过程中需要细致耐心的病史收集，明确致伤化学性物质的酸碱性质、浓度、温度、致伤时间、是否有就地冲洗处理等，对明确诊断和预后的判断意义重大。详尽细致的眼部检查，有助于判断化学性眼部损伤的严重程度、所处病程及是否具有并发症。需要注意排除是否有除化学性损伤以外的其他致伤原因引起的眼部损伤，如是否同时合并机械性或物理性损伤。

根据《职业性化学性眼灼伤的诊断》（GBZ 54—2017），诊断与分级标准如下。

1. 壹级眼灼伤

具备以下任何一项者，即可诊断为壹级眼灼伤：①眼睑皮肤充血、水肿、水疱；②结膜充血、出血、水肿；③角膜上皮损伤（上皮缺损），损伤未累及角膜缘，无角膜缘外周缺血。

2. 贰级眼灼伤

具备以下任何一项者，即可诊断为贰级眼灼伤：①角膜上皮部分缺损，角膜基质浅层水肿混浊，但仍可见虹膜纹理；②角膜缘损伤（角膜缘处上皮荧光素染色结果为阳性或角膜缘附近有缺血表现）累及范围>1个钟点并≤3个钟点。

3. 叁级眼灼伤

具备以下任何一项者，即可诊断为叁级眼灼伤：①角膜上皮全部缺损，角膜基质深层水肿混浊，看不清虹膜纹理，可看见瞳孔；②角膜缘损伤（角膜缘处上皮荧光素染色结果为阳性或角膜缘附近有缺血表现）累及范围>3个钟点并≤6个钟点。

4. 肆级眼灼伤

具备以下任何一项者，即可诊断为肆级眼灼伤：①眼睑皮肤、皮肤下组织、肌肉损伤和深部睑板损伤，修复期出现瘢痕性睑外翻，和（或）瘢痕性睑内翻，睑裂闭合不全，睑缘畸形、睫毛脱失或乱生，或结膜出现坏死，修复期出现睑球粘连；②角膜全层混浊呈瓷白色，看不见虹膜纹及瞳孔，或出现角膜穿孔；③角膜缘损伤（角膜缘处上皮荧光素染色结果为阳性或角膜缘附近有缺血表现）累及范围>6个钟点并≤9个钟点。

5. 伍级眼灼伤

具备以下任何一项者，即可诊断为伍级眼灼伤：①继发性青光眼；②角膜缘损伤（角膜缘处上皮荧光素染色结果为阳性或角膜缘附近有缺血表现）累及范围>9个钟点并<12个钟点。

6. 陆级眼灼伤

角膜缘损伤（角膜缘处上皮荧光素染色结果为阳性或角膜缘附近有缺血表现）累及范围达到12个钟点，即角膜缘损伤累及角膜缘全周。

（六）治疗

1. 急救措施

眼部化学性损伤的现场急救至关重要。急救是否及时、彻底对预后的影响关系重大。对于眼部化学性损伤，首要的急救是在现场第一时间尽快以大量清水或其他水源冲洗眼部。冲洗时应该翻转眼睑，充分暴露穹窿部，同时令伤者眼球上下左右转动，将结膜囊内的化学物质彻底冲洗干净。如有固体化学物者，必须立即用棉棒彻底清除，然后再次冲洗；一次冲洗时间至少为15 min。如不合并颜面严重污染或灼伤，亦可采取浸洗，即将眼浸入水中，频频瞬目。及时和正确的急救处理措施，可减轻损伤程度，也为后续治疗赢得时间。经急救后再送医院救治。患者入院后，医生仍然要在第一时间进行全面的眼部冲洗，并在伤后1 h内开始酸碱中和治疗，酸灼伤可用碳酸氢钠溶液，碱灼伤则用维生素C进行治疗。

2. 早期治疗

早期主要是急救和防止坏死病变进一步扩展，恢复伤区组织营养，防止感染，减少并发症和后遗症。

（1）及时冲洗

眼科急诊室接到患者后，仍需及时用生理盐水充分冲洗结膜囊及眼表。冲洗后检查结膜囊内是否有残留的固体化学物质并将其彻底清除，清除后再次冲洗。也可立即用1：2万浓度高锰酸钾溶液冲洗10~15 min。因高锰酸钾液释放活性氧，兴奋细胞内呼吸，具有解毒防腐作用。此种冲洗应在伤后几分钟内完成才有效。对角膜、结膜的坏死组织亦应用1：2万高锰酸钾液冲洗掉，每日换药时均应进行此种操作，直到坏死组织脱净为止。对石灰烧伤者，可加用0.5%依地酸二钠（EDTA-2Na）液冲洗，以排出渗入角膜的钙质。以胶原溶解酶抑制剂如2.5%~5%半胱氨酸等，频频滴眼，对治疗碱烧伤的角膜溃疡有效。

（2）结膜下注射自家全血及血清

结膜下注射自家全血及血清具有稀释毒物、分离组织、阻止烧伤向深部渗透的作用，并可改善角膜营养，促进组织再生，也能防止睑球粘连的形成。

（3）前房穿刺

一般认为应在伤后1~2 h内进行，可用于碱烧伤。15~45 min内效果较好。前房穿刺不仅可排除有毒物质，新产生房水亦有消炎和营养作用，有助于受伤组织的修复。

（4）结膜切开术

结膜放射状切开，结膜下略作分离和冲洗，以达到放出结膜下碱性液体及解毒、减张、改善角膜供血的目的。

（5）结膜下中和注射

酸烧伤时可注射5%磺胺嘧啶钠溶液，每次1~12 mL。碱烧伤时可注射5%维生素C 2 mL，大部分吸收后再注射一次，每日1~2次，连续3~4 d。维生素C不仅起中和作用，且与角膜的胶原合成有密切关系。维生素C除采用结膜下多次注射，可同时采用静脉注射，每天1 g或2 g。

（6）抗炎预防感染

碱烧伤后应注意抗炎及预防继发感染。局部使用抗生素及阿托品散瞳，7 d内口服类固醇皮质及非激素抗炎药物（吲哚美辛等）对减轻角膜水肿及前房渗出有一定作用，但局部应忌用类固醇皮质，以免加重角膜溃疡，甚至引发穿孔，继发细菌和毒菌感染。

（7）胶原溶解酶抑制剂的作用

依地酸二钠、半胱氨酸、青霉胺、甲羟孕酮等药物能使胶原酶失去活性，以延缓或阻止角膜溃疡的发生，高浓度的胶原酶抑制剂对角膜有一定毒性，可致角膜水肿混浊，并延迟上皮形成。胶原酶抑制剂应在伤后2周开始应用。

（8）肝素结膜下注射

每日1次，每次500~625 μL（0.4~0.5 mL）可溶解角膜缘血栓，对于疏通和恢复循环有一定效果。

（9）结膜、黏膜移植或羊膜移植

大面积的重度化学烧伤，切除坏死的结膜及表层巩膜后，移植另眼的结膜、自体黏膜或羊膜可防止角膜穿孔和睑球粘连。因新鲜组织的活组织是新生血管的良好基础，移植的结膜或黏膜可起桥梁作用，加速受伤组织和血管的再生，增进营养。一般认为黏膜移植最好在伤后48~72 h进行。为了预防睑球粘连，结膜囊内涂布大量抗生素眼膏，涂时以玻璃棒分离上下穹窿部。

（10）角膜移植

角膜移植即将穿孔的溃疡角膜替换为正常的角膜，可行治疗性板层角膜移植术。

3. 晚期及并发症的治疗

晚期针对后遗症进行治疗，如眼球粘连、瘢痕、肉样血管翳、角膜白斑及眼干燥等。

（1）针对严重的碱烧伤

严重的碱烧伤广泛破坏了结膜的环状细胞及泪腺管口，使泪液减少或缺如，产生眼干燥及睑球粘连。可使用人工泪液减轻症状。严重者可行腮腺管移植，但其分泌液中含有的淀粉酶对角膜基质的黏多糖有消化作用，可影响以后可能需要的角膜移植。使用亲水软接触镜、泪小点封闭等方法，亦能减轻眼干燥症状。

（2）角膜移植

在烧伤后，变薄的角膜伴密集的新生血管或变厚伴有大量增生瘢痕及肉样血管翳，角膜移植具有很大危险性，并发症多且不易成功。一般须待1年以后，炎症反应完全消失，方可考虑。

（3）眼部畸形的处理

眼部畸形如瘢痕性睑外翻、睑内翻、眼睑闭合不全、眼球粘连，可实施眼部整形手术。

（七）预防

在日常生活和工作中，有可能接触各种化学物质，如果麻痹大意、操作失误，就有可能使化学物质进入眼内，造成损伤。因此，有必要采取安全防护措施，防患于未然，预防工作和措施如下。①定期和不定期地进行陈旧设备的更新和良好设备的保养和维修，使之保持良好的性能和运行状态。②加强安全防护教育，严格执行操作规程，杜绝违反安全操作规程的行为；对工人进行有关化学物质的毒性、防护、急救等知识教育。③对防护设备进行改进并定期维修，防止化学物质泄漏。④工人劳动时一定要戴防护眼镜或面罩，以防止化学物质溅入眼内或烧伤面部。⑤施化肥或喷洒农药时要戴防护眼镜，工作时不要揉眼睛。⑥工作现场准备水源或盛有清水的脸盆，以防不测。⑦教育孩子不要玩化学物品，家中的化学物品要妥善保管。

二、电光性眼炎

电光性眼炎，是眼部受紫外线照射所致的角膜结膜炎，又可称为紫外线角膜结膜炎、雪盲。电焊作业人员及所有从事接触紫外线辐射的作业人员皆可发生。

（一）致病原因

电光性眼炎因外伤、紫外线对眼角膜和结膜上皮造成损害引起。

（二）接触机会

在工农业生产过程中，进行电焊、气焊、用氧气焰切割金属和使用电弧炼钢时，由于不戴防护镜或防护面罩，常因电焊时弧光内射出大量的紫外线而引起眼的损伤；或因接触紫外线消毒灯等紫外线光源引起损伤。在自然界，如高山地区空气稀薄，大气层对紫外线的吸收和散射作用减少，在冰川、雪地、沙漠等炫目耀眼的地区，反射光的紫外线含量增高，也会引起眼部的损害。

（三）致病机制

电光性眼炎主要由电弧光中波长为280 nm的紫外线照射引起，损害主要累及皮肤、结膜和角膜组织。被这种波长的紫外线照射后，轻者抑制细胞分裂，重者使核肿胀、变性、碎裂，同时还可产生大量的自由基。其损害程度与弧焊机的能量、电流、电压、焊条、距离、时间、防护及个体差异有关。

（四）临床表现

电光性眼炎发病急剧，有明显的异物感，轻者自觉眼内沙涩不适，灼热疼痛；重者疼痛剧烈，畏光，胞睑紧闭难睁，流泪，视物模糊，眼睑红肿或有小泡，或有出血点，眼胀甚至头痛。检查可见眼睑结膜水肿、充血；角膜上皮浸润，可呈弥漫浅层点状着色、剥脱；瞳神缩小；眼睑皮肤呈现红色。重复照射者可引起慢性睑缘炎、结膜炎、角膜炎，造成严重的视力障碍。

（五）诊断

根据《职业性急性电光性眼炎（紫外线角膜结膜炎）诊断标准》（GBZ 9—2002），眼部受到紫外线照射并于24 h内出现下列任何一项表现者，可列为观察对象：①轻度眼部不适，如眼干、眼胀、异物感及灼热感等；②睑裂部球结膜轻度充血；③角膜上皮轻度水肿，荧光素染色结果为阴性。

有紫外线接触史，并具有下列表现者即可诊断：眼部异物感、灼热感加重，并出现剧痛、畏光、流泪、眼睑痉挛；角膜上皮脱落，荧光素染色结果为阳性，放大镜或裂隙灯显微镜下观察呈细点状染色或有相互融合的片状染色；并可见到上下眼睑及相邻的颜面部皮肤潮红；结膜充血或伴有球结膜水肿。

（六）治疗

治疗主要目的是减轻患者痛苦、促进损伤修复和预防继发感染。患者需暂时脱离紫外线作业。对于急性发作期患者，应采用局部止痛、防止感染的治疗手段，辅以促进角膜上皮修复之治疗。局部用表面麻醉剂，涂抗生素眼膏，一般12~24 h可自行缓解。脱离接触紫外线作业或休息1~2 d，重者可适当延长（不超过1周）。对于观察对象，一般需要观察病情24 h。

（七）预防

电光性眼炎预防意义较大，正确的防护措施可以大大减少对眼部造成的损伤。可佩戴吸收或反射相应紫外线的防护眼镜，同时适当口服维生素C、维生素E和维生素B族。另外，还需要有针对性地加强对患者安全及防护知识的教育。

三、职业性白内障

由各种原因如衰老、遗传、营养障碍、代谢异常，包括外伤、中毒、辐射等引起晶状体代谢紊乱，进而导致晶状体蛋白质变性而发生的混浊，被称为白内障。白内障发生后，混浊晶状体影响光线投射在视网膜上，导致视力下降、视物模糊，甚至失明。与生产职业相关的白内障种类较多，与生产劳动接触密切相关，致病因素主要包括物理性因素和化学性因素。各种职业性接触、暴露和（或）损伤均可导致晶状体的结构和功能发生病理性改变，从而导致白内障。

（一）放射性白内障

1. 致病原因

放射性白内障（又称辐射性白内障）是由对X射线、γ射线、β射线、中子辐射等放射性物质等过量吸收引起的。

2. 职业接触

凡是从事与放射物质相关的职业，都有可能因为受到辐射损伤而发生放射性白内障。关于放射性白内障的发病率，国内外系统的调查报告均少见。调查报告显示在日本原子弹爆炸区广岛及长崎，放射性白内障的发病率为9.3%，而后又有人将这一数据更新为40.8%。我国的研究数据显示，慢性放射病的患者中放射性白内障的发病率约为25%；放射工作人员中，放射性眼部损伤者占10.3%，确诊为放射性白内障者占2.7%。

3. 致病机制

电离辐射包括中子、X线、γ线及高能量的β线，作用于人体组织，使体内元素呈离子化状态，产生离子化自由基导致组织损伤，并可使DNA分子链断裂。晶状体是人体中对电离辐射最敏感的组织之一，特别是晶状体赤道部囊膜下上皮细胞生发区具有分裂增殖能力，对电离辐射甚为敏感。晶状体上皮细胞核受到电离辐射损伤，引起染色体畸形、核碎裂、变性及染色质从这些细胞中挤出。细胞的有丝分裂受到明显抑制。射线粒子也可引起细胞内的水分子发生电离，产生大量自由基。这些自由基与细胞内的有机化合物相互作用，形成氧化物而破坏细胞的代谢过程，引起晶状体细胞染色体畸形、核破裂及变性。受到电离辐射损伤后，受损伤的晶状体上皮细胞可产生颗粒样物质，在囊膜下自周边部向中心迁移，特别在后极部尤为明显。晶状体混浊的出现，大约需数月乃至数年的潜伏期。其潜伏期和严重程度具有较大的个体差异，总的来说与放射剂量大小和年龄有直接关系。剂量大、年龄小者潜伏期短。单次照射剂量过大可以引起晶状体损伤，而长期间断小剂量照射，亦有积累效应。文献报道的晶状体损伤阈值剂量差别也比较大。

4. 临床表现

放射性白内障主要表现为晶状体混浊。根据病因的不同，晶状体混浊部位、范围、程度、表现各不相同。受辐射后，患者出现视力障碍，但一般较晚出现。混浊多从后极部开始，初期，晶体后囊下皮质小泡、后囊下呈雾状混浊及后囊下皮质点片状混浊，小点状混浊逐渐发展为环状混浊，前囊膜下皮质有点状、线状和羽毛状混浊，从前极向外放射。日久，后囊下皮质混浊多呈雾状与点片状混杂，整个呈薄圆片状，后期可有盘状及楔形混浊，最后形成全白内障。往往可伴有其他眼部损害，如角膜、视网膜、视神经损伤等。

5. 诊断

诊断放射性白内障需要有明确证据证明患者有放射线接触、暴露或损伤史，同时存在视力下降，体格检查显示具有特征性的晶状体混浊，综合分析，排除其他原因所引起的类似眼部疾病，方可诊断。详见“第七章第十二节职业性放射性白内障”。

6. 治疗

目前尚无特效治疗方法，以对症治疗为主。一旦诊断放射性白内障，首先脱离放射源接触和放射线工作，一般应在半年以上，注意病情观察。根据临床类型及病情，按眼科常规处理。可采用以下几种药物治疗：①大量维生素C，静脉注射，每天2.5~5 g，口服每天不低于2 g；②法可林、卡他林滴眼液及谷胱甘肽滴眼液点眼；③可试服中药磁朱丸。如晶状体混浊所致视功能障碍影响正常生活或工作，可施白内障摘除及人工晶体植入术。

7. 预防

放射性白内障是放射线直接接触和作用于晶状体的结果，因此相关从业人员必须采取防护和预防措施。放射性工作相关从业人员需要定期检测暴露强度和剂量，使外照射剂量不超过国家规定的防护标准，并且在工作中注意佩戴铅防护眼镜。

（二）三硝基甲苯中毒性白内障

1. 致病原因

在生产劳动过程中密切接触三硝基甲苯（TNT），导致TNT过量吸收进入体内并蓄积，造成慢性中毒，进而损伤晶状体并使之发生混浊，最终形成三硝基甲苯中毒性白内障（TNT白内障），对视力造成损伤。

2. 接触机会

TNT是制造炸药的主要原料，为脂溶性，主要经人体呼吸道、皮肤和消化道等途径进入人体，有蓄积作用，可引起慢性中毒。TNT白内障主要见于工作条件及劳动防护差、工龄长的接触TNT从业者。一般 TNT接触史在2年以上，其蓄积作用可使晶状体的代谢发生紊乱，从而导致白内障的发生。

3. 致病机制

TNT进入人体可与氧合血红蛋白结合变成变性血红蛋白，引起慢性中毒，造成缺氧，又可抑制骨髓产生再生障碍性贫血，还可造成肝脏损伤。TNT可造成眼部损伤，以晶状体损害为主。晶状体的改变最具有特异性。关于TNT对晶状体的损伤机制，目前尚无确定的结论，研究表明可能与TNT诱导晶状体上皮细胞的氧化损伤相关。

4. 临床表现

用裂隙灯观察TNT白内障的形态，最早是在晶状体周边部发生变化，表现为前后皮质层与成人核层之间有尘埃状或细点状散在的白色混浊点，接触TNT时间较短的混浊点较稀疏，颗粒也小，晶状体的囊膜、分离带等层次依然正常，皮质层的透明度也没有改变。随着接触TNT时间延长，晶状体周边部混浊点数量增加，并渐向中央部扩散，点状混浊的形态可表现为豆点状、水滴状、指头状、棒槌状，它们呈齿轮状、楔角状、毛刷状排列，有的形如串珠，可有融合现象，且循晶状体层间缝扩展，缝间的光密度增加，呈片状的楔形混浊，这些楔形底向外、尖向内。在具有较长TNT接触史患者的晶状体中，成人核层的前极或后极部可出现混浊的环形阴影或星状混浊，大多数为双眼同期同级受损伤，很少出现完全混浊，可见周边部混浊与中央部混浊逐渐相融合。晶状体混浊加重后引起视力障碍。一般接触TNT6个月~3年可发生白内障。工龄越长，发病率越高，10年以上工龄发病率为78.5%，15年以上工龄发病率高达83.65%。白内障形成后，即使不再接触TNT，病情仍可进展或加重，脱离接触时未发现白内障的工人数年后仍可患有白内障。晶状体的改变一般不影响视力，但晶状体中央部出现混浊，可使视力下降。TNT白内障与TNT中毒性肝病发病不平行，可伴有肝损害，亦可在无肝损伤情况下单独存在。

5. 诊断

TNT白内障晶状体特征性的混浊，表现为周边部或前、后囊下皮质或（和）核出现灰白色或黄白色点状或线状、片状、条状、楔状、网状、环状、花瓣状、盘状等混浊，可伴有空泡。

《职业性三硝基甲苯白内障诊断标准》（GBZ 45—2010）规定，诊断TNT白内障，应根据密切的三硝基甲苯职业接触史，出现以双眼晶状体混浊改变为主的临床表现，结合必要的动态观察，参考作业环境职业卫生调查结果，综合分析，并排除其他病因所致的类似晶状体改变后，方可诊断。

（1）观察对象

长期接触三硝基甲苯后，裂隙灯显微镜直接焦点照明检查可见晶状体周边部皮质内有灰黄色均匀一致的细点状混浊，弥散光照明检查或晶状体摄影照相检查时细点状混浊形成半环状或近环形暗影，但尚未形成完整的环形暗影者，为观察对象。每年复查一次，连续5年观察，如上述改变无变化即可终止观察。

（2）诊断与分级

①壹期白内障：裂隙灯显微镜检查和（或）晶状体摄影照相可见晶状体周边部皮质内灰黄色细点状混浊，组合为完整的环形暗影，其环形混浊最大环宽小于晶状体半径的1/3。视功能不受影响或正常。②贰期白内障：晶状体周边部灰黄色细点状混浊向前后皮质及成人核延伸，形成楔状，楔底向周边，楔尖指向中心。周边部环形混浊的范围等于或大于晶状体半径的1/3。或在晶状体周边部混浊基础上，瞳孔区晶状体前皮质内或前成人核出现相当于瞳孔直径大小的完全或不完全的环形混浊。视功能可不受影响或正常或轻度障碍。③叁期白内障：晶状体周边部环形混浊的范围等于或大于晶状体半径的2/3。或瞳孔区晶状体前皮质内或前成人核有致密的点状混浊构成花瓣状或盘状或晶状体完全混浊。视功能受到明显影响。

对于其他原因引起的视力减退和白内障，需要鉴别诊断，参考放射性白内障鉴别诊断部分。

6. 治疗

目前尚无特效治疗方法，以对症治疗为主。一旦诊断TNT白内障，首先脱离TNT毒物接触，注意病情观察。根据临床类型及病情，按眼科常规处理。药物治疗参照放射性白内障部分。如晶状体混浊所致视功能障碍影响正常生活或工作，可施白内障摘除及人工晶体植入术。

7. 预防

一般TNT接触史在2年以上，并因蓄积作用使晶状体的代谢发生紊乱，都有发生白内障的可能性。TNT相关从业人员必须采取有效防护和预防措施。首先需要提高重视程度，改善生产工作环境，做好生产环境内有毒物质的检测和控制，并采用防护服、防护面罩、口罩等加强防护，减少相关毒物的摄入。

四、激光所致眼部损伤

（一）致病原因

激光具有单色性好、方向性强、亮度高等特点。由于激光的亮度很高，小功率的激光产生的能量可以非常高，作用于人体极有可能造成损伤。眼睛具有特殊的光学特性，外部光线通过屈光系统（角膜、晶状体、玻璃体等）可以照射到眼球内部的不同组织细胞并造成损伤，可以对相应的眼球组织结构和视力产生极大的伤害。

（二）接触机会

产生激光的装置称为激光器，目前已有数百种之多。激光工作方式有连续波和脉冲波两种，连续波的输出功率从几毫瓦到几百瓦，脉冲峰值功率可高达几百兆瓦。激光按波长划分，既有可见光，也有红外、紫外波段光。按工作物质的不同，可分为固体激光器，如红宝石激光器；气体激光器，如二氧化碳、氦、氖激光器；液体激光器，如有机染料溶液激光器；半导体激光器，如砷化镓激光器。由于激光性能优异，其在工业、农业、国防、医疗和科研领域中有广泛的应用。工业上用于金属和塑料部件的切割、微焊、钻孔、测量等；军事上用于高容量通信技术、测距、瞄准、追踪、导弹制导等；科学研究方面则用于微量元素分析、等离子研究、热核工程控制以及激光全息术、大气污染测定、地质测量等；医学上用于眼科的视网膜剥离修复、虹膜切除、玻璃体乳化以及皮肤科和外科诸多领域。以上相关行业都有机会接触激光，在接触激光过程中有可能对眼部造成损伤。另外，使用日益广泛的激光射灯、激光笔、激光玩具，更增加了激光对眼部造成损伤的机会。

（三）致病机制

人眼是人体器官中最容易受到激光损害的部位，人眼中角膜、房水、晶状体、玻璃体共同构成的屈光系统，对可见和近红外激光有很强的聚焦作用。激光通过瞳孔，经屈光介质的聚焦作用后，在视网膜上的辐照功率密度或能量密度相比角膜处将增加105倍以上，因此激光对眼组织的损伤阈值远比其他器官要低，黄斑部更为敏感。视网膜等组织对多种波长的激光都能有效地吸收，而且激光的生物效应可有积累作用，单次照射未引起损伤，但多次照射可能会引起损伤，眼部反复受到激光照射的受害者常常没有明显的主诉，只感到视力逐渐下降。

激光对人眼损伤的机制很复杂，主要有3种破坏效应。

1. 热效应

激光被组织吸收后转化为热能，局部温度升高，使蛋白质受到破坏，细胞遭受损害。

2. 冲击波效应

视网膜在短时间内接受强光照射，由于光子冲击和受照组织的快速热膨胀，导致冲击波的产生，并向周围组织扩散而致伤。

3. 光化学效应

激光照射眼组织引起组织内原子和分子的振动，产生电磁效应和离子化使组织遭受损害。激光对眼睛的损伤，往往是几种效应同时起作用。

激光对眼组织的损伤还与其他一些因素有关。例如：激光的能量越大，对眼睛损伤越大；激光照射眼的角度越小，损伤越大，因为入射角越小，成像在视网膜上的光斑越小，能量密度越集中；如果眼睛正视激光束，则激光聚焦在视网膜黄斑中心凹处，对视力影响较大；晚上比白天更容易引起视网膜损伤，因为晚上瞳孔扩大，在受到同样能量密度的激光辐射时，视网膜接收的激光能量更多。

（四）临床表现

激光对眼组织损伤的部位与激光的波长有关。

1. 紫外波段激光

紫外波段激光的损伤机制主要是光化学作用，会引起组织和细胞内蛋白质及核酸等生物大分子的破坏。波长300 nm以下的紫外光不能透过眼屈光介质，几乎全部被角膜吸收，其症状类似电光性眼炎。波长为300~400 nm的紫外光主要被晶状体吸收，可以引起辐射性白内障。

2. 可见及近红外激光

可见及近红外激光，连续和长脉冲照射组织主要为热效应。波长为400~800 nm的可见光和波长为800~900 nm的近红外光会透过眼球的虹膜、晶状体和玻璃体，到达视网膜，被色素细胞吸收，造成视网膜灼伤，甚至出血。近红外波段还会造成白内障。一定强度的发散脉冲光束照射，可引起暂时性视觉障碍，而不产生眼组织的器质性损伤，这种现象被称为闪光盲。特别是可见光波段的激光辐射，在极低剂量时就可以产生闪光盲，干扰眼睛的正常视觉功能。

3. 中远红外光

中远红外光可以被眼的屈光介质吸收，以热辐射形式损伤眼的浅层组织如角膜、晶状体等。波长为950~3 000 nm的红外光主要导致角膜烧伤和白内障，波长>3 000 nm的红外光几乎完全被角膜所吸收，其中99%集中在角膜浅层100 μm左右的上皮和基质中，主要导致角膜烧伤。

（五）诊断

依据《职业性激光所致眼（角膜、晶状体、视网膜）损伤的诊断》（GBZ 288—2017），进行诊断。

1. 诊断原则

有明确接触较大剂量激光职业史，以眼（角膜、晶状体、视网膜）损伤为主要临床表现，参考工作场所辐射强度的测量和调查资料，综合分析，排除其他原因所引起的类似眼部疾病，方可诊断。

激光职业接触史，是指工作中因事故或意外接触激光（直射、反射或散射入眼），且激光波长和接触时间相应的照射量或辐照度超过《工作场所有害因素职业接触限值 第2部分：物理因素》（GBZ 2.2）规定的眼直视激光束的职业接触限值，或有激光所致眼损伤的职业流行病学资料支持。

2. 诊断

（1）角膜损伤

眼部出现下列情况之一者，即可诊断为角膜损伤。①眼部出现明显的异物感、灼热感，并出现剧痛、畏光流泪、眼睑痉挛等眼部刺激症状。裂隙灯显微镜下观察见角膜上皮脱落，呈细点状染色或有相互融合的片状染色。②眼部角膜实质层出现不同程度的点状或片状凝固性混浊，可伴有角膜变性坏死、溃疡凹陷，甚至穿孔。裂隙灯显微镜下观察可见边界清楚的点状或圆盘状白色凝固斑，可伴有点状或片状荧光染色；严重者可见界限清楚的白色圆柱形贯穿凹陷，从上皮到内皮甚至全层发生混浊。

（2）晶状体损伤（白内障）

晶状体周边部或前、后囊下皮质或（和）核出现灰白色或黄白色点状或线状、片状、条状、楔状、网状、环状、花瓣状、盘状等混浊，可伴有空泡。视力可减退。

（3）视网膜损伤

眼部出现不同程度视力下降，或眼前黑影，或视物变形，或出现暗点等症状。检查见视网膜黄斑区中心凹反射较暗或消失，视网膜后极部可见不同程度的出血、水肿及渗出，可出现裂孔及脱离等。

（六）治疗

1. 治疗原则

目前尚无特效治疗方法，以对症治疗为主。根据临床类型及病情，按眼科常规处理。

角膜灼伤一般给予抗生素眼药膏、生长因子等局部治疗，对于角膜穿孔或溶解者，需行修补、羊膜遮盖、角膜移植等手术治疗。激光视网膜损伤急性期通常给予曲安奈德半球后注射、营养神经和活血化瘀等治疗，慢性期给予营养神经、活血化瘀治疗。晶状体混浊所致视功能障碍影响正常生活或工作，可施白内障摘除及人工晶体植入术。

2. 其他处理

角膜损伤情况较轻者应脱离激光作业或休息1~2 d，重者可适当延长，多能完全恢复，视力一般不受影响，痊愈后可以恢复原工作。

角膜损伤情况严重者和视网膜损伤者，应根据视功能情况，决定是否调离激光工作岗位。确诊为职业性激光性白内障者，宜调离激光作业场所，定期复查，一般每年复查一次晶状体。

（七）预防

首先应采用密封激光束等工程措施，但更为重要的是使用激光防护镜，防护镜是最有效的安全措施。防护镜必须明确标记以防止在有效范围之外使用。若防护镜用于户外则应采用曲面透镜以防止平行反射所造成的危害。

使用日益广泛的激光射灯、激光笔和儿童激光玩具，激光功率较大（多在1~5 W，甚至达到10 W），短时间内即可造成对视网膜的严重损伤，且损伤后治疗效果有限，因此，提高人群对这类激光器的主动防护意识和加强对这类激光器的监管尤为重要。

五、其他危害因素对眼部的损伤

（一）甲醇对眼的损伤

甲醇（CH_3OH）又称木醇、木酒精，是工业酒精的主要成分之一。摄入甲醇5~10 mL就可引起中毒，30 mL可致死。甲醇经呼吸道和消化道吸收，也可经皮肤部分吸收。甲醇在体内氧化和排泄均缓慢，有明显蓄积作用。

毒性机制为：经脱氢酶作用，代谢转化为甲醛、甲酸，抑制某些氧化酶系统，导致需氧代谢障碍，体内乳酸等有机酸积聚，引起酸中毒；甲醇及其代谢物甲醛、甲酸在眼房水和眼组织内含量较高，致视网膜代谢障碍，易引起视网膜细胞、视神经损害及视神经脱髓鞘。

甲醇急性中毒的眼部表现为视力减退甚至丧失，眼底检查视网膜充血、出血、视神经盘苍白及视神经萎缩等。慢性中毒可表现为视力减退、视野缺损、视神经萎缩等。甲酸可导致特异性视神经盘水肿、视神经髓鞘破坏和视神经损害。临床表现为畏光、重影、视野缺损，眼底检查为充血、视神经盘水肿等。

治疗：眼部损伤主要是对症治疗，使用营养神经、改善微循环、抗氧自由基类药物，可同时给予糖皮质激素。急性期用纱布或眼罩遮蔽双眼，避免光线刺激。甲醇中毒视力受损一般很难恢复。

（二）硫化氢对眼的损伤

硫化氢对眼的损伤表现为刺痛畏光、流泪、异物感等，检查可见眼结膜充血、角膜上皮缺损、角膜基质层的混浊。还可出现瞳孔缩小、对光反射迟钝，视野缩小，眼底检查可见视网膜、视神经盘充血、水肿。

硫化氢中毒者首先要脱离中毒环境至空气新鲜处，避免硫化氢继续进入体内。对于眼部损伤者，立即用清水冲洗减轻眼刺激症状，点用抗生素眼膏。

（三）氯对眼的损伤

氯对眼睛黏膜有高度刺激性，表现为刺痛、流泪、异物感等。可给予碳酸氢钠、抗生素滴眼液。

（四）碘对眼的损伤

碘对皮肤、黏膜的刺激性和腐蚀性比氯更强。碘酊进入眼内可致结膜、角膜灼伤，慢性碘中毒可致眼睑红肿、结膜充血。当大量使用碘仿冲洗伤口时，可发生碘仿中毒，眼部表现为瞳孔缩小、弱视、视野缩小、视网膜出血、视神经视网膜炎、视神经萎缩等。碘所致的眼部损伤治疗主要为对症处理。

（五）氰化氢对眼的损伤

氰化氢对眼的损伤除眼部局部刺激症状外，还可表现为中毒性弱视、黑矇、眼球突出、瞳孔散大、视神经视网膜萎缩。

参考文献

[1] 张效房，杨进献. 眼外伤学[M]. 河南：河南医科大学出版社，1997.
[2] 葛坚. 眼科学[M]. 北京：人民卫生出版社，2002.
[3] 刘荣华. 我国放射性白内障的研究现状[J]. 中华放射医学与防护杂志，2004，24(2)：176-177.
[4] 黄欣. 中毒性及放射性白内障[J]. 中国社区医师，2004，20(11)：18-19.
[5] 韩志伟，赵风玲，陈玉浩，等. 职业性放射性白内障的临床报告及诊断探讨[J]. 中华放射医学与防护杂志，2013，33(4)：421-422.
[6] 韩宏杰. 电光性眼炎127例临床分析[J]. 眼外伤职业眼病杂志，2007，29(4)：309-310.
[7] 李雪，徐锦堂，崔浩. 眼碱烧伤的治疗进展[J]. 中国实用眼科杂志，2001，19(12)：889-893.
[8] 李厚刚，赵霞，肖风芝. 眼部碱烧伤的早期治疗[J]. 眼外伤职业眼病杂志，2010，32(5)：369-370.
[9] 李刚森. 某军工企业TNT白内障的流行病学调查[J]. 眼外伤职业眼病杂志，1993，15(2)：112-113.
[10] 周安寿，张金松，史晓彼，等. TNT及其代谢物致白内障发病机理的研究[J]. 中国工业医学杂志，1997，10(5)：273-276.
[11] 李红丽，张镇西. 激光危险性的分类及其对眼睛的影响[J]. 光电子·激光，1999，10(1)：67-69.

[12] 李强，何炳阳. 激光对人眼的损伤分析：全国第十四届红外加热暨红外医学发展研讨会论文及论文摘要集[C]. 北京：中国光学学会红外与光电器件专业委员会，2013，94-100.

[13] 中华人民共和国国家卫生和计划生育委员会. 职业性化学性眼灼伤的诊断：GBZ 54—2017[S]. 北京：中国标准出版社，2017.

[14] 卫生部职业病诊断标准专业委员会. 职业性三硝基甲苯白内障诊断标准：GBZ 45—2010[S]. 北京：人民卫生出版社，2010.

[15] 中华人民共和国国家卫生和计划生育委员会. 职业性激光所致眼（角膜、晶状体、视网膜）损伤的诊断：GBZ 288—2017[S]. 北京：中国标准出版社，2017.

（桑爱民，白莹）

第四节　职业性耳鼻喉、口腔疾病

一、噪声聋

噪声聋（noise-induced deafness）是由长期接触噪声所引起的缓慢、进行性以听力损失为主的多系统、多部位损害，为感音神经性聋，病变主要在内耳的耳蜗基底周围。全球有5%~12%的人口因暴露于各种噪声环境导致听力损失，不仅严重影响人们的生活质量，同时也造成大量的经济损失。随着社会工业化进程的加速，我国职业性噪声聋的发病率呈逐年增长趋势。据报道，新发噪声聋病例报告数从2007年的260例增加到2016年的1 220例，10年间增加了4.7倍。目前，新发职业性噪声聋是除尘肺病之外发病率最高的一种职业病。

（一）病因和病理

噪声作为一种特殊的声音类型，目前在临床上缺乏对其准确的定义。物理学上所谓的噪声是指在频率和强度上毫无规律的随机组合的声音；生理和心理声学上的噪声通常指人们不喜欢、不需要的、使人烦恼或有害身心健康的声音。人类生活的空间随时随地都存在交通噪声、机械噪声以及电子产品等所带来的娱乐性噪声等。生产性噪声（industrial noise）是在生产过程中产生的噪声。按噪声的时间分布分为连续声（continuous noise）和间断声（intermittent noise）；声级波动<3 dB（A）的噪声为稳态噪声（steady noise），声级波动≥3 dB（A）的噪声为非稳态噪声；持续时间≤0.5 s，间隔时间>1 s，声压有效值变化≥40 dB（A）的噪声为脉冲噪声（impulsive noise）。噪声污染已被列为世界性七大公害之首，作为世界上最大的发展中国家，我国也是世界上受噪声影响最大的国家之一。噪声不仅会对听觉系统造成最严重和直接的危害，还可对心血管系统、神经系统、内分泌系统及消化系统等以及精神、心理造成非特异性损害。

噪声聋和噪声暴露量成正比，强度越强、暴露时间越长，则听力损失越严重。短时间内接触高强度噪声会引起急性听力下降，这种下降大多属于功能性改变，通常下降在25 dB以内，离开噪声环境后听力大多可以自然恢复，被称为暂时性听阈偏移（temporary threshold shift，TTS），也称为听觉疲劳。随着噪声接触时间的延长，内耳科尔蒂器（organ of Corti）出现器质性、退行性改变，随即出现不可逆的听力损失，被称作永久性听阈偏移（permanent threshold shift，PTS），最终导致言语听阈的提高和言语识别率减低。因此，暂时性听阈偏移为可自行恢复的可逆性听力损失，永久性听阈偏移则为不可逆的、永久性听力减退。

生产性噪声对听力影响的程度，主要与噪声强度和接触时间有关，发展过程由生理性反应（TTS）到逐步出现病理性反应（PTS）。研究证实，在相同噪声声强和时间条件下，高频噪声对于听力的损伤较低频噪声对听力的影响更大。噪声作业（work exposed to noise）是存在有损听力、有害健康或有其他危害的声音，且8 h/d或40 h/w噪声暴露等效声级≥80 dB（A）的作业。

人耳由外耳、中耳和内耳3部分组成。外耳包含耳廓和耳道，声音通过外耳将声响提高，成为更易理解的语音。外耳对鼓膜起到保护作用，鼓膜是一层有弹性的圆形膜，当有声波撞击时可产生振动。中耳包含3个听小骨（锤骨、砧骨和镫骨），它们连接形成听骨链，将声信号（以机械能形式）从鼓膜传至内耳。内耳主要有耳蜗，一个类似于蜗牛状、内部充满淋巴液体的环形管。耳蜗是听觉感受器的所在处，有40 000个毛细胞，特定的毛细胞会对特定频率和声强的声音产生反应，当声波穿过椭圆窗，液体开始运动，使微小的毛细胞也跟着运动。这些毛细胞依此将振动转换成电脉冲，电信号再由神经传至大脑的听觉中枢。

噪声对听力损伤的机制非常复杂，目前认为主要是遗传因素和环境因素共同作用的结果。声波的机械冲击是引起听觉器官损伤的第一步，过度的机械刺激损伤耳蜗内组织结构，造成细胞与细胞连接蛋白断裂、内外淋巴液混合、细胞膜破损等病理改变，这种损伤被称为机械性损伤。机械性损伤引起继发性组织改变，以往将继发性组织改变称为代谢性损伤，包括耳蜗局部钙、镁等离子含量的变化；但现已认识到继发性组织损伤远不止代谢性改变，还包括了生理、病理、生物、分子等一系列复杂的变化，与内耳多种信号分子的改变有着密切的关系，如包括caspases、MAPK、Prestin和Bcl-2等在内的多种蛋白分子均与其发生发展相关。这些变化相互影响，协同作用，造成以毛细胞为主的耳蜗组织损伤，进而引起听觉敏感度及分辨力下降，并可引发耳鸣、声耐受能力下降等症状。而耳蜗科尔蒂器上毛细胞的缺失或死亡是引起永久性听力损失的最终病理状态，其确切发病机制仍在探讨中。

机体遗传因素在其发生发展过程中亦起到不可或缺的作用，接触同样的噪声，一部分个体很快出现听觉损伤，甚至噪声性耳聋；而另外一部分个体则具有相当的耐受力，表现出很大差异。这种差异可存在于细胞与细胞之间、组织与组织之间以及个体与个体之间。研究发现，毛细胞内的基因表达水平差异可能对产生毛细胞个体差异起到一定作用，CDH23的遗传性变异可以增加机体对噪声性耳聋的敏感性；而通过抑制JAK2/STAT3信号通路，可以预防噪声引起耳蜗组织损伤和听觉灵敏度的降低。目前，查找易感基因是噪声性耳聋研究的一个热点问题。除此之外，不同个体存在明显的损伤差异，这种差异与外耳、中耳和内耳结构的差异有一定关系。

噪声性听力损失首先影响到高频听阈，其原因如下。①接受高频声音的耳蜗基底部的毛细胞纤维较少，而接受低频声音的毛细胞纤维较多，因此耳蜗基底部较容易受到损伤。②螺旋板在4 000 Hz处血液循环不良，在外形上存在狭窄区域，容易因为淋巴的振动波受损。③外耳道的共振频率在3 000~4 000 Hz，此频率的声音容易对内耳造成损伤。

（二）影响因素

1. 噪声的声学特性

（1）强度

强度是影响听力的主要因素，噪声的强度越大，听力损伤出现越早，听力损伤的程度越严重。

（2）频谱

在相同声级作用下，以高频为主的噪声比低频噪声对听力的危害大，脉冲噪声比连续噪声危害大，通常4 000 Hz左右的听阈受损最早、最为明显。

（3）时间

噪声接触的时间越长，听力受损伤程度越重，但存在较大的个体差异。

2. 噪声源的环境

噪声源场所如果同时存在通气不良、震动等因素，可增加听力损害的程度；反之场所内如有防声、吸声、消声及防震等设施，可以减轻噪声的影响。

3. 个体情况

（1）个人防护

长期采取防护措施者可明显降低噪声损伤。

（2）性别与年龄

同种噪声环境下，年龄大易受损害，但存在较大的个体差异；而噪声和性别的相关性尚不明确。

（3）伴随疾病情况

既往存在感音性听力下降或中耳疾病，严重神经症及心血管疾病患者，会因接触噪声而加重病情。

（4）基因易感性因素

个体基因的差异在噪声性耳聋的过程中起到十分重要的作用，携带易感基因者对噪声刺激更加敏感。

（三）临床表现

1. 耳鸣

通常在噪声暴露的早期即可出现双耳的高音调耳鸣。

2. 渐进性听力减退

出现缓慢进行性的听力减退，早期高频部分先受损，而低频段不受影响，因此早期由于听力减退对言语交流影响不大而不容易被及时觉察；随着听力损害的加重，听力损失由高频段逐渐向低频段扩展，损失程度加深后开始出现患者可以感觉到的听力障碍，导致患者的语言交流和社交受到明显影响。

3. 耳镜检查

外耳道和鼓膜多无异常。

（四）功能检查

1. 纯音测听检查

纯音测听检查（pure tone threshold audiometry，PTA）是反映听敏度、判断听阈的最基本方法，具有良好的频率特异性，也是世界各国公认的各项听力评定的主要依据，是一种标准化的测试听敏度的主观行为反应测听，临床上应用最广泛。对于噪声作业人群职业健康监护或诊断职业性噪声聋，主要根据PTA的检查结果进行判断。

噪声性听力损伤PTA的特点如下。①以高频下降为主，从高频逐渐向低频发展；②双耳对称性损害，个别双耳有差别；③听力损失呈渐进性改变，很少发展成全聋；④纯音听力检查表现为高频“V”下降，常为气、骨导相平行（气骨导差<10 dB）。随着听力损失的加重，“V”型凹陷逐渐加深，可以波及语频，听力曲线可以表现为“乙”型或下降型。

临床上其他3种常见耳聋类型PTA特点如下。①传导性聋：骨导听阈正常，气导阈值提高，低频阈值提高>高频，低频听力损失>高频。②感音神经性聋：气导与骨导阈值一致提高，高频阈值提高>低频，而高频听力损失>低频，气、骨导间距在10 dB以下。③混合性聋：气导与骨导听阈均提高，但气导的提高比骨导阈值提高更甚，有一定的气导间距，多在10 dB以上，高频阈值提高>低频，即高频听力损失>低频。正常人气导与骨导曲线重合，骨、气导之间间距可反映耳聋的性质。但气导及骨导阈值允许有10 dB的误差，故气、骨导之间距<20 dB并非一定有传导性聋，骨导曲线一般在气导曲线上方，如果骨导曲线在气导曲线下方，要注意检查有无技术错误。

由于PTA所测得的气导、骨导纯音听阈结果是主观指标，易受测试环境、测试系统、受测者配合与否等多种因素影响。如果受测者理解能力较差，配合度不够，检查结果会出现夸大聋等其他异常现象；少数受测者主观刻意不配合，有意识作假，导致夸大聋或伪聋现象。故当PTA重复性差、疑有夸大聋或伪聋时，需要针对性选择听力客观检查项目，以判定和评估听力损失性质和水平。

2. 声导抗测试

声导抗测试是一种快捷、无创评估中耳传音功能的客观检查方法，无须受测者做出任何反应。声导抗测试包括鼓室声导抗（鼓室导抗图）、声反射阈测试、声衰减（重振）试验等。鼓室导抗图对了解中耳功能状态及中耳病变定位诊断具有很大价值。噪声聋的鼓室曲线通常正常，部分患者可以出现声反射阈的下降，出现较为典型的蜗后聋的特性。镫骨肌声反射是一种肌肉对声音的非随意性反应，正常声反射阈值一般为70~95 dB HL，当纯音听阈与声反射阈值差值≤15 dB HL时，需对纯音听阈的真伪作进一步验证。

3. 耳声发射

耳声发射（otoacoustic emission，OAE）具有操作简便、快速无创、敏感及对环境要求不高等优点，是临床重要的客观听力学检测手段。目前，OAE是单独评估耳蜗功能最主要的方法。临床最常用的是畸变产物耳声发射（DPOAE）和瞬态声诱发性耳声发射（TEOAE），主要用于听力筛查、听力损害监测、伪聋的鉴别以及感音神经性聋的定位诊断等。

4. 脑干听觉诱发电位

脑干听觉诱发电位（auditory brainstem response，ABR）反映外周听觉灵敏度及脑干听觉通路中神经传导能力，目前是测听技术中最成熟、应用最广泛的客观检查方法。反应阈值能够客观地预估高频段纯音听阈，反应2~4 kHz的听阈情况；对于平坦型听力曲线者，ABR阈值与纯音听阈一致；对以陡降型为主的听力曲线图，ABR测试则不能完整准确地反映听力损失程度。

5. 40 Hz听觉相关电位

40 Hz听觉相关电位（40 Hz AERP）具有电位幅度高、反应波形稳定、易于辨认、重复性好、记录方便等特征。梁晓阳等研究发现，在0.5 kHz和1.0 kHz纯音听阈异常时，40 Hz AERP能够对真实的纯音听阈作出更加客观准确的评估，且不论纯音听阈正常与否，40 Hz AERP测试结果均大于纯音测听结果，提示在职业性噪声聋诊断中，如果40 Hz AERP的测试结果小于纯音听阈，则可以推断纯音测听与实际听阈之间存在一定误差，可能存在伪聋或夸大性聋。

6. 多频稳态听觉诱发电位

多频稳态听觉诱发电位（audio steady-state response，ASSR）具有客观、无创、频率特异性高、与行为阈值相关性高、可同时评价多个频率听阈等优点，不仅可以预测0.5 kHz、1.0 kHz、2.0 kHz、4.0 kHz的听阈，还可以描述整个听力曲线的形状。Ahn等将ASSR反应阈与听力障碍人群纯音听阈进行比较，提出一个经验公式，即PTA=（1.05×ASSR均值）−7.6。ASSR最大的优点在于其频率特异性好、不受睡眠等因素影响，且检测结果完全依靠计算机自动分析给出结果，是一种“客观检查、客观判断”的听力学检查方法。

（五）诊断

诊断职业性噪声聋需依据《职业性噪声聋的诊断》（GBZ 49—2014）进行。

1. 诊断原则

根据连续3年以上职业性噪声作业史，出现渐进性听力下降、耳鸣等症状，纯音测听为感音神经性聋，结合职业健康监护资料和现场职业卫生学调查结果，进行综合分析，排除其他原因所致听觉损害，方可诊断。

2. 诊断分级

符合双耳高频（3 000 Hz、4 000 Hz、6 000 Hz）平均听阈≥40 dB者，根据较好耳语频（500 Hz、1 000 Hz、2 000 Hz）和高频4 000 Hz听阈加权值进行诊断和诊断分级：①轻度噪声聋，听阈为26~40 dB；②中度噪声聋，听阈为41~55 dB；③重度噪声聋，听阈为≥56 dB。

3. 注意事项

①标准中的“噪声作业”指工作场所噪声强度超过“工作场所有害因素职

业接触限值”的作业，即8 h等效声级（A计权）≥85 dB[见《工业场所有害因素职业接触限值 第2部分：物理因素》（GBZ 2.2）]。②听力评定以纯音听阈测试结果为依据，纯音听阈各频率重复性测试结果阈值偏差应≤10 dB，听力损失应符合噪声性听力损伤的特点。为排除暂时性听力阈移的影响，应将受试者脱离噪声环境48 h后作为测定听力的筛选时间。若筛选测听结果已达噪声聋水平，应进行复查，复查时间定为脱离噪声环境后一周。③听力计应符合《电声学测听设备 第1部分：纯音听力计》（GB/T 7341.1）的要求，并按《声学校准测听设备的基准零级 第1部分：压耳式耳机纯音基准等效阈声压级》（GB/T 4854.1）进行校准。④纯音听力检查时若受检者在听力计最大声输出值仍无反应，以最大声输出值计算。⑤纯音听力检查结果应按《声学听阈与年龄关系的统计分布》（GB/T 7582）进行年龄性别修正。⑥当一侧耳为混合性聋，若骨导听阈符合职业性噪声聋的特点，可按该耳骨导听阈进行诊断评定。若骨导听阈不符合职业性噪声聋的特点，应以对侧耳的纯音听阈进行诊断评定。⑦若双耳为混合性聋，骨导听阈符合职业性噪声聋的特点，可按骨导听阈进行诊断评定。⑧语言频率听力损失大于等于高频听力损失，不应诊断为职业性噪声聋。⑨纯音听力测试结果显示听力曲线为水平样或近似直线，对纯音听力检查结果的真实性有所怀疑，或纯音听力测试不配合，或语言频率听力损失超过中度噪声聋以上，应进行客观听力检查，如：听觉脑干诱发电位测试、40 Hz听觉诱发电位测试、声阻抗声反射阈测试、耳声发射测试、多频稳态听觉电位等检查，以排除伪聋和夸大性听力损失的可能。

4. 诊断步骤

诊断步骤如下。①耳科常规检查。②至少进行3次纯音听力检查[纯音听阈测试按《声学 纯音气导听阈测定 听力保护用》（GB/T 7583—1987）和《声学测听方法纯音气导和骨导听阈基本测听法》（GB/T 16403—1996）规定进行]，两次检查间隔时间至少3 d，而且各频率听阈偏差应≤10 dB；诊断评定分级时应以每一频率3次中最小阈值进行计算。③对纯音听力检查结果按《声学听阈与年龄关系的统计分布》（GB/T 7582）进行年龄性别修正。④进行鉴别诊断，排除其他致聋原因，包括：伪聋、药物（链霉素、庆大霉素、卡那霉素等）中毒性聋、外伤性聋、传染病性聋、家族性聋等。⑤符合职业性噪声聋听力损失特点者，计算双耳高频平均听阈（BHFTA），见式（5–1）；双耳高频平均听阈≥40 dB者，分别计算单耳平均听阈加权值（MTMV），以较好耳听阈加权值进行噪声聋诊断分级，见式（5–2）。⑥双耳高频平均听阈及单耳听阈加权值的计算（结果按四舍五入修约至整数），见式（5–1）和式（5–2）。

$$BHFTA = \frac{HL_L + HL_R}{6} \qquad (5\text{–}1)$$

式中：

BHFTA——双耳高频平均听阈，单位为dB；

HL_L——左耳3 000 Hz、4 000 Hz、6 000 Hz听力级之和，单位为dB；

HL_R——右耳3 000 Hz、4 000 Hz、6 000 Hz听力级之和，单位为dB。

$$MTMV = \frac{HL_{500\,Hz} + HL_{1000\,Hz} + HL_{2000\,HZ}}{3} \times 0.9 + HL_{4000\,Hz} \times 0.1 \qquad (5\text{–}2)$$

式中：

MTMV——单耳听阈加权值，单位为dB；

HL——听力级，单位为dB。

（六）鉴别诊断

耳聋是因听觉系统中的传音、感音以及听觉传导通路的听神经和各级中枢发生病变而引起的听觉功能障碍。临床上分为以外耳和中耳病变引起的传导性聋；以内耳和听神经病变引起的神经性聋；以外中耳病变和中耳听神经共同病变引起的混合性聋。噪声聋属感音神经性聋，临床上将感音神经性聋分为耳蜗性聋和蜗后性聋，耳蜗性聋即感音性聋，蜗后性聋即神经性聋。

噪声导致的听力损害局限于耳蜗，这就需要通过主客观测听方法组合，分析判断是耳蜗性聋还是蜗后性聋，即便是耳蜗性聋还需要排除其他原因所致的耳蜗损伤。

1. 伪聋、夸大性听力损失

伪聋、夸大性听力损失是当前职业性噪声聋诊断中的最主要问题。表现为PTA结果重复性差、出现夸大性听力异常等不真实数据。原因与检查者和受检者双方均有关系，有些是由于受测者理解能力较差，配合度不够，检查次数越多，重复性问题越大，可无意导致夸大聋等其他异常现象；有些是由于受测者涉及职业病诊断及待遇问题，刻意不配合，有意识作假；也可因PTA检查环境不符合条件或检查者操作手法、技术水平和经验不足等导致。因此，当重复性差时，要客观分析其原因。建议针对性选择听力客观检查项目，综合分析，去伪存真，判定和评估听力损失性质及水平。

2. 药物中毒性聋

常见耳毒性药物为氨基糖苷类抗生素，包括链霉素、庆大霉素、卡那霉素等。常在用药后1~2周出现症状，逐渐加重，半年后逐渐稳定。表现为双侧对称性感音神经性聋，以高频听力损失开始，渐向低频扩展，这类听力损失大多数不能恢复，少数会继续恶化。有耳鸣，会加重患者痛苦。听力检查发现不同程度的听力损失，以感音性耳聋为主，亦有混合型耳聋者。

3. 外伤性聋

外伤性聋是由外伤导致的意外性聋。若头颅闭合性创伤发生于头部固定时，压力波传至颅底，可导致迷路震荡、内耳出血、感觉细胞和节细胞受损；若创伤发生于头部加速或减速运动时，因脑与颅骨相对运动引起脑挫伤或听神经的牵拉、压挤和撕裂伤，临床表现多为双侧重度高频神经性聋或混合性聋，兼高调耳鸣及眩晕、平衡紊乱。外伤性聋症状多能在数月后缓解，轻者可以恢复，重者难以完全恢复。耳镜检查：鼓膜形态符合外伤性穿孔特点，穿孔多位于紧张部，呈裂隙状、三角形、不规则形等，穿孔边缘锐利、外翻、附有血痂等。声导抗检查不能引出鼓室图，或伤耳呈B型曲线、外耳道容积明显大于健耳。

4. 传染病源性耳聋

传染病源性耳聋是由急慢性传染病引起的感觉神经性耳聋，常见于流行性脑脊髓膜炎、腮腺炎、麻疹等。其中流行性脑脊髓膜炎是引起耳聋的重要原因，脑膜炎球菌能引起传染性神经迷路炎致聋，一般难以恢复；流行性腮腺炎病毒由血液渗入内耳，可合并耳聋，常为一侧耳聋，容易被忽略，不易发现，若为双侧耳聋容易早发现；腮腺炎、麻疹引起的耳聋已极少见。

5. 梅尼埃综合征

梅尼埃综合征是一种原因不明的内耳病，目前普遍认为主要的致病原因是内淋巴回流受阻或吸收障碍，病理改变是膜迷路积水，累及蜗管及球囊，压迫刺激耳蜗产生耳鸣、耳聋等症状，压迫刺激前庭终末器而产生眩晕症状。典型表现为发作性眩晕、波动性耳聋、耳鸣及耳闷胀感，病程多变。

6. 突发性聋

突发性聋是一种突然发生而原因不明的感音神经性聋，耳聋发生突然，患者听力一般在数分钟或数小时内下降至最低点，少数患者在3 d内达到最低点。耳聋发生前或发生后可有耳鸣，多数于耳聋发生时出现耳鸣。普遍认为引起本病的常见原因是急性内耳微循环障碍和病毒感染。

（七）治疗

目前对于噪声性听力损失，尚无真正有效的治疗方法，治疗原则与其他感音神经性聋相同。早期，患者需脱离噪声环境，采用血管扩张药、能量合剂、维生素等药物。对于永久性听力损失且治疗无效者，可以试戴助听器。

（八）预防

1. 消除噪声源

工作场所尽量消除噪声源，把噪声强度控制在安全标准以下最为重要。由于噪声聋和噪声暴露量成正比，暴露时间越长，则听力损失越严重。需合理调整作业时间，适当增加工间休息时间。将厂区与生活区分开，进入噪声环境时，应规范佩戴个人护听器，如耳塞、耳罩等。

2. 个人防护

非噪声职业人员在生活中也应注意防护，少去高噪声环境的娱乐场所，避免长时间与大音量使用耳机，减少耳机对听力的损伤。

3. 规范开展职业健康监护活动

规范开展职业健康监护活动，及时发现职业禁忌证和早期噪声性听力损害。《职业健康监护技术规范》（GBZ 188—2014）规定，拟接触噪声作业人员上岗前的禁忌证：①各种原因引起永久性感音神经性听力损失（500 Hz、1 000 Hz和2 000 Hz中任一频率纯音气导听阈>25 dB HL）；②高频段3 000 Hz、4 000 Hz、6 000 Hz双耳平均听阈≥40 dB HL；③任一耳传导性听力损失，语频平均听阈≥41 dB HL。接触噪声作业人员在岗期间禁忌证：①除噪声外各种原因引起的永久性感音神经性听力损失；②同上岗前禁忌证第二条；③噪声敏感者（上岗前职业健康体检纯音听阈测试各频率听阈均≤25 dB HL，噪声作业1年之内，高频段3 000 Hz、4 000 Hz、6 000 Hz中任一耳、任一频率听阈≥65 dB HL）。在实际工作中可能会出现以下两种情况。一种情况是“不敢轻易下禁忌证结论”，因为仅依靠电测听可以筛选发现听力损失及其程度，但不易判定听力损失的性质；若发现双耳高频平均听阈增高，难以区分是既往接触噪声所致还是现在接触噪声所致，前者属于职业禁忌证，后者属于疑似噪声聋。同样，职业禁忌证第2条，实际上是由既往噪声接触导致，也可认为是疑似噪声聋，故不应作为禁忌证。另一种情况是只要发现500 Hz或1 000 Hz或单纯2 000 Hz任一听力频率下降≥30 dB就作为职业禁忌证，这显然忽略了“各种原因引起的感音神经性听力损失”前提或夸大性聋和伪聋因素，也是错误的。因此，仅凭电测听一项检查进行筛选存在一定的不足，建议选择有条件的检查机构，复查时可选择声导抗、OAE、ABR、ASSR等客观检查手段，综合分析后再作判定。

二、爆震聋

爆震聋是指暴露于瞬间发生的短暂而强力的冲击波或强脉冲噪声，造成中耳、内耳或中耳及内耳混合性急性损伤，进而导致的听力损失或丧失。通常多发生于战争时期，和平年代多发生于开矿、筑路等作业的爆破过程中。

（一）病因和病理

在火炮或炸药爆炸的瞬间，伴随着高温、高压气体的迅速膨胀，爆炸源周围空气压力产生强烈的变化并向四周传播，通常形成两种能量释放：能量较大的部分以冲击波的形式传播；其余部分以声波（强噪声）的形式传播。

冲击波是指最大超压峰值不小于6.9 kPa（170.7 dB）的空气压缩波。它是导致听觉系统损伤的主要因素，机体受到原发冲击波损伤时，外耳道的气压发生突然而剧烈的变化，机体来不及通过咽鼓管调节鼓膜内外的强烈压力差，导致中耳及（或）内耳的损伤。

中耳是冲击波造成损伤的主要部位，鼓膜受到爆震后，轻者可有充血或鼓膜浅层与深层之间的出血，严重者出现鼓膜破裂、听骨脱位或骨折、鼓室内出血。对于存在鼓膜穿孔的患者，冲击波可通过鼓膜穿孔，直接作用于蜗窗传至外淋巴液。对于无鼓膜穿孔的患者，压力波通过鼓膜、听骨链和前庭窗传至外淋巴液，最终导致内淋巴液产生剧烈的波动，导致内耳螺旋器、听神经纤维和血管的损伤：内耳血管通透性增加，液体渗出到组织间隙腔中；前庭阶、鼓阶、内耳道基底部及听神经周围可发生出血等。

（二）临床表现

1. 症状

（1）暂时性耳聋

暂时性耳聋，通常在爆震后立即出现，较为严重，部分患者甚至在最初的几分钟内听不到任何声音；可出现耳鸣、耳痛、眩晕等伴随症状。

（2）听力减退

在受伤后立即出现听力减退，之后听力可逐渐部分恢复，但严重的爆震伤可以一次导致永久聋。听力减退的情况与爆震的强度和受伤的部位有关。可以出现传导性聋、感音性聋或混合性聋。

（3）耳鸣

通常爆震后立即出现高音调耳鸣，程度较重，后可逐渐减轻，但持续时间长，甚至于长期不消失。

（4）头痛及耳痛

爆震强度越大，相应的疼痛越强烈。

（5）眩晕

眩晕多发生于中耳受伤者，通常数分钟到数小时内消退，严重者可出现恶心、呕吐及前庭功能失调等症状。

2. 体征

（1）鼓膜

程度较轻者可观察到鼓膜表面出血点，严重者出现鼓膜穿孔，多位于鼓膜的中央或者前下方，穿孔边缘不整齐，呈三角形或肾形。

（2）听力检查

听力检查时，通常出现感音性聋表现，听力曲线高频4 000 Hz以上明显下降，单纯的传导性聋较少；中耳和内耳均受伤者可出现混合性聋表现。

（三）诊断

诊断职业性爆震聋需依据《职业性爆震聋的诊断》（GBZ/T 238—2011）进行。

1. 诊断原则

根据确切的职业性爆震接触史，有自觉的听力障碍及耳鸣、耳痛等症状，耳科检查可见鼓膜充血、出血或穿孔，有时可见听小骨脱位等，纯音测听为传导性聋、感音神经性聋或混合性聋，结合客观测听资料、现场职业卫生学调查结果，并排除其他原因所致听觉损害，方可诊断。

2. 诊断条件

符合以下所有条件者即可诊断为爆震聋。

①有确切的职业性爆震接触史；②测听环境应符合《声学测听方法纯音气导和骨导听阈基本测听法》（GB/T 16403）要求；③听力计应符合《电声学测听设备》（GB/T 7341）的要求，并按《声学校准测听设备的基准零级第1部分：压耳式耳机纯音基准等效阈声压级》（GB/T 4854. 1）、《声学校准测听设备的基准零级 第3部分：骨振器纯音基准等效阈力级》（GB/T 4854. 3）、《声学校准测听设备的基准零级 第4部分：窄带掩蔽噪声的基准级》（GB/T 4854. 4）进行校准；④听力评定以纯音气导听阈测试结果为依据，纯音气导听阈重复性测试结果各频率阈值偏差应≤10 dB；⑤纯音气导听力检查结果按《数值修约规则与极限数值的表示和判定》（GB/T 8170—2008）数值修约规则取整数，并按《声学听阈与年龄关系的统计分布》（GB/T 7582），进行年龄性别修正；⑥分别计算左右耳500 Hz、1 000 Hz、2 000 Hz、3 000 Hz平均听阈值，并分别进行职业性爆震聋诊断分级；⑦单耳平均听阈按公式（5–3）计算；⑧对纯音听力测试不配合的患者，或对纯音听力检查结果的真实性有所怀疑时，应进行客观听力检查，如听性脑干反应测试、40 Hz听觉相关电位测试、声导抗、镫骨肌声反射阈测试、耳声发射测试等检查，以排除伪聋和夸大性听力损失的可能。

$$单耳平均听阈（dB）=\frac{HL_{500Hz}+HL_{1000Hz}+HL_{2000HZ}+HL_{3000HZ}}{4} \quad (5\text{–}3)$$

3. 诊断分级

①轻度爆震聋，听阈为26~40 dB HL；②中度爆震聋，听阈为41~55 dB HL；③重度爆震聋，听阈为56~70 dB HL；④极重度爆震聋，听阈为71~90 dB HL；⑤全聋，听阈为≥91 dB HL。

（四）治疗

①早期治疗可以取得相对较好的疗效，最好在接触爆震3 d内开始并动态观察听力1~2个月，拖延者治疗效果极差。②中耳损伤者，根据穿孔大小及部位行保守治疗或烧灼法促进愈合，经保守治疗3个月未愈者可行鼓膜移补或鼓室成形术。鼓膜穿孔不能自愈者可以采取手术治疗。有听骨脱位或听骨链断裂者应行听骨链重建术。③并发中耳炎的患者按急、慢性中耳炎的治疗方案进行治疗。合并继发性中耳胆脂瘤的患者应行手术治疗。④双耳500 Hz、1 000 Hz、2 000 Hz、3 000 Hz平均听力损失≥56 dB HL者应配戴助听器。如需劳动能力鉴定，按《劳动能力鉴定职工工伤与职业病致残等级》（GB/T 16180）处理。⑤内耳损伤者，治疗原则同神经性耳聋，即应用神经营养剂，血管扩张剂及激素治疗，改善内耳微循环。

（五）预防

1. 个人防护

合理运用耳塞、耳罩等防声器，如缺乏防护材料，可以使用手指堵塞外耳道口，背向爆炸源。猛烈爆震时，张口呼吸可适度减少对中耳的损伤。

2. 工事防护

合理的工事可以对其内部人员提供很好的保护，此外铁丝网、棉布等织物也可以不同程度地减轻冲击波的伤害。

三、铬鼻病

铬是一种在自然界分布广泛、化学性质稳定、具有银灰色光泽的金属。铬盐产品属于我国重点发展的一类化工原料，广泛应用于冶金、镀铬、印染、制革等行业。以呼吸和皮肤直接接触铬的概率高，可引发铬相关职业病。职业性铬鼻病是指较长时间接触六价铬化合物，引起鼻中隔和鼻甲黏膜的糜烂或溃疡等损害。

（一）病因和病理

常见的铬化合物有氧化铬（Cr_2O_3）、铬酸酐或三氧化铬（CrO_3）、铬酸（H_2CrO_4）、三氯化铬（$CrCl_3$）、铬酸钠（Na_2CrO_4）、铬酸钾（K_2CrO_4）、重铬酸钾（$K_2Cr_2O_7$）或重铬酸钠（$Na_2Cr_2O_7$）。工业上主要用三价和六价铬化合物，二价铬盐（$CrSO_4$或$CrCl_2$）主要用于化学分析。

职业性接触可通过呼吸道和皮肤黏膜吸收。铬化合物的吸收速度与其氧化状态和物理性质有关，六价铬较三价铬更易吸收，故六价铬危害性更大。六价铬具有很强的氧化性，氧化皮肤表面蛋白后自身还原成三价铬；胃酸可以使六价铬迅速还原成三价铬，但三价铬不易通过细胞膜，所以通过皮肤和消化道吸收的六价铬含量很低，对人体的危害也相对较轻。因此，通过呼吸道吸入六价铬是致病的主要途径和因素。

研究显示，长期在铬酸雾或铬酸盐尘等六价铬化合物浓度$>0.1\ mg/m^3$的工业环境中工作时，容易发生职业性铬鼻病。由于鼻中隔前下方黏膜较薄，呼吸气流往往对此处形成冲击，因此铬酸雾或铬酸盐尘最易在此沉积，这就是职业性铬鼻病发病部位主要在鼻中隔前部、少数发生于鼻甲黏膜的主要原因；此外，鼻部受刺激后，导致鼻腔的高敏反应或不适应，从业人员用手指挖鼻不仅增加鼻中隔前端黏膜所接触的铬，同时也进一步刺激鼻中隔的前端，导致其损伤。

（二）临床表现

1. 症状

早期可出现鼻分泌物增多、鼻塞、鼻腔干燥、鼻部灼痛等症状，后期可出现鼻出血、嗅觉减退等症状。

2. 检查

早期鼻黏膜出现非特异性体征，如充血、肿胀、干燥或萎缩等。此后鼻腔黏膜糜烂、溃疡形成。严重时出现鼻中隔穿孔，穿孔部位多位于鼻中隔软骨前下端处。

（三）专科检查

1. 检查方法

使用前鼻镜进行常规鼻腔检查，依次观察鼻甲、鼻道及鼻中隔，对可疑鼻黏膜损害部位，应清洁分泌物后再观察，必要时可使用鼻内窥镜进行检查。

2. 记录方法

糜烂面积大小以病变部位长×宽（单位：mm）表示；出现多处糜烂时，应分别记录单个病变糜烂面积，然后累加得出总面积。

（四）诊断

依据《职业性铬鼻病的诊断》（GBZ 12—2014）进行诊断。

1. 诊断原则

根据较长时间的六价铬化合物职业接触史和鼻中隔或鼻甲损害的相关临床表现，结合现场职业卫生学调查结果，排除其他原因所致鼻部病变，方可诊断。“较长时间”原则上指职业接触时间不低于3个月。

2. 诊断分级

（1）轻度铬鼻病

具有下列临床表现之一者为轻度铬鼻病：①鼻中隔、鼻甲黏膜糜烂面积累计≥4 mm^2；②鼻中隔或鼻甲黏膜溃疡。

（2）重度铬鼻病

重度铬鼻病表现为鼻中隔软骨部穿孔。

3. 诊断依据

铬鼻病的诊断及分级以专科检查发现鼻中隔及鼻甲黏膜糜烂、溃疡、鼻中隔软骨部穿孔为依据，鼻塞、流涕、鼻灼痛、鼻衄等症状及鼻黏膜充血、肿胀、苍白等体征可作为诊断的参考。

（五）鉴别诊断

鼻中隔软骨部穿孔也可由氟盐、五氧化二钒等引起；或因梅毒、结核、外伤等原因造成，故需做好鉴别诊断。应结合患者的职业史、职业危害接触史、现场职业卫生学调查结果、职业健康监护以及临床专科就诊等资料进行综合分析与判断。

（六）治疗

1. 病因治疗

维生素C是六价铬的还原剂，可以降低六价铬的细胞内摄入，鼻腔局部可用10%维生素C溶液擦洗；硫代硫酸钠可以与金属铬形成无毒的硫化物，可用5%硫代硫酸钠软膏涂敷。

2. 对症处理

鼻腔可适当使用抗生素软膏，如果鼻甲黏膜糜烂溃疡引起鼻出血，可以使用微波、激光进行止血治疗，但操作时需防止发生医源性的鼻中隔软骨坏死所导致的鼻中隔穿孔。对已形成的鼻中隔穿孔可进行鼻中隔修补术。

四、牙酸蚀症

牙酸蚀症（dental erosion）是由长期接触各种酸雾或酸酐及其他酸性物质引起的牙体硬组织脱矿缺损。职业性牙酸蚀病是发生于生产和使用各种酸雾或酸酐的从业人员中的常见口腔疾病。随着社会的进步和劳动条件的改善，这种职业病患病人数开始减少。

（一）病因和病理

生产和使用酸性物质的行业很多，如生产三酸（硫酸、盐酸、硝酸）、蓄电池、电镀、酸洗等行业，都可接触各种酸雾、酸酐或其他酸性物质。大多数无机酸和有机酸均可以引起牙酸蚀。

牙体由牙釉质、牙本质、髓腔、牙髓以及牙骨质等组成。牙釉质是覆盖在牙面最外层的硬组织，矿化程度极高，是酸蚀症最先累及的部位，能够高度耐受摩擦力和咀嚼压力。它的组成包括无机物（95%）、有机物（0.4%~0.8%）以及水（4%），其中无机物主要以羟基磷灰石的形式存在。

在接触各种酸性物质的职业过程中，酸雾、酸酐或酸性粉尘进入口腔遇水形成酸，在酸性环境下釉质羟基磷灰石会发生脱矿，pH 5.5是脱矿的临界值。长期而缓慢的化学溶解，导致牙体硬组织变得脆弱、粗糙、易于磨损，甚至被破坏。此外，张口呼吸、不注意佩戴防护口罩、经常在工作场所吸烟等不良卫生习惯，以及个体牙齿的易感性，与牙酸蚀病的发生都有一定的关系。由于唾液可以稀释或清洁口腔内可引起酸蚀的物质，具有较为重要的缓冲能力，因而唾液是影响酸蚀过程的重要因素，对牙齿具有重要的保护作用。

（二）临床表现

职业性牙酸蚀病主要表现前牙区，即上、下颌的中切牙、侧切牙和尖牙，早期病变多发生于侧唇切端1/3。

1. 症状

①初期无自觉症状，继而逐渐出现牙齿过敏症状，表现为牙齿对冷、热、酸、甜等刺激敏感。②牙龈出血、牙周炎、牙痛、牙松动。③严重者出现牙髓炎症，牙齿折断、牙齿早失等症状。

2. 体征

①早期于前牙牙冠光滑面可见轻度脱钙现象，牙釉质表面出现浅碟状缺损，前牙切嵴呈槽状缺损且切缘变薄呈半透明状，通过变薄的切端可见淡黄色牙本质暴露，出现半透明牙。②重者牙冠大部分缺损，或仅留下残根，可有髓腔暴露和牙髓病变，牙齿折断、牙齿早失。

（三）诊断

依据《职业性牙酸蚀病的诊断》（GBZ 61—2015）进行诊断。

1. 诊断原则

根据较长时间接触酸雾、酸酐或其他酸性物质的职业史，以前牙硬组织损害为主的临床表现，结合现场职业卫生学调查结果，进行综合分析，排除其他牙齿硬组织疾病后，方可诊断。

2. 牙酸蚀的判定

（1）一级牙酸蚀（代号Ⅰ）

一级牙酸蚀仅有唇面牙釉质缺损，多见于侧唇切端1/3，切缘变薄、透亮；或唇面中部牙釉质呈弧形凹陷性缺损。缺损面表面光滑，与周围牙釉质无明显分界线。

（2）二级牙酸蚀（代号Ⅱ）

二级牙酸蚀时缺损达牙本质浅层，多呈斜坡状，从切缘起，削向牙冠唇面。暴露的牙本质呈黄色，周围可见较透明的牙釉质层。

（3）三级牙酸蚀（代号Ⅲ）

三级牙酸蚀缺损达牙本质深层，在缺损面暴露牙本质的中央，即相当于原髓腔部位，可见一圆形或椭圆形的棕黄色牙本质龋。但无髓腔暴露，也无牙髓病变。

（4）四级牙酸蚀（代号Ⅳ）

四级牙酸蚀缺损达牙本质深层，虽无髓腔暴露，但有牙髓病变；或缺损已达髓腔；或牙冠大部分缺损，仅留下残根。

3. 诊断分级

（1）壹度牙酸蚀病

前牙区有两个或两个以上牙齿为一级牙酸蚀，即为壹度牙酸蚀病。

（2）贰度牙酸蚀病

前牙区有两个或两个以上牙齿为二级或三级牙酸蚀，即为贰度牙酸蚀病。

（3）叁度牙酸蚀病

前牙区有两个或两个以上牙齿为四级牙酸蚀，即为叁度牙酸蚀病。

在一个人的口腔中，可同时存在多个不同酸蚀级的牙齿。牙酸蚀病的诊断分度应根据最严重酸蚀级的两个或两个以上牙齿来确定。如只有一个牙齿酸蚀级最严重，则要按第二个酸蚀级最严重的牙齿来确定其诊断分级。

诊断结论书写示例：职业性牙酸蚀病（壹度）。

4. 鉴别诊断

酸性食物、饮料、药物和某些疾病等非职业因素也可引起牙酸蚀病。牙齿本身的磨耗、磨损外伤、牙釉质发育不全、氟牙症、龋病、楔状缺损也可造成牙齿硬组织损害，应根据职业史、病史和临床特征一一进行鉴别。

（四）治疗

1. 针对牙本质过敏者

有牙本质过敏症状者，可给予含氟或防酸脱敏牙膏刷牙或含氟水漱口，必要时可用药物进行脱敏治疗。

2. 伴有牙髓炎、根尖周炎者

伴有牙髓炎、根尖周炎者，需进行抗炎处理，防止牙槽脓肿、骨髓炎及间隙感染等严重并发症的发生。

3. 不同分级牙酸蚀病的治疗

壹度牙酸蚀病是否要做牙体修复，可视具体情况决定；贰度牙酸蚀病应尽早做牙体修复；叁度牙酸蚀病可在治疗牙髓病及其并发症后再进行牙体修复。可采用相应的充填法或修复法，重建牙齿正常功能。

（五）预防

①努力改善工作环境，加强职业防护，尽量避免将牙齿暴露于酸性环境中。②可咀嚼无糖口香糖，促进唾液分泌，发挥唾液缓冲作用；平时使用含氟牙膏刷牙，用含氟漱口水漱口，增强牙齿对酸的抵抗力。

五、其他相关性疾病

（一）鼻窦气压伤

鼻窦气压伤（barotraumatic sinusitis），也称气压损伤性鼻窦炎或航空性鼻窦炎，是由外界气（水）压急剧升降时，鼻窦内气压不能随之发生相应的改变而造成的鼻窦内黏膜病变和鼻窦炎症性改变。该病多见于专业飞行员、跳伞员和潜水员，也可见于隧道作业工人。

1. 病因及发病机制

鼻窦为含气的骨性空腔，通过鼻窦开口与鼻、咽腔直接或间接相通。当外界气压发生改变时，鼻窦内空气可通过窦口与外界气压保持平衡。当气压急剧改变，或鼻腔内存在某些疾病，如鼻息肉、鼻窦炎等导致鼻窦开口阻塞，鼻窦内外的气体无法正常交通，鼻窦自我调节功能失去作用，以至于出现一系列病理改变。

各组鼻窦在解剖结构上存在的差异，使鼻窦气压伤的发生情况有较大区别，最易受损的是额窦，其次是上颌窦，筛窦和蝶窦受损相对少见。鼻窦内的负压可使黏膜发生充血肿胀、渗出或出血，严重者可发生黏膜出血、血肿甚至黏膜剥脱。

2. 临床表现

临床症状与窦口阻塞的严重程度呈正比，黏膜下层的出血可以将骨壁与黏膜软骨撕裂开，继而出现受累鼻窦区压痛和鼻腔血性分泌物等。轻者可感到鼻窦内部或周围闷胀感，1~2 d后症状缓解；重者可感到面部刀割样剧痛，继发感染后可出现脓涕及慢性鼻窦炎。

鼻腔检查可见黏膜充血肿胀，出现浆液血性分泌物；额窦区及上颌窦区疼痛；鼻窦CT显示窦腔积液、缩小、黏膜水肿增厚，少数患者会出现颅内积气等。

鼻窦气压伤的并发症虽不多见，但大多比较严重：颅腔积气、脑膜炎、皮下气肿、眶后气肿和眶后蜂窝织炎等均有报道。

3. 诊断

依据潜水或飞行的职业史，出现额窦区和上颌窦区的钝痛、面部麻木、鼻塞和鼻出血等症状，容易作出初步诊断。但是当病史与症状关系不明显时，需结合影像学检查（鼻腔鼻窦CT或MRI）来帮助确诊。

4. 治疗

原则上应尽快解决窦口堵塞的原因，恢复其通气功能，注意预防感染及并发症。

5. 预防

①选拔潜水与飞行员时，需注意避免患有严重鼻中隔偏曲、鼻息肉、鼻炎或鼻窦炎者。②进行航空医学知识宣教，存在急性上呼吸道感染未愈者，不

宜进行潜水或飞行作业。被选拔者应掌握咽鼓管通气法，如吞咽、打哈欠等动作。

（二）耳气压伤

耳气压伤（otic barotrauma），通常是由外界气压发生急剧的变化如飞行、潜水或高压氧治疗时，鼓室内气压不能随之改变，引起鼓室内外形成压力差所致的中耳及内耳损伤。临床较为常见的为气压损伤性中耳炎（barotitis media）。

1. 病因及发病机制

（1）咽鼓管功能障碍

咽鼓管功能状况在耳气压伤中起着重要作用。通常情况下咽鼓管处于关闭状态，当张口、吞咽、打呵欠、歌唱及用力擤鼻时咽鼓管瞬间开放以调节鼓室气压。当出现上呼吸道炎症、咽鼓管黏膜肿胀、鼻咽肿瘤、牙咬合不良等情况时，咽鼓管就无法在外界气压急剧变换时起到开放调节作用。

（2）外界气压变化剧烈

通常在飞机上升、鼓室内压力升高时不易发生中耳气压损伤。当飞机下降过快或潜水时下潜过快时，由于鼓室内形成负压状态，内外压力差较大，而吞咽动作或自行吹张无法使咽鼓管开放，往往可导致急性气压损伤性中耳炎。

2. 临床表现

①当飞机升高或潜水上浮时，鼓室内压力较外界气压为高，患者主要表现为耳内不适、耳闷、耳鸣或听力障碍。②飞机骤然下降或潜水时急速下潜，患者突感耳闷、耳内刺痛、耳鸣、耳聋；如果压力差继续增加，可以导致鼓膜破裂，同时出现面部疼痛。③可出现眩晕及恶心、呕吐等症状，少数还可引起感音性聋。

3. 专科检查

①耳镜下可见鼓膜充血、内陷，鼓室积液者可透过鼓膜见液平面或气泡；如鼓膜破裂，鼓室负压消失，耳痛即可缓解，检查可见鼓膜穿孔。②听力检查：纯音测听通常表现为传导性听力下降，少数出现混合性听力下降，声导抗测试鼓室图表现为C型或B型曲线。

4. 诊断

近期存在潜水或乘飞机经历，同时具有耳闷、耳痛以及听力下降病史，结合专科检查的相应异常结果，即可诊断。但需要与大疱性鼓膜炎相鉴别。

5. 治疗

①恢复鼓室内外气压平衡，必要时施行咽鼓管吹张术。②急性期使用减充血剂，如1%麻黄素滴鼻剂。应用抗生素，以防继发感染。③鼓室积液或积血者，可行鼓膜穿刺、鼓膜切开术或激光鼓膜打孔术。窗膜破裂者应行鼓室探查及窗膜修补术。

6. 预防

患有上呼吸道炎症、鼻和鼻咽部肿瘤等疾病者，要注意避免潜水或飞行活动；在外界气压发生急剧变化时，可不断做吞咽动作，如嚼口香糖、打呵欠或捏鼻闭口鼓气，促使咽鼓管开放。

参考文献

[1] Oishi N, Schacht J. Emerging treatments for noise-induced hearing loss[J]. Expert Opin Emerg Drugs, 2011, 16(2): 235-245.

[2] Basner M, Babisch W, Davis A, et al. Auditory and non-auditory effects of noise on health[J]. Lancet, 2014, 383(9925): 1325-1332.

[3] Mahboubi H, Zardouz S, Oliaei S, et al. Noise-induced hearing threshold shift among US adults and implications for noise-induced hearing loss: National Health and Nutrition Examination Surveys[J]. Eur Arch Otorhinolaryngol, 2013, 270(2): 461-467.

[4] Pawlaczyk-Luszczynska M, Dudarewicz A, Zaborowski K, et al. Noise induced hearing loss: research in Central, Eastern and South-Eastern Europe and Newly Independent States[J]. Noise Health, 2013, 15(62): 55-66.

[5] Dai Q, Xue X, Yan X, et al. Noise-induced hearing loss and cell mechanism of pathophysiology[J]. Zhonghua Er Bi Yan Hou Tou Jing Wai Ke Za Zhi, 2014, 49(7): 610-613.

[6] Wang B, Hu B, Yang S. Cell junction proteins within the cochlea: A review of recent research[J]. J Otol, 2015, 10(4): 131-135.

[7] Yu YQ, Yang HA, Xiao M, et al. Genetic Effects on Sensorineural Hearing Loss and Evidence-based Treatment for Sensorineural Hearing Loss[J]. Chin Med Sci J, 2015, 30(3): 179-188.

[8] Kowalski TJ, Pawelczyk M, Rajkowska E, et al. Genetic variants of CDH23 associated with noise-induced hearing loss[J]. Otol Neurotol, 2014, 35(2): 358-365.

[9] Wilson T, Omelchenko I, Foster S, et al. JAK2/STAT3 inhibition attenuates noise-induced hearing loss[J]. PLoS One, 2014, 9(10): e108276.

[10] 朱恒涛,管俐娜,江红群.噪声性耳聋病理机制的研究进展[J].中华耳科学杂志,2016,14(5):681-685.

[11] 卫生部职业病诊断标准专业委员会.职业性噪声聋的诊断:GBZ 49—2014[S].北京:中国标准出版社,2014.

[12] 职业健康监护技术规范:GBZ 188—2014[S].北京:中国标准出版社,2014.

[13] 王建新.瞬间的职业损伤——《职业性爆震聋的诊断》解读[J].中国卫生标准管理,2011,2(3):24-27.

[14] 刘彤,陈梓龙,祝晓芬.爆震性耳聋的研究概况[J].中国临床新医学,2017,10(7):707-710.

[15] 卫生部职业病诊断标准专业委员会.职业性爆震聋的诊断:GBZ /T 238—2011[S].北京:中国标准出版社,2011.

[16] 冉文婧,王永义.职业性铬鼻病[J].中国工业医学杂志,2013,26(5):357-359.

[17] 周珍,王卫,孟敏华,等.职业性铬鼻病37例临床分析[J].临床耳鼻咽喉头颈外科杂志,2010,24(8):373.

[18] 孙荣,吴继明,王永红,等.铬接触人员鼻部损害的健康调查与健康管理实施的探讨[J].重庆医学,2010,39(3):309-310.

[19] 职业性铬鼻病的诊断:GBZ 12—2014[S].北京:中国标准出版社,2014.

[20] 卢友光.牙酸蚀症[J].中国实用口腔科杂志,2014,7(7):394-398.

[21] Arnadottir IB, Holbrook WP, Eggertsson H, et al. Prevalence of dental erosion in children: a national survey[J]. Community Dent Oral Epidemiol, 2010, 38(6): 521-526.

[22] 职业性牙酸蚀病的诊断:GBZ 61—2015[S].北京:中国标准出版社,2015.

[23] Batra PS. Evidence-based practice: balloon catheter dilation in rhinology[J]. Otolaryngol Clin North Am, 2012, 45(5): 993-1004.

[24] Bourolias C, Gkotsis A. Sphenoid sinus barotrauma after free diving[J]. Am J Otolaryngol, 2011, 32(2): 159-161.

[25] Sonmez G, Uzun G, Mutluoglu M, et al. Paranasal sinus mucosal hypertrophy in experienced divers[J]. Aviat Space Environ Med, 2011, 82(10): 992-994.

[26] 徐先荣.鼻窦气压伤——一种特殊的鼻科疾病[J].临床耳鼻咽喉头颈外科杂志,2010,24(17):769-771.

[27] Jeong JH, Kim K, Cho SH, et al. Sphenoid sinus barotrauma after scuba diving[J]. Am J Otolaryngol, 2012, 33(4): 477-480.

[28] Skevas T, Baumann I, Bruckner T, et al. Medical and surgical treatment in divers with chronic rhinosinusitis and paranasal sinus barotrauma[J]. Eur Arch Otorhinolaryngol, 2012, 269(3): 853-860.

[29] 徐先荣,龚维熙,刘华凤.耳气压伤的研究概况[J].临床耳鼻咽喉科杂志,2001,15(7):332-334.

[30] 徐先荣,张扬,马晓莉.对耳气压伤的再认识[J].空军总医院学报,2008,24(2):100-103.

[31] 吴家林,郑章清,王先桥,等.大气压变化对咽鼓管通气阻力的影响及耳气压伤的预防[J].中华航空航天医学杂志,2006,17(1):18-21.
[32] 郑章清,吴家林,周谓清,等.经面罩鼻腔充气预防气压损伤性中耳炎[J].中华航海医学与高气压医学杂志,2006,13(4):封3-封4.

（白莹，吴昊）

第六章　物理因素所致职业病

第一节　物理因素及其危害

随着工农业生产的发展，机械化生产设备的使用越来越多，物理因素对人体健康的影响越来越突出。劳动者在职业活动过程中接触的与健康相关的物理因素主要有：气象条件（如气温、气湿、气流、气压），噪声和振动，非电离电磁辐射（如紫外线、可见光、红外线、激光、工频电磁场、高频电磁场、超高频电磁场、微波），电离辐射（如X射线、γ射线）。

与化学因素相比，物理因素具有以下特点。

一、存在范围广

作业场所中常见的物理因素，除了激光是人工产生的，其他因素在自然界中均有存在。有些因素是人体生理活动所必需的外部条件，如气温、气压等。因此，对于物理因素，除了研究其不良影响或危害以外，还应研究其“适宜”的范围，为劳动者创造良好的工作环境。

二、具有特定物理参数

每一种物理因素都具有特定的物理参数，如表示气温的温度、振动的频率和速度、电磁辐射的能量或强度等。这些参数决定了物理因素能否对人体造成危害以及危害程度的大小。

三、具有明确来源

作业场所中的物理因素一般有明确的来源，当产生物理因素的装置处于工作状态时，其产生的因素可能对人体健康造成危害。一旦装置停止工作，相应的物理因素消失，不会造成健康损害。

四、强度不均匀

作业场所空间中物理因素的强度一般是不均匀的，多以发生装置为中心，向四周传播。如果没有阻挡，则随距离的增加呈指数关系衰减。

五、不同传播形式

有些物理因素，如噪声、微波等，可有连续波和脉冲波两种传播形式。不同的传播形式使得这些因素对人体的危害程度会有较大差异。

六、人体损害效应与物理参数之间不呈直线相关关系

通常情况下，物理因素对人体的损害效应与物理参数之间不呈直线的相关关系，而是常表现为在某一强度范围内对人体无害，高于或低于这一范围才会对人体产生不良影响，并且影响的部位和表现形式可能完全不同。例如正常气温与气压对人体生理功能是无害的，而高温可引起中暑，低温可引起冻伤或冻僵；高气压可引起减压病，低气压可引起高山病等。

七、绝大多数物理因素在脱离接触后，体内无残留

除某些放射性物质进入人体可以产生内照射以外，绝大多数物理因素在脱离接触后，体内便不再残留。因此对物理因素所致损伤或疾病的治疗，不需要采用“驱除”或“排出”的方法，而主要是针对损害的组织器官和病变特点采取相应的治疗措施。

八、其他

机体在接触物理因素后，大都会产生适应现象，比如：高温、低气温、噪声。一方面，可以利用此适应现象来保护职业人群，但另一方面，这种保护现象仅在一定的范围内有效，不能忽视积极的预防策略。

根据物理因素的特点，预防这类有害因素的措施不是消除或替代，而应是

采取措施将其控制在一定范围内。如果由于某些原因，作业场所的物理因素超出正常范围且对人体健康构成危害，而采取技术措施和个人防护又难以达到要求时，需采用缩短接触时间的办法来保护劳动者的健康。

参考文献

[1] 孙贵范. 职业卫生与职业医学[M]. 7版. 北京：人民卫生出版社，2013.

（倪春辉）

第二节　高温、低温危害

一、高温

生产环境的气象条件主要指气温、气湿、气流和热辐射等，受外界环境气象条件和生产条件双重影响，即使是在生产场所中同一车间的不同地点、一日内的不同时间，气象条件都可存在明显差异。生产环境中气温取决于大气温度、太阳辐射和生产过程中的热源（如各种冶炼炉、窑、加热的物体、化学反应釜等）、机器转动产热、人体散热等，这些因素均可使气温上升。

气湿分绝对湿度和相对湿度（relative humidity，RH），生产环境中的气湿常以相对湿度表示。相对湿度高于80%称为高气湿，低于30%称为低气湿。

生产环境中的气流除受外环境风力影响外，主要与车间内的热源有关。热源使空气加热而上升，室外冷空气从厂房门窗和下部空隙进入室内，造成空气对流。室内外温差愈大，产生的气流愈大。

物体因本身的温度而以电磁辐射向外散发能量的方式被称为热辐射，主要是红外线和部分可见光。太阳辐射及生产环境中的各种热炉、开放性火焰、融化的金属等热源均能放出大量的辐射热。当周围物体表面温度超过人体体表温度时，周围物体向人体发射一定的热辐射，使人体受热，称为正辐射。相反，人体体表温度高于周围物体表面温度时，人体向周围物体辐射而散热，称为负辐射。

（一）高温作业

高温作业，指有高气温，或有强烈的热辐射，或伴有高气湿（相对湿度≥80%）的异常作业条件、湿球黑球温度指数（WBGT指数）超过规定限值的作业。当工作场所有生产性热源，其散热量>23 W/（m^3·h）或84 KJ/（m^3·h）的车间属于高温车间；当室外实际出现本地区夏季室外通风设计温度的气温时，其工作场所的气温高于室外2 ℃或2 ℃以上的作业属于高温作业。高温作业可分为3类，其特点及常见的作业环境见表6–1。

表6–1 高温作业类型及特点

高温作业类型	气象特点	常见作业环境
高温、强热辐射作业	干热环境：气温高、热辐射强度大，相对湿度较低	冶金行业的炼钢、炼焦、炼铁、轧钢和机械制造工业的铸造、锻造、热处理等车间；玻璃、陶瓷、搪瓷、砖瓦等工业窑炉车间；轮船和火力发电的锅炉间等
高温、高湿作业	湿热环境：高气温、高气湿，而热辐射强度不大	印染、缫丝、造纸等工业中的液体加热或蒸煮车间；机械行业的酸洗、电镀以及屠宰车间、潮湿矿井等
夏季露天作业	高气温、太阳热辐射强度大，存在被加热的地面和周围物体的二次热辐射	夏季午间烈日下的田间农业劳动；建筑工地、石油和天然气开采等户外作业；部队夏季室外或野外训练等

（二）高温作业对机体生理功能的影响

高温作业时，机体可出现一系列生理功能变化，其主要表现为体温调节、水盐代谢、循环系统、消化系统、神经系统和泌尿系统等的适应性调节。

1. 体温调节

高温作业者的体温调节受生产环境气象条件和劳动强度的共同影响。在气象条件诸多因素中，气温和热辐射起主要作用。气温以对流方式作用于体表，经血液循环使全身加热。热辐射则直接加热机体深部组织。体力劳动时，随劳动强度增加和时间延长，体内产热不断增加，极重体力劳动时产生的热量是静息状态下的20倍。这些内外环境的热负荷使人体获热。

人体的体温调节中枢位于下丘脑，当流过体温中枢的血液温度（中心温度）增高时，在体温中枢的调节下，可出现皮肤血管扩张，大量血液流向体表，使皮肤温度上升，通过对流、热辐射和汗液蒸发散热，同时产热会稍降低，维持正常体温。中心体温一般以直肠温度来表示，38 ℃是高温作业人员生理应激体温的上限值。

当环境温度高于皮肤温度（一般以平均皮肤温度35 ℃为界）时，机体只能通过汗液蒸发散热，每蒸发1 L的汗液，散热2 346 KJ。湿热环境可降低蒸发散热的效率，如果相对湿度达90%~95%，蒸发散热能量基本为0。若环境受热和机体产热明显超过散热时，机体会产生热蓄积，体温可能上升。蓄热过量，超出体温调节能力，可因机体过热发生中暑。

2. 水盐代谢

在高温环境下从事重体力劳动时，出汗量明显增加。一个工作日出汗量

6 L为生理最高限度，失水不应超过体重的1.5%。汗液主要成分是水，约占99%，固体成分不到1%。固体成分中大部分为氯化钠以及少量的氯化钾、尿素及水溶性维生素等。大量出汗造成水盐大量丢失，可致水盐代谢障碍，导致热痉挛的发生。

机体出汗量取决于气温、气湿、热辐射和劳动强度，因此出汗量可作为评估高温作业者受热程度和劳动强度的综合指标。高温作业者大量出汗可造成盐的大量丢失，每日失盐量可达20~25 g，而正常人每天摄取食盐10~20 g，故易出现体内缺盐。体内缺盐时尿中的盐含量明显减少，因此尿盐含量可作为判断体内是否缺盐的指标。在正常饮食条件下从事轻劳动的人，尿盐量为10~15 g/24 h，如果尿盐含量降至5 g/24 h以下，则表示有缺盐的可能。所以高温作业人员在补充水分的同时，应适当补充盐分。

3. 循环系统

高温环境下从事体力劳动时，机体大量出汗使血液浓缩，血黏稠度加大，且有效循环血量减少；为增加散热，皮肤血管扩张，末梢循环血量增加，使血液重新分配；为适应劳动需求，工作肌群也需足量的血液灌注。这些血液供求矛盾均可引起心跳加快和心排血量加大，使心肌负荷加重。长期从事高温作业者可出现心脏代偿性肥大。

高温作业时，皮肤血管扩张，末梢阻力下降，血压降低，但体力劳动又可使血压上升。机体出现收缩压增高而舒张压相对稳定、脉压差增大的表现，属于生理适应表现。当高温作业者心率已经增加到最高值，而机体蓄热仍然在不断增加，机体已无法通过提高心排血量来维持血压时，则会导致热衰竭。

4. 消化系统

高温作业时，由于出汗丢失大量水和盐，血容量减少，高温导致大量的血液流向皮肤，导致血液重新分配；消化道血液供应减少，导致胃液分泌减少，酸度降低，大量饮水又可造成胃液稀释，从而造成机体消化功能降低，胃肠道蠕动减慢，唾液分泌明显减少。因此，高温作业人员消化不良、食欲不振、消化系统疾病患病率增高。

5. 泌尿系统

高温作业时机体大部分水分由汗腺排出，以及有效血容量减少，使肾血流量和肾小球滤过率下降，尿量减少，尿液大大浓缩，肾负荷加重，可发生肾功能不全、蛋白尿、红细胞管型等症状。

6. 神经系统

高温作业可使中枢神经系统出现抑制，表现为肌肉工作能力低下，动作的准确性和协调性、反应速度及注意力等下降，工作效率降低，易引发工伤事故。

（三）热适应

热适应（heat acclimatization）是指人在热环境中工作一段时间后对热负荷产生适应的现象。一般在高温环境中每天工作2 h以上，连续1~2周后，机体可产生热适应。从事同等强度的劳动，热适应者心脏排血量和出汗量均增加，出汗散热量是热适应前的2倍，汗液中无机盐含量减少1/10；皮肤温度和中心体温先后降低；心率与热适应前比明显下降。研究发现热适应者可合成热应激蛋白（heat shock protein，HSP），保护机体细胞免受高温致死性损伤。热适应者对热的耐受能力增强，可提高劳动生产率，防止中暑的发生。但热适应有一定限度，超出适应限度则可引起生理功能的紊乱，甚至发生中暑。脱离高温环境1周左右，热适应可消退。

（四）中暑

中暑是在高温环境下机体因热平衡破坏和（或）水盐代谢紊乱等引起的一种以中枢神经系统和（或）心血管系统功能障碍为主要表现的急性疾病。环境温度高、湿度大、气流小、热辐射强、劳动强度大、劳动时间过长是中暑的主要致病因素。体弱、肥胖、睡眠不足、未产生热适应都易诱发中暑。患有心血管疾病、糖尿病、中枢或周围神经系统疾病者对高温的调节能力比较低，容易中暑。在目前全球气候变暖的背景下，中暑的发病率有上升趋势。

1. 发病机制与临床表现

中暑按发病机制可分为3种类型，即热射病（heat stroke）、热痉挛（heat cramp）、热衰竭（heat exhaustion）。这种分类是相对的，临床上往往难以区分，可以单一类型出现，亦可多种类型并存，在我国职业病名单中统称为中暑。

（1）热射病

热射病常见于高温高湿环境下进行高强度训练或从事重体力劳动者，高温作业致体内蓄热，体温调节功能紊乱导致散热途径受阻、蓄热加剧、神经系统损伤、代谢失调、凝血功能紊乱、多器官衰竭等。热射病的主要临床表现为多数患者起病急，在高温环境中突然发病，少数有数小时至1 d左右的前驱期，典型症状为急骤高热，体温高达40 ℃以上，直肠温度可达46.5 ℃。开始时大量出汗，随后出现“无汗”，可伴有皮肤干热、意识障碍、嗜睡、脉搏快而无力（160~180次/分）、呼吸表浅等症状。如抢救不及时，可因循环、呼吸、肝肾功能等多器官衰竭、脑水肿或弥漫性血管内凝血而死亡，死亡率达5%~30%。50岁以上热射病患者死亡率可高达80%。由于日射病的发病机制、病理及临床表现与热射病基本相同，因而将日射病归于热射病中。

（2）热痉挛

高温作业致人体大量出汗造成钠、氯、钾等严重丢失，水和电解质平衡紊乱，引起神经肌肉产生自发性冲动，出现短暂、间歇发作的肌肉痉挛。热痉挛的主要临床表现为明显肌肉痉挛伴收缩痛。肌痉挛好发于活动较多的四肢肌肉及腹肌，尤以腓肠肌较为多见，严重时出现腓肠肌强直性抽搐、剧痛。痉挛常呈对称性，时而发作、时而缓解。患者意识清楚，一般体温正常。热痉挛常发生于初次进入高温环境工作，或运动量过大，大量出汗但仅补水者。

（3）热衰竭（热晕厥、热虚脱）

热衰竭发病机制尚不明确，多认为其是在热应激情况下，体液、体钠丢失过多，水电解质紊乱导致的以血容量不足为特征的一组临床综合征，常见于老人或心血管疾病患者。热衰竭的主要临床表现为起病迅速，头昏、头痛、多汗、口渴、恶心、呕吐、面色苍白，继之可出现皮肤湿冷、血压下降、脉搏细弱、晕厥症状等。患者体温正常或稍高，一般不引起循环衰竭。热衰竭如得不到及时诊治，可发展为热射病。如果热衰竭发生后经过处理，症状缓解后马上回到高温作业工作，也容易发生热射病。

2. 诊断

根据高温作业人员的职业史，出现以体温升高、肌肉痉挛、晕厥、意识障碍为主的临床表现，结合实验室辅助检查结果，参考工作场所职业卫生学调查资料，综合分析，排除其他临床表现类似的疾病，根据《职业性中暑诊断标准》（GBZ 41—2018）可做出诊断。

（1）中暑先兆

在高温环境工作一定时间后，出现头昏、头痛、口渴、多汗、全身疲乏、心悸、注意力不集中、动作不协调等症状，体温正常或略升高（不超过38.5 ℃），尚能坚持工作。

（2）中暑诊断及分级标准

①轻症中暑指除中暑先兆的症状加重外，出现面色潮红、大量出汗、脉搏

快速等表现，体温升高至38.5 ℃以上。②重症中暑可分为热射病、热痉挛和热衰竭3型，也可出现混合型。热痉挛：在高温作业场所剧烈活动后，出现大量出汗、头晕、头痛等症状，并出现短暂、间歇发作的肌肉痉挛，伴有收缩痛，多见于四肢肌肉、咀嚼肌及腹肌，呈对称性；体温一般正常；无中枢神经系统损害表现。热衰竭：在高温作业场所工作一定时间后，出现以血容量不足为特征的一组临床综合征，如多汗、头晕、头痛、乏力、心率明显增加、低血压、晕厥等；体温升高但不超过40 ℃；无神经系统损害表现；实验室检查可见血细胞比容增高、高钠血症、氮质血症或肝功能异常。热射病（包括日射病）：在高温作业场所体力活动数小时后，出现以体温明显增高及意识障碍为主的临床表现，表现为皮肤干热、无汗、体温高达40 ℃以上、谵妄、昏迷等症状；可伴有全身性癫痫样发作、横纹肌溶解、多器官功能障碍综合征。

当诊断为职业性重症中暑时，应注明具体疾病名称，如“职业性重症中暑（热痉挛）”。

3. 治疗

（1）治疗原则

①立即脱离高温环境，到通风阴凉处休息，并给予含盐清凉饮料及对症处理；②迅速予以物理降温和（或）药物降温，并持续监测体温；③积极纠正水电解质紊乱、扩充血容量、防止休克、预防继发感染；④保护重要脏器功能，给予呼吸循环支持，改善微循环，对出现肝肾衰竭、横纹肌溶解者，早期予以血液净化治疗。

热痉挛、热衰竭患者经及时处理，一般可很快恢复，不必调离原作业；热射病患者常遗留神经系统后遗症，如需劳动能力鉴定，按《劳动能力鉴定职工工伤与职业病致残等级》（GB/T 16180）处理。

（2）治疗措施

中暑采用降温治疗。快速降温是治疗的基础，降温的速度决定重症中暑患者的预后，一般要求直肠温度在10~40 min迅速降至39 ℃以下，2 h之内降至38.5 ℃以下。目前也有人主张降低热射病患者体温的最佳时间段为“黄金半小时”。通常采用物理与药物降温、体外与体内降温相结合的方式达到快速降温的目的。

①体外降温：将患者转移到通风良好的低温环境，脱去衣服，同时进行皮肤肌肉按摩，促进散热。对意识清醒患者，可将患者身体尽可能多地浸入冷水中，并且不停地搅动水，以保持皮肤表面有冷水，在头顶部周围放置用湿毛巾包裹的冰块。此法能在20 min内将体温从43.3 ℃降至40.0 ℃以下。对意识障碍患者采用蒸发散热降温，可用15 ℃冷水反复擦拭皮肤或用电风扇或空气调节

器散热降温。直肠温度降至38.5 ℃时，应停止体外降温。②体内降温：体外降温无效者，用冰盐水进行胃或直肠灌洗；用无菌生理盐水进行腹腔灌洗；用连续性静脉-静脉血液滤过，持续血滤，可迅速降温。③药物降温：物理降温最好能与药物降温同时进行，因物理降温易引起皮肤血管收缩和肌肉震颤，血管收缩影响散热，而肌肉震颤会增加产热。应用解热镇痛药水杨酸盐治疗中暑是无效的，而且可能有害。首选氯丙嗪，其药理作用主要为影响体温调节中枢，使产热减少；扩张周围血管，加速散热；松弛肌肉、减少肌肉震颤；增强机体耐受缺氧能力等。氯丙嗪25~50 mg溶于500 mL生理盐水中静脉滴注，视病情于1~2 h滴注完毕。病情危重者，可用氯丙嗪25 mg和异丙嗪25 mg溶于100~200 mL生理盐水中静脉滴注，10~20 min滴注完毕。如2 h内体温没有下降，可按上述方法重复给药一次。在药物降温过程中，应加强护理，密切观察体温、血压和心脏等情况，如发现血压下降或肛温降至38 ℃左右，应立即停止给药，以免体温过低而发生虚脱。

纠正水电解质平衡紊乱。水和盐的补入量视病情而定。补液量24 h内控制在1 000~2 000 mL为宜，一般不超过3 000 mL。补液不宜过快，以免引发肺水肿和心功能不全。

适量补充维生素C和维生素B_1，积极防治休克、脑水肿，保护肝肾功能等，也可考虑用中西医结合的方法进行对症治疗。

（五）防暑降温措施

1. 高温作业卫生标准

我国《工业场所有害因素职业接触限值 第2部分：物理因素》（GBZ 2.2—2007）、《工业企业设计卫生标准》（GBZ 1—2010）中，以湿球黑球温度指数（WBGT指数）综合评价人体接触作业环境热负荷。其中规定：接触时间率每减少25%，WBGT限值增加1 ℃~2 ℃，见表6-2。对以湿度为主要要求的空气调

表6-2 工作场所不同体力劳动强度WBGT限值（℃）

接触时间率（%）	体力劳动强度			
	Ⅰ	Ⅱ	Ⅲ	Ⅳ
100	30	28	26	25
75	31	29	28	26
50	32	30	29	28
25	33	32	31	30

注：本地区室外通风设计温度≥30 ℃的地区，WBGT限值增加1 ℃。

节车间，空气气温、湿度卫生要求为：当相对湿度为55%、65%、75%、85%、>85%时，气温分别不得超过30 ℃、29 ℃、28 ℃、27 ℃和26 ℃。

2. 技术措施

（1）合理设计工艺流程

科学合理地设计工艺流程，改进生产设备和操作方法，提高生产的机械化、自动化水平，减少工人接触高温作业机会，是防暑降温的根本措施。

（2）合理地布置热源

应将热源尽可能地设置在车间外；以利用热压为主的自然通风车间，热源尽可能地布置在天窗下面；以采用穿堂风为主的自然通风车间，热源应尽量布置在夏季主导风向的下风侧；工人操作岗位的设置应便于采取降温措施。

（3）隔热

隔热（heat isolation）是防暑降温的一项重要措施，是降低热辐射的有效方法，分热绝缘和热屏挡2类。热绝缘是采用石棉、草灰、硅藻土、玻璃纤维等导热系数小的阻燃材料，将热源体外包裹，使热源通过对流和热辐射散发的热量减少。热屏挡是利用水或导水屏挡、石棉屏挡进行隔热，可有效地降低热辐射强度，如瀑布水幕、循环水炉门等。

（4）通风降温

①自然通风：自然通风是充分利用风压和热压，科学合理地设置车间的进、出风口，使自然通风发挥最大效能。对于热源集中或单一的车间，可在热源的上方设置排气罩，使受热的空气直接经排气管和风帽排出。②机械通风：在自然通风不能满足降温需求或生产上要求车间保持一定温度、湿度的情况下，可使用机械通风（mechanical ventilation），如风扇、喷雾风扇、空气淋浴等。

3. 保健措施

（1）供应含盐饮料和补充营养

饮用含盐饮料是高温作业工人补充水分和盐的最佳方法，补入量应与出汗所丢失的水、盐量相等。一般每人每日供水3~5 L，盐20 g左右，如三餐膳食中已供盐12~15 g，饮料中只需补盐8~10 g。对于8 h工作日内出汗量<4 L者，不一定需从饮料中补盐。饮料含盐量以0.15%~0.2%为宜，饮水应少量多次。高温作业者热能消耗较大，故热能供给应较一般作业人员增加10%。蛋白质供给应增加到占总热量的14%~15%为宜。应适量补充水溶性维生素等。

（2）个人防护

高温作业的工作服应用耐热、导热系数小而透气性好的织物制成。工作服宜宽大而不影响操作。在热辐射强的环境工作，应穿白帆布或铝箔制成的工作服。按不同作业要求，可戴工作帽、防护眼镜、手套、面罩、鞋盖、护腿等个人防护用品。户外作业者也可在暴露于高温前涂抹防晒霜。

（3）加强医疗预防工作

对高温作业工人进行就业前和入暑前的健康检查，凡有心血管系统器质性疾病、持久性高血压、中枢神经系统器质性疾病，明显呼吸系统、消化系统或内分泌系统以及明显肝、肾疾病者均不宜从事高温作业。

卫生部与中国气象局联合发布《高温中暑事件卫生应急预案》，规定自2007年8月1日起，每年6月1日至当年9月30日对中暑进行监测，并将其列入突发公共卫生事件报告系统，各级各类医疗机构、疾病预防控制中心的相关工作人员和乡村医生、个体开业医生均为高温中暑事件的责任报告人。

4. 组织措施

用人单位要严格遵守国家有关高温作业卫生标准，做好夏季高温作业环境的防暑降温工作。适当调整夏季高温作业劳动和休息制度，尽可能缩短劳动持续时间，增加工间休息次数，延长工休时间，特别是午休时间等。当作业地点气温≥37 ℃时，在采用综合性防暑降温措施的同时，缩短作业时间。高温车间的休息室温度不得高于室外气温，如有空调休息室，其温度应在25 ℃~27 ℃。做好预防高温危害的宣传教育工作，制订夏季防高温中暑应急预案，确保员工出现中暑等紧急情况时，能迅速有效地启动应急救援工作，最大限度地保障员工的身体和生命安全。

二、低温

（一）定义及分级

低温作业是指生产劳动过程中，工作地点平均气温等于或低于5 ℃的作业。按照工作地点的温度和低温作业时间率，可将低温作业分为4级，级数越高，冷强度越大，见表6-3。低温作业时间率是指一个劳动日中，在低温环境下净劳动时间占工作日总时间的百分率，即：低温作业时间率（%）=[低温作业时间（min）/工作总时间（min）]×100%。

低温作业对机体的影响不单纯取决于环境的低气温程度，还取决于低温环境中人体防寒保暖程度、体力活动程度、饮食及健康状况间的关系，即低气温与其作用于人体状态间的相互关系——冷作用强度。同时，与高气温作业一样，低温作业除了温度之外，还受到作业环境中湿度和风速的影响，风大可增

表6–3　低温作业分级

低温作业时间率/%	低温范围/℃					
	0~5	−5~0	−10~−5	−15~−10	−20~−15	<−20
≤25	Ⅰ	Ⅰ	Ⅰ	Ⅱ	Ⅱ	Ⅲ
25~50	Ⅰ	Ⅰ	Ⅱ	Ⅱ	Ⅲ	Ⅲ
50~75	Ⅰ	Ⅱ	Ⅱ	Ⅲ	Ⅲ	Ⅳ
>75	Ⅱ	Ⅱ	Ⅲ	Ⅲ	Ⅳ	Ⅳ

注：1. 凡低温作业地点空气相对湿度平均≥80%的工种应在本标准基础上提高一级。
2. 本表摘自中华人民共和国标准《低温作业分级》（GB/T 14440—1993）。

加对流散热，湿度高可增加传导散热。因此，在测定温度的同时，还须对作业环境中的相对湿度进行测量。如果低温作业地点空气平均相对湿度≥80%，可在分级标准基础上提高一级。

（二）低温接触机会

低温作业主要包括寒冷季节从事室外或室内无采暖设备的作业、各类冬季野外作业、冷水作业、高山高原作业、潜水作业、低温恒温车间和冷库作业等。涉及行业广泛，如林业、渔业、农业、矿业、建筑业、制造业、地质勘探、野外考察、服务业等。近年来，冷库和低温车间作业人员明显增加。

（三）低温作业对健康的影响

1. 体温调节

寒冷刺激皮肤冷感受器发放神经冲动传入到脊髓和下丘脑，反射性引起皮肤血管收缩、寒战、立毛及动员贮存的脂肪和糖。血液由于外周血管收缩而转向流入深部组织，热量因此不易散失。寒战、脂肪和糖动员也使得代谢产热增加，体温能够维持恒定。人体具有适应寒冷的能力，但有一定的限度。如果在寒冷（−5 ℃以下）环境下工作时间过长，或浸于冷水中（使皮肤温度及中心体温迅速下降），超过人体适应能力，体温调节发生障碍，则体温降低，甚至出现体温过低，影响机体功能。

2. 中枢神经系统

低温条件下，脑内高能磷酸化合物代谢降低。可出现神经兴奋与传导能力减弱，并与体温有直接的关系，如体温为32.2 ℃~35 ℃时，可见手脚不灵、运动失调、注意力不集中、反应减慢及发音困难。寒冷引起的这些神经效应使低温作业工人易受机械和事故的伤害。

3. 心血管系统

低温作用初期，心率加快，心排血量增加，后期则心率减慢，心排血量减少。体温过低并不降低心肌收缩力而影响心肌的传导系统。房室结的传导障碍表现为进展性心动过缓，进而出现心收缩不全。传导障碍可在心电图上有明显变化。

4. 体温过低

暴露于低温环境使人体热损失过多，深部体温（口温、肛温）下降到生理可耐限度以下，从而产生低温的不舒适症状，症状的轻重与体温有关。一般将中心体温下降到35 ℃及以下的称为体温过低，可出现明显寒战；降到34 ℃时血压下降，意识受到影响；下降到33 ℃时，呼吸次数降低、心率减少、血压下降，称为重症低体温；下降到31 ℃~32 ℃时，测量不到血压，意识不清，寒战消失，瞳孔散大；下降到29 ℃~30℃时，意识逐渐消失、肌肉僵直、脉搏呼吸减弱；下降到28 ℃可出现心室颤动，生命垂危；下降到20 ℃，心脏骤停。在寒冷环境中，大量血液由外周流向内脏器官，中心和外周之间形成很大的温度梯度，所以中心体温尚未过低时，易出现四肢或面部的局部冻伤。

（四）低温作业疾病的分类与诊断

1. 分类

由低温引起的人体损伤称为冷伤（cold injury），按照冷伤的范围分为全身性（即低体温或冻僵）和局部性冷伤；局部性冷伤又可按照损伤性质分为冻结性冷伤（即冻伤）和非冻结性冷伤。冻结性冷伤多由冰点以下低温造成，多发生在野外突遇暴风雪、落入冰雪中或工作中不慎受制冷剂（液氮、固体CO_2）损伤等。非冻结性冷伤是由0 ℃~10 ℃的低温加潮湿条件造成的，常有冻疮、战壕足（浸渍足）等表现，在我国一般发生于冬季或早春，长江流域比北方多见。

2. 诊断

发生职业性冻伤者，依据《职业性冻伤的诊断》（GBZ 278—2016）进行诊断。该标准不适用于非冻结性冷伤和低体温的诊断。

（1）诊断原则

根据明确的在低于0 ℃的寒冷环境中的作业史，或短时间接触介质（制冷剂、液态气体等）的职业史，具有受冻部位冻结时和（或）融化后的临床表现，参考工作场所职业卫生学调查以及实验室检查结果，进行综合分析，并排除其他原因所致类似疾病，方可诊断。

（2）冻伤的分度

Ⅰ度冻伤：伤及表皮，局部红、肿、热、痛，有发痒、刺痛等感觉异常，无水疱。数日可痊愈，无瘢痕。

Ⅱ度冻伤：损伤达真皮层。除上述症状外，局部红肿明显，伴水疱形成，疱液为清亮或血性液体。局部疼痛较剧烈，但感觉迟钝。1~2日内疱内液体吸收，局部成痂，如无感染，2~3周后脱痂愈合，少有瘢痕；如并发感染，则创面形成溃疡，愈合后有瘢痕。

Ⅲ度冻伤：损伤皮肤全层或深达皮下组织。创面由苍白变成黑褐色，感觉消失，周围有红肿、疼痛，可出现血性水疱。如无感染，坏死组织干燥成痂，一般经4~6周形成分界线，脱痂后遗留肉芽溃疡面，愈合缓慢且有瘢痕形成。

Ⅳ度冻伤：损伤深达肌肉、骨骼等组织。伤处可发生坏死，周围有炎症反应，如有广泛血栓形成、水肿或合并感染时形成湿性坏疽，愈合后可有功能障碍或残疾。

（3）冻伤诊断分级

①具备以下任何一项者为壹级冻伤：Ⅰ度冻伤；Ⅱ度冻伤面积<10%。②贰级冻伤：Ⅱ度冻伤面积≥10%且<50%。③具备以下任何一项者为叁级冻伤：Ⅱ度冻伤面积≥50%；Ⅲ度冻伤面积<10%。④具备以下任何一项者为肆级冻伤：Ⅲ度冻伤面积≥10%；Ⅳ度冻伤；冻伤造成任一指（趾）缺损或功能障碍或耳、鼻任一部位损伤；冻伤同时伴有严重心、肺、肾脏等任一脏器功能损害。

（五）急救与治疗

1. 急救

使患者迅速脱离寒冷环境，立即用棉被、毛毯等保护受冻部位，将患者移入室温不低于20 ℃的房间内，搬动患者时要小心轻放，以免引起骨折。对于全身性冻僵患者应给予吸氧、迅速补液和有效的循环支持等治疗。对于呼吸、心跳停止者应进行心肺复苏。

2. 复温

迅速使患者脱离低温环境或物体，立即施行局部或全身复温。可用38 ℃~42 ℃温水浸泡患肢或浸浴全身，使局部在20 min、全身在30 min内复温。以肢端转红、皮肤温度达36 ℃为最佳复温指标。浸泡时可按摩未损伤部位，以促进血液循环。面部可用38 ℃~42 ℃的湿毛巾湿敷。复温后的冻伤部位要继续保暖保温，维持良好的血液循环，也可用柔软的材料临时包裹冻伤部位，切忌挤压冻伤部位。

3. 治疗

（1）冻疮的治疗

①全身治疗：使用能解除血管痉挛、改善微循环的药物，如双嘧达莫和硝苯地平等。另外可用湿热祛寒、活血化瘀的中药。②局部治疗：以软化浸润、改善血液循环、促进吸收、防止感染为原则。局部可外用冻疮膏等制剂。

（2）局部冻伤治疗

Ⅰ度冻伤：保持创面清洁干燥，数日后可恢复。Ⅱ度冻伤：经复温、消毒后，创面干燥者可用纱布包扎；有较大水疱者可吸出疱液后包扎或涂冻伤膏后暴露；合并感染者应先用抗菌药、湿纱布，再用冻伤膏。Ⅲ、Ⅳ度冻伤：局部多采用暴露疗法，保持创面干燥清洁；待坏死组织界限清楚时予以切除；合并感染者应充分引流；并发湿性坏疽者常需截肢。同时还应进行全身治疗：①注射破伤风抗毒素；②应用改善血液循环药物，如右旋糖酐40、妥拉唑林、罂粟碱等，也可选用活血化瘀的中药；③应用抗生素；④营养支持治疗，给予高热量、高蛋白质和多种维生素。

（3）全身冻伤治疗

复温后应注意预防多器官功能不全的发生，预防措施包括：①充分补液、应用血管活性药物抗休克治疗；②保持呼吸道通畅，必要时机械通气，预防肺部感染；③纠正电解质紊乱，维持内环境稳定；④保护肝、肾、脑功能，避免发生功能不全；⑤营养支持治疗；⑥对局部冻伤的处理。

（六）预防措施

1. 组织措施

应按《工业企业设计卫生标准》和《采暖、通风和空气调节设计规范》规定做好防寒和保暖工作，提供采暖设备，使作业地点保持合适的温度。除低气温外，应注意风冷效应（wind-chill effect）。常以风冷等感温度（wind-chill equivalent temperature）表示风冷效应。以冷环境下裸露、无风状态作为比较的基础，风冷等感温度乃因风速所增加的冷感，相当于无风状态下产生同等冷感的环境温度。在风冷等感温度-32 ℃环境下，不得长时间工作。若在风冷等感温度-7℃环境持续工作，必须在附近建设取暖棚和防风棚。冷库附近要设置更衣室和休息室，保证作业人员有足够的休息次数和休息时间。

2. 技术措施

低温作业、冷水作业尽可能实现机械化、自动化，减少或避免作业人员接触低温的机会。应加强制冷设备的检查检修，严禁跑、冒、滴、漏等情况的发生。

3. 个人防护措施

低温作业人员的御寒服装面料应具有导热性小、吸湿和透气性强的特性。应给在潮湿环境下劳动的作业人员发放橡胶工作服、围裙、长靴等防湿用品。工作时若衣服浸湿，应及时更换并烘干。教育、告知工人体温过低的危险性和预防措施，肢端疼痛和寒战（提示体温可能降至35 ℃）是低温的危险信号，出现该信号时应终止作业。劳动强度不可过高，防止过度出汗。禁止饮酒，酒精除影响注意力和判断力外，还可使血管扩张，减少寒战，增加身体散热而诱发体温过低。

4. 做好健康监护工作

要定期对作业人员进行职业性健康体检，凡是年龄在50岁以上，且患有高血压、心脏病、胃肠功能障碍等疾病的作业人员，应及时脱离低温作业岗位。

5. 增强耐寒体质

人体皮肤在长期和反复寒冷作用下，表皮增厚，御寒能力增强，从而适应寒冷。故经常冷水浴或冷水擦身，或较短时间的寒冷刺激结合体育锻炼，均可提高人体对寒冷的适应。此外，应适当增加食用富含脂肪、蛋白质和维生素的食物。

参考文献

[1] 邬堂春.职业卫生与职业医学[M].8版.北京：人民卫生出版社，2017，214-224.

[2] Rom WN，Markowitz S. Environmental and Occupational Medicine[M]. 4th ed. Amsterdam：Wolters Kluwer，2007：1337-1347.

[3] Hifumi T，Kondo Y，Shimizu K，et al. Heat stroke[J]. J Intensive Care，2018，6：30.

[4] 职业性冻伤的诊断：GBZ 278—2016[S].北京：中国标准出版社，2016.

（倪春辉）

第三节　振动病

振动病是在生产劳动中长期接触生产性振动而引起的局部或全身性损伤疾病。按振动对人体作用的方式不用，可将其分为全身振动和局部振动。全身振动可引起前庭器官刺激和自主神经功能紊乱等症状，如眩晕、恶心、血压升高、心率加快、疲倦、睡眠障碍等。局部振动则引起以末梢循环障碍为主的病变，可累及肢体神经及运动功能。1957年，我国已将振动病列入法定职业病，目前我国法定的振动病只有一种，即职业性手臂振动病。

一、振动卫生学评价的物理参量

振动是指物体或质点在外力作用下沿直线或弧线围绕平衡位置或中心位置作往复运动或旋转运动。描述振动物理性质的基本参量有频率、位移（振幅）、速度和加速度，其中位移（振幅）、速度、加速度为代表振动强度的物理量。加速度反映振动强度对人体作用的关系最密切，因此它为评价振动强度最常用的物理量。振动对人体健康的影响除与振动的强度（位移、速度和加速度）有关外，还取决于人体对不同频率振动的感受特性和接触时间，因此，振动卫生学评价常用的物理参量为振动频谱、共振频率和4 h等能量频率计权加速度。目前我国手传振动的职业卫生接触限值以4 h等能量频率计权振动加速度作为评价指标。

若工作日接振时间不足或超过4 h，则需要换算为4 h等能量频率计权振动加速度，换算方法见式（6–1）。

$$ahw(4)=\sqrt{T/4}\times ahw(T) \qquad (6\text{–}1)$$

式中：

ahw(4)为4 h等能量频率计权振动加速度（m/s^2）；

T为日接振时间（h）；

ahw(T)为日接振T小时的等能量频率计权振动加速度（m/s^2）。

二、振动病的分类

振动病按振动对人体作用的方式不用，可分为全身振动病和局部振动病。局部振动病一直是我国法定的职业病。1957年我国首次公布的法定振动病主要是指由长期接触手传振动引起的局部振动病。1985年我国颁布实施的振动病诊断标准（GB 4869—1985）中的“振动病”也是指局部振动病。2002年和2014年相继颁布实施的国家振动病诊断标准把“职业性局部振动病”改为“职业性手臂振动病”。目前国家尚未把全身振动病纳入现行的法定职业病目录。因此，非特殊情况下，我们一般提及的振动病都是指局部振动病或手臂振动病，以下称为“手臂振动病”。

三、手臂振动病

（一）工种分布

手臂振动病主要由生产作业中手部接触振动工具或振动工件而引起。在我国生产活动和作业场所中，接触较多和危害性较大的生产性振动工具如下。

1. 电动工具

电锯、电钻、链锯、电刨、冲击锤、冲击钻、锻锤等。

2. 风动工具

风钻、风镐、气镐、风铲、气铲、气锤、凿岩机、除锈机、造型机、铆钉机、捣固机、打桩机等。

3. 高速旋转工具

砂轮机、抛光机、研磨机、钻孔机、回旋式去毛刺机、磨光机等。

目前我国使用振动性工具的人数众多，据不完全统计，全国大约有2亿人在生产作业过程中使用振动性工具。涉及的生产作业主要有矿山开采、凿岩钻孔，石材切割、打磨、加工，机械铸造、锻造，清砂捣固，打磨抛光，金属锻造、捶打，林木砍伐、木材加工，道路桥梁施工、建筑施工，汽车装配修理，管道安装等。涉及的作业工种主要有林业的伐木工（油锯工、电锯工）、造材工等，采矿业的凿岩工、破碎工、风铲工等，机械制造业的铆工、铸造工、砂轮工、铣工、锻工、锯工、电锯刨工、磨工、钻工等，航空制造业的铆工、铸造工、铣工、磨工、钻工等，造船业的铆工、锤打工、砂轮工、钻工等，冶金业的铆工、砂轮工、风铲工等，建筑业的混凝土工、破碎工、凿岩工等，轻工业的砂轮磨工、电锯刨工等，其他行业的锻工、锯工、电锯刨工、磨工、钻工、铆工、砂轮工等。

目前全国每年报告的手臂振动病病例数较少，2014年、2015年、2016年全国报告的病例数分别为36例、70例、53例。由于未进行全国性的手臂振动病流行病学调查，因此未能完全掌握全国各行业、各工种中振动病的发病和流行情况。全国涉及手臂振动病的调查研究主要集中在20世纪70—90年代，王林等收集全国20世纪八九十年代发表的100多篇关于振动病的文献，归纳出全国部分行业、部分工种、部分振动工具振动性白指的流行情况：患者手臂振动病的工种分布比较广泛，涉及的行业也比较多。长期接触振动性工具工人的振动性白指患病率为2.5%~82.8%，金属矿凿岩工、油锯工、铆工、砂轮工等工种的振动性白指患病率较高。不同工种或同一工种振动性白指患病率存在差异，这可能与振动工具（不同振动参数）、接振时间、地区差异（地理、气候、环境和气象条件不同）、劳动条件（劳动强度、防护工程、个人防护等）和个体易感性（反应性差异、性别、年龄、生活习惯等）有关。我国相关文献报道振动性白指的患病情况以及部分行业和工种的振动性白指的患病情况见表6-4和表6-5。

表6-4　我国相关文献报道振动性白指的患病情况

文献	接振工具	振动性白指的患病率（%）
姚安子等（1985）	台式磨床	22.0
许春松等（1985）	凿岩机	60.8
刘吉昌（1986）	凿岩机	54.9
李焕英（1986）	凿锤铆	2.5
吴卫平（1987）	链锯	41.0
刘吉昌（1987）	凿岩机	43.3
梅传林（1987）	混合锤	7.4
丁宏启等（1987）	凿岩机	49.4
刘吉昌（1987）	凿岩机	13.3
马淑华（1988）	凿岩机	12.63
李恒达（1990）	破碎锤	2.69
张云生（1991）	链锯	31.9
哈宽庭（1993）	凿岩机	82.8
丁桂英（1993）	研磨机	35.0
马永魁（1995）	凿岩机	41.4
哈宽庭（1995）	凿锤式粉碎机	23.37
吕喜山（1996）	凿岩机	45.5

注：本表摘自中国环境出版社，2014年，周安寿所著的《物理因素及其他职业病诊断医师培训教程》。

表6-5　部分行业和工种的振动性白指的患病率　　单位：%

行业	工种						
	油锯工	凿岩工	铆工	清铲工	铸造工	砂轮工	混凝土工
林业	4.9~49.9	–	–	–	–	–	–
矿山	–	3.1~77.1	–	–	–	–	–
机械	–	–	5.1	0~19.9	5.5	4.5~20	–
航空	–	–	18.8				–
铁路	–	0	0~22.2	0~9.9	0	0~18	10.8
水电	–	–		0	0	0	5.1~4.7
冶金	–	–	1.25	–	–	0	0
建筑	–	5.6~6.3	–	–	–		8
轻工	–	–	–	–	–	1.1~11.2	–
检出率范围	4.9~49.9	0~77.1	0~22.2	0~19.9	0~5.5	0~22.2	0~10.8

注：1. 由于各个文献中振动性白指的判断标准不一致，可能会导致患病率数值存在一定的误差。
2. 本表摘自中国环境出版社，2014年，周安寿所著的《物理因素及其他职业病诊断医师培训教程》。

近些年，随着社会的进步和发展，在一些新兴的职业中出现了手臂振动病的临床症状报道。如在使用牙钻的口腔医生中出现手臂振动病的临床症状；在长时间操作振动性游戏手柄的人群中出现了振动性白指。

（二）地区分布

手臂振动病在全国各地区分布相当广泛。据全国10省市振动病防治研究协作组开展的调查研究显示：吉林、辽宁、黑龙江等东北地区报告的病例较多；河北、河南、山东、山西、内蒙古、四川、新疆等地区也有病例报告；浙江、福建、江苏、广西等江南地区也有振动性白指的病例报告。2010—2013年，全国共报告350例手臂振动病，其中广东省报告的病例数将近占全国的70%，原因可能与广东省发达的工业有关。中国台湾地区也有相关病例报道，并且患病率也比较高。至今无病例报告的地区可能与其尚未开展相关的调查研究有关。

全球报告的手臂振动病病例大部分来自俄罗斯、加拿大、日本、英国、芬兰、挪威和瑞典等高纬度、较寒冷的国家和地区，而热带地区报告的病例数较少。但是随着热带雨林地区的开发，具有手臂振动病临床表现的病例报道有增加的趋势。总体上，高纬度、寒冷的国家和地区的手臂振动病的患病率比较高。

（三）影响因素

1. 振动参数

生产性振动是手臂振动病的必要病因。振动参数（振动频率、振幅、振动强度）的不同，振动对机体的影响和引起的生物学效应也不同。

低频率、大强度的局部振动主要引起手臂骨-关节系统的功能障碍，并伴有神经、肌肉系统的改变。人体只对1~1 000 Hz的振动产生振动感觉，30~250 Hz的振动会引起血管末梢痉挛；250 Hz以上的振动对血管痉挛的作用减弱，对神经、肌肉的作用增强。

人体接触振动强度（加速度或振幅）越大，振动对人体的危害性越大，振动性白指的潜伏期越短。在一定振动频率范围内，随着振动强度的增加，振动的生物学作用也相应增加。流行病学调查显示：振动性白指的发病率与振动强度呈现正相关。东北三省振动病科研协作组调查发现：振动病主要体征（白指、手麻、指端皮温降低、冷水负荷试验阳性等）随着振动加速度的增大而增加。

2. 接振时间

振动接触时间与其他职业危害接触时间概念不完全相同，只有作业者接触振动性工具才算振动暴露，脱离或停止接触振动性工具，暴露就消失。因此，接振时间是作业者工作日实际接触振动工具的时间。

人体接受振动的“剂量”取决于振动的强度和接振时间。振动强度越大，接振时间、接振工龄越长，人体接受振动的“剂量”越大，振动的危害也越大。国内外调查研究表明：振动病的患病率随着接振时间的增加而增加，振动病的严重程度也随着接振时间的增加而增加。

3. 作业环境

作业环境条件会影响振动对人体的影响，如作业场所温度、湿度、噪声以及其他职业危害因素等。作业环境温度和湿度是影响振动危害的重要因素，低温、高湿可加快振动病的发生和发展。

低温可以影响血管功能，血液黏稠度增加，改变血流动力学特征，引起局部或全身循环功能障碍，造成组织特别是机体末端缺血，从而促进振动性白指的发生。寒冷还可直接或反射性引起血管收缩，交感神经兴奋，使血中儿茶酚胺、5-羟色胺、去甲肾上腺素、血管紧张肽等血管收缩物质增加，引起血液循环功能障碍。

一般情况下，振动性工具作业时都会产生噪声，因此振动作业场所往往会伴有一定强度的噪声。高强度噪声可以通过神经系统，刺激交感神经兴奋，加剧血管收缩，从而导致外周血流减少。Hashiguchi等对链锯操作工人的研究结果显示，链锯振动、噪声、重量三因素联合作用组的工人皮肤血流量减少明显高于噪声与重量联合作用组和单独噪声作用组。

在一些振动作业环境中，不仅存在振动和噪声，可能还存在其他化学性有害因素。如果这些化学性有害因素具有神经毒性或改变外周血液循环功能的作用，则可能与振动产生联合作用，加重振动产生的危害。有调查数据表明：作业场所存在汞的凿岩作业工人的手臂振动病发病率高于作业时不接触汞的凿岩作业工人，并且发病工龄短，病情较重。

4. 操作方式和个体因素

接振作业的工作体位、操作熟练程度、加工部件的硬度等都可以影响人体的负荷和静力紧张程度。强迫体位、肌肉静力和心理因素都能影响振动对人体的传导及其生物学效应。性别、年龄、个人习惯、个人体质都是造成振动病个体差异的因素。这些因素都可能影响振动性白指的潜伏期、发病程度、发病频率等。

综上，影响振动病发生和流行的因素多种多样，比较复杂。在评价振动危害的职业危害、制订防治措施时，都应注意这些影响因素。

（四）发病机制

手臂振动病的发病机制至今尚未完全阐明。目前主要有以下几种学说。

1. 血管学说

血管学说认为振动病的指端动脉痉挛是由血管局部缺血造成的。在振动影响下，可发生细动脉的病理形态学改变。受振动和寒冷作用的部位出现血管生理性痉挛，进而引起功能性血管肥厚，再出现进行性病理血管壁肥厚和纤维化，使管腔狭小，血流量降低，尤其因寒冷刺激产生顽固性血管痉挛，导致组织缺血，出现白指，甚至出现淤积型的发绀。而持续性的小血管痉挛和缺血，又可导致神经末梢、肌肉乃至骨骼等组织的营养不良，进而出现一系列临床症状。

2. 神经学说

神经学说认为振动病是由中枢神经系统功能失调，尤其是自主神经功能紊乱、交感神经功能亢进引起的疾病。振动刺激神经末梢感受器，通过传入神经至神经中枢（包括脊髓、丘脑、大脑皮质），使其处于持续兴奋状态，造成功能失调，发生血管舒张异常和营养障碍。肌电图和脑电图的观察也表明振动病伴有脊髓乃至高级中枢功能障碍。振动能使大脑皮质功能减弱，其减弱的程度与所受振动的频率和振幅有关，所以该学说认为振动病是一种中枢神经系统的“神经功能障碍症”。

3. 免疫学说

免疫学说认为振动引起的局部缺血，是由人体蛋白质变性，形成自身抗原，使免疫球蛋白M增加引起的。而寒冷可加速蛋白质变性，即在寒冷条件下易于形成自身抗原。免疫反应的结果，就是引起机体的局部缺血。红细胞一时性凝集，或红细胞溶血释放的蛋白沉淀在血管壁内造成闭塞，使局部缺氧导致血管痉挛。免疫学说认为振动病实质上与自身免疫疾病类似。

4. 综合学说

日本学者Okada教授总结了这一领域的研究成果，提出了振动性白指发病机制的综合学说，已获得多数学者的认同。Okada教授认为手部长期接触振动，造成局部组织压力增加，影响血管内皮细胞功能，进一步损伤内皮细胞，致使内皮细胞释放血管收缩因子（EDCF）增加，引起局部血管收缩。内皮细胞损伤可致血管内膜增厚、管腔变窄甚至阻塞。同时，内皮细胞损伤可致内皮细胞释放血管舒张因子（EDRF）减少，使血管舒张机制的反应降低，抗血小板凝聚功能下降，从而导致局部血管阻塞过程加剧。另一方面，振动刺激通过躯体感觉—交感神经反射使手指血管运动神经元兴奋性增强，还可使血管平滑肌细胞对去甲肾上腺素（NA）的反应性增强。振动可损伤血管平滑肌中的肾上腺素能受体，导致血管舒张功能减退。另外，动—静脉吻合中的β肾上腺素能导致血管舒张机制受损，可使血管对寒冷的舒张反应降低。振动损伤α1受体，亦可导致血管舒张功能降低。寒冷可直接刺激外周血管平滑肌收缩，加重小动脉阻塞性、痉挛性变化。总之，振动作为致病因素，寒冷作为诱发因素，均可致局部血管扩张减弱、收缩增强、血管痉挛，最终导致白指的发生。

此外，还有生物膜学说、酶学说、生物力学学说等阐明振动病的发病机制，关于振动病的发病机制，还有许多问题有待进一步解决。

（五）临床表现

1. 手麻、手痛等手部感觉障碍

手麻、手痛、手胀、手僵等局部症状是手臂振动病最早期和最主要的临床症状，往往出现在白指发作之前。这种症状会影响整个上肢，在休息时间，特别在夜间更突出，因此常常影响睡眠。寒冷会加重手麻、手痛症状，适当活动或局部升温可以暂时缓解。此外，手无力、手腕关节酸痛、肘关节酸痛、肩关节酸痛也是常见症状，可伴随运动功能障碍。检查可见手指皮肤温度降低，振动觉、痛觉阈值升高，前臂感觉和运动神经传导速度减慢和远程潜伏期延长，肌电图检查可见神经源性损害。

2. 振动性白指

振动性白指是手臂振动病的典型临床表现，又称职业性雷诺现象，是诊断本病的主要临床依据之一。其发作具有一过性和时相性特点，一般是在受冷后，患指出现麻、胀、痛，并由灰白变苍白，由远端向近端发展，变白部位界限分明，可持续数分钟至数十分钟，再逐渐由苍白变潮红，恢复至常色。白指发作的部位常见食指、中指和无名指的远端指节，严重者可累及近端指节，以至全手指变白。白指可在双手对称出现，亦可在受振动作用较大的单侧手发生。发作的频率随着病情的加重而逐渐增加。全身受冷或者手部受冷会促进白指的发作。Toibana等报道链锯伐木工出现足趾变白的症状。Thompson A等报道足部直接接触振动的工人出现了振动性足趾现象。

3. 上肢骨关节和肌肉系统的症状

手臂振动病引起上肢骨关节的改变主要有骨刺形成、变形性骨关节病、骨质疏松等，主要症状为指关节、腕关节、肘关节的疼痛和肿胀。肌肉系统的症状多为手部肌肉萎缩。手部肌肉萎缩多先发于手部骨间肌，可进一步发展到大鱼际肌、小鱼际肌，甚至前臂肌群。

4. 类神经症状

患者一般都有类神经症状，主要表现为头痛、头昏、失眠、全身乏力、耳鸣、记忆力减退等。这些症状的发生率一般随着接振工龄的增加而增加。

（六）手臂振动病的诊断

1. 诊断原则

根据一年以上连续从事手传振动作业的职业史，以手部末梢循环障碍、手臂神经功能障碍和（或）骨关节肌肉损伤为主的临床表现，结合末梢循环、神经-肌电图检查结果，参考作业环境的职业卫生学调查资料，综合分析，排除其他病因所致类似疾病，方可进行诊断。

2. 诊断要点

（1）手传振动作业工种

全国目前从事手传振动的作业的工种有凿岩工、固定砂轮和手持砂轮磨工、铆钉工、风铲工、捣固工、油锯工、电锯工、锻工、铣工等。如有流行病学数据或现场检测作业人员接触的手传振动加速度超过《工作场所有害因素职业接触限值 第2部分：物理因素》（GBZ 2.2）规定的职业接触限值，这些工种也应该考虑为手臂振动病的作业工种，但如果是经过全身振动传导对手部产生的影响，应不属于职业性手臂振动病的范畴。

（2）职业接触限值

“一年以上连续从事手传振动作业的职业史”是指密切接触手传振动连续作业工龄在一年以上；且接触手传振动加速度超过《工作场所有害因素职业接触限值 第2部分：物理因素》（GBZ 2.2）规定的职业接触限值，或有手臂振动病的职业流行病学数据支持。

（3）振动性白指的判定

振动性白指的判定以专业医务人员检查所见为准；主诉白指，同工作场所有关人员的旁证，亦可作为参考；如有必要，可以进行白指诱发试验。

（4）白指诱发试验

白指诱发试验一般适用于南方或夏天环境温度较高时，患者如已在自然情况下出现白指，并经专业医务人员检查证实为振动性白指者不需要再进行白指诱发试验。试验方法详见《职业性手臂振动病的诊断》（GBZ 7—2014）的附录C。

（5）振动性白指发作累及范围

振动性白指发作累及范围，应以单侧手分别判断。“多数”手指是指3个及3个以上手指。在白指诊断分级时，如左右手不一致，应以较重侧的手指诊断分级为准。

（6）神经–肌电图检查

神经–肌电图检查是进一步明确手臂振动病是否引起手部神经损害的检查手段，检查内容包括常规同心圆针电极肌电图和神经传导检测。神经–肌电图的检查方法及其神经源性损害的判断基准，参见《职业性慢性化学物中毒性周围神经病的诊断》（GBZ/T 247）执行。神经–肌电图检查结果以出现白指或冷水复温异常侧的手部进行判定。

3. 诊断与分级

诊断与分级条件按照《职业性手臂振动病的诊断》（GBZ 7—2014）执行。

（1）轻度手臂振动病

出现手麻、手胀、手痛、手掌多汗、手臂无力、手指关节疼痛，可有手指关节肿胀、变形，痛觉、振动觉减退等症状体征，可有手部指端冷水复温试验复温时间延长或复温率降低，并具有下列表现之一者，可诊断为轻度手臂振动病：①白指发作未超出远端指节的范围；②手部神经–肌电图检查提示神经传导速度减慢或远程潜伏期延长。

（2）中度手臂振动病

在轻度的基础上，具有下列表现之一者，可诊断为中度手臂振动病：①白指发作累及手指的远端指节和中间指节；②手部肌肉轻度萎缩，神经–肌电图检查提示周围神经源性损害。

（3）重度手臂振动病

在中度的基础上，具有下列表现之一者，可诊断为重度手臂振动病：①白指发作累及多数手指（多数手指是指3个及3个以上手指）的所有指节，甚至累及全手，严重者可出现指端坏疽；②手部肌肉出现明显萎缩或“鹰爪样”畸形，并严重影响手部功能。

关于振动性白指的血管障碍和感觉神经障碍分级：1987年，在瑞典斯德哥尔摩召开的“手臂振动综合征的症状学与临床诊断方法”国际专题研讨会上提出了振动性白指的血管障碍和感觉神经障碍分期标准，见表6–6和表6–7。

表6–6　振动性白指的血管障碍分期

分级	程度	症状
0		接触振动但无白指发作
1	轻度	个别手指指尖偶尔发作
2	中度	个别手指或多个手指的远端指节、中间指节偶尔发作
3	重度	大部分手指的全部指节频繁发作
4	极重度	手指发作同3级，并伴有指尖皮肤营养不良性坏死

注：本表摘自人民卫生出版社，1999年，何凤生所著的《中华职业医学》。

表6–7　振动性白指的感觉神经障碍分期

分级	症状
0 SN	接触振动但无症状
1 SN	间歇性手麻，伴有或不伴有手痛
2 SN	间歇性或持续性手麻，并伴有感觉减退
3 SN	间歇性或持续性手麻、手痛，并伴有辨别觉减退和（或）操作灵活性降低

注：本表摘自人民卫生出版社，2011年，金泰廙、王生、邬堂春、吴逸明、李涛、赵金垣所著的《现代职业卫生与职业医学》。

4. 鉴别诊断

（1）原发性雷诺病

原发性雷诺病是由血管神经功能紊乱引起的肢端小动脉痉挛性疾病，其原因尚未完全阐明，目前认为与遗传及环境因素相关。阵发性、对称性肢端（主要是手指）间歇发白与发绀为其临床特点，多为情绪激动或寒冷所诱发。原发性雷诺病与手臂振动病的鉴别见表6–8。

（2）慢性血管阻塞性疾病

慢性血管阻塞性疾病如血栓闭塞性脉管炎，其与职业性手臂振动病的共同特点是都有动脉供血不足。主要发生在下肢，常伴有间歇性跛行，出现雷诺病者约占30%。动脉波动明显减弱或消失是本病特征。动脉造影是诊断此类疾病的可靠客观方法。分析病史、职业史，根据间歇性跛行、足背动脉搏动减弱或消失等临床表现，可将此病与手臂振动病相鉴别。

表6-8　原发性雷诺病与职业性手臂振动病的鉴别

	原发性雷诺病	职业性手臂振动病
病因	不明	与使用振动工具有关
性别	好发于女性，男女比例为1：10	男性多于女性（与使用工具有关）
年龄	年轻人多见，发病年龄多在20~40岁	振动作业工龄长者多见
发作	受寒冷或情绪变化诱发，基本对称发作；伴手冷、手麻、感觉减退	受手冷（特别全身受冷）诱发，往往不对称；伴手冷、手麻、感觉减退，但手痛手胀明显
手指营养障碍	有，严重者可见手指溃疡	极少见
病理	小动脉无器质性病变	血管内膜增厚

注：本表摘自人民卫生出版社，1999年，何凤生所著的《中华职业医学》。

（3）腕管综合征

手臂神经功能障碍是手臂振动病的表现之一，在临床上与腕管综合征非常相似。临床上手臂振动病可累及双手，常以一手为重，为多神经损害；而腕管综合征常以一手为重，仅累及正中神经。腕管综合征在女性中的发病率较男性更高。常见症状包括正中神经支配区（拇指、食指、中指和环指桡侧半）感觉异常和（或）麻木。夜间手指麻木多为腕管综合征的首发症状。

（七）治疗和处理

1. 治疗

目前尚无特效疗法，因此，必须贯彻三级预防原则，预防为主，早发现、早诊断、早治疗，根据病情进行综合性治疗。

物理疗法和运动疗法：通过改善血液循环，促进组织代谢，改善和恢复神经功能。常用的方法有紫外线疗法、超短波治疗、运动浴（38 ℃~40 ℃温水中，在理疗医师的指导下进行适当运动）、温泉疗法（泉水温度42 ℃~43℃，最好是硫矿泉或碳酸矿泉，每日2~3次，每次10~20 min，4周一疗程）、交替浴（患病指端在40 ℃~45 ℃的温水中浸泡3 min后，立即放入15 ℃~20 ℃冷水中浸泡1 min，温冷水交替浸泡）、运动疗法（徒手体操、太极拳、球类运动等）。

药物治疗：随着病情的进展，药物的治疗是必须的，但要注意药物的不良反应。用于治疗的药物主要有以下几类。

（1）外周血管扩张药

α-肾上腺素能受体阻滞药、β受体兴奋剂、血管平滑肌麻醉药等。

（2）维生素类

维生素B族、维生素C族等。

（3）其他药物

三磷腺苷、肝素、巯基络合物、硫氮革酮等。

中医、中药疗法：振动病的中医药治疗中多采用活血化瘀、舒经活络、镇静止痛的药物。如四妙勇安汤加减用于治疗患肢发绀、疼痛；独活寄生汤加减用于治疗患肢低温、感觉减退、麻木。也有关于利用针灸疗法、中药洗剂治疗振动病的疗效报道。

2. 处理

应将手臂振动病患者调离接触手传振动作业的岗位，并根据具体情况安排其他工作。如需劳动能力鉴定，参照《劳动能力鉴定职工工伤与职业病致残等级》（GB/T 16180—2014）处理。

（八）预防

1. 控制振动源

改革工艺，采取技术革新，通过减振、隔振等措施，减轻或消除振动源的振动。例如，采用液压、焊接、粘接等新工艺替代风动工具铆接工艺；采用水力清砂、水爆清砂、化学清砂等工艺替代风铲清砂；设计自动或半自动的操纵装置，减少手部和肢体直接接触振动的次数；工具的金属部件改用塑料或橡胶，减少因撞击而产生的振动；采用减振材料降低交通工具、作业平台等大型设备的振动。

2. 限制接振作业时间和振动强度

限制劳动者接触振动的强度和时间，可有效地保护作业者的健康。国家职业卫生标准《工作场所有害因素职业接触限值 第2部分：物理因素》（GBZ 2.2—2007）规定作业场所手传振动职业接触限值，即4 h等能量频率计权振动加速度不得超过5 m/s^2。

3. 改善作业环境，加强个人防护

减少作业环境存在其他危害因素（噪声、毒物和气湿等）的协同作用。加强作业过程或作业环境中的防寒保暖措施，特别是在北方寒冷季节的室外作业，需有必要的防寒和保温设施。使振动工具的手柄温度保持在40 ℃，对预防振动性白指的发生和发作具有较好的效果。合理配备和使用个人防护用品，如防振手套、防振安全鞋、减振座椅等，能够减轻振动的危害。

4. 加强健康监护和日常卫生保健

依法对接振工人进行上岗前和在岗职业健康检查，处理职业禁忌证，早期发现病患，及时治疗。加强健康管理和宣传教育，提高劳动者自我保健意识。定期监测振动工具的振动强度，结合职业卫生标准，科学合理安排作业时间。长期从事振动作业的工人，尤其是手臂振动病患者应加强日常卫生保健。生活作息规律，坚持适度的体育锻炼，增强体质，避免受凉。

参考文献

[1] 何凤生. 中华职业医学[M]. 北京：人民卫生出版社，1999.

[2] 梁友信. 劳动卫生与职业病学[M]. 4版. 北京：人民卫生出版社，2000.

[3] 金泰廙. 职业卫生与职业医学[M]. 6版. 北京：人民卫生出版社，2007.

[4] 孙贵范. 职业卫生与职业医学[M]. 7版. 北京：人民卫生出版社，2015.

[5] 金泰廙，王生，邬堂春，等. 现代职业卫生与职业医学[M]. 北京：人民卫生出版社，2011.

[6] 王林. 振动与振动病防治[M]. 北京：科学出版社，2013.

[7] 周安寿. 物理因素及其他职业病诊断医师培训教程[M]. 北京：中国环境出版社，2014.

[8] Lin W，Chunzhi Z，Qiang Z，et al. The study on hand-arm vibration syndrome in China[J]. Ind Health，2005，43(3)：480-483.

[9] Heaver C，Goonetilleke KS，Ferguson H，et al. Hand-arm vibration syndrome：a common occupational hazard in industrialized countries[J]. J Hand Surg Eur Vol，2011，36(5)：354-363.

[10] Gemne G，Pyykkö I，Taylor W，et al. The Stockholm Workshop scale for the classification of cold-induced Raynaud's phenomenon in the hand-arm vibration syndrome (revision of the Taylor-Pelmear scale)[J]. Scand J Work Environ Health，1987，13(4)：275-278.

[11] 国家卫生和计划生育委员会. 职业性手臂振动病的诊断：GBZ 7—2014[S]. 北京：中国标准出版社，2014.

[12] 中华人民共和国卫生部. 工作场所物理因素测量第9部分：手传振动：GBZ/T 189.9—2007[S]. 北京：中国标准出版社，2007.

[13] 中华人民共和国卫生部. 职业性慢性化学物中毒性周围神经病的诊断：GBZ/T 247—2013[S]. 北京：中国标准出版社，2013.

[14] 中华人民共和国人力资源和社会保障部. 劳动能力鉴定职工工伤与职业病致残等级：GB/T 16180—2014[S]. 北京：中国标准出版社，2015.

[15] 全国机械振动、冲击与状态监测标准化技术委员会. 机械振动人体暴露于手传振动的测量与评价第1部分：一般要求：GB/T 14790.1—2009[S]. 北京：中国标准出版社，2009.

[16] 全国机械振动、冲击与状态监测标准化技术委员会. 机械振动人体暴露于手传振动的测量与评价第2部分：工作场所测量实用指南：GB/T 14790.2—2014[S]. 北京：中国标准出版社，2014.

（杨泽云，尹仕伟）

第四节　减压病

一、定义

减压病（decompression sickness，DCS）是一种由机体在高气压环境下暴露一段时间后，由于减压不当，体内原已溶解的惰性气体超过了过饱和极限，在血管内外及组织中游离为气相，形成气泡并导致一系列病理变化的全身性疾病。在减压后短时间内或减压过程中发病者为急性减压病。主要病变发生于股骨、肱骨和胫骨，缓慢演变的缺血性骨坏死或骨关节损害发展为减压性骨坏死（dysbaric osteonecrosis，DON）。

二、接触机会及影响因素

（一）接触机会

常见的有潜水作业（包括在干、湿式加压舱中的模拟潜水）、潜涵作业（沉箱作业）、隧道作业后的不当减压；失事潜艇艇员从海底脱险上浮过快；高压氧舱工作或治疗过程减压不当；飞行人员乘坐无密封式增压座舱，或增压座舱的密闭性在高空突然遭到破坏，或快速升到8 000 m以上的高空等。

（二）影响因素

影响减压病发生的因素包括环境因素、机体本身的因素和操作因素。

1. 环境因素

①水下低温条件可致血管收缩，阻碍气体的脱饱和（desaturation），增加发病机会；②在水流速度快、风浪大或软泥质水底等环境中潜水时，体力消耗大，呼吸、循环加速，可促进气体饱和，增加减压病发病风险。

2. 机体本身的因素

①身体状况不佳、体质弱者不能顺利完成气体脱饱和，易发病；②肥胖者由于脂肪组织较多，脱饱和较慢，易发病；③精神过分紧张、情绪不稳定时，不利于气体脱饱和，易发病；④技术不熟练者消耗大，易疲劳，不利于气体脱饱和，易发病；⑤年龄超过40岁、临下潜前饮酒、过度疲劳、大片瘢痕组织等

因素都可促发减压病；⑥未按规定进行过加压锻炼的潜水员，减压病的发病率高于按规定进行加压锻炼者。

3. 操作因素

减压方案选择错误或违反操作规程可促使减压病发生。

三、发病机制

减压病的发病机制曾有各种学说，目前，气泡学说已得到普遍认同。

（一）气泡形成原理

人在高气压环境下工作时，必须吸入压力与该气压相等的高压压缩空气与之相平衡。肺泡内的气体分压高于血液中气体压力，气体便按照波义耳定律相应地增加其在血液中的溶解量，再经过血液循环运送至各组织。在吸入的压缩空气中，氧气占的比例不大，溶解氧又可被组织消耗，所以仅有少量游离于体液中。二氧化碳在吸入气中所占比例极小，虽新陈代谢可产生二氧化碳，但机体对它有较灵敏的调节机制，通常在肺泡中可恒定于5.3 kPa水平，张力不至于升高。唯有惰性气体氮所占的比例大（78%），生理上不活泼，在体内既不被机体利用，也不与体内其他成分结合，仅单纯以物理溶解状态存在于体液和组织中，溶解量与气压高低和停留时间长短成正比。以潜水为例，每深潜10 m，可多溶解1 L氮。氮在脂肪中的溶解度比在血液中高4倍，因此大部分氮集中在脂肪和神经组织内。如果呼吸人工配制的高压混合气体，也可能含氦等其他惰性气体。

当人体由高气压环境逐步转向正常气压环境时，如能正确执行减压操作规程，以适宜的速度从高气压环境逐渐减压，随着外界压力的降低，呼吸气体在肺泡内的分压也随之降低，原机体各组织中的惰性气体张力较高于肺泡内分压，于是顺着分压差梯度扩散出体外，即开始脱饱和过程。由于减压速度适宜，在各单位时间内压差梯度不大，组织内惰性气体张力和外界总气压的比率不超过“过饱和安全系数”（supersaturation safety coefficient），惰性气体仍能保持溶解状态（安全过饱和），并可经呼吸循环通过肺泡以气体形式逐渐呼出，无不良影响。

若减压过速或发生意外事故，外界压力下降幅度太大，由于压差梯度大，组织中的惰性气体张力与外界总气压的比率超过了过饱和安全系数，这些惰性气体按物理学溶解原理都已达到或超过了安全过饱和状态，就无法继续溶解，在几秒至几分钟内从溶解状态游离成气相，以小气泡形式出现在体内。小气泡一旦形成，周围组织和体液中的高张力惰性气体及氧和二氧化碳又会扩散进气泡，气泡体积逐渐扩大。作业深度越大，工作时间越长，减压速度越快，气泡产生越快，聚集数量也越多。

（二）血管内气泡致病机制

在静脉系统或脂肪较少、血管分布较多而血流速度较慢的组织中，气泡多在血管内形成气体栓子，造成血管栓塞，阻碍血液循环，并引起血管痉挛。动脉中的气栓会造成远端供应区组织缺血、缺氧；静脉中的气栓可引发淤血、毛细血管通透性增加而出现渗出坏死、细胞内水肿和组织外水肿、组织水肿及出血，从而导致肺栓塞、肺水肿、低血容量性休克。

血管内气泡形成后，还可以与血液内有形成分（如血小板、红细胞、血浆蛋白）互相作用，激活凝血因子，促使血小板凝聚，进而释放儿茶酚胺、组胺和5-羟色胺等，这些活性物质又能使邻近血小板和红细胞聚集成团，再刺激血小板继续释放，使这一反应循环进行。这些活性物质主要作用于微循环系统，导致微循环灌流减少，毛细血管血流停滞，同时激活凝血酶原，凝血时间缩短，最终导致弥散性血管内凝血。

（三）血管外气泡致病机制

除了在血管内的气泡外，气泡多积聚于含氮较多、脱氮困难的组织，如脂肪组织、外周神经髓鞘、中枢神经系统白质、肌腱和关节囊的结缔组织等。血管外气泡形成后，组织中的高张力气体可不断扩散进去，使气泡逐渐增大，局部气泡堆积膨胀的机械作用可压迫、撕裂、刺激周围组织、血管、神经末梢及疼痛感受器致使产生皮肤斑、皮痒、皮疹、关节疼痛、内耳眩晕、神经系统麻痹、瘫痪、昏迷。又因为血管撕裂、组织出血，细胞外间隙出血性扩张，渗出增加，导致组织水肿或低血容量性休克。

（四）其他

气泡作为一种刺激因子，可通过神经或神经体液途径引起全身性应激反应，也有促使血管收缩和促进血凝等效应。

综上，气泡作为一种原发因素，在其他理化因素与之相互作用下，引起人体一系列生理生化及病理反应，使减压病的临床表现更趋复杂。

四、临床表现

减压病为一种全身性疾病，轻者仅有皮肤瘙痒、关节疼痛，重者可引起肢体瘫痪、休克、死亡。急性减压病大多在数小时内发病，减压后1 h内发病占85%，6 h内占99%，6~36 h发病者仅占1%。一般减压愈快，症状出现愈早，病情也愈重。如减压过快时，症状在减压过程中就能出现，但轻度病例极少在减压过程中发病。一般来说，潜水愈深、水下停留时间愈长、减压速度愈快，症状出现得愈早，病情也愈重。减压病各系统临床表现如下。

（一）皮肤

以皮肤瘙痒（skin itch）最为多见，出现最早，表现为皮肤深层阵阵瘙痒，并有蚁走感、灼热感、出汗，抓时如隔靴；多发生在胸、背、腹、上臂、大腿等脂肪组织较多的部位。瘙痒出现后常可见皮肤丘疹、块状疹，该处皮肤温度较周围高1 ℃~2 ℃，局部有明显压痛。如皮下血管有气栓，可反射性引起局部血管痉挛及表皮小血管继发性扩张、充血、淤血，使皮肤贫血部位呈苍白色，而淤血部位呈蓝褐色，并相互交错，构成“大理石样”斑块。气体在皮下积聚可形成皮下气肿（subcutaneous emphysema），一般不痛。

（二）肌肉骨骼系统

约90%的减压病患者出现肢体、关节疼痛，发生在四肢关节和肌肉附着点。疼痛可以是一过性的，也可长期存在，有时为转移性疼痛，很少为双侧对称性疼痛。轻者呈劳累后酸痛，重者可呈搏动、针刺或撕裂样剧痛，患者常保持患肢于弯曲位，以求减轻疼痛，故又称屈肢症（bends）。疼痛部位无明显红、肿、热及压痛，一般经热敷按摩等治疗可稍缓解，但不能根本解除。

骨质内气泡所致远期后果为减压性骨坏死（或称无菌性骨坏死）。主要表现为四肢大关节及其附近的肌肉关节疼痛、四肢麻木、软弱无力、关节活动受限，严重者出现跛行甚至致残。病变主要发生在肱骨上端（肱骨头、颈部）和股骨上端（股骨头、颈部），其次是股骨下端和胫骨上端。最早检出减压性骨坏死的病例当时仅从事潜水作业7个月，而有人在脱离高气压作业时未发生骨质病变，数年后（5年以上）发生了减压性骨坏死，称迟发性减压性骨坏死。

（三）神经系统

减压病主要累及中枢神经系统。中枢神经系统中又以脊髓损伤较为多见，尤其是胸髓。开始时可有腰痛，下半身无力，几分钟内即可出现截瘫。脊髓损伤可引起感觉和运动功能障碍，影响范围视气泡累及部位而定，最多见的是横断性截瘫，早期损伤部位以下还可出现脊髓休克。

脑组织虽占中枢神经系统总重量的98%，但由于其总含脂量大，且脑部供血丰富，血液流速快，灌流较好，因此单纯出现脑部症状相对少见。若脑部受累，可发生头痛、颜面麻痹、眩晕、感觉异常、运动失调、偏瘫、失语、失写，严重者会出现昏迷甚至死亡。

听觉系统受累时可产生耳鸣、听力减退，也有突然耳聋者。前庭功能障碍时可出现眩晕、恶心、呕吐，称为潜水员眩晕症（diver's staggers）。视觉系统受累时出现暂时性视觉模糊、同侧性闪光性偏盲、眼外直肌麻痹、复视、斜视、视野缩小、晶体浑浊、一过性失明等。

（四）循环系统

血液中有大量气泡栓塞时，可引起心血管功能障碍，表现为脉搏细弱、频速及血压下降、心前区紧压感、皮肤和黏膜发绀、四肢发凉，严重者出现低容量性休克和弥漫性血管内凝血。

（五）呼吸系统

若有大量气泡在肺小动脉和毛细血管内，主要表现为肺栓塞，也称为气哽，多见于航空性减压病。患者可出现剧咳、咯血、呼吸困难、气喘、胸骨后不适，深吸气时灼热感加重，严重者出现休克和肺水肿。

（六）消化系统

胃、大网膜、肠系膜及胃血管中有气泡栓塞时，可引起腹痛、恶心、呕吐或腹泻，甚至出现肠穿孔。

减压病是一种可累及全身各器官组织的疾病，临床表现多种多样。各种症状中，通常皮痒、皮疹、局部疼痛、麻木、肌无力等出现较早。

五、诊断与鉴别诊断

按照《职业性减压病诊断标准》（GBZ 24—2017），进行诊断。

（一）诊断原则

1. 急性减压病

高气压环境作业减压结束后36 h内，出现因体内游离气泡所致的皮肤、骨关节及神经系统、循环系统和呼吸系统等方面的临床表现，结合工作场所职业卫生学调查资料，综合分析，排除其他原因所引起的类似疾病，方可诊断。

2. 减压性骨坏死

有高气压环境作业史，影像学检查X射线或电子计算机断层扫描（CT）或磁共振成像见到减压性骨坏死主要发生于肱骨、股骨及（或）胫骨等部位，或有骨关节坏死表现，结合职业卫生学调查资料，综合分析，排除骨岛等正常变异和其他骨病后，方可诊断。

（二）诊断及诊断分期

1. 急性减压病

急性减压病可分为轻度、中度和重度。轻度主要为皮肤表现，如瘙痒、丘疹、大理石样斑纹、皮下出血、浮肿等；中度主要表现为四肢大关节及其附近的肌肉骨关节痛；重度则出现神经系统、循环系统、呼吸系统或消化系统等明显障碍。对急性减压病疑难病例，应作诊断性加压治疗以明确诊断，即在0.18 MPa吸氧15 min内症状和体征消失者可以诊断。可疑情况包括：①潜水深度太浅；②潜水暴露时间太短；③潜水深度–时程属于不减压范围；④呼吸纯氧；⑤没有呼吸压缩气体，只是凭屏气反复潜水；⑥症状出现时间超过出水后48 h；⑦症状不典型或未见报道者等。

2. 减压性骨坏死

减压性骨坏死主要根据骨骼影像学改变进行分期。

Ⅰ期：X线显示股骨、肱骨和（或）胫骨有局部的骨致密区、致密斑片、条纹或小囊状透亮区，后者边缘可不整齐或呈分叶状，周围绕有硬化环；骨改变面积上肢或下肢不超过肱骨头或股骨头的1/3。CT显示股骨、肱骨和（或）胫骨有小囊状透亮区。

Ⅱ期：X线显示骨改变面积上肢或下肢达到或超过肱骨或股骨头的1/3或出现大片的骨髓钙化。

Ⅲ期：X线显示病变累及关节，关节面模糊、破坏、变形、死骨形成，关节间隙不规则或变窄；髋臼或肩关节盂破坏、变形、骨质增生和骨关节损害等；患病关节有局部疼痛和活动障碍。

职业性减压病的诊断及分期标准，详见《职业性减压病诊断标准》（GBZ 24—2017）。

（三）鉴别诊断

1. 急性减压病

应考虑将急性减压病与非潜水疾病相鉴别，如肌肉骨骼系统症状应与重体力劳动后的肌肉酸痛，关节、韧带、肌腱的扭伤，膝关节半月板损伤及组织劳损等相鉴别；腹痛应与阑尾炎、脾破裂、胃及肠腔内胀气等相鉴别；呼吸道症状应与急性肺损伤，包括肺梗死、急性呼吸窘迫综合征、急性肺水肿等相鉴别；心血管症状应与原发性心脏疾病、心功能不全等相鉴别。

还应考虑将急性减压病与潜水有关的其他疾病相鉴别，如氮高压综合征（nitrogen hyperbaric syndrome）、急性缺氧症（acute anoxia）和二氧化碳中毒症（carbon dioxide poisoning）等。

（1）氮高压综合征

氮高压综合征主要由高压氮对神经系统的麻醉作用所致，症状主要有感觉和反应迟钝、动作协调障碍、注意力和记忆力减退、欣快感、头晕，严重者失去意识。本病发生在下潜超过60 m时，在下潜过程中发病，潜水愈深，症状愈重，回升出水即有好转；而减压病则发生在减压之后，愈回升症状愈重。另外，氮高压综合征的昏迷患者一般呼吸和脉率正常；而减压病昏迷患者常伴有呼吸和脉率变化。

（2）急性缺氧症

急性缺氧症系由潜水供氧系统发生故障造成供氧不足所致，当氧分压低于12.9 kPa（97 mmHg）时，可出现气喘、乏力、多语、不理智；缺氧加重可出现头痛、眩晕、视觉障碍、判断力缺乏、共济失调、皮肤发绀等症状，直至意识丧失。呼吸新鲜空气或纯氧后症状迅速改善，而减压病患者即使吸纯氧症状也不会迅速改善。

（3）二氧化碳中毒症

潜艇中空气净化系统效能不好，致使空气中二氧化碳浓度超过3%时，可引起二氧化碳中毒症。轻度中毒表现为呼吸急促、恶心、头痛、智力活动能力下降；重度中毒可出现眩晕、发呆、意识丧失等中枢神经麻醉表现。二氧化碳中毒症状在通风良好和呼吸新鲜空气后迅速改善；而减压病症状并不因通风改善而获得改善。

2. 减压性骨坏死

利用X射线鉴别诊断，需注意与骨岛、软骨岛、肱骨头假囊变、长骨骨髓钙化和髋关节骨关节病鉴别。

（1）骨岛

骨岛是在骨化过程中因局部骨化变异而遗留下的钙化斑，大多呈圆形、椭圆形或不规则形，直径为3~10 mm。骨岛边缘清楚而锐利，有时有刺状突出，其四周为松质骨结构，多见于股骨和胫骨两端松质骨内。

（2）软骨岛

软骨岛系长骨或扁骨骨化过程中因局限性骨化障碍而残留的软骨组织。多见于股骨颈，边界清楚，通常单发，直径为4~10 mm。大多为圆形透亮影，并可见有邻近重叠或跨越的骨纹。

（3）肱骨头假囊变

肱骨头假囊变是指正常人肱骨头外侧邻近大结节处的囊样骨质疏松区，常双侧性发生。其内缘为肱骨头骨小梁丰富的干骺部分，常是凸出的弧形。上端连结骨骺生理愈合部分的遗迹，外缘为大结节阴影。上缘一般不甚清楚，并逐渐移行至肱骨头的松质骨中；下缘的外端常与大结节阴影呈直角。有时在肱骨头中部可见数个直径约为5 mm的圆形透亮区，边缘欠清晰。

（4）长骨骨髓钙化

长骨骨髓钙化可见于高磷酸酶血症等少见病，综合分析后不难鉴别。

（5）髋关节骨关节病

髋关节骨关节病可见于成人股骨头缺血性坏死及各种原因所致的退行性骨关节病。

六、治疗

（一）急性减压病

1. 治疗原则

①急性减压病的唯一根治手段是及时加压治疗以消除气泡。现场有加压舱时应迅速开始治疗，以免因时间延误引起组织严重损害产生永久后遗症。即使是病情较重的患者也能在几分钟之内恢复正常。②现场无加压舱时，应尽快了解附近何处有舱，并联系妥当，以最快速度将患者送往该处。运送过程中清醒患者采用仰卧位，昏迷患者取3/4的俯卧位，头部略低于身体其他部位；同时安排面罩吸纯氧、补液和针对性地使用药物。③患者合并有昏迷或水下爆炸伤、挤压伤、感染、发热等其他症状时，原则上仍应首先施以加压治疗，如有危及生命需要急救处理的症状，则在加压前优先进行治疗。④未能及时或正确加压治疗的病例，一旦治疗条件允许，仍应进行加压治疗。⑤在加压治疗的同时给予综合性的辅助治疗，可以显著提高加压治疗的效果和促进消除加压治疗后某些残留症状。

2. 加压治疗的对象

①确诊病例必须加压治疗。②对一些一时难以确诊的病例，应尽可能做鉴别性的加压处理，以明确诊断。③减压过程中明显违反操作规程者，虽不一定很快出现症状，但应尽早进行预防性加压治疗。④经加压治疗后复发的患者。

3. 加压治疗步骤

①加压：由于压力增高，气泡体积缩小，从而使血液供应恢复，症状可缓解或消失，同时还能改善组织缺氧，促进恢复。加压大小主要以患者症状、体征、对所加压力的反应情况为依据，原则上应使症状消失，然后再适当加大压力。②高压下停留：加压后气泡体积缩小，但重新完全溶解及消除需要一定的时间，因而要待症状消除后，再酌情停留一段时间。③缓慢减压：减压是加压治疗的重要组成部分，以使体内多余的氮气能重新溶解于血液中而完全排出体外。必须要有充分的体内减压时间，一般按事先选定的治疗表中的相应方案进行减压。

4. 加压治疗方案的选择

加压治疗方案的选择应根据作业时的气压、在高压环境下暴露的时间、病变性质及患者症状对高气压作用的反应等条件综合判断而定，主要根据治疗中症状、体征的改善情况判断，可依据《减压病加压治疗技术要求》（GB/T 17870）选择。一旦方案确定，则在高压下停留的时间、减压程序和减压过程中的吸氧方法等须严格按照选定的加压方案执行。

5. 加压治疗的注意事项

①加压到治疗压力的速度应不小于10 m/min。昏迷的减压病患者，减压前可做预防性鼓膜穿刺。加压到治疗压力的时间均计入治疗压力停留时间。②治疗压力≥0.24 MPa，各停留站上升移行时间为2 min；治疗压力<0.24 MPa，各停留站上升移行时间和0.02 MPa减至常压的时间均为1 min。除注明的上升到第一停留站的时间外，其余上升移行时间均包含在表中停留时间内。③治疗过程中，如因治疗、饮水、进食等暂时中断吸氧，中断的时间不得计入规定的吸氧时间内。如在吸氧过程中出现氧中毒的先兆表现，应立即改吸空气，至氧中毒症状和体征完全消除后继续按原方案减压。如氧中毒的先兆表现再度出现，则立即改吸空气，至氧中毒症状和体征完全消除后继续呼吸空气减压，其停留时间较吸氧减压停留时间延长1倍。④采用补充治疗方案时，治疗压力停留期间应使用面罩呼吸氧浓度为（20±1）%的氦氧混合气。⑤加压治疗结束后，患者

应在加压舱附近停留至少8 h并注意观察，一旦出现症状复发，立即进行再加压治疗。

6. 辅助治疗

在加压治疗的同时采取各种辅助治疗措施，可提高加压治疗的疗效。

（1）常压吸氧

纯氧可促进惰性气体经肺部的排出，保持组织与肺泡间的惰性气体分压差，加速惰性气体从气泡向组织、组织向肺部的扩散，从而促进气泡消除。在减压病患者气体转运的过程中给予其吸氧可改善主观症状和提高血氧饱和度，常压吸氧者接受再加压治疗后的治愈率高于无常压吸氧者，且常压吸氧还可缩短所需的再加压疗程。因此，呼吸纯氧对减压病急救有很好的作用。

（2）补液

目前认为本病都有一定程度血液浓缩，可出现低血容量休克，因而体液补给非常重要。可使用低分子右旋糖酐静脉滴注，避免使用葡萄糖溶液，防止加重神经系统症状，低渗性的液体也应避免使用，因为有可能加重肺水肿。

（3）药物治疗

阿司匹林可消除血小板凝集作用，对减压病治疗可能有效，但怀疑有前庭型减压病时，应禁用。糖皮质激素可用于休克治疗和预防脑水肿。此外还应酌情使用中枢神经兴奋药、抗凝剂、升压药、纠正水电解质平衡等对症处理的药物。

（4）对症处理

有肌肉关节疼痛者，在加压后可进行全身热水浴、热敷、红外线治疗等理疗。

（5）营养支持疗法

应给高热量、高蛋白、富含维生素、低脂肪、易消化和不易产气的饮食。昏迷患者可鼻饲。为防止加压时出现呕吐及胃部不适，进舱前不要进食。

（二）减压性骨坏死

目前尚未找到根治减压性骨坏死的最佳方法，以下是几种常见的治疗方法。

①由于骨坏死的根本原因是气泡引起的组织缺血缺氧，因此采用加压治疗或加压和高压氧并用的方法可有较好的疗效。②国外用手术方法切除减压性骨坏死病灶，并安装人工股骨头，但效果不理想。近年来，采用计算机辅助定制型人工股骨头置换术治疗减压性骨坏死取得了令人满意的疗效。③用红外线与超短波理疗，可暂时缓解疼痛。④服用扩张血管药，活血化瘀，效果不明显。

七、预防措施

（一）技术革新

进行技术革新，避免或减少高气压作业，是降低减压病发病的根本措施。如采用管柱钻孔法代替沉箱作业、修建围堰施工、使用机械臂在深海采样等方法使劳动者避免接触水下高气压环境。

（二）技术培训

对高气压作业劳动者进行减压病防治知识教育，使劳动者了解减压病的发病原因及预防方法。对高气压作业劳动者进行减压操作规程的培训，使劳动者在高气压作业后按操作规程正确减压。为保证潜水作业的安全，潜水技术、潜水供气和潜水医务三方面应相互协调密切配合。

（三）预案制订

由于潜水作业环境复杂多变，首先应根据具体作业情况，由潜水技术人员和潜水医师共同研究制订减压方案。除此之外还需做好超时水下暴露、减压停留延长等应急预案，事先了解离潜水地点最近的加压舱位置，如有随行加压舱则为最佳。

（四）健康检查

高气压作业人员要做好上岗前职业健康检查，包括胸部X线片、脊椎片，长骨、肩、肘、膝、髋关节的X线摄片检查，合格者方可参加工作；以后每年应进行1次在岗期间职业健康检查；高气压作业中如发生减压不当，所涉及的作业人员或作业后36 h之内有症状者需进行应急健康检查；脱离高气压作业时无职业病者进行健康检查的期限延长到3年。如果发现可疑病灶，应检查到确诊为止；如确诊为减压性骨坏死，以后每年检查1次。

（五）个人保健

规律作息，工作前防止过度疲劳，严禁饮酒；工作时注意防寒保暖；工作后饮热饮料，洗热水澡等，以加速血液循环，促进氮气排出。高气压作业人员应加强营养，摄入高热量、高蛋白、中等量脂肪饮食，补充维生素E等各种维生素。

参考文献

[1] 何凤生. 中华职业医学[M]. 北京：人民卫生出版社，1999.

[2] 梁友信. 劳动卫生与职业病学[M]. 4版. 北京：人民卫生出版社，2000.

[3] 金泰廙. 职业卫生与职业医学[M]. 5版. 北京：人民卫生出版社，2003.

[4] 金泰廙. 职业卫生与职业医学[M]. 6版. 北京：人民卫生出版社，2007.

[5] 孙贵范. 职业卫生与职业医学[M]. 7版. 北京：人民卫生出版社，2015.

[6] 周安寿. 物理因素及其他职业病诊断医师培训教程[M]. 北京：中国环境出版社，2014.

[7] 全国职业病诊断标准委员会. 职业性减压病诊断标准：GBZ 24—2006[S]. 北京：人民卫生出版社，2006.

[8] 中华人民共和国交通部. 空气潜水减压技术要求：GBT 12521—2008[S]. 北京：中国标准出版社，2008.

[9] 中华人民共和国交通部. 减压病加压治疗技术要求：GB/T 17870—1999[S]. 北京：中国标准出版社，2000.

[10] 薛文东，李学文，姜艳，等. 环渤海地区潜水减压病发病情况、治疗现状及对策[J]. 海军医学杂志，2011，32(2)：128-130.

[11] 沈泉，方以群，吴建国，等. 减压病的治疗进展[J]. 海军医学杂志，2016，37(2)：186-189.

[12] 李伯琳，倪锐志. 卵圆孔未闭与反常栓塞的研究进展[J]. 西南军医，2017，19(1)：46-50.

[13] Svendsen Juhl C，Hedetoft M，Bidstrup D，et al. Decompression illness treated in Denmark 1999-2013[J]. Diving Hyperb Med，2016，46(2)：87-91.

[14] Pollock NW，Buteau D. Updates in Decompression Illness[J]. Emerg Med Clin North Am，2017，35(2)：301-319.

[15] Guenzani S，Mereu D，Messersmith M，et al. Inner-ear decompression sickness in nine trimix recreational divers[J]. Diving Hyperb Med，2016，46(2)：111-116.

（杨泽云，陆春花）

第五节　高原病

一、基本概念

高原（plateau）至今仍无统一的定义，人们由平原进入海拔2 000 m以上的地区，即可开始出现由低氧环境引起的特殊反应，通常认为海拔2 000 m以上、顶面平缓、起伏较小而面积较辽阔的高地为高原。我国《职业性高原病诊断标准》（GBZ 92—2008）中规定，高原作业为在海拔2 500 m以上环境中的作业。

职业性高原病（occupational high altitude disease）是在高原低氧环境从事职业活动所致的一种特发性疾病，是由于人体对高原低气压性缺氧不适应，导致机体病理生理上一系列改变，从而引起的各种临床表现的总称。高原低压性缺氧是致病的主要因素，海拔越高，大气压越低，大气中的氧分压（partial pressure of oxygen，PO_2）也越低，单位大气体积中含氧量越少，低氧对人的影响越大。不同海拔高度的大气压、大气氧分压、人体肺泡气氧分压、人体动脉血氧分压均将逐步下降，其关系如表6–9所示。

表 6–9　不同海拔高度的特征

海拔高度/m	大气压/mmHg	大气 PO_2/mmHg	肺泡 PO_2/mmHg	动脉血 PO_2/mmHg	水的沸点/℃
0	760	159	105	95	100
1 000	680	140	90	94	96
2 000	600	125	72	92	93.3
3 000	530	116	62	90	90
4 000	460	98	50	85	86.9
5 000	405	85	45	75	83.6
6 000	355	74	40	66	80.4
7 000	310	65	35	60	–
8 000	270	56	30	50	–
9 000	230	48			
10 000	200	41	<25	<50	–
11 000	170	36			

注：7.5 mmHg=1 kPa。

人体对低氧环境可产生一系列适应性或不适应性的改变，一般认为大多数人均能适应海拔5 000 m以下的高度，但低氧环境引起的一些症状和某些生理功能一般不能完全消除。

按海拔高度可分为以下四带。

①海拔3 000 m以下，称无症状带（实际上也并非无症状发生，但比较轻）；②海拔3 000~5 000 m，称完全代偿带，在这一高度机体可产生一系列缺氧症状，但一般通过代偿机制可以居留；③海拔5 000~7 000 m，称为不完全代偿带；④海拔7 000 m以上，称为死亡带，机体不能代偿（实际上经过训练者可短时间停留）。

二、易发人群

本病主要易发于短时间内未经适应后即进入高原地区和世居高原地区的人群。前者主要包括驻高原军人、高原施工人员、体育运动员、旅游人员、转居高原地区的居住人员等，由于短时间内海拔急剧升高，人体无法适应低氧环境而发病；后者主要是指世代居住在高原地区的人员，如藏族、塔吉克族等，虽然其机体如心血管系统发生改变适应了高原低氧环境，但是由于长期处于低氧环境，肺动脉高压易导致高原心脏病等。

三、高原低氧环境对人体的影响

（一）对人体健康的影响

人从平原进入高原，为适应低氧环境，需要进行一些适应性改变，如通过低氧诱导因子-1（HIF-1）、低氧诱导因子-2（HIF-2）及HIF-1靶基因、基因调节蛋白（p53）和cAMP反应元件结合蛋白等分子机构上的调节与改变作用，维持毛细血管与组织间必需的压力差。但每个人对高原缺氧的适应能力有一定的差异与限度，过度缺氧和对缺氧反应迟钝者可发生适应不全，即高原病。高原适应不全的速度和程度决定了高原病发生的急缓和临床表现。

1. 神经系统

大脑皮质层对缺氧的耐受性最低，这与大脑代谢旺盛、耗氧量大有关。急性缺氧时，最初发生脑血管扩张、血流量增加、颅压升高，可出现大脑皮质兴奋性增强，有头痛、头晕、多言、失眠、步态不稳等表现。以后呼吸加快、加深，心跳加快，心排血量增加。后者是对缺氧的一种代偿性反应。缺氧持续或加重时，脑细胞无氧代谢加强，三磷酸腺苷生成减少，使脑细胞膜钠泵发生障碍，导致细胞内水钠潴留，发生脑水肿，出现嗜睡、昏迷、惊厥，甚至呼吸中枢麻痹。

2. 呼吸系统

吸入低氧空气后动脉血氧分压降低，可刺激颈动脉体和主动脉体的化学感受器，出现反射性呼吸加深、加快，从而增加了通气量，以及肺泡气氧分压和动脉血氧分压。但过度换气使CO_2呼出过多，导致呼吸性碱中毒。适应力良好者可通过肾脏代偿性变化多排出CO_3^{2-}以纠正碱中毒趋向。急性缺氧可使肺小动脉痉挛，中层平滑肌增厚，结果肺循环阻力增高，肺毛细血管网静脉压明显提高，毛细血管通透性增加，血浆渗出而产生肺水肿。此外，肺泡壁和肺毛细血管损伤、表面活性物质不足、血管活性物质释放都可参与肺水肿的发生。

3. 心血管系统

心率加快是进入高原后最早出现的改变之一，也是由刺激颈动脉体和主动脉的化学感受器引起的。心率加快可增加心排血量，血压上升。急性缺氧时，体内血液重新分布，心、脑血管扩张，血流量增加；皮肤、腹腔器官，特别是肾血管收缩，血流减少。这种血液重新分布有利于保证生命器官的血液供应，具有代偿性意义。缺氧时冠状动脉扩张起到的代偿作用有一定限度，严重和持久的缺氧将造成心肌损伤。长期移居高原者，肺动脉阻力持续增加，导致肺动脉高压。肺动脉高压本来可改善低氧条件下肺的血液灌注，但持续增高可使右心负担过重而发生肺源性心脏病。高原心脏病属于肺源性心脏病。红细胞增多可增加血液黏度而加重心脏负荷。缺氧可使血中儿茶酚胺增多，垂体加压素和促肾上腺皮质激素分泌增加，并通过肾素–血管紧张素–醛固酮系统活性增强等使血压升高。有些人因长期缺氧而心肌受损，以及肾上腺皮质功能因长期受缺氧刺激而转变为功能低下，以致出现收缩压降低，脉压变小。

4. 造血系统

进入高原后出现的红细胞增多和血红蛋白（hemoglobin，Hb）增加，是对缺氧的适应性反应。急性缺氧时，主要是刺激外周化学感受器，反射性地引起交感神经兴奋，储血器官释放红细胞，缺氧时糖无氧酵解增强，乳酸增多，血pH下降，氧解离曲线右移，还原血红蛋白增多，促使2,3-二磷酸甘油酯（2,3-DPG）合成增加，降低血红蛋白与氧的亲和力，使氧易于释放给组织；低氧血症使红细胞生成素（erythropoiesis stimulating factor，ESF）增多，ESF促进骨髓红细胞系统增生，并增加红细胞数量和每个红细胞内的血红蛋白数量，这样会提高血液的携氧能力。但红细胞过度增生，如红细胞比容>60%时，血液黏稠度增高使血流缓慢，可引起循环障碍。

（二）对劳动能力的影响

高原低氧环境易导致机体供氧不足。血氧饱和度是反映机体是否缺氧和缺氧程度的重要指标。

处于海平面或海拔1 000 m以下环境，人体血氧饱和度平均为96%~98%；海拔1 000 m时，血氧饱和度平均为94%；海拔3 000 m时，血氧饱和度平均为90%，血中溶解氧和结合氧均减少，血氧饱和度降至85%~80%，动脉血氧分压为6.6 kPa（50 mmHg）可出现明显的呼吸性缺氧症，思想集中能力减退，肌肉精细协调能力下降；若降至75%（动脉血PO_2=40 mmHg）可能发生智力判断错误，肌肉功能障碍；如降至60%（动脉血PO_2=32 mmHg）可能发生中枢神经系统的进行性抑制而出现意识丧失。可以认为血氧饱和度75%是保证随意运动正常进行的卫生安全最低限度。静息状态下，海拔增高，血氧饱和度下降，如果再从事体力活动，需氧量增大，供氧不足会出现“氧债”，导致血氧饱和度下降程度加重。如同样处于海拔4 000 m的高原环境，静息状态血氧饱和度平均为85%，如果伴有轻强度[300（kg·m）/min做功量]体力活动，5 min即可降至79%，如为强度[1 200（kg·m）/min]体力活动，平均血氧饱和度可降至73%。可见，在高原低氧环境中应当控制与减轻体力活动强度，如在海拔4 000 m的高原环境中，体力活动强度不宜超过轻强度，在海拔3 000 m的高原环境中，体力活动强度限度不宜超过中等强度，最大耗氧量也是反映人体劳动能力的指标。从平原进入高海拔地区，由于低氧环境的影响，人的最大耗氧量出现下降，其下降幅度与海拔高度有关，如在海拔4 000 m地区，人的最大耗氧量较平原地区平均下降20%~30%，即体力劳动能力较平原要降低20%~30%，考虑到胃纳差造成长期热量摄入不足、体重下降以及高原缺氧反应（头痛、头晕、睡眠不好）等，其劳动能力下降程度可能更大。

在海拔5 000 m以下的高原环境中，可承担的体力负荷强度（单项活动）以体力活动时心率不超过150次/分为最大限度，活动强度以心率不超过120次/分为宜。

四、临床分型与表现

（一）临床分型

高原病的临床分型见图6-1。

根据起病急缓和特点，将急性高原病分为3型，但3者间互有关联，常可合并存在。

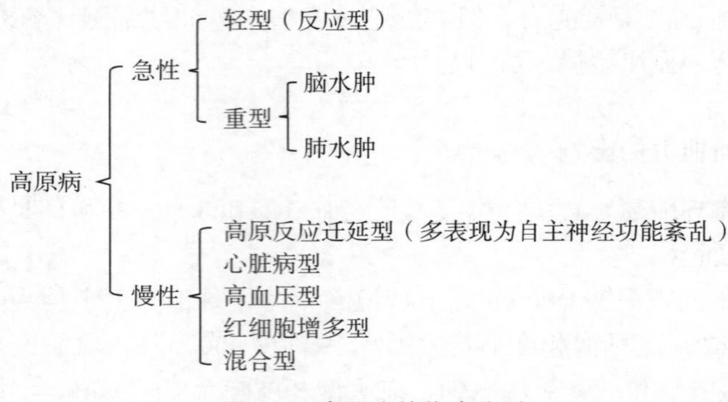

图6–1　高原病的临床分型

（二）急性高原病

1. 急性高原反应（对应其他职业病的观察对象）

初入海拔3 000 m以上地区，大多数人都可出现高原反应症状，迅速登山更易发病，进入高原数小时后出现症状，头痛、头晕、胸闷、气短、心悸、食欲减退、恶心、呕吐等症状较常见，记忆力和思维能力减退，可伴有失眠、多梦，部分人有口唇发绀，少数人血压暂时升高，一般在登山后第1~2天症状明显，经休息或对症处理后，上述症状可在数日内缓解或消失，但也有少数人症状急剧加重，发展为高原肺水肿或高原脑水肿。

2. 高原肺水肿

由平原迅速登上海拔3 000 m以上，特别是4 000 m以上地区后1~3 d内发病，劳累、寒冷、上呼吸道感染常为诱因；对高原适应不全者，剧烈活动可诱发肺水肿。高原世居者短期到海拔较低地区，再回到原地也可发病，先有急性高原反应症状，表现为头痛、乏力、呼吸困难，咳嗽逐渐加重，出现发绀、胸痛、咳白色或粉红色痰，端坐呼吸，肺有痰鸣音和湿啰音，心率加快，胸部X线片见肺野有不对称絮状、片状模糊阴影，有些患者可同时并发脑水肿。

3. 高原脑水肿

虽然高原反应实质上也有轻度脑水肿，但只有出现显著的神经精神症状时才诊断为脑水肿，因而发病率较低，可能只有1%。进入海拔4 000 m以上地区，过劳或精神过度紧张可作为诱因，先有严重的高原反应症状并逐渐加重，出现显著的神经精神症状，如剧烈头痛、头晕、频繁恶心、呕吐、共济失调、步态不稳、精神萎靡或烦躁，意识障碍从嗜睡、昏睡到昏迷，部分患者可发生抽搐或脑膜刺激症状。

（三）慢性高原病

急性高原反应症状迁延不愈者，或移居高原长期生活正常者以及少数世居者，由于某种原因失去对缺氧的适应能力，均可发生慢性高原病。

1. 慢性高原反应

在发生急性高原反应后，症状持续时间超过3个月者属于本症。有的患者可伴肝大，有的出现蛋白尿，症状多样，且时多时少、时轻时重。

2. 高原红细胞增多症

在高原低氧环境中，发生红细胞增多者最为多见。这是生理性代偿反应，而且随海拔增高而增多，但红细胞过度增多也可产生症状。在海拔4 000 m以下地区，红细胞计数>650万/μL，血红蛋白浓度>200 g/L，红细胞比容>62%，可诊断为本症。患者有高原反应症状，如头痛、头晕、嗜睡、记忆力减退、失眠；多有发绀和面颊部、眼结合膜毛细血管网扩张和增生，可有杵状指。由于红细胞比容增大，血液黏滞性增大，可形成脑内微血栓，进而引起一过性脑缺氧发作。还可由于肺循环阻力增大，加重肺动脉高压而产生右心衰竭。

3. 高原血压异常

高原高血压起病缓慢，症状与一般高血压病相似。高原低血压多发生于移居高原较久或世居者中。发病地区多为海拔4 000 m以上地区。血压低于12/8 kPa（90/60 mmHg）可有低血压症状。脉压低于2.7 kPa（20 mmHg）的高原低脉压症患者亦不少见，且多与低血压同时存在，症状类似高原反应。高原血压异常的类型常有波动和转化，回到平原后可逐渐恢复。

4. 高原心脏病

高原心脏病多见于移居者和在高原出生成长的婴幼儿。成年移居者在进入高原后6~12个月发病。起病隐袭，症状逐渐加重，心悸、胸闷、气短、劳动时加重；有时咳嗽，少数患者咯血，最终发生右心衰竭。体格检查见发绀、肺动脉高压和右心室增大体征，可有期前收缩（又称早搏）和房室传导阻滞，重症患者出现心力衰竭。胸部X线片表现肺动脉凸出，右肺下动脉干扩张，右心室增大。心电图示右室肥厚、劳损，或不完全右束支传导阻滞。

五、诊断与鉴别诊断

职业性高原病的诊断需依照《职业性高原病诊断标准》（GBZ 92—2008）进行。

（一）急性高原病

1. 高原脑水肿

急速进入海拔4 000 m以上（少数人可在海拔3 000 m以上）高原，具有以下表现之一者为高原脑水肿：①剧烈头痛、呕吐，可伴有不同程度精神症状（如表情淡漠、精神忧郁或欣快多语、烦躁不安等），或有步态蹒跚、共济失调；②不同程度意识障碍（如嗜睡、朦胧状态、意识混浊，甚至昏迷），可出现脑膜刺激征、锥体束征；③眼底检查出现视神经盘水肿和（或）视网膜渗出、出血。

2. 高原肺水肿

抵达海拔3 000 m以上高原，具有以下表现之一者为高原肺水肿：①静息状态时出现呼吸困难、发绀、咳嗽、咳白色或粉红色泡沫状痰，肺部出现湿性啰音；②胸部X线片显示以肺门为中心向单侧或双侧肺野的点片状或云絮状阴影，常呈弥漫性、不规则分布，亦可融合成大片状；可见肺动脉高压及右心增大征象。

（二）慢性高原病

1. 高原红细胞增多症

在符合男性血红蛋白浓度≥210 g/L，女性血红蛋白浓度≥190 g/L（海拔2 500 m以上），或男性血红蛋白浓度≥180 g/L，女性血红蛋白浓度≥160 g/L（海拔2 500 m以下）的条件的同时，再按症状、体征判断疾病严重程度“计分”，以确定诊断分级。

轻度高原红细胞增多症：累计计分3~7分。

中度高原红细胞增多症：累计计分8~11分。

重度高原红细胞增多症：累计计分≥12分。

2. 高原心脏病

轻度高原心脏病：肺动脉平均压>20 mmHg或肺动脉收缩压>30 mmHg，且胸部X线片、心电图、超声心动图检查中有一项以上的检查结果显示右心增大。

中度高原心脏病：肺动脉平均压>40 mmHg或肺动脉收缩压>60 mmHg，右心增大，活动后乏力、心悸、胸闷、气促，并有发绀、轻度肝大、下垂性水肿、肺动脉瓣第二心音亢进或分裂等症状。

重度高原心脏病：肺动脉平均压>70 mmHg或肺动脉收缩压>90 mmHg，稍活动或静息时出现心悸、气短、有呼吸困难，明显发绀、肝大、下垂性水肿、少尿等症状。

（三）鉴别诊断

由于高原地区环境特殊，故无论急性或慢性高原病，均需注意与以下类似疾病相鉴别。

1. 高原脑水肿

诊断高原脑水肿时应排除急性脑血管病、药物过量、急性一氧化碳中毒、酒精中毒、癫痫、脑膜炎、脑炎等疾病。

2. 高原肺水肿

诊断高原肺水肿时应排除心肌梗死、心力衰竭、肺炎等心肺疾病，排除肺鼠疫及其他急性传染病。

3. 高原红细胞增多症

诊断高原红细胞增多症时应排除慢性肺疾病（如肺气肿、支气管炎、支气管扩张、肺泡纤维变性、肺癌等引起的低氧血症）导致的继发性红细胞增多及真性红细胞增多症。

4. 高原心脏病

诊断高原心脏病时应排除其他心血管疾病，特别是慢性阻塞性肺疾病、肺源性心脏病及原发性肺动脉高压症。

六、治疗

（一）处理原则

1. 急性高原病

针对急性高原病，静卧休息并就地给予对症治疗。大流量给氧或高压氧，并给予糖皮质激素、钙通道拮抗药、抗氧化剂等治疗，严重者需及时转往低海拔区。

2. 慢性高原病

符合高原转低条件的从业人员，应转至低海拔地区观察治疗；确诊为慢性高原病者，不应再返高海拔地区工作；需要进行劳动能力鉴定者，按《劳动能力鉴定职工工伤与职业病致残等级》（GB/T 16180）处理。

（二）治疗

1. 急性高原反应

急性高原反应，轻症患者可自愈。重症患者给予对症治疗，如镇痛、止痛药阿司匹林等，吸氧，或用利尿药如呋塞米或乙酰唑胺125~250 mg，每12小时一次。

2. 高原肺水肿

患者绝对静卧休息，高流量给氧，保暖。如现场确无医疗条件，转运到低海拔区，可迅速好转。休息2~3 d后可再攀登。地塞米松10~20 mg稀释后缓慢静脉注射，每日1~2次，可减少肺毛细血管渗出。氨茶碱0.25 mg加50%葡萄糖20 mL稀释缓慢静脉注射可缓解支气管痉挛和降低肺动脉压。如无低血压，可舌下含服硝苯啶（硝苯地平）5~10 mg降低肺动脉压，如出现右心衰竭，可用毒毛旋花子甙K或毛花甙C以及利尿药。

3. 高原脑水肿

加大吸氧量，给予地塞米松、高渗葡萄糖、乙酰唑胺、呋塞米等治疗。如有肺水肿、心力衰竭和红细胞增多症时，不宜用甘露醇脱水疗法。

4. 高原血压异常

高原血压异常按一般高血压治疗。

5. 高原心脏病

出现心力衰竭时，吸氧，加服硝苯啶以降低肺动脉压，高原心脏病心肌显著缺氧，易发生洋地黄中毒而出现心律失常，可选用作用快、排泄快的强心药，如毛花甙C 0.2~0.4 mg，心力衰竭控制后改口服地高辛。

6. 高原红细胞增多症

吸氧和低分子量右旋糖酐静脉滴注可暂时缓解症状，对有高血压和心力衰竭的危重患者，如出现血液黏滞性过高，静脉放血300~500 mL可使病情暂时好转，以备紧急转运，患者回到平原后，症状可以消失。

7. 中药治疗

常用于高原病且疗效较好的几种中药如下。

（1）复方党参片

复方党参片含党参、沙参、当归、丹参、金果榄等。现场应用高原反应保护率达78.8%复方党参片。

（2）黄芪茯苓复方或益气活血复方

黄芪茯苓复方或益气活血复方含黄芪、丹参、当归、川芎。以上制剂均有益气、活血、利尿、安神、抗炎等综合作用，动物实验证明以上制剂有抗缺氧作用。

（3）麦霉片

麦霉片由麦芽汁经黑曲霉菌发酵后的提取液制成，有提高动物耐氧的能力，可改善心脑功能，现场应用高原反应保护率达82.9%。临床治疗肺心病、冠心病也有一定疗效。

（4）其他

藏药中紫堇、唐古特青兰、狭叶红景天、冬虫夏草等也有较好的致适应作用。

七、预防

高原病多见于由平原转居高原者。

（一）一般措施

1. 全面体格检查

高原禁忌证是高原病的重要诱因，对进入高原地区人群，应进行全面体格检查。严重的心、肾、肺疾病患者，高血压Ⅱ期以上、严重肝病、贫血患者均不宜进入高原；上呼吸道感染是急性高原病的重要诱因之一，在进入高原前，如患有上呼吸道感染，应争取在进入高原前治愈，进入后，一定要防寒保暖，以免受寒而诱发急性高原病。密切关注急进高原人群血氧饱和度的变化，有利于及时采取相应的保障措施。

2. 卫生宣传教育

向初入高原者介绍有关高原的地理环境、气象条件和人文知识，以及有关的高原病及其防护知识，正确对待高原病，消除对高原环境的恐惧心理，避免精神过度紧张。着重宣传机体能够通过适应、习服高原低氧环境（如世居高原的藏族居民很少发生高原病）。在高原居民中，加强高原病卫生知识的宣传教育，可以避免一些人的发病或延缓发病或减轻病情。

3. 适应性锻炼

由平原进入高原应采取阶梯式上升策略，如进入4 000 m以上地区，除非紧急情况，一般至少应在2 000~3 000 m地区适应性停留两周并进行适当的体力锻炼，再进入更高海拔区。

4. 避免从事剧烈活动

进入高原途中和初期应避免从事剧烈活动。此时，人体还未习服高原低氧环境，身体机能处于应激状态，剧烈运动将急剧提高身体氧耗量，加重身体缺氧，增加急性高原病的发病率。

5. 劳逸结合

工作中应劳逸结合，避免过度疲劳。如合理安排工作强度，动静结合，室内室外工作结合；随海拔高度增加适当减少工作时间，积极主动休息。

6. 注意膳食

注意膳食营养，多食碳水化合物类食物，少食脂肪和蛋白质类食物，增加维生素的摄入，少食产气性食物，尤其是已出现高原反应者。在高原长期生活和工作时，除了多食碳水化合物类食物外，还应增加蛋白质和脂肪摄入量以保证工作的能量需求。最好通过新鲜的蔬菜、水果补充维生素，必要时可服用复合维生素制剂。

（二）提高机体对缺氧的耐受能力

药物预防：复方党参片可提高对缺氧的耐受能力，一般在进入3 000~5 000 m地区前1~2天，口服复方党参片，一次3~4片，一日3次，有效率75%~98%。

黄芪茯苓复方包括党参茯苓，黄芪茯苓Ⅰ、Ⅱ、Ⅲ号，各种复方都有补气、补血、补阴、活血及渗湿利尿的作用。

致适应剂的主要成分是人参、刺五加、五味子和“习服素”，除上述外，红景天也是一种很好的致适应剂。

服用乙酰唑胺（acetazolamide）。在急进高原前32 h和到达高原后40 h，每

8小时服乙酰唑胺0.25 g可降低急性高原病发病率。乙酰唑胺促进组织对氧的摄取，增加脑脊液H+，使通气增强和脑血流量增加，减少脑脊液的产生。

螺旋内酯是一种轻利尿药，有预防高原病、抗醛固酮作用，可减轻因缺氧引起的水钠潴留现象。

给予中枢神经系统兴奋剂和抑制药。据阿根廷研究人员报告，在登高前3天每6小时服cafergor合剂2片（含酒石酸麦角胺、咖啡因、颠茄碱、异丁基芳基巴比妥酸）可预防或减轻高原反应。恶心时服脱氧麻黄素。

脒基硫脲是一种抗氧剂，有提高机体耐缺氧和抗高温的能力，在缺氧环境下有助于心肌保存糖原。

营养剂和代谢激素类制剂。据德国研究人员报告，在登山实验中每天静脉注射小牛血清滤液（solcoseryl）10 mL（自实验的第2天至26天），经11天治疗后，在4 300 m环境中工作能力可超过海平面的工作能力，发现进入肌肉的葡萄糖增加20%，磷酸盐增加30%~40%，心排血量也得到改善。

参考文献

[1] Hainsworth R, Drinkhill MJ, Rivera-Chira M. The autonomic nervous system at high altitude[J]. Clin Auton Res, 2007, 17(1): 13-19.

[2] 安文静，高芬. 慢性高原病发病机制研究进展[J]. 医学综述，2009，15(14)：2153-2154.

[3] 李倩，马慧萍，李琳，等. 高原病分子水平发病机制研究现状[J]. 医学综述，2013，19(3)：395-397.

[4] 杨燕，马慧萍，张汝学. 急性高原病发病机制的研究进展[J]. 医学综述，2010，16(17)：2561-2563.

[5] 卫生部职业病诊断标准专业委员会. 职业性高原病诊断标准：GBZ 92—2008[S]. 北京：人民卫生出版社，2009.

[6] 金泰廙. 职业卫生与职业医学[M]. 北京：人民卫生出版社，2007.

[7] 王莹，顾祖维，张胜年，等. 现代职业医学[M]. 北京：人民卫生出版社，1996：567-571.

[8] 胡建库. 从平原急进高原不同时期生理指标、心脏结构改变与急性高原病发生的关系[J]. 桂林医学院，2015.

[9] 郑双锦. 急进高原后心率、血压和血氧饱和度的变化规律及与急性高原病的关系[J]. 第三军医大学，2013.

[10] 耿倩雯. Nrf2基因单核苷酸多态性和氧化应激与急性高原病的相关性研究[J]. 第三军医大学，2015.

[11] 游海燕，李潇潇，黄朝晖，等. 血氧饱和度与急性高原病关系的Meta分析[J]. 解放军医学杂志，2013，38(11)：940-943.

[12] 何风生. 中华职业医学[M]. 北京：人民卫生出版社，1999.

（姜方平，钱海洋）

第六节　激光

一、基本概念

激光，最初的中文名为“镭射”“莱塞”，是其英文名称“LASER”的音译，是取英文“Light Amplification by Stimulated Emission of Radiation”的各单词首字母组成的缩写词，意思是“受激辐射光放大”。激光的产生原理早在20世纪初已被物理学家爱因斯坦发现。1964年按照我国著名科学家钱学森的建议，将其改称为“激光”。激光在工农业生产及军事、通信等领域中的应用很广泛，主要用于激光打标、激光焊接、激光切割、光纤通信、激光光谱、激光测距、激光雷达、激光武器、激光唱片、激光指示器、激光矫视、激光美容、激光扫描、激光灭蚊器等。激光器具有定向发光、亮度极高，光束的发散度极小、几近平行，波长范围非常窄、颜色纯、能量高等特点。

激光对组织的生物效应主要包括热效应、光化学效应、压强作用、电磁场效应和生物刺激效应。压强作用和电磁场效应主要由中等功率以上的激光产生，光化学效应在低功率激光照射时特别重要，热效应存在于所有的激光照射中，而生物刺激作用只发生在弱激光照射时。

二、接触机会

激光应用很广泛，民用领域主要有激光加工系统、激光加工工艺两大类，在接触激光的过程中，若使用不当或是防护措施缺失，很容易导致机体损伤。

三、激光对人体的影响

激光对人体的伤害及损伤程度，主要取决于激光的波长、光源类型、发生方式、入射角度、辐射强度、受照时间及生物组织的特性与光斑大小。激光伤害人体的靶器官主要为眼和皮肤，但只要采取必要的防护措施，完全可以避免激光对人的伤害。

（一）激光波长对眼睛伤害

在激光对人体造成的伤害中，以眼睛的伤害最为严重。当眼睛与激光束处于同一水平时，视网膜的曝光强度比角膜大200 000倍。一般把可见光和短波红外辐射称为光辐射的视网膜伤害波段，因这些波段的光束可在视网膜高度聚焦，并多位于中央视区黄斑部。目前大多数激光器发射的激光波长中，以500 nm以下波长的可见光波段危害最大。

强度高的可见或近红外光进入眼睛时可以透过人眼屈光介质，聚积光于视网膜上。此时视网膜上的激光能量密度及功率密度提高到几千甚至几万倍，大量的光能在瞬间聚焦于视网膜上，致视网膜的感光细胞层温度迅速升高，使感光细胞凝固变性坏死而失去感光作用。激光聚于感光细胞时因过热引起的蛋白质凝固变性是不可逆的损伤。一旦损伤，就会造成眼睛的永久失明。不同波长的激光对眼球作用的程度不同，造成的后果也不同。远红外激光对眼睛的损害以角膜损伤为主，这是因为这类波长的激光几乎全部被角膜吸收，所以角膜损伤最重，主要引起角膜炎和结膜炎，患者感到眼睛痛、异物样刺激、怕光、流眼泪、眼球充血、视力下降等。发生远红外光损伤时应遮住保护伤眼，防止感染发生，对症处理。紫外激光对眼的损伤以角膜和晶状体损伤为主，此波段的紫外激光几乎全部被眼的晶状体吸收，而中远波段激光以角膜吸收为主，因而可致晶状体及角膜混浊。

（二）激光对皮肤的损害

人体皮肤是由表皮、真皮和皮下组织构成的一个完整的保护层。表皮具有很强的修复能力，由角质层、透明层、颗粒层、有棘层和基底层组成，在每一层中都有不同的细胞。激光照射到皮肤时，如其能量（功率）过大，可引起皮肤的损伤。如果未伤及真皮层，损伤灶可以由组织很快修复，与对眼睛的损伤相比要轻得多，但也不容忽视。损伤达到真皮层，修复后往往会留下瘢痕。激光损害皮肤的阈值也很高，各种激光器的输出能量相差很大，目前使用大功率激光器的范围很广泛。激光对皮肤的损伤程度与激光的照射剂量、激光的波长、肤色深浅、组织水分以及皮肤的角质层厚薄诸因素有关，以前3个为主要因素。

激光对皮肤的损伤主要由热效应所致。250~320 nm的紫外激光，可使皮肤产生光敏作用而产生损伤；大功率激光辐射也能透过皮肤使深部器官受损。大量实践表明，使用的激光功率密度（或能量密度）越大，则受照皮肤受到的损伤越大，二者呈正相关。皮肤吸收的激光能量超过安全阈值后，受照部位的皮肤将随剂量的增大而依次出现热致红斑、水疱、凝固及热致炭化、沸腾。燃烧及热致汽化。损害严重程度是由皮肤对激光的吸收率决定的，而吸收率由激光的波长决定。皮肤对某波长激光的吸收率越高，受到的损伤也越严重。如皮肤对紫外激光和红外激光的吸收率很高，这两类激光就是损伤皮肤的主要波段激光。

红外激光对皮肤的主要作用是热烧伤。此类激光照射皮肤，功率比较小时可致毛细血管扩张，皮肤发红发热；随着激光功率密度的增大，热损伤程度也随之增大。相反的是，紫外激光对皮肤的作用主要是光作用。紫外激光照射皮肤可引起皮肤红斑、老化，过量时可致癌变。对皮肤危害性最大的紫外光波长为270~290 nm，波长<270 nm或>290 nm的激光的危害程度都相对地减少。波长在1.064 μm的YAG红外激光对皮肤的伤害较小。

四、临床表现

眼损伤的典型表现为水肿、充血、出血，视网膜移位、穿孔，最后导致中心盲点和瘢痕形成，视力急剧下降。对于视网膜边缘部的灼伤，一般多无主观感觉，因这种灼伤是无痛性的，容易被疏忽。波光为460 nm的蓝光可使视网膜的视锥细胞发生永久性消失，即蓝光损害，主要症状为目眩。如出现色觉缺失现象，则至少有一个或多个视锥细胞群受损。

激光对皮肤的损伤，主要由热效应所致。轻度损伤表现为红斑和色素沉着。随着照射量的增加，可出现水疱、皮肤褪色、焦化和溃疡形成。

五、诊断与治疗

关于职业性激光所致眼（角膜、晶状体、视网膜）损伤的诊断与资料，详见第五章第三节“职业性眼病”。

受到照射后除迅速脱离外，应保持安静，充分休息，避光保护眼睛。对于出血和渗出，可使用维生素、能量制剂，必要时采用糖皮质激素治疗。也可采用活血、化瘀、消肿的中药治疗。

六、预防措施

针对激光的防护措施包括激光器、工作环境及个体防护3方面。激光器必须有安全设施，凡光束可能漏射的部位，应设置防光封闭罩。安装激光开启与光束止动的连锁装置。工作室围护结构应用吸光材料制成，色调宜暗。工作区采光宜充足。室内不得有反射、折射光束的用具和物件。

所有参加激光作业的人员，必须先接受激光危害及安全防护教育。作业场所应制订安全操作规程，确定操作区和危险带，要有醒目的警告牌，无关人员禁止入内。严禁裸眼观看激光束，防止激光反射至眼睛。工作人员就业前应做健康检查，以眼睛检查为重点。我国《工作场所有害因素职业接触限值 第2部分：物理因素》（GBZ 2.2—2007）中规定了眼直视和皮肤照射激光的最大容许照射量。

参考文献

[1] 黄少军.临床激光治疗学[M].天津:天津科学技术出版社,1996.
[2] 卫生部职业卫生标准专业委员会.工作场所有害因素职业接触限值第2部分:物理因素:GBZ 2.2—2007[S].北京:人民卫生出版社,2007.
[3] 郭泽华,唐仕川,何丽华,等.激光职业接触危害研究进展[J].工业卫生与职业病,2015,41(6):474-477.

（姜方平，钱海洋）

第七章　职业性放射性疾病

放射性疾病是指病因明确、病种多样的一类疾病，是由电离辐射所致的不同类型和不同程度的损伤或疾病的总称，而职业性放射性疾病是指劳动者在职业活动中受到电离辐射照射所引起的局部或全身放射性损伤。常见的法定职业性放射性疾病包括外照射急性放射病、外照射亚急性放射病、外照射慢性放射病、内照射放射病、放射性皮肤疾病、放射性肿瘤、放射性骨损伤、放射性甲状腺疾病、放射性性腺疾病、放射性复合伤和根据《职业性放射性疾病诊断总则》（GBZ 112—2017）可以诊断的其他放射性损伤。本章节主要介绍常见职业性放射性疾病的预防、诊断、治疗以及相关进展。为了广大读者能更好地理解和掌握相关知识，本章将简要介绍电离辐射相关基础知识，这不仅有助于常备不懈地做好核与辐射事故医学应急工作，更可提高职业性放射性疾病的诊断和临床处理水平。

第一节　电离辐射基础

一、电离辐射的类型

导致核与辐射损伤的特异性因子就是电离辐射（ionizing radiation）。电离辐射是一种物理性的致病因子，是能引起被作用物质电离的射线。电离辐射可分为电磁辐射和粒子辐射两大类。电磁辐射实质上是电磁波，仅有能量没有静止质量。粒子辐射是一些组成物质的基本粒子，或者是由这些基本粒子构成的原子核，粒子辐射既有能量，又有静止质量。

电离辐射有5种重要的类型。

（一）α粒子

α粒子由两个带电粒子质子和两个中子组成，可从铀、钚、镅等重核发射出来。α粒子射程短，在空气中的射程为2~3 cm，在皮肤上渗透也不超过几微米，基本上处于浅层皮肤。单薄的衣着甚至是一张纸都可以有效地屏蔽α粒子，因此由其造成的外部危险可以忽略不计。但如果吸入或摄入α粒子，则可因发生电离造成潜在的生物效应。

（二）β粒子

^{3}H及^{90}Sr可发射β粒子。β粒子可以在组织中运行几毫米，也可以在空气中运行几米，但大多数β粒子可以被一层薄的塑料屏蔽。β粒子照射皮肤可损坏其基底层，导致辐射灼伤；进入体内也会造成较为严重的损伤效应。

（三）γ射线

γ射线是一种非粒子的电磁辐射，起源于原子核。它的能量非常高，可以轻松地穿过物质。

（四）X射线

X射线与γ射线类似，唯一的不同在于它不是从原子核内发射出来的射线。

（五）中子

中子是一种在原子核裂变过程产生的不带电荷的粒子，与其他4种类型的辐射不同，中子的穿透力为γ射线的3~20倍，它是唯一能产生活化作用的粒子。

二、几个重要的辐射量及其单位

（一）放射性活度

放射性活度的基本单位是居里（Ci），被定义为3.7×10^{10}贝克勒尔（Bq）。贝克勒尔即每秒发生裂变的次数，是放射性活度的国际单位（SI）。几种放射性活度单位的换算关系如下：

1 Ci = 37 GBq	1 mCi = 37 MBq	1 μCi = 37 kBq
1 GBq = 27 mCi	1 MBq = 27 μCi	1 kBq = 27 nCi

注：

G = giga（1×10^9）　　M = mega（1×10^6）

k = kilo（1×10^3）　　m = milli（1×10^{-3}）

μ=micro（1×10^{-6}）　　n = nano（1×10^{-9}）

（二）照射量

照射量（exposure）是一个量化空气电离程度的物理量。单位伦琴（R），国际单位为库伦每千克。从技术上来说，能量还没有沉积到组织中，一旦沉积到组织中，则被称为吸收剂量（absorbed dose）。

（三）吸收剂量

吸收剂量是指单位质量的组织中所沉积的能量。专用单位为拉德（rad），国际单位为戈瑞（Gy）[①]，即100尔格（10^{-7}焦耳）在1 g组织中的能量沉积。

（四）品质因子

品质因子（quality factor，QF）又称辐射权重因子（radiation weighting factor，WR），用于评价不同的辐射类型的风险。简单来说，QF和WR代表风险的比值。吸收剂量在考虑WR产生的等效剂量时则称为剂量当量，国际单位为希沃特（Sv），专用单位为雷姆（rem）。

γ和X射线的WR和QF为1，因此对于纯γ辐射：

100 rad ×1=100 rem

1 Gy ×1=1 Sv

α辐射的WR是20；β辐射的WR也是1；中子的WR为3~20（随中子的能量不同而不同）。

许多辐射检测仪器，如GM探测器或离子室使用单位伦琴（R）。对于γ辐射：1R≈1 rad≈1 rem。因此，即使单位不同，它们也可以互换使用。

三、电离辐射的生物效应

（一）概念

电离辐射将能量传递给有机体引起的任何改变统称为电离辐射生物效应。电离辐射与生物物质的相互作用主要是通过电离和激发来实现的，其中电离作用是引起效应的最重要过程。

① 1 Gy=100 rad。

电离辐射与生物大分子有两种作用方式：直接作用和间接作用。若电离辐射的能量直接沉积于生物大分子，引起生物大分子的电离和激发，破坏机体的核酸、蛋白质和酶等具有生命功能的物质，则称为直接作用；若电离辐射首先使水分子产生一系列原发辐射分解产物，然后通过水的辐射分解产物再作用于生物大分子，引起后者的物理和化学变化，则称为间接作用。

影响电离辐射生物效应的因素既有来自辐射的因素，如辐射剂量、剂量率及作用方式，也有来自机体的因素，如种系、性别、年龄、机体状态等。

（二）辐射敏感性

不同的组织器官对电离辐射的敏感性各不相同。Bergonie和Tribondeau提出细胞的辐射敏感性（radiosensitivity）同细胞的分化程度成反比，同细胞的增殖能力成正比。总体来说，不断生长、增殖、自我更新的细胞群对辐射敏感，稳定状态的分裂后细胞对辐射有高度抗力。

（三）生物效应的分类

电离辐射所致生物效应按照射方式可分为外照射效应与内照射效应、局部照射效应与全身照射效应。按其作用机制又可分为确定性效应与随机性效应，这是最主要的分类方法。如眼晶体混浊或放射性白内障、骨髓造血功能障碍、皮肤损害等属于确定性效应，确定性效应的发生存在剂量阈值，效应的严重程度随着剂量的增加而增加；而辐射诱发的恶性肿瘤和遗传损害属于随机性效应，随机性效应不存在剂量阈值，效应发生的概率与剂量当量之间呈线性关系，但效应的严重程度和剂量大小无关。

此外，在实际应用中，还可以按照射剂量率分为急性照射效应与慢性照射效应，按效应出现时间分为早期效应与远后效应，按效应表现的个体分为躯体效应与遗传效应等。

四、剂量估算

（一）物理剂量估算

物理剂量估算是采用物理学方法对放射工作人员进行的剂量估算。放射工作人员个人剂量监测是其健康管理的重要组成部分，准确监测放射工作人员个人剂量，有助于评估其健康状况，为放射病诊断和治疗提供依据。如果放射工作人员的年均剂量值明显高于国家标准，需要进一步进行生物剂量估算，以防因不规范使用个人剂量计而导致有效剂量超标。

（二）生物剂量估算

辐射生物剂量估算就是利用人体生物材料，如组织、细胞、DNA、蛋白质等，在电离辐射后发生的与辐射剂量存在一定量-效关系的某个方面的改变，利用这种可测、可记录和可分析的生物改变来刻度辐射剂量的一类生物标志物与分析方法。目前还没有一种理想的辐射生物剂量估算方法。细胞遗传剂量学分析被认为是受照人员全身辐射生物剂量估算的金标准。

应用辐射诱发的外周血淋巴细胞染色体畸变来估算全身剂量的方法已被使用了几十年，它主要适用于近期全身急性受照。该检测方法在0.5~5.0 Gy的剂量范围内具有较高的灵敏度。此方法的一个缺点在于用时较长，评估500~1 000个中期细胞分裂相需要4~5 d，包括血液样本的培养、收获、制片、阅片，并进行剂量估算。但随着我国苏州大学附属第二医院率先开展高通量分析技术，外周血淋巴细胞染色体畸变分析效率将大大提高。细胞遗传剂量学分析使用的其他方法还包括CB法微核分析、染色体易位分析、早熟凝集染色体检测、荧光原位杂交（flourescence in situ hybridization，FISH）等，使生物剂量计更加完善。

另外，一些分子和基因水平更灵敏的生物剂量计还处于研究阶段，其中microRNA近年来受到较多关注，基于循环microRNA的生物剂量测定操作相对简单，并且所需血液体积少，具有广阔的应用前景。瓜氨酸是近年来发现的另一种可反映辐射损伤主要是胃肠损伤的生物标志物。瓜氨酸是一种非DNA编码的氨基酸，几乎仅由小肠合成。近年来研究发现，循环瓜氨酸水平降低与照射剂量相关。因此，瓜氨酸具有作为研究胃肠道急性辐射综合征相关损伤的一种简单、灵敏、合适的生物标志物的潜能。

近年来，根据事故照射放射源的特点，深入研究了低、中、高不同剂量率的损伤效应，分别建立不同剂量率条件下染色体畸变的剂量效应曲线，使得剂量估算更加准确。2014年5月，在南京^{192}Ir放射源辐射事故中，通过外周血淋巴细胞染色体畸变分析对1名急性局部不均匀受照人员进行了剂量估算，估算出其全身生物剂量相当于一次受照1.51 Gy（95%CI：1.40~1.61）；通过CB微核分析估算的全身受照剂量相当于一次受照1.47 Gy（95%CI：1.36~1.60）。上述生物剂量估算结果为该受照人员的诊断和治疗提供了重要参考。

五、放射性疾病临床分类

可依据以下3条原则确定是否为放射性疾病：①已有辐射照射诱发人类该种损伤的证据；②该种损伤有一定的发生概率；③该种损伤有较大的临床病理意义。根据实际工作需要，可将放射性疾病的主要临床分类归纳为以下几类。

（一）电离辐射所致的全身性疾病

电离辐射所致的全身性疾病主要包括外照射急性放射病、外照射亚急性放射病、外照射慢性放射病、内照射放射病等。

（二）电离辐射所致的器官和组织损伤

电离辐射所致的器官和组织损伤主要包括急、慢性放射性皮肤损伤，甲状腺损伤、放射性白内障及其他器官和组织损伤。

（三）电离辐射诱发的恶性肿瘤

电离辐射诱发的恶性肿瘤主要包括白血病（慢性淋巴细胞性白血病除外）、甲状腺癌、肺癌、皮肤癌及其他恶性肿瘤。

（四）其他情况

其他情况如心理应激障碍等。

六、职业性放射性疾病种类

我国从事放射工作的人员较多，而且地域分布较广，各地区的职业辐射防护水平发展不均衡。据统计，1991—1999年，省级职业病放射性疾病诊断鉴定组共诊断放射性疾病545人。其中，外照射慢性放射病、放射性白内障、慢性放射性皮肤损伤病例人数居前3位，占总病例数的90.6%，引起了卫生部门和劳动部门的重视，加强了对放射工作人员的辐射防护和劳动保护。近年来，职业性放射性疾病患病人数呈下降趋势。目前，法定的职业性放射性疾病有如下11种（类）：①外照射急性放射病；②外照射亚急性放射病；③外照射慢性放射病；④内照射放射病；⑤放射性皮肤疾病；⑥放射性肿瘤（含矿工高氡暴露所致肺癌）；⑦放射性骨损伤；⑧放射性甲状腺疾病；⑨放射性性腺疾病；⑩放射复合伤；⑪根据《职业性放射性疾病诊断总则》（GBZ 112—2017）可以诊断的其他放射性损伤。

参考文献

[1] 中华人民共和国国家卫生和计划生育委员会. 职业性放射性疾病诊断总则：GBZ 112—2017[S]. 北京：中国标准出版社，2017.

[2] 卫生部卫生标准委员会. 放射性疾病诊断标准应用指南[M]. 北京：中国标准出版社，2013：39-47.

[3] 国家质量技术监督局. 放射性疾病名单：GB/T 18201—2000[S]. 北京：中国标准出版社，2001.

[4] Bi J, Dai H, Feng J, et al. Rapid and High-Throughput Detection of Peripheral Blood Chromosome Aberrations in Radiation Workers[J]. Dose-Response, 2019, 17(2): 1-5.

[5] 刘玉龙，王优优，余道江，等. 南京 "5.7" ^{192}Ir源放射事故患者的临床救治[J]. 中华放射医学与防护杂志，2016，36(5)：324-330.

[6] International Atomic Energy Agency. Cytogenetic Dosimetry: Applications in Preparedness for and Response to Radiation Emergencies[M]. Vienna: IAEA Publications, 2011.

[7] 姜恩海，王桂林，龚守良. 放射性疾病诊疗手册[M]. 北京：中国原子能出版社，2012.

[8] Acharya SS, Fendler W, Watson J, et al. Serum microRNAs are early indicators of survival after radiation-induced hematopoietic injury[J]. Sci Transl Med, 2015, 7(287): 287ra69.

（刘玉龙，卞华慧，陈炜博，王优优，侯雨含，蒲汪旸，张玉松，钱志远）

第二节　职业性放射性疾病诊断程序和要求

一、职业性放射性疾病诊断的接诊

（一）诊断机构不得拒诊

劳动者或代理人可选择向用人单位所在地、本人户籍所在地或者经常居住地的职业性放射性疾病诊断机构要求诊断。诊断机构不得拒绝劳动者进行职业病诊断的要求。

（二）职业病诊断需提供资料

①劳动者职业史和职业病危害接触史（包括在岗时间、工种、岗位、接触的职业病危害因素名称等）；②劳动者职业健康检查结果；③工作场所职业病危害因素检测结果；④职业性放射性疾病诊断还需要个人剂量监测档案等资料；⑤与诊断有关的其他资料。

上述资料主要由用人单位和劳动者提供，也可由有关机构和职业卫生监督管理部门提供。

（三）劳动关系有争议时可申请仲裁

劳动者进行职业病诊断时，当事人对劳动关系、工种、工作岗位或者在岗时间等职业史、职业病危害接触史有争议的，可向用人单位所在地劳动人事争议仲裁委员会申请仲裁。

（四）其他

需要提供的其他资料，如劳动者没有掌握，将由职业病诊断机构书面通知用人单位提供，并给用人单位发放《关于请提供职业病诊断与鉴定有关材料的函》。

用人单位未在规定时间内提供的，职业病诊断机构可以依法提请相关监管部门督促用人单位提供。

劳动者对用人单位提供的工作场所职业病危害因素检测结果等资料有异议，或者因劳动者的用人单位解散、破产，无用人单位提供上述资料的，职业病诊断机构应当依法提请用人单位所在地监管部门进行调查。

（五）诊断机构接诊时注意事项

诊断机构在接诊时，应告知劳动者或代理人职业性放射性疾病诊断的程序和所需要提供的诊断资料，并让其填写《职业性放射性疾病诊断就诊登记表》。在接诊的程序和要求上，应按照《中华人民共和国职业病防治法》及相关法规和规定执行。

二、职业性放射性疾病诊断

承担职业性放射性疾病诊断的医疗机构应组织取得职业性放射性疾病诊断资格的医生进行诊断，并做好诊断讨论记录。可聘请其他单位的职业性放射性疾病诊断医生参加本次职业性放射性疾病的诊断工作，亦可邀请从事放射防护、物理和生物剂量估算等相关专业的专家提供咨询意见。诊断医生应当独立分析、判断、提出诊断意见，任何单位和个人无权干预。诊断医生组对诊断结论有意见或分歧的，应当根据半数以上诊断医生的一致意见形成诊断结论，对不同意见应当如实记录。参加诊断的职业性放射性疾病诊断医师不得弃权。参加诊断工作的全体人员应在职业性放射性疾病诊断现场记录上签名。

三、职业性放射性疾病诊断证明书

职业性放射性疾病诊断机构做出诊断结论后，应出具职业病诊断证明书。职业病诊断证明书内容应包括劳动者与用人单位的基本信息、诊断结论、诊断时间。

诊断结论应写明劳动者是否患有职业性放射性疾病，患有职业性放射性疾病的，应载明职业性放射性疾病的名称、程度（期别）、处理意见，并注明复查期限。

在填写职业病诊断证明书时，不应使用不确切的词汇作为诊断用语，如“考虑为某职业性放射性疾病”“某疾病由某种职业性危害引起的可能性大”“某疾病与某职业性因素有关”等用语。职业病诊断证明书由参加诊断的医生共同签署，并经职业病诊断机构审核盖章。

职业病诊断证明书一式三份，劳动者和用人单位各执一份，职业病诊断机构存档一份。职业病诊断机构在作出诊断后，应将职业病诊断证明书及时送达劳动者和用人单位，记录送达方式，并保存送达凭证。

四、职业性放射性疾病诊断档案管理

诊断机构应建立职业性放射性疾病诊断档案，并永久保存。

职业性放射性疾病诊断档案应包括下列内容：①《职业性放射性疾病诊断就诊登记表》；②职业病诊断证明书；③职业性放射性疾病诊断过程的现场记

录，包括参加的人员、时间、地点、讨论内容、诊断表决结果、诊断结论、诊断结论的不同意见、参加诊断人员的签名；④用人单位、劳动者和相关部门、机构提交的有关资料；⑤临床检查与实验室检验等资料；⑥放射工作环境补充检测或模拟检测记录、人员受照史的核查记录、个人剂量（含物理剂量和生物剂量）估算结果；⑦职业性放射性肿瘤病因概率估算过程和结果；⑧历次职业性放射性疾病诊断资料；⑨与诊断有关的其他资料。

五、职业性放射性疾病报告

职业病报告是职业病统计的基础工作之一，用人单位和医疗卫生机构及时报告职业病病例，有利于职业卫生监督管理部门准确掌握职业病发病情况，有针对性地制订防治措施，保障劳动者健康权益。

用人单位和医疗卫生机构将确诊的职业病病例告知用人单位并向相关监督管理部门通报，有利于加强作业场所监督管理，从源头预防职业病。用人单位将确诊的职业病病例告知劳动保障部门，有利于落实劳动者工伤保险待遇，保障劳动者的健康及相关权益。作出职业性放射性疾病诊断后，职业病诊断机构应按国家有关法规的规定和《职业性放射性疾病诊断程序和要求》（GBZ 169—2020）的要求报告。职业病诊断机构发现职业病患者或者疑似职业病患者时，应当及时向所在地卫生行政部门和相关监督管理部门报告。确诊为职业病的，职业病诊断机构可以根据需要，向相关监督管理部门、用人单位提出专业建议。未取得职业病诊断资质的医疗卫生机构，在诊疗活动中怀疑劳动者健康损害可能与其所从事的职业有关时，应当及时建议劳动者到职业病诊断机构进行职业病诊断。

六、职业性放射性疾病诊断保密要求

诊断机构和相关人员应对涉及劳动者的个人隐私保密，应对涉及诊断讨论内容保密。

参考文献

[1] 中华人民共和国国家卫生健康委员会. 职业性放射性疾病诊断程序和要求：GBZ 169—2020[S]. 北京：中国标准出版社，2020.

[2] 中华人民共和国全国人民代表大会常务委员会. 中华人民共和国职业病防治法[Z]. 北京：中华人民共和国全国人民代表大会常务委员会公报，2016.

（刘玉龙，卞华慧，陈炜博，王优优，侯雨含，蒲汪旸，张玉松，钱志远）

第三节　外照射急性放射病

一、概念

外照射急性放射病（acute radiation sickness，ARS）是指人体一次或短时间（数日）内分次受到大剂量外照射引起的全身性疾病。射线是引起ARS的外部因素，病情的轻重除主要与照射剂量有关，还受机体的状态及合并其他损伤的影响。

二、病因

（一）异常照射

异常照射指放射源失去控制，人员受到大于规定的剂量当量限值的异常照射，可分为应急照射和事故性照射，包括大型核设施事故、放射源丢失及工业性辐射装置事故引起的损伤。

（二）职业性医疗照射

职业性医疗照射包括为进行造血干细胞移植时的全身照射预处理和常规治疗恶性淋巴瘤时的全淋巴区照射。

（三）核武器爆炸照射

核武器爆炸照射发生于核袭击、核战争或核试验。

三、分类和分度

根据受照剂量、临床特点、病理改变和严重程度，可将ARS分为骨髓型、肠型和脑型3种类型，具体见表7–1。

（一）骨髓型急性放射病

骨髓型急性放射病患者受照剂量为1~10 Gy，主要损伤造血系统，在造血抑制和破坏基础上，发生以全血细胞减少为主的造血障碍综合征，主要临床表现为出血感染。临床上，根据病情轻重，将骨髓型急性放射病分为轻度、中度、重度和极重度。

表7-1　急性放射病分型分度

分型分度	受照剂量范围（Gy）	
骨髓型	轻度	1.0~2.0
	中度	2.0~4.0
	重度	4.0~6.0
	极重度	6.0~10.0
肠型		10~50
脑型		>50

注：本表摘自原子能出版社，2006年，刘树铮主编的《医学放射生物学》。

（二）肠型急性放射病

肠型急性放射病患者受照剂量为10~50 Gy，在造血障碍基础上，胃肠道损伤更为突出，小肠黏膜上皮广泛性变性、坏死、脱落，主要临床表现为频繁呕吐、腹泻、腹痛、血水便及水电解质代谢紊乱。依剂量可分为轻度（10~20 Gy）和重度（20~50 Gy）。

（三）脑型急性放射病

脑型急性放射病患者受照剂量>50 Gy，在造血严重损伤的同时，出现小脑颗粒层细胞及脑干部细胞大面积固缩、坏死和脑循环障碍，主要临床表现为意识障碍、定向力丧失、共济失调、肌张力增强和震颤，强直性或阵挛性抽搐。依剂量可分为轻度（50~100 Gy）和重度（>100 Gy）。

四、发病特点

①病情主要取决于照射剂量，照射剂量越大病情越重，临床表现越多，出现越早，持续越久，越严重，预后越差。②类型取决于主要受损器官的病变，造血组织损伤程度决定疾病发展的基本损伤。③病程有明显的阶段性，不同类型的急性放射病，病程阶段性不同。④在一定照射剂量范围内，机体的损害有自行恢复的功能，保留1%骨髓造血干细胞，造血功能就有恢复的可能。

五、临床表现

3类ARS有相似的临床表现，可分为初期、假愈期、极期。骨髓型ARS除上述3期外，还存在恢复期。

（一）初期

骨髓型ARS初期主要表现为消化道症状和神经系统功能紊乱的一过性表现，如头痛、头晕、恶心、呕吐等不适症状，还可有出汗、口渴、低热、失眠或嗜睡等症状。症状的轻重、出现时间的早晚和持续时间的长短与受照剂量的多少成正相关。肠型ARS初期主要表现为频繁呕吐，血压轻度下降，全身衰竭，部分患者可有腹痛、腹泻等症状。上述症状多发生于受照后20 min~2 h，持续2~3 d。脑型ARS受照后数分钟即出现运动失调、定向障碍，并伴有严重呕吐和腹泻。

（二）假愈期

骨髓型ARS假愈期受照人员的初期症状减轻或消失。该期持续时间的长短随ARS的类型不同而不同，与受照剂量大小有关。骨髓型ARS假愈期较长，时间为2~6 d。肠型ARS假愈期较短，脑型ARS假愈期最短，仅为几小时。

（三）极期

骨髓型ARS极期主要以损伤的组织器官（骨髓、小肠、神经、血管系统）出现临床症状为特征，症状最为严重。

六、诊断

外照射急性放射病的诊断应按照《职业性外照射急性放射病诊断》（GBZ 104—2017）进行。

（一）早期分类诊断

早期分类诊断是决定ARS治疗及处理的主要依据，应力争在受照后2~3 d完成。首先要详尽了解受照史，包括职业史及受照经过，受照源、时间、距离及受照方式等；其次要尽可能利用个人佩戴剂量仪或与机体同时受照的物质估算物理剂量；再次，要详细记录临床表现，重点关注皮肤黏膜改变和消化道症状；最后，实验室检查要快速了解外周血象改变，尤其是外周血淋巴细胞绝对值计数。

（二）临床诊断

剂量估算包括物理剂量和生物剂量测定。物理剂量测定要进一步分析初步剂量测定数据及复查准确性欠佳的数据。生物剂量测定包括淋巴细胞染色体畸变分析、淋巴细胞微核检测法等。临床诊断需要根据患者的临床表现、实验室检查及剂量估算结果综合考虑判断，只有全面评估才能作出更准确的临床诊断。

七、治疗

（一）目的

通过积极治疗，帮助外照射急性放射病患者减轻损伤，促进恢复，渡过极期。

（二）原则

①分类诊断基础上，进行分度分期治疗，有指征地选用各种综合治疗措施。②尽早应用抗放药物和改善微循环的措施，减轻损伤，促进造血恢复。③极期应用以抗感染、抗出血为主的综合治疗。④对预期造血不能自身恢复的极重度ASR患者尽早进行造血干细胞移植。⑤合理选用造血生长因子。

（三）各型外照射急性放射病治疗原则

1. 骨髓型ARS急救原则

对于轻度骨髓型ARS患者，予以严密观察、对症处理和营养支持治疗。对于中重度骨髓型ARS患者，根据不同临床表现制订相应的治疗方案。早期应用有治疗作用的辐射损伤防治药物，减轻损伤，促进和改善造血功能。针对病程各期的发病特点，根据血象结果有指征地预防性使用抗生素，并使用造血生长因子，必要时予输血治疗。在有感染证据的情况下，采取积极有效的抗感染治疗措施，控制出血，必要时入住层流病房，注意预防多重耐药菌的出现，根据需求可输注γ线15~25 Gy照射的新鲜成分血。注意纠正代谢紊乱，加强营养支持治疗。对于极重度骨髓型ARS患者，应尽早采取抗感染、抗出血等措施，尽早使用造血生长因子。在大剂量长期应用抗菌药物后，要注意防治霉菌和病毒感染。对受照剂量>9 Gy的患者，可考虑进行造血干细胞移植。

2. 肠型ARS急救原则

早期应用可减轻肠道损伤的药物；纠正脱水和电解质紊乱，矫正酸碱平衡失调；尽早实施骨髓等造血干细胞移植，以重建造血功能；积极给予综合对症治疗。

3. 脑型ARS急救原则

早期应用镇静解痉、输液、抗休克、强心、改善循环等综合对症治疗，其中抗休克和控制抽搐尤为重要。

参考文献

[1] 中华人民共和国国家卫生和计划生育委员会. 职业性外照射急性放射病诊断：GBZ 104—2017[S]. 北京：中国标准出版社，2017.

[2] 刘树铮. 医学放射生物学[M]. 北京：中国原子能出版社，2006，489-531.

[3] Bujold K，Hauer-Jensen M，Donini O，et al. Citrulline as a Biomarker for Gastrointestinal-Acute Radiation Syndrome：Species Differences and Experimental Condition Effects[J]. Radiat Res，2016，186(1)：71-78.

[4] Menon N，Rogers CJ，Lukaszewicz AI，et al. Detection of Acute Radiation Sickness：A Feasibility Study in Non-Human Primates Circulating miRNAs for Triage in Radiological Events[J]. PLoS One，2016，11(12)：e0167333.

[5] Singh VK，Romaine PL，Newman VL. Biologics as countermeasures for acute radiation syndrome：where are we now?[J]. Expert Opin Biol Ther，2015，15(4)：465-471.

[6] Wang YY，Yu DJ，Zhao TL，et al. Successful Rescue of the Victim Exposed to a Super High Dose of Iridium-192 during the Nanjing Radiological Accident in 2014[J]. Radiat Res，2019，191：527-531.

（刘玉龙，卞华慧，陈炜博，王优优，侯雨含，蒲汪旸，张玉松，钱志远）

第四节　外照射亚急性放射病

一、概念

外照射亚急性放射病指放射性工作人员人体在较长时间内（数周至数月）连续或间断遭受到较大剂量外照射，其累积剂量>1.0 Gy，照射量率小于急性放射病且明显大于慢性放射病，并出现以造血功能障碍为主的全身性疾病。

二、诊断

根据《外照射亚急性放射病诊断标准》（GBZ 99—2002）进行诊断，诊断标准如下。

①在较长时间（数周至数月）内连续或间断累积接受大于全身均匀剂量1 Gy的外照射。②全血细胞减少及其有关症状。③淋巴细胞染色体畸变中既有近期受照诱发的非稳定性畸变，同时又有早期受照残存的稳定性畸变，二者均增高。④骨髓检查增生减低，如增生活跃须有巨核细胞明显减少及淋巴细胞增多。⑤能除外其他引起全血细胞减少的疾病，如阵发性睡眠性血红蛋白尿、骨髓增生异常综合征中的难治性贫血、急性造血功能停滞、骨髓纤维化、急性白血病、恶性组织细胞病等。⑥一般抗贫血药物治疗无效。⑦可伴有下列检查异常：微循环障碍、免疫功能低下、凝血机制障碍、生殖功能低下。

外照射亚急性放射病分为轻度和重度。

（一）轻度

1. 发病缓慢

发病缓慢，贫血、感染、出血较轻。血象下降较慢，骨髓有一定程度损伤。

2. 血象

血红蛋白浓度：男性<120 g/L，女性<100 g/L；白细胞计数<4×10^9/L，血小板计数<80×10^9/L。早期可能仅出现其中1~2项异常。

3. 骨髓象

骨髓粒系、红系、巨核系中二系或三系减少，至少有一个部位增生不良，巨核细胞明显减少。

4. 其他

脱离射线，充分治疗后，可望恢复。

（二）重度

1. 发病较急

发病较急，贫血进行性加剧，常伴感染、出血。

2. 血象

血红蛋白浓度<80 g/L，网织红细胞百分比<0.5%，白细胞计数<1.0×10^9/L，中性粒细胞绝对值<0.5×10^9/L，血小板计数<20×10^9/L。

3. 骨髓象

多部位增生减低，粒系、红系、巨核三系造血细胞明显减少，如增生活跃须有淋巴细胞增多。

4. 其他

脱离射线，充分治疗后，恢复缓慢。若不能阻止病情恶化，有转化为骨髓增生异常综合征或白血病的可能，预后差。

三、治疗原则

根据临床表现特点及具体病情轻重予相应的处理措施，均遵照以下原则。①脱离射线，禁止使用不利于造血的药物，如非甾体抗炎药、部分血管扩张剂等。②保护并促进造血功能恢复，同时予改善微循环治疗，如粒细胞集落刺激因子等。③纠正贫血，补充各种血液有形成分以防止造血功能障碍引起的并发症。④提高免疫力，可予丙种球蛋白输注，或应用免疫增强剂治疗。⑤白细胞计数<1.0×10^9/L时予隔离保护措施。⑥抗感染、抗出血治疗。⑦注意休息，加强营养，并予以心理疏导。

参考文献

[1] 中华人民共和国卫生部. 外照射亚急性放射病诊断标准：GBZ 99—2002[S]. 北京：法律出版社，2002.

（刘玉龙，卞华慧，陈炜博，王优优，侯雨含，蒲汪旸，张玉松，钱志远）

第五节　外照射慢性放射病

一、概念

放射工作人员在较长时间内连续或间断受到超剂量当量限值的外照射，达到一定累积剂量（平均年剂量0.15 Gy以上或最大年剂量0.25 Gy，累积剂量当量达到或超过1.5 Gy）后引起的以造血组织损伤为主并伴有其他系统改变的全身性疾病。

杜维霞等统计了2006年我国31个省市确诊的36例职业性放射病患者，其中慢性放射病有13例。对于早年参加放射性工作的医用诊断X线工作人员，由于缺乏有效的剂量记录资料，剂量估算误差往往较大，这可能是造成缺剂量和低剂量诊断的主要原因。王玉珍等统计了1960—1999年被诊断为慢性放射病的患者有255例，其中缺剂量诊断87例，占38.5%；低剂量诊断47例，占有剂量诊断的27.9%；最低剂量为0.08 Sv。江波等统计了10省市在1950—2009年被诊断为慢性放射病的有166例，其中缺剂量诊断29例，有剂量诊断病例的剂量范围为0.01~8.75 Gy。

二、临床表现

外照射慢性放射病的主要临床表现为疲乏、无力、头晕、头痛、记忆力减退、心悸、多汗和睡眠障碍等非特异性症状。多伴有晶体混浊、经常受照部位皮肤干燥、脱屑、脱毛发、手足多汗，继而发展成无汗等症状。

实验室检查多数表现为白细胞减少，中性粒细胞比例降低，淋巴细胞、嗜酸性粒细胞、嗜碱性粒细胞和单核细胞相对减少，细胞形态出现核固缩、溶解、碎裂和空泡等改变，骨髓象早期变化不明显。正如姜恩海等研究发现，长期小剂量接触射线，造血祖细胞以粒系祖细胞减低为主。随着病情的进展，骨髓象可见损伤和修复同时交错存在的现象，染色体畸变率和微核率可增高；可出现肾上腺、甲状腺和性腺功能的减退，尿17-羟类固醇、尿17-酮类固醇排出量减少；甲状腺摄碘功能及基础代谢率降低，男性出现精子数量和活力的改变。如江波等对15例慢性放射病患者的随访观察研究发现，与对照组相比，慢性放射病组的T3、T4降低，促甲状腺激素（thyroid-stimulating hormone，TSH）增高，说明慢性放射病患者的下丘脑–垂体–甲状腺轴内分泌功能紊乱，以及反馈引起TSH分泌增高。刘亚玲等研究发现，机体受到一定剂量的电离辐射损伤后，肾上腺皮质功能下降，血清肾上腺皮质醇浓度降低，从而引起一系列的临床症状。Shin等学者研究发现，受照剂量为0.15~0.20 Sv时，精子中度减少；剂量为0.5 Sv时，精子明显减少；剂量为1 Sv时，精子严重减少。

外照射慢性放射病有一定的潜伏期，发病时间常与年均剂量有关。

三、诊断与鉴别诊断

（一）诊断

外照射慢性放射病目前尚无特异性诊断指标，必须根据照射史、个人剂量档案、受照累积剂量、临床表现和实验室检查、结合健康档案进行综合分析，排除其他因素和疾病方能作出诊断。

外照射慢性放射病的分度标准（Ⅰ度与Ⅱ度），应按照《职业性外照射慢性放射病诊断》（GBZ 105—2017）进行。外照射慢性放射病目前尚无特异性诊断指标，必须根据照射史、个人剂量档案、受照累积剂量、临床表现和实验室检查、结合健康档案进行综合分析，排除其他因素和疾病方能作出诊断。

1. 受照累积剂量

必须有明确的长期接触超过剂量阈值（平均年剂量>0.15 Gy或最大年剂量为0.25 Gy）且数年内达到1.5 Gy以上的历史。应详细调查患者接触的经历：射线性质、强度、工作条件、操作方法、防护条件、接触射线的实际工龄，同工种人员的健康情况，并估算出可能受照的剂量。

2. 接触症状

患者常常是参加放射工作前身体健康，工作一定时间后，首先出现神经衰弱症状，以后相继出现血液、内分泌及代谢系统的改变或症状，常伴有出血倾向或皮肤营养障碍。而这些症状的消长又与接触射线相关。

3. 实验室检查

外周血多次动态观察证明造血功能异常，白细胞数自身对照有进行性降低，并较长时间（6个月以上）持续在4×10^9/L以下，或有血小板、血红蛋白降低。骨髓增生活跃或低下，或有细胞生成不良或成熟障碍。

4. 可伴有下列系统客观检查异常

肾上腺皮质功能、甲状腺功能、生殖功能、免疫功能降低或物质代谢紊乱。脱离射线和积极治疗后可减轻或恢复。

5. 其他

认真排除其他原因引起的上诉症状和相应实验室变化。

（二）鉴别诊断

外照射慢性放射病可与以下几种疾病鉴别。

1. 再生障碍性贫血

再生障碍性贫血（简称再障）是由多种因素所致的造血功能障碍，以全血细胞减少为主要表现的一组综合征，分先天性和获得性两大类，以后者为常见。获得性再障可分原发性和继发性两型。在继发性再障的发病因素中，药物和化学毒物排在前列，其次为电离辐射、病毒感染、免疫因素、遗传因素和其他。以上因素都可引起全血细胞减少。慢性心肾综合征（CRS）应该与原发性和其他继发性再障相鉴别。

2. 骨髓增生异常综合征

骨髓增生异常综合征（myelodysplastic syndrome，MDS）是一组造血干细胞疾病，临床表现以贫血为主。可合并感染和出血倾向，血液学特点是周围血表现一系、两系或三系血细胞减少，骨髓大多增生活跃，少数病例增生减低，这些都很难与心肾综合征鉴别，但MDS有两系或三系病态造血，部分病例最终可能进展为急性白血病，故曾被命名为白血病前期。这些特点有利于鉴别诊断。

3. 血小板减少性紫癜

血小板减少性紫癜主要表现为皮肤黏膜瘀点、瘀斑、束臂试验阳性。本病特点为骨髓涂片检查可发现巨核细胞数增多，而周围无血小板形成，慢性型青年女性多见。而CRS首发多为白细胞进行性减少，骨髓中巨核细胞减少。由于CRS患者放射工龄一般较长，故常在中年以后发病。

4. 缺铁性贫血

缺铁性贫血患者有需铁量增加而摄入量不足或多量失血史，为小细胞低色素性贫血，血清铁蛋白及血清铁降低，血清铁结合力增加，骨髓铁减少或消失。经补铁治疗效果好。而CRS则没有以上变化。

5. 白细胞减少症

白细胞减少症可分化学药物和物理、病毒等因素引起的白细胞减少，前者由苯类有机溶剂和氯霉素、磺胺类、氨基比林、硫氧嘧啶等多种化学药物所引起，后者虽找不出明确引起白细胞减少的原因，但可能与环境污染或不典型的病毒性肝炎病史等有关，检查染色体双着丝粒和环的畸变率不增多；白细胞减少与受射线照射时间、剂量无直接关系。

6. 感染性粒细胞减少症

病毒感染，如病毒性肝炎、传染性单核细胞增多症、伤寒、副伤寒等都有粒细胞减少的症状，但由于感染大多有发烧的症状，有时查到病原体或抗体。病程短，用抗生素有效。

7. 脾功能亢进

脾功能亢进分原发性和继发性两类。原发性患者多见于女性，有反复感染史，临床上有脾大、粒细胞轻度降低，骨髓象提示粒系增生，切脾后可迅速恢复。继发性患者常伴肝硬化、霍奇金淋巴瘤、系统性红斑狼疮以及肿瘤细胞在脾脏浸润等，致使脾窦扩大，引起了粒细胞的加速破坏。

8. 神经衰弱

神经衰弱常见症状包括兴奋性增高，而CRS一般表现为兴奋性低下，如乏力、记忆力减退、嗜睡等。

四、处理原则

（一）Ⅰ度外照射慢性放射病

对于Ⅰ度外照射慢性放射病，给予脱离射线、对症治疗、加强营养的处理，每年检查一次，在此期间根据健康状况，可参加非放射性工作。恢复后，再继续观察一年，临床确认治愈则不再按外照射慢性放射病Ⅰ度诊断。

（二）Ⅱ度外照射慢性放射病

对于Ⅱ度外照射慢性放射病，给予脱离射线、对症治疗、定期随访的处理，每年复诊。根据恢复情况可考虑参加力所能及的非放射性工作。有学者对16例外照射慢性放射病患者确诊后3年进行随访观察，结果发现，16例患者均脱离放射性工作岗位；骨髓象恢复正常，但白细胞计数未见明显恢复；染色体畸变及淋巴细胞微核等细胞遗传学的改变仍明显异常，其中染色体畸变以断片为主；血清中水平降低，T淋巴细胞数量减少及延迟恢复，表明辐射所致的免疫抑制仍然存在；内分泌功能有不同程度的恢复，如T3、T4、FSH等指标在随访时基本恢复正常。

（三）可采取的治疗措施

①对症治疗；②白细胞减少的治疗；③内分泌功能减弱的治疗；④提高免疫功能；⑤控制感染；⑥改善微循环，降低血黏度。

五、特殊情况

有以下两种情况者，不属于放射性职业病患者，包括放射反应与观察对象。

（一）放射反应

指接触射线时间不长（一般为几个月到2年），受照剂量不大或短期超剂量照射，出现某些无力型神经衰弱症状，自身对照白细胞数增加或减少，或波动幅度较大，分类可有嗜酸性或嗜碱性粒细胞增加，而又无其他原因可寻者，短期脱离射线即可恢复。

（二）观察对象

指放射工龄较长，受到一定剂量照射，具有某些无力型神经衰弱症状，实验室检查显示有某些改变但尚未达到外照射慢性放射病Ⅰ度诊断标准者。对于该类患者，应使其暂时脱离射线，密切观察，对症治疗并定期随访。观察1年后，根据病情进行诊断和处理。

参考文献

[1]　刘华江，刘玉龙. 外照射慢性放射病研究现状[J]. 辐射防护通讯，2016，36(5)：10-12.
[2]　中华人民共和国国家卫生和计划生育委员会. 职业性外照射慢性放射病诊断：GBZ 105—2017[S]. 北京：中国标准出版社，2017.

（刘玉龙，卞华慧，陈炜博，王优优，侯雨含，蒲汪旸，张玉松，钱志远）

第六节　放射性核素内污染和内照射放射病

一、概念

由于某种原因造成的进入体内的放射性核素超过体内自然存在的量，被称为放射性核素内污染（internal contamination with radionuclides）。进入体内的放射性核素的量以年摄入量限值（annual limit of intake，ALI）来衡量。内污染是一种状态，而不是一种疾病，但当进入体内的核素超过一定量时可引起机体反应，进一步产生损伤损害，进而导致内照射放射病（radiation sickness from internal exposure）。

放射性核素内污染的来源主要是核企业生产，工业、农业、医学、科研应用核素、核能装置及核爆炸时遭受放射性核素内污染。内照射效应的特点是呈现连续性照射和选择性照射，病程分期不明显。

二、放射性核素内污染

放射性核素内污染的判断依据：接触史、临床检查、放射性监测（包括体外直接测量法和生物样品测量法）。

放射性核素主要通过呼吸道、消化道、皮肤黏膜和伤口进入体内，如体表污染氚水可经皮肤进入体内。依据《放射性核素内污染人员医学处理规范》（GB/T 18197—2000）实施体内污染处理。

医学处理包括对放射性核素的阻止吸收和促排治疗措施。

（一）阻止吸收措施

①减少放射性核素经呼吸道的吸收。首先用棉签拭去鼻孔内污染物；剪去鼻毛，向鼻咽腔喷洒血管收缩剂；然后，用大量生理盐水冲洗鼻咽腔。必要时给予祛痰药。②减少放射性核素经胃肠道的吸收。首先进行口腔含漱机械或药物催吐，必要时用温水或生理盐水洗胃，放射性核素进入体内3~4 h后可服用沉淀药或缓泻药。对某些放射性核素可选用特异性阻止吸收剂，如清除铯的污染可用亚铁氰化物（普鲁士蓝）；褐藻酸钠对锶、镭、钴等具有较好的阻止吸收效果；锕系和镧系核素尚可口服适量氢氧化铝凝胶等。③减少放射性核素经体表（特别是伤口）的吸收。首先应对体表污染放射性核素进行及时、正确的

清洗消毒；对伤口要用大量生理盐水冲洗，必要时尽早清创。切勿使用促进放射性物质吸收的洗消药。

（二）促排治疗

根据放射性核素的种类选择适宜的加速促排药物。

①对锕系元素（^{239}Pu、^{241}Am、^{252}Cf等），镧系元素（^{140}La、^{144}Ce、^{147}Pm等）和^{60}Co、^{59}Fe等均可首选二乙烯三胺五乙酸（Diethylenetriaminepentaacetic acid，DTPA）。早期促排宜用其钙钠盐，晚期连续间断促排宜用其锌盐，以减低DTPA毒性作用和不良反应。②对^{210}Po内污染则首选二巯基丙磺酸钠，也可用二巯基丁二酸钠（Sodium dimercaptosuccinate，DMS）。③对碘的内污染应服用稳定性碘以阻止放射性碘在甲状腺的沉积，必要时可用抑制甲状腺激素合成的药物，如甲巯咪唑。④铀的内污染可给予碳酸氢钠。^{3}H内污染则要大量饮水，必要时用利尿剂。

三、内照射放射病

内照射放射病的诊断和处理按《内照射放射病诊断标准》（GBZ 96—2011）进行。

（一）定义

放射性核素一次或较短时间（数日）内进入人体，或在相当长的时间内，放射性核素多次、大量进入人体，体外直接测量（采用全身计数器）器官、组织或间接测量（由测量尿、粪、空气和其他环境样品分析推算）证实，放射性核素摄入量达到或超过阈值摄入量。

（二）临床表现

内照射放射病的初期反应症状不明显或延迟，恶心、呕吐和腹泻仍为其主要临床表现。但放射性核素以吸入途径入体时，一般无腹泻出现。呕吐的出现时间和严重程度与放射性核素摄入量密切相关。

均匀或比较均匀地分布于全身的放射性核素（如^{3}H、^{137}Cs）引起的内照射放射病，其临床表现和实验室检查所见与急性或亚急性外照射放射病相似，以造血障碍、骨髓功能低下为主。极期发生较晚，病程迁延。

选择性分布的放射性核素引起的内照射放射病呈现造血功能障碍等与急性或亚急性外照射放射病相似的全身性表现，还伴有以靶器官和（或）源器官的损害为特征的临床表现。源器官和靶器官的损害因放射性核素种类、廓清速率和入体途径而异。

①吸入M类和S类放射性核素多出现放射性肺炎的症状。食入M类和S类放射性核素多出现肠道损伤的症状。②稀土类放射性核素以及在体内形成胶体的核素（如钋），易诱发网状内皮系统（如肝、脾和肾等器官）的损伤。③镭和锶是碱土族元素的代表，均匀沉积于骨骼，导致骨质疏松、骨坏死、病理性骨折、贫血和骨髓功能障碍。④因放射性碘在甲状腺中的高度选择性分布，引起甲状腺功能低下、甲状腺炎等甲状腺病变。⑤吸入钚、镅、锫等锕系放射性核素可出现肺部损伤的症状。核素吸收入血，则主要沉积于骨表面，引起骨质改变和造血功能障碍。⑥放射性锌则主要聚集于胰腺，易引起胰腺损伤。

（三）内照射放射病诊断

（1）经物理、化学等手段证实，有过量放射性核素进入人体，致其受照情况符合下述条件之一即可诊断：①一次或较短时间（数日）内进入人体的放射性核素，使全身在较短的时间（几个月）内，均匀或比较均匀地受到照射，有效累积剂量当量可能>1.0 Sv，并有个人剂量档案和健康档案。②在相当长的时间内，放射性核素多次进入体内；或者较长有效半减期的放射性核素一次或多次进入体内，致使机体放射性核素摄入量超过相应的年摄入量限值几十倍。

（2）内照射放射病的临床表现，或以与急性外照射放射病相似的全身性表现为主，或以该放射性核素靶器官的损害为主，并往往伴有放射性核素初始进入体内途径的损伤表现。

上述临床表现可能发生在放射性核素初始进入人体内的早期（几周内）和（或）晚期（数月至数年）。

①均匀或比较均匀地分布于全身的放射性核素引起的内照射放射病，其临床表现和实验室检查所见与外照射放射病相似，可有不典型的初期反应、造血障碍和神经衰弱症候群。②选择性分布的放射性核素则以靶器官的损害为主要临床表现，同时伴有神经衰弱症候群和造血功能障碍等全身表现。

靶器官的损害因放射性核素种类而异：①放射性碘引起的甲状腺功能低下、甲状腺结节形成等。②镭、钚等亲骨放射性核素引起的骨质疏松、病理性骨折等。③稀土元素和以胶体形式进入体内的放射性核素引起的网状内皮系统的损害。

（四）处理原则

①对有过量放射性核素进入体内的人员进行及时、正确的初期医学处理。

②加强营养、注意休息，需要时应有计划地进行放射性核素的加速排除和综合治疗。③脱离放射性核素接触。④定期并长期进行随访复查，有助于发现辐射远后效应。

参考文献

[1] 中华人民共和国卫生部. 放射性核素内污染人员医学处理规范: GB/T 18197—2000[S]. 北京: 中国标准出版社, 2000.

[2] 中华人民共和国卫生部. 内照射放射病诊断标准: GBZ 96—2011[S]. 北京: 中国标准出版社, 2011.

（刘玉龙，卞华慧，陈炜博，王优优，侯雨含，蒲汪旸，张玉松，钱志远）

第七节　放射性皮肤疾病

一、概念

放射性皮肤损伤是电离辐射照射皮肤引起的损伤。由于皮肤是接受外照射的必经途径，在局部放射性损伤中，最多见的是皮肤损伤。放射性皮肤损伤多发生于3种情况：医疗性照射、事故性照射和职业性照射。

（一）医疗性照射

肿瘤外照射放射治疗常引起照射野皮肤损伤。部分介入手术需要长时间持续照射或反复拍片，导致局部皮肤受到过量电离辐射的照射，发生放射性皮肤损伤。

（二）事故性照射

在放射性同位素、射线装置应用过程中，某些人为或技术方面的原因，可能会导致危害人类健康的辐射事故或核事故的发生。2014年5月7日，某公司进行探伤作业期间，丢失放射源铱-192。附近作业的工人王某捡到该放射源，以为是贵重物品，将其揣进上衣口袋，结果造成右下肢大腿处严重放射性皮肤损伤。

（三）职业性照射

工作中，长期接触超剂量当量限值的照射可以造成放射性皮肤损伤。例如，早期镭疗时，清洗、装配和上镭的医务人员，若操作过程中不注意防护，则可造成职业性放射性皮肤损伤。

二、皮肤辐射效应的危险因素

（一）射线种类和能量

引起放射性皮肤损伤的常见射线有β射线、X射线、γ射线、高能电子束和中子等。β射线射程短，穿透力弱。能量在2 MeV以下的β射线在组织中射程为1~8 mm，能量在2 MeV以上的β射线在组织中射程一般为8~11 mm，因此只有β辐射源距离皮肤很近或直接接触皮肤才能引起放射性皮肤损伤。β辐射损伤多比较表浅，损伤达不到皮下组织。γ射线、X射线穿透力强，组织射程深，不仅损伤表皮，而且可以引起真皮、皮下组织甚至肌肉和骨骼肌损伤。

（二）照射剂量、照射面积

对于同一种射线，在相同能量情况下，剂量越大，损伤越重；照射面积越大，损伤越重。

（三）单次剂量和间隔时间

单次剂量越大，皮肤损伤越重；照射间隔时间越短，皮肤损伤越重。

（四）其他

另外，存在以下情况时，发生放射性皮肤损伤的危险增加：营养状况差、合并基础皮肤疾病、皮肤皱褶、肥胖、同期使用一些药物（西妥昔单抗、紫杉醇等）。

三、分类

根据放射性皮肤损伤的不同临床特点，放射性皮肤损伤分为急性放射性皮肤损伤和慢性放射性皮肤损伤。

（一）急性放射性皮肤损伤

急性放射性皮肤损伤是指身体局部受到一次或短时间（数日）内多次大剂量（X、γ及β射线等）外照射所引起的急性放射性皮炎及放射性皮肤溃疡。

（二）慢性放射性皮肤损伤

慢性放射性皮肤损伤由急性放射性皮肤损伤迁延而来或因小剂量射线长期照射（职业性或医源性）引起。慢性放射性皮肤损伤长期不愈会恶变，发生放射性皮肤癌。

四、病理改变

皮肤由表皮和真皮组成。表皮包括基底层、棘层、颗粒层、透明层和角质层5层结构。真皮由结缔组织组成，含有毛发、毛囊、皮脂腺、汗腺等。在皮肤及其附属器中，皮脂腺、毛囊和表皮基底层对射线较为敏感。

（一）急性放射性皮肤损伤的病理变化

皮肤受照后早期发生局部浅层血管扩张充血，其后随受照剂量不同，皮肤可出现脱毛、红斑、水疱和溃疡形成等不同变化。

1. 脱毛反应

毛囊和皮脂腺位于真皮层，辐射敏感性高。3 Gy剂量的照射就能使皮脂腺细胞变性形成粟粒样丘疹，毛囊生发层细胞变性、萎缩，毛发脱落。

2. 红斑反应

随着受照剂量增加，另一辐射敏感细胞——血管内皮细胞会发生损伤。真皮水肿，乳头层血管扩张充血，少量中性粒细胞和淋巴细胞浸润，血管壁和神经纤维变性。表皮细胞变性，角化过度、脱落。

3. 水疱反应

表皮层细胞变性加重后，有大量空泡形成，基底细胞坏死，表皮下水肿液积聚，表皮和真皮层分开，形成水疱。真皮层变性更加明显，水肿、充血及炎性细胞浸润更显著。

4. 坏死溃疡反应

表皮和真皮坏死、脱落，可能形成溃疡。创面覆盖纤维素样痂皮，溃疡周围水肿、纤维素样变性、小动脉壁纤维素样坏死，但缺少炎性细胞反应和肉芽组织。持续时间长者周围结缔组织和血管壁玻璃样变性，管腔狭窄。严重者累及肌层和骨膜。坏死和存活组织之间无明显界限。

脱毛反应、红斑反应和水疱反应可以再生修复，溃疡形成后经久不愈，并可发展为慢性溃疡。

（二）慢性放射性皮肤损伤的病理变化

慢性放射性皮肤损伤的组织病理学表现为混合性炎症反应，表皮过度角化，可伴有灶性角化不全。表皮细胞间水肿致细胞间隙增宽形成皮肤海绵样改变。基底细胞发生空泡样变。含有丰富纤维和弹性组织的真皮有丰富的纤维素渗出物。慢性放射性皮肤损伤的典型特征是成纤维细胞的出现。这些成纤维细胞胞浆呈嗜碱性，核大而深染或发生空泡变性。血管壁增厚，纤维内膜增生。常伴有皮肤附属器尤其是毛囊消失。

（三）放射性皮肤癌

放射性皮肤癌常发生在皮肤受到严重放射损害的部位，是在射线所致的皮肤萎缩、角化过度或长期不愈的放射性溃疡基础上恶变而成。放射性皮肤癌的病理类型有鳞状上皮细胞癌和基底细胞癌。在面部多为基底细胞癌，在四肢和躯干多为鳞状上皮细胞癌。

放射性皮肤癌一般恶性程度较低，肿瘤细胞分化程度高。由于局部组织严重纤维化，血管、淋巴管闭塞，癌细胞向周围浸润和转移缓慢。

五、临床表现

（一）急性放射性皮肤损伤

急性放射性皮肤损伤根据临床表现分为4度。急性放射性皮肤损伤的临床发展过程有一定的阶段性，可将病程分为初期反应期、假愈期、临床症状明显期和恢复期4期。下面为一次照射所致急性放射性皮肤损伤的典型临床分级。

1. Ⅰ度急性放射性皮肤损伤——脱毛

初期反应期表现为受照时局部无任何症状，24 h后可出现轻微红斑，但红斑很快消失。假愈期局部无任何症状。临床症状明显期为受照3~8周后出现毛囊丘疹、暂时性脱毛。恢复期表现为3个月后毛发再生。

2. Ⅱ度急性放射性皮肤损伤——红斑

初期反应期在受照当时局部无症状，部分受照者受照约2 d后局部皮肤有轻微瘙痒、灼热感，可见皮肤轻度肿胀和界限清楚的充血性红斑，持续数天后消退。

假愈期局部无异常，一般持续2~6周。临床症状明显期为局部皮肤再次出现瘙痒、灼热和边界清楚的红斑、干性脱皮和脱毛，可有色素脱失、灼痛，持续4~7 d后转入恢复期。恢复期内上述症状减轻，红斑逐渐变为浅褐色，出现粟粒状丘疹，皮肤稍干燥、脱屑、脱毛，可伴有瘙痒不适。1~3个月后症状消失，毛发再生。

3. Ⅲ度急性放射性皮肤损伤——水疱或湿性皮炎

初期反应期受照时有一过性灼热、麻木感，受照12~24 h后出现皮肤肿胀和界限清楚的充血性红斑，可伴有灼痛，持续数天后消退。假愈期为初期反应经过24~48 h后，症状减轻、消失，皮肤红斑消退，此期无明显临床症状和体征，持续1~3周。临床症状明显期为在假愈期后，局部皮肤再次肿胀，出现红斑，颜色较前加深，呈紫红色，伴灼痛，并逐渐形成水疱。水疱破裂后形成表浅的糜烂创面。放疗等分次照射引起的损伤，无明显水疱，表现为表皮松解、创面糜烂和渗出等湿性皮炎反应。恢复期表现为组织修复，新生上皮菲薄，弹性差。经过一段时间后可出现慢性改变：毛细血管扩张、皮肤色素沉着或脱失，脱落的毛发不再生长，皮脂腺、汗腺萎缩；局部受外界刺激，容易破溃。

4. Ⅳ度急性放射性皮肤损伤——坏死、溃疡

初期反应期为受照当时或数小时后出现灼痛、麻木，皮肤肿胀、红斑，症状逐渐加重。假愈期在数小时或10 d以内。多数受照者受照1~2 d后局部肿痛、红斑稍减轻，2~3 d后进入临床症状明显期，重者无假愈期。临床症状明显期表现为红斑颜色逐渐加深，呈紫褐色。肿胀加重，伴剧烈疼痛，相继出现水疱和皮肤坏死。坏死的皮肤脱落，形成溃疡。可伴有血白细胞减少，全身症状（乏力、纳差、恶心、呕吐）。恢复期（慢性期）表现为面积较小（直径≤3 cm）或浅表的溃疡，经过治疗有望愈合。新生上皮不稳定，稍遇刺激易发生皲裂或破溃。面积大而深的溃疡不易愈合，容易继发感染。不愈合的溃疡迁延成慢性放射性皮肤溃疡。重者累及深部肌肉、骨骼、神经或内脏器官。放射性溃疡长期不愈合，溃疡基底及周围形成瘢痕，导致局部出现功能障碍。

（二）慢性放射性皮肤损伤

慢性放射性皮肤损伤多发生于受照后数月至数年。

1. Ⅰ度慢性放射性皮肤损伤

皮肤干燥、粗糙、色素沉着或脱失，指甲灰暗或呈纵嵴色条甲。其他表现包括瘙痒、轻度脱屑、皮肤纹理变浅或紊乱、毛发脱落或指甲增厚、质脆。

2. Ⅱ度慢性放射性皮肤损伤

皮肤角化过度、皲裂或萎缩变薄，毛细血管扩张，指甲增厚变形。其他表现包括持续性色素沉着和色素脱失，皮肤失去弹性，呈非凹陷性水肿，皮肤纹理紊乱或消失。

3. Ⅲ度慢性放射性皮肤损伤

皮肤坏死，形成大小不一、深浅不等的溃疡。局部皮肤缺血，常伴有表面感染，溃疡难以愈合。合并周围血管疾病、糖尿病、高血压、结缔组织病时，

局部溃疡更难愈合。此类溃疡累及深部肌肉或神经时疼痛剧烈。

手部Ⅲ度慢性放射性皮肤损伤除溃疡外还可表现为手指萎缩变细，或有角质突起物，指端严重角化、与指甲融合；肌腱痉挛；关节变形僵硬，造成手的功能障碍。

（三）放射性皮肤癌

慢性放射性皮炎或长期不愈的慢性放射性溃疡恶变可能发展为放射性皮肤癌。表现为在皮肤萎缩变薄、粗糙、角化过度、皲裂、角质突起或放射性溃疡的基础上出现突出体表的结节状或疣样新生物。

六、诊断

按照《职业性放射性皮肤疾病诊断》（GBZ 106—2020）进行诊断。

（一）急性放射性皮肤损伤的诊断

根据患者的职业史、皮肤受照史、临床表现及剂量值，进行综合分析作出诊断。依据表7–2作出分度诊断。

表7–2　急性放射性皮肤损伤的分度诊断标准

分度	初期反应期	假愈期	临床症状明显期	参考剂量/Gy
Ⅰ度			毛囊丘疹、暂时脱毛	≥3
Ⅱ度	红斑	2~6周	脱毛、红斑	≥5
Ⅲ度	红斑、烧灼感	1~3周	二次红斑、水疱	≥10
Ⅳ度	红斑、麻木、瘙痒、水肿、刺痛	数小时~10 d	二次红斑、水疱、坏死、溃疡	≥20

注：本表摘自中华人民共和国标准《职业性放射性皮肤疾病诊断》（GBZ 106—2020）。

（二）慢性放射性皮肤损伤的诊断

局部皮肤长期受到超过剂量限值的照射，累积剂量一般>15 Gy（有个人剂量档案），受照数年后皮肤及其附件出现慢性病变，亦可由急性放射性皮肤损伤迁延而来。结合健康档案，排除其他皮肤疾病，综合分析作出诊断。依据表7–3作出分度诊断。

表7-3 慢性放射性皮肤损伤分度诊断标准

分度	临床表现（必备条件）	参考剂量（急性迁延）/Gy	参考剂量（慢性积累）/Gy
Ⅰ	皮肤色素沉着或脱失、粗糙，指甲灰暗或纵嵴色条甲	≥5	≥15
Ⅱ	皮肤角化过度，皲裂或萎缩变薄，毛细血管扩张，指甲增厚变形	≥10	≥30
Ⅲ	坏死溃疡，角质突起，指端角融合，肌腱挛缩，关节变形，功能障碍（具备其中一项即可）	≥20	≥45

注：本表摘自中华人民共和国标准《职业性放射性皮肤疾病诊断》（GBZ 106—2020）。

（三）放射性皮肤癌的诊断

放射性皮肤癌诊断的主要标准如下。

①电离辐射接触史和皮肤受照史：身体局部短时间内受到大剂量电离辐射照射所引起的受照范围内皮肤组织损害，在此基础上发生癌变；长期接触射线所引起的慢性放射性皮肤组织损害，多发生在双手等功能部位。②肿瘤发生在受电离辐射损害部位皮肤并排除皮肤转移癌的可能性。③有潜伏期，时间长短不一。④癌前表现为射线所致的慢性皮炎、角化增生或长期不愈的溃疡。⑤得到组织病理学证实。

七、鉴别诊断

（一）急性放射性皮肤损伤

急性放射性皮肤损伤的鉴别诊断主要注意与热烧伤进行区别。急性放射性皮肤损伤的皮肤红斑反复出现，持续时间长，创面炎症反应不强烈，合并脱毛反应和毛囊丘疹。热烧伤的临床表现急剧，无假愈期，持续时间短，炎症反应明显、有疼痛。参照有无电离辐射照射史可诊断。其次，应与日晒性皮炎、过敏性皮炎和丹毒进行鉴别。

（二）慢性放射性皮肤损伤

慢性放射性皮肤损伤应与霉菌性疾病、扁平疣、接触性皮炎、神经性皮炎、慢性湿疹和慢性溃疡等进行鉴别。鉴别要点包括：霉菌检查；甲皱微循环检查；病变区有超剂量照射史，再结合临床特点判定；必要时可做病理检查。

八、治疗

放射性皮肤损伤常伴有一定剂量的全身照射或者内脏放射性损伤。治疗过程中需兼顾全身治疗和局部处理。全身状况改善有利于局部损伤恢复，而局部损伤处理的成功与否，影响全身放射病的治疗效果。

（一）急性放射性皮肤损伤的处理

处理原则：立即脱离辐射源，首先处理危及生命的损伤，防止被照射区皮肤再次受到照射或刺激。放射性核素沾染皮肤时，及时去污清洗消毒。

1. 全身治疗

皮肤损伤面积较大、较深时，不论是否合并全身外照射，均应卧床休息，给予全身治疗。全身治疗需要注意：加强营养，给予高蛋白和富含维生素及微量元素的饮食，加强抗感染措施。应用有效的抗生素类药物；给予维生素类药物，如维生素C、E、A及B族；给予镇静止痛药物。根据疼痛严重程度选择止痛药物；注意水、电解质和酸碱平衡，必要时可输入新鲜血；根据病情需要，使用丙种球蛋白及胎盘组织制剂，增强免疫力，促进组织愈合；可使用活血化瘀、改善微循环的药物，如复方丹参、低分子右旋糖酐等。

2. 创面处理

（1）Ⅰ度、Ⅱ度放射性皮肤损伤或Ⅲ度放射性损伤在皮肤出现水疱之前的处理

柔和地清洗受照区，可以减少细菌负荷，减少超抗原引起的炎症。注意保护局部皮肤，防止局部皮肤遭受摩擦、搔抓等机械性刺激，避免紫外线、远红外线的照射，禁止使用对皮肤刺激性较强的药物。对症处理红斑和脱屑，常用凡士林润肤剂，可以减少皮肤失水，减轻疼痛，防止发展成湿性脱皮，含有三乙醇胺的乳液可能具有辐射防护作用。三乙醇胺是巨噬细胞刺激因子，而巨噬细胞能清除坏死组织；三乙醇胺还有促进成纤维细胞增殖，减轻血管改变，恢复CD34表达，促进上皮细胞增殖，减少IL-1表达和胶原分泌的作用。含有蓖麻油、秘鲁香脂和胰蛋白酶的水包油制剂可以刺激毛细血管床再生，保护皮肤。透明质酸、金盏花提取物能促进皮炎恢复。霜剂和软膏剂较乳液更适合干性皮肤。局部糖皮质激素在预防和治疗放射性皮肤损伤中的作用仍然有一定的争议。糖皮质激素能够减轻放射性皮炎但不能预防其发生。尚不确定应用糖皮质激素是否会增加感染、毛细血管扩张、皮肤萎缩的发生。

（2）Ⅲ度、Ⅳ度放射性皮肤损伤出现水疱和坏死的处理

对损伤面积小、完整、散在的小水疱，只要张力不大，可保留疱皮，让其自行吸收。对于较大的水疱或张力大的小水疱，可在严密消毒下抽去水疱液，用维生素B_{12}湿敷创面，加压包扎。当疱皮有放射性核素沾污时，应先行去污，再剪去疱皮。局部应用伤口敷料，可以减少分泌物，控制疼痛，防止伤口污染。让伤口处于一个湿润的环境，减少皮肤的炎性反应，促进坏死碎片和细菌被吞噬。敷料使伤口护理简单化，促进伤口愈合。对于渗出少的创面，可用水胶体敷料或膜敷料。对渗出多的创面，可以用烧伤垫、海藻酸钠或泡沫敷料。当发生继发感染时，局部可以应用银离子敷料，根据细菌培养和药物敏感试验选用有效抗生素给予局部应用。

持续性焦痂可以在局麻下行焦痂切除。可以用酶清创、自溶清创或活蛆去除坏死、感染组织。这些方法清创后可致局部皮肤软组织缺损。各种生物敷料，如人工皮肤、生物工程皮肤有助于创面愈合。

（二）慢性放射性皮肤损伤的处理

1. 处理原则

在职业性放射性工作人员中，对Ⅰ度慢性放射性皮肤损伤患者，应妥善保护局部皮肤避免外伤及过量照射，并作长期观察；对Ⅱ度损伤者，视皮肤损伤面积的大小和轻重程度，减少射线接触或脱离放射性工作，并给予积极治疗；对Ⅲ度损伤者，脱离放射性工作，给予局部和全身治疗。对经久不愈的溃疡或严重的皮肤组织增生或萎缩病变，应尽早给予手术治疗。

2. 局部保守治疗

对Ⅰ度损伤无需特殊治疗，可用润肤霜、润肤膏，保护皮肤。Ⅱ度损伤有角质增生、脱屑、皲裂，使用含有尿素类药物的霜剂或膏剂软化角化组织或使用刺激性小的霜剂或膏剂保护皮肤。Ⅲ度损伤早期或伴有小面积溃疡，局部应用卡地姆碘敷料，可以促进自溶清创，吸收分泌物，减少分泌，且对成纤维细胞无毒。

局部应用含有超氧化物歧化酶、粒细胞-巨噬细胞集落刺激因子、血小板源性生长因子或重组人表皮生长因子的霜剂或膏剂，能促使创面加速愈合。对于创面时好时坏者，应及时给予手术治疗。

己酮可可碱（pentoxifylline，PTX）是一种周围血管扩张药，有抗血小板聚集作用，通过对抗肿瘤坏死因子-α、β的作用，增加多核白细胞和巨噬细胞的吞噬功能，减少粒细胞-巨核细胞集落刺激因子、干扰素-α的生成，调节细胞间黏附分子-1的表达。PTX对γ射线诱发的皮肤纤维化有明显的抗纤维化作

用。PTX和抗氧化的维生素E合用可以进一步下调TGF-β的表达，逆转成纤维细胞的异常。PTX还可以加速软组织坏死的愈合。

低能量氦氖（He-Ne）激光：He-Ne激光治疗可使局部毛细血管扩张，通透性增加，促进血液循环，加快伤口成纤维细胞的增殖、促进上皮细胞和毛细血管的再生、增强细胞免疫功能与机体的免疫能力，提高局部组织的代谢率、加快受损组织的愈合。

3. 手术治疗

对严重放射性皮肤损伤的创面，应适时施行彻底的局部扩大切除手术，再用皮片或皮瓣等组织移植，进行创面修复。

（三）放射性皮肤癌的处理

放射性皮肤癌的处理原则如下：①对放射性皮肤癌应尽早彻底手术切除；②放射性皮肤癌局部应严格避免接触射线，一般不宜行放射治疗；③放射性皮肤癌，因切除肿瘤而需做截指（肢）手术时，应慎重考虑。

（四）放射性皮肤损伤的手术治疗

1. 手术适应证

各部位的急性Ⅳ度损伤、慢性Ⅲ度损伤，坏死、溃疡>3 cm者；功能部位（如手、足、关节）的急性Ⅲ度损伤、慢性Ⅱ度损伤，应给予早期手术，可以防止关节畸形，以保护和促进功能恢复；大面积Ⅲ度急性损伤伴有全身放射病、内脏损伤或全身中毒反应明显时，应早期切除坏死组织、封闭创面，有利于减轻复合伤，减少并发症发生；局部皮肤病损疑有恶性变时；皮肤有严重角化、增生、萎缩、皲裂、疣状突起或破溃者。

2. 手术时机

当急性期病变在进展时，难以确定手术范围，尽量避免手术治疗。可进行简单的坏死组织切除及生物敷料或游离皮片覆盖术。Ⅲ度、Ⅳ度损伤在受照后约1个月，反应期达高峰后施行手术较好。此阶段局部放射性皮肤损伤开始进入稳定阶段，皮肤坏死、溃疡的界线和深度基本清楚。急性放射病在极期时，病情开始趋于平稳，血象开始回升，病情允许时，可以手术。

对位于功能部位的Ⅳ度放射性皮肤损伤或损伤面积>25 cm^2的溃疡，应尽早手术治疗。

3. 切除范围

创面边缘组织供血不足，新生上皮菲薄，遇到刺激容易破溃，难以愈合。切除时需将这些组织一并切除。否则，移植的皮片或皮瓣与创缘愈合不良，发生术后裂开等并发症。切除范围要足够大，手术区包括受照区域内萎缩、变薄、有色素改变的损伤组织，并且超出损伤边缘1~2 cm。

4. 切除深度

理想的切除深度是切除所有受照后变性的组织，这适用于浅表的溃疡。X射线、γ射线穿透力强，皮肤损伤同时常伴有皮下深层组织的损伤，重者可伴有肌肉、骨骼的变性、坏死，甚至累及深部脏器。此类溃疡采用切除所有变性的组织和皮片移植的方法难以修复成功。对于较深的放射性溃疡或伴有大血管、神经干及骨骼外露者，适当控制切除深度，将明显的坏死组织切除至略出血的瘢痕组织层；若伴有骨损伤，清除死骨，搔刮至活跃渗血为止；遇有大血管、神经干、胸膜或心包时，搔刮清除其表面的坏死组织，然后用血液循环丰富的皮瓣、肌皮瓣等组织移植修复。

5. 组织移植修复

溃疡切除后，多数创面不能直接缝合，需要采用组织移植来修复。根据创面的大小、损伤的深浅及伤员的全身状况等选择最佳方案修复缺损区。目前常采用的组织移植主要有皮片、各种皮瓣、肌皮瓣或肌肉瓣等。

目前关于放射损伤修复有许多新的研究进展，如采用自身或异体间充质干细胞（MSCs）移植、干细胞来源的外泌体（exosomes）作为生物载体用以传递临床药物、VEGF合并其他血管促成因子的基因治疗、新型生物敷料及中医中药的应用等，有望为肢体严重放射损伤的修复带来曙光。

参考文献

[1] 中华人民共和国国家卫生健康委员会. 职业性放射性皮肤疾病诊断：GBZ 106—2020[S]. 北京：中国标准出版社，2020.

[2] Wang YY, Yu DJ, Zhao TL, et al. Successful Rescue of the Victim Exposed to a Super High Dose of Iridium-192 during the Nanjing Radiological Accident in 2014[J]. Radiat Res, 2019, 191: 527-531.

[3] 侯雨含，刘玉龙，王优优，等. 一例^{192}Ir源外照射致右手指急性放射损伤的临床综合处理[J]. 中华放射医学与防护杂志，2019，39(11)：852-858.

（刘玉龙，卞华慧，陈炜博，王优优，侯雨含，蒲汪旸，张玉松，钱志远）

第八节　职业性放射性甲状腺疾病

电离辐射以内照射或外照射方式作用于甲状腺或机体其他组织，所致原发性或继发性甲状腺功能或器质性改变被称为放射性甲状腺疾病，包括慢性放射性甲状腺炎、放射性甲状腺功能减退症、放射性甲状腺良性结节、放射性甲状腺癌。我们将在下面的内容中进行详细介绍。

一、慢性放射性甲状腺炎

（一）定义

甲状腺一次或短时间（数周）内多次或长期受到电离辐射照射后导致的自身免疫性甲状腺损伤。

（二）诊断标准

诊断慢性放射性甲状腺炎应同时符合下述4项：①有明确的射线接触史，甲状腺累积吸收剂量≥0.3 Gy；②潜伏期≥1年；③甲状腺肿大，质地坚硬；④甲状腺微粒体抗体（Tm-Ab）和（或）甲状腺球蛋白抗体（Tg-Ab）阳性，促甲状腺激素（thyroid-stimulating hormone，TSH）增高。

出现甲状腺功能减退症对诊断有参考意义。

二、放射性甲状腺功能减退症

（一）定义

甲状腺局部一次或短时间（数周）内多次大剂量受照或长期超剂量限值的全身照射所引起的甲状腺功能低下。

（二）诊断标准

1. 亚临床型放射性甲状腺功能减退症

亚临床型放射性甲状腺功能减退症，应同时符合以下条件：有明确的射线接触史，甲状腺受到≥10 Gy的一次外照射或分次照射累积剂量≥25 Gy或

≥20 Gy的一次内照射；潜伏期为受照后数月、数年或数十年；血清T3、T4正常，TSH增高；无明显的临床症状和体征。

2. 临床型放射性甲状腺功能减退症

临床型放射性甲状腺功能减退症，需要具备以下条件：有明确的射线接触史，甲状腺受到≥10 Gy的一次外照射或分次照射累积剂量≥25 Gy或≥20 Gy的一次内照射；潜伏期为受照后数月、数年或数十年。同时需要符合下述内容：血清T3、T4降低，TSH增高（原发性）或降低（继发性）；有明显的甲状腺功能减退的症状与体征。甲状腺功能减退症患者因甲状腺功能减退严重程度不一而临床表现不同。常见临床表现有黏液性水肿、疲倦乏力、记忆力减退、皮肤干燥、经常便秘、失去性趣等。

出现甲状腺摄^{131}I率降低和（或）外周血淋巴细胞染色体畸变率增高对诊断有参考意义。

三、放射性甲状腺良性结节

（一）定义

甲状腺一次或短时间（数周）内多次或长期受电离辐射照射后诱发的非恶性结节性病变。

（二）诊断标准

放射性甲状腺良性结节的诊断应同时符合：明确的射线接触史，甲状腺吸收剂量≥0.2 Gy，潜伏期≥10年，经物理学、甲状腺细针抽吸细胞学和临床化验检查综合判定为良性结节。

申请职业病诊断人员出现外周血淋巴细胞染色体畸变率增高对诊断有参考意义。

四、放射性甲状腺癌

（一）定义

甲状腺接受电离辐射照射后发生的与所受辐射照射具有一定程度病因学联系的恶性肿瘤。

（二）诊断标准

放射性甲状腺癌的诊断需同时符合4项条件：有明确的全身或甲状腺受照史；潜伏期≥4年；临床上经病理学明确诊断为甲状腺癌；按《职业性放射性肿瘤判断规范》（GBZ 97）进行放射性甲状腺癌病因概率（probability of causation，PC）计算，95%可信区间上限的PC≥50%。

参考文献

[1] 中华人民共和国国家卫生健康委员会. 职业性放射性甲状腺疾病诊断：GBZ 101—2020[S]. 北京：中国标准出版社，2020.

（刘玉龙，卞华慧，陈炜博，王优优，侯雨含，蒲汪旸，张玉松，钱志远）

第九节　职业性放射性性腺疾病

随着外科技术水平的不断提高，C型臂越来越广泛应用于手术诊断和定位过程，医护人员受到的职业照射多为延续性低剂量照射，如果放射防护条件比较差，累积剂量超过一定水平，可引起放射损伤，甚至引起放射性性腺疾病。

长期接触射线可引起放射性不孕症、放射性闭经。应按照《职业性放射性性腺疾病诊断》（GBZ 107—2015）的要求，根据职业受照史、受照剂量（有个人剂量监测档案、工作场所监测资料）、临床表现和辅助检查结果等进行综合分析，排除其他因素和疾病作出诊断。

一、放射性不孕症

（一）定义

放射性不孕症是指性腺受一定剂量电离辐射照射后所致的不孕，可分为暂时不孕和永久不孕。

（二）放射性不孕症的诊断

1. 阈剂量

机体受到一次急性或长期慢性外照射，按照《外照射慢性放射病剂量估算规范》（GB/T 16149—2012）估算性腺受照剂量达到或超过表7–4中不同照射条件导致放射性不孕症的剂量阈值。

表7–4　放射性不孕症的剂量阈值

受照类型	受照器官	剂量阈值	
		暂时性	永久性
急性照射/Gy	睾丸	0.15	>3.5
	卵巢	0.65	2.5~6.0
慢性照射/（Gy/a）	睾丸	0.4	2.0
	卵巢	均>0.2	

注：本表摘自中华人民共和国标准《职业性放射性性腺疾病诊断》（GBZ 107—2015）。

2. 临床表现

夫妇同居2年未怀孕。男性受到大剂量的照射后，晚期引起睾丸萎缩、变软，第二性征及性欲无改变。女性受到照射可使子宫、输卵管、阴道、乳房萎缩变小，辐射致不孕的同时引起闭经，可能影响到第二性征，出现类更年期综合征的临床表现。

3. 检查

需要完成夫妻双方检查，排除其他因素和疾病。除常规检查外，男性需完善精液检查，女性完善卵巢功能检查如宫颈黏液结晶检查、宫颈黏液拉丝试验、阴道脱落细胞检查等，完善内分泌激素测定可协助诊断。

（三）鉴别诊断

男性受照后出现不孕症需与先天睾丸发育不全、精索静脉曲张、腮腺炎后引起的睾丸炎、全身消耗性疾病、输精管阻塞、阳痿早泄以及免疫性不孕症等鉴别。女性受照后出现不孕症则需与输卵管阻塞、子宫内膜炎症或肿瘤、子宫颈炎症、息肉、肿物、全身性疾病所致或者其他免疫性疾病所致卵巢功能异常致不孕症等相鉴别。

（四）处理原则

暂时性放射性不孕症需暂时脱离射线，加强营养，每年复查，各项检查正常后可逐渐恢复射线工作。永久性放射性不孕症应脱离射线，实施中西医结合治疗，加强营养，定期随访，每年复查。男性受照后，在精子检查结果未恢复正常前应采取避孕措施。

二、放射性闭经

（一）定义

放射性闭经的定义为电离辐射所致卵巢功能损伤或合并子宫内膜破坏、萎缩，停经6个月或3个月经周期（专指月经稀发患者）以上。

（二）诊断与处理

放射性闭经的诊断按照《职业性放射性性腺疾病诊断》（GBZ 107）进行。

放射性闭经同样可分为暂时性和永久性，长期闭经可引起生殖器官萎缩及第二性征改变。为了判断闭经是否伴有子宫内膜病变，可做治疗性试验。予孕激素或者雌激素治疗后，观察停药后2~7 d是否有出血：如果3次均无出血，说明存在子宫内膜损伤；如有出血，说明子宫内膜无明显损伤。进一步行激素水平检查判断卵巢功能。放射性闭经诊断所需的照射剂量阈值、辅助检查和处理原则均参考放射性不孕症。

参考文献

[1] 中华人民共和国国家卫生和计划生育委员会. 职业性放射性性腺疾病诊断：GBZ 107—2015[S]. 北京：中国标准出版社，2015.

[2] 中华人民共和国卫生部，中国国家标准化管理委员会. 外照射慢性放射病剂量估算规范：GB/T 16149—2012[S]. 北京：中国标准出版社，2012.

（刘玉龙，卞华慧，陈炜博，王优优，侯雨含，蒲汪旸，张玉松，钱志远）

第十节　放射性骨损伤

曾有文献报道了一例放射性骨损伤的病例：男性，43岁，从事放射性工作21年，2009年发现左手中指末节皮炎、瘙痒后逐渐形成溃疡，深达骨质，肿胀、渗出，指端疼痛、麻木。X线片检查显示：在骨质疏松区域出现不规则的片状致密阴影，夹杂透光区，末节部分缺如。诊断为放射性骨损伤，给予截指处理。对于放射性骨损伤，必须根据受照史、受照剂量、剂量率、临床表现、影像学检查等进行综合分析，并排除其他原因造成的骨疾病，才能明确诊断。

一、定义

放射性骨损伤的定义为：身体局部受到一次或短时间（数日）内分次大剂量外照射所引起的受照范围内（或照射野内）的骨骼损伤，骨损伤剂量参考阈值为20 Gy；长期接触射线所引起的骨损伤，累积受照剂量参考阈值为50 Gy。放射性骨损伤分为放射性骨质疏松、放射性病理性骨折、放射性骨髓炎、放射性骨坏死和放射性骨发育障碍。

二、诊断

目前国内外关于放射性骨损伤的研究主要来源于放疗所致损伤相关研究和动物实验结果。国内有学者建立了兔放射性骨损伤模型，研究发现CT能谱成像能够定量测定髓腔内，可用于放射性骨损伤的早期监测及随访。

放射性骨损伤的分类诊断，按照《外照射放射性骨损伤诊断》（GBZ 100）进行。

（一）放射性骨质疏松

放射性骨质疏松多伴有局部皮肤的放射性皮炎改变，X线片表现为轻者骨小梁稀疏、粗糙；重者骨小梁网眼稀疏，有斑片状透光区，骨皮质显著增厚呈层板状或皮质白线消失。

（二）放射性骨髓炎

放射性骨髓炎多伴有局部皮肤及软组织深达骨质的溃疡，常伴有不同程度的细菌感染。X线片表现为骨皮质密度减低、变薄，表面不光滑，骨质有不规则破坏伴附近骨质疏松，并可见不规则的斑片状透光区，偶尔也伴有骨质增生或死骨形成。

（三）放射性病理性骨折

放射性骨折为继发于放射性骨质疏松、骨髓炎、骨坏死的病理性骨折。局部皮肤有放射性皮炎或溃疡存在。骨折发生前一般有程度不同的活动过度、外力作用等诱因，但有时诱因不明显。骨折多发生在持重骨（椎体、股骨颈、桡骨头、胫骨、腓骨、锁骨和肋骨等）。X线片表现为有骨质疏松基础，两个断端有骨质疏松改变，骨折线一般较整齐。

（四）放射性骨坏死

放射性骨坏死多在骨萎缩、骨髓炎或骨折的基础上发生。伴有局部皮肤及软组织的重度放射性损伤。X线片表现为在骨质疏松区内或骨折断端附近出现不规则的片状致密阴影，夹杂一些透光区。

（五）放射性骨发育障碍

放射性骨发育障碍多见于受照时骨骺呈活跃增生的儿童（约6岁前或青春期少年）。局部皮肤可无明显放射损伤改变，或伴轻度放射性皮炎改变。X线片表现为骨与软骨生长发育迟缓，甚至停滞。长骨向纵向及横向生长皆有障碍，长度变短，骨干变细，皮质变薄。

三、治疗

（一）脱离射线

已确定局部受照剂量超过骨损伤的参考阈剂量，无论有无骨损伤的临床或X线片表现的人员，均应脱离射线；对出现骨损伤者，使其直接脱离放射线，或视全身情况改为非放射性工作。

（二）活动预防

为预防和减轻放射性骨损伤的发生，应给予富含钙和蛋白质的饮食，注意适当活动。

（三）应用药物

应用改善微循环和促进骨组织修复、再生的药物，如复方丹参、谷胱甘肽、抗坏血酸、降钙素、维生素A、维生素D、司坦唑醇等蛋白同化激素，以及含钙制剂药物。

（四）高压氧治疗

有条件者也可应用高压氧治疗。

（五）注意避免骨损伤部位遭到外伤或感染

注意避免骨损伤部位遭到外伤或感染，避免活检，皮肤出现明显萎缩或溃疡时应换药并待坏死境界清楚后采取手术治疗，用血液循环良好的皮瓣或肌皮瓣覆盖，以改善局部的血液循环，消除创面。

（六）抗感染治疗

发生骨髓炎时，应给予抗感染治疗，并及时采取手术治疗，彻底清除坏死骨，以带血管蒂的肌皮瓣充填腔穴和修复创面。

（七）截指（趾）

单个指骨或趾骨出现骨髓炎时，应及时截指（趾），如累积多个指（趾）而保留剩余个别指（趾）已无功能时，可考虑截肢，但应慎重。截肢高度应超过损伤的近端3~5 cm。

参考文献

[1] 施婷婷，俞海平，何健，等. 放射性骨损伤动物模型的建立及其能谱CT表现[J]. 实用放射学杂志，2012，28(6)：954-958.

[2] 中华人民共和国卫生部. 外照射放射性骨损伤诊断：GBZ 100—2010[S]. 北京：中国标准出版社，2010.

（刘玉龙，卞华慧，陈炜博，王优优，侯雨含，蒲汪旸，张玉松，钱志远）

第十一节　职业性放射性肿瘤

电离辐射作为重要的职业危害因素，辐射致癌是其健康危害之一，因此职业性放射性肿瘤是指接受职业性电离辐射照射后发生的并与其所受照存在一定流行病学病因联系的恶性肿瘤。职业性放射性肿瘤属于辐射相关肿瘤，但并非所有的辐射相关肿瘤都是职业性放射性肿瘤。例如辐射诱发肿瘤的研究证据主要来源于青少年和儿童，而职业性放射性肿瘤的特点是成人受到电离辐射照射。

在20世纪50年代末，针对受辐射照射后患白血病人群的赔偿问题，美国有律师提出了利用辐射诱发白血病的危险系数来归因的方法，即病因概率（probability of causation，PC）概念。PC是以百分数表示的个人患恶性肿瘤由既往所受照诱发的可能性。20世纪70年代，我国学者为判断急性白血病死因与^{239}Pu内污染的关联，利用邦德（Bond）提出的简单公式，计算得出PC<40%，这是PC法在我国最早的应用。

放射性肿瘤在职业性放射性疾病中所占的比例随年代增加，从60年代的4%增加至90年代以后的18%，以急性白血病、慢性白血病最多（占71%）。我国已越来越关注职业性放射性肿瘤，不断修订相关标准。目前，职业性放射性肿瘤诊断可参考《职业性放射性肿瘤判断规范》（GBZ 97—2017）实施。

一、定义

职业性放射性肿瘤是指接受电离辐射后，经一定潜伏期后发生的与所受照具有一定程度病因学联系的恶性肿瘤。

二、病因概率

病因概率（PC）是指所发生的某种癌症起因于既往所受照的概率（%），它是一定剂量照射后癌症概率增加额与癌症总概率之比。

对中国医用诊断X射线工作者的流行病学研究发现，发病率显著升高的有白血病、皮肤癌、膀胱癌、女性乳腺癌、肺癌、甲状腺癌、肝癌、食管癌；未发现有慢性淋巴细胞白血病、子宫颈癌、霍奇金淋巴瘤。由内照射引起的癌症有氡致矿工肺癌、^{226}Ra夜光粉涂表工人和^{224}Ra注射患者的骨肉瘤、核试验落下灰^{131}I所致的甲状腺癌、钍造影剂注射所致肝癌。可进行病因概率计算的恶性肿瘤，包括食管癌、胃癌、结肠癌、肝癌、外照射致肺癌、骨和关节恶性肿瘤、女性乳腺癌、膀胱癌、甲状腺癌以及除了慢性淋巴细胞白血病以外的所有类型白血病。

三、判断原则

职业性放射性肿瘤的判断原则：①受照后，经一定潜伏期后发生，并且得到临床病理确诊的原发性恶性肿瘤；②根据患者性别、受照时年龄、发病潜伏期和受照剂量，计算所患恶性肿瘤起因于所受照的PC；③计算得出95%可信区间上限值的PC≥50%者。

四、需用人单位提供的资料

需用人单位提供的资料包括：①患者的姓名、性别、年龄、癌症诊断、癌症诊断依据、诊断日期和诊断单位；②由个人剂量档案或有关记载获得该人接受射线的种类、照射条件、开始受照时间和照射延续时间，估算或重建受到有关照射的靶器官吸收剂量；剂量估算方法可参考《外照射慢性放射病剂量估算规范》（GB/T 16149）、《职业性外照射个人监测规范》（GBZ 128）、《职业性外照射个人监测规范》（GBZ 129）、《职业性皮肤放射性污染个人监测规范》（GBZ 166）、《核事故应急情况下公众受照剂量估算的模式和参数》（GB/T 17982）的规定执行；③兼有化学致癌物质职业性暴露时，应对致癌物的种类、暴露水平、暴露时间加以说明；④氡子体的个人累积暴露量按《矿工氡子体个人累积暴露量估算规范》（GB/T 18198）估算。

五、辐射致癌病因概率计算

PC表示个人所患癌症起因于既往所受一定剂量照射的可能性（%），是一定剂量照射后癌症概率增加与癌症总概率之比。

当增加值用癌症超额相对危险表示时，PC=ERR/（1+ERR）。

当辐射所致危险用超额绝对危险表示时，PC=EAR/（B+EAR）。

ERR指癌症超额相对危险，无量纲。

B指癌症基线发病率（10^5·a）$^{-1}$。

EAR指辐射所致癌症超额绝对危险（10^5·a）$^{-1}$。

EAR=F（D）×EAR_D

F（D）指照射因子，是吸收剂量的函数。

EAR_D指绝对超额危险系数（10^5·cGy·a）$^{-1}$。

计算步骤如下。①了解可以用列表参数估算PC值的癌症（共有10种）。②按基线发生率与欧美人的差别程度分为两类。③计算PC根据性别、受照时年龄、受照剂量、诊断癌症时年龄、癌症名称；类别a增加值用癌症超额相对危险表示；类别b当辐射所致危险用绝对超额危险表示。④查公式内各参数值：

T（Y）　K（A_1，S）　ERR=F×T×K　E（A_1，S）　I（A_2，S）

B_A　B_A/B_E　ERR_D（A_1，Y，S）

⑤分两步计算PC，先计算PC最佳估计值（G，对数正态分布中的均值），再计算95%可信区间上限的PC值和经偏倚系数校正后的95%可信区间上限PC值。⑥职业性放射性肿瘤的判断。

六、辐射所致癌症超额相对危险的计算

辐射所致ERR用于亚洲人（A）癌症基线发病率（B_A）与欧美人（E）癌症基线发病率（B_E）差别不大的癌症，是指不同年龄段、不同发生部位$B_A/B_E>0.5$或<2.0的癌症，包括结肠癌、肺癌、除了慢性淋巴细胞白血病以外所有类型白血病、食管癌、甲状腺癌、骨/关节恶性肿瘤。ERR的计算如式（7–1）。

$$ERR=F\times T\times K \quad (7\text{–}1)$$

式中，F为照射因子，是吸收剂量D的函数。对外照射取靶器官吸收剂量平均值（cGy）。

甲状腺癌、泌尿器官癌症和女性乳腺癌符合线性剂量效应模型，F=D；

其他实体癌和白血病符合线性平方模型，$F=D+D^2/116$。

对氡子体F用WLM表示，给出历年的年累积WLM值（1 WLM=170 WL·h $=3.5\times10^{-3}$ J·h·m^{-3}）。

氡子体兼有低LET射线照射时，例如矿井下的γ射线照射，可按6 cGy=1 WLM把低LET照射剂量转换为WLM后与氡子体累积WLM相加，按合计WLM计算PC。

T为潜伏期校正系数，是受照经Y年后被诊断的可能性。对除了白血病和骨/关节恶性肿瘤以外的其他癌症，受照后0~4年诊断时T=0；5~9年时T分别为0.074、0.259、0.500、0.741、0.926；10年以上时T=1.0。白血病和骨/关节恶性肿瘤的T值可从《职业性放射性肿瘤判断规范》（GBZ 97—2017）中查询。

K=K（A_1，S），是在年龄A_1受照，性别为S，发生该癌症的相对危险增加系数。当F=1、T=1时K=ERR。

根据结肠癌、外照射所致肺癌、食管癌和甲状腺癌的K（A_1，S）。白血病和骨/关节恶性肿瘤的K值还取决于被诊断时的年龄A_2，要从公式K=E/I算出。E=E（A_1，S）是性别S在年龄A_1受到F=1的照射时的癌症增加概率；I=I（A_2，S）时性别S在被诊断年龄A_2时该癌症的基线发病率。

氡子体诱发肺癌的K值取恒定值0.015 WLM^{-1}。

当计算辐射诱发肺癌的病因概率时，应按照受检者的吸烟史对公式进行修正，公式内的权重因子W可从相关标准中查出，见式（7–2）：

$$ERR=F\times T\times K\times W \quad (7\text{–}2)$$

七、辐射所致癌症超额绝对危险的计算

EAR用于亚洲人（A）癌症基线发病率（B_A）与欧美人（E）癌症基线发病率（B_E）差别较大的癌症，是指不同年龄段、不同部位$B_A/B_E<0.5$或>2.0的癌症，包括胃癌、女性乳腺癌、膀胱癌、肝癌。EAR的计算如式（7–3）：

$$EAR_A=EAR_E/(B_A/B_E) \quad EAR_E=F(D)\times ERR_D \qquad (7\text{–}3)$$

式中，ERR_D指单位剂量照射后不同年龄人群的超额危险；亚洲人癌症基线发病率（B_A）。

B_A/B_E指亚洲人癌症基线发病率（B_A）与欧美人癌症基线发病率（B_E）的比值。

当接受多次照射时，例如两次剂量为D_1和D_2的照射时使用相互作用的相加模型，其合计相对危险增加为各自相对危险增加之和，见式（7–4）：

$$ERR(D_1,D_2)=ERR(D_1)+ERR(D_2) \quad \text{或} \quad EAR(D_1,D_2)=EAR(D_1)+EAR(D_2) \qquad (7\text{–}4)$$

对慢性职业性照射致癌PC的计算也采用这种方法：以年为单位，把每年接受的累积剂量作为一次照射的剂量用于计算每年的ERR值，把历年得到的ERR值相加得出总ERR值，利用公式计算全部照射的PC值。

复合自愿照射时应该扣除自愿照射的致癌贡献，按处理两次照射的方法给出非自愿照射的PC。

八、计算病因概率的实例

患者1：男性（m），25~30岁间从事X射线工作共6年，历年骨髓剂量见表7–5，32岁时（即工作7年后）被诊断患急性白血病，下面计算来自职业照射

表7–5　患者1历年骨髓剂量

A_1	D（cGy）	F（D）（cGy）	T（A_1，Y）	E（A_1，S）	I（A_2，S）	K（E/I）	R
25	7.0	7.42	T（25，7）=0.0684	1.47	2.20	0.668	0.339
26	7.0	7.42	T（26，6）=0.0640	1.50	2.20	0.682	0.324
27	5.5	5.76	T（27，5）=0.0530	1.53	2.20	0.695	0.212
28	5.5	5.76	T（28，4）=0.0343	1.56	2.20	0.709	0.140
29	2.5	2.55	T（29，3）=0.0131	1.60	2.20	0.727	0.024
30	2.5	2.55	T（30，2）=0.0010	1.64	2.20	0.745	0.002

注：本表摘自中华人民共和国标准《职业性放射性肿瘤判断规范》（GBZ 97—2017）。

的病因概率。

R（合计）=1.041

PC=R/（1+R）=1.041/2.041=0.51=51%

用内插法　　R=F×T×K

患者2：男性（m），25岁时甲状腺受25 cGy γ射线照射，8年后（33岁）被诊断患甲状腺癌，下面计算来自先前照射的病因概率。

F（25）=25

T（8）=0.741

K（25，m）=0.0139

R=25×0.741×0.0139=0.26

PC=0.26/1.26=0.206=20.6%

患者3：男性（m），40~44岁间从事铀矿井下作业5年，历年射线暴露量见表7-6，井下γ射线外照射年吸收剂量0.8 cGy，50岁时被诊断患肺癌，下面计算来自井下职业照射的病因概率。

表7-6　患者3历年骨髓剂量

A_1	WLM	F（D）（cGy）	合计	Y	T（A_1，Y）	K（E/I）	R（F×T×K）
40	8.5	0.13	8.63	10	1.000	0.015	0.129
41	7.0	0.13	7.13	9	0.926	0.015	0.099
42	7.2	0.13	7.33	8	0.741	0.015	0.081
43	4.0	0.13	4.13	7	0.500	0.015	0.031
44	4.0	0.13	4.13	6	0.259	0.015	0.016

注：本表摘自中华人民共和国标准《职业性放射性肿瘤判断规范》（GBZ 97—2017）。

R（合计）=0.356

PC=0.356/1.356=0.263=26.3%

如果该人目前吸烟10~20支/天，w=0.707，则

R（校正）=0.356×0.707=0.252

PC=0.252/1.252=0.201=20.1%

患者4：女性（f），35~39岁从事放射性工作，历年乳腺接受的剂量为

8.0 cGy、6.0 cGy、5.0 cGy、4.0 cGy、4.0 cGy，45岁（即工作10年后）被诊断患乳腺癌。计算来自所受职业性照射的病因概率。

$$EAR_A=EAR_E/（B_A/B_E）$$
$$EAR_E=F（D）\times EAR_D$$

采用第一种算法（表7–7）计算过程如下。

表7–7　第一种算法

年龄	F（D）	EAR_D	EAR_E	B_A/B_E	EAR_A
35	8.0	0.49	3.92	0.47	8.340
36	6.0	0.49	2.94	0.47	6.255
37	5.0	0.49	2.45	0.47	5.213
38	4.0	0.49	1.96	0.47	4.170
39	4.0	0.49	1.96	0.47	4.170

注：本表摘自中华人民共和国标准《职业性放射性肿瘤判断规范》（GBZ 97—2017）。

$$EAR_A（合计）=28.148$$
$$PC=EAR/（B+EAR）=28.148/（86.55+28.148）=0.245=24.5\%$$
$$ERR=F\times T\times K$$

采用第二种算法（表7–8）计算过程如下。

表7–8　第二种算法

年龄	F（D）	T（Y）	K（A_1，S）	R（F×T×K）
35	8.0	1.000	0.00983	0.07864
36	6.0	0.926	0.00937	0.05206
37	5.0	0.741	0.00870	0.03233
38	4.0	0.500	0.00788	0.01576
39	4.0	0.259	0.00698	0.00723

注：本表摘自中华人民共和国标准《职业性放射性肿瘤判断规范》（GBZ 97—2017）。

$$R（合计）=0.1859$$
$$PC=R/（1+R）=0.1859/（1+0.1859）=0.157=15.7\%$$

参考文献

[1] 中华人民共和国国家卫生和计划生育委员会. 职业性放射性肿瘤判断规范：GBZ97—2017[S]. 北京：中国标准出版社，2017.
[2] 邢志伟，于程程. 浅析职业性放射性肿瘤[J]. 中国辐射卫生，2019，28(4)：361-375.
[3] 孙志娟，王继先.《职业性放射性肿瘤判断规范》解读[J]. 中华放射医学与防护杂志，2017，37(9)：696-699.
[4] 叶常青. 放射性肿瘤的判断：科学基础和损害赔偿[M]. 北京：科学出版社，2007.
[5] 李幼忱，傅宝华，姜恩海，等. 刍议"辐射相关肿瘤"与"职业性放射性肿瘤"[J]. 中华放射医学与防护杂志，2014，10(10)：787-792.

（刘玉龙，卞华慧，陈炜博，王优优，侯雨含，蒲汪旸，张玉松，钱志远）

第十二节　职业性放射性白内障

眼晶状体对电离辐射有较高的敏感性，受到一定剂量的照射后，经过一定的潜伏期，会产生眼晶状体混浊，进一步发展就会形成放射性白内障。电离辐射引起的白内障属确定性效应，具有剂量阈值，是由X射线、γ射线、中子及高能β射线等电离辐射所致的晶状体混浊。

流行病学资料证实，低剂量照射会增加患白内障的风险。由于多年慢性职业照射诱发白内障的危险长期存在，低剂量率并不能降低发病率，总剂量较低的情况下，白内障潜伏期可能长达20年以上。动物模型和受照人群的新数据显示，低于1 Gy的剂量可诱发晶状体混浊。切尔诺贝利事故清理人员的数据显示，估算迁延照射诱发的白内障阈剂量为0.34~0.5 Gy，95%CI为0.17~0.69。可参考《职业性放射性白内障诊断标准》（GBZ 95—2014）诊断。

一、诊断原则

①有职业接触史；②眼晶状体受到急性、慢性（职业性、个人剂量档案记载其年剂量率和累积剂量）外照射，剂量≥1 Gy；③经过一定时间的潜伏期（1年至数十年不等），在晶状体的后极部后囊下皮质内出现混浊并逐渐发展为具有放射性白内障的形态特点；④排除其他非放射性因素所导致的白内障，并结合个人职业健康档案进行综合分析，方可诊断为放射性白内障。

二、临床形态特点

放射性白内障的临床形态特点：①点状；②环状并有空泡；③盘状；④蜂窝状；⑤完全混浊。

发生部位位于晶状体后极部后囊下皮质内。

三、分期

（一）Ⅰ期

晶状体后极部后囊下皮质内有细点状混浊，可排列成较稀疏、较薄的近似环状，可伴有空泡。

（二）Ⅱ期

晶状体后极部后囊下皮质内见盘状混浊且伴有空泡。严重者，在盘状混浊的周围出现不规则的条纹状混浊并向赤道部延伸；盘状混浊也可向皮质深层扩展。同时，前极部前囊下皮质内也可出现细点状混浊及空泡，视力可减退。

（三）Ⅲ期

晶状体后极部后囊下皮质内呈蜂窝状混浊，后极部较致密，向赤道部逐渐变薄，伴有空泡，可有彩虹点，前囊下皮质内混浊加重，视力有不同程度的障碍。

四、鉴别诊断

需要排除其他非放射性因素所致的白内障：①起始于后囊下型的老年性白内障；②并发性白内障（高度近视、葡萄膜炎、视网膜色素变性等）；③与全身代谢有关的白内障（糖尿病、手足搐搦、长期服用类固醇等）；④挫伤性白内障；⑤化学中毒及其他物理因素所致的白内障；⑥先天性白内障。

参考文献

[1] 中华人民共和国国家卫生和计划生育委员会. 职业性放射性白内障诊断标准: GBZ 95—2014[S]. 北京: 中国标准出版社, 2014.

[2] 韩志伟, 赵风玲, 陈玉浩, 等. 职业性放射性白内障的临床报告及诊断探讨[J]. 中华放射医学与防护杂志, 2013, 33(4): 421-422.

（刘玉龙，卞华慧，陈炜博，王优优，侯雨含，蒲汪旸，张玉松，钱志远）

第十三节　放射工作人员健康要求

在进行职业病诊断时，需要当事人提供职业史、职业健康监护档案、职业健康检查结果等，因此不能忽视对放射性工作人员的职业健康体检。我们需要熟悉放射工作人员的健康要求及监护规范。可参考《放射工作人员健康要求及监护规范》（GBZ 98—2020）执行。

放射工作人员职业健康监护是指为保证放射工作人员参加工作时及参加工作后都能适任其拟承担或所承担的工作任务而进行的医学检查及评价。应按照《放射工作人员职业健康监护技术规范》（GBZ 235）执行，主要包括职业健康检查和评价，以及职业健康监护档案管理等内容。

由有授权资格的医生根据相应的健康标准对各类不同的健康检查结果进行分析并对其工作的适任性做出评价和签发证书称为健康适任性评价（health radiation work competency evaluation）。

过量照射是指个体所受剂量超过年当量剂量和年有效剂量限值的照射。应急照射是指在紧急情况下受到的照射，包括紧急情况直接导致的非计划照射以及为减轻紧急情况后果而采取行动的人员受到的有计划的照射。

职业健康检查是指为评价人体健康状况而进行的医学检查，包括上岗前、在岗期间、离岗后及意外事故后的职业健康检查。其以职业医学的健康监护一般原则为基础，评价放射工作人员对于其预期工作的适任和持续适任的程度，并为事故照射或应急照射的医学处理和职业病诊断提供健康本底资料。核电厂健康监护的目的在于确保操纵员的身体和心理健康能够满足他们的工作职责，避免引发致误操作。

一、放射工作人员的职业健康检查的种类及频度

职业健康检查包括上岗前、在岗期间、离岗后、受到应急照射或事故照射时的健康检查，以及职业性放射性疾病患者和过量照射受照人员的医学随访观察。

在放射工作人员上岗前，应当对其进行上岗前职业健康检查，符合放射工作人员健康要求者，方可参加相应的放射工作；放射工作单位不得安排未经上岗前职业健康检查或者不符合放射工作人员健康标准的人员从事放射工作。

放射工作人员在岗期间职业健康检查周期为1~2年，不得超过2年。核电厂操纵员在岗期间职业健康检查周期为每年1次，必要时，可适当增加检查次数。

放射工作人员脱离放射工作2年以上再重新从事放射工作时，在职业健康检查中按上岗前体检。无论任何原因脱离放射工作都要进行离岗检查，如果最后一次在岗期间体格检查在离岗前90 d内，可将这次检查视为离岗时检查，但应按离岗时检查项目补充未检查项目。因外出进修等原因暂时到外单位从事放射工作，应按在岗期间接受职业健康检查。

二、放射工作单位的责任

放射工作单位的责任包括：①应当按照国家有关法规的要求，建立健全本单位放射工作人员的职业健康监护管理制度，保证职业健康监护工作的落实；②指定部门负责放射工作人员职业健康检查的组织及职业健康监护档案的管理，委托具有放射工作人员职业健康检查能力的医疗机构对本单位放射工作人员进行职业健康检查；③放射工作单位不得安排怀孕的妇女参与应急处理和有可能造成职业性内照射的工作，哺乳期妇女在其哺乳期间应避免接受职业性内照射；④当放射工作人员出现应急或事故受照时，应及时组织受照人员进行健康检查，放射工作单位应当在收到职业健康检查报告的7 d内，如实告知放射工作人员，放射工作单位对疑似职业性放射性疾病人员应当按规定期限所在地卫生行政部门报告，并按照职业健康检查机构的要求安排其进行职业性放射性疾病诊断或医学观察。

三、职业危害因素和界定

在放射工作单位中从事放射工作的人员均应纳入放射工作人员管理，并依法接受职业健康监护，在职业健康检查中除记录职业分类及其代码外，还应依据职业危害因素分类目录（放射因素部分）记录照射源。

四、职业健康检查报告及评价

职业健康检查报告及评价包括以下内容。①受委托的职业健康体检机构为放射工作单位出具职业健康体检报告时一般包括汇总报告和个体报告，职业体检报告遵循的原则与一般职业体检相同。②汇总报告是对放射工作单位本次体检的全面总结，一般包括单位信息、体检结果和健康适任性评价3部分内容。体检信息包括受检单位名称、受检单位应检人数、实际受检人数、职业代码、体检时间及地点等信息；体检结果包括未见异常人员名单、各种异常或疾病人员名单及处理建议等，并附个人体检结果一览表；与放射职业相关的结果异常如细胞遗传学检查和血细胞分析中白细胞、血小板异常需要提供复查结果，依据复查结果给出适任性评价，在等待复查期间暂时脱离放射工作。③个体报告应填写《放射工作人员职业健康检查表》，检查结果发现单项或多项异常，需要复查确定的，应明确复查的内容和时间，由主检医生对检查结论进行审核后给出适任性意见并签名。④发现疑似放射损伤的人员，在个体报告和汇总报告中均应予以说明，并通知放射工作单位及时告知放射工作人员本人，提示放射工作人员到放射性疾病诊断机构进一步明确诊断，并按规定向放射工作单位所在地的卫生行政部门报告。

五、职业健康检查项目的确定及检查方法

《放射工作人员职业健康检查表》的格式与内容按照国家卫生行政部门的有关规定执行，检查内容分为必检项目和选检项目。放射工作人员职业体检内容应包括必检项目，在保护放射工作人员职业健康的广义职责范围内，主检医生可以向用人单位建议增加选检项目和其他检查项目。

体检项目中包括基本信息资料、常规医学检查部分和特殊医学检查部分，基本信息资料和常规医学检查方法（眼科检查除外）要求按《职业健康监护技术规范》（GBZ 188）的相应规定执行。与一般职业体检不同的是，放射作业史，包括部门、工种、职业分类代码、放射因素类别和受照史，其中受照史应包括医学照射、应急照射、过量照射及事故照射史等内容。既往疾病史中除记录一般疾病史还应包括职业病史，特别是放射性疾病史，如果有剂量资料也记录在职业健康体检表中。特殊医学检查中的外周血淋巴细胞染色体畸变分析和外周血淋巴细胞微核试验，其实验技术要求应符合《放射工作人员职业健康检查外周血淋巴细胞染色体畸变检测与评价》（GBZ/T 248）的规定，眼科检查应符合《职业性放射性白内障的诊断》（GBZ 95）的相关规定。

六、放射工作人员职业健康检查的医疗机构

（一）从事放射工作人员职业健康检查的医疗机构的基本条件

基本条件包括：①取得《医疗机构执业许可证》，具有与开展职业健康检查相适应的医疗卫生技术人员，从事核电厂操纵员体检者还需要有相关经验和（或）心理学执业资格；②具有与开展职业健康检查相适应的仪器、设备和技术；③具有辐射细胞遗传学检验设备和采用生物学方法估算人员受照剂量的能力；④具有健全的质量管理体系和制度。

（二）从事放射工作人员职业健康检查的人员的基本要求

基本要求包括：从事放射工作人员职业健康检查的人员应是具有相应医疗执业资格的医生和技术人员。这些人员在从事职业健康检查中应遵守职业健康监护的伦理道德规范，保护放射工作人员的隐私。

（三）从事放射工作人员职业健康检查的医疗机构应配备具备下列条件的主检医生

基本条件包括：①具备中级以上专业技术资格；②熟悉和掌握放射医学、放射生物学、辐射剂量学和辐射防护专业知识；③熟悉和掌握职业病防治法规、职业性放射性疾病诊断标准和处理原则；④熟悉放射工作场所的性质、操作方式、可能存在的职业健康危险和预防控制措施；⑤有分析放射工作人员的健康状况与其所从事的特定放射工作的关系、判断其是否有从事该工作岗位的能力。

（四）职业健康体检报告

职业健康检查的医疗机构应当自体检工作结束之日起30 d内，将职业健康检查报告提交放射工作单位。职业健康检查的医疗机构出具的职业健康检查报告应遵循法律严肃性、科学严谨性和客观公正性的原则，并对职业健康检查报告负责，采取必要的措施防止职业健康检查结果被用于不正当的目的。

（五）体检咨询

从事健康检查的专业人员有义务接受放射工作人员对健康检查结果的质疑或咨询，要如实向放射工作人员解释检查结果，回答其提出的问题，解释时应考虑放射工作人员的文化程度和理解能力。主检医生应当向下列放射工作人员提供必要的职业健康咨询和医学建议：①怀孕或可能怀孕的以及处于哺乳期的女性放射工作人员；②已经或可能受到明显超过个人剂量限值照射的放射工作人员；③可能对自己受照的情况感到忧虑的放射工作人员；④由于其他原因而要求咨询的放射工作人员。

七、放射工作人员职业健康检查

（一）上岗前职业健康检查及适任性评价

在上岗前职业健康检查中，对放射工作人员的适任性意见，由主检医生提出，包括：①可从事放射工作；②在一定限制条件下可从事放射工作（例如，不可从事需采取呼吸防护措施的放射工作，不可从事涉及非密封源操作的放射工作）；③不宜从事放射工作。

（二）在岗期间职业健康检查及适任性评价

在放射工作人员的体检结果中如出现某些异常，可与其上岗前进行对照、比较，以便判断放射工作人员的工作适任性和继续适任性，对需要复查和医学观察的放射工作人员，应当及时予以安排，并指导放射工作人员采取适当的防护措施，对于暂时脱离放射工作的人员，经复查若符合放射工作人员健康要求，主检医生应提出可返回原放射工作岗位的建议。

职业健康检查中，由主检医生提出对放射工作人员的适任性意见：①可继续从事原放射工作；②在一定限制条件下可从事放射工作（例如，不可从事需采取呼吸防护措施的放射工作，不可从事涉及非密封源操作的放射工作）；③暂时脱离放射工作；④不宜再从事放射工作而调整从事其他非放射工作。

（三）离岗时职业健康检查

放射工作人员脱离放射工作岗位时，放射工作单位应当及时安排其进行离岗时的职业健康检查，以评价其停止放射工作时的健康状况。

（四）应急照射或事故照射的健康检查

对受到应急照射或事故照射的放射工作人员，放射工作单位应当及时组织健康检查并进行必要的医学处理。职业健康检查机构可根据受照和损伤的具体情况，参照《内照射放射病诊断标准》（GBZ 96）、《外照射亚急性放射病诊断标准》（GBZ 99）、《职业性外照射放射性骨损伤诊断标准》（GBZ 100）、《职业性放射性甲状腺疾病诊断》（GBZ 101）、《职业性外照射急性放射病诊断》（GBZ 104）、《职业性放射性皮肤疾病诊断》（GBZ 106）、《职业性放射性疾病诊断总则》（GBZ 112）、《核与放射事故干预及医学处理原则》（GBZ 113）、《放射事故个人外照射剂量估算原则》（GBZ 151）、《过量照射人员医学检查与处理原则》（GBZ 215）、《人体体表放射性核素污染处理规范》（GBZ/T 216）、《放射性核素摄入量及内照射剂量估算规范》（GB/T 16148）、《放射性核素内污染人员医学处理规范》（GB/T 18197）、《外照射事故受照人员的医学处理和治疗方案》（GB/T 18199）等适用标准，选择增加必要的检查项目，估算受照剂量，实施适当的医学处理。

（五）医学随访观察

对受到过量照射的放射工作人员，应按GBZ 215适用标准的规定进行医学随访观察。

对确诊的职业性放射性疾病患者，应分别按照《职业性放射性白内障的诊断》（GBZ 95）、GBZ 96、《职业性放射性肿瘤判断规范》（GBZ 97）、GBZ 99、GBZ 100、GBZ 101、GBZ 104、《职业性外照射慢性放射病诊断》（GBZ 105）、GBZ 106、《职业性放射性性腺疾病诊断》（GBZ 107）、《职业性外照射急性放射病的远期效应医学随访规范》（GBZ/T 163）、GBZ 215、《放射性皮肤癌诊断标准》（GBZ 219）等适用标准的规定进行医学随访观察。

八、放射工作人员职业健康监护档案管理

放射工作人员职业健康监护档案应包括以下内容：①职业史、既往病史、职业照射接触史、应急照射史、事故照射史；②历次职业健康检查结果及评价处理意见；③职业性放射性疾病诊治资料（病历、诊断证明书和鉴定结果等）、医学随访资料；④怀孕声明（如有）；⑤工伤鉴定意见或结论。

放射工作单位应当为放射工作人员建立并终身保存职业健康监护档案。放射工作人员职业健康监护档案应由专人负责管理，妥善保存；应采取有效措施维护放射工作人员的职业健康隐私权和保密权。放射工作人员有权查阅、复印本人的职业健康监护档案，放射工作单位应当如实、无偿提供。放射工作单位停止涉及职业照射的活动或发生分立、合并、解散、破产等情形时，应按审管部门的规定，为保存放射工作人员的职业健康监护档案作出妥善安排。

九、放射工作人员的健康要求

放射工作人员的健康要求包括：①体格外形未见明显畸形，不影响正常操作；②神志清楚，精神状态良好，无认知功能障碍，语言表达能力和书写能力未见异常；③内科、外科和皮肤科检查未见明显异常，或虽有轻微异常但不影响正常操作；④矫正视力不应低于5.0，无红、绿色盲，无听力障碍；⑤造血功能未见明显异常，血细胞分析（静脉血仪器检测）结果，尤其是白细胞和血小板均在参考区间内（见表7–9）；⑥上岗前甲状腺功能未见异常；⑦外周血淋巴细胞染色体畸变率和微核率在本实验室正常参考值范围内。

表7–9　放射工作人员血细胞分析数值参考区间

性别	血红蛋白（g/L）	红细胞数（$\times10^{12}$/L）	白细胞总数（$\times10^{9}$/L）	血小板数（$\times10^{9}$/L）
男	120~175	4.0~5.8	4.0~9.5	100~350
女	110~150	3.5~5.1	4.0~9.5	100~350

注：1. 高原地区应参照当地参考区间。
2. 本表摘自中华人民共和国标准《放射工作人员健康要求及监护规范》（GBZ 98—2020）。

十、核电厂操纵员特殊健康要求

核电厂操纵员除需符合上述放射工作人员健康要求外，还需满足下列特殊健康要求。

①警觉和情绪稳定，感觉敏锐，能够进行快速而准确的沟通，包括说、写及运用听、视或触摸等能力；②身体耐受力、运动能力、动作范围和灵巧性能够保证安全地执行操作；③不存在干扰安全操作的精神和身体疾患，不存在任何因药物或习惯所造成的可能突然丧失工作能力的情况；④具有紧急情况下完成紧张体力活动的心、肺储备能力；⑤心理学测试操纵员的基本心理素质达到一定要求；⑥除一般放射工作人员的必检项目外根据需要还应增加肺活量、电测听、视野、动态心电图及脑电图等检查。

十一、不宜从事核电厂操纵人员的指征

不宜从事核电厂操纵人员的指征：①有任何能引起警觉、判断或运动能力损害的心理和精神情况，以及存在任何有临床意义的情绪、人格或行为异常；②有任何器质性脑病和原因不明的意识障碍史、未控制的癫痫；③严重的心律失常、冠心病和心功能不全等。

十二、对操纵员放宽健康要求的条件

需要药物控制的癫痫患者至少两年内未发作癫痫，确因工作需要，可考虑参加非单独操作的工作。对于从事操纵或机械操纵类工作多年的人员，在出现不宜从事操纵的指征时，如果本人提出申请，并经企业经营者确认有工作需要，并且经具备相关执业资格的医生判断其具备有限制条件地完成其指定职责的能力，可以作为放宽健康要求的条件，但必须对前述情况作书面备案。

参考文献

[1] 中华人民共和国国家卫生健康委员会. 放射工作人员健康要求及监护规范：GBZ 98—2020[S]. 北京：中国标准出版社，2020.

[2] 中华人民共和国卫生部. 核电厂操纵员的健康标准和医学监督规定：GBZ/T 164—2004[S]. 北京：人民卫生出版社，2004.

[3] 中华人民共和国卫生部. 过量照射人员医学检查与处理原则：GBZ 215—2009[S]. 北京：人民卫生出版社，2009.

（刘玉龙，卞华慧，陈炜博，王优优，侯雨含，蒲汪旸，张玉松，钱志远）

第八章　职业性传染病

传染病是由各种病原生物引起的，能在人与人、动物与动物或人与动物之间相互传播的一类疾病。职业性传染病是指作业人员在职业活动中接触传染病的病原生物（病原体）所引起的疾病。依据2013年版的《职业病分类和目录》，职业性传染病包括职业性炭疽、职业性森林脑炎、职业性布鲁氏菌病、职业性艾滋病（限于医疗卫生人员和人民警察）和职业性莱姆病这五种疾病。前三种病是在动物中传播的原发传染病，作业人员在职业活动中感染了相应的病原微生物后致病。职业性传染病的特点是有病原体的传染源并具有传染性和流行性，有些病种还具有季节性或地方性发病的特点。

职业性传染病的诊断原则是依据确切的病原生物（即病原体）职业接触史，需要具有相应的临床表现及特异性实验室检查阳性结果，结合职业卫生学、流行病学调查资料进行综合分析，并排除其他原因所致的类似疾病，方可进行诊断。

尽管病毒性肝炎和结核病目前尚不在法定职业病范围内，而属于职业相关性疾病，但医疗卫生工作者，特别是传染病科医护人员和实验室人员，因工作关系会有密切接触可能，其感染机会高于一般人群，需引起足够重视，加强防护，避免职业相关性伤害。

第一节　炭疽

炭疽（anthrax）是由炭疽杆菌（Bacillus anthracis）引起的一种人畜共患传染病。主要发生于患病的食草动物中，如牛、马、羊、骆驼等动物，其次是猪、狗等牲畜。人类主要通过接触患炭疽病的牲畜、进食感染本病的牲畜肉类、吸入含有炭疽杆菌的气溶胶或尘埃，以及接触污染的毛皮等畜产品而罹患炭疽病。从事皮毛加工、运输，制革、饲养、屠宰、兽医和实验室工作等的人员，可因接触病畜或病畜污染的皮毛、病畜产品、土壤、用具以及吸入大量炭疽芽孢的粉尘而感染职业性炭疽病。其临床主要表现为局部皮肤坏死及特异性黑痂，其次为肺炭疽和肠炭疽，进而可继发炭疽杆菌败血症和炭疽脑膜炎。

一、病原学

炭疽杆菌是革兰染色阳性需氧芽孢杆菌，菌体较大，为（5~10）μm×（1~3）μm，两端平齐，芽孢居中呈卵圆形，排列成长链，呈竹节状。在宿主体内形成荚膜，有荚膜的炭疽杆菌致病性较强，而无毒菌株不产生荚膜。炭疽杆菌在一般培养基上生长良好，繁殖体的抵抗力不强，56 ℃加热2 h、60 ℃ 15 min或75 ℃ 1 min即可杀灭，易被一般消毒剂杀灭。芽孢抵抗力极强，对热、干燥、辐射、化学消毒剂均具有强大的抵抗力，但对碘及氧化剂敏感，在自然条件下和腌渍的肉中能长期生存。

炭疽杆菌可产生3种毒性蛋白（外毒素）：①保护性抗原，是菌体蛋白抗原，具有明显免疫性；②水肿因子，为腺苷环化酶，引起组织水肿反应；③致死因子，是锌金属氧化酶，是致死性毒素成分。单独注射这些毒素，对动物不会致病，但两种因子同时注射可引起皮肤坏死和水肿，甚至引起中毒性休克和死亡，而3种因子同时存在则可发生炭疽典型的临床表现。

炭疽的致病性在于荚膜和外毒素，炭疽杆菌芽孢进入人体后，其形成的荚膜即成为抗体，能抑制调理素作用，使细菌不被吞噬，其产生并释放的外毒素则可引起明显的细胞水肿和组织坏死，形成原发性皮肤炭疽。局部吞噬细胞吞噬细菌后向淋巴结蔓延，细菌经淋巴管或血管扩散，引起局部出血、坏死、水肿性淋巴结炎和毒血症，细菌在血液循环中繁殖可引起败血症。

二、流行病学

动物炭疽遍布全球，主要分布于牧区。近几十年来，由于畜产品加工的工业化，炭疽也开始见于城市。参与动物屠宰、制品加工、动物饲养以及兽医、实验室工作等的人员为高危人群。炭疽杆菌多经皮肤黏膜及呼吸道进入体内，直接或间接接触病畜或其排泄物以及染菌动物的皮毛、肉、骨粉等可引起皮肤炭疽。吸入带芽孢的粉尘或气溶胶可引起肺炭疽。进食染菌的肉类、乳制品等可发生肠炭疽。吸血昆虫（牛虻、硬壳虫等）叮咬也可引起感染。炭疽患者的痰、粪便及病灶分泌物也具有传染性。人群对炭疽普遍易感，感染后可获得持久的免疫力。

三、临床表现

炭疽潜伏期因感染侵入途径不同而异。皮肤炭疽的潜伏期一般为1~5 d，短可至几小时，长至2周左右。肺炭疽的潜伏期较短，一般都在几小时之内。

（一）症状和体征

1. 皮肤炭疽

皮肤炭疽是最常见的临床类型，约占95%以上。病变多见于面、颈、肩、手和脚等裸露部位的皮肤。初期为红色斑疹或丘疹，次日出现水疱、内含淡黄色液体，周围组织肿胀。第3~4天中心呈出血性坏死而稍下陷，四周有成群小水疱，水肿区继续扩大。第5~7天坏死区形成溃疡，血性分泌物结成黑色痂，其下有肉芽组织——“炭疽痈”形成。因局部末梢神经受压而疼痛不明显。此后水肿消退，黑痂在1~2周内脱落形成瘢痕。病程中常有轻至中度发热、头痛、关节痛及全身不适，本型有80%可痊愈。

2. 肺炭疽

肺炭疽临床类型较少见，通常是致死性的，大多因直接吸入炭疽芽孢引起。急性起病，发展迅速。起病初有非特异性流感样表现，2~4 d后出现严重的呼吸困难、高热、发绀、咯血、喘鸣、胸痛和出汗。体检可发现少量湿啰音、哮鸣音和胸膜摩擦音。胸部X线片可见纵隔影增宽、胸腔积液和支气管肺炎征象。患者可并发休克并在24 h内死亡，常并发败血症或脑膜炎。

3. 肠炭疽

肠炭疽临床类型极罕见，多因进食未煮熟的病畜肉引起。轻者表现为呕吐、腹痛、水样腹泻，可于数日内恢复。重者出现高热、剧烈腹痛、腹泻、黑便、腹胀，有压痛及腹膜炎征，患者常因并发败血症和感染性休克而死亡。

4. 败血症型炭疽

败血症型炭疽临床类型常继发于肺、肠道和严重皮肤炭疽。除原发局部炎症表现加重外，全身毒血症状更为严重，如高热、寒战、衰竭。易并发毒血症、感染性休克、弥散性血管内凝血等而导致死亡。

5. 脑膜炎型炭疽

以上各型重症患者，皆可最终进展为脑膜炎型炭疽。主要表现为剧烈头痛、呕吐、抽搐、谵妄、昏迷，脑膜刺激征呈阳性。脑脊液大多为血性或脓性，病情凶险，可于起病后2~4 d内死亡。

（二）实验室检查

1. 血常规

患者白细胞可正常或增高，一般为（10~20）$\times10^9$/L，中性粒细胞显著增多。

2. 病原学检查

患者分泌物、水疱液、血液、脑脊液培养呈阳性是确诊炭疽的依据。常规取患者分泌物、水疱液、痰、呕吐物、血液、粪便及脑脊液直接涂片或进行培养，涂片染色可见粗大的革兰染色阳性、呈竹节样排列的杆菌有助于临床诊断。

3. 血清学检查

血清学检查主要用于炭疽的回顾性诊断和流行病学调查，用酶联免疫吸附试验检测患者血清特异性抗体多表现为阳性（菌苗接种者除外）。抗荚膜抗体和保护性抗原外毒素抗体的免疫印迹试验对未获得病原学诊断依据的病例来说是较特异和敏感的方法。

4. 分子生物学检查

实时荧光定量PCR（real-time fluorescence quantitative PCR）、基因探针技术、芯片技术方法针对炭疽芽孢杆菌基因检测，具有更快速、特异、敏感的特点。炭疽杆菌毒素蛋白检测技术还可判定细菌活力和致病性，对治疗有一定指导意义。

5. 动物接种

取检验标本接种于豚鼠或小白鼠皮下，24 h后实验动物出现局部的典型肿胀、出血等阳性反应。接种动物大多于48 h内死亡，从其血液与组织中可检查出和培养出炭疽杆菌。

四、诊断与鉴别诊断

《职业性传染病的诊断》（GBZ 227—2017）和《炭疽诊断标准》（WS 283）可作为炭疽的诊断依据。诊断原则是，从事接触炭疽杆菌的相关职业，如屠宰、兽医、畜牧、畜产品加工（乳、肉、皮毛），疫苗和诊断制品生产、研究和应用及从事炭疽防治等的工作人员，同时具备下列两项条件可诊断为职业性炭疽：①至少具备一种类型炭疽的临床表现，如皮肤炭疽、肺炭疽、肠炭疽、脑膜炎型炭疽、败血症型炭疽；②显微镜检查皮肤溃疡的分泌物、痰、呕吐物、排泄物、血液、脑脊液等标本，发现有大量两端平齐、呈串联状排列的革兰氏阳性杆菌，同时细菌培养分离到炭疽芽孢杆菌或血清抗炭疽特异性抗体滴度呈4倍或4倍以上升高。

需要排除其他原因所致的类似疾病，如皮肤炭疽应与痈、蜂窝织炎、恙虫病等进行鉴别，肺炭疽应与大叶性肺炎、肺鼠疫、马鼻疽肺病变、钩端螺旋体病等进行鉴别，肠炭疽应与沙门菌肠炎、出血坏死性肠炎、肠套叠、急性菌痢等进行鉴别，脑膜炎型炭疽和败血症型炭疽应与各种脑膜炎、败血症和蛛网膜下隙出血相鉴别。

从事接触炭疽杆菌的职业人群，若出现以下表现，可考虑为疑似病例：①疑似皮肤炭疽，即不明原因引起的皮肤局部出现红斑水疱，继而呈溃疡和黑痂及周围组织的广泛无痛性非凹陷性水肿；②疑似肺炭疽，即不明原因引起的寒战、发热、呼吸困难、气急、发绀、咳嗽、咯血、胸痛、休克；③不明原因引起的急性胃肠炎，患者呕吐物及粪便为血性。

五、治疗

（一）一般治疗和对症治疗

患者应严格隔离、休息，多饮水及接受流食或半流食饮食，对呕吐、腹泻或进食不足者给予适量静脉补液。对有出血、休克和神经系统症状者，应给予相应处理。对皮肤恶性水肿和重症患者，局部可冷敷处理，切忌挤压和切开引流，并且静脉应用肾上腺皮质激素。皮肤炭疽局部也可用1：2 000高锰酸钾溶液洗涤，再敷5%磺胺软膏，或是直接选择涂抹无刺激性的硼酸软膏及其他抗生素软膏。重度颈部肿胀导致呼吸困难者，可考虑气管插管或气管切开。近年来使用炭疽抗菌血清中和体内毒素逐渐成为一个不错的选择，多用于初期治疗，具体用量则要结合病情状况。

（二）病原治疗

青霉素为首选抗生素，对青霉素过敏者可用头孢菌素、氨基糖甙类、喹诺酮类抗生素。皮肤炭疽的治疗用青霉素G，每天240万~400万U，分2~3次静脉注射，疗程7~10 d。对肺、肠炭疽和并发脑膜炎者，应用大剂量青霉素G，每天800万~1 200万U，每6小时1次，静脉滴注，疗程可延长至2周。欧美国家推荐环丙沙星和多西环素为一线治疗炭疽感染的药物。近年来炭疽毒素抗体联合抗生素治疗已被证实能有效降低炭疽病的发病率和死亡率，瑞西巴库是美国

FDA批准的首个单克隆抗毒素抗体药物。

六、预防

（一）严格管理传染源

首先及时隔离病畜，对死于炭疽的动物应给予焚化或深埋处理，对病畜分泌物和排泄物应彻底进行消毒。隔离治疗患者时，皮肤炭疽应隔离到其创口痊愈，痂皮脱落。对其他类型患者应隔离到其症状消失，排泄物每5天培养1次，至2次均为阴性为止。

（二）切断传染途径

对畜牧收购、调运、屠宰加工要加强检疫，防止水源污染，加强对饮食、饮水及乳制品的监督。

（三）免疫接种

在流行区对动物进行免疫接种是最好的预防措施。对从事畜牧业、畜产品收购、加工、屠宰业、兽医等工作人员使用的是“人用皮上划痕炭疽减毒活疫苗”，接种后2 d可产生免疫力，可维持1年。也可应用A16R株炭疽芽孢气雾免疫，安全有效，吸入量为1亿个菌/人次。

参考文献

[1] 赵金垣. 临床职业病学[M]. 2版. 北京：北京大学医学出版社，2010.

[2] 李兰娟，任红. 传染病学[M]. 8版. 北京：人民卫生出版社，2013.

[3] 卫生部传染病标准专业委员会. 炭疽诊断标准：WS 283—2008[S]. 北京：人民卫生出版社，2008.

[4] 巴毛文毛. 炭疽杆菌病的治疗[J]. 中国畜牧兽医文摘，2014，(9)：141.

[5] 刘炬，徐俊杰，陈薇. 炭疽杆菌检测方法的研究现状与展望[J]. 微生物学报，2012，52(7)：809-815.

[6] 李桂满，张烜榕，王慧雯，等. 昆明市东川区突发皮肤炭疽的实验室检测分析[J]. 中国卫生检验杂志，2016，26(19)：2786-2788.

[7] Fox JL. Anthrax drug first antibacterial mAb to win approval[J]. Nat Biotechnol，2013，31(1)：8.

[8] 高柳村，郁振军，宋海峰. 炭疽病治疗的一剂良方瑞西巴库[J]. 中国新药杂志，2015，24(24)：2793-2796.

（孔玉林）

第二节　森林脑炎

森林脑炎（forest encephalitis），又称蜱媒脑炎（tick-borne encephalitis，TBE），是经由蜱传播的病毒性自然疫源性传染病。病因是蜱媒脑炎病毒，该病毒是主要侵害患者中枢神经系统的一类小型嗜神经病毒。临床上以突发高热、意识障碍、脑膜刺激征和瘫痪为主要特征，常有后遗症，病死率较高。

一、病原学

森林脑炎病毒是主要侵害患者中枢神经系统的一类小型嗜神经病毒，呈单股正链RNA结构，内有蛋白壳体，外周为类网状脂蛋白包膜。该病毒耐低温，在0 ℃ 50%的甘油中可存活1年，对外界因素抵抗力不强，在牛乳中50 ℃~60 ℃加热20 min或100 ℃加热2 min即可灭活，对乙醚、丙酮均敏感，对紫外线照射也很敏感。

二、流行病学

森林脑炎病毒仅存在于自然疫源地，到疫源地林区工作的林业工人、筑路人员、采药人员等才有感染机会，人群普遍易感。该病的流行有严格的季节性，自5月上旬开始，6月为高峰，7~8月逐渐下降。我国主要见于东北和西北的原始森林地区。

（一）传染源

传染源是带病毒的蜱类及病毒感染的宿主动物。可以传播森林脑炎的蜱类约有16种，在我国东北地区，森林脑炎传播的蜱以全沟硬蜱、森林革蜱、嗜群血蜱和日本血蜱为主。宿主动物主要是疫区的野生啮齿类动物如灰鼠、野鼠、刺猬等。人类多由蜱叮咬后经皮肤、黏膜感染，少数可因饮用污染的牛奶经消化系统感染，患者作为传染源意义不大。

（二）传播途径

传播途径方面主要是通过蜱吸血传播。病毒进入蜱体内后可在其体内繁殖，其中以唾液腺中浓度最高，在吸血时即可感染动物和人。卵巢和卵中病毒的浓度也相当高，故可越冬经卵传代，因此蜱既是传播媒介又是储存宿主。被蜱叮咬是感染该病的主要途径，病毒亦可在羊体内繁殖后从羊奶汁排出，人饮用受感染的羊奶后亦可被感染。

（三）易感人群

人群普遍易感，但患病后可获得稳固持久的免疫力。

三、致病机制

森林脑炎病毒侵入人体后，在局部淋巴结、肝、脾等网状内皮系统中复制后入血，引起病毒血症，并达中枢神经系统，引起病变。人体发病与否及病情轻重程度与侵入病毒的数量和机体免疫状态有关，如果侵入的病毒量少且人体抵抗力较强，即形成隐性感染或症状轻微的不典型病例，如长住林区的人群由于常被叮咬，使病毒得以少量多次进入人体而获得免疫力，轻度感染者虽症状不重也能获得较持久的免疫力。但如果侵入的病毒数量多或人体免疫功能低下，多引起中枢神经系统广泛性炎症病变。病毒可通过卵巢进入卵细胞，但不影响其发育受精，故可经由母体传给后代，使之产生免疫力。

四、临床表现

森林脑炎的潜伏期一般为7~14 d（也可为1~30 d或更长）。

发热与全身中毒症状：除少数患者有1~3 d全身不适、关节酸痛等前驱期症状外，大多数患者为急性发病，突发高热，2~3 d内体温高达39 ℃~40 ℃，大多数患者持续5~10 d。热型多为稽留热、弛张热或不规则热。高热时伴头痛、全身肌肉痛、无力、食欲缺乏、恶心、呕吐、面和颈部潮红、结膜充血，部分重症患者有心肌炎表现。

神经系统症状：约半数以上患者有不同程度意识障碍，表现为嗜睡、谵妄、昏睡乃至深度昏迷状态，亦可表现为狂躁不安、惊厥和精神错乱，意识障碍随体温下降而逐渐恢复。脑膜刺激征出现最早也最常见，如剧烈头痛、呕吐、颈强直、布氏征和克氏征阳性。脑膜刺激征一般持续5~10 d，意识清楚后仍可存在。呼吸肌麻痹是森林脑炎最主要的死亡原因。弛缓性瘫痪是本病特征性表现，以颈、肩、上肢瘫痪最多见，其次为偏瘫和下肢瘫痪，颅神经瘫痪少见，常发生于病程2~5 d，经2~3周肢体瘫痪可逐步恢复，约半数出现肌肉萎缩。

本病病程2~4周，极少数患者可遗留后遗症而进入慢性期，本病可迁延数月或1~2年之久，主要表现为弛缓性瘫痪、肌肉萎缩、癫痫等，预后不良。近年来国内报告，急性期患者的临床症状较过去有所减轻，病死率也明显降低，可能与采取免疫注射，加强对症治疗有关。

森林脑炎病毒还可侵犯心血管系统，主要抑制心肌细胞传导功能，造成以各种心律失常为主的变化，还可引起心肌损伤，导致心肌细胞缺血缺氧，使心肌细胞的复极功能减弱，同时还可导致眼部病变。

五、实验室检查

（一）一般检查

急性发热期患者血白细胞总数升高，多为（10~20）$\times10^9$/L，分类以中性粒细胞增高为主。脑脊液检查色清、透明，脑脊液压力增高，细胞数增多，以淋巴细胞为主，糖与氯化物无变化，蛋白质正常或增高。部分患者肝功能异常，有转氨酶轻度升高等，但均无特异性。

（二）特殊检查

酶联免疫吸附试验或间接免疫荧光试验检测特异性IgM抗体是本病特殊检查项目，有助于早期诊断。检查如见恢复期血清抗体较急性期增长4倍或4倍以上者，或单份血清效价大于1∶320者，是为阳性。

（三）病毒分离

有条件单位可取脑脊液做病毒分离，但发病初期阳性率较低，患者死后可取其脑组织分离病毒。

六、诊断与鉴别诊断

诊断职业性森林脑炎需对照《职业性森林脑炎诊断标准》（GBZ 88—2002）。根据职业人群春夏季节在森林地区工作且有蜱的叮咬史、突然发热、有典型急性中枢神经系统损伤的临床表现、特异性血清学检查阳性，参考现场森林脑炎流行病学调查结果进行综合分析，并排除其他病因所致的类似疾病方可诊断。森林脑炎的临床分级如下。

（一）轻度森林脑炎

轻度森林脑炎表现为突然起病，发热，伴头痛、恶心、呕吐等症状，体温多在一周内恢复正常；血清特异性抗体IgM或IgG阳性。

（二）中度森林脑炎

前述表现加重，并出现颈项强直及克氏征、布氏征等脑膜刺激征。

（三）重度森林脑炎

上述表现加重，并具有下列情况之一者，为重度森林脑炎：①颈肩部或肢体肌肉弛缓性瘫痪；②吞咽困难；③语言障碍；④意识障碍或惊厥；⑤呼吸衰竭。

本病需与流行性乙型脑炎、结核性脑膜炎、化脓性脑膜炎、流行性腮腺炎、脊髓灰质炎、急性多发性神经根炎及柯萨奇病毒、埃可病毒等所致中枢神经系统感染疾病进行鉴别。

七、治疗

（一）对症处理

森林脑炎的治疗无特效药物，以对症处理为主，如给予镇静、脱水和糖皮质激素等药物，均有助于减轻脑水肿。高热、抽搐、昏迷、呼吸衰竭等症状处理与乙型脑炎相同，后遗症以瘫痪为主，应采用针灸、推拿、体疗等综合治疗。国外采用核酸酶制剂，包括核糖核酸酶和脱氧核糖核酸酶，能对病毒的核酸合成起选择性破坏作用，有助于缩短病程。

（二）使用特异性免疫球蛋白或干扰素

早期使用特异性免疫球蛋白或干扰素可缩短病程，改善预后。有报道指出，每日采用干扰素10万U，能减轻发热和神经系统症状，也可早期使用恢复期患者或长期在林区工作人员的血清20~40 mL、肌内注射、每日1次，直至体温降至38 ℃以下。

（三）呼吸机支持

对于病情严重，肌肉瘫痪者，可采用呼吸机支持，维持水盐平衡，控制颅压增高。

（四）中医中药辨证论治

也可使用中医中药辨证论治，常用方剂为白虎汤加减、银翘散加减等。

八、预防

在预防方面，需要控制和切断传染源，进入疫区前必须积极做好预防措施，如在生活地区周围搞好环境卫生，加强灭鼠、灭蜱工作。利用药物灭蜱是控制蜱的主要途径，目前使用的杀蜱剂主要包括氨基甲酸酯类化合物、拟除虫菊酯类化合物、抗生素类药物等。进入林区工作时应使用驱蜱剂，穿“五紧”的防护服，即扎紧袖口、领口和裤脚口以防止蜱的叮咬，同时提高职业人群对于蜱媒传染病的认识，并掌握遭蜱叮咬时的一些应急处置措施。

最有效的预防方法是注射森林脑炎灭活疫苗，可有效地降低发病率和病死率。预防接种，每年3月前注射疫苗，第1次2 mL，7~10 d后再肌注3 mL，以后每年加强1针，可获得良好的免疫效果。

参考文献

[1] 赵金垣. 临床职业病学[M]. 3版. 北京：北京大学医学出版社，2017：541-543.

[2] 何凤生. 中华职业医学[M]. 北京：人民卫生出版社，1999：1125-1127.

[3] 毛丽君，赵金垣，徐希娴，等. 森林脑炎研究进展[J]. 中国工业医学杂志，2002，15(2)：105-107.

[4] 聂童，韩淑祯. 关于轻症森林脑炎引发免疫反应的分析[J]. 中外医学研究，2011，9(9)：89-90.

[5] 刘国平，任清明，贺顺喜，等. 我国东北三省蜱类的分布及医学重要性[J]. 中华卫生杀虫药械，2008，14(1)：39-42.

[6] 石宏武. 蜱与森林脑炎研究进展[J]. 安徽农学通报，2014，20(13)：138-140.

[7] 马新英，高轩，司炳银. 森林脑炎病毒分子生物学研究进展[J]. 中国人兽共患病杂志，2003，19(4)：115-117.

[8] 杨久宇，韩淑帧，张晓光. 森林脑炎病毒致器官损害的临床研究[J]. 内蒙古民族大学学报，2012，18(2)：66-67.

（闵春燕）

第三节　布鲁氏菌病

布鲁氏菌病（brucellosis）简称布病，是由布鲁氏菌（Brucella）感染引起的人畜共患自然疫源性的传染–变态反应性疾病。该病于1860年被发现于地中海（特别是马耳他岛），故又称其为地中海弛张热或马耳他热。因不少患者热型呈波浪形，故亦称其为波浪热、波状热，本病已被列入我国乙类传染病。

一、病原学

1886年英国军医Bruce在马耳他岛从死于“马耳他热”的士兵脾脏中分离出布鲁氏菌，首次明确了该病的病原体。布鲁氏菌为不活动、微小、革兰氏阴性的多形性球状杆菌。宽度为0.3~0.6 μm，长度为0.6~1.5 μm。通常可分6个种（分别是羊种、牛种、猪种、绵羊种、沙林鼠种和犬种）和19个生物型。

根据形态差异，布鲁氏菌可分为粗糙型（rough，R）和光滑型（smooth，S）两种。山羊种、牛种和猪种布鲁氏菌常见S型，偶见R型菌株；绵羊种和犬种则是天然的R型；而沙林鼠种目前只有S型菌株的报道。在一定条件下，S型和R型表型可相互转换。S型细菌细胞壁具有完整的脂多糖（lipopolysaccharide，LPS），而R型的LPS中的O–侧链缺失。

布鲁氏菌不产生外毒素，但内毒素毒性较强是其主要致病因素。在通常6种中，羊种的致病性最强，牛种最弱，猪种居中，其他3种对人的危害性不大。

本菌为专性需氧菌，在外界生命力较强，对低温和干燥都有很强的抵抗力，可通过多种途径传播。对光、热和常用化学消毒剂抵抗力较弱，加热60 ℃或日光下晒10~20 min即能被杀死，其他常用的化学消毒方法均有效，如0.1%新洁尔灭30 s、0.2%~2.5%漂白粉2 min即可灭活。

二、流行病学

布病曾在包括中国在内的170多个国家和地区广泛流行，约在20世纪80年代中期，世界布病疫情开始回升，现已有40~50个国家和地区的人、畜间疫情出现不同程度的波动。我国在20世纪90年代中期疫情开始回升，到21世纪回升趋势愈加明显。

（一）传染源

目前已知有60多种家畜、家禽和野生动物是布鲁氏菌的宿主。与人类有关的主要是羊、牛、猪、犬。各国的主要传染源不同，我国以羊（绵羊、山羊）为主，其次是牛，猪仅在个别地区有意义。其他动物如鹿、马、骆驼、狗和猫等也可罹患该病，但除在特定条件下，一般作为传染源的意义不大。

（二）传播途径

皮肤接触传播是最主要途径，病畜流产或死胎的羊水、胎盘、产后阴道分泌物中常含有大量的布鲁氏菌，如在接羔和处理流产时缺乏防护措施则极易通过皮肤感染。经消化道感染是常见途径之一，如食用了病畜的肌肉、内脏或食用了未经消毒的乳类制品（生乳、乳酪和酸乳等）也可引起感染。经呼吸道感染也常见，如吸入染菌的飞沫、尘埃、毛屑，或在实验室对含有本菌的血液样品进行分离培养时也有可能发生呼吸道感染。此外也可通过眼结膜、性器官黏膜等而感染。

（三）易感人群

人群普遍易感。病后有一定免疫力，不同种布鲁氏菌之间有交叉免疫，再次感染者少见，可因隐性感染而获免疫。

（四）流行特点

我国布病历史上即呈北方畜牧省份高发，南方地区散发的特征。感染发病率高低主要取决于与病畜及其产品接触机会的多少。春、夏季是发病高峰季节。发病患者群以从事养殖或放牧的青壮年农民、牧民为主。

三、致病机制

布鲁氏菌致病力强，主要与各种酶类及菌体崩解后释放出来的内毒素有关，致病毒力的物质基础是LPS、外膜蛋白（outer membrane protein，OMP）和某些毒力相关因子。

本病急性期的发病是由细菌及其内毒素引起，即布鲁氏菌先进入人体局部淋巴结，被吞噬细胞吞噬，并在细胞内生长繁殖，细胞破坏后细菌通过淋巴屏障进入血液，引起菌血症；细菌本身崩解后释放出内毒素，引起毒血症；在血液里细菌又被单核细胞吞噬，并随血流带至全身，在肝脾等处的单核–吞噬细胞系统内繁殖，形成多发性病灶，临床上可出现菌血症、毒血症和败血症。以上为急性期症状的主要发病机制。

慢性期的发病主要是变态反应所致，若机体免疫能力不全或感染的菌量大、毒力强，则细菌被吞噬带入多个组织器官形成新感染灶，并在此生长繁殖再次入血，引起疾病复发，如此反复导致慢性感染。在此基础上菌体抗原引起机体产生变态反应，从而出现全身多个组织器官发生以无干酪样坏死的肉芽肿为特点的广泛损伤。

四、临床表现

布病的临床症状多种多样，病情的差别也很大，潜伏期一般为1~3周，平均2周，最短仅3 d，最长可达1年。

（一）主要症状

1. 发热

多在下午或晚上开始发热，各期患者均可发热，热型不一，变化多样，有典型的波状热，多数为低热和不规则热型。同时，发热常伴有寒战等症状。患者高热时神志清醒，痛苦减轻，但体温下降时反而自觉症状加重，这种发热与病况不一致的矛盾现象为布病所特有。

2. 多汗

在急性期出汗非常严重，体温下降时特别明显，常可湿透衣裤、被褥，患者感到紧张、烦躁，影响睡眠。

3. 骨关节和肌肉疼痛

大关节多见，呈游走性疼痛。有些慢性期患者呈关节强直（腰椎为主），活动受限，表现为疼痛、畸形和功能障碍等。

4. 乏力

该症状各期患者都有，慢性期患者更甚。

5. 头痛

头痛为常见症状之一，个别患者出现剧烈头痛伴有脑膜刺激征。部分患者可有眼眶内疼痛和眼球胀痛等症状。

6. 其他症状

其他症状可有心悸、神经痛、反应迟钝、记忆力减退、食欲不振、腹泻、便秘等。

（二）主要体征

急性期患者可出现多种多样的充血性皮疹，大多患者的淋巴结、肝、脾肿大，男性可伴有睾丸炎，女性可见卵巢炎，少数患者可有黄疸。慢性期患者多呈骨关节系统损害。

（三）临床分期

1. 急性期

急性期多指病程3个月以内，凡有高热和其他明显症状、体征（包括慢性期患者急性发作），并出现较高滴度的血清学反应者。

2. 亚急性期

亚急性期指病程在3~6个月，凡有低热和其他明显症状、体征（包括慢性炎症），并出现血清学反应阳性或皮肤变态反应阳性者。

3. 慢性期

慢性期是指病程6个月以上，体温正常，有布病其他症状、体征，并有血清学反应阳性或皮肤变态反应阳性者。

4. 后遗症

布病后遗症包括症状、体征较固定或存在功能障碍，往往随着气候变化或劳累过度而加重。

五、实验室检查

（一）一般检查

1. 血象

急性期患者的红细胞和血红蛋白大多正常，慢性期患者时常有轻度至中度贫血。多数患者白细胞不高，常处于正常值偏低水平，分类中淋巴细胞增高者超过50%。

2. 血沉

各期患者均可出现血沉增快，以急性发热患者及贫血患者更明显，慢性期多恢复正常。

（二）病原学检查

细菌培养：血液、骨髓、尿液、乳汁、脑脊液、关节液、滑囊液、脓液均可进行细菌培养，2~4周无细菌生长方可判断为阴性；急性期阳性率较高，慢性期阳性率较低。

（三）免疫学检查

1. 平板凝集试验（PAT）

取人血清0.02 mL，出现++及以上凝集程度判为阳性；取0.04 mL，出现++及以上凝集程度判为可疑。

2. 虎红平板凝集试验（RBPT）

RBPT判定凝集程度（–至++++）同PAT，亦可只分为阳性和阴性两类。

3. 试管凝集试验（SAT）

滴度1：100++及以上或病程一年以上滴度1：50++及以上；或半年内有布鲁氏菌疫苗接种史，滴度达1：100++及以上者，为阳性。

4. 补体结合试验（CFT）

滴度1：10++及以上为阳性。

5. 布病抗–人免疫球蛋白试验（Coomb's）

滴度达1：400++及以上为阳性。

6. 皮肤过敏试验

皮肤过敏试验两次观察以反应最强的结果为准，注射局部出现充血浸润，大小为2.0 cm×2.0 cm及以上（或反应面积≥4.0 cm^2）可判为阳性。

（四）其他检测技术

1. 酶联免疫吸附试验（ELISA）

酶联免疫吸附试验是一种与CFT效果相当的试验，是牛种布病国际贸易指定试验。该检测操作更方便，可作为筛选试验和确定试验。

2. PCR技术

PCR方法灵敏度高，简便、快速。样品中只要有很少量的细胞即可检测出来，在布病早期诊断中具有优越性。该法还能对布氏菌种、菌型进行鉴定，在分子水平上进行分型。该法为临床的诊断治疗、疫情的处理控制提供准确的依据。

3. 胶体金免疫层析法（GICA）

GICA具有试剂敏感、特异性高、血清用量更少、操作更为简便的特点，为布病的防治提供了一种新的手段。

（五）特殊检查

对并发骨关节损害者可行X线检查；有心脏损害可接受心电图检查；肝损伤者接受血生化测定；必要时对肿大的淋巴结可做淋巴结活检；对有脑膜或脑实质病变者可做脑脊液及脑电图检查。

六、诊断及鉴别诊断

（一）临床诊断

应结合流行病学史、临床表现和实验室检查进行诊断。

1. 疑似病例

同时符合下列两条者为疑似病例。①流行病学史：发病前与家畜或畜产品、布鲁氏菌培养物等有密切接触史，或生活在布病流行区的居民。②临床表现：发热、乏力、多汗及肌肉和关节疼痛，或伴有肝、脾、淋巴结和睾丸肿大等表现。

2. 临床诊断病例

对疑似病例行免疫学初筛检查PAT或RBPT为阳性者。

3. 临床确诊病例

疑似或临床诊断病例出现免疫学检查中SAT、CFT、Coomb's的一项及以上阳性和（或）分离到布鲁氏菌者为临床确诊病例。

4. 隐性感染病例

有流行病学史但无临床表现，有免疫学检查一项以上阳性和分离到布鲁氏菌者为隐性感染病例。

（二）职业性布鲁氏菌病的诊断

依据《职业性传染病的诊断》（GBZ 227—2017），诊断职业性布鲁氏菌病需符合以下条件。

1. 从事接触布鲁氏菌的相关职业

如从事兽医、畜牧、屠宰、畜产品加工（乳、肉、皮毛），疫苗和诊断制品生产、研究、应用的人员及从事布鲁氏菌病防治工作的人员。

2. 同时具备下列各项条件（按WS 269执行）

①急性期出现间断或持续数日乃至数周发热（包括低热），伴有多汗、乏力、肌肉和关节疼痛等；查体可发现部分患者淋巴结、肝、脾和睾丸肿大，少数患者可出现各种皮疹或黄疸；慢性期患者多表现为骨关节系统及神经系统损害。②实验室检查：血清学检查（试管凝集试验、补体结合试验、抗人球蛋白试验）任何一项为阳性或从患者血液、骨髓、其他体液及排泄物等任一种培养物中分离到布鲁氏菌。

（三）鉴别诊断

布病急性期和亚急性期应与长期发热性疾病相鉴别，需特别关注同时有多汗、关节肿大者，如风湿热、伤寒、副伤寒、结核病（类）风湿性关节炎、感染性多发性神经根炎、病毒性脑炎、淋巴瘤、胶原病等；慢性期则需与骨关节炎、神经症、慢性疲劳综合征等相鉴别。

七、预后

布病一般预后良好，经规范治疗大部分是可治愈的。少数病例可遗留骨和关节的器质性损害，肢体活动受限；有些病例出现中枢神经后遗症。因误诊或诊治不及时、疗程不足所导致的慢性病例，其治疗难度较大，部分患者疗效较差。主要的致死原因是心内膜炎、严重的神经系统并发症等。布病免疫学检查结果不作为疗效判定标准。

八、治疗

不论是急性期、亚急性期还是慢性期急性发作的患者，抗菌疗法均是主要的治疗方法。若辅以中药、中西医结合的治疗方案，则对于改善患者症状，促进病情恢复大有益处。慢性期患者可广泛采用中医中药或中西医结合治疗，治疗原则为早期、联合、足量、足疗程用药，必要时延长疗程，以防止疾病复发及慢性化。治疗过程中注意监测血常规、肝功能和肾功能等。

（一）急性期及亚急性期治疗

1. 一线用药

一线用药使用多西环素（又称强力霉素）（100 mg/次，每日2次，口服，疗程6周）联合利福平（600~900 mg/次，1天1次，口服，疗程6周）或链霉素（1 000 mg/次，1天1次，肌内注射，疗程2~3周）。

2. 二线用药

不能使用一线药或疗效不佳者，可采用多西环素联合复方新诺明或妥布霉素，也可用利福平联合氟喹诺酮类药物。

3. 三联用抗生素

对难治性病例可加用氟喹诺酮类或三代头孢素类药物，即三联抗生素。

（二）慢性期治疗

慢性期急性发作的抗菌治疗药物同急性期及亚急性期治疗用药，疗程2~3周。

（三）并发症治疗

合并睾丸炎患者抗菌治疗同急性期及亚急性期治疗，可短期使用小剂量糖皮质激素。合并脑膜炎患者使用三联抗生素，并给予脱水等治疗。合并心内膜炎、血管炎、脊椎炎、其他器官或组织脓肿患者使用三联抗生素，必要时行外科治疗。

（四）特殊人群治疗

对孕妇可使用利福平联合复方新诺明治疗。妊娠12周内选用三代头孢素类联合复方新诺明治疗。

（五）对症治疗和一般治疗

各期患者在补充营养的基础上均需要针对不同症状施行对症治疗，并注意休息。

（六）中医药治疗

1. 急性期治疗

（1）湿热内蕴型

清热解毒，利湿化浊。

（2）湿浊痹阻型

利湿化浊，宣络通痹。

2. 慢性期治疗

（1）虚损型

扶正固本，益气养阴。

（2）痹证型

祛风除湿，通经活络。

（七）其他治疗方法

由于布病传统治疗药物链霉素和四环素等具有副作用大、易复发等问题，有的地方使用了头孢噻肟钠联合阿奇霉素治疗急性期布病取得显著疗效。有的地方在一线或二线药物的基础上联合使用胸腺肽获得较满意疗效。

九、预防

根据目前我国布病疫情现状，布病防治策略为以检疫淘汰病畜为主，免疫健康畜，开展健康教育，加强监测，及时发现和治疗患者为辅的综合性防治措施。

（一）实行联防联控工作机制

发生布病疫情后，要及时准确上报，疫点处置及时有效，畜间要准确掌握布病疫点的牛、羊、猪等易感动物底数及免疫情况，并进行检测扑杀无害化处理阳性患畜。卫生部门要加强对重点人群的健康教育和健康行为的干预，提高防病知识，提高基层人员疫情处置能力。畜牧部门要查明畜间传染源，做到彻底消除传染源，减少人畜间布病感染。

（二）控制传染源

1. 检疫淘汰病畜

兽医防治部门对疫区的羊、牛、猪等家畜要定期进行常规检疫；牲畜进入市场交易时要进行检疫，口岸动植物检疫机关应对进出口牲畜进行布病检疫。对检疫出的病畜应就地进行隔离，限制其流动，避免与其他家畜接触，按照兽医卫生学要求尽快转运、屠宰和进行无害化处理。病畜的肉和内脏等应按食品卫生学要求进行处理。

2. 免疫健康畜

用布氏菌苗对健康畜进行免疫，增强畜群抗布氏菌感染能力，减少牲畜患病，降低传染源数量。

（三）切断传播途径

1. 防止经皮肤和黏膜感染

牲畜要圈养，不得散养或人畜混居，减少人与牲畜的接触。饲养放牧、屠宰、畜产品收购、运输、加工、兽医、布病防治科研、生物制品研制等职业人群在从事相关活动时，要做好个人防护及环境消毒工作，要及时妥善处理手部和皮肤的伤口。

2. 防止经消化道感染

各种奶及奶制品必须经消毒处理后才能食用。不吃生的和半生半熟的肉，生熟分开。禁用病畜内分泌腺和血液制作药品或供食用。防止布氏菌污染水源，不喝生水。

3. 防止经呼吸道感染

从事布氏菌病原学研究人员及活菌苗研制、生产人员和医院实验室人员，要严格按照实验室生物安全管理规定，做好个人防护。从事剪毛、皮毛加工、清扫圈舍人员，应佩戴口罩，做好消毒处理。牲畜的粪便要经生物发酵杀死布氏菌后再施于农田，防止劳作时吸入混有布氏菌的尘埃。

（四）人群及易感动物预防接种

由于目前布氏菌苗接种的保护力有限，持续时间较短，故不作为主要的预防措施。现人用活疫苗主要有19-B和104M等。近年来在疫苗研究上有了一些进展，有亚单位疫苗、DNA疫苗、基因缺失疫苗、“无毒”布鲁氏菌疫苗，此外治疗性疫苗和联合疫苗也取得了一定研究进展。目前国内应用的畜用减毒活疫苗主要包括牛用布鲁氏菌疫苗S19、猪种布鲁氏菌减毒疫苗株S2以及羊种布鲁菌减毒疫苗株M5。

参考文献

[1] 何凤生. 中华职业医学[M]. 北京：人民卫生出版社，1999.

[2] 赵金垣. 临床职业病学[M]. 3版. 北京：北京大学医学出版社，2017.

[3] 彭文伟. 传染病学[M]. 6版. 北京：人民卫生出版社，2004.

[4] 卫生部职业病诊断标准专业委员会. 职业性传染病的诊断：GBZ 227—2017[S]. 北京：人民卫生出版社，2010.

[5] 卫生部传染病标准专业委员会. 布鲁氏菌病诊断标准：WS 269—2007[S]. 北京：人民卫生出版社，2008.

[6] 布鲁氏菌病诊疗指南(卫生部2012试行版)[J]. 传染病信息，2012，25(6)：323-359.

[7] 苏承，徐文体，李琳. 人感染布鲁菌病的研究进展[J]. 职业与健康，2016，32(11)：1566-1568.

[8] 蒋轶文，王清，赵若欣，等. 职业性布鲁氏菌病175例临床分析[J]. 中华劳动卫生职业病杂志，2013，31(11)：861-863.

[9] 高辉，张雪纯，祖拉古丽，等. 布鲁氏菌病426例临床证候与中西医结合治疗分析[J]. 环球中医药，2012，5(6)：461-462.

[10] 江森. 布鲁氏菌病的研究进展[J]. 当代畜禽养殖业，2013，(10)：8-9.

[11] 熊玮仪，李昱，周航，等. 2004-2012年全国布鲁氏菌病网络直报报告质量及诊断情况分析[J]. 疾病监测，2013，28(9)：757-761.

（刘杰）

第四节　艾滋病

艾滋病是获得性免疫缺陷综合征（acquired immunodeficiency syndrome，AIDS）的简称，系由人免疫缺陷病毒（human immunodeficiency virus，HIV）引起的慢性传染病。本病主要经性接触、血液及母婴传播。HIV主要侵犯、破坏$CD4^{+}$T淋巴细胞（$CD4^{+}$T lymphocytes），导致机体免疫细胞和（或）功能受损乃至缺陷，最终并发各种严重机会性感染（opportunistic infection）和肿瘤，具有传播迅速、发病缓慢、病死率高的特点。《职业病分类和目录》明确规定，医疗卫生人员及人民警察在职业活动或者执行公务中，被艾滋病病毒感染者或患者的血液、体液，或携带艾滋病病毒的生物样本，或废弃物污染了皮肤或者黏膜，或者被含有艾滋病病毒的血液、体液污染了的医疗器械或其他锐器刺破皮肤感染的艾滋病，均纳入职业性传染病范畴，可享受工伤保险等待遇。

一、病原学

HIV为单链RNA病毒，属于反转录病毒科慢病毒属中的人类慢病毒组。HIV为直径100~120 nm的球形颗粒，由核心和包膜两部分组成，核心包括两条正链RNA（与核心蛋白P7结合在一起）。病毒复制所需的酶类，主要有反转录酶（RT、P51/P66），整合酶（INT、P32）和蛋白酶（PI、P10），RNA酶H，互补DNA（cDNA）、病毒蛋白R（virion protein R，VPR）。核心蛋白P24、蛋白P6及P9等将上述成分包裹其中，膜与核心之间的基质由基质蛋白P17组成。病毒的最外层为类脂包膜，其中嵌有gp120（外膜糖蛋白）和gp41（跨膜糖蛋白），还包含多种宿主蛋白，其中MHCⅡ类抗原和跨膜蛋白（transmembrane protein）gp41与HIV感染进入宿主细胞密切相关。HIV既嗜淋巴细胞，又嗜神经细胞，主要感染$CD4^{+}$T细胞以及单核–吞噬细胞、B淋巴细胞（B细胞）、小神经胶质细胞和骨髓干细胞等。

二、流行病学

（一）传染源

HIV感染者和艾滋病患者是AIDS唯一的传染源。无症状而血清HIV抗体阳性的HIV感染者是具有重要意义的传染源，血清病毒阳性而HIV抗体阴性的窗口期感染者亦是重要的传染源，窗口期通常为2~6周。

（二）传播途径

目前公认的传染途径主要是性接触、血液接触和母婴传播。

1. 性接触传播

HIV存在于血液、精液和阴道分泌物中，唾液、眼泪和乳汁等体液也含HIV。性接触传播是主要的传播途径（包括同性、异性和双性性接触）。

2. 血液接触传播

共用针具静脉吸毒，输入被HIV污染的血液或血制品以及介入性医疗操作等均可感染。

3. 母婴传播感染

感染HIV的孕妇可经胎盘将病毒传给胎儿，也可经产道及产后血性分泌物、哺乳等传给婴儿。目前认为11%~60% HIV阳性孕妇会发生母婴传播。

4. 其他

接受HIV感染者的器官移植、人工授精或污染的器械等，医务人员被HIV污染的针头刺伤或破损皮肤受污染也可感染。目前无证据表明HIV可经食物、水、昆虫或生活接触传播。

（三）易感人群

人群普遍易感，15~49岁发病者占80%。儿童和妇女感染率逐年上升。高危人群为男性同性恋、静脉药物依赖者、性乱者、血友病患者、多次接受输血或血制品者。

三、致病机制

HIV主要侵犯人体免疫系统，包括$CD4^+$T淋巴细胞、巨噬细胞和树突状细胞，主要表现为$CD4^+$T淋巴细胞数量不断减少，导致免疫功能缺陷，引起各种机会性感染和肿瘤的发生。

（一）病毒动力学

HIV进入人体后，24~48 h内到达局部淋巴结，5 d左右在外周血中可以检测到病毒成分，继而产生病毒血症，导致以$CD4^+$T淋巴细胞数量短期内一过性迅速减少为特征的急性感染。大多数感染者未经特殊治疗，$CD4^+$T淋巴细胞可自行恢复至正常或接近正常水平，但病毒并未被清除，可形成慢性感染。慢性感染包括无症状感染期和有症状感染期。无症状感染期的持续时间变化较大，从数月到数十年不等。

（二）HIV感染与复制

HIV需借助易感细胞表面的受体进入细胞，HIV-1的gp120首先与第一受体（CD4）结合，然后与第二受体（嗜淋巴细胞受体CXCR4和趋化因子受体CCR5）结合。HIV和受体结合后，gp120构象改变，与gp41分离，与宿主细胞膜融合进入细胞。在反转录酶作用下，HIV RNA链反转录成负链DNA，在胞核内DNAP作用下复制成双链DNA。后者部分存留于胞质，部分作为前病毒（provirus），新形成的双链DNA整合于宿主染色体。

（三）$CD4^+$T淋巴细胞数量减少和功能障碍

1. HIV病毒对受感染细胞溶解破坏和诱导细胞凋亡直接损伤

gp120与未感染HIV的$CD4^+$T细胞结合成为靶细胞，被$CD8^+$细胞毒性T细胞（CTL）介导的细胞毒性作用及抗体依赖性细胞毒性作用攻击而造成免疫损伤破坏，致$CD4^+$T细胞减少。HIV可感染骨髓干细胞，使$CD4^+$T细胞产生减少。

2. $CD4^+$T淋巴细胞的极化群Th1/Th2失衡

Th2呈极化优势，而抗病毒免疫应答弱化，可能造成抗原呈递功能受损、IL-2产生减少和对抗原反应活化能力丧失，使HIV/AIDS易发生各种感染。

（四）单核吞噬细胞功能异常

单核吞噬细胞（mononuclear phagocyte，MP）表面也有CD4分子，也可被HIV感染。吞噬细胞可对抗HIV感染所致细胞病变，但部分MP功能发生异常时，其抗HIV和其他病原体感染的能力下降。HIV感染后，可诱导产生一种与NF-κB核因子抗原性相结合的因子，防止细胞凋亡，使HIV在MP中持续复制而成为病毒储存场所，并可携带HIV透过血-脑脊液屏障，引起中枢神经系统感染。

（五）B淋巴细胞功能异常

B淋巴细胞表面CD4分子表达水平低时，可被HIV感染。感染HIV的B淋巴细胞功能异常，可能出现多克隆化，循环免疫复合物和外周血B淋巴细胞增高，对新抗原刺激反应降低等表现。

（六）自然杀伤细胞（NK细胞）异常

HIV感染者早期即有NK细胞数量减少。可因细胞因子产生障碍或HIV通过gp41直接抑制NK细胞的监视功能，使HIV感染者易出现肿瘤细胞。

（七）异常免疫激活

HIV感染后，免疫系统可出现异常激活$CD4^+$、$CD8^+$细胞表达CD69、CD38和HLA-DR等免疫激活标志物水平的异常升高，且与HIV血浆病毒载量有良好的相关性，随着疾病的进展，细胞激活水平也不断升高。

四、临床表现和分期

职业性艾滋病的潜伏期平均为9年，可短至数月，也可长达15年。从初始感染HIV到疾病终末期，是一个较为漫长的复杂过程，在全程的不同阶段，与HIV相关的临床表现多种多样，根据我国有关艾滋病的诊疗标准和指南，可将其分为急性期、无症状期和艾滋病期。

（一）急性期

急性期通常发生在初次感染（primary infection）HIV后的2~4周，部分感染者会出现HIV病毒血症和免疫系统急性损伤所产生的临床症状。大多数患者临床症状轻微，持续1~3周后缓解。临床表现以发热最为常见，可伴有全身不适、头痛、盗汗、恶心、呕吐、腹泻、咽痛、肌痛、关节痛、皮疹、淋巴结肿大以及神经系统症状等。在急性期，患者血清中可检出HIV RNA及P24抗原。而HIV抗体则在感染后数周才出现。CD4淋巴细胞计数一过性减少，同时$CD4^+$/$CD8^+$比例倒置，部分患者可有轻度白细胞和（或）血小板减少及肝功能异常的表现。

（二）无症状期

感染者可从急性期进入无症状期，也可无明显的急性期症状而直接进入此期。此期持续时间一般为6~8年，其时间长短与感染者感染病毒的数量、病毒型别、感染途径、机体免疫状况的个体差异、营养、卫生条件及生活习惯等因素有关。此期由于HIV在感染者体内不断复制，使其免疫系统受损，$CD4^+$T淋巴细胞计数逐渐下降，因此感染者无症状期具有传染性。

（三）艾滋病期

艾滋病期为感染HIV后的最终阶段。患者$CD4^+$T淋巴细胞计数明显下降，多低于$200/mm^3$，HIV血浆病毒载量明显升高。此期患者主要的临床表现为HIV相关症状、各种机会性感染及肿瘤。

五、实验室检查

（一）一般检查

患者的白细胞、血红蛋白、红细胞及血小板均可有不同程度减少，尿蛋白常呈阳性。

（二）免疫学检查

1. $CD4^+$T淋巴细胞检测

HIV特异性侵犯$CD4^+$T淋巴细胞，使$CD4^+$T淋巴细胞进行性减少，$CD4^+/CD8^+$比例倒置。采用流式细胞术检测CD4淋巴细胞绝对数量，可有助于了解HIV感染者机体免疫状况和病情进展，进一步确定疾病分期和治疗时机，从而判断治疗效果和临床合并症。

2. 其他检测

患者链激酶、植物血凝素等皮试常呈阴性，免疫球蛋白、β_2微球蛋白可升高。

（三）血生化检查

血生化检查可有血清转氨酶升高及肾功能异常等。

（四）病毒及特异性抗原和（或）抗体检测

1. 分离病毒

从患者的血浆、单核细胞和脑脊液中可分离出HIV。但因操作复杂，分离病毒主要用于科研。

2. 抗体检测

HIV-1/HIV-2抗体检测是HIV感染诊断的金标准。需要经筛查试验（初筛和复检）确证试验两步加以确定。采用ELISA、化学发光法或免疫荧光法初筛/复检血清gp24及gp120抗体，灵敏度可达99%。抗体初筛检测结果通常要经蛋白印迹（Western blot，WB）检测即确证试验确认。

3. 抗原检测

通常使用抗HIV P24抗原单克隆抗体制备试剂，用ELISA法测血清HIV P24抗原。这些有助于抗体产生窗口期和进行新生儿早期感染的诊断。

4. 病毒载量测定

病毒载量的测定可有助于了解疾病进展，提供抗病毒治疗依据、评估治疗效果、指导治疗方案调整以及为早期诊断提供参考。常用的方法有反转录PCR、核酸序列依赖性扩增、分枝DNA信号放大系统和实时荧光定量PCR扩增。

5. 耐药检测

通过测定HIV基因型和表型的变异可了解药物变异情况。目前国内外主要采用基因型检测。一般在抗病毒治疗病毒载量下降不理想或抗病毒治疗失败需要改变治疗方案时进行耐药检测。如条件允许，也可以在抗病毒治疗开始前进行耐药检测，这有助于选用合适的抗病毒药物。

6. 蛋白质芯片

近年来，蛋白质芯片技术发展较快，能同时检测HIV、HBV、HCV联合感染者血中HIV、HBV、HCV核酸和相应的抗体，有较好的应用前景。

（五）其他检查

胸部X线检查有助于了解肺并发肺孢子菌、真菌、结核杆菌感染及卡波西肉瘤等情况。痰、支气管分泌物或肺活检可找到肺孢子菌包囊、滋养体或真菌孢子。粪涂片可查见隐孢子虫。隐球菌脑膜炎者脑脊液可查见隐球菌。弓形虫、肝炎病毒及CMV感染可以ELISA法测相应的抗原或抗体。血或分泌物培养可确诊继发细菌感染。组织活检可确诊卡波西肉瘤或淋巴瘤等。

六、诊断

依据《职业性传染病的诊断》（GBZ 227—2017），诊断职业性艾滋病可分为两步。

（一）职业感染的判定（限于医疗卫生人员和人民警察）

①医疗卫生人员和人民警察在从事HIV感染者或艾滋病患者的防治和管理

等活动中，有可能造成HIV意外感染，意外接触24 h内检测HIV抗体为阴性、但随访期内HIV抗体转阳的接触者，为职业接触感染；②若意外接触者在接触前、后6个月内发生过易感染艾滋病病毒的行为，或者有线索显示接触者感染的病毒不是来自本次职业接触感染，应当根据需要进行分子流行病学检测，并根据检测结果判定感染者感染的病毒是否来自本次职业接触。

（二）艾滋病诊断

具有下列其中一项，可诊断为艾滋病：①HIV感染和$CD4^{+}$T淋巴细胞<200/mm^3；②HIV感染和至少一种成人艾滋病指征性疾病。

七、职业暴露后处理

（一）现场急救处理

1. 刺激出血

如有刺伤、切割伤、咬伤等出血性损伤伤口，应轻轻挤压，尽可能挤出损伤处的血液。

2. 用水冲洗

用肥皂水或清水冲洗沾污的皮肤，用生理盐水冲洗黏膜，避免揉擦眼睛。连续冲洗至少10分钟。

3. 消毒与包扎

对伤口应用消毒液（如70%乙醇，0.2%~0.5%过氧乙酸，0.5%碘伏等）浸泡或涂抹消毒，并包扎伤口。

4. 其他

前往艾滋病专业防治机构进行进一步咨询和处理。

（二）暴露后评估

1. 一级暴露

发生以下情形时，可确定为一级暴露：①暴露源为体液、血液或者含有体液、血液的医疗器械、物品；②暴露类型为暴露源沾染了有损伤的皮肤或者黏膜，暴露量小且暴露时间较短。

2. 二级暴露

发生以下情形时，可确定为二级暴露：①暴露源为体液、血液或者含有体液、血液的医疗器械、物品；②暴露类型为暴露源沾染了有损伤的皮肤或者黏膜，暴露量大且暴露时间较长；或者暴露类型为暴露源刺伤或者割伤皮肤，但损伤程度较轻，为表皮擦伤或者针刺伤。

3. 三级暴露

发生以下情形时，可确定为三级暴露：①暴露源为体液、血液或者含有体液、血液的医疗器械、物品；②暴露类型为暴露源刺伤或者割伤皮肤，但损伤程度较重，为深部伤口或者割伤物上有明显可见的血液。

（三）预防性用药

暴露后预防（post-exposure prophylaxis，PEP），如要服药则需在24 h内完成，时间越早越好，最好是在1~2 h内。

1. HIV职业暴露后预防性用药原则

①治疗用药方案：首选推荐方案为替诺福韦（TDF）/恩曲他滨（FTC）+拉替拉韦（RAL）或多替拉韦（DTG）等核苷类反转录酶抑制剂（INSTLs）；根据当地资源，如果核苷类反转录酶抑制剂（INSTLs）不可及，可以使用蛋白酶抑制剂（PIs）如洛匹那韦/利托那韦（LPV/r）和达芦那韦/利托那韦（DRV/r）；对合并肾脏功能下降者，可以使用齐多夫定（AZT）/拉米夫定（3TC）；②开始治疗用药的时间及疗程：在发生HIV暴露后尽可能在最短的时间内（尽可能在2 h内）进行预防性用药，最好不超过24 h，但即使超过24 h，也建议实施预防性用药。用药疗程为连续服28 d。

2. 注意事项

预防性用药注意事项包括：①预防性治疗药物应在专家的指导下使用；②对于感染危险性很小的情况，建议不使用药物预防，但是否对仍可能有危险的人进行用药治疗，应权衡较低的感染危险性与使用药物的效力、药物毒性作用、不良反应以及坚持用药的依从性等利弊；③暴露后预防性用药时机是越快越好，最好在暴露后1~2 h之内立即开始，最迟不要超过72 h；④由于服用药物4周才有明显保护作用，如果无很大的不良反应，预防性用药应持续4周；⑤暴露后72 h内应当考虑对暴露者进行重新评估，尤其是获得了新的暴露情况或源患者资料时；⑥所有HIV职业暴露的人员（无论用药与否）均应接受医学咨询和追踪检测；⑦如果使用预防性药物，应监测药物的毒性作用和不良反应，包括使用预防性用药时和服药2周后的全血、肝、肾功能的检测；⑧如果出现主观的或客观的毒性作用和不良反应，应在专家的指导下，减少剂量或换用药物，并详细记录药物毒性作用和不良反应情况；⑨如果证实源患者未感染HIV，则应当立即中断PEP；⑩目前使用的预防性抗病毒药物均有一定的毒性作用，可能产生不良反应，且预防效果不是绝对的，只能降低意外暴露后感染HIV的发生率；因此，抗病毒药物预防性治疗前应告知当事人有关利益和风险，在其知情同意后使用。

（四）报告与登记

1. 报告

每年7月5日前，全国各事故处理单位都会将上半年填写的“艾滋病病毒职业暴露个案登记表”报至本省疾病预防控制中心。

2. 登记

医疗卫生人员和人民警察在公务中接触艾滋病病毒后，应及时填写“艾滋病病毒职业暴露个案登记表”，有助于判断是否有职业性感染。

八、职业感染治疗原则

（一）一般治疗

适当休息，必要时隔离。

（二）病原体治疗

使用疗效确切的抗生素或抗病毒药物。

1. 高效抗反转录病毒治疗

抗反转录病毒治疗是针对病原体的特异治疗，目标是最大限度地抑制病毒复制，重建或维持免疫功能。降低病死率和HIV相关疾病的患病率，提高患者的生活质量；减少免疫重建炎症反应综合征（immune reconstitution inflammatory syndrome，IRIS）。目前国际上抗反转录病毒（Anti-retrovirus，ARV）有6类30余种（包括复合制剂）。国内的ARV药物有核苷类反转录酶抑制剂（nucleoside reverse transcriptase inhibitors，NRTIs）、非核苷类反转录酶抑制剂（non-nucleoside reverse transcriptase inhibitors，NNRTIs）、蛋白酶抑制剂

（protease inhibitor，PI）和整合酶抑制剂4类12种。鉴于仅用一种抗病毒药物易诱发HIV变异，产生耐药性，因而目前主张联合用药，称为高效抗反转录病毒治疗（highly active anti-retroviral therapy，HAART）。

2. 治疗方案

成人及青少年初治者推荐方案为2种NRTIs类骨干药物联合第三类药物治疗。第三类药物可以是NNRTIS或增强型PIs（含利托那韦和考比司他）或INSTIs，也可选择复方单片制剂（STR），基于我国的药物情况，推荐的一线治疗方案见表8–1。

表8–1　成人及青少年初治患者抗病毒治疗方案

2种NRTIs	第三类药物
推荐方案	+NNRTI；EFV、RPV或+PI：LPV/r、DRV/c或+INSTI；DTG、RAL
TDF（ABC[a]）+3TC（FTC）	
TAF+FTC	
单片制剂方案	
TAF/FTC/EVG/c[b]	
AVC/3TC/DTG[b]	
替代方案	+EFV或NVP[c]或RPV[d]或+LPV/r
AZT+3TC	

注：1. 本表摘自《中华传染病杂志》，2011年，中华医学会感染学分会艾滋病学组所著的《艾滋病诊疗指南（2011版）》。

2. TDF：替诺福韦；ABC：阿巴卡韦；3TC：拉米夫定；FTC为恩曲他滨；TAF：丙酚替诺福韦；AZT：齐多夫定；NNRTI：非核苷类反转录酶抑制剂；EFV：依非韦伦；PI：蛋白酶抑制剂；INSTI：整合酶抑制剂；LPV/r：洛匹那韦/利托那韦；RAL：拉替拉韦；NVP：奈韦拉平；RPV：利匹韦林；a：用于HLA-B5701 阴性者；b：单片复方制剂；c：对于基线CD4+T淋巴细胞>250个/μL的患者要尽量避免使用含NVP的治疗方案，合并丙型肝炎病毒感染者应避免使用含NVP的方案；d：RPV仅用于病毒载量200个/μL的患者。

3. 免疫重建

通过抗病毒治疗及其他医疗手段，使HIV感染者受损的免疫功能恢复或接近正常称为免疫重建，这是HIV/AIDS治疗的重要目标之一。在免疫重建的过程中，患者可能会出现一组临床综合征，临床表现为发热、潜伏感染的出现或原有感染的加重或恶化，称为免疫重建炎症反应综合征（IRIS）。多种潜伏或活动的机会性感染在抗病毒治疗后均可发生IRIS。IRIS发生时，应继续进行抗病毒治疗，根据情况对出现的潜伏性感染进行针对性的病原体治疗，对症状严重者可短期使用糖皮质激素。

（三）对症治疗

消除或减轻病原体所致的病理损害，维护机体内环境稳定，减轻患者痛苦。

（四）支持治疗

提高机体免疫力，给予心理治疗、康复治疗等。

参考文献

[1] Mandell G，Bennett J，Dolin R. Principles and Practice of Infectious Diseases[M]. 7th ed. New York：Churchill Livingstone，2009.

[2] 中华医学会感染病学分会艾滋病丙型肝炎学组. 中国艾滋病诊疗指南（2018年版）[J]. 中华内科杂志，2018，57(12)：864-884.

[3] 马亦林，李兰娟. 传染病学[M]. 5版. 上海：上海科学技术出版社，2011.

[4] 卫生部职业病诊断标准专业委员会. 职业性传染病的诊断：GBZ 227—2017[S]. 北京：人民卫生出版社，2010.

[5] 国家卫生和计划生育委办公厅. 国家卫生计生委办公厅关于印发职业暴露感染艾滋病病毒处理程序规定的通知[EB/OL]. [2018-10-02]. http://www.nhc.gov.cn/jkj/s3585/201507/902caba665ac4d38ade13856d5b376f4.shtml.

（吴妹英，沈兴华）

第五节　莱姆病

一、概述

莱姆病（Lyme disease，LD）是一种以蜱为媒介的螺旋体感染性疾病。莱姆病的致病力强、危害大，人和多种动物都可患病，是一种人兽共患病。早期以皮肤慢性游走性红斑（erythema chronicum migrans，ECM）为特点（故曾命名慢性移行性红斑），之后出现神经、心脏或关节病变（也曾命名莱姆关节炎），关节炎和神经系统损害为该病最主要的临床表现。莱姆病通常在夏季和早秋发病，可发生于任何年龄，男性略多于女性。本病发病以青壮年居多，与职业关系密切，主要为疫源地工作的林业、筑路和采药等从业人员。

莱姆病最早于1975年发生于美国康涅狄格州的莱姆镇，故而得名。1982年，伯格多夫（Burgdorfer）博士在美国东部莱姆病发生地的丹敏硬蜱体内成功地分离到莱姆病的病原体——一种疏螺旋体，医学界将这种疏螺旋体称为伯氏疏螺旋体。我国于1985年首次在黑龙江省林区发现本病病例，后来全国各地又相继出现此病病例，目前已成为我国一种新的重要虫媒传染病。

二、病原学

伯氏疏螺旋体是一种单细胞疏松盘绕的左旋螺旋体，长10~35 μm，宽0.2~0.4 μm，有3~10个疏松和不规则的螺旋，两端稍尖，是包柔螺旋体属中菌体最长而直径最窄的一种。革兰染色呈阴性，吉姆萨或瑞氏染色着色良好。电镜下可见外膜和鞭毛（7~15根不等），鞭毛位于外膜与原生质之间，故又称内鞭毛，与运动有关。在微需氧条件下，伯氏疏螺旋体在含有酵母矿盐和还原剂的培养基中于30 ℃~37 ℃条件下生长良好，在含牛血清白蛋白或兔血清的培养基中效果尤佳，但生长缓慢，一般需2~5周才可在暗视野显微镜下查到。该螺旋体有鞭毛与外膜两种抗原性蛋白：①鞭毛蛋白（flagellin）的分子量为41×10^3，最早致机体产生特异性IgM抗体，其高峰滴度常在感染后6~8周，以后下降，可用于诊断；②外膜由脂蛋白微粒组成，具有抗原性的外膜表面蛋白有OspA（outer surface protein A，分子量为31×10^3~32×10^3），OspB（分子量为34×10^3~36×10^3）及OspC（体外培养不表达，分子量为21×10^3），可使机体产生特异性IgG抗体，从感染后2~3个月开始，滴度逐渐增加并可保持多年，用于流行病学调查。外膜蛋白在疾病发生发展过程中可发生抗原性变异。

引起莱姆病的疏螺旋体至少有3个基因种：①狭义伯氏疏螺旋体（B. burgdorferi sensu stricto），以美国、欧洲为主；②伽氏疏螺旋体（B. garinii）

以欧洲和日本为主；③阿弗西尼疏螺旋体（B. afzelii）亦在欧洲和日本被分离出。中国以伽氏和阿弗西尼疏螺旋体为主。

伯氏疏螺旋体对外界的抵抗力差，对热和光敏感，在室温条件下可存活1个月左右，4 ℃条件下能存活较长时间，−80℃条件下可长期保存。

三、流行病学

（一）传染源

莱姆病是一种人畜共患病，现已查明有30多种野生动物（鼠、鹿、兔、狐、狼等）、19种鸟类及多种家畜（狗、牛、马等）可作为莱姆病的动物宿主。人体内虽可分离到病原体，但仅存在于感染早期，作为传染源意义不大。

（二）传播途径

在疫源地林区工作的林业人员或其他野外作业人员均有感染机会。蜱叮咬是感染的主要途径，也可因蜱粪中的螺旋体污染伤口而传播。除蜱外，有人发现蚊和其他吸血昆虫也可以传播本病。患者早期血中存在伯氏疏螺旋体，故输血有传播本病的可能。

（三）易感人群

人群对莱姆病病原体普遍易感。重疫区可有10%~20%的居民有过感染。人体感染后显性感染与隐性感染的比例大致为1∶1。

四、流行特征

（一）地区分布

莱姆病几乎在世界各地都存在，特别是在北半球分布广泛。我国从1985年在黑龙江海林县发现本病以来，已有23个省、自治区报告了莱姆病病例，主要流行地区包括东北林区、内蒙古林区和西北林区。林区感染率为5%~10%，平原地区为5%以下。

（二）时间分布

莱姆病全年均可发病，但有一定的季节性，感染高峰期为6~10月，其中以6月最明显，但在近太平洋地区多数患者发病时间为1~5月。中国东北林区发病时间为4~8月，福建林区为5~9月，其季节性发病高峰与当地蜱类的数量及活动高峰相一致。晚期症状的出现距早期相隔时间较长，如神经系统损害和关节炎在全年各月均可发生，季节性不明显。

（三）人群分布

本病发病人群以青壮年居多，与职业关系密切。野外工作者、林业工人感染率较高。

五、发病机制

莱姆病的发病机制较复杂。当蜱叮咬人体时，伯氏疏螺旋体随唾液进入宿主，经3~30 d，病原体在皮肤中由原发性浸润灶向外周迁移至其他部位皮肤引发慢性游走性红斑，并经淋巴组织或血液蔓延到各组织器官，同时导致螺旋体血症，引起全身中毒症状。螺旋体脂多酯具有内毒素的许多生物学活性，可非特异性激活单核细胞、吞噬细胞、滑膜纤维细胞、B细胞和补体，并产生多种细胞因子（IL-1、TNF-α、IL-6等），诱导产生免疫反应，活化与大血管（如神经组织、心脏和关节的大血管）闭塞发生有关的特异性T淋巴细胞和B淋巴细胞，引起脑膜炎、脑炎和心脏等受损。感染后出现高效价的特异性IgM抗体和IgG抗体，前者多在4~6个月内降至正常水平，后者可保持数月甚至数年。

六、病理解剖

（一）皮肤病变

皮肤病变早期为非特异性的组织病理改变，可见受损皮肤血管充血、密集的表皮淋巴细胞浸润，还可见浆细胞、巨噬细胞浸润，偶见嗜酸性粒细胞，生发中心的出现有助于诊断。晚期细胞浸润以浆细胞为主，可见于表皮和皮下组织。皮肤静脉扩张和内皮增生均较明显。

（二）神经系统病变

神经系统病变主要为进行性脑脊髓炎和轴索性脱髓鞘病变。

（三）关节病变

关节病变可见滑膜绒毛肥大，纤维蛋白沉着，单核细胞浸润等。

（四）其他

全身其他系统如心、淋巴结、肝、脾、眼均可受累。

七、临床表现

莱姆病潜伏期为3~32 d，平均为7 d。根据病程经过可将莱姆病分为三期，患者可仅有一个病期，也可同时具有三个病期，各期可依次或重叠出现。

（一）第一期

第一期为局部损害，主要表现为皮肤的慢性游走性红斑（ECM），初期为红色斑丘疹或丘疹，逐渐扩大呈圆形或椭圆形充血性皮疹，外缘呈鲜红色，中心部渐趋苍白，有的中心部可有水疱或坏死，周围皮肤有显著充血和皮肤变硬，有局部灼热或痒痛感，见于大多数病例（60%~80%）。一般出现在被蜱叮咬后3~32 d，多见于大腿、腹股沟、腋窝等部位，局部可有灼热及痒感。病初常伴有乏力、畏寒发热、头痛、恶心、呕吐、关节和肌肉疼痛等症状，亦可出现脑膜刺激征。局部和全身淋巴结可有肿大，偶有脾肿大、肝炎、咽炎、结膜炎、虹膜炎或睾丸肿胀等症状。皮肤病变一般持续3~4周。

（二）第二期

第二期为播散性感染，多发生在发病后数周或数月，15%~20%的患者出现明显的神经系统症状，约80%的患者出现心脏受累的征象。神经系统可表现为脑膜炎、脑炎、舞蹈病、小脑共济失调、颅神经炎、运动及感觉性神经根炎以及脊椎炎等多种病变，但以脑膜炎、颅神经炎及神经根炎多见。病变可反复发作，偶可发展为痴呆及人格障碍。心脏损害发生于发病后5周或更晚，表现为发生不同程度的房室传导阻滞、心肌炎、心包炎及左心室功能障碍等，一般持续数日至6周，症状缓解消失，但可反复发作。此外，此期常有关节、肌肉及骨骼的游走性疼痛，但通常无关节肿胀。

（三）第三期

第三期为持续性感染即晚期感染，多是发生在感染后数周至2年内，出现程度不等的反复发作的对称性多关节炎，小关节周围组织亦可受累。主要症状为关节疼痛及肿胀，膝关节可有少量积液。在受累关节的滑膜液中，嗜酸性粒细胞及蛋白含量均增高，并可查出伯氏疏螺旋体。少数患者大关节的病变会伴有软骨和骨组织的破坏。此期少数患者可有慢性萎缩性肢端皮炎的表现，主要见于老年妇女，好发于前臂或小腿皮肤，初表现为皮肤微红，数年后萎缩硬化。

八、实验室检查

（一）血象

患者外周血象检查数值多在正常范围，偶有白细胞增多伴核左移现象，血沉常增快。

（二）血清学检测

可检测患者血液或脑脊液的特异性抗体，其中IgM抗体≥1∶64为阳性。

1. 蛋白印迹法

蛋白印迹法的敏感度与特异度均优于间接免疫荧光（immuno fluorescence assay，IFA）及酶联免疫吸附（enzyme-linked immunosorbent assay，ELISA）。

2. 酶联免疫吸附试验

酶联免疫吸附试验的敏感度与特异度均优于IFA。

3. 间接免疫荧光试验

国内常以血清IFA试验抗B31（美国标准菌株）IgG抗体≥1∶128或双份血清抗体效价4倍以上增高作为诊断依据。

（三）血液

血清冷沉淀球蛋白总量常增加100 mg/L以上（正常值为<80 mg/L）。血清免疫球蛋白及补体都有不同程度的增加。伴有心肌或肝脏受累者可同时有谷丙转氨酶及谷草转氨酶增高。

（四）病原学检查

1. 直接或染色查找病原体

取患者的皮肤、滑膜、淋巴结等组织及脑脊液等标本，用暗视野显微镜或银染色检查伯氏疏螺旋体，可快速作出病原学诊断，但检出率低。

2. 病原体分离

从患者皮肤、淋巴结、血液、脑脊液、关节滑液、皮肤灌洗液等标本中分离病原体，其中病变周围皮肤阳性率较高（86%）。分离方法有：①取标本接种于含6 mL BSK-Ⅱ培养基管内，置33 ℃培养，检查1次/周；②将标本接种于地鼠（体重50 g），1~1.5 mL/只，接种后7~14 d行无菌解剖，取脾和肾组织研碎，分别接种于BSK-Ⅱ培养基中培养。

3. PCR技术

用聚合酶链式反应（polymerase chain reaction，PCR）技术检测患者血液、尿液、脑脊液及皮肤标本等莱姆病螺旋体DNA（Bb-DNA），同时可测出所感染菌株的基因型。

（五）体液检测

神经系统受累者，其脑脊液中白细胞可增加，以淋巴细胞为主，糖及蛋白变化不大，但免疫球蛋白稍增高。

九、诊断

依据《职业性传染病的诊断》（GBZ 227—2017），诊断职业性莱姆病需符合以下条件。

（一）从事接触伯氏疏螺旋体的相关职业

从事接触伯氏疏螺旋体的相关职业包括林业、筑路和采药等，可有蜱等吸血节肢动物叮咬史。

（二）应同时具备下列“临床表现”中至少一项和“实验室检查”中至少一项

1. 临床表现

①游走性红斑，叮咬部位有红斑、丘疹、中心部位水疱或坏死；②发热、头痛、咽痛、肌肉痛等类似感冒样症状，伴有局部或全身淋巴结肿大；③中枢或周围神经系统炎症，如脑膜炎、颅神经根炎、脊神经根炎、脑脊髓炎；④晚期有骨关节损害，如关节炎，皮肤出现硬化、萎缩、肢端皮炎等。

2. 实验室检查

①血清或体液（脑脊液、关节液、尿液）中检测到高滴度伯氏疏螺旋体特异性抗体；②双份血清特异性抗体滴度有2倍及以上增高；③受损组织切片或血液、体液涂片中的病原体直接检测呈阳性；④组织或体液中伯氏疏螺旋体PCR检查DNA呈阳性。

十、鉴别诊断

莱姆病应与下列疾病相鉴别。

（一）风湿病

风湿病有发热、环形红斑、关节炎及心脏受累等表现，血清溶血性链球菌抗体，包括抗链球菌溶血素O、抗链激酶、抗透明质酸酶及抗M蛋白抗体等增高，C-反应蛋白阳性及病原学检查等有助鉴别。

（二）类风湿关节炎

该病为慢性自身免疫性疾病，有对称性多关节炎表现，从小关节开始，以后累及大关节。血清中类风湿因子及抗类风湿协同抗原抗体（抗RANA抗体）阳性，关节腔穿刺液中查找到类风湿细胞及X线检查等，一般可以进行鉴别。

（三）鼠咬热

鼠咬热由小螺菌及念珠状链杆菌所致，有发热、皮疹、游走性关节痛、心肌炎及中枢神经系统症状等表现，易与莱姆病混淆。可根据典型的ECM、血清学及病原学检查等进行鉴别。

（四）恙虫病

恙螨幼虫叮咬处的皮肤焦痂、溃疡、斑丘疹和淋巴结肿大表现与游走性红斑（EM）不同，血清外-斐反应及间接免疫荧光测定特异抗体有助诊断。

（五）梅毒

莱姆病与梅毒均有皮肤、心脏、神经和关节病变，同时由于疏螺旋体属与梅毒密螺旋体属之间有共同抗原性，梅毒患者亦可出现抗莱姆病螺旋体的交叉反应性抗体。不过，梅毒确诊试验阴性结果有助于莱姆病和梅毒的区别。

除以上疾病之外，莱姆病尚需与病毒性脑炎、神经炎及真菌感染的皮肤病相鉴别。

十一、治疗

（一）ECM期

早期可口服抗生素治疗，一般治疗后游走性红斑（EM）较早消失，降低心肌炎、脑膜脑炎、复发性关节炎等发生率。

成年人可选用四环素，剂量为250 mg，每日4次，疗程10 d，如症状持续存在或反复则用药可延长至20 d。青霉素G剂量为25万U，每日4次，10 d为一个疗程。国外尚推荐用甲氧苯青霉素500 mg，每日4次，10~20 d为一个疗程（幼儿推荐剂量为每日50 mg/kg，疗程与成人相同）。若青霉素过敏，可用红霉素治疗，剂量为30 mg/kg，疗程15~20 d。

（二）其他

有神经系统、心脏病损以及关节炎期仍可应用大剂量青霉素治疗，每天2 000万U，分次静滴，共10 d，但实际上疗程常延续至3~4周。若青霉素过敏，改用四环素（500 mg，每日4次，疗程30 d）。对有房室传导阻滞或神经瘫痪者，可给予泼尼松40~60 mg/d分次服用，病情缓解后减量。对慢性关节炎功能显著受损者可给予滑膜切除术。如有二度、三度房室传导阻滞，应收住院以利于心脏监护及静脉注射抗生素，对完全房室传导阻滞者偶须暂时起搏。

不良反应：约10%莱姆病患者在接受抗生素治疗24 h内，会发生Jarisch-Herxheimer样反应（发热增高，皮疹更红，或疼痛更甚）。

十二、预防

（一）管理传染源

疫区应发动群众采取综合措施，包括灭鼠、对感染的家畜及宠物进行治疗等。

（二）切断传播途径

消灭硬蜱应结合爱国卫生运动在流行区铲除杂草，改造环境。野外作业时，可用药物喷洒地面周围以达到杀灭硬蜱的目的。

（三）个人防护

在发病季节避免在草地上坐卧及晒衣服，在流行区野外作业时应扎紧袖口领口及裤脚口，防止硬蜱进入人体叮咬。若发现有蜱叮咬时，及早（24 h内）将其除去，并使用抗生素，可以达到预防的目的。

近年来，重组外表脂蛋白A莱姆病疫苗对莱姆病流行区人群经行预防注射取得良好效果。最近开发的伯氏疏螺旋体N40多抗原疫苗亦有应用前景。

参考文献

[1] 李兰娟，任红. 传染病学[M]. 8版. 北京：人民卫生出版社，2013.

[2]　贾辅忠，李兰娟. 感染病学[M]. 南京：江苏科学技术出版社，2010.
[3]　李兰娟，李刚. 感染病学[M]. 2版. 北京：人民卫生出版社，2010.
[4]　汪佳婕，宝福凯，柳爱华. 伯氏疏螺旋体膜蛋白OspC研究进展[J]. 中国医药科学，2015，5(2)：26-29.
[5]　李霞，户中丹，张源潮. 莱姆病研究进展[J]. 慢性病学杂志，2013，(9)：675-678.

（沈秀娟）

第六节 工作相关性传染病

一、病毒性肝炎

（一）概述

病毒性肝炎（viral hepatitis）是由多种肝炎病毒引起的一组传染病。主要的临床表现为疲乏无力、食欲不振、恶心呕吐、腹胀、黄疸、肝脏和脾脏肿大、肝功能异常及肝组织有程度不等的炎症、坏死和纤维化病变，甚至部分病例可发展为肝衰竭、肝硬化、肝细胞肝癌（hepatic cell carcinoma，HCC）。

病毒性肝炎按病原学分类有甲型肝炎（hepatitis A）、乙型肝炎（hepatitis B）、丙型肝炎（hepatitis C）、丁型肝炎（hepatitis D）和戊型肝炎（hepatitis E）。由于乙型肝炎、丙型肝炎、丁型肝炎的病毒主要经血液、体液等胃肠道之外途径传播，有可能与职业暴露有关。丁型肝炎病毒（HDV）感染一般与乙型肝炎病毒（HBV）感染同时发生或继发于HBV感染，如无HBV感染则不可能发生HDV感染。故本节仅阐述乙型肝炎及丙型肝炎。

（二）病原学

1. 乙型肝炎病毒

乙型肝炎病毒（HBV）对外界抵抗力很强，能耐60 ℃、4 h及一般浓度的消毒剂煮沸10 min，经高压蒸气消毒及2%过氧乙酸浸泡2 min即可灭活。

HBeAg、HBV DNA、DNAP是病毒复制、具有传染性的标志。HBV从A到H共分为8个基因型。HBsAg可分为10个亚型，主要为adr、adw、ayr、ayw。

2. 丙型肝炎病毒

丙型肝炎病毒（HCV）根据核苷酸序列同源程度，分不同的基因型和亚型，中国主要为1a、1b、2a、6a型。

（三）流行病学

1. 传染源

（1）乙型肝炎

乙型肝炎的传染源主要为HBV DNA复制的急性、慢性患者和无症状慢性HBV携带者。

（2）丙型肝炎

丙型肝炎的传染源主要为急性、慢性患者和慢性HCV携带者。传染性贯穿于整个病毒携带期间，病毒传染性的大小与病毒复制指标有关。

2. 传播途径

（1）乙型肝炎

人类因含HBV的体液或血液经破损的皮肤和黏膜进入机体而获得感染，具体传播途径主要有母婴传播和血液、体液传播。

母婴传播包括宫内感染、围生期传播、分娩后传播。母婴传播多发生在围生期或分娩过程中，我国40%~50%乙型肝炎是由母婴传播导致。

目前，经血液传播仍占据重要地位。血液中HBV含量特别高，微量的污染血进入人体即可造成感染，如输血和血制品、注射、手术、针刺、共用剃刀和牙刷、血液透析、器官移植等均可传播。随着一次性注射用品的普及，医源性传播有下降的趋势。现已证实，唾液、汗液、精液、阴道分泌物、乳汁等体液均可含有HBV，密切的生活接触、性接触等亦是HBV感染的可能途径。

（2）丙型肝炎

丙型肝炎主要经血和血制品传播，但有40%~50%没有经血暴露史，因此尚有其他传播途径。目前认为丙型肝炎尚可通过医源性传播，如不安全注射、使用感染的医疗器械、牙科检查、针灸及纹身等。还有性传播，尤其是不正当的性接触。

3. 易感人群

所有未感染过HBV或HCV的人群均为易感者。静脉药瘾者、经常接触血及血制品者（如血液透析、血友病患者，外科、口腔科、妇产科、检验科、传染科等医务人员）均为感染的高危人群。

（四）发病机制

1. 乙型肝炎

乙型肝炎的发病机制非常复杂，目前尚未完全明了。肝细胞病变主要取决于机体的免疫应答，尤其是细胞免疫应答。当机体处于免疫耐受状态，不发生免疫应答，多成为无症状携带者；当机体免疫功能正常时，多表现为急性肝炎；在机体免疫功能低下、不完全免疫耐受、产生自身免疫反应、HBV基因突变逃避免疫清除等情况下，可导致慢性肝炎。当机体处于超敏反应状态时，通过细胞毒性T淋巴细胞（CTL）、NK细胞、NKT细胞和巨噬细胞对HBV感染肝细胞的杀伤、溶解和肝细胞凋亡（CTL是引起肝细胞免疫损伤的主要效应细胞），大量抗原–抗体复合物产生并激活补体系统，以及在肿瘤坏死因子、白细胞介素（IL）-1、IL-6、内毒素等参与下，可导致大片肝细胞坏死，发生重型肝炎。

2. 丙型肝炎

目前认为，HCV致肝细胞损伤有下列因素的参与：①HCV直接杀伤作用；②宿主免疫因素，如肝组织内存在HCV特异性细胞毒性T淋巴细胞（CTL，$CD8^+$T细胞），可攻击HCV感染的肝细胞；另外，$CD4^+$T细胞被致敏后分泌的细胞因子，在协助清除HCV的同时，也导致肝细胞免疫损伤；③自身免疫，包括HCV感染者常伴有自身免疫机制的参与；④细胞凋亡，HCV感染肝细胞内有较大量Fas表达，同时HCV可激活CTL表达FasL，二者结合可导致细胞凋亡。HCV感染后易慢性化。

（五）临床表现

潜伏期方面，乙型肝炎为30~180 d，丙型肝炎为15~150 d。下面分别介绍不同类型病毒性肝炎的临床表现。

1. 急性肝炎

急性肝炎包括急性黄疸型肝炎和急性无黄疸型肝炎。

（1）急性黄疸型肝炎

急性黄疸型肝炎可分3期。①黄疸前期：仅少数患者有发热。此期主要症状有全身乏力、食欲减退、恶心、呕吐、厌油、腹胀、肝区痛、尿色加深等，肝功能改变主要为谷丙转氨酶和胆红素升高，本期持续5~7 d。②黄疸期：患者自觉症状好转，发热消退，尿色加深，巩膜和皮肤出现黄疸，1~3周内黄疸达高峰；部分患者可有一过性粪色变浅、皮肤瘙痒、心动过缓等梗阻性黄疸表现；肝大，质软、边缘锐利，有压痛及叩痛；部分病例有轻度脾大；肝功能谷丙转氨酶和胆红素升高，尿胆红素阳性，本期持续2~6周。③恢复期：症状逐渐消失，黄疸消退，肝、脾回缩，肝功能逐渐恢复正常，本期持续1~2个月。总病程2~4个月。

（2）急性无黄疸型肝炎

急性无黄疸型肝炎除无黄疸外，其他临床表现与黄疸型肝炎相似。无黄疸型肝炎发病率远高于黄疸型。无黄疸型肝炎通常起病较缓慢，症状较轻，恢复较快，病程多在3个月内。

2. 慢性肝炎

慢性肝炎是指急性肝炎病程超过半年，或原有肝炎或有HBsAg携带史、后因同一病原再次出现肝炎症状，有体征及肝功能检查异常者。发病日期不明确，或虽无肝炎病史、但根据肝组织病理学或根据症状、体征、化验及B超检查综合分析符合慢性肝炎者。依据HBeAg阳性与否可分为HBeAg阳性或阴性慢性乙型肝炎。依据病情轻重可分为轻、中、重3度。①轻度：病情较轻，症状不明显，生化指标仅有1~2项轻度异常。②中度：症状、体征、实验室检查均居于轻度和重度之间。③重度：有明显或持续的肝炎症状，伴有肝病面容、肝掌、蜘蛛痣或肝脾肿大，但无门静脉高压；白蛋白≤32 g/L、胆红素≥85.5 μmol/L、凝血酶原活动度（PTA）为40%~60%（3项之一）。

3. 重型肝炎

乙型肝炎病情迅速恶化可能加重成为重型肝炎（肝衰竭）。单纯丙型肝炎引起肝衰竭较少见，多与HBV重叠感染引起，其临床表现与乙型肝炎肝衰竭相似，包括以下几方面表现。

（1）急性肝衰竭

急性肝衰竭常指急性起病，2周内出现Ⅱ度及以上肝性脑病（按Ⅳ度分类法划分）并有以下表现者：①极度乏力，有明显厌食、腹胀、恶心、呕吐等严重消化道症状；②短期内黄疸进行性加深；③出血倾向明显，血浆PTA≤40%或国际标准化比值（international normalized ratio，INR）≥1.5，且排除其他原因；④肝脏进行性缩小。

（2）亚急性肝衰竭

亚急性肝衰竭常指起病较急，2~26周出现以下表现者：①极度乏力，有明显的消化道症状；②黄疸迅速加深，血清总胆红素（total bilirubin，TBIL）大于正常值上限10倍或每日上升≥17.1 μmol/L；③伴或不伴有肝性脑病；④出血倾向明显，PTA≤40%或INR≥1.5，并排除其他原因。

（3）慢加急性（亚急性）肝衰竭

亚急性肝衰竭是指在慢性肝病基础上，患者短期内发生急性或亚急性肝功能失代偿的临床症候群，表现为：①极度乏力，有明显的消化道症状；②黄疸迅速加深，血清TBIL大于正常值上限10 倍或每日上升≥17.1 μmol/L；③出血倾向明显，PTA≤40%或INR≥1.5，并排除其他原因；④失代偿性腹水；⑤伴或不伴有肝性脑病。

（4）慢性肝衰竭

慢性肝衰竭是指在肝硬化基础上，患者肝功能进行性减退和失代偿：①血清TBIL明显升高；②白蛋白明显降低；③出血倾向明显，PTA≤40%或INR≥1.5，并排除其他原因；④有腹水或门静脉高压等表现；⑤肝性脑病。

4. 淤胆型肝炎

淤胆型肝炎是以肝内淤胆为主要表现的特殊临床类型，又称为毛细胆管炎型肝炎。患者常有TBIL明显升高，以直接胆红素为主，γ-谷氨酰转肽酶、碱性磷酸酶、总胆汁酸、胆固醇等升高；黄疸深，消化道症状较轻，ALT、AST升高不明显，PT无明显延长，PTA>60%。

5. 肝炎肝硬化

肝炎肝硬化根据肝脏炎症情况分为活动性与静止性两型。根据患者肝组织病理及临床表现分为代偿性肝硬化和失代偿性肝硬化。

（六）并发症

1. 肝性脑病

根据患者临床症状、体征及脑电图异常程度，可将肝性脑病分为Ⅰ~Ⅳ度。Ⅰ度：性格行为改变，定时、定向、计算力等异常；Ⅱ度：可出现扑翼样震颤，肌张力增强，腱反射亢进，嗜睡，脑电图有异常θ波，性格行为异常；Ⅲ度：呈昏睡状态，脑电图见异常θ波和三相慢波；Ⅳ度：呈深昏迷状态，对刺激无反应，腱反射消失。

2. 上消化道出血

可出现呕血及黑便。

3. 肝肾综合征

肝肾综合征表现为少尿或无尿、氮质血症、电解质平衡失调。

4. 感染

以胆道、腹膜、肺感染多见，以革兰阴性杆菌为主，应用广谱抗生素后，也可出现真菌感染。

（七）实验室检查

1. 血常规

急性肝炎患者初期的白细胞总数正常或略高，黄疸期白细胞总数正常或稍低，淋巴细胞相对增多，偶可见异型淋巴细胞。重型肝炎时白细胞可升高，红细胞及血红蛋白可下降。肝炎肝硬化伴脾功能亢进者可有血小板、红细胞、白细胞减少的“三少”现象。

2. 尿常规

尿胆红素和尿胆原的检测有助于黄疸的鉴别诊断。肝细胞性黄疸时，这两者均为阳性，溶血性黄疸以尿胆原为主，而梗阻性黄疸以尿胆红素为主。深度黄疸或发热患者，其尿中除胆红素阳性外，还可出现少量蛋白质、红细胞、白细胞或管型。

3. 肝功能检查

ALT（GPT）存在于患者细胞浆中，其数值升高≥2倍有诊断价值。出现酶胆分离时，例如重型肝炎黄疸迅速加深而ALT反而下降，肝脏合成白蛋白功能下降致其浓度下降，肝脏对来自门静脉的抗原性物质处理能力降低，刺激免疫系统产生大量免疫球蛋白而导致球蛋白升高，白蛋白/球蛋白比值（A/G）下降，甚至倒置，蛋白电泳可印证A/G，灵敏反映γ球蛋白百分比，有助于慢性肝炎和肝硬化诊断。

4. 凝血酶原时间（PT）

凝血酶原主要由肝脏合成，是肝脏损害程度判断最特异的指标，凝血酶原活动度（PTA）≤40%提示重型肝炎或肝衰竭。

5. 甲胎蛋白（AFP）

AFP含量是早期筛查诊断肝细胞肝癌（HCC）的常规方法。

6. 肝纤维化指标

HA、PIIIP、C-IV、L-N等指标及肝纤维化无创检测仪对肝纤维化的诊断有一定参考价值。

7. 病原学检查

（1）乙型肝炎

①HBsAg与抗HBs：HBsAg阳性反映现在有HBV感染，抗HBs为保护性抗体，其阳性表示对HBV有免疫力。②HBeAg与抗HBe：HBeAg的存在表示病毒复制活跃且有较强的传染性；HBeAg消失而抗HBe产生称为血清转换，病毒复制多处于静止状态，传染性降低。③HBcAg与抗HBc：血清中HBcAg用常规方法不能检出；高滴度的抗HBc IgM对诊断急性乙型肝炎或慢性乙型肝炎急性发作有帮助作用；单一抗HBc IgG阳性者可以是过去感染，因其可长期存在；亦可以是低水平感染，特别是高滴度者。④HBV DNA：HBV DNA是病毒复制和传染性的直接标志。

（2）丙型肝炎

①抗HCV IgM和抗HCV IgG：HCV不是保护性抗体，是HCV感染的标志。②HCV RNA：HCV RNA阳性是病毒感染和复制的直接标志。

8. 影像学检查

影像学检查的主要目的是监测慢性肝炎的临床进展、了解有无肝硬化、发现占位性病变并鉴别其性质，尤其是监测和诊断HCC。可对肝脏、胆囊、脾脏进行超声、CT和磁共振成像等检查。

（八）诊断

病毒性肝炎可根据流行病学史（来源不明血制品及输血史、不洁注射史，静脉吸毒、血液透析、多个性伴侣、与肝炎病毒感染者接触，特别是母亲是否阳性等）有助于诊断。临床表现（乏力、纳差、恶心、尿黄、肝区不适等）和实验室检查（HBV或HCV阳性、肝功能异常等）结合B超等即可诊断。

（九）鉴别诊断

1. 其他原因引起的黄疸

（1）溶血性黄疸

溶血性黄疸常有药物或感染等诱因，表现为贫血、腰痛、发热、血红蛋白尿，主要为间接胆红素升高。治疗后（如肾上腺皮质激素）黄疸消退快。

（2）肝外梗阻性黄疸

肝外梗阻性黄疸常见病因有胰头癌、胆管癌，以直接胆红素为主。肝内外胆管扩张。

2. 其他肝炎

其他病毒所致的肝炎、感染中毒性肝炎、化学物中毒性肝病或药物性肝损害、酒精性肝病、自身免疫性肝病、脂肪肝及妊娠急性脂肪肝等。

（十）治疗

1. 一般治疗

各型病毒性肝炎的治疗原则：充足的休息，合理饮食，避免饮酒和使用损害肝脏药物，并辅以心理辅导，达到改善和恢复肝功能的目的。

2. 保肝降酶退黄疸治疗

保肝降酶退黄疸治疗包括：①抗氧化类（代表药物为双环醇、水飞蓟素）；②抗炎类（代表药物为甘草酸）；③修复肝细胞膜类（代表药物为多烯磷脂酰胆碱）；④解毒类（代表药物还原性谷胱甘肽）；⑤利胆类（代表药物熊去氧胆酸、S-腺苷蛋氨酸），可从中任选一类或两类使用，兼顾抗纤维化及免疫调节治疗。

3. 抗病毒治疗

抗病毒治疗的目的是：抑制病毒复制，减少传染性；改善肝功能；减轻肝组织病变；提高生活质量；减少或延缓肝硬化、肝衰竭和HCC的发生。按照《慢性乙型肝炎防治指南》（2015年版）和《丙型肝炎防治指南》（2015年更新版），符合适应证者应尽可能接受抗病毒治疗。

4. 防治并发症

对于重症肝炎可能出现的肝性脑病、合并细菌或真菌感染、低钠血症及顽固性腹水、急性肾损伤及肝肾综合征、出血、肝肺综合征等各种并发症给予相应预防与处理。

（十一）预防

1. 管理传染源

发现患者后，应及时报告疫情。乙肝或丙肝病毒感染者均不可无偿献血，其血制品应按国家相应的规范进行生产及检验，合格后才能出售及应用。

2. 切断传播途径

（1）加强对血液和血液制品的管理

除加强对献血员筛查外，对血制品应做HBsAg及HCV抗体检测，对其中阳性者应禁止出售及应用。严格掌握输血及血制品的适应证，尽量不输血和少输血，鼓励使用自体血。

（2）安全注射和器械消毒

大力推广安全注射，应实行“一人一针一管一消毒”，提倡使用一次性的注射器，各种医疗器械用具如针灸针、采血针、内镜、手术及口腔检查及治疗器械等应严格消毒。接触患者的血液、体液及分泌物应戴手套，严格执行医院感染管理中的标准预防原则。对被血液污染物品应进行彻底消毒处理。对血液透析病房、传染病房和肝炎门诊等场所，应加强消毒隔离工作，防止交叉感染。注意对单采血浆工作的管理，防止血液交叉污染。

3. 保护易感人群

正确接种乙型肝炎疫苗是控制HBV感染的最有效预防措施。乙型肝炎疫苗接种对象主要是新生儿，其次为易感的儿童、青少年和高危人群如HBsAg阳性人员的配偶及家庭成员、经常接触血液的人员（包括医院化验员、医护人员、血液透析患者）等。乙型肝炎疫苗的接种方法：全程应接种3针，按0个、1个、6个月的顺序。单用乙型肝炎疫苗阻断母婴传播的保护率为87.8%。

4. 意外暴露后预防

当医务人员有破损的皮肤或黏膜意外接触HBV感染者的血液和体液后，可按照以下方法处理。①血清学检测：应立即检测HBV DNA、HBsAg、抗HBs、HBeAg、抗HBc、ALT和AST，并在3个月和6个月内复查。②主动和被动免疫：如已接种过乙型肝炎疫苗，且已知抗HBs阳性者，可不接受特殊处理。如未接种过乙型肝炎疫苗，或虽接种过乙型肝炎疫苗，但抗HBs<10 IU/L或抗HBs水平不详，应立即注射HBIG 200~400 IU，并同时在不同部位接种1针乙型肝炎疫苗（20 μg），于1个月和6个月后分别接种第2针和第3针乙型肝炎疫苗（各20 μg）。

二、肺结核

肺结核（tuberculosis）是由结核分枝杆菌（mycobacterium tuber-culosis）引起的一种慢性呼吸道传染病。2016年10月14日，WHO发布了《2016年全球结核病报告》，2015年，世界范围内估计有1 040万例新发病例，其中男性590万（56%），女性350万（34%），儿童100万（34%）。新发病例中有120万（11%）HIV患者。印度、印度尼西亚、中国、尼日利亚、巴基斯坦和南非这6个国家新发病例数占了新发病例总数的60%。预计2015年中国新发病人数为

92万。

肺结核是通过空气经呼吸道传播的。肺结核患者，尤其是开放性排菌患者是主要传染源，咳嗽、打喷嚏甚至大声说笑会形成飞沫和飞沫核，还有在处理痰标本过程中会形成气溶胶颗粒。其中一些微滴颗粒会较长时间漂浮在空气中，吸入一定浓度和一定量的带菌微滴会造成疾病的传播。从事结核病工作的医生、护士、检验人员以及卫生保洁员都是高危人群。影响暴露后感染的因素主要包括空气中传染性气溶胶的浓度、空气流通程度、暴露时间的长短以及防护措施是否到位和人体本身免疫状态等。

（一）临床表现

发热为结核最常见的全身性症状。临床多数起病缓慢，患者长期低热（多见于午后或半晚），可伴有疲倦、盗汗、食欲下降、体重减轻等症状。病变扩展时可出现高热、咳嗽、胸痛或全身衰竭等。可有多关节肿痛、四肢结节性红斑及环形红斑等结核性风湿病表现。呼吸系统症状是肺结核的常见症状，主要表现为咳嗽、咳痰、咯血和胸痛等。

（二）实验室与辅助检查

外周血白细胞计数一般正常，可有血红蛋白降低。病原体检查痰涂片镜检可查到抗酸杆菌，但其阳性率低。痰涂片阴性不能排除肺结核。分离培养法检出率高于涂片镜检法，同时可鉴别非结核分枝杆菌。特异性核酸检测方法有核酸探针、PCR及DNA印迹杂交等，可测结核杆菌DNA。基因芯片技术也已用于结核杆菌鉴定、耐药性检测、基因组分析等。免疫学检测常用的有结核菌素皮肤试验和γ-干扰素释放试验（interferon gamma release assay，IGRA）能够不同程度地提示结核感染。

（三）诊断与鉴别诊断

肺结核的诊断须结合流行病学资料、临床表现与实验室、影像学辅助检查进行综合分析，主要的检查为胸部X线、CT检查以及痰菌检查。出现下列情况应警惕本病的可能：①反复发作或迁延不愈的咳嗽、咳痰，或呼吸道感染正规抗菌治疗3周以上仍无效；②痰中带血或咯血；③长期发热（常为午后低热），可伴盗汗、乏力、体重减轻、月经失调；④肩胛区湿啰音或哮鸣音；⑤有结节性红斑、关节疼痛、泡性结膜炎等表现而无免疫性疾病依据；⑥有渗出性胸膜炎、肛瘘或长期淋巴结肿大等病史；⑦密切接触开放性肺结核的婴儿或儿童等。

注意与肺炎、肺脓肿、肺癌、支气管扩张等相鉴别诊断。

（四）治疗

结核病的治疗主要包括抗结核化学药物治疗、对症治疗和手术治疗，其中化疗是治疗和控制疾病、防止传播的主要手段。

1. 化疗方案

化疗原则为早期、规则、全程、联合、适量。常用一线药物为异烟肼（INH）、利福平（RFP）、吡嗪酰胺（PZA）、链霉素（SM）、乙胺丁醇（EMB），其中除乙胺丁醇外均是杀菌药，是治疗的首选。常用初治方案为2HRZE/4HR，同时注意毒性作用和不良反应。

2. 一般治疗

注意休息与饮食。中毒症状重者卧床休息，予以进食富含营养及多种维生素的食物。

3. 对症处理

对高热、咯血、胸痛、失眠及盗汗者，给予相应处理。

（五）预防

及早诊断并隔离治疗患者，以最大限度地减少医务人员的暴露时间；培训医务人员的传染病知识，注意呼吸防护，正确佩戴口罩；加强室内通风，按时空气消毒；严格执行操作规范和流程，减少气溶胶颗粒的产生等。

参考文献

[1] WHO. Global tuberculosis report 2016[EB/OL]. https://apps.who.int/iris/bitstream/handle/10665/250441/9789241565394-eng.pdf?sequence=1&isAllowed=y.

[2] 靳成娟，杜建，杨怀盛，等. 中国人群肺结核发病危险因素的荟萃分析[J]. 军事医学，2014，(5)：355-359，364.

[3] 程秀芹，郭庆荣. 肺结核病房护士的职业危险因素及防护对策[J]. 中国实用医药，2013，8(23)：264-265.

[4] 张俊辉，李晓松，叶运莉. 我国肺结核病危险因素的Meta分析[J]. 现代预防医学，2010，37(2)：207-209，212.

[5] 李亮，刘宇红，杜建. 结核病诊疗进展年度回眸(2015年)[J]. 中华结核和呼吸杂志，2016，39(1)：5-7.

（吴妹英，沈兴华）

第九章　职业性肿瘤

第一节　总论

职业性肿瘤（occupational tumor）是指在工作环境中接触致癌因素，经过较长的潜隐期而患的某种特定肿瘤。1755年英国的Pott医生首次提出职业与癌症的关系，他发现伦敦地区扫烟囱的童工成年后阴囊癌的发病率高，认为阴囊癌可能与接触烟囱中烟尘有关。19世纪，有研究陆续报道了接触砷化合物的人员多发皮肤癌，接触煤焦油的工人皮肤癌发病率高，接触X线及紫外线的人员易患皮肤癌，接触苯的工人白血病发病率高。1915—1918年日本人山极与市川用煤焦油涂布家兔耳朵，诱发出皮肤癌，开创了实验性肿瘤研究的先例。英国化学家Kennway在1921年从煤焦油中分离出多种多环芳烃，有几种可诱发动物的皮肤癌，使化学物的致癌性得到证实。1945年英国医生Case通过对英国染料业的流行病学调查，表明β-萘胺、联苯胺具有致癌性，由此开始了职业性肿瘤的病因研究。第二次世界大战至今，通过开展大规模致癌筛选实验，建立了肿瘤发病和死亡登记制度，对肿瘤的发生过程、机制、预防和干预措施进行了研究，逐步建立了预测制度。国际癌症研究机构（International Agency for Research on Cancer，IARC）现已确定约116种因素为明确的人类致癌因素，其中约一半与职业有关。

我国1981年开始成立全国肿瘤协作调查组，对行业进行了大规模的肿瘤流行病学调查，到1987年提出将以下8种职业性致癌因素导致的肿瘤作为法定职业性肿瘤：①石棉所致肺癌、间皮瘤；②联苯胺所致膀胱癌；③苯所致白血病；④氯甲醚所致肺癌；⑤砷所致肺癌、皮肤癌；⑥氯乙烯所致肝血管肉瘤；⑦焦炉工人肺癌；⑧铬酸盐制造业工人肺癌。另外，职业性放射性疾病中包含了放射性肿瘤。除以上法定职业性肿瘤外，还有很多有明确的职业因素但尚未被列入职业病名单的职业性肿瘤，如放射性物质、芥子气、木屑尘、硅尘、煤尘、金属镍、铍等可致呼吸道肿瘤；蒽、木榴油、页岩油、杂酚油、石蜡、氯丁二烯、放射性物质、电离辐射、紫外线等可致皮肤癌；芳香胺类可致职业性膀胱癌等。其他在国际上已被认定的一些致癌工种，因其致癌因素尚未明确且罕见，我国尚未将这些列入职业性肿瘤名单，如硬木家具木工的鼻腔癌，皮革及制靴、修靴工的鼻腔癌，橡胶硫化工的膀胱癌等。

另一方面，工作的间接影响可能使某些肿瘤高发，例如有的矿工因为井下工作，不能按时规律进食而引发胃溃疡病，长期可能使胃癌增多；卷烟厂职工吸烟时间长可导致肺癌发病率超高；酒厂职工多饮酒而导致肝癌发病率增高。这些情况不应被认为与职业之间存在固定的内在联系，或是职工自己的嗜好所致。国外相关机构将这些工作间接影响所致的肿瘤，称为工作有关肿瘤（work related cancer），应与法定的职业性肿瘤区分。

近年来IARC又认定了一些新的致癌工种，如油漆工的职业暴露不仅可以增加罹患白血病的风险，还可以使膀胱癌及肺癌的发病率增高；在妊娠前及妊娠期间有过油漆职业暴露的妇女，其子女患白血病的概率明显升高；消防员的职业暴露可使睾丸癌、前列腺癌、非霍奇金淋巴瘤的发病率上升。

职业性肿瘤占全部肿瘤的2%~8%，其中肺癌、恶性间皮瘤及膀胱癌是最常见的职业性肿瘤，WHO报道，每年至少有20万人死于职业性肿瘤。因为恶性肿瘤患者的预后差，职业性肿瘤被认为是最严重的职业病。

接触职业性致癌因素引起的肿瘤，可表现为接触该类因素的人群中有较高的肿瘤发病率和死亡率、肿瘤发病和死亡年龄提前或频发罕见肿瘤。职业性肿瘤一般都有特定的部位与性质，但是在临床表现上与非职业性肿瘤并无明显的不同。

参考文献

[1] 德维塔，赫尔曼，罗森堡. 癌——肿瘤学原理和实践：上卷[M]. 徐从高，张茂宏，杨兴季，等译. 济南：山东科学技术出版社，2001.

[2] “现代企业职业卫生技术丛书”编委会. 职业病危害与健康监护[M]. 北京：中国劳动社会保障出版社，2010.

（姜海英，田质光）

第二节　职业性致癌因素及致癌机制

职业性肿瘤的致癌因素（occupational carcinogens）是指与职业有关的，在一定条件下能使正常细胞转化为肿瘤细胞，且能发展为可检出肿瘤的致病因素。职业性肿瘤的致癌因素主要包括化学因素、物理因素及生物因素等，最主要的是化学因素，其中物理因素占5%~10%，生物因素约占5%，其余多为化学因素。

职业性肿瘤的危险因素最常见的是化学致癌物和某些工业过程。工业过程作为职业性肿瘤的危险因素，是因为在某些工业过程中劳动者特定的肿瘤高发，但又未完全明了特定的致癌物，因此把整个工业过程视为危险因素，如焦炭炼制、铬酸盐制造、家具制造、橡胶制造等工业过程。

2017年10月，IARC公布最新致癌物清单，根据致癌危险性，此次致癌物清单总共有4类。第1类致癌物有明确的致癌作用，有116种，如砷、强无机酸雾、黄曲霉毒素、酒精饮料、铝产品、苯、联苯胺、马兜铃酸等；第2类致癌物有可能的致癌作用，有357种，如钴金属与碳化钨、环氧氯丙烷、乌机铅化合物、多溴联苯、四氯乙烯、二氨基甲苯、丙烯腈、沥青等；第3类致癌物有证据不明确的致癌作用，有499种，如双硫仑、对苯二胺、聚氯乙烯、聚丙烯、铬、二氧化硫等；第4类致癌物有不太可能的致癌作用，有1种，为己内酰胺。

肿瘤的发病机制是极其复杂的，目前仍在探索中。随着分子生物学近年来突飞猛进的发展，从分子水平上对肿瘤发生机制的研究也取得一定进展，概况如下。

一、环境因素

根据流行病学调查，人类常见多数肿瘤的发生是外源性多种致癌因素作用于正常细胞，经过多步骤病理过程产生的细胞恶变。引起肿瘤的外源性因素有化学因素、物理因素和生物因素3类。根据IARC公布的报告，在化学因素方面，对人类有明确致癌作用的化学物质有116种，可以通过以下3种方式引起肿瘤的发生。第一，生活方式与肿瘤发生有密切关联，如烟草与肺癌、口腔癌、咽喉癌、食管癌和膀胱癌关系密切，黄曲霉毒素与肝癌有关等；在长期饮用污染水或长期食用腌鱼的地区，食管癌和胃癌发生率显著升高。第二，职业性接触是化学致癌的一个重要途径，如职业性接触石棉可导致肺癌、间皮瘤，接触苯可导致白血病。第三，长期接触某些具有致癌作用的药品，如环磷酰胺、塞替派、米尔法兰、己烯雌酚及口服避孕药等。常见环境致癌因素引起的肿瘤有三方面。第一，物理性因素，如电离辐射可导致甲状腺癌、骨髓瘤、肺癌和乳腺癌；紫外线可导致皮肤癌等。第二，化学性因素，如苯可导致白血病，联苯胺可导致膀胱癌，砷可导致肺癌和皮肤癌，氯乙烯可导致肝血管肉瘤，焦炉逸散物可导致肺癌等。第三，生物因素，如乳头状瘤病毒（human papilloma virus，HPV）可导致宫颈癌，肝炎病毒（HBV、HCV）可导致肝癌，EB病毒（epstein-barr virus，EBV）可导致鼻咽癌和淋巴瘤，人类T细胞白血病病毒（HTLV）可导致人类T细胞白血病等。

（一）物理因素

物理因素包括电离辐射、X射线、紫外线、氡及其衰变物等。过量的紫外线与黑色素瘤及非黑色素类皮肤癌的发生有关，阳光中的紫外线易致白种人患皮肤癌，其机制可能为紫外线损伤DNA结构。X线、γ线等电离辐射的重要特征是在局部释放大量能量，导致化学键的断裂。与电离辐射有关的人类肿瘤主要有皮肤癌、肺癌、乳腺癌、甲状腺癌、淋巴瘤、白血病、多发性骨髓瘤等。电磁场有可能通过引发或促进肿瘤生长而威胁人类健康，也被列为环境致癌因素。

（二）化学因素

1. 直接作用烷化剂

直接作用烷化剂不需经过代谢活化，能直接与DNA链上的碱基作用，使之烷化（主要为甲基化），形成共价结合，改变了遗传密码，诱发突变，可引起肿瘤启动、恶变等一系列病变。这是一类具有烷化性能的亲电子化合物，容易与生物大分子的亲核位点起反应，导致DNA的损伤，但致癌性弱，致癌时间较长。其代表化学物为二氯甲醚和芥子气，有很强的引发肺癌及其他呼吸道癌的作用。环氧乙烷及乙醛也被肯定为人致癌物。

2. 间接作用烷化剂

间接作用烷化剂必须经过体内的代谢活化，转变成亲电子剂，才能引起DNA的烷化作用，引起基因突变而致癌。致癌物在各个器官以及组织细胞中的不同分布、活化、与靶分子交互作用的差别，是决定致癌作用结果、患癌器官及癌细胞性质的主要因素。现已知晓的致癌物大多属此类型，在职业接触中较常见者如下：①焦油、沥青及含碳物不完全燃烧烟气中的稠环芳烃（PAH），其代表为苯并芘及3-甲基胆蒽；②苯；③以联苯胺为代表的芳胺类；④以氯乙烯为代表的卤代烃类。

3. 金属和类金属致癌物

无机砷化物、不溶或难溶性的炼铬余渣、镍化物、铍及其化合物、镉及其化合物已被肯定为人致癌物，铅、铁、钴、钨是可能致癌物或协同致癌物，硒、锌、铜、镁、钼则在大剂量时致癌而小剂量时抗癌。金属和类金属的致癌作用机制尚不详，已知部分作用可能是干扰了DNA复制酶，影响到DNA复制时的恒定性，从而引起细胞恶变。

4. 石棉及人造矿质纤维

石棉为肯定的致人肺癌及弥漫性间皮瘤的危险物质，与吸烟有很剧烈的交互增强作用，但石棉的潜隐期很长，目前发现与天然石棉有着相似粗细和长短的人造矿物纤维，也有类似的危害。关于石棉的致癌机制，过去常有固态致癌物阻断接触抑制的说法，现今已深入研究到石棉类物质可以通过刺激细胞炎症性反应及促进细胞恶变因子（TGF）等干扰细胞激素的机制。但尚无较系统的全面概括的意见。

（三）生物因素

1. RNA致瘤病毒

RNA致瘤病毒的致癌机制主要有3种方式：①转导性逆转录病毒型，因其本身带有癌基因，可使宿主细胞主动转化为恶性肿瘤；②顺式激活性逆转录病毒型，通过激活附近的细胞原癌基因表达，或直接激活功能转化细胞，导致细胞恶变；③人类T细胞白血病/淋巴瘤病毒Ⅰ型通过病毒本身的必需基因，导致人类T细胞白血病、淋巴瘤。

2. DNA致瘤病毒

几乎所有与人类感染有关的DNA病毒科均有致癌性的病毒成员。DNA致瘤病毒的癌基因一般都是病毒复制的必需基因，具有转化细胞的能力。常见的人类DNA致瘤病毒及相应肿瘤类型包括：乙型肝炎病毒（HBV）可致肝细胞肝癌；人乳头状瘤病毒（HPV）16型、18型与子宫颈癌发生有关，HPV-6、HPV-11与喉和生殖道的乳头状瘤有关；EB病毒（EBV）可致鼻咽癌及伯基特淋巴瘤；卡波西肉瘤相关疱疹病毒（kaposi sarcoma associated herpes virus，KSHV）可致卡波西肉瘤；多瘤病毒（polyoma virus）可以诱发多个部位或器官发生肉瘤或癌症。

二、遗传性因素及信号传导

随着对肿瘤细胞与分子遗传学研究的深入，通过对肿瘤的种族分布差异、癌症家族聚集倾向和遗传缺陷易致肿瘤形成等现象的深层次研究，已有越来越多的证据表明肿瘤与遗传因素有关。

（一）遗传性肿瘤与遗传性肿瘤综合征

遗传性肿瘤是以常染色体显性遗传方式传递的肿瘤，遗传性肿瘤综合征指除了原发肿瘤之外，常伴发其他病症的情况。遗传性肿瘤综合征通常具有以下特点：①家族成员患某种肿瘤的危险明显高于一般人群，发病年龄显著低于一般人群，且可患有一些罕见肿瘤；②对可累及双侧器官的肿瘤，肿瘤常为双侧独立发生；③遗传的不是肿瘤本身，而是肿瘤易感性。

（二）肿瘤的家族聚集现象

人类常见肿瘤大多数呈散发，只有少数具有家族聚集现象，其近亲发病率高于一般人群。根据文献报道，在美国，患乳腺癌、肺癌、子宫内膜癌、结肠癌、前列腺癌和黑色素瘤的成年患者中，其一级亲属发生同一种癌的风险比一般人群高3倍。

（三）癌基因

细胞中有一类调控细胞增殖与分化的基因，其结构和功能发生的变异具有使细胞发生恶性转化的作用，这样的基因被称为癌基因（oncogene）。常见的癌基因有以下几种：Ras基因、Myc基因、Her-2基因（又称c-ErbB-2基因）、C-Met基因、Mdm-2基因、细胞周期蛋白（Cyclin蛋白）、端粒（telomere）酶。

（四）抑癌基因

抑癌基因（tumor suppressor gene）是细胞生长的稳定因素，其失活可以使细胞发生恶性转化。目前已经克隆的抑癌基因有30余种，研究较多的有以下几种：Rb基因、p53基因、INK4基因家族、CIP-KIP基因家族（细胞周期蛋白依赖激酶抑制因子家族）、PTEN基因、FHIT基因、BRCA基因、APC基因、DCC基因、WT-1基因。

（五）信号传导与肿瘤

细胞接受细胞外信号刺激后产生相应的反应是细胞的基本生命活动之一，

细胞与环境之间、细胞与细胞之间的通讯和信息交流就是信号传导（signal transduction）。信号传导的概念是：细胞外因子通过与受体（膜受体或核受体）结合，引发细胞内一系列生物化学反应，直至细胞生理反应所需基因的转录表达开始的全过程。在细胞生长相关的信号传导途径中，很多癌基因和抑癌基因产物就是其中的一分子，信号传导的异常与肿瘤发生密不可分。

1. 主要信号传导通路

细胞外因子与细胞表面受体结合，进而激活细胞内效应酶，作为信号传递分子起始连锁反应扩增和信号传导，最终调节基因表达。已经发现的信号传导通路很多，分类也不统一。与肿瘤生长有关的细胞传导途径主要有：①蛋白酪氨酸激酶（protein tyrosine kinase，PTK）系统，主要有MAP激酶途径和PI3K/Akt/mTOR途径；②TNF通路；③G蛋白连接受体通路；④Wnt/β-catenin通路等。

2. 蛋白酪氨酸激酶系统

蛋白酪氨酸激酶（PTK）受体通路是细胞信号传导网络中最重要的传导通路之一。几乎所有的生长因子刺激信号、大部分细胞因子的信号、抗原结合淋巴细胞表面受体诱发细胞各种反应，都离不开酪氨酸激酶受体通路，包括：①表皮生长因子受体家族；②胰岛素受体家族；③血小板衍生生长因子受体家族；④神经细胞生长因子受体家族；⑤肝细胞生长因子受体家族；⑥血管内皮生长因子受体家族。

3. 信号传导与肿瘤发生

在研究肿瘤发生分子机制的初期阶段，人们发现了很多与肿瘤发生相关的癌基因与抑癌基因。通过对癌基因产物（癌蛋白，oncoprotein）进行功能分析，发现许多癌蛋白位于细胞信号传导通路的不同部位，如生长因子、生长因子受体、细胞内激酶、核内转录因子等，对促进细胞分裂增殖起重要作用。抑癌基因蛋白则主要是抑制细胞增殖、在细胞周期中发挥负性调节作用。一般而言，在肿瘤发生中，正常的基因调控紊乱，细胞信号传导网络异常，一些通路处于异常活跃状态，而有些通路却传递受阻。常见的异常有：增殖失控、凋亡受阻、侵袭与转移等。

近年来，针对肿瘤信号传导异常活跃通路中的某些关键分子设计新型分子靶向药物，特异性地抑制肿瘤细胞生长，正在成为肿瘤治疗领域的一种新的策略。

参考文献

[1] 德维塔,赫尔曼,罗森堡. 癌——肿瘤学原理和实践:上卷[M]. 徐从高,张茂宏,杨兴季,等译. 济南:山东科学技术出版社,2001.
[2] 汤钊猷. 现代肿瘤学[M]. 2版. 上海:上海医科大学出版社,2000.
[3] 魏于全,赫捷. 肿瘤学[M]. 2版. 北京:人民卫生出版社,2015.
[4] 徐瑞华,姜文奇,管忠震. 临床肿瘤内科学[M]. 北京:人民卫生出版社,2014.
[5] 张文昌,夏昭林. 职业卫生与职业医学[M]. 北京:科学出版社,2008.
[6] 周际昌. 实用肿瘤内科学[M]. 2版. 北京:人民卫生出版社,2005.

（姜海英，田质光）

第三节　职业性肿瘤的发病特点

职业性肿瘤由职业活动中接触致癌因素所导致，可表现为接触该类致癌因素的人群中肿瘤发病率、死亡率增高，肿瘤发病和死亡年龄的提前或频发罕见的肿瘤。职业性肿瘤一般都有特定的部位与性质，但是在临床表现上与非职业肿瘤并无明显的不同，主要具有以下特点。

一、病因

一般恶性肿瘤的病因复杂，大多不能明确，而职业性肿瘤的病因明确，有明确的职业性致癌因素及接触史。例如，石棉所致肺癌、间皮瘤，联苯胺所致膀胱癌，苯所致白血病，氯甲醚所致肺癌，砷所致肺癌、皮肤癌，氯乙烯所致肝血管肉瘤，焦炉工人的肺癌，铬酸盐制造业工人肺癌等。职业性肿瘤在一定条件下才能发病，如金属镍微粒有致癌性，而块状金属镍没有致癌性；细长的石棉的纤维更具有致癌性等；不溶性的铬盐只有经肺吸入才能致癌等。对于职业性肿瘤来说，若去除这些因素，相对应的肿瘤发病率就会明显下降或不发生。

二、好发部位

好发部位比较固定是职业性肿瘤的重要特点之一，肿瘤多发生在致癌因素作用最经常、最强烈接触的部位。肺及皮肤是职业致癌物进入机体的主要途径和直接接触器官，所以职业性肿瘤多发生在呼吸道及皮肤。也有致癌物作用于其他器官，如芳香胺经皮肤接触进入体内后，转化成活性的代谢产物在尿中浓缩，其长时间与膀胱黏膜接触后形成膀胱癌；苯对造血系统的毒性主要是苯在体内代谢过程中形成的代谢产物对造血系统的毒性，引起再生障碍性贫血或白血病等。也有同一致癌物引起不同部位肿瘤的情况，如砷可诱发皮肤癌及肺癌。另外，像电离辐射等少数致癌物可引起白血病、皮肤癌、骨肉瘤、肺癌等广泛部位的职业性肿瘤。

三、潜隐期

从接触已确认的致癌物开始，到确诊该致癌物所致的职业性肿瘤的间隔时间，为职业性肿瘤的潜隐期。肿瘤由单个细胞的恶变开始到临床被发现，肿瘤直径需要大约为1 cm（肿瘤细胞数达到10^9个），需要至少30次的增殖，而且受细胞损伤修复能力、肿瘤发生的内外促进因子以及机体免疫系统等一系列因素的影响。因此，不同致癌因素致不同的职业性肿瘤均有不同的潜隐期，一般为数年至数10年，多在12~25年。有少数潜隐期很短，如苯致白血病，最短约4个月；也有的潜隐期长达40年以上，如石棉致间皮瘤。

四、阈值及剂量–反应关系

大多数有毒物质的毒性作用存在阈值，超过这个剂量才会引起对机体的损害，但对职业性致癌因素来讲是否有阈值尚有争议。目前多数学者认为有阈值，一些国家或地区制定了“尽可能低”的职业致癌物接触的“技术参考值”。

大量研究证明，大多数的致癌物都存在明显的剂量–反应关系，即接触剂量大的致癌物与接触剂量小的致癌物相比，职业性肿瘤潜隐期短、发病早、发病率及死亡率高。动物实验及流行病学调查均支持这一观点。

五、病理类型

不同的致癌因素引起职业性肿瘤具有不同的病理类型，如铀及二氯甲醚诱发的多为未分化小细胞肺癌，铬诱发的多为肺鳞状细胞癌，青石棉引起的多为弥漫间皮细胞瘤，皮革工及家具木工患有的鼻咽癌多为腺癌，苯所诱发的白血病多为急性白血病并以粒细胞白血病多见。

六、年龄

职业性肿瘤发病年龄通常在40岁以上，与潜隐期较长有关。随着工业化的发展，以及劳动保护及预防措施的加强，职业性肿瘤的发病年龄有提高的趋势。

参考文献

[1] 金泰廙，王生，邬堂春，等. 维护劳动者尊严促进劳动者健康——《职业卫生与职业医学》学科基本目标[J]. 中华劳动卫生职业病杂志，2013，31(1)：3.

[2] 李德鸿，江朝强，王祖兵，等. 职业健康监护指南[M]. 上海：东华大学出版社，2007.

[3] 陈沅江. 职业卫生与防护[M]. 北京：机械工业出版社，2009.

[4] 魏于全，赫捷. 肿瘤学[M]. 2版. 北京：人民卫生出版社，2015.

（姜海英，田质光）

第四节　常见职业性肿瘤

2013年《职业病分类和目录》中，职业性肿瘤共有11种，分别是石棉所致肺癌、间皮瘤，联苯胺所致膀胱癌，苯所致白血病，氯甲醚、双氯甲醚所致肺癌，砷及其化合物所致肺癌、皮肤癌，氯乙烯所致肝血管肉瘤，焦炉逸散物所致肺癌，六价铬化合物所致肺癌，毛沸石所致肺癌、胸膜间皮瘤，煤焦油、煤焦油沥青、石油沥青所致皮肤癌，β-萘胺所致膀胱癌。以上肿瘤不包含职业性放射性肿瘤。

一、肺癌

肺癌是全世界发病率和死亡率最高的癌症，根据世界卫生组织的资料，肺癌的发病率和死亡率在世界各国均呈明显上升的趋势。在许多发达国家及地区，肺癌是最常见的恶性肿瘤之一，发病率占男性第1位、女性第2位。据GLOBO-CAN 2012的估计，全球肺癌新发病例数为182万，占全部肿瘤的12.9%；死亡病例数为159万，占全部肿瘤的19.4%。在我国，肺癌也是发病率和死亡率最高的恶性肿瘤，2015年肺癌发病例数达73万，死亡例数达61万。肺癌的流行病学具有以下特点。①年龄：肺癌多见于老年人，40岁后发病率增高，在40岁前相对较为少见，其高峰发病年龄在60~75岁，然后有所下降；②性别：多见于男性，我国的男性、女性患者比例为2.13∶1；③城市高于农村。

（一）病因与机制

肺癌的病因尚未完全明了，目前公认肺癌的危险因素包括以下几方面。①吸烟：吸烟是肺癌最重要的危险因素。据估计约87%的肺癌的发生与吸烟有关。除主动吸烟外，被动吸烟者发生肺癌的危险也增加。②职业致癌因子：有证据的致人类肺癌职业因素包括接触石棉、无机砷化合物、二氯甲醚、铍、铬、镉及某些化合物、镍冶炼、氡及氡子体、芥子气、氯乙烯、煤烟、焦油和石油中的多环芳烃等、丙烯腈、二甲基硫酸等。③空气污染：城市中汽车废气、工业废气、公路沥青都有致癌物质存在，其中主要是苯并芘，有资料统计，城市肺癌发病率明显高于农村，大城市又比中、小城市的发病率高。据推算，大城市中有10%的肺癌病例可能由大气污染所致（包括吸烟的联合作用）。此外，室内小环境污染与肺癌发病的关系已经受到国内外广泛注意，包括被动吸烟、燃料燃烧和烹调过程中可能产生的致癌物。④电离辐射：大剂量电离辐射可引起肺癌，除氡和氡子体所产生的α射线对矿工产生患肺癌的危险外，英国有报告显示接受放射线治疗的强直性脊柱炎患者和受原子弹伤害的日本幸存者中肺癌明显增多。其他因素如饮食、结核感染瘢痕、机体免疫功能状态等也可能与肺癌的发病有关。

在职业性肿瘤中，肺部肿瘤占很大的比例。我国职业性肺癌明确的5种致癌因素包括石棉、砷及其化合物、煤焦油类物质、氯甲醚类（或双氯甲醚）、六价铬化合物和毛沸石。

1. 石棉

石棉（asbestos）是指具有高抗张强度、高挠性、耐化学和热侵蚀、电绝缘和具有可纺性的硅酸盐类矿物产品。它是天然的纤维状的硅酸盐类矿物质的总称。石棉由纤维束组成，而纤维束又由很长很细的能相互分离的纤维组成。石棉具有高度耐火性、电绝缘性和绝热性，是重要的防火、绝缘和保温材料，产量大，应用广泛。在各类石棉中，温石棉及青石棉纤维细、颗粒小，容易被人吸入肺内形成石棉肺、肺癌或恶性胸膜间皮瘤等。有研究表明，细长的石棉纤维更具有致癌性，具有致癌性的石棉纤维长度一般>8 μm，直径<1.5 μm，长度：直径>3∶1。石棉是国际公认的致癌物质（1955年被确认）。之后大量的调查研究证明，肺癌是威胁石棉工人健康的一种主要疾病，占石棉工人总死亡数的20%。从接触石棉至发病的潜隐期为15~40年，并呈明显的接触水平–反应关系。年龄大、暴露强度高、时间长的患者潜隐期短。石棉导致癌症机制如下。

（1）直接作用

石棉主要是以细小纤维的形式侵入机体，这种纤维呈结晶状态，具有锐利尖刺，能刺入肺泡或胸膜、腹膜。持续长时间的机械刺激是局部组织形成慢性炎症合并纤维化，胸膜、腹膜变厚，促使局部上皮增生和癌变的始动因素，最后形成癌或间皮瘤。石棉纤维越细越长，耐久度越强，其致癌作用也越强。青石棉较温石棉细长，不易溶解，因而致癌能力也更强。罗素琼等对大鼠的实验动物学研究证明了这一结果。

另外研究还发现，石棉纤维作用于靶细胞后，可以迅速进入细胞以及细胞核内，并影响细胞核内的正常活动，同时石棉纤维可作用于人胸膜间皮细胞的细胞骨架结构，阻碍其正常功能的发挥，从而影响细胞有丝分裂过程中染色体的运动和排列，造成染色体结构和功能的不稳定，增加染色体发生异常改变的机会，造成染色体桥联、断裂以及分离迟滞，并出现非整倍体，最终导致倒位、转座和缺失等染色体畸变。

（2）影响信号转导、诱导靶组织细胞增生

研究表明石棉纤维对靶细胞有直接促分裂的作用，而且石棉对细胞损伤后引起细胞的修复增加，进而导致细胞增生。离体试验发现石棉可诱导人胚肺成纤维细胞和地鼠气管内皮细胞分裂加快。石棉纤维诱导细胞增殖与细胞因子、生长因子等的大量产生有关，但石棉的细胞毒性以及各因子之间的相互作用机制尚未完全明确。有研究表明在石棉纤维促细胞分裂的过程中，细胞内信号传递系统被激活，自分泌生长调节受到刺激，生长因子及其受体的表达均增强。有学者认为细胞外信号调节激酶（ERK）是一组细胞外的信号调节蛋白激酶，ERK1的活化可以传递一种增殖信号，引起成纤维细胞的恶性转化。石棉纤维可使ERK1/2磷酸化活化，从而引起细胞增殖。MANNING等发现石棉暴露的小鼠有异常表达的有丝分裂原活化激酶1（MEK1），从而认为控制肺上皮细胞MEK1作用环节可以有效抑制石棉引起的细胞增殖。转化生长因子-β（TGF-β）是一种多效能因子，于1985年首次从人血小板中被分离出来，它可促进间质来源细胞的增殖及活力；肺泡巨噬细胞和上皮细胞被认为是分泌TGF-β1的主要细胞；已有许多研究表明，石棉可以引起肺泡巨噬细胞等多种细胞分泌各种细胞因子。以上均被认为在肿瘤发生发展过程中起着相当重要的作用。

（3）癌基因的激活和抑癌基因的失活

在细胞增生调控过程中，癌基因和抑癌基因相互制约，对正常的细胞增生和死亡进行着精确的调控，共同维持着机体内细胞增生的动态平衡。一旦这一平衡关系遭到破坏，必将导致细胞增生调控过程的紊乱，进而引起细胞恶变，具体见以下几种情况。

①癌基因的激活：目前根据癌基因编码产物的不同生理功能可将其大体分成5类，分别是蛋白激酶类（如Src、Abl等），三磷酸鸟苷（GTP）酶类（如Ras族），生长因子类（如Sis等），生长因子受体类（如ErbB等）和基因表达调控蛋白类（如Myc、Fos等）。Src基因是最早被发现的癌基因之一。有研究表明，石棉纤维可迅速激活Src基因，进而引起下游信号通路的开放。有学者对石棉诱导的叙利亚仓鼠肿瘤细胞进行了研究，发现约50%的肿瘤衍生细胞系中有H-Ras癌基因活化，而非癌变的永生化细胞系中则缺乏H-Ras基因的活化。C-Fos和C-Jun是一组编码基因表达调控蛋白基因家族，其编码的产物可以调控与细胞分裂有关的其他基因的转录。若表达紊乱，就会引起细胞异常增生。②抑癌基因的失活：抑癌基因是正常的细胞基因，在细胞的生长和分化中起负调控作用，在肿瘤细胞内可发现抑癌基因的丢失或失活。已发现的抑癌基因有20多种，其中p53、p16、NF2等在石棉相关肿瘤中的研究较多。野生型p53基因是细胞生长的负调节因子，而突变型p53基因则丧失这种抑制作用甚至还有促进细胞转化的作用。石棉相关肺癌组织中，p53基因的突变率较高。p16基因是1994年发现的抑癌基因，p16基因编码的p16蛋白是作用于细胞分裂周期关键酶

之一的细胞周期蛋白依赖性激酶4（CDK4）的抑制因子。一旦p16基因缺失、突变等导致功能异常，则不能抑制CDK4，最终导致细胞进入恶性增殖，加速肿瘤发生。NF2基因编码的蛋白存在于细胞膜与细胞骨架之间的界面。NF2缺失细胞可能不能感知与其他细胞的接触，因此在培养皿中与其他细胞接触时仍继续增殖。

（4）自由基在石棉致癌过程中的作用

有学者认为，自由基在石棉的致癌过程中起重要作用。自由基是指最外层轨道含不配对电子的分子、离子、原子或原子团。如果体内自由基过多，则可引起蛋白质、核酸的变性，导致细胞和组织器官损伤。石棉可通过诱导呼吸道上皮细胞产生活性氧自由基（reactive oxygen species，ROS）而引起组织损伤，并引起基因突变和细胞增殖。此外，石棉中的铁离子也参与了ROS的产生，它可以催化脂质过氧化反应，并引起DNA链断裂。8-羟基脱氧鸟嘌呤核苷（8-OHdG）是一种特异的自由基损伤产物，研究表明其浓度高低能反映DNA的损伤。在对石棉的离体研究也提示，石棉纤维可诱导生成大量自由基，进而产生大量DNA损伤产物——8-OHdG，而青石棉的这一作用要显著强于温石棉。

石棉致癌是多方面因素共同影响的结果，任何一个因素都不是单独存在的，而是与其他因素相互促进或者相互制约，共同介导了这一过程。

2. 砷及其化合物

砷（arsenic）和含砷金属的开采、冶炼，用砷或砷化合物作原料的玻璃、颜料、原药、纸张的生产以及煤的燃烧等过程，都可产生含砷废水、废气和废渣，对环境造成污染。大气含砷污染除岩石风化、火山爆发等自然原因外，主要来自工业生产及含砷农药的使用、煤的燃烧。含砷废水、农药及烟尘都会污染土壤，砷在土壤中累积并由此进入农作物组织中。砷和砷化合物一般可通过水、大气和食物等途径进入人体，造成危害。元素砷的毒性极低，砷化物均有毒性，三价砷化合物比其他砷化合物毒性更强。对职业人群的调查证明，接触无机砷化合物可引起呼吸道肿瘤，特别是肺癌。含砷有色金属冶炼，特别是铜冶炼工人因接触氧化砷，肺癌发病率比普通人群显著增高。据湖南省职防部门对开采和冶炼砷的某雄黄矿的调查表明，该矿区肺癌发病率高达234.2/10万人，比长沙市居民高25.1倍，比雄黄矿所在县的居民高101.8倍。调查已证实，接触砷的累积剂量与呼吸道肿瘤死亡率有明确的接触水平–反应关系。

1922年以后，大量的流行病学资料证实砷可致肺癌，砷所致肺癌病理以鳞状上皮细胞癌最多，其次为未分化癌、腺癌和混合癌。发病部位以中心型居多，外周型次之。动物实验病理早期可观察到肺泡上皮化生现象，肺泡细胞增生活跃、层次增多、排列整齐、胞浆丰富，细胞呈多角形或扁平形，腺样化生细胞呈方形或柱状，有的鳞状化生集团使部分肺泡突变在肺泡上皮增生化生的基础上发展为癌前病变。表现为细胞排列紊乱、大小不一、界限不清，核大而深染，可见异型鳞状化生及腺样化生同时存在。

目前人们对砷致肺癌的发病机制尚不完全清楚，但随着流行病学调查和实验室工作的开展，有关砷致肺癌的发病机制的研究已取得一些成果。Hong等体外实验表明砷化物对肺成纤维细胞（human pulmonary fibroblast cells，HPF）有较为明显的遗传毒性和细胞毒性；Chang等发现用低剂量的砷化物连续多次处理人正常支气管上皮细胞，可诱导其向癌症干细胞CD61转化，为砷致肺癌进一步提供了实验依据。目前对砷致癌机制的研究所支持的理论有：氧化应激反应增强、诱导染色体畸变、DNA氧化损伤及甲基化异常和干扰信号传导通路，简介如下。

（1）砷与氧化应激

陈黎媛等对贵州燃煤型砷中毒病区研究发现，该病区患者血清超氧化物歧化酶、谷胱甘肽过氧化物酶活力、尿8-羟基脱氧鸟嘌呤核苷（8-OHdG）含量均下降，说明砷化物在EZH2的磷酸化中起重要作用。EZH2是一个甲基化酶，可抑制某些基因的转录从而起到促进肿瘤发生的作用。上述实验结果提示氧化应激可能是砷致肺癌的机制之一。

（2）砷诱导染色体畸变

医务工作者对慢性砷中毒患者入院后行骨髓染色体检查时发现染色体异常。长期慢性砷暴露可增加细胞微核率。微核为癌前病变和癌变组织的共同特征。微核发生率的升高往往提示接触异倍体剂（如砷）的人群有染色体损伤迹象。Coelho等对长期生活在矿区的人群调查发现，砷暴露人群的OGG1 rs1052133，ERCC1 rs3212986染色体畸变率高于对照组，ER-CC4 rs1800067的微核率和染色体畸变率均高于非暴露人群。

（3）DNA甲基化异常

DNA甲基化修饰在肿瘤形成和发展中扮演重要角色，DNA甲基化状态改变可以导致基因不正常重组和导致一些基因的转录失调。Van等在进行砷化物致肺癌的机制研究时发现，不同浓度的砷化物可导致人肺腺癌A549细胞DNA不同程度的甲基化异常并引起相关蛋白的表达异常。p53基因是目前研究最为广泛和系统的抑癌基因之一，燃煤型砷污染可以导致人体p53基因启动子区高甲基化、第5外显子低甲基化和突变，从而诱导肿瘤发生。陈黎媛等研究发现砷暴露可导致人DNA修复基因8-羟基鸟嘌呤DNA糖苷酶1基因（hogg-1）高甲基化。

（4）干扰DNA修复过程

切除修复交叉互补基因1（excision repair cross-completion1，ERCC1）是DNA修复的重要因子之一，研究发现燃煤砷污染可致人体ERCC1基因第2外显子区高甲基化，抑制DNA修复。也有相关研究表明，砷是通过抑制参与DNA修复的蛋白酶类来实现其抑制作用的。人类细胞DNA修复系统中涉及多种具有特殊功能的修复蛋白酶，这些修复蛋白酶类属锌依赖蛋白，均含有锌脂蛋白功能区，是与DNA结合的特异区域。砷可识别并与锌脂蛋白功能区结合形成加合物，或由于脂质过氧化物导致巯基与二硫化物之间的置换，从而抑制这些信号传导和修复蛋白酶类的活性。

（5）细胞信号通路改变

细胞恶性转变是一个包含了多种转录因子和信号通路的复杂过程。Wnt信号通路的异常激活可导致肺癌的发生。Wnt5a是Wnt蛋白信号家族成员之一，其既能通过Wnt/ca2+途径抑制经典的Wnt/β-catenin途径，从而抑制肿瘤生长，也能通过激活经典的Wnt/β-catenin通路促进肿瘤生长、侵袭和转移。黄英等研究发现Wnt5a的过度表达可以明显提高小细胞肺癌细胞的迁移及侵袭能力，通过干扰沉默该基因，可以明显抑制小细胞肺癌细胞的迁移及侵袭能力。Wnt途径还可以调节c-Myc基因的转录，c-Myc基因既是一种可易位基因，又是一种可受多种物质调节的可调节基因，也是一种细胞无限增殖，获得永生化功能，促进细胞分裂的基因。综上所述，砷化物通过调节Wnt信号通路表达与肺癌的发生发展有密切的关系。

（6）基因多态性

在对矿区砷暴露人群的基因多态性的研究检测到的频率均高于非暴露人群，砷代谢的个体差异是砷致肺癌的重要危险因素，尤其对长期低剂量饮水型砷暴露致癌具有重要意义。谢惠芳等研究证明mt2a基因rs10636多态位点的基因型和饮水型与地方性砷中毒有关，且mt2a基因rs10636位点可以作为饮水型地方性砷中毒的生物标志。GSTM1空白基因型频率在砷中毒人群中有升高趋势；GSTT1与GSTM1基因联合空白型可能与饮水型地方性砷中毒有关。还有学者研究发现，Wnt信号通路中的Axin2基因外显子T148C的rs2240308位点的基因多态性可增加中国人口肺癌患病风险，提示Axin2相关基因为肺癌相关基因。

3. 六价铬

铬（chromium，Cr）是人和动物所必需的微量元素，广泛存在于大气、土壤、水及动植物体内。自然界水中铬的存在形式以Cr^{3+}和Cr^{6+}为主，多源于矿物冶炼过程、泥土及沉淀的淤泥中可溶性有机铬的自然沉降等。对职业人群流行病学的调查已证明，铬特别是六价铬可致呼吸道肿瘤。从事铬酸盐生产的工人的肺癌发病率比一般人群高，其肺癌死亡人数占全部死亡人数的20%~45%（一般人群仅为1%~2%）；在全部癌症类型中，肺癌占50%~80%（一般人群为8%~12%）；铬酸盐生产工人发生肺癌死亡的危险度比一般人群高3~30倍。六价铬被列入确认人类致癌物，它的致癌机制仍未完全阐明，目前可能有以下方式。

（1）影响基因组的表观遗传修饰

表观遗传修饰是指在基因组不变化的情况下，细胞功能改变而导致肿瘤发生，能引起肿瘤发生的表观遗传修饰有DNA甲基化或乙酰化、组蛋白修饰、组蛋白生物素化等。研究结果发现，几种主要抑癌基因p16、APC、MGMT和hHLH1的甲基化频率在铬暴露的肺癌中明显升高，提示这些基因的失活可能在铬致癌的过程中发挥了作用。另外，铬能通过诱导肺癌细胞组蛋白H3亮氨酸甲基化来影响组蛋白修饰；铬暴露还可在转录水平降低生物素化物酶活性导致肿瘤的发生，生物素化物酶是维持组蛋白生物素化稳态的重要成分。

（2）影响一些关键基因的表达量

通过影响一些关键基因的表达量可能导致癌信号通路的持续激活。对肺癌上皮细胞BEAS-2B给予低剂量、长期的Cr^{6+}处理后，此细胞发生恶性转化，并用铬转化细胞模型进行基因芯片分析，结果发现涉及细胞间通讯功能的基因表达普遍明显升高。另外，对铬暴露肺癌和非铬暴露肺癌的组织分析发现，69%的铬暴露肺癌细胞周期蛋白Cyclin D1异常表达，只有12%的非铬暴露肺癌出现同样情况。

（3）诱导活性氧过量产生

六价铬通过SO24-/HPO24-离子通道进入细胞中，在细胞内迅速发生还原反应，在还原为三价铬过程中产生的活性氧（reactive oxygen species，ROS）和一些化合物形成铬-DNA加合物，DNA-抗坏血酸交联、8-羟基脱氧鸟嘌呤核苷（8-OHdG）、DNA链内交联、DNA-蛋白质交联、DNA单链断裂以及碱基氧化损伤等。如果细胞长期处于铬慢性暴露下，可能产生对氧化应激的耐受性，最终转化为癌细胞。

4. 氯甲醚类

工业上应用氯甲醚类化合物有两种：双氯甲醚（bis-chloro-methyl-ether）和氯甲甲醚（chloro-methyl-methyl-ether），多用于生产离子交换树脂，均为无色液体，具有高度挥发性。两种化合物对呼吸道黏膜均有强烈的刺激作用。许多研究证明，氯甲醚类可致肺癌，不需要代谢活化。据美国费城Rohm及Haas

公司资料，该公司在20世纪六七十年代常规体检中，在氯甲醚接触者中发现肺癌患者20例，分析后进一步发现接触者发生肺癌的潜隐期为0.1~16.5年，平均6.72年，死亡年龄为33~66岁，平均43.6岁，与吸烟未见明显关系，工人接触氯甲醚的剂量与肺癌发病呈正比关系。据上海市调查表明，氯甲醚类作业工人的肺癌发病率为889.68/10万，肺癌死亡率为533.81/10万，显著高于非接触人群，且呈剂量–反应关系。氯甲醚类所引起的肺癌多为燕麦细胞（未分化小细胞）型肺癌，恶性程度高。

氯甲醚的致癌机制目前仍不明确，有研究表明氨甲醚通过与DNA的腺嘌呤和鸟嘌呤共价结合引起细胞突变，从而致癌。

5. 焦炉逸散物

焦炉逸散物（coke oven emissions）是指在炼焦、炼钢、铸造熔化等过程中从焦炉内逸出由烃、酚和杂环等组成的混合物，含有大量的多环芳烃。许多研究表明，长期接触以多环芳烃为代表的焦炉逸散物是肺癌公认的致癌因素。

关于焦炉逸散物致肺癌的机制有以下几种观点：焦炉逸散物作用于机体，引起热应激基因的激活及表达，致机体免疫功能紊乱，导致肿瘤的发生及发展；焦炉逸散物的苯并芘作用于细胞染色体，引起染色体不稳定性致癌；或苯并芘诱发机体产生自由基作用于DNA，致突变、致癌。

6. 氡

矿工因高氡暴露所致肺癌，属于放射性肿瘤范围，为内照射引起的癌症。

氡（radon，Rn），是人类无法避免的主要天然辐射源，它所致公众的照射占全部天然辐射（2.4mSv）的54%。据世界各国的统计资料，人类肺癌的10%左右可归因于氡及其子体的照射。在一些较高氡水平的矿井下长期作业的人员，累积氡暴露量可能会相当高，特别是铀矿工，以致诱发作业人员患肺癌。同时，环境污染日趋严重，吸烟人数不断增加，导致非氡暴露引起的肺癌大量增加，而绝大多数矿工又都是吸烟者，这为正确诊断氡诱发的职业性肺癌带来一定的困难。

早在15世纪，德国斯坦伯格（Schneeberg）矿的矿工容易患上一种高死亡率的肺病，后来被称为Schneeberg肺病。在19世纪80年代，这种病被确认为肺癌。1924年，LUDWIG提出这种癌症可能归因于氡的照射。我国从20世纪70年代就已发现云南锡业公司工人肺癌发病率和死亡率增加，男性矿工肺癌年平均发病率为187.7/10万，年平均死亡率为161.0/10万。矿工井下工作年限、井下工作起始年龄与肺癌发病之间高度相关，氡子体累积暴露量与矿工死亡之间也有密切关系。众多的矿工流行病学调查均证明，氡子体的α辐射可以导致肺癌发生率增高，动物研究也证明了氡及其子体暴露诱发肺癌增加。

氡及其子体进入呼吸道后，不均匀地分布在气管内，气管、支气管上皮剂量远高于肺区或全肺平均剂量。铀矿工肺癌的发病部位大多在支气管交叉处，普通居民大多数的鳞状细胞癌发生在位于中心的主干、叶或段支气管。普通居民肺癌类型最多见的是鳞状细胞癌，其次是腺癌和小细胞癌。在氡及其子体诱发的肺癌中，多数国外作者报告主要是小细胞肺癌增加。我国云锡矿工的肺癌还是以鳞状细胞癌为主，小细胞癌所占的百分比与普通居民无明显不同。有一种解释是因为绝大多数云锡矿工都是吸烟者，该矿的男性员工83.8%是吸烟者，吸烟引起的肺癌多是鳞癌，但是国外的铀矿矿工多数也都是吸烟者。氡诱发的肺癌组织学类型是否与种族或者与同时伴有的砷损伤有关也未可知。

氡子体诱发的职业性肺癌潜隐期的长短与井下作业史、工种等因素有关，下井并冶炼的工人发生肺癌的潜隐期缩短。从我国职业性肺癌潜隐期的报告来看，氡诱发肺癌的潜隐期的范围应在10~40年。

关于氡致癌机制，经过多年的研究，在氡暴露致肺癌的流行病学及遗传机制损伤分子机制方面取得了一定的进展，但还有许多未完全明确的细节及影响因素。氡致肺癌主要是氡及其子体发射的α粒子内照射对呼吸道的损伤。一方面衰变释放出的α粒子直接照射上皮细胞，主要是对细胞中的DNA的电离破坏，为直接作用的电离损伤；另一方面，α粒子与细胞中的水分子作用产生氧化能力极强的自由基（OH、H_2O_2等），使生物活性物质氧化导致DNA损伤产生变异。伴随着分子生物学研究进展，研究认为KRAS、p53、p16、6-氧-甲基嘌呤-DNA甲基转移酶和超氧化物歧化酶等与氡致肺癌相关。

7. 镍

镍（nickel，Ni）的多数化合物及金属镍具有致癌性，我国尚未将镍列入职业性肿瘤名单中。

人类吸入含镍的粉尘能导致肺癌的发生。经注射途径，动物也能生成肿瘤。在鼻咽癌高发区，患者体内的镍含量也比正常人高。1933年发现在英国南威尔士克利德赫镍冶炼厂工人中，患肺癌和鼻腔癌的人很多。英国的R.多尔等于1970年对该厂1944年前参加精炼工作5年以上的845名工人进行了追踪调查，将工人癌症死亡情况与一般居民进行比较，发现1925年以前参加工作的工人死于肺癌的人数，为全国居民同期肺癌死亡期望数的5~10倍；死于鼻腔癌的人数为全国居民的100~900倍。镍污染致癌的潜隐期较长，肺癌平均为27年，鼻腔癌平均为23年。多数学者认为癌症高发的原因与过量吸入亚硫化镍（Ni_3S_2）、氧化镍尘粒和羰基镍蒸气有关。动物实验证明，大鼠吸入亚硫化镍，可诱发肺癌；肾内注入可诱发肾癌；肌内注射可诱发肉瘤，并呈现剂量–反应关系。

基于镍化合物的水溶性，其可被分为可溶性（如$NiCl_2$、$NiSO_4$）和不溶性（如Ni_3S_2、NiO）。人的肺可以很快清除进入体内的可溶性镍盐，但是镍所形成的不溶性微粒则沉积在肺内不宜被清除并可保持其生物半衰期高达3年。不溶性镍化合物的毒性作用取决于细胞对其摄取量的多少，不同种类镍化物的致癌活性不同，这与细胞摄取、运输镍化物的程度，镍化物在细胞内的滞留能力以及释放Ni^{2+}到靶细胞、靶分子的能力有关。可溶性镍化物在体内具有快速的清除率，其移除后细胞内镍离子浓度在24 h后就基本恢复。而颗粒状镍化物即使在将其移除后，其在胞内持久的溶解性仍使细胞内镍离子浓度很高，这成为其致癌的关键所在。

各种镍化物在细胞内都转化为Ni^{2+}，Ni^{2+}是镍化物致癌的最终形式。Ni^{2+}可与细胞内的多种靶物质螯合，产生一系列生物效应。其中，Ni^{2+}与染色质作用是镍化物致癌的关键。Ni^{2+}与染色质结合，可直接或间接地引起多种类型的染色质损伤，DNA氧化损伤、特定序列组蛋白水解、DNA损伤修复系统破坏、染色质浓缩、基因沉默等。DNA损伤如果不能及时修复，可导致细胞向恶性转化甚至死亡。因此，DNA损伤修复系统、凋亡系统受抑制，利于癌症的发生。Ni^{2+}的致癌机制可能通过直接遗传毒性，使B-DNA向Z-DNA的转化，引起DNA切除修复抑制或其他基因外机制启动致癌过程；Ni^{2+}也有可能通过阻断细胞间的信息传递或激发脂质过氧化成为促癌物诱发肿瘤；Ni^{2+}还有可能通过抑制自然杀伤细胞活性使肿瘤进展加快。另有研究表明Rb基因、p53基因、FHIT基因、CYP基因等在镍致癌过程中发挥一定的作用。

（二）临床表现

1. 常见症状

肺癌的临床表现，因原发肿瘤的部位、大小、类型、是否侵犯或压迫邻近器官以及有无转移的不同而异。

（1）咳嗽、血痰、胸痛、发热及气促

这是肺癌常见的5大症状，其中最常见的症状为咳嗽，多为刺激性干咳，无痰或有少许白色黏液痰。最有诊断意义的症状为血痰，多为血丝痰或痰中带血。肺癌早期多为轻度胸闷，累及壁层胸膜或直接侵犯胸壁时，可引起该部位恒定的持续性疼痛。气促可因肿瘤堵塞支气管导致阻塞性肺炎、肺不张或恶性胸腔积液、肺间质变等引起。肺癌的发热多为持续低热，迁延反复。必须强调，肺癌的症状无特异性，关键在于提高对肺癌的警惕，凡是超过2周经治不愈的呼吸道症状或原有呼吸道症状加重，都要高度警惕肺癌存在的可能性。

（2）肿瘤侵犯和转移引起的相应症状

①上腔静脉综合征（superior vena cava obstruction syndrome）：肿瘤侵犯纵隔，压迫上腔静脉时，上腔静脉回流受阻，产生头面部、颈部和上肢水肿以及胸前部淤血和静脉曲张，可引起头昏、眩晕或头痛等症状。②霍纳综合征（Horner syndrome）：位于肺尖部的肺癌可压迫颈部交感神经，引起病侧眼睑下垂、瞳孔缩小、眼球内陷，同侧额部与胸部无汗或少汗的症状。③潘寇综合征（pancoast's syndrome）：在霍纳综合征的基础上，肿瘤进一步破坏第1、2肋骨和臂丛神经，引起上肢疼痛，夜间尤甚。④其他：声音嘶哑、吞咽困难、呼吸困难、头痛等。

（3）肺癌的伴随症状

肺癌的伴随症状包括内分泌、神经肌肉、结缔组织、血液系统等的表现。

①肥大性肺性骨关节病（hypertrophic pulmonary osteoarthropathy）：表现为骨的大关节疼痛、杵状指（趾），诊断依据为X线片见长骨滑膜增生或骨膜炎；肿瘤切除后症状可减轻或消失，肿瘤复发又可出现。②异位激素分泌增加：如分泌促性激素引起男性乳房发育，分泌促肾上腺皮质激素引起库欣综合征，分泌抗利尿激素引起稀释性低钠血症。③类癌综合征（cassidy综合征）：多见于小细胞肺癌，主要表现为腹痛、腹泻、面部潮红、支气管痉挛等。

2. 辅助检查

（1）胸部CT检查

胸部CT检查已成为肺癌定位诊断的常规检查，易于发现胸部X线难以检出的较小病变和位于重叠解剖部位的肺部病变，对肺门尤其纵隔淋巴结的显示优于X线检查。低剂量螺旋CT能精确显示肺内小结节的细微结构、边缘特征及其与血管和支气管的关系，且放射剂量仅为传统CT的1/6。

（2）PET/CT检查

PET/CT检查可提供在组织结构发生改变之前的功能代谢改变，其既可提供功能显像，又可提供准确的解剖定位影像。现有资料提示PET检查对肺部肿块、淋巴结及远处转移的评价有很大价值。PET可推荐用于各种分期肺癌的检查，但其阳性结果须经病理学证实。

（3）ECT检查

如果疑有脑转移，则做MRI，如疑有骨转移做左射骨扫描（ECT）检查。常规行肾上腺B超或CT检查。

（4）血清标志物

目前针对肺癌无特异性的肿瘤标志物有CEA、CA125、CYFRA21-1、NSE等。这些标志物虽无诊断价值，但对评价疗效和预后有一定意义。肿瘤血清标志物的主要价值在于通过动态观察，间接反映肿瘤的负荷变化，判断病情变化与治疗效果。

（5）病理学检查

病理学检查是肺癌确诊的依据。①痰细胞学检查：简便易行无创，但阳性率有限，且单纯根据细胞学检查难以确定病理类型。②纤维支气管镜检查：既可直接观察到气管和支气管中的病变，并可在直视下钳取或擦拭以获取组织病理学和细胞学的诊断。③对怀疑为转移的体表淋巴结或皮下结节，可行切除活检，但不宜行部分切取；有胸腔积液者应作胸腔积液细胞学检查。④经皮肺穿刺活检：有引起气胸、出血及针道转移的危险，不主张常规应用；仅限于不愿意接受外科手术或有手术禁忌者。⑤纵隔镜检查：对评价肺癌纵隔淋巴结转移有较大价值。

常见病理类型如下。①腺癌是肺癌最常见的类型，占40%左右，好发于非吸烟者或已戒烟者，女性多见；常为周围型小肿块而远处转移发生较早、较快；起源于Ⅱ型肺泡上皮的细支气管肺泡癌是肺腺癌的一种亚型，近年来呈上升趋势，常为双肺弥漫性结节状或肺炎样浸润改变。②鳞癌占肺癌的30%左右，多位于段支气管以上，易向管腔内生长，生长缓慢，转移较晚；男性吸烟者多见。③小细胞癌占肺癌的15%~20%，包括燕麦细胞型、中间型和混合型，光镜下为原始未分化的小圆细胞，电镜下见神经内分泌颗粒，免疫组化嗜铬颗粒蛋白（chromogranin）、突触素（synaptophysin）及NSE可为阳性；广泛转移发生早，可伴有副瘤综合征。④大细胞癌包括巨细胞癌和透明细胞癌，占肺癌的10%~15%，易发生转移。

由于小细胞癌的生物学行为与其他类型的肺癌明显不同，因此临床通常将肺癌分为小细胞肺癌（small cell lung cancer，SCLC）与非小细胞肺癌（non small cell lung cancer，NSCLC）两大类。

（三）诊断

职业性肿瘤的临床诊断与普通肿瘤相同，需经临床确诊后，再进一步确定其与职业的关联性，以作病因诊断。诊断职业性肺癌应依据《职业性肿瘤的诊断》（GBZ 94—2017）进行。

诊断原则：有明确的致癌物长期职业接触史；出现原发性肿瘤病变；结合实验室检测指标和现场职业卫生学调查，经综合分析，原发性肿瘤的发生应符合工作场所致癌物的累计接触年限要求；肿瘤的发生部位与所接触致癌物的特定靶器官一致并符合职业性肿瘤发生、发展的潜隐期要求，方可诊断。

1. 石棉所致肺癌

肺癌合并石棉肺患者，应诊断为石棉所致职业性肺癌。

对于不合并石棉肺的肺癌患者，在其诊断时应同时满足以下3个条件：①原发性肺癌诊断明确；②有明确的石棉粉尘暴露史，石棉粉尘的累计暴露年限1年以上（含1年）；③潜隐期15年以上（含15年）。

2. 氯甲醚、二氯甲醚所致肺癌

这类型肺癌在诊断时应同时满足以下3个条件：①原发性肺癌诊断明确；②有明确的氯甲醚（二氯甲醚或工业品一氯甲醚）职业暴露史，生产和使用氯甲醚（二氯甲醚或工业品一氯甲醚）累计暴露年限1年以上（含1年）；③潜隐期4年以上（含4年）。

3. 砷所致肺癌

这类型肺癌在诊断时应满足以下3个条件：①原发性肺癌诊断明确；②有明确的砷职业暴露史，无机砷累计暴露年限3年以上（含3年）；③潜隐期6年以上（含6年）。

4. 焦炉逸散物所致肺癌（焦炉工肺癌）

这类型肺癌在诊断时应满足以下3个条件：①原发性肺癌诊断明确；②有明确的焦炉逸散物职业暴露史，焦炉逸散物累计暴露年限1年以上（含1年）；③潜隐期10年以上（含10年）。

5. 六价铬化合物所致肺癌（铬酸盐制造工肺癌）

这类型肺癌在诊断时应同时满足以下3个条件：①原发性肺癌诊断明确；②有明确的六价铬化合物职业暴露史，六价铬化合物累计暴露年限1年以上（含1年）；③潜隐期4年以上（含4年）。

（四）肺癌的病情判断

1. TNM分期

目前肺癌TNM分期广泛采用UICC第8版标准，见表9-1、表9-2。

表9-1 肺癌的TNM定义及组织学分级

T——原发肿瘤	N——区域淋巴结	M——远处转移	G——组织学分级
Tx 未发现原发肿瘤；或痰、支气管冲洗液找到癌细胞但影像学或支气管镜没有可见肿瘤	Nx 区域淋巴结不能评价	Nx 远处转移不能评价	Gx 分级无法评估
T0 无原发肿瘤证据	N0 没有淋巴结转移	M0 无远处转移	G1 高分化
Tis 原位癌	N1 转移至同侧支气管周围淋巴结和（或）同侧肺门淋巴结，和原发肿瘤直接侵犯	M1a 胸膜播散（恶性胸腔积液、心包积液或胸膜结节），原发肿瘤对侧肺叶内有孤立的肿瘤结节	G2 中分化
T1 肿瘤最大径≤3 cm，周围为肺或脏层胸膜所包绕，支气管镜见肿瘤侵及叶支气管，未侵犯及主支气管）	N2 转移至同侧纵隔和（或）隆突下淋巴结	M1b 远处单个器官单发转移	G3 低分化
T2 肿瘤大小或范围符合以下任何一点： 肿瘤最大径>3 cm，≤5 cm； 累及主支气管，但未侵及隆突；累及脏层胸膜；有阻塞性肺炎，或部分或全肺不张	N3 转移至对侧纵隔、对侧肺门淋巴结，同侧或对侧斜角肌或锁骨上淋巴结	M1c 多个器官或单个器官多处转移	G4 未分化
T3 肿瘤最大径>5 cm，≤7 cm； 侵及以下任何一个器官：胸壁、膈神经、心包；同一肺叶出现孤立性癌结节			
T4 肿瘤最大径>7 cm；任何大小的肿瘤侵及以下任何一个器官，包括纵隔、心脏、大血管、喉返神经、主气管、食管、椎体、隆突、膈肌；同侧不同叶内出现孤立性癌结节			

表9-2 肺癌的临床病理分期

T/M	亚组	No	N1	N2	N3
T1	T1a≤1 cm	ⅠA1	ⅡB	ⅢA	ⅢB
	1 cm<T1b≤2 cm	ⅠA2	ⅡB	ⅢA	ⅢB
	2 cm<T1c≤3 cm	ⅠA3	ⅡB	ⅢA	ⅢB
T2	3 cm<T2a≤4 cm	ⅠB	ⅡB	ⅢA	ⅢB
	4 cm<T2b≤5 cm	ⅡA	ⅡB	ⅢA	ⅢB
T3	5 cm<T3≤7 cm	ⅡB	ⅢA	ⅢB	ⅢC

续表9-2

T/M	亚组	No	N1	N2	N3
T4	7 cm<T4	ⅢA	ⅢA	ⅢB	ⅢC
M1	M1a	ⅣA	ⅣA	ⅣA	ⅣA
	M1b	ⅣA	ⅣA	ⅣA	ⅣA
	M1c	ⅣB	ⅣB	ⅣB	ⅣB

2. VA分期

SCLC采用VA（美国退伍军人协会）1973年制定的分期方案，简称VA分期，即分为局限期（limited disease，LD）和广泛期（extensive disease，ED）。

局限期是指肿瘤局限于一侧胸腔内并在单个放射野范围内，包括有锁骨上或前斜角肌淋巴结转移。广泛期是指肿瘤已经超出同侧胸腔或有恶性胸腔积液或明显远处转移。对局限期SCLC应进一步按TNM分期进行临床分期，以便对不同期别的患者实施最佳的个体化治疗。

（五）治疗

首先，应立即脱离致癌因素作业。职业性肿瘤的治疗与普通同类型肿瘤的治疗相同，方法包括手术治疗、放疗、常规化疗、分子靶向治疗和免疫治疗等。

（六）预防

对职业肿瘤的最有效对策为预防，其主要手段为识别、鉴定、控制与管理职业性致癌因素，对接触者定期进行医学监护，筛检高危人群，并通过制订法规保证其实施。职业性肿瘤的危险因素很清楚，因此采取相应的措施加以预防有可能控制或降低发病率。

1. 控制致癌物的使用

对于已经肯定的人职业性致癌因素，还要做定量危害的评定，推测其对社会与人群的危害数量，以做利弊权衡，决定对策。首先采取代用品彻底消除该致癌因素，如不生产和使用联苯胺；但是对于一些不可能取消者，如铬、镍、镉、铍等有用的金属的提炼与应用，则应予严格控制条件下生产；或双管齐下，取消大部分致癌因素，严格控制无法取代的一小部分，如发达国家已基本不用石棉，而以矿化棉及各种塑制材料取代之。

2. 淘汰落后工艺，改革工艺技术

应当淘汰落后的工艺技术，特别是产生致癌物的工艺技术。对不能立即淘汰的工艺技术应改变工艺路线，减少粉尘烟雾，降低环境中有害物质浓度，不断提高生产自动化、机械化、密闭化的程度，生产者避免或减少直接接触已知的致癌因素。致癌因素不明时，应加强生产环境通风排毒和个体防护，并积极控制致癌物的产生或降低致癌物的活性。

3. 对致癌物采取严格的管理措施

应定期监测生产环境中的致癌性职业因素，将其浓度或强度控制在国家规定的阈值以下，并尽最大可能使之降低到最小数值，并建立致癌物管理登记制度。对接触职业性致癌物的人群进行医学监护，有助于职业性肿瘤的早期发现、早期诊断、早期治疗。

4. 加强健康教育，提高自我保护能力

处理致癌物时，应严防污染场外环境。通过职业安全卫生知识的培训，提高劳动者的自我保护意识，养成良好的个人行为习惯。在工作时劳动者应当注意加强个人防护，严格执行安全卫生的操作规程。工作后应当及时换下工作服，洗淋浴，不把工作服带回家中，防止致癌物的二次污染。同时要注意生活规律，锻炼身体，心情愉悦，劳逸结合，增加机体的防癌抗癌能力。增加食物中蔬菜、水果的摄入量，尤其多食富含胡萝卜素、维生素C、维生素E、叶酸、微量元素硒等的食品，可以增强机体的防癌抗癌能力。

5. 禁烟

肺癌发生的危险度与每日吸烟量有明显的关系，每日吸烟多于一包者的肺癌发生危险度为不吸烟者的20倍。肺癌的4种主要组织学类型——鳞状细胞癌、腺癌、小细胞癌、大细胞癌均与吸烟有关。吸烟者如暴露在致癌的工作环境中，如石棉、铀及氡，则较不吸烟的人群患肺癌的危险度明显增高，两种因素的致癌效应相结合，会高于任何其中一种单因素，所以接触致癌物的人群应禁烟。

二、白血病

白血病是发生于造血组织的恶性疾病，又称血癌，是造血系统幼稚细胞克隆性恶性增殖性疾病，以分化异常或停滞为特点，是我国最常见的恶性肿瘤之一。白血病细胞在骨髓和其他造血组织中呈恶性克隆性增生、积聚，最终替代

大部分正常细胞，并侵犯肝、脾、淋巴结，最终浸润破坏全身组织、器官，使正常造血功能受到抑制，导致相关的临床症状及体征，最常见的有骨髓衰竭及贫血、出血及感染。

（一）病因与机制

白血病的确切发病原因仍不清楚，但随着现代医学及分子生物学的进展，一些因素被认为与白血病发生发展有关。职业与环境暴露所致职业性白血病（occupational leukemia）在白血病中占重要的一部分，引起职业性白血病的因素主要为物理性因素及化学性因素。

苯、电离辐射、深部X线是引起职业性白血病的主要原因，化工生产及消毒中接触环氧乙烯者，其白血病及非霍奇金淋巴瘤发病率也有所上升，亦有报道职业性接触农药和有机溶剂亦可致急性白血病发病率增高。电磁场的致癌性受到越来越多的关注，有Meta分析显示，暴露于电磁场增加了白血病的患病危险。

1931年Martland对镭针刻度盘油漆工进行了研究，首次提出了摄入放射性核素可诱发癌症的观点。大量实例表明辐射可诱发白血病，白血病的发生取决于人体吸收辐射的剂量，整个身体或部分躯体受到中等剂量或大剂量辐射后都可诱发白血病。日本广岛、长崎爆炸原子弹后，受严重辐射地区白血病的发病率是未受辐射地区的17~30倍。爆炸后3年，白血病的发病率逐年增高，5~7年时达到高峰。21年后，其发病率才恢复到接近于整个日本的水平。放射线工作者及放射线物质（比如钴-60）经常接触者的白血病发病率明显升高。接受放射线诊断和治疗可导致白血病发生率升高。电离辐射致癌可能是导致染色体异位或缺失所致。

慢性苯中毒主要损害造血系统，常表现为白细胞减少症、再生障碍性贫血、骨髓增生异常综合征和白血病等。研究表明，苯与急性髓细胞性白血病、慢性淋巴细胞白血病等密切相关。Le Noir和Claude在1897年报道了苯作业工人的职业性白血病，随后苯的血液学毒性才渐渐被关注。我国在1978年对苯作业工人的全国普查发现，接触苯及含苯溶剂的全国工人有50万人，其苯中毒患病率约为0.5%。广东省在2013年报道苯所致白血病患者数快速增长、发病年龄呈年轻化趋势且发病工龄较短。

苯对造血系统的毒性主要是苯在体内代谢过程中形成的代谢产物所致遗传物质的损伤。苯进入体内后一部分以原型由肺呼出，另一部分在肝内细胞色素氧化酶作用下形成氢醌（hydroquinone，HQ）、儿茶酚胺、苯酚等，HQ经髓过氧化酶等代谢酶的作用下氧化成苯醌（benzoquinone，BQ）。HQ在转化为BQ过程中，不仅可产生过氧化氢直接造成DNA的损伤，还可形成具有强致突变能力的8-羟基脱氧鸟嘌呤核苷。同时BQ等亲电子物质可在肝脏、骨髓、白细胞内与DNA或蛋白质结合，造成DNA的损伤并引起肿瘤的发生；这些对增殖活跃的骨髓造血细胞，特别是处于S期及G2期细胞有明显的抑制作用。DNA损伤的积累可引起基因突变的发生，尤其是原癌基因（如Ras）及抑癌基因（如p53）的突变，从而引发白血病或再生障碍性贫血。苯的代谢产物酚类与白细胞中硫结合，分别使谷胱甘肽代谢障碍及形成具有自身抗原性的变形蛋白，导致血细胞破坏和细胞突变，从而影响了骨髓的造血功能。临床表现为白细胞数持续降低、血小板减少、贫血或全血细胞减少，最终可发展为再生障碍性贫血。国际癌症研究机构（IARC）已将苯确认为人类致癌物。

（二）临床表现

1. 急性白血病

急性白血病多起病急骤，常见的首发症状包括发热、进行性贫血、显著的出血倾向或骨关节疼痛等。此外，少数患者可以有抽搐、失明、牙痛、牙龈肿胀、心包积液、双下肢截瘫等首发症状。

（1）无效造血

无效造血是由于白血病细胞浸润骨髓所表现的临床特征，主要表现如下。①发热是白血病最常见的症状之一，表现为不同程度的发热和热型。发热的主要原因是感染，也可以是急性白血病本身的症状，而不伴有任何感染迹象。②出血主要由血小板减少引起，出血部位可遍及全身，以皮肤、牙龈、鼻腔出血最常见，也可有视网膜、耳内出血和颅内、消化道、呼吸道等大出血。女性月经过多也较常见，可以是首发症状。③贫血是由成熟红细胞减少所致，早期即可出现，患者往往伴有乏力、面色苍白、心悸、气短、下肢水肿等症状。贫血可见于各类型的白血病，以老年患者更多见。

（2）浸润其他器官所出现的症状及体征

①皮肤：可见结节、肿块、斑丘疹、皮炎等。②肝脏、脾脏、淋巴结：肝脾肿大是白血病常见体征，以轻、中度肝脾肿大为多见，约占50%；淋巴结肿大见于90%白血病患者，可累及浅表或深部如纵隔、肠系膜、腹膜后等淋巴结；最常见于急性淋巴细胞白血病。③牙龈过度生长：多见于单核细胞性白血病患者。④胸腺肿块：见于15%成人急性淋巴细胞白血病。⑤粒细胞肉瘤：由原始细胞构成的局部肿瘤，预后较差。⑥睾丸：睾丸白血病也常出现在缓解期急性淋巴细胞白血病，表现为单侧或双侧睾丸的无痛性肿大，质地坚硬无触痛，是仅次于中枢神经系统白血病（central nervous system leukemia，CNSL）的白血病髓外复发根源。⑦视网膜：急性淋巴细胞白血病可发生视网膜浸润。⑧骨和骨膜：骨和骨膜的白血病浸润引起骨痛，可为肢体或背部弥漫性疼痛，

亦可局限于关节痛，常导致行动困难；逾1/3患者有胸骨压痛，此征有助于白血病诊断。

（3）中枢神经系统白血病期脑膜受累

中枢神经系统白血病（CNSL）期脑膜受累系急性白血病严重并发症，常见于急性淋巴细胞白血病和急性粒细胞白血病中的M4和M5亚型，但其他类型也可见到，确诊时5%~10%的病例会发生。浸润部位多发生在蛛网膜、硬脑膜，其次为脑实质、脉络膜或颅神经。轻者无症状或仅诉轻微头痛、头晕。重症者有头痛、呕吐、颈项强直、视神经盘水肿，甚至抽搐、昏迷等颅内压增高的典型表现，可类似颅内出血，颅神经（第Ⅵ、Ⅶ对颅神经为主）受累可出现视力障碍和面瘫等。

（4）弥散性血管内凝血和出血

弥散性血管内凝血（DIC）和出血与颗粒及纤维蛋白溶解释放的组织因子有关，在急性早幼粒细胞白血病中常见。

（5）白细胞瘀滞

白细胞瘀滞是由于白细胞增多堵塞毛细血管所致，主要表现为呼吸困难、缺氧、头痛及意识模糊等。

2. 慢性白血病

慢性白血病起病缓慢。早期常无自觉症状，多因健康检查或因其他疾病就医时才因发现血象异常、淋巴结肿大或脾肿大而确诊。随着病情发展，可出现乏力、低热、多汗或盗汗、体重减轻等新陈代谢亢进的表现。病情可稳定1~4年，之后进入加速期，迅速出现贫血及更多症状，然后很快进入急变期，可以急变为急性髓细胞性白血病或者急性淋巴细胞白血病，其临床表现与急性白血病完全一样，治疗效果和预后却比原发性急性白血病更差，通常迅速死亡。

（三）诊断

职业性白血病的诊断尚缺乏特异性诊断指标，其临床诊断与普通白血病相同，需经临床确诊后，再进一步确定其与职业的关联性，作病因诊断。

诊断职业性白血病应依据《职业性肿瘤的诊断》（GBZ 94—2017），结合劳动者的工种、接触时间、潜隐期并参考流行病学、现场调查资料及骨髓穿刺检查分析等检查，进行诊断。

职业性慢性苯中毒患者或有职业性慢性苯中毒病史者患白血病应诊断为职业性白血病。

无慢性苯中毒病史者所患白血病在诊断时应同时满足以下3个条件：①白血病诊断明确；②有明确的过量苯职业暴露史，苯作业累计暴露年限6个月以上（含6个月）；③潜隐期2年以上（含2年）。

（四）治疗

首先，应立即脱离致病因素作业。职业性白血病的治疗与普通同类型白血病的治疗相同。由于白血病分型和预后分层复杂，需要结合分型和预后分层制定治疗方案。目前主要有以下几类治疗方法，包括化疗、放疗、靶向治疗、免疫治疗、干细胞移植等。通过合理有计划的综合性治疗，白血病患者预后得到极大的改观，相当多的患者可以获得治愈或者长期稳定。

（五）预防

白血病是一组恶性程度高的肿瘤，往往需要终身治疗，治疗费用昂贵，致残率、致死率高，容易导致因病致贫、因病返贫现象。加之苯侵害人体的生殖系统可致畸、致癌、致突变，影响后代繁衍，影响人口素质。应建立合理的预防措施，具体如下。

1. 建立合理有效的管理机制

落实坚持预防为主、防治结合的方针，重点放在“防”上，严格限制苯作为稀释剂或溶剂的使用，用无毒或低毒的甲苯、二甲苯代替苯，工作人员尽量不接触苯。

2. 加强对苯所致白血病的监测与预警

对直接接触苯作业的劳动者，特别是高危人群和女性易感人群，加强职业健康监护，开展职业健康风险评估和预警。

3. 加强职业健康教育和健康促进

加强作业工人的职业卫生安全培训及个人防护，减少劳动者在生产过程中接触苯的机会。

4. 加强患者的救治工作

对苯所致白血病患者及时救治、进行健康检查和医学观察，及时安排对疑似患者进行诊断。

三、皮肤癌

（一）病因与机制

皮肤癌是人类常见的恶性肿瘤。可分为原发性癌和由其他部位转移至皮肤的继发性癌，临床上以原发多见，继发少见。从病理上看，皮肤恶性肿瘤包括鳞状细胞癌、基底细胞癌、恶性黑色素瘤、恶性淋巴瘤、特发性出血性肉瘤、汗腺癌、隆突性皮肤纤维肉瘤、血管肉瘤等。原发性皮肤癌常见的类型有基底细胞癌、原位鳞癌（鲍温病）、鳞状细胞癌、湿疹样癌和恶性黑色素瘤。非黑色素瘤性皮肤癌为美国白种人群中最常见的恶性肿瘤，在白种人群中，基底细胞癌是最常见的皮肤癌（75%~80%），鳞状细胞癌占第2位（20%~25%）。皮肤癌一般都具有恶性程度低、发展缓慢、不易发生远位转移、容易发现及方便活检的特点，容易做到早期诊断、早期治疗，故预后良好。

职业性皮肤癌是最早发现的职业性肿瘤，由于暴露于职业环境中的致癌因素所致，约占人类皮肤癌的10%。职业性皮肤癌往往发生在皮肤最直接的暴露部位、好接触部位。引起职业性皮肤癌的病因主要有物理因素和化学因素。

1. 化学物质

引起职业性皮肤癌的化学因素主要有：砷及其化合物、煤焦油、煤焦油沥青、石油沥青、石蜡、页岩油、木榴油、杂酚油、氯丁二烯等。其中，接触煤焦油类化学物引起的皮肤癌最多见，最早发现的职业性皮肤癌为扫烟囱工人的阴囊癌。化学物质致癌可分为三个阶段：启动、发展与癌变。

2. 电离辐射

人体皮肤暴露于电离辐射下可以诱发皮肤癌，常为基底细胞癌、鳞状细胞癌和梭形细胞癌。最早报道电离辐射可诱发皮肤癌是在18世纪，最开始是在制造放射线管的工人中发现有人罹患皮肤癌，后在接触放射线的医生、牙医以及技术人员中发现。射线诱发皮肤癌也可见于接受电离射线治疗的患者。一次大量的急性照射或亚临床剂量的累积，都可能导致皮肤癌。从电离辐射到发展成皮肤癌的潜隐期短则7周，长则50余年。电离辐射所致的鳞癌恶性程度偏高、侵袭性强，易发生早期转移。

3. 紫外线

日光中的紫外线（Ultraviolet，UV）是非黑色素瘤性皮肤癌发生的最重要致病因素。人体在紫外线中的暴露剂量和暴露时间及皮肤类型决定癌变的发生率。UVB（波长280~320 nm）为主要致癌原，UVA（波长320~400 nm）的作用较为次要。因深肤色的人种有黑色素保护，在接受一定量的日光暴露后，浅肤色的人种较深肤色的人种更容易发生皮肤癌，且往往是基底细胞癌，但基底细胞癌较少见于深色人种。鳞状细胞癌常发生于头颈部的日光暴露区。非黑色素瘤性皮肤癌的发生率与离赤道的距离有直接关系，有研究证实人一生中的日光暴露时间与发生非黑色素瘤性皮肤癌的危险有定量关系。尽管皮肤类型相似，但因紫外线暴露情况不同，其发病率也不一样，澳大利亚人的发病率较北欧人群高。有报道认为有些民族是职业性皮肤癌发病的高危人群，特别是亚洲人和西班牙人，社会经济水平低的人群以及老年白种人。商业航空公司飞行员的职业性皮肤癌的发病率呈上升趋势。人体接受日光暴露最多、最频繁的部位是头部、颈部及手背部，这些部位也是发生皮肤癌的最常见部位。

针对大鼠和小鼠的动物实验表明，UVB可诱导皮肤癌，长时间大剂量暴露UVA也可引起皮肤癌。紫外线辐射可导致DNA损伤而致癌症。分子基础研究表明，通过紫外线可能造成Ras基因、p53抑癌基因等细胞突变致癌。另外，通过紫外线可影响宿主免疫系统，在肿瘤的发生发展中起重要作用。

（二）临床表现

皮肤癌中最常见的类型为基底细胞癌及鳞状细胞癌。99%的基底细胞癌发生于阳光暴露区域，如面部、颈部、耳朵、头皮及上肢。基底细胞癌很少发生转移，多见于老年人，尤其是那些浅肤色及长期接受阳光照射者。典型的基底细胞癌生长缓慢，表现为有光泽的、与肤色接近或呈粉红色的、半透明的皮丘，伴有毛细血管扩张。病变在增大的同时，可以出现溃疡、形成卷状边缘和中心区结痂。基底细胞癌很少发生转移，但会延误治疗，肿瘤可缓慢地侵犯深层的组织及器官，造成皮肤、软骨、软组织及骨的破坏。当转移发生时，基底细胞癌的侵袭性与其他癌症的行为无异，可扩散到淋巴结及肺等其他器官。

鳞状细胞癌最常出现在受日光照射损伤的皮肤，常见的有日光性皮损伤的部位是面、颈、背、前臂及手背。原发病灶表现为红色坚硬的皮丘，后迅速扩展形成大的结节，最终形成溃疡或转移至局部引流淋巴结。发生于日光性损伤部位的肿瘤转移率相对较低，而发生在皮肤黏膜交界处或原有组织病变（如烧伤性瘢痕、外伤）皮肤的肿瘤有高侵袭性、局部侵犯广、易出现早期转移。

（三）诊断

职业性皮肤癌的临床诊断与普通皮肤癌相同，需经临床确诊后，再进一步确定其与职业的关联性，做病因诊断。

诊断职业性皮肤癌应结合劳动者的工种、接触时间、潜隐期，并参考流行病学及现场调查资料、各项临床检查、活检病理学检查等，依据《职业性肿瘤的诊断》（GBZ94—2017）进行诊断。

1. 砷及其化合物所致皮肤癌

有慢性砷中毒史者所患皮肤癌应诊断为职业性皮肤癌。无慢性砷中毒病史者所患皮肤癌在诊断时应同时满足以下3个条件：①原发性皮肤癌诊断明确；②有明确的砷职业暴露史，无机砷累计暴露年限5年以上（含5年）；③潜隐期5年以上（含5年）。

2. 煤焦油、煤焦油沥青、石油沥青所致皮肤癌

诊断时应同时满足以下3个条件：①原发性皮肤癌诊断明确；②有明确的煤焦油、煤焦油沥青、石油沥青职业接触史，累计接触年限6个月以上（含6个月）；③潜隐期15年以上（含15年）。

（四）治疗

由于皮肤癌大多局限且位于体表，容易被发现，无或少有转移，如治疗及时，大多可治愈，即便少数患者局部复发或多发，仍可再次手术切除，大多效果依然良好。由于单纯手术切除即可达到90%以上治愈率，一般不进行术后放疗或化疗；放疗或化疗只是用于局部切除不干净或有转移者。另外，激光治疗、光动力学疗法、冷冻疗法、刮除疗法、局部免疫治疗等也用于皮肤癌的治疗。

（五）预防

1. 避免过度阳光照射或暴晒

日常生活中应避免过度阳光照射或暴晒，避免过多接触紫外线、X线等，日照最强烈的时间为上午11时至下午3时，尽量避免户外作业。人在水中、水边、水上活动时，水会反射太阳的光线，更容易晒伤。户外作业需穿戴具有防紫外线功能的衣物。若在户外太阳下工作无防护衣物时，建议涂上防晒指数25或以上的防晒用品。

2. 作业环境中的有害物质要控制在国家标准水平或以下

避免较长时间接触煤焦油、砷剂和化学致癌剂，职业接触者要穿工作服，

尽量避免皮肤接触工作环境，加强防护，工作结束后淋浴，避免将穿过的工作服带离工作环境或带回家。定期进行健康体检普查及自我检查。从事放射工作的人员应注意电离辐射。

3. 早发现、早治疗

对长期反复发作的溃疡、炎症和黏膜白斑、久治不愈的创面等要提高警惕，定期检查，必要时要进行活检或手术切除，以免延误治疗。对怀疑有恶变的可能者，要尽早行皮肤活检，做到早发现、早治疗。

4. 要加强锻炼身体，提高身体素质

要有良好的心态应对压力，劳逸结合，避免过度疲劳。食用大蒜、绿茶、红茶、姜等食物可预防皮肤癌的发生。

四、膀胱癌

（一）病因与机制

在我国泌尿系统肿瘤中，膀胱癌的发病率和死亡率均占首位，为死亡率最高的10种肿瘤之一。病因主要有两个方面：遗传学因素和外在的环境因素。职业性膀胱癌占膀胱癌的25%~27%，在职业性肿瘤中占有相当地位，其中上皮肿瘤占95%以上，鳞癌和腺癌各占2%和3%。

职业性膀胱癌主要病因及分子生物特点：从事染料、化工、美容美发、皮革业，印刷、焦油、油漆和铝工业等行业的工人，其膀胱癌的发病率明显较普通人群高，主要的致膀胱癌物质为芳香胺类化合物，如萘胺、联苯胺和4-氨基联苯。近年来发现农药杀虫脒的中间体和主要代谢产物对氯邻甲苯胺，其也有较强的致膀胱癌作用。

芳香胺致膀胱癌的发病率各国报道不一，最低3%，最高71%，不同芳香胺致癌的平均发病率为26.2%。接触β-萘胺者的膀胱癌发生率比正常人高61倍，接触联苯胺者高19倍，比接触α-萘胺者高16倍。其中职业接触联苯胺是最肯定和最主要的原因。

联苯胺为白色或淡红色片状结晶，可溶于乙醇及乙醚，微溶于水。联苯胺主要用于染料中间体，还可以用于有机化学合成、橡胶、塑料、印刷工业，还是实验室常用试剂。联苯胺可经呼吸道、消化道、皮肤进入人体，通过尿道排出。膀胱作为储尿器官，长期受到这些致癌物质的刺激，就会使正常膀胱黏膜发生恶变，导致膀胱癌的发生。

流行病学研究表明，接触联苯胺者的膀胱癌发生率与接触的工种有关，联苯胺生产者明显高于联苯胺使用者。接触工龄也与膀胱癌的发病呈正相关。接触高浓度联苯胺工种的膀胱癌危险度增加100多倍，表明其与接触水平有密切关系。联苯胺导致膀胱癌的潜隐期为1~46年，平均为16~21年。潜隐期的长短主要取决于暴露强度，首次接触年龄与发病年龄呈正关系，首次接触年龄越小发病越早。

吸烟在联苯胺致癌过程中有协同作用，研究发现，联苯胺作业工人中，吸烟者发生膀胱癌的危险度增加31倍，而非吸烟者仅为11倍。男性吸烟者的膀胱癌患病率是非吸烟者的4倍，每月吸烟量在1.5~2包的人群，其膀胱癌的发病率是非吸烟人群的7倍。黑色烤烟危险性最大，卷烟和无烟性烤烟相对较小，吸雪茄者发生膀胱癌的危险指数是吸纸型香烟者的2倍。

职业性膀胱癌多见于男性（男性与女性发病率比值约为4：1），据报道这是由于大多数芳香胺的诱变代谢产物是以葡萄糖醛酸的形式出现于尿中，膀胱癌发生于泌尿系统内β-葡萄糖醛酸酶活性有关，女性体内雌激素能抑制该酶活性，从而降低患膀胱癌的危险性。在同等接触联苯胺的条件下，接触个体是否易发生膀胱癌取决于其自身的遗传易感性。膀胱癌发病的内在遗传学因素主要是N-乙酰化转移酶（n-acetyltransferase，NAT）表型多态性，慢性乙酰化代谢者接触芳香胺类化学品时，易诱发职业性膀胱癌。

随着对芳香胺致癌机制的研究，发现乙酰化过程在其中起重要作用，芳香胺本身只是前致癌物。必须经过体内代谢活化转变为终致癌物即乙酰化代谢物才具有致癌作用。1986年Evans研究发现芳香胺作业工人发生膀胱癌的危险性存在种族差异，认为慢性乙酰化代谢者发生膀胱癌的危险性增加。目前分子流行病学在乙酰化酶NAT1和NAT2及其相应的基因研究方面进展迅速，有可能将其作为筛选高危人群的标志。另外2-乙酰氨基芴（2-acetylaminofluorene，2-AAF）从其代谢讲是芳香胺中研究得最清楚的一种致癌物。2-AFF经N羟化生成N羟基-AFF，进一步经肝转氨酶作用，酯化后，生成N-羟基-AFF硫酸酯，成为终致癌物，其于机体内生物大分子结合而发生癌变。

（二）临床表现

1. 症状

85%的职业性膀胱癌患者有无痛性血尿，常间歇性发作，多为全程血尿，少部分患者表现为初期或终末期血尿，常见表现还包括尿频、尿急、尿痛等膀胱刺激症状，常与弥漫性原位癌及浸润性膀胱癌有关。晚期膀胱癌可由于输尿管梗阻出现腰痛、下肢水肿及盆腔肿块，甚至贫血、消瘦等全身表现。近膀胱颈部肿瘤可引起排尿困难。

2. 辅助检查

（1）尿脱落细胞学检查

常用的荧光染色法对膀胱癌诊断的阳性率为85%以上，方法简便易行。由于在膀胱内存留时间长的标本常会使细胞变性，早晨排出的第一次尿液不能留作细胞学检查。使用膀胱冲洗标本检查膀胱癌的准确性要优于排泄性尿标本。采用膀胱反复冲洗的方法可使G1的阳性率达10%，G2达50%，G3的阳性率可达90%以上。炎症、结石、异物及放化疗均可能影响细胞的形态，从而出现假阳性。

（2）影像学检查

B超检查：能较好地提供膀胱肿瘤大小、数量、定位和浸润情况。腹部B超检查<0.5 cm且位于膀胱前壁者不易发现，而83%的>1 cm肿瘤和95%的>2 cm肿瘤可以通过超声检查被发现。

静脉肾盂造影：对早期膀胱肿瘤诊断的阳性率不高，但可以发现和排除上尿路异常情况，同时了解双侧肾脏功能。

CT和MRI检查：CT检查常用于膀胱癌的分期，有助于发现膀胱癌浸润深度和淋巴结转移，但淋巴结<1.5 cm时难于被发现。MRI对软组织的显示优于CT，能够更准确地判断膀胱肿瘤的大小和浸润范围，分期作用优于CT。

（3）膀胱镜检查

膀胱镜在膀胱癌的诊断中占极重要的位置，膀胱癌的诊断应是建立在膀胱镜检查及对病理组织活检的基础上。对所有可疑为膀胱癌的患者均应进行膀胱镜检查，以了解肿瘤的位置、数目、大小及形态等，同时也可以对肿瘤及可疑部位进行选择性活检，对原位癌的发现具有重要作用。

（4）病理组织学

移行细胞癌：膀胱最常见的恶性肿瘤，95%的膀胱癌病例属此类型。

鳞癌：占6%~8%，多继发于慢性刺激。

腺癌：占2%，恶性度高，患者预后差。

膀胱癌的转移途径包括血行、淋巴结、直接扩散及种植转移等。淋巴结转移发生最早，是最常见的转移途径。种植转移常发生在术中，是术后发生切口和尿道残端复发的原因之一。

（三）诊断

诊断职业性膀胱癌应结合劳动者的工种、接触时间、潜隐期、参考流行病学及现场调查资料及各项临床检查、CT、静脉肾盂造影、彩超、膀胱镜及病理学检查等，依据《职业性肿瘤的诊断》（GBZ 94—2017）进行诊断。

1. 联苯胺所致膀胱癌

诊断时应同时满足以下3个条件：①原发性膀胱癌诊断明确；②有明确的联苯胺职业暴露史，生产或使用联苯胺累计暴露年限1年以上（含1年）；③潜隐期10年以上（含10年）。

2. β-萘胺所致膀胱癌

诊断时应同时满足以下3个条件：①原发性膀胱癌诊断明确；②有明确的β-萘胺职业接触史，累计接触年限1年以上（含1年）；③潜隐期10年以上（含10年）。

（四）治疗

经尿道膀胱肿瘤电切术（TURBT）是表浅膀胱肿瘤的主要治疗方法。不适于经尿道切除的局限浸润性膀胱癌和膀胱憩室内癌，行部分膀胱切除术。浸润性膀胱癌的标准治疗方式是根治性全膀胱切除术。放疗适用于膀胱的各期病变。对于复发性转移性细胞膀胱癌，通过联合化疗有望获得较高的有效率，甚至偶尔可见完全缓解的病例。

（五）预防

1. 保护良好生活习惯

戒烟。保持合理的膳食结构，特别是多食用新鲜的蔬菜及水果。多饮水，勤排尿。

2. 加强职业防护

加强健康教育，提高自我保护能力。

3. 定期进行健康检查

定期行膀胱镜检查、尿液常规及尿液细胞学检查。早发现、早治疗。

五、恶性胸膜间皮瘤

恶性胸膜间皮瘤（malignant pleural mesothelioma，MPM）也称为弥漫性恶性胸膜间皮瘤，是源自胸膜间皮细胞的一种恶性肿瘤，在胸膜表面呈弥漫性生长。间皮瘤还可发生于腹膜、心包膜和睾丸鞘膜等部位，其中以胸膜部位最为多见。本病恶性程度高，早期诊断困难，目前尚无确切有效的治疗手段，故病死率高，患者预后差。主要病因与密切接触石棉有关，为常见职业性恶性肿瘤之一。

（一）病因与机制

已知研究结果表明，恶性胸膜间皮瘤与石棉暴露有密切关系，大约有85%的弥漫性恶性间皮瘤患者有石棉暴露史，有统计表明，石棉工人发生间皮瘤的风险为8%~13%，其家属为1%。自首次接触石棉至发病的潜隐期长，多于职业暴露20年后发病。且发病率随年龄增长而增加，50~60岁是发病高峰期，男性发病率高于女性。20世纪50年代起，许多工业化国家间皮瘤发病率急剧上升，每年增加7%~10%。美国是石棉应用大国，美国1985—1989年期间白种人男性、女性恶性胸膜间皮瘤年龄标化发病率分别为1.5/10万和0.4/10万，1995—1999年则分别为2.04/10万和0.4/10万。随着石棉矿停止开采及工业上石棉消耗量减少，经过30年，在20世纪末，美国恶性间皮瘤的发病率及死亡率已出现下降趋势。欧洲某些国家和地区发病率的增长趋势也有所减缓。

我国胸膜间皮瘤的各地发病率差异很大，大多在0.1/10万~0.6/10万，与国外相比偏低。我国云南省大姚县是胸膜间皮瘤的高发区，自20世纪80年代以来，大姚县当地居民任意开采使用石棉，造成空气污染。流行病学调查资料显示该地区间皮瘤发病率达到8.5/10万人年（1977—1983）、17.75/10万人年（1987—1995），高出一般人群几十倍。我国对于石棉危害的认识及开展研究时间较迟，目前国内尚无专门系统收集、分析各地恶性间皮瘤流行病学的组织和机构，尚缺乏全国范围的流行病学资料。

职业性恶性胸膜间皮瘤的主要致病原因是接触石棉。石棉是一组天然产生的具有纤维状晶状结构的无机硅酸盐矿物质的总称，分为两大层：闪石层和蛇纹石层。其中闪石层主要包括青石棉、铁石棉等，蛇纹石层包括温石棉等。

石棉在当今工业社会中应用广泛，尽管许多胸膜间皮瘤患者无法回忆出石棉接触史，但学者们认为大部分仍是石棉引起的胸膜间皮瘤。诱发胸膜间皮瘤的石棉量差别很大，从偶尔接触几天到职业接触几十年都可能引起。在动物实验及人类流行病学研究中发现，各种类型的石棉都能引起恶性胸膜间皮瘤的发生，但不同类型的石棉纤维的致癌能力不同。有研究表明，青石棉的致癌能力是铁石棉的10倍，而铁石棉的致癌能力是温石棉的10倍。人类暴露于石棉纤维的途径有职业暴露和非职业的环境暴露。职业暴露为在石棉开采、运输、石棉产品制造、使用中接触石棉的职工。环境暴露是指居民生活在石棉厂矿临近的居住区接触石棉颗粒污染的空气、水、土壤，而环境中的石棉纤维浓度通常是很低的。

WHO（2004）最新分类将恶性间皮瘤分为上皮样、肉瘤样、促结缔组织增生性和双向性4类。胸膜间皮瘤几乎均为弥漫性病变，局限性病变仅占1%左右。其中上皮样间皮瘤最常见，占胸膜间皮瘤的50%以上，其次为双相性间皮瘤和肉瘤样间皮瘤，而结缔组织增生性间皮瘤最少见，仅占2%。

石棉致恶性胸膜间皮瘤的机制复杂，尚未完全清楚，有报道石棉可诱导间皮细胞中原癌基因C-fos和C-jun的mRNA表达，而且石棉诱导的间皮细胞转化伴有AP-1DNA结合复合物与AP-1成分Fra-1的增加。

（二）临床表现

1. 症状

无特异性。通常起病隐匿，最常见的症状为胸腔积液、持续性胸痛和呼吸困难。

（1）全身症状

全身症状包括体重减轻（30%）、干咳（10%）、乏力等。

（2）胸腔积液

约95%的患者出现胸腔积液，多为血性胸腔积液，右侧多于左侧，常表现为呼吸困难和胸痛。胸痛一般不随着胸腔积液的增加而减轻，一般的镇痛药物常难以缓解。胸腔积液常常是恶性胸膜间皮瘤体检时唯一的体征，累及腹膜、心包时则出现腹腔积液、心包积液。

（3）局部侵犯

恶性胸膜间皮瘤的一个临床特征是临近组织的直接侵犯，症状取决于肿瘤侵犯的部位。可表现为上腔静脉压迫、脊柱压迫、食管压迫、胸壁肿块等。

（4）远处转移

常见的胸外远处转移可有腹腔内、肝、肾上腺、肾等部位的转移，但远处转移很少成为恶性胸膜间皮瘤致死的原因。

2. 辅助检查

（1）影像学检查

影像学表现：患侧胸膜广泛性增厚，伴有胸膜结节及胸腔积液；胸膜收缩、胸廓塌陷；胸壁、纵隔、心包等转移和胸膜钙化。

（2）B超

B超对胸腔积液极其敏感，可以检出10~30 mL的胸腔积液，可以鉴别胸膜实质性肿块与包裹性积液或囊肿，并可在彩超引导下进行抽液、活检穿刺。

（3）CT

CT是目前恶性胸膜间皮瘤最常用、最有诊断价值的检查方法。胸膜不规则增厚、胸膜多发强化结节和大量胸腔积液是恶性胸膜间皮瘤的CT影像学特征性表现。

（4）PET-CT

PET-CT主要价值在于良性、恶性胸膜肿瘤的鉴别诊断，并确定恶性胸膜间皮瘤临床分期及预后评价，但因其价格昂贵，不作为常规应用。

（5）细胞学检查

约1%的恶性胸腔积液是由恶性胸膜间皮瘤引起的，通常为上皮型，而肉瘤型瘤细胞很少脱落入胸腔积液中。细胞学方法常难鉴别恶性间皮细胞与反应性间皮细胞，诊断较困难，确诊率低。

（6）病理

胸膜间皮瘤的确诊依赖于组织学病理的检查，胸腔穿刺、胸膜活检、是最常见的检查手段，而胸腔镜检查则是诊断胸膜间皮瘤最佳的方法。其病理学特点如下。①上皮样间皮瘤：是最常见的恶性间皮瘤，形态变化范围广。光镜下大多数瘤细胞异型性较小，偶可见明显异型性。瘤细胞圆形或卵圆形，染色质稀疏，可见小核仁，核分裂象少见。②肉瘤样间皮瘤：又称为纤维性间皮瘤，光镜下主要由排列成短束或杂乱分布类似成纤维细胞的梭形细胞组成，生长方式与纤维肉瘤非常相似。瘤细胞常有明显的异型性，伴有多核瘤巨细胞，核分裂象多。③促纤维组织增生性间皮瘤：在光镜下表现为不典型梭形细胞被致密胶原组织分隔，排列成席纹状。此型间皮瘤常侵犯胸壁脂肪组织和骨骼肌或肺，并可见远处转移，具有高度侵袭性。④双向性间皮瘤：又称为混合性间皮瘤，由上皮样和肉瘤样两种成分混合而成，每种成分至少超过肿瘤的10%。

（7）免疫组化

间皮阳性标志物有：细胞角蛋白（cytokeratin，CK）、钙网膜蛋白（calretinin）、Wilms癌基因产物（WT-1）、凝血调节蛋白（CD141）。间皮阴性标志物有：癌胚抗原（carcinoembryonic antigen，CEA）、MOC-3、BG-8、波形蛋白（vimentin）、甲状腺转录因子-1（thyroid transcription factor-1，TTF-1）。在临床实践中，包括calretinin、CK5/6（或WT-1）、MOC-3、CEA在内的4种标志物几乎可以正确诊断所有胸膜间皮瘤病例。

（三）诊断

诊断职业性恶性胸膜应结合劳动者的工种、接触时间、潜隐期、参考流行病学及现场调查资料及各项临床检查、CT、彩超、病理学检查等，依据《职业性肿瘤的诊断》（GBZ 94—2017）进行诊断。

胸膜间皮瘤合并石棉肺患者，应诊断为石棉所致职业性胸膜间皮瘤。

对胸膜间皮瘤但不合并石棉肺患者，在诊断时应同时满足以下3个条件：①胸膜间皮瘤诊断明确；②有明确的石棉粉尘暴露史，石棉粉尘的累计暴露年限1年以上（含1年）；③潜隐期15年以上（含15年）。

（四）鉴别诊断

1. 肺腺癌

肺腺癌的影像学表现可侵犯胸膜，引起胸膜增厚、胸腔积液，类似间皮瘤表现，但肺癌一般有肺实质内肿块，而胸膜间皮瘤虽然可以侵犯肺实质，但很少在肺实质内形成明显的肿块，可借助病理免疫组化进行鉴别。

2. 反应性间皮增生

胸膜炎症、石棉纤维等慢性刺激可引起胸膜间皮细胞脱落并具有间皮细胞的免疫表型特征。这种反应性增生的间皮细胞可有一定程度的异型性，要与分化好的早期上皮样间皮瘤进行鉴别。

3. 上皮样血管内皮瘤和上皮样肉瘤

这两种恶性血管源性肿瘤的瘤细胞呈上皮样，周围绕以致密结缔组织，与分化差的上皮样间皮瘤常难以鉴别。这两类血管源性肿瘤镜下表现可见单个瘤细胞形成空腔，腔内可找见红细胞或可见不规则血管腔。免疫组化如有波形蛋白反应强度明显超过CK时，应做进一步内皮细胞标记，如CD31、F8、UEA-1阳性，可作出上皮样血管内皮瘤或上皮样肉瘤的诊断。

4. 机化性胸膜炎

机化性胸膜炎又称为纤维素胸膜炎，患者多有肺炎或胸膜慢性损伤病史，可伴有发热及胸腔积液。

（五）恶性胸膜间皮瘤的临床分期

国际上提出多种恶性胸膜间皮瘤分期系统，近年来临床上倾向于采用国际恶性胸膜间皮瘤TNM分期系统，见表9–3、表9–4。

表9–3　国际恶性胸膜间皮瘤TNM分期系统

分期	标准
原发肿瘤及范围（T）	
T1	T1a：肿瘤局限于同侧壁层胸膜（包括纵隔和膈肌侧胸膜），不累及脏层胸膜 T1b：肿瘤累及同侧胸膜面（包括壁层或纵隔、膈肌和脏层胸膜）
T2	肿瘤累及同侧胸膜面，至少有下列一种表现：①累及膈肌；②融合的脏层胸膜（包括叶、段间裂）或肿瘤自脏层胸膜侵入肺实质
T3	局部广泛病变但有切除可能，肿瘤累及所有同侧胸膜，至少有以下一种表现：①累及胸内筋膜；②侵及纵隔脂肪；③孤立，完全可切除的肿瘤，但侵入胸膜软组织；④累及心包但未侵犯心肌
T4	局部广泛病变在技术上无法切除的肿瘤；肿瘤累及所有同侧胸膜至少有以下一种表现：①肿瘤在胸壁弥漫性播散或呈多灶性肿块伴或不伴肋骨破坏；②直接经横膈侵入腹膜；③直接侵及对侧胸膜；④直接侵及一个或多个纵隔器官；⑤直接侵及脊柱；⑥肿瘤侵及心包内膜伴或不伴心包积液或肿瘤累及心肌
区域淋巴结（N）	
NX	区域淋巴结转移无法评估
N0	无区域淋巴结转移
N1	转移至同侧支气管肺或肺门淋巴结
N2	转移至隆突下或同侧纵隔淋巴结，包括同侧乳房内淋巴结
N3	转移至对侧纵隔淋巴结，对侧肺门或同侧或对侧锁骨上淋巴结
远处转移（M）	
MX	远处转移无法评估
M0	无远处转移
M1	有远处转移

表9-4　国际恶性胸膜间皮瘤TNM分期组合

分期	肿瘤情况		
Ⅰ	T1a	N0	M0
	T1b	N0	M0
Ⅱ	T2	N0	M0
Ⅲ	T3	N0	M0
	T1　T2　T3	N1	M0
	T1　T2　T3	N2	M0
Ⅳ	T4	任何N	M0
	任何T	N3	M0
	任何T	任何N	M1

（六）治疗

手术治疗是目前恶性胸膜间皮瘤可以获得治愈机会的唯一手段。由于恶性胸膜间皮瘤潜隐期长，早期诊断困难，发现肿瘤时往往失去手术时机，晚期患者以姑息治疗为主，包括姑息化疗和最佳支持治疗。

（七）预防措施

职业性胸膜间皮瘤诊断时多为晚期，中位生存期10个月左右，故应建立合理的预防措施，以减少职业性接触，降低发病率。

1. 建立合理有效的管理机制

建立合理有效的管理机制，落实坚持预防为主、防治结合的方针，重点放在“防”上，落实职工参与和社会监督的职业病防治工作体制与机制。

2. 加强对石棉所致间皮瘤的监测与预警

开展对石棉职业病危害的监测，加强对直接接触石棉作业劳动者开展职业健康风险评估和预警。

3. 加强职业健康教育

加强职业健康教育和健康促进，减少劳动者在生产过程中接触石棉的机会。

4. 加强患者的救治工作

对石棉所致间皮瘤患者及时救治，及时进行健康检查和医学观察，及时安排疑似患者进行诊断。

六、氯乙烯所致肝血管肉瘤

（一）病因学与机制

肝血管肉瘤（angiosarcoma of the liver，ASL）又称肝恶性血管内皮瘤，是一种罕见又很难诊断的恶性肝肿瘤，在一般人群中只占原发性肝肿瘤的2%，多为先天性，常见于婴儿，偶见于老年人。原发性肝血管肉瘤高发年龄为50~70岁，极罕见于儿童；男女比例约3∶1。大约70%的血管肉瘤无明确病因，但约25%的病例可见明确已知的致病因素，目前发现的致病因素包括：①二氧化钍（20世纪30—50年代被用作血管造影剂）的用药史，其慢性α粒子辐射被认为可致胆管细胞癌，少见情况导致血管肉瘤，但由于该制剂的停用和接触人群的减少，现在已不被认为是其主要致病因素；②氯乙烯单体（monochloroethylene，VCM）接触史，VCM是重要的化工原料，可与蛋白质、DNA及RNA广泛反应，致病作用很强；③无机砷接触史，这在德国使用砷制剂的葡萄园中首先发现；④使用雄激素合成的类固醇。

职业性肝血管肉瘤主要与氯乙烯接触有关。有学者还认为成人患者可能与注造影剂二氧化钍或摄入砷有关。氯乙烯在常温常压下为无色有芳香气味的气体。氯乙烯主要为聚氯乙烯的单体，可制造聚氯乙烯塑料、绝缘材料、纺织合成纤维、黏合剂、涂料等。在生产和使用本品过程中，操作工和设备维修工都有接触机会。接触者可引起神经衰弱、肝脾肿大、肢端溶骨症及硬皮样改变，被称为氯乙烯综合征。流行病调查提示氯乙烯可能是一种多系统，多器官的致癌剂，可诱发人类其他肝脏肿瘤，尤其是肝细胞肝癌。还可引起肝脏以外的呼吸系统肿瘤，消化系统肿瘤，淋巴和造血系统肿瘤、脑和其他神经系统肿瘤，以及恶性黑色素瘤等。与此同时，动物致癌实验也表明氯乙烯具有遗传毒性和致癌作用，可在多种动物中诱发肝血管肉瘤及其他肝脏肿瘤、乳腺癌、成神经细胞癌、肾胚胎细胞瘤、前胃和肺肿瘤等多种肿瘤。氯乙烯的职业危害引起了广泛的重视，并被IARC列为人类确认致癌物。截至1999年，全球共报道了197例接触氯乙烯引起肝血管肉瘤的病例。

氯乙烯致肝血管肉瘤机制尚未清楚。一般认为致肿瘤作用是氯乙烯代谢产物中间体，即氧化氯乙烯和2-氯乙醛，低浓度氯乙烯先通过肝微粒体水解成氯乙醇，再经醇脱氢酶作用代谢为氯乙醛。高浓度氯乙烯由肝细胞微粒体混合功能氧化酶在还原性辅酶I参与下直接氧化成氧化氯乙烯，在重组氯乙醛，氧化氯乙烯和氯乙醛均有强烈的烷化作用，其与细胞内大分子DNA，RNA呈共价结合，引起DNA碱基对配对错误，诱导基因突变；或通过形成羟乙基，使鸟嘌呤核苷烷化，导致脱嘌呤作用，引起细胞恶变。也有人认为氯乙烯对肝细胞有一定毒性，可引起中毒性肝病，导致肝细胞区域性坏死，使肝小叶间、汇管区乃至包膜下有纤维修复增生。

为早期诊断肝血管肉瘤，需找到较好的诊断生物标志物，如尿中亚硫基二乙酸。氯乙烯中间代谢产物，氯乙烯环氧化物和氯乙酸与DNA形成的加合物，也可作为有效的氯乙烯生物剂量标志物。效应生物标志物，包括细胞遗传学改变的指标，如G显带方法观察氯乙烯接触者染色体畸变的断裂位置发现其断裂点多位于21q22、22q13、17q21，具有特异性；还有微核试验；血清癌蛋白p21和p53，以及肝损伤和血清酶标志都有助于早期发现肝血管肉瘤。易感性生物标志物是ADH2、CYP2EI、GSTTI、ALDH2的基因多态性，研究表明其与氯乙烯暴露工人的肝功能异常有直接关系。但上述生物标志物，大多数缺乏特异性，因此，进一步监测敏感的生物标志物，为氯乙烯接触工人的健康检测提供依据。

（二）临床表现

1. 症状

原发性肝血管肉瘤临床症状多无特异性，可单发或多发，主要有右上腹痛、发热、消瘦、黄疸、腹部包块等，偶有腹腔积血，难以与其他腹部肿物明确鉴别。

2. 影像学检查

肝血管肉瘤在增强CT和MRI上表现为肿瘤中心外围边缘强化。Whelan等曾报道肝血管肉瘤在血管造影时动脉相外周显影延迟表现。多个病灶、大病灶内出血以及在动态对比增强图像上表现为渐进增强是肝血管肉瘤的典型特征，平均表面弥散系数与其他肝恶性肿瘤相比略有提升。

3. 组织学检查

活检组织学检查是目前明确诊断唯一的可靠方法。为明确诊断免疫组化分析是必需的，CD31是最可靠的诊断标志物。除了各种血管内皮标志物（ECSCR，TIE1，CD34，CDH5，ESAM），血管肉瘤基因标志物还包括ROS1。D2-40阳性可出现于血管肉瘤且80%血管肉瘤有同时表达D2-40和CD31的特异表现。

（三）诊断

氯乙烯所致肝血管肉瘤的潜隐期为20~25年，发病率与累计接触剂量有关。诊断氯乙烯所致肝血管肉瘤应结合劳动者的工种、接触时间、潜隐期、参考流行病学及现场调查资料及各项临床检查、CT、彩超、病理学检查等，依据《职业性肿瘤的诊断》（GBZ 94—2017）诊断。

氯乙烯所致肝血管肉瘤在诊断时应同时满足以下3个条件：①原发性肝血管肉瘤诊断明确；②有明确的氯乙烯单体职业暴露史，氯乙烯单体累计暴露年限1年以上（含1年）；③潜隐期1年以上（含1年）。

（四）治疗

根治性切除手术是治疗的首选。大范围切除后辅助放疗是治疗局部病变的基本方式，化疗是转移肝血管肉瘤的主要治疗方法。其他方法包括靶向治疗和免疫治疗。

（五）预防措施

职业性肿瘤的危险因素很清楚，因此采取相应的措施加以预防有可能控制或降低发病率。氯乙烯所致肝血管肉瘤应特别重视聚合釜出料、清洗及检修过程的防护。

①可在聚合釜内加入硫化钠、硫酸钠等阻聚剂以减少清釜次数及防止粘釜；要先进行釜内通风换气再清釜，而且清釜工人应戴送气式防毒面具。②应减少操作工人在釜内的操作时间，实行短时间轮班制，并积极改革工艺技术。③加强健康教育，提高自我保护能力；并定期进行健康检查；对患有病毒性肝炎、肾脏病等群体，不能从事氯乙烯生产的相关工作。④要加强锻炼身体，提高身体素质；多饮水，勤排尿；戒酒；劳逸结合，不要过度疲劳。

参考文献

[1] 孙燕.临床肿瘤学高级教程[M].北京:人民军医出版社,2011.

[2] Belli C, Anand S, Tassi G, et al. Translational therapies for malignant pleural mesothelioma[J]. Expert Rev Respir Med, 2010, 4(2): 249-260.

[3] Sugarbaker DJ, Wolf AS. Surgery for malignant pleural mesothelioma[J]. Expert Rev Respir Med, 2010, 4(3): 363-372.

[4] Scherpereel A, Astoul P, Baas P, et al. Guidelines of the European Respiratory Society and the European Society of Thoracic Surgeons for the management of malignant pleural mesothelioma[J]. Eur Respir J, 2010 , 35(3): 479-495.

[5] 赵志龙,李建新,王林,等. 恶性胸膜间皮瘤的诊疗进展[J]. 中国肺癌杂志,2009, 12(1): 73-77.

[6] 卢喜科. 恶性胸膜间皮瘤外科治疗的地位[J]. 中华肿瘤防治杂志,2010,17(3):161-164.

[7] Vachani A, Moon E, Wakeam E, et al. Gene therapy for mesothelioma and lung cancer[J]. Am J Respir Cell Mol Biol,2010,42(4):385-393.

[8] 宁津红. 石棉致癌研究近况[J]. 中华劳动卫生职业病杂志,2011,29(6):471-473.

[9] 王起恩,樊晶光,赵修南,等. 石棉与烟雾溶液对人胚肺细胞DNA的损伤作用[J]. 中华预防医学杂志,1998,32(1):31-33.

[10] 施海燕,毛翎. 石棉的健康危害及安全使用研究进展[J]. 上海预防医学杂志,2009,21(3):125-127.

[11] 赵金垣. 临床职业病学[M]. 2版. 北京:北京大学医学出版社,2010.

[12] 石远凯,孙燕. 临床肿瘤内科手册[M]. 6版. 北京:人民卫生出版社,2015.

[13] 何凤生. 中华职业医学[M]. 北京:人民卫生出版社,1999.

[14] Marant Micallef C, Shield KD, Baldi I, et al. Occupational exposures and cancer: a review of agents and relative risk estimates[J]. Occup Environ Med,2018,75(8):604-614.

[15] Alicandro G, Rota M, Boffetta P, et al. Occupational exposure to polycyclic aromatic hydrocarbons and lymphatic and hematopoietic neoplasms: a systematic review and meta-analysis of cohort studies[J]. Arch Toxicol,2016,90(11):2643-2656.

[16] Merler E, Somigliana A, Girardi P, et al. Residual fibre lung burden among patients with pleural mesothelioma who have been occupationally exposed to asbestos[J]. Occup Environ Med,2017,74(3):218-227.

[17] Hozo I, Miric D, Bojic L, et al. Liver angiosarcoma and hemangiopericytoma after occupational exposure to vinyl chloride monomer[J]. Environ Health Perspect,2000,108(8):793-795.

（姜海英，田质光）

第十章　其他职业病及职业相关性疾病

第一节　金属烟热

金属烟热（metal fume fever）是因吸入新生的金属氧化物烟所引起的以体温骤然升高和血液白细胞数增多等为主要表现的全身性疾病。

一、接触机会

金属烟热多见于有色金属，能引起金属烟热的有锌、铜、镁，特别是氧化锌。铬、锑、砷、锅、钴、铁、铅、锰、汞、镍、硒、银、铰、锐、锡等也可引起，但较少见。金属烟热常见于冶炼、铸造、焊接、切割、碳弧气割等行业，多为在通风不良的环境中进行手把焊和切割，吸入过多的金属氧化物烟尘所致。作业环境空气中氧化锌浓度>15 mg/m^3时，常有金属烟热发生。

二、发病机制

目前，人们对金属烟热的发病机制意见尚不一致，主要有金属的直接毒性作用、致热原反应、变态反应及炎症反应。

三、临床表现

金属烟热常呈急性发作，无慢性进展过程和后遗症。在接触金属氧化物烟后数小时内（6~12 h）骤起头晕、疲倦、乏力、胸闷、气急、肌肉痛、关节痛，之后发热、体温上升至37.5 ℃以上、血白细胞增多。症状、体征一般在

4~24 h消退，白细胞增多除20×10^9/L以上者需要持续24 h外，一般4~12 h恢复正常，病程类似"流感"。如发热、白细胞增多等现象持续不恢复，应做进一步检查，与有关疾病相鉴别。

四、实验室检查

金属烟热实验室检查主要是外周血检查，常表现为：白细胞、中性粒细胞增多。

五、诊断与鉴别诊断

根据金属氧化物烟的职业接触史和典型临床表现，特殊体温变化及血白细胞数增多，参考作业环境，综合分析，排除类似疾病后，对照《金属烟热诊断标准》（GBZ 48），可作诊断。

金属烟热应与疟疾、感冒等感染性疾病相鉴别：金属烟热在发病前12 h内，有密切金属氧化物烟接触史；发病期间有典型的体温升高，并伴有白细胞增多，病情一天内不经特殊处理可自愈。

六、治疗

吸入反应一般不需特殊药物治疗。对病情较重者，根据病情给予头孢曲松钠、阿奇霉素抗感染，氨溴索祛痰，以及加强营养、支持等治疗。

其他处理包括适当休息，痊愈后可继续从事原工作，定期复查。

七、预防

（一）加强职业安全意识

企业应进一步加强职业安全意识，认真学习和落实《中华人民共和国职业病防治法》，提高用人单位的职业病防治意识。

（二）加强监督执法力度

为确实保障劳动者的身体健康，加强监督执法力度，对用人单位加强监督管理，应定期对员工开展上岗前和在岗期间的职业卫生知识教育，提高员工的自我保护意识，杜绝此类事故的再次发生。

（三）加强通风

焊接、冶炼、铸造作业应尽量密闭化生产，加强通风以防止金属烟尘和有害气体溢出。在通风不良的场所应加强通风，操作者应佩戴送风面罩或防尘面罩，并缩短工作时间。

（四）其他

加快确定氧化锌烟尘职业接触限值。

参考文献

[1] 岳茂兴. 危险化学品事故急救[M]. 北京：化学工业出版社，2005：137-139.

[2] 刘世杰. 中国医学百科全书（劳动卫生与职业病学）[M]. 上海：上海科学技术出版社，1998：84-85.

[3] 杜成，施健. 碱式氯化铜尘吸入引起金属烟热的调查[J]. 职业与健康，2007，23(1)：13.

[4] 张峻，朱文静，赵圆. 一起金属烟热事故调查[J]. 工业卫生与职业病，2015，41(2)：159-160.

[5] 门金龙，张梦萍，陈学磊，等. 汽车车身电阻焊接镀锌钢板烟尘浓度与金属烟热分析[J]. 中国工业医学杂志，2017，30(3)：200-202.

（鄂蒙，毛一扬）

第二节　滑囊炎（限于井下工人）

井下工人滑囊炎（bursitis）是指井下工人在特殊劳动条件下，致使滑囊急性外伤或受长期摩擦、受压等机械因素影响所引起的无菌性炎症改变。

一、接触机会

井下工人滑囊炎主要见于从事煤矿和其他矿山开采、隧道开掘等作业的劳动者。由于特殊的劳动条件和劳动强度，劳动者肘、膝、肩、髋、踝等处长期受压或反复摩擦，导致滑囊损伤。由于煤矿井下煤层作业工人在采煤、掘进或爬行进出工作时，呈跪位或卧位，因此在这些人中本病尤为常见。

二、发病机制

慢性滑囊炎的发病机制目前有两种学说：一为血小板衍化生长因子（platelet-derived growth factor，PDGF）学说，结缔组织细胞上存在明显的血小板衍化生长因子的表达；二为自由基学说，在滑囊炎时有充足的证据表明活性氧分子直接或间接参与致病过程，在炎性过程中，巨噬细胞、中性粒细胞、淋巴细胞和内皮细胞被分解或被刺激均可产生活性氧分子（O_2），进而刺激周围的类脂、DNA、蛋白质和碳水化合物等，产生氧化损伤。

三、临床表现

根据井下工人滑囊炎的特点，按其病史、临床症状和体征、穿刺液性质和病程分为急性、亚急性和慢性期。

（一）急性期

病程为10~14 d，在关节周围形成圆形、椭圆形或不规则形，部位固定、表面光滑、有波动感、界限清楚、压之疼痛的囊性肿物，X线平片显示软组织阴影，穿刺液为血性渗出液。

（二）亚急性期

病程为1~3个月，局部轻度压痛，见有边界清晰的囊肿，反复发作，X线平片可见局部有钙化点或软骨下骨质硬化现象，滑囊造影显示滑囊壁呈毛刷样改变，穿刺液呈淡黄色透明黏液。

（三）慢性期

病程为3个月以上，长期局部反复摩擦受损或亚急性滑囊炎经多次穿刺及药物注射治疗，滑囊逐渐萎缩，局部皮肤有瘙痒、皱襞感，粗糙和胼胝样变，活动时有踩雪音，滑囊穿刺有残存少量滑液。

四、诊断与鉴别诊断

诊断职业性滑囊炎，应根据《煤矿井下工人滑囊炎诊断标准》（GBZ 82）、劳动者滑囊急性外伤以及长期受到摩擦或压迫的职业史，结合典型的临床表现及现场劳动卫生学调查，综合分析，并排除其他类似表现的疾病，方可诊断。

滑囊炎易累及相邻关节，因此应与骨关节炎、腱鞘囊肿、滑膜瘤、滑膜囊肿、腘窝囊肿、纤维瘤、脂肪瘤、脂肪垫等相鉴别，再结合局部X线片表现、病理组织学改变和穿刺液性质的观察结果进行综合分析。创伤性滑囊炎还应与化脓性滑囊炎、慢性类风湿性滑囊炎、结核性滑囊炎等相鉴别。

五、治疗

（一）治疗原则

1. 急性滑囊炎

急性滑囊炎的治疗以休息为主，一般1~2周可自愈，防止继发感染。

2. 亚急性滑囊炎

亚急性滑囊炎，非手术治疗无效时行滑囊切除术。

3. 慢性滑囊炎

对慢性滑囊炎以理疗为主。皮肤胼胝样变者不宜接受滑囊切除术。

（二）其他处理

急性、亚急性滑囊炎患者治愈后可恢复原工作，亚急性患者久治不愈或反复发作者以及慢性患者应调离原工作岗位。

六、预防

对本病的处理重在预防，首先改革生产技术，改善劳动条件，实现生产过程机械化、自动化；采煤工与其他工种工人定期调换，以减少膝肘肩部位的经常性机械刺激；在薄煤层作业的工人应使用护膝、护肘和护肩，定期进行检查，如患滑囊炎，则及时治疗。

参考文献

[1] 沈国安,曾秀诗,李林,等.煤矿井下工人滑囊炎诊断标准的研制[J].中国职业医学,2000,27(1):41-42.

[2] Rubin K, Terracio L, Rönnstrand L, et al. Expression of platelet-derived growth factor receptors is induced on connective tissue cells during chronic synovial inflammation[J]. Scand J Immunol, 1988, 27(3): 285-294.

[3] Michelson AM, Puget K, Jadot G. Anti-inflammatory activity of superoxide dismutases: comparison of enzymes from different sources in different models in rats: mechanism of action[J]. Free Radic Res Commun, 1986, 2(1-2): 43-56.

[4] 何凤生.中华职业医学[M].北京:人民卫生出版社,1999:1130-1132.

[5] 李林,刘朝万,黄绍光.滑囊炎的诊断与误诊探讨[J].职业卫生与病伤,1998,13 (3):149-150.

[6] 程爱国,黄绍光,李林.职业性外伤性滑囊炎的诊断和治疗[J].工业卫生与职业病,1987,13(1):19-21.

（鄂蒙，毛一扬）

第三节　股静脉血栓综合征、股动脉闭塞症及淋巴管闭塞症

刮研是指用带柄刮刀以人工方法修整工件表面形状、粗糙度的作业，在机床生产、精密加工和维修中具有不可代替的位置。在工作中，刮刀长期压迫劳动者下肢腹股沟处，可导致其患股静脉血栓综合征、股动脉闭塞症或淋巴管闭塞症3种疾病。

一、发病机制

在刮研操作时，将平面刮刀刀柄顶住胯骨，双手握住刀具，使平面刮刀与被刮表面形成一定的切削角度并对刀头施加压力，使平面刮刀刀刃吃紧平面。这时人的胯骨和腰部给刀柄以推力，使刀刃切入金属表面并使刀刃在深入向前中切去研磨的黑点，然后将双手压力立即转换成提升力，把刀头快速提起离开工件表面。刮削频率一般控制在每分钟40~80次，也就是工作中需要用腹股沟顶住刮刀。刮研作业长期、反复、持续压迫一侧下肢腹股沟处，引起动脉、静脉血管和淋巴管的继发性损害。股静脉血栓综合征、股动脉或淋巴管闭塞症的发病机制各有特点。

（一）股静脉血栓综合征

刮刀顶压腹股沟造成了静脉血管回流不畅，一半血液无法返流回心脏，静脉壁及瓣膜结构损害，最终导致血液淤积在脚和小腿部、产生静脉高压，极易形成血栓。而停止刮研时，循环再开通的过程可产生再灌注效应，诱发炎性反应，加重静脉壁和瓣膜的破坏，进一步加重下肢静脉高压。

（二）股动脉闭塞症

刮研操作时反复压迫腹股沟，易造成股动脉内膜损伤，加之操作时股动脉受压、动脉局部狭窄、血流中断，导致远端组织的血液灌注不足，循环障碍，加重血管壁损伤，继而使之增厚、钙化，严重时发生闭塞。

（三）淋巴管闭塞症

腹股沟局部受压，造成局部淋巴管继发性损伤，引起淋巴管管腔狭窄、淋巴回流减少，使受累组织中成纤维细胞、成胶质细胞和脂肪细胞聚集而发生继发性改变，导致下肢进行性、持续性肿胀。

二、临床表现

股静脉血栓综合征、股动脉闭塞症及淋巴管闭塞症具有一系列共同的临床表现，如患肢疼痛、发凉、怕冷、烧灼感、水肿，严重时出现坏疽和溃疡，但又各有其特点。

（一）股静脉血栓综合征

作业侧下肢可出现疼痛、痉挛、沉重感、感觉异常、瘙痒、水肿、皮肤硬结、色素沉着、潮红、静脉扩张、小腿挤压痛、溃疡等不同临床表现。

（二）股动脉闭塞症

患侧下肢出现急性缺血的表现，典型症状为持续性疼痛（pain）、皮肤呈蜡样苍白（pallor）、患肢远端的动脉搏动减弱或消失（pulselessness）、麻痹（paralysis）和感觉异常（paraesthesia），即“5P”征。由于缺血时间及缺血程度不同，并非所有患者都表现出完整的“5P”征。

（三）淋巴管闭塞症

下肢出现进行性肿胀、皮肤增厚、过度角化、溃疡等临床表现，结合MRI检查具有淋巴水肿的特征性改变。

三、辅助检查

（一）彩色多普勒超声检查

彩色多普勒超声检查在《慢性下肢静脉疾病诊断与治疗中国专家共识》（2014年版）中被认定是下肢静脉疾病首选的辅助检查手段。彩色多普勒超声检查可评价动脉疾病血流的动力学状态频谱的变化，用于判断下肢动脉缺血性疾病的解剖位置和狭窄程度。

（二）MRI检查

结合MRI检查具有淋巴水肿的特征性改变，可参考淋巴水肿分期进行诊断。

四、诊断

劳动者须有长期从事刮研作业的职业史，根据其作业侧下肢出现股静脉血栓综合征、股动脉闭塞症或淋巴管闭塞症相应临床表现及辅助检查结果，结合职业卫生学调查资料，综合分析，排除其他原因所致的类似疾病，对照《职业性股静脉血栓综合征、股动脉闭塞症或淋巴管闭塞症的诊断》（GBZ 291），方可诊断。

五、治疗

（一）股静脉血栓综合征

1. 日常防护

抬高患肢、患侧下肢规律运动。

2. 加压治疗

患肢使用弹力袜、弹力绷带及充气加压等方式治疗。

3. 药物治疗

静脉使用活性药物、扩血管药物等。

4. 手术治疗

戴戒手术或腔内介入治疗等。

（二）股动脉闭塞症

1. 日常防护

患肢适当功能锻炼、改善血液循环。

2. 药物治疗

使用抗凝药物、扩血管药物治疗。

3. 手术治疗

介入球囊扩张、患肢人工或自体血管转流术等。

（三）淋巴管闭塞症

1. 日常防护

保持患肢清洁干燥，抬高患肢，积极防治感染。

2. 物理治疗

使用手法按摩、弹力绷带或三级压力弹力袜、烘绑疗法，间歇性加压驱动疗法等。

3. 手术治疗

淋巴回流重建和病变组织切除术。

4. 其他处理

如需劳动能力鉴定，按《劳动能力鉴定职工工伤与职业病致残等级》（GB/T 16180）处理。

六、预防

对本病的处理重在预防，首先改革生产技术，改善劳动环境条件，实现生产过程机械化，研制自动化机器人自动刮研机，定期调换工人。

参考文献

[1] 任卫东，唐力. 血管超声诊断基础与临床[M]. 北京：人民军医出版社，2005.
[2] 徐智章，张爱宏. 外周血管超声彩色血流成像[M]. 北京：人民卫生出版社，2002.
[3] 裘法祖，孟承伟. 外科学[M]. 4版. 北京：人民卫生出版社，1997.
[4] Takeuchi Y, Sakamoto M, Sata T. Automation of Scraping Works by a Robot Equipped with a CCD Line Sensor and a Contact Detector[J]. CIRP Annals-Manufacturing Technology, 1988, 37(1): 489-492.

（鄂蒙，毛一扬）

第四节　职业相关性疾病

一、腕管综合征

腕管综合征（carpal tunnel syndrome，CTS）是指由于多种原因导致的腕管压力增高，压迫正中神经后引起腕部以下正中神经分布区域感觉和运动功能障碍的一系列症候群。

（一）致病因素及易患人群

任何能使腕管内容物增多、增大或使腕管容积缩小的因素均可导致本病。多数患者病因不明，主要与下列因素有关：腕管容积变小，腕部内容物增加，生理代谢功能的改变。

本病好发于40岁以上成年人，女性多于男性，尤其是在需要长久反复用力屈伸腕与指的职业中发病风险高。

（二）临床表现

通过CTS的临床表现及体征可将其分为3期：①早期，患者常常会在夜间觉醒，伴有手部的麻木、疼痛，严重者可有从腕部到肩部的放射痛和手指持续性麻木、针刺感，用力甩动手腕可缓解不适症状；②中期，患者可出现手指的麻木、刺痛感，患者会出现持物不稳等运动功能障碍；③晚期，此期的患者可出现鱼际肌萎缩，该期患者感觉异常可消失。

（三）诊断

CTS的诊断：①劳动者手及腕部有反复长期活动的病史；②典型的症状体征（拇指、食指、中指麻木、刺痛，夜间痛醒，持物不稳，甚至大鱼际肌萎缩）；③目前被公认为诊断CTS的金标准为神经电生理检查，根据以上病史症状体征以及电生理学检查通常可明确诊断。

（四）治疗

1. 保守治疗

目前最常用的保守治疗方法是腕部支具固定和局部注射类固醇皮质激素，

其他方法有超声、激光、运动疗法、针灸、瑜伽以及口服类固醇类药、非甾体抗炎药（NSAID）抗炎药和维生素B_6等。

（1）支具固定

为便于抓握，多将患者腕部固定于中度背伸位，当腕处于中立位时腕管内压力最低，处于屈伸位时腕管内压力均明显上升。将腕管固定于中立位可有效缓解早期轻中度症状。

（2）类固醇皮质激素局部注射

许多研究表明，对CTS患者局部注射类固醇皮质有显著的短期疗效，但长期效果尚无定论。

2. 手术治疗

对症状严重、保守治疗2个月无效者应及早行手术治疗，通常行腕横韧带切开腕管减压术。

（五）预防

①手及腕劳动强度大时应注意劳动间歇休息，防止腕部正中神经持续性受压，中年女性在劳动中更要注意这一点，另外，在劳动前和劳动后放松腕部，充分活动腕关节，有助于防止腕管综合征的发生；②注意避免劳作中洗冷水，避免寒冷刺激和过度伸屈用力，注意局部保暖；③患者经过治疗后如症状缓解，要注意防止复发，要避免长时间进行手、腕劳动强度较大的活动；④因外伤所致的骨折、脱位患者如有手指麻木、疼痛，要及时到医院检查，及时治疗，可获得良好疗效。

二、视频终端综合征

视频终端（visual display terminal，VDT）综合征，是指由于长时间在VDT前操作和注视荧光屏而出现的一组包括神经衰弱综合征、肩颈腕综合征及一系列眼部症状等表现的疾病。

VDT 作业系统主要由主机、显示器及键盘组成。

（一）临床表现

VDT作业的视觉负荷使视觉系统产生疲劳，心理负荷引起心理疲劳，相对不变的作业姿势和高频率的敲击键盘动作引起骨骼肌疲劳。

1. 对视觉系统的影响

注视自发光的显示屏幕是VDT作业最显著的特征。在作业过程中，眼在荧屏、文件、键盘上频繁移动，据统计其次数每天可高达10 000~30 000次，长时间的VDT作业使视觉系统的生理机能明显下降，呈现疲劳状态。相关研究指出，50%~90%的VDT操作者有关于眼睛不适的抱怨。VDT作业者的眼部症状主要有眼干、眼痒、异物感、视物模糊、眼部胀痛、眼疲劳等症状，以眼干和疲劳感为最多见。此外，还可能引起晶状体混浊、色觉异常等。

2. 对肌肉骨骼系统的影响

VDT综合征患者因经常用手指叩击键盘，致使手指和腕关节僵硬且有酸痛感。长期坐位低头、看字的固定姿势，使颈肩部、腰背部也感不适，进而产生麻木、疼痛等疲劳症状。

3. 对精神、情绪的影响

长期固定姿势作业，会使人感到单调乏味，有的人会出现烦躁不安、精神不集中、头脑不清、劣性情绪等症状。

（二）预防措施

采取措施使视屏面具有适宜的照度是改善VDT工作环境的重要一环。建议显示器的照度为100~300 lx，水平作业面照度（如键盘、文稿等）为300~700 lx。

室内的照度和亮度均匀稳定，减轻作业者的生理和心理负担，合理布局作业空间，选择合适的视距离、显示器高度，工作台与坐椅尺寸合理，合理安排作业时间，加强职业健康管理，定期进行健康体检，加强个人防护措施。

参考文献

[1] Alfonso C, Jann S, Massa R, et al. Diagnosis, treatment and follow-up of the carpal tunnel syndrome: a review[J]. Neurol Sci, 2010, 31(3): 243-252.

[2] Gelberman RH, Hergenroeder PT, Hargens AR, et al. The carpal tunnel syndrome. A study of carpal canal pressures[J]. J Bone Joint Surg Am, 1981, 63(3): 380-383.

[3] Burke FD, Ellis J, McKenna H, et al. Primary care management of carpal tunnel syndrome[J]. Postgrad Med J, 2003, 79(934): 433-437.

[4] Marshall S, Tardif G, Ashworth N. Local corticosteroid injection for carpal tunnel syndrome[J]. Cochrane Database Syst Rev, 2007(2): CD001554.

[5] O'Gradaigh D, Merry P. Corticosteroid injection for the treatment of carpal tunnel syndrome[J]. Ann Rheum Dis, 2000, 59(11): 918-919.

[6] Aroori S, Spence RA. Carpal tunnel syndrome[J]. Ulster Med J, 2008, 77(1): 6-17.

[7] Rechichi C, Scullica L. Asthenopia and monitor characteristics[J]. J Fr Ophtalmol, 1990, 13(8-9): 456-460.

[8] 杨永坚,梁友信.办公室职员的职业卫生问题[J].工业卫生与职业病,1987,13(6):331.

[9] Blais BR. Visual ergonomics of the office workplace[J]. Chemical Health and Safety, 1999, 6(4): 31-38.

[10] 佘惜金,黄中宁,黄杜茹,等.视屏显示终端对视觉系统影响的研究[J].中国职业医学,2007,34(5):392-394.

[11] 林敏,张绮珠.视频显示终端性视疲劳148例的临床研究[J].河北医学,2004,10(5):410-412.

[12] 王淑梅.视屏显示终端作业对136名操作人员眼睛影响的调查[J].职业与健康,2004,20(10):30-31.

[13] 刘英婴.舒适、高效的办公照明——VDT环境下照明设计探讨[J].灯与照明,2004,28(2):8-10,23.

[14] 顾力刚.VDT作业及其管理研究[M].北京:科学出版社,2008:170-171.

[15] Wu S, He L, Li J, et al. Visual display terminal use increases the prevalence and risk of work-related musculoskeletal disorders among Chinese office workers: a cross-sectional study[J]. J Occup Health, 2012, 54(1): 34-43.

[16] Takanishi T, Ebara T, Murasaki GI, et al. Interactive model of subsidiary behaviors, work performance and autonomic nerve activity during visual display terminal work[J]. J Occup Health, 2010, 52(1): 39-47.

（鄂蒙，毛一扬）

第十一章　职业流行病学

第一节　职业流行病学的应用

一、概述

流行病学是研究疾病的频率、分布及其影响因素，探究病因与疾病研究规律，借此制定相应的预防措施，并对措施效果进行考核评价的学科。职业流行病学是应用流行病学基本原理和方法研究职业活动对职业人群健康影响的一门学科，目的是研究职业性病损的发生频率、分布及其与职业性有害因素和其他相关因素的因果关系或可能的关联；提供未知职业卫生的早期预警征象；测试有害因素接触的人体效应和干预措施的评价。

1774年，英国外科医生Pott注意到一些从童年起就从事打扫烟囱工助手的少年在成年后，阴囊部常发生经久不愈的溃疡，病理证实为癌变，从而提出了阴囊癌与职业的关系。这是一例典型的用流行病学方法揭示职业性有害因素诱发职业病癌的实例。Seltser用队列研究的方法调查了1915—1958年死亡的3 521名放射科医生白血病的发病情况，发现职业接触造成放射人员患白血病而死亡的概率是五官科医生的2.52倍。1851年，英国进行第6次人口普查时，William Farr增加了职业一项，因此有人认为他是首创职业与死亡之间关系评价的人。职业卫生从业人员如果没有流行病学知识，就无法查明与职业人群健康有关的卫生问题，也无法制定出完善的防治对策和措施。

要研究来自生产工艺过程、劳动过程以及生产环境的职业性有害因素对职业人群的影响，可以从临床医学角度去研究个体出现的症状、体征、医学检查异常结果等，其目的和意义是恢复劳动者个体的健康。但这类临床医学研究有其局限性，它无法认识职业性损害的本质，更无法在群体中解决疾病的控制问题。职业流行病学是职业医学和流行病学相结合的一门学科，围绕职业人群、个人生活与居住环境及社会环境、工作环境（职业病危害因素接触性质、强度、时间、防护等）、健康结局（疾病及有关健康指标）收集资料，在控制有关因素的影响后，客观评价工作环境与健康关系。近几十年来，职业流行病学在职业卫生领域已得到了广泛应用，其用途包括阐明生产活动中存在的物理因素、化学因素等职业性有害因素对劳动者健康的影响，揭示职业性损伤在职业人群中的发生、分布等规律，为制定或修订职业病防治相关标准、规范提供参考依据，对职业病防治工作质量及其预防控制措施效果进行评价。

尽管有职业史明确，工人体检资料较为连续、完整等独特的优势，但由于劳动者就业的流动性强，职业性有害因素的种类多样，接触过程多变、不连续，接触人群不稳定等特点，并且存在生产工艺技术性强、个人防护用品配备与使用情况等诸多复杂的影响因素，开展职业流行病学调查摸清致病原因、致病条件和寻找接触–反应（效应）关系等并不是一件简单的事。

二、职业流行病学的作用

职业流行病学在职业病工作中发挥重要的作用，归纳起来主要体现在以下几个方面。

（一）健康状况调查

通过健康状况调查可以阐明职业性病损或健康状态的分布及其特点，也就是在不同时间、不同地区及不同职业人群中职业性病损的发生频率和动态变化（三间分布），从而分析其发生和发展规律，探讨职业性有害因素对健康的影响及危害程度，通过关联度分析，提出病因–效应关系假设。

调查工作开始之前，必须明确调查方法的可行性与调查目的的合理性。灵敏和特异的检查方法是进行调查的前提，如果预防是调查的目的，那么调查的疾病则必定是可预防的，或者可以延迟病程，否则调查带来的危害可能超过益处。

（二）病因探索

对病因的探索研究（病因流行病学）是职业流行病学的主要研究内容。疾病的发生与流行的原因是致病因素与流行因素综合作用的结果，但很多职业性病损发病机制并不十分清楚，病因也不完全明了，职业流行病学可以探讨职业病病损的病因以及影响流行的因素，提出这类疾病的预防和控制策略及措施。

病因的确定主要来自描述流行病学提出的病因-效应关系假设。

由于职业性病损的发生发展大多是多种因素综合作用的结果，是多病因的，有时真正的病因未被发现，但通过对各种危险因素的控制，仍可取得较好的效果。当致病因素是唯一或者占主导地位的时候，进行病因探索的意义不大，比如铅中毒。

（三）为确定职业接触限值和职业病诊断标准提供依据

用流行病学调查方法，了解所接触的职业性有害因素与接触人群的关系，找出该因素对健康的影响，可阐明接触水平–反应关系或接触水平–效应关系。这样的群体观察资料，不是临床的病例观察和动物实验的结果能替代的，是确定职业接触限值必不可少的依据。

接触水平的确定和效应的测量是研究接触–反应关系的关键所在。通常采用的各种方法的优先顺序如下：生物监测、呼吸带高度的个体采样、定点采样。采用工种、工作区域、工作类型、职业种类等方法取得的接触范围则显得粗放。质量差的接触水平资料可能导致不能发现实际存在的接触水平–反应关系。

效应测量是对疾病发生的观察，目的是找出可能发生的健康危害。测量指标的选择应着眼于早期的不良影响。

（四）评价预防措施效果

前文讲到通过职业流行病学调查，我们可以获得职业性病损或健康状态的分布及其特点，通过合适的设计，我们可以比较两次健康影响调查的结果进而判断职业性病损预防措施的效果。这种预防措施可以是一项简单的措施，也可以是服务于调查对象的整个职业卫生体系。在此情况下，职业流行病学的研究目的并不是调查所取得的分布数据，而是对预防措施本身的有效性进行评价。

职业流行病学研究通常关注职业因素对健康有害的影响，而在预防措施评价方面却期望得到正向的结果。事实上，得出一个准确的预防措施评价结论是很难的，很多难控制的干扰因素可能影响结果的准确性。对某种疾病起预防作用的措施，对另外一种疾病来说，可能起的是促进作用。比如，全面通风对于毒物的扩散是有利的，但对该场所尘肺病的防治却是一个不合适的方法。干预措施或者是卫生服务体系的落实程度也很难准确把握，比如个体防护用品，受试者的不配合常使研究得不出期望的结果。正确使用降噪耳塞可有效控制噪音对听力的损伤，但我们经常发现在发放适合耳塞的职业人群中仍然有噪声聋的出现。

三、职业流行病学调查设计

职业流行病学调查设计是在明确研究目标的前提下，对整个调查研究过程进行周密规划，制定研究策略，选择研究方法及确定具体实施方案。调查设计的目的是用尽可能少的人力、物力、财力和时间，获得符合统计学要求的调查资料，得出科学的结论。职业性有害因素对接触人群健康的不良影响受许多因素的干扰，有许多问题可能会影响到职业流行病学调查结果，如果没有周密的考虑和合理的调查设计，就不能得到可靠的科学结论。职业流行病学调查研究中一个完善的调查设计有着非常重要的作用，是调查研究成功的重要基础。

职业流行病学设计的一般内容包括调查目的、内容、对象、方法、步骤以及调查数据的统计分析，还应包括组织领导、经费和时间安排、调查研究的质量控制等内容。

（一）明确调查目的

明确调查目的就是明确在本次调查中要解决什么问题，应取得什么样的资料和资料有什么用途。职业流行病学调查的目的主要有：①调查致病原因；②阐明致病的条件；③寻找接触水平–反应（或效应）关系；④评价预防措施的效果。不同的调查目的需要不同的调查对象、方法和指标。在调查设计之前查阅文献资料，了解前人已经做过的工作，解决了哪些问题，还存在什么问题，再结合被调查单位现场的一般情况和存在的主要问题，认真考虑并确定调查目的、明确调查的重心。

（二）确定调查对象和数量

明确调查目的之后，就要确定调查对象和调查人群范围。调查对象的确定主要包括调查研究基本单位的确定、调查对象数量的确定以及调查对象抽样方法的确定。在调查设计中必须对调查对象有严格的界定，明确调查人群的纳入标准，不能模棱两可。准确地划分接触和非接触、患者和非患者直接关系到调查结果的准确性。调查对象的数量，根据调查研究的内容而定。如研究某一职业中的某疾病患病率，所涵盖的调查样本量越大，所获结果的代表性越好。但是在一些研究中样本量太大，人力物力消耗大，工作不易做仔细，易引入各种混杂因素，从而影响调查结果，这时就需要根据调查目的和内容选择相应的抽样方法来获得一定数量的调查对象。

（三）确定调查内容及设计调查表

调查内容一般通过一些指标来体现，指标选取是否合理对调查工作的真实性和代表性影响很大。根据调查目的和待解决的问题，尽量选取定量客观指标，避免主观指标。确定观察指标还应考虑其可行性，切忌将脱离实际、无法做到的指标写入设计中。职业流行病学中，调查表是资料收集的重要手段，在调查前应预先设计各种表格，并规定填表的要求和方法。调查表在初步拟定后，应在一定范围内进行预调查，发现问题应及时修正，以保证调查表的科学性和可行性。

（四）选择对照人群

在流行病学调查中，对照人群的正确选择关系到调查结论的准确性。对照可分为内对照、外对照和自身对照3种。内对照指调查对象和对照来自同一家调查单位，两组对象的各方面条件接近齐同，仅在接触和非接触上有区别；外对照指两组对象来自不同的群体，此时应特别注意除接触外其他条件的可比性；自身对照为调查对象本身，用以比较接触前后或采取预防措施前后的健康状况，这种对照较为理想，但接触前的基础资料不易得到。

（五）确定调查方法

根据调查的目的、调查条件和相关的人力、物力、财力等客观条件，确定采取何种调查、收集、整理及分析资料的方法。一般来说，若调查的目的在于了解总体特征，可采用横断面调查的方法。若目的在于探索病因或事物之间的相互关联，可采用病例对照和队列研究。一般一项调查以一种方法为主，其他方法为辅助的综合使用方法，从而有利于数据资料的收集和分析。

（六）制订调查的组织计划

调查的组织计划包括组织领导、宣传动员、调查的时间和步骤、调查经费的分配和其他物质保障，以及调查人员的选择、培训、组织等工作。

四、职业流行病学常用研究方法

职业流行病学研究有多种分类方法，但都来源于流行病学，根据目前流行病学研究的现状，我们将职业流行病学研究方法分为描述流行病学、分析流行病学和实验流行病学3种形式。

（一）描述流行病学

描述性研究主要描述职业人群中有关疾病或健康状况在不同地区、不同时间、不同人群的分布情况，阐明工人中疾病的流行状况，通过比较这种分布的差异，确定高危险人群，形成病因假设，为探讨疾病的病因及防治措施制定提供线索。描述流行病学收集的资料主要是职业性有害因素的暴露和疾病方面的信息，常用的描述指标有暴露的时间、浓度，疾病的发病率、患病率、缺勤率、病残率、死亡率等。它不同于分析性研究和实验性研究，一般没有研究假设，不需要设立对照组，主要应用是描述疾病或健康状况的三间分布及发生发展的规律，提出或初步检验病因学假设。

横断面调查是描述流行病学的主要形式，也被称为现况调查，由于所需要的时间段、投入的人力物力较小，可检索到的职业流行病学相关的文章大多是现况调查，内容主要涉及职业心理、人机工效学、职业病危害、职业伤害等方面，资料基本来源于日常工作，针对某种疾病的深入调查较少。

现况调查分为普查和抽样调查。普查指在特定时间内对特定范围内人群中每一成员所做的调查或检查，为了保证疾病的患病率不会变化，特定时间应该比较短。抽样调查是指在特定时点、特定范围内的某人群总体中，按照一定的方法抽取一部分有代表性的个体组成样本进行调查分析，以此推论该人群总体某种疾病的患病率及某些特征的一种调查。普查和抽样调查各有优缺点，普查大而全，抽样调查小而精，但需要一定的设计水平，不适用于变异较大的资料以及患病率较低的疾病。抽样必须遵循随机化和样本大小适当的原则，才能获得有代表性的样本，并通过样本信息推断总体的特征。随机抽样方法可分为单纯随机抽样、系统抽样、整群抽样、分层抽样、多级抽样。

样本大小的计算：对均数或率做抽样调查时的样本含量公式（单纯随机抽样）。

若抽样调查的分析指标为计量资料时：

$$n=Z^2_{\alpha}S^2/d^2 \tag{11-1}$$

式中，n为样本大小，α为显著性水平，Z是指统计学上标准正态分布的Z值。通常显著性水平α=0.05，Z_{α}约等于2。

若抽样调查的分析指标为计数资料时：

$$n=Z^2_{\alpha}PQ/d^2 \tag{11-2}$$

式中，P为估计患病率，Q=1−P。

研究实例：

尘肺病是严重危害煤矿工人身体健康的一种职业病，目前尚无有效控制尘肺病情进展的治疗方法，随时间推移患者多出现肺功能受损、发生并发症，使病情加重。不仅给用人单位造成经济损失，也给患者及家庭带来极大的痛苦。为了做好尘肺病预防工作，本研究对某矿区40年来确诊的尘肺患者的基本状况及发病、晋级、合并肺结核、死亡原因等情况进行了调查分析。

（1）调查目的：探讨矿工尘肺发病年龄、接尘工龄、晋级年限、尘肺合并结核状况及影响尘肺预后的有关因素。

（2）确定研究对象：某煤矿集团公司1963年1月—1999年10月确诊的4 421名尘肺患者中已死亡1 011例、现患3 410例。

（3）确定研究内容和资料收集方法：对矿区40年来确诊的4 421例尘肺患者的基本状况及发病、晋级、合并肺结核、死亡原因等资料建立数据库，按全国尘肺流行病学调查设计方案进行现况调查。

（4）资料的整理与分析：用FOXBASE建立数据库，使用SPSS8.0 for Windows 9X对数据进行卡方检验，分析结果。

①40年来，矿区Ⅰ期尘肺患者平均接尘时间为（22.40±2.08）年，平均发病年龄为（47.31±2.96）岁，其被确诊为Ⅰ期尘肺时的接尘时间有逐年延长趋势，平均发病年龄也向后推移，见图11-1、表11-1。

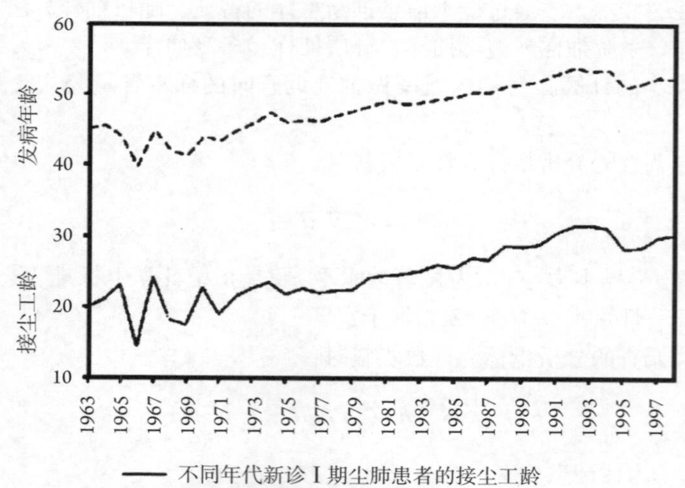

图11-1　矿区4 240例历年新诊Ⅰ期尘肺患者的接尘工龄及发病年龄

表11–1　不同种类尘肺患者平均发病年龄及接尘工龄

尘肺种类	例数	发病年龄（岁）	接尘工龄（年）
矽肺	1 590	47.15±7.50	19.97±7.12
煤工尘肺	2 780	50.38±7.46	23.91±7.63
水泥尘肺	32	48.48±5.41	21.06±6.42
电焊工尘肺	2	48.38±4.77	22.33±9.19
铸工尘肺	12	50.68±5.76	20.55±8.93
其他尘肺	5	52.89±3.77	16.29±13.39
合计	4 421	49.21±7.62	22.45±7.69

②尘肺病种类中煤工尘肺病例最多（2 780例），占62.9%；矽肺居第2位（1 590例），占36.0%。矽肺病平均发病年龄最早，其次为电焊工尘肺、水泥尘肺、煤工尘肺、铸工尘肺；矽肺患者的平均接尘工龄最短，其次为铸工尘肺、水泥尘肺、电焊工尘肺、煤工尘肺。

③尘肺病平均晋级年限：Ⅰ期→Ⅱ期8.02年；Ⅱ期→Ⅲ期8.65年。尘肺合并结核703例，占尘肺总例数的15.9%（703/4 421）。尘肺结核的病死率44.4%，远高于单纯尘肺（18.8%）。尘肺前3位死因分别是肺结核、肺癌、肺心病。

（5）调查结论：随作业条件的改善，尘肺患者的平均发病年龄逐年增加、发病工龄逐年延长。尘肺并发症严重影响尘肺患者的身体健康。

（二）分析流行病学

队列研究和病例对照研究是分析流行病学的重要研究方法，均基于一定的研究假设，通过比较不同人群（观察组和对照组）的暴露情况和疾病发病情况以确定暴露因素与疾病之间的联系。

1. 队列研究

队列研究是将某一职业人群按是否暴露于某一有害因素或暴露程度分为不同的亚组，追踪观察各组疾病的发病情况，从而得出暴露因素与发病之间有无因果关联及关联强度。队列可以是固定的，也可以是动态的，目的都是收集符合研究要求的暴露和发病资料。队列研究的基本原理见图11–2。

从图11–2可以看出，队列研究中对有害因素的暴露并不是研究者干预的，暴露在疾病发病之前，在时间上是前瞻性的，能确证暴露与结局的因果关系。

队列研究是一个前瞻性研究，从暴露到疾病发病可能需要很长的时间，

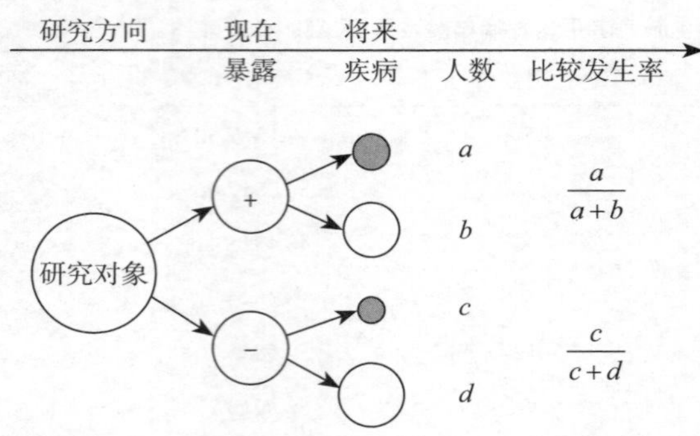

本图摘自人民卫生出版社，2013年，沈洪兵、齐秀英所著的《流行病学》。

图11-2　队列研究基本原理示意图

所需观察的人群量很大，费用大，可行性较大。因此有研究者将建立队列的时间后推，这样就可以缩短观察时间，但这样的研究设计对既往的有害因素暴露资料收集提出了更高的要求。根据研究对象进入队列及终止观察的时间不同，又可将队列研究分为前瞻性队列研究、历史性队列研究和历史前瞻性队列研究3种。

研究实例：

20世纪70年代发现，某锡矿（下文简称“锡矿”）工人肺癌发病率、死亡率高且已被确认为职业癌。研究发现，1954—2002年，锡矿男性矿工肺癌年平均发病率为187.7/10^5，而有30年以上井下工作史工人的发病率则高达1 694.9/10^5，年平均死亡率为161.0/10^5，远高于当地普通男性居民肺癌标化死亡率（26.6/10^5）。吸烟被公认为肺癌首要危险因素，此外，环境烟草烟雾、氡、职业暴露等因素也会增加肺癌发病风险。研究已证明锡矿工肺癌死亡率高与生产环境中的氡、砷等职业暴露因素有关。本研究拟利用锡矿工职业高危人群前瞻性队列研究资料，探讨锡矿工肺癌危险因素及交互作用。

（1）研究目的：该研究的目的是探讨锡矿工肺癌危险因素及交互作用。

（2）研究设计与实施：该研究采用前瞻性队列研究设计类型。

①研究因素：结合以往的研究，确定年龄、吸烟量、累积氡砷暴露、既往慢性支气管炎、教育程度作为锡矿工肺癌影响因素。

②确定结局：该研究以肺癌发病作为终点。肺癌病例确认途径主要为：（a）肺癌筛查阳性者住院进一步检查后确诊；（b）因症状于当地医院就医而确诊；（c）根据当地肿瘤登记系统提供的资料确诊；（d）个别病例根据随访结果死因推断。

③研究对象：研究对象来自1992—1999年参加“矿工肺癌早期标志物”队列研究的成员共9 295人。纳入标准为：（a）年龄为40岁及以上；（b）至少有10年井下工作史或冶炼史或两者相加满10年；（c）无恶性肿瘤史；（d）知情同意。本研究中，研究对象至少参加过1次1992—1999年年度性肺癌筛查。

④随访与资料收集：1992—1999年，每年对队列成员进行一次痰细胞学和胸部X线筛查，其他资料通过调查表和现场检测数据获得。

⑤资料整理与分析：1992—1999年，进入队列并参加过肺癌年度性筛查的锡矿工共有9 295人，截至2001年12月31日，确诊肺癌死亡病例443人。通过计算不同人群特征和职业暴露肺癌死亡率，利用Cox回归模型分析锡矿工肺癌危险因素，分析氡暴露人群中初始氡暴露年龄和暴露率对肺癌死亡危险的影响，分析不同吸烟、氡暴露水平下肺癌死亡的危险；基于相加模型和相乘模型分析吸烟和累积氡暴露量的交互作用，详见表11-2、表11-3。

表11-2　锡矿工队列人群特征及肺癌死亡分布

特征	调查人数	人年	病例数	死亡率（1/10万）	死亡比值比（95%CI）
年龄（年）					
<60	6 169	49 707.9	107	215.3	1.00
60~69	2 494	19 699.0	256	1 299.6	6.01（4.80~7.53）
>70	632	4 139.2	80	1 932.7	9.36（7.00~12.51）
性别					
女	599	4 485.6	2	44.6	1.00
男	8 696	69 060.5	441	638.6	13.85（3.45~55.58）
教育水平					
文盲	2 206	17 390.1	222	1 276.6	1.00
<6年	4 457	36 519.1	198	542.2	0.42（0.35~0.51）
>6年	2 632	19 636.9	23	117.1	0.09（0.06~0.15）
吸烟					
从未	1 451	11 148.7	19	170.4	1.00
偶尔	894	6 918.0	53	766.1	3.85（2.42~6.11）
经常	6 950	55 479.4	371	668.7	4.40（2.60~7.43）

续表11-2

特征	调查人数	人年	病例数	死亡率（1/10万）	死亡比值比（95%CI）
吸烟量（包/年）					
Q1（0）	1 451	11 182.1	19	169.9	1.00
Q2（1~583）	1 968	15 565.1	117	751.7	4.33（2.66~7.03）
Q3（584~1 022）	1 961	15 674.1	129	823.0	4.74（2.93~7.67）
Q4（1 023~1 540）	2 006	16 228.8	103	634.7	3.65（2.24~5.96）
Q5（>1 540）	1 909	14 896.0	75	503.5	2.93（1.77~4.85）
砷累积暴露（IAEM）					
Q1（0~1 455）	2 440	18 444.7	13	70.5	1.00
Q2（1 456~7 102）	2 284	19 394.7	75	386.7	5.27（2.92~9.50）
Q3（7 102~17 435）	2 286	18 180.6	242	1 331.1	18.41（10.54~32.17）
Q4（>17 435）	2 285	17 526.1	113	644.8	9.08（5.11~16.12）
哮喘史					
无	8 620	68 337.0	377	551.7	1.00
有	675	5 209.1	66	1 267.0	2.29（1.76~2.97）
慢性支气管炎史					
无	6 866	54 226.7	244	450.0	1.00
有	2 429	19 319.4	199	1 030.1	2.26（1.88~2.73）
矽肺病史					
无	8 841	70 125.4	389	554.7	1.00
有	454	3 420.7	54	1 578.6	2.86（2.15~3.80）
肺结核病史					
无	9 031	71 435.0	425	594.9	1.00
有	264	2 111.1	18	852.6	1.14（0.88~2.26）
氡累积暴露量					
0	1 846	14 428.3	17	117.8	1.00
Q1（0~95.82）	1 865	14 102.4	33	234.0	2.00（1.12~3.59）
Q2（95.82~148.44）	1 860	15 079.6	49	324.9	2.72（1.57~4.73）
Q3（148.44~295.84）	1 862	15 276.5	129	844.4	7.03（4.24~11.66）
Q4（>295.84）	1 862	14 659.3	215	1 466.6	12.30（7.51~20.17）

表11-3　锡矿工肺癌危险因素的多因素分析

特征	危险比（95%CI）*
年龄（岁）	
<60	1.00
60~69	2.30（1.79~2.96）
>70	3.20（2.30~4.48）
教育水平	
文盲	1.00
<6年	0.79（0.85~0.96）
>6年	0.50（0.31~0.80）
慢性支气管炎史	
无	1.00
有	1.54（1.27~1.86）
吸烟量（包/年）	
Q1（0）	1.00
Q2（1~583）	1.25（0.76~2.06）
Q3（584~1 022）	1.54（0.94~2.52）
Q4（1 023~1 540）	1.69（1.03~2.78）
Q5（>1 540）	1.63（0.98~2.73）
砷累积暴露（IAEM）	
Q1（0~1 455）	1.00
Q2（1 456~7 102）	2.58（1.40~4.79）
Q3（7 102~17 435）	6.17（3.31~11.52）
Q4（>17 435）	6.53（3.43~12.37）
氡累积暴露量	
0	1.00
Q1（0~95.82）	2.88（1.53~5.40）
Q2（95.82~148.44）	4.02（2.16~7.47）
Q3（148.44~295.84）	5.06（2.86~8.96）
Q4（>295.84）	4.95（2.83~8.67）

*根据年龄、性别、教育水平、吸烟量、氡累积暴露量、砷累积暴露量和既往肺部疾病进行了调整。

（3）结论：进入研究时的年龄、吸烟量、累积氡砷暴露量、既往慢性支气管炎为锡矿工肺癌的独立危险因素，教育程度是矿工肺癌的保护性因素；肺癌危险与氡暴露率间存在逆剂量率效应，但与初始氡暴露年龄无明显关联；吸烟和氡暴露对肺癌危险有显著的相加交互作用。结论：锡矿工肺癌高死亡率是多种因素共同作用的结果，危险因素间的交互作用值得进一步深入研究。

2. 病例对照研究

病例对照研究是指按照有无职业性病损将研究对象分为病例组和对照组，分别调查其既往可疑职业性有害因素的暴露情况，并进行比较，以推测病损与因素之间关联的一种观察性研究。队列研究多用于一个职业人群某因素的暴露与疾病，而病例对照研究用于寻找某个疾病的暴露因素，可以是多因素的分析。基本原理见图11–3。

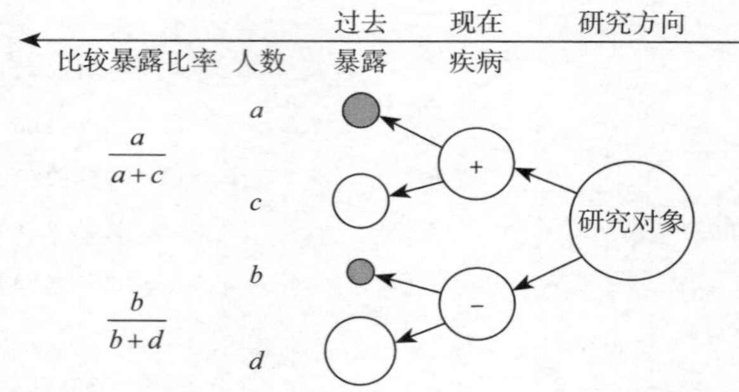

本图摘自人民卫生出版社，2013年，沈洪兵、齐秀英所著的《流行病学》。

图11–3　病例对照研究基本原理示意图

从时间顺序上来看，是收集过去的暴露情况，又称为回顾性研究。它和队列研究一样，只是客观地收集资料，并不干预暴露情况，都是观察性研究。所追溯的职业病有害因素的暴露比例差异的统计学意义是分析该因素是否与所研究疾病有关的依据。由于在时间上是由果及因的推断，这种关联并不能证实两者间的因果关系，但可以作为寻找相关有害因素的重要手段。

从研究设计上，根据病例和对照之间的关系，病例对照研究通常可分为非匹配病例对照研究和匹配病例对照研究。由于匹配病例对照研究通过匹配控制了年龄、性别等混杂因素，可以更准确地反映研究因素与疾病的关系。

研究实例：

很多研究提示，石油、橡胶、制革以及染料等行业的工人是膀胱癌高发人群，主要因素为接触某些芳香胺，尤其是2-萘胺和联苯胺。接触上述化学物工人发生膀胱癌的相对危险度为1.95。本研究以某石化企业为研究现场，采用病例对照研究方法，以探讨石化企业的职业性危险因素与膀胱癌的关系。

（1）研究目的：寻找某石化企业内导致膀胱癌的危害因素。

（2）研究对象。

①病例组：来自某石化企业退休工人中确诊为原发膀胱癌的患者；

②对照组：来自同一人群的非肿瘤及非泌尿系统疾病的患者，按照1:4匹配，要求同民族、同性别、年龄相差不大于3岁。

（3）研究因素：主要探讨的因素为工作岗位和接触的职业性化学物质，具体包括汽油、铅、重组汽油、柴油、苯、沥青、醇醛酮酸、蜡烟、裂化气体、氯气、氨、硫化氢、焊接烟尘、除锈剂，共有14种。另外， 工龄以及吸烟、饮酒等生活习惯也是研究因素。

（4）资料的收集与分析：设计统一的调查表，通过面对面询问方式，进行现场调查。化工岗位病例组和对照组之间差异有统计学意义（$P<0.05$），95%CI：1.465~43.178，即化工岗位工人患膀胱癌的危险性是非化工岗位工人患病危险性的8倍。而其他3个岗位工作与膀胱癌的发生没有关系（见表11–4）。14种职业性化学物质在病例组和对照组之间差异均无统计学意义，但苯（95%CI：0.873~7.479）、氯气（95%CI：0.808~11.133）、氨气（95%CI：0.919~7.353）和焊接烟尘（95%CI：0.922~15.249）可能对膀胱癌的发生有影响（表11–5）。

表11–4　工作岗位与膀胱癌的关系

变量	工种	病例组	对照组	总缓解率	χ^2	95%CI
炼油岗	否	15	49	0.593	0.669	0.217~1.620
	是	6	35			
化工岗*	否	17	82	8.000	5.510	1.465~43.678
	是	4	2			
生产维护岗	否	15	57	0.857	0.002	0.303~2.426
	是	6	27			
管理后勤岗	否	7	22	0.727	0.146	0.257~2.059
	是	14	62			

*差异有统计学意义。

表11-5 职业性化学物质与膀胱癌的关系

变量	化学物	病例组	对照组	总缓解率	χ^2	95%CI
汽油	否	7	37	1.563	0.414	0.576~4.236
	是	14	47			
铅	否	17	64	0.714	0.032	0.207~2.466
	是	4	20			
重整汽油	否	15	68	1.667	0.432	0.560~4.958
	是	6	16			
柴油	否	12	48	1.000	0.064	0.372~2.691
	是	9	36			
苯	否	10	54	2.556	1.574	0.873~7.479
	是	11	30			
沥青	否	14	61	1.417	0.084	0.461~4.352
	是	7	23			
醇醛酮酸	否	12	62	2.167	1.613	0.738~6.361
	是	9	22			
蜡烟	否	16	61	0.813	0.003	0.267~2.477
	是	5	23			
裂化气体	否	14	65	2.000	0.640	0.614~6.519
	是	7	19			
氯气	否	16	74	3.000	1.223	0.808~11.133
	是	5	10			
氨	否	11	60	2.600	2.071	0.919~7.353
	是	10	24			
硫化氢	否	16	67	1.250	0.003	0.419~3.730
	是	5	17			
焊接烟尘	否	17	79	3.750	2.125	0.922~15.249
	是	4	5			
除锈剂	否	20	77	0.500	0.008	0.054~4.690
	是	1	7			
既往工作史	否	19	75	0.857	0.066	0.153~4.813
	是	2	9			

（5）结论：单因素分析显示化工岗位工人患膀胱癌危险性是非化工岗位工人的8倍，95%CI：1.465~43.678；暴露工龄越长，其发生膀胱癌的危险性越大。多因素分析同样证实化工岗位是化工企业工人膀胱癌的职业危险因素。从事化工岗位工作及暴露工龄长是增加石化企业工人膀胱癌危险性的主要因素。

（三）实验流行病学

实验流行病学是指根据研究目的，研究者将研究对象随机分到试验组和对照组，并对试验组人为进行职业病危害因素的干预（控制），追踪比较和分析两组或多组人群的结局，从而判断干预措施的效果。其基本特点是随机的分组、有益的干预、前瞻性观察，是流行病学研究的高级阶段。基本原理见图11–4。

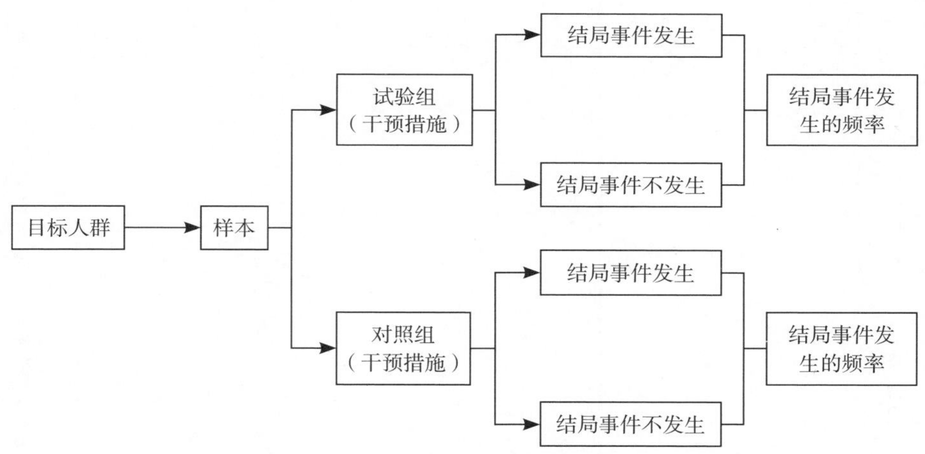

本图摘自人民卫生出版社，2013年，沈洪兵、齐秀英所著的《流行病学》。

图11–4　实验流行病学基本原理示意图

实验流行病学在职业卫生领域应用得较少，原因是职业病的发生发展过程很缓慢，对研究对象很难长时间地进行干预。

参考文献

[1]　陈镜琼. 职业流行病学[M]. 北京：人民卫生出版社，1993.
[2]　董德甫，王忠旭. 职业流行病学研究方法与研究报告[M]. 北京：冶金工业出版社，1999.
[3]　孙贵范. 职业卫生与职业医学[M]. 7版. 北京：人民卫生出版社，2012.

[4] 沈洪兵，齐秀英. 流行病学[M]. 8版. 北京：人民卫生出版社，2013.

[5] 刘晓美，范亚光，姜勇，等. 云锡矿工肺癌危险因素的队列研究[J]. 中国肺癌杂志，2013，16(4)：184-190.

[6] 王鑫姝，高晓虹，李晓枫. 石化企业工人膀胱癌职业危险因素的病例对照研究[J]. 环境与职业医学，2012，29(2)：115-117.

[7] 郭长轩，蒋文中，丁新平，等. 淮北矿区煤矿工尘肺发病及现况的调查[J]. 中华劳动卫生职业病杂志，2001，19(1)：20-22.

（张荣）

第二节　职业病诊断现场调查

职业病诊断是在医学诊断的基础上判断疾病的发生是否与劳动者从事的职业有关，其实质是确定疾病与接触职业病危害因素之间的因果关系，是归因诊断。除了依据劳动者的临床表现和辅助检查结果外，还要综合分析劳动者的职业史、职业病危害接触史和工作场所职业病危害因素检测资料等。职业病诊断无论从诊断的性质、诊断结论的效力和诊断技术方法上来说都有其特殊性，与一般疾病的诊断有很大的区别，是一项技术性、政策性都很强的工作。

从医学上讲，职业病是从事特定职业、接触特定职业病危害因素而引起的疾病，是劳动者暴露职业病危害因素到达一定剂量、机体失去代偿能力后产生的，具有下列5个特点：①病因具有特异性；②病因大多可以检测，并存在着剂量–反应关系；③不同接触人群的发病特征不同；④早期诊断、合理处理，预后良好；⑤大多数职业病缺乏特效治疗。职业病的发生、发展是有规律可循的，在不同职业性有害因素的接触人群中，常有不同的发病集丛，接触情况和个体差异的不同，可造成不同接触人群的发病特征不同。

判定疾病与接触职业病危害因素之间的因果关系，需要可靠的职业病危害因素接触资料、毒理学资料及疾病的临床资料。《职业病诊断与鉴定管理办法》第二十一条规定，职业病诊断需要以下资料：①劳动者职业史和职业病危害接触史（包括在岗时间、工种、岗位、接触的职业病危害因素名称等）；②劳动者职业健康检查结果；③工作场所职业病危害因素检测结果；④职业性放射性疾病诊断还需要个人剂量监测档案等资料。第二十五条规定，劳动者对用人单位提供的工作场所职业病危害因素检测结果等资料有异议，或者因劳动者的用人单位解散、破产，无用人单位提供上述资料的，职业病诊断机构应当依法提请用人单位所在地卫生健康主管部门进行调查。第二十六条规定，职业病诊断机构需要了解工作场所职业病危害因素情况时，可以对工作场所进行现场调查，也可以依法提请卫生健康主管部门组织现场调查。从此来看，职业病诊断现场调查是了解工作场所职业病危害因素的一项重要工作。现场调查解决的是有关劳动者所接触有害因素的种类和名称、接触方式、时间和接触的累积剂量等问题，要求调查结果应尽可能准确反映实际情况。

职业卫生调查是通过听取介绍、现场察看、询问、现场采样检测、查阅有关资料等方法，获取职业性有害因素性质、种类、来源和职业人群接触状况，以及对职业人群健康损害情况等资料，以了解作业场所职业危害因素对职业人群安全和健康的影响，是识别、评价职业性有害因素的必要手段之一。职业病诊断现场调查是以收集诊断所需资料为目的的职业卫生调查，涉及的调查形式是职业卫生专题调查。职业卫生专题调查通常分为准备、实施和总结3个阶段。

一、准备阶段

准备阶段的主要任务是明确调查内容、设计调查方案、组建调查人员等，为调查的顺利实施提供基础。

（一）调查目的

职业病诊断现场调查的目的主要是收集诊断所需的资料，但由执法部门（安监）组织，或由职业病诊断机构组织的现场调查，其目的有所不同。前者是因劳动者对用人单位提供的工作场所职业病危害因素检测结果等资料有异议、或因劳动者的用人单位解散、破产，无用人单位提供职业病诊断所需资料，需执法部门收集证据，调查取证；后者是职业病专业人员需了解劳动者工作场所职业病危害因素情况，以便进一步完善与核实当事人提交的资料。另外，对于每个具体案例，需要调查的重点也有差异，如有的需明确职业危害因素具体名称，有的需查看作业接触方式，也有的是了解作业场所的危害浓度（程度）进行采样分析等。

（二）调查内容

每个具体案例中调查的重点内容不尽相同。调查之前应该熟悉案情资料，对疑难问题，需查阅文献资料，参考国内外最新研究成果以及报道类似案例的经验。张雪涛等在一次会诊中，根据患者接触油漆后亚急性起病，临床表现为脑水肿颅内压增高的信息，通过查阅职业病诊断标准等资料提出防锈漆中有机锡致中毒的假设，为现场调查指出方向，最终通过现场检测和实验室检验，结合临床表现确诊为职业性亚急性三乙基锡中毒。

劳动者所患疾病应为《职业病分类和目录》中的疑似疾病，调查所患疾病的病因问题，是开展现场调查的前提，它决定开展调查应围绕着的有关问题，包括具体了解接触危害因素的类别、种类和具体名称，接触的方式和时间，评估接触累积剂量或程度等。收集相关证据性资料，形成证据链。在分析资料的基础上，做出现场调查结论，尽可能地表明劳动者工作场所是否存在致病的职业病危害因素、以何种方式接触、大致接触程度等，为诊断提供依据。

《中华人民共和国职业病防治法》中明确规定，“职业病诊断、鉴定过程中，在确认劳动者职业史、职业病危害接触史时，当事人对劳动关系、工种、工作岗位或者在岗时间有争议的，可以向当地的劳动人事争议仲裁委员会申请仲裁”。其不属于职业病诊断现场调查内容。

（三）调查对象

调查对象通常是疑患职业病劳动者的用人单位（相关人员）和同岗位人员，劳动者本人无疑是最主要的调查对象。从职业病发病具有集丛的特点以及流行病学角度考虑，同岗位的其他劳动者应该被纳入调查范围。但有时还是不够，职业病危害因素可能是来自生产原料、生产工艺或工作环境，也可能来自相邻工作岗位的职业危害因素，或非正常状态下的特殊情形（例如设备维修、原料更换等）所致。因此，可根据情况，扩大调查范围，将劳动者工作相关的管理人员、技术人员等也作为调查对象。

（四）调查人员

根据调查目的和任务组建调查组，一般由具有工作经验的职业卫生现场和职业病临床专业人员组成，可因调查侧重点不同做出调整，或可增加卫生检验或卫生工程人员。广东省职业病防治院的调查团队通常由临床医生及评价所医生、毒化室医生、检验科医生各一名组成，必要时根据病种调配人员结构。

涉及职业病诊断的双方当事人代表，应参与现场调查。

（五）调查形式

调查形式包括现场察看、调查访谈（笔录）、现场快速检测和采样、召开座谈会等。

（六）物资准备

制定相关调查表格，表格内容根据调查目的而定，宜少而精，也可制定统一格式，调查时统一重点内容。现场调查表的内容可包括调查对象的岗位、进厂和出厂时间、工龄、每日工作时间、接触的职业病危害因素；同工种工人工龄、类似发病情况；患者及同工种工人健康监护情况（包括上岗前、在岗、离岗前）；生产工艺流程、原料辅料、职业病危害因素识别及分布、职业病危害防护设施、个人防护用品和职业卫生管理措施等。

其他物资准备，如相关采样设备，或快速检测设备；相应的个人防护用品等。

二、实施阶段

现场调查在一定意义上是个取证的过程，需要注意方式和方法，有一定的技巧，调查实施宜由有一定现场经验的调查者进行。程序上，应该符合法律法规的规定；内容上，应符合职业卫生专业技术的要求。

（一）职业史

职业史是按时间先后顺序列出的全部职业经历，主要指接触职业病危害因素的职业经历，内容包括接触职业病危害因素起止时间、工种、岗位、操作过程，所接触的职业病危害因素的品种及其浓度（强度）、实际接触时间、防护设施、个人防护等情况。

需要注意的是，一般劳动者的职业史可以分为2个阶段：①在当事用人单位；②在其他用人单位。当事用人单位并不一定是劳动者目前所在单位，实际工作中存在离开单位一段时间后申请职业病诊断的案例。这种情况下劳动者有可能隐瞒之前的当事单位职业史，使调查得不到有力证据。

（二）职业病危害接触史

职业病危害接触史解决的是劳动者是否接触职业性有害因素以及接触危害因素的累计时间问题。虽然职业病危害接触史同职业史一样，也是客观存在的，但对职业接触史的调查却不如职业史收集来得那么容易。职业病危害因素的识别是其中较为困难的环节，常常没有直接的证据去证明劳动者接触与否，一种职业病可能对应多种职业病危害因素，如肺癌；一些职业病危害因素导致的疾病又有着独有的病理特点，如放射性白内障。这些都需要调查人员运用专业知识和经验去分析所收集的资料，做出正确的判断。职业接触史内容包括工种、进厂、出厂时间、工龄、每日工作时间、接触的职业病危害因素、接触方式、既往职业健康监护结果等。

劳动者接触的职业病危害因素主要来自3个方面：①生产工艺过程；②劳动过程；③工作环境。其中最主要的危害因素来自生产工艺过程，劳动过程和工作环境中存在的危害因素较少。由于企业的生产工艺过程常发生变化，可导致暴露的危害因素也随之变化。比如噪音可以随设备的功率大小、运行的数量变化而变化；企业工艺改变也可能导致设备、原料变更；物料中的杂质可因生产该物料的工艺不同而不同。同时，劳动者可能在多个岗位接触数种甚至数10种化学品，这对危害因素的接触判定均造成困扰。

在一起职业性慢性重度苯中毒（骨髓增生异常综合征）的诊断调查中，劳动者接触的主要化学品是胶黏剂，作业场所既往危害因素检测报告中检测了苯，但均未检出，用人单位提供的物料健康危害信息中含有少量甲苯，未标注含有苯。在这种情况下就需要对现场进行进一步的调查、采样、检测，以明确危害因素存在与否。前文提及的职业性亚急性三乙基锡中毒一案中，对先后使用的两种油漆成分进行气相色谱—质谱检测，结果显示更换后的油漆中含有三烷基锡成分，证实了病因的存在。

樊春月等对136例职业病诊断现场调查进行分析，25.74%的患者所在企业的工艺流程或接触的化学物质与工作时比较已发生变更，47.06%的患者接触化学物的共同确认发生争议。尽管可以要求双方当事人代表在调查记录上签字，但有时，如物料无法采集，依然无法证实病因是否存在，给诊断带来困难，没有较好的办法解决这些问题。对于病因明确的职业病，必要时可以用“排除法”判断，但当职业病危害因素不是唯一病因时，很难得出一个准确的调查结论。

对于来自生产环境的职业病危害因素，无法从劳动者直接接触的生产工艺过程中寻找到来源，这种情况在实际工作中并不少见。比如机械行业的喷涂作业、冲压作业、切割作业等，均易对周围的生产环境产生较大的影响，导致周围的劳动者暴露在超标的危害因素中。因此，根据经验判断工种和危害暴露有时并不可靠，对现场的实际勘察和相关人员访谈是避免问题的关键。如某水泥厂开票员离岗体检疑是尘肺病，有4年半的煤窑井下作业史，在该厂做了5年半的开票工作，3年前检查无尘肺，现场调查确认开票室临近水泥装运场所，运输水泥的汽车扬尘较多，使开票员暴露于较高浓度的水泥粉尘，综合考虑后，该患者被诊断为水泥尘肺。

（三）工作场所职业病危害因素检测

如果说通过以上调查能够明确劳动者职业病危害因素暴露时间的问题，那么相应的危害因素检测结果的作用，则是估算累积剂量所需要的浓度或强度，从而根据剂量反应曲线来评估劳动者的疾病与危害因素的关系。

急性中毒是由短时间、高浓度的毒物引起，在及时调查的情况下，根据原辅料及工艺分析，识别出导致中毒的化学物质，事发原貌容易还原，结合临床表现不难做出诊断。慢性中毒、尘肺病、噪声聋等起病慢、病程长的职业病可能因为时间长而导致作业场所变化较大，不易调查清楚。

工作场所职业病危害因素检测数据通常有以下几种来源：①企业提供的既往检测报告；②因诊断需要，诊断机构进行现场检测；③诊断机构不具备检测能力时，企业或诊断机构委托第三方机构进行检测。在技术上，3种结果均可以采信，但是可能存在一定差异，甚至可能检测次数越多，差异越大。如何获得反映实际浓度的真实检测结果是关键问题。

作业场所职业病危害因素的浓度或强度随生产负荷的变化而变化，非连续式生产条件下，这种变化更加明显，所以现场检测的时机与检测结果具有很大的关联性，这也是多份报告中检测结果可能差别较大的原因。同时，企业提供的既往检测报告中可能并不包含患病劳动者所从事的工种，或者报告中的工种界定和劳动者实际作业内容并不一致。这些情况就导致直接利用检测报告推算出的暴露剂量和劳动者的实际暴露剂量之间可能存在一定的偏差。

检测报告结果可以为定点采样计算后的加权平均值和按工种个体采样获得

的值，通常个体采样方法得到的检测结果更加能够反映实际暴露情况。当报告中缺少劳动者所从事工种的检测结果时，也可以根据定点采样中各个采样点的短时间浓度或强度，运用半球形扩散模型、噪声衰减公式等，来推算劳动者的暴露情况。广东有调查发现97.06%（132例）患者所在工厂既往对患者所在岗位未行职业病危害因素监测。实际上，无论有无检测报告，只要劳动者的作业现场仍然存在，在各方到场签字确认职业接触史的情况下进行检测是比较好的选择。

除对当事劳动者作业的岗位及其临近作业的职业病危害因素进行识别、检测和分析外，对当事劳动者所使用的原辅料采样并进行成分分析；对同工种工人进行现场职业健康检查，包括查体、必要时抽取血样等，或委托健康监护所和临床检验室对同工种工人进行针对性的职业健康检查等，均有助于评估劳动者的危害暴露情况。

当无法获得相关检测报告，作业现场也无法进行相关检测的情况下，通过调查、相关人员访谈等获得生产工艺、设备参数、操作方式、个人防护等信息，进行综合分析，寻找类似工艺企业的检测数据也是获得职业病危害因素检测结果的一种方法。

（四）劳动者职业健康检查结果

职业健康检查分为上岗前、在岗期间、离岗时的健康检查，有着各自的作用。收集了解劳动者本人历年的职业健康检查结果，同时收集同工种、同岗位劳动者的体检结果，对进行流行病学分析具有一定帮助。分析劳动者本人的健康检查资料，可以了解劳动者从业以来的健康状况，了解健康的变化与职业病危害暴露是否存在关联。分析同工种、同岗位其他劳动者的健康检查资料，可以了解相同职业群体是否有类似健康损害。反之，当该群体存在某种职业病的流行时，说明该作业场所的职业病危害没有得到有效控制。

需要注意的是，整个职业病危害现场调查中，应通过现场调查照相、物证的收集、现场布置图、访谈笔录签字等方式记录调查的重要内容，使调查更规范，并具法律效力和说服力。

三、总结阶段

总结阶段的主要工作是数据的整理、分析和撰写现场调查报告。数据的整理主要包括职业病危害因素的检测结果、同工种工人体检结果的整理等，可以用于劳动者危害因素暴露水平、累计剂量的估算，判断同工种工人群体健康水平等。现场调查报告可包括企业概况、当事劳动者职业接触史等情况、当事劳动者所在岗位情况、原辅料化学成分分析、作业场所中职业病危害因素检测结果、当事劳动者健康检查结果和家族史、同工种工人调查和健康检查结果、国内外文献综述、现场调查结论。企业的布局图、工作场所照片等可以作为附图，搜集的企业物料健康危害信息等资料可以作为附件。

应该科学、客观地表述现场调查结论，尽可能明确指出现场是否存在职业病危害因素、危害的名称、危害的程度以及对劳动者健康产生的影响。

参考文献

[1] 孙贵范. 职业卫生与职业医学[M]. 7版. 北京：人民卫生出版社，2012.

[2] 樊春月，李旭东，温薇，等. 2009至2014年广东省职业病防治院136例职业病诊断现场调查病例分析[J]. 中华劳动卫生职业病杂志，2016，34(4)：278-282.

[3] 张雪涛，李思惠，傅绪珍，等. 对一起职业病诊断案例的思考[J]. 职业卫生与应急救援，2014，32(5)：291-293.

[4] 胡世杰. 职业病诊断证据材料分析与采用[J]. 中国职业医学，2015，42(4)：361-365.

（张荣）

第三节　群体性职业病案例调查与处理

一、概念

群体性疾病通常是指一定时间内、在某一区域内同时或者相继出现3例及以上相同临床表现的疾病。群体性疾病具有临床表现相似性、发病人群聚集性、流行病学关联性、健康损害严重性的特点。

目前，群体性职业病尚没有明确的定义，本文参考《国家突发公共卫生事件应急预案》有关内容和群体性疾病的概念，认为“群体性职业病”是指在一段时间内，某个相对集中区域或相同行业范围内，接触职业病危害因素的劳动者，同时或者相继出现3名及以上具有共同临床表现的职业病患者，且病例可能会不断增加，范围也可能会不断扩大。该定义仍有待进一步商榷。

群体性职业病也被称为群发性职业病，后者是指在一起职业病危害事故中，多个劳动者因接触粉尘、放射性物质和其他有毒有害物质等职业性危害因素而同时患有职业病的情形，近年来文献中频繁报道。由于两者区别并不清晰，故常常混用。

群体性职业病的表现形式多样，可以是急性事件或慢性事件，致病因素可能明确，也可能病因不明。群体性职业病急性事件报道，如江苏某塑料编织厂，建厂6年，共有51名编织工人，一直正常生产，未出现职业中毒或职业病案例报道。但2010年下半年，9名编织工先后因出现胡言乱语、攻击行为以及幻听、幻视等精神症状，被收治入院，经过调查后，确定为职业性急性四乙基铅中毒。某电子企业1周内9名女生急性甲醇中毒；某针织厂12名四氯化碳急性中毒案例；某电子企业13名涂胶工急性三氯甲烷中毒；某地区使用二甲基乙酰胺的多家化纤企业，从2010年起4年内先后发生了多名中毒性肝病病例；某电子产品供应企业137名员工正己烷中毒等。

群体性职业病也可以是慢性的散发病例报道，但集中在同一工业或同一区域，一段时间内多人发病。最典型慢性群体性职业病是18世纪英国著名外科医生Pott发现的烟囱清扫童工患阴囊癌。50年后，Ayrton-Taris注意到铜、锡熔铸工中阴囊癌发病率的增加，并推断含砷烟雾可能是致病因子。国内近年来亦有多起慢性群体性职业病的报道，如广西私人采金矿98例矽肺案例，安徽省某小煤窑186名农民工尘肺病例，广西壮族自治区217名慢性铅中毒病例，福建省5家镉电池厂的45例慢性镉中毒病例。

对于群体性职业病的界定及群体性职业病人数的设定，需涉及职业流行病学概念。每一种疾病在人群中的发病率是不一样的，而且职业人群存在的

“健康工人效应”会掩盖真实的职业危险性。一般来说，“健康工人效应”体现了职业人群比一般人群更健康的一个事实，因为一般人群除了职业人群外，还包含由于疾病和失能而不能工作的人员，甚至在应聘人员超过受聘人数时，企业往往也选择那些健康状态更好的人员。因此，职业人群的总死亡低于一般人群。

二、特征

（一）危害程度大，社会影响范围大

群体性职业病受害者众多，且疾病呈群体性集中爆发态势，其危害程度远远大于其他类型的职业病危害事故。长时间、病因不明的群体性疾病会引起人群恐慌，患者及其家人往往采取过激的维权方式，处理不当会影响矛盾的及时化解，从而导致社会不稳定现象的产生。

（二）病因隐蔽，调查困难

与职业病个案发生不同，劳动者在要求职业病诊断时，病因或可能病因基本明确，在进行职业病危害调查时，按图索骥，一般会在较短时间内获得明确的病因，或明确所患疾病与职业暴露无关。群体性职业病发生后，一般可明确临床诊断，但病因调查则相对困难，有的病因相对隐蔽，如上文中编织厂工人的集体“精神疾病”事件，该企业已建厂6年，生产稳定，未出现过类似事件，在集体“精神疾病”事件发生前，生产工艺和企业的职业卫生管理均未发生改变。经过详细的现场调查和模拟作业，工作场所未发现特殊化学物质，直到使用HAPSITE便携式气–质联用仪（GC-MS）后，发现出事前新近采购并使用的一批润滑油的挥发气体中含有一定浓度的四乙基铅，12名患者中有11名血铅均明显超标也证实了这一发现。

（三）调查阻力大，后继保障难以跟进

近年来媒体报道较多的多地多名农民工尘肺事件，病因明确，但在当地开展职业卫生现场调查时，则遭遇了不同程度的阻力。一方面由于用工制度不规范，农民工流动性较大，缺乏自我保护意识，外出务工农民总体处于无序状态，给调查带来很大的困难。另一方面，无论是农民工的输入处或输出地，一旦明确诊断，则会带来后继的集体维权、上访等困难。即使明确诊断，由于无法找到责任业主，部分经济困难的农民工患者也很难及时得到救助，并维持后续的治疗。

三、调查处理步骤

群体性职业病病例的调查类似于职业流行病学中的横断面调查，但存在其特殊性。一般的工作思路是从现场调查及暴露量评估着手，结合临床症状及体征以及文献资料提出假设，然后寻找证据，灵活使用流行病学的统计处理方法证实假设；或在病因未明情况下，观察依据假设提出的干预措施的有效性来间接证实假设，最终达到明确病因的目的。

其中病例调查宜由具有一定临床经验的人员组成，现场调查则由工业卫生人员组成，所有信息汇总后，由流行病学专家参与病因假设、统计分析，最终得出结论。

（一）病例调查

病例调查主要包括病例核实、明确病例定义、开展病例搜索和个案调查等4个方面。

1. 病例核实

由于疾病的发生、发展及表象受个体、环境因素的影响差异较大，如上文中编织厂工人的集体“精神疾病”事件中，先后有14人患病住院治疗，发病时间不完全一致，病情轻重不一，甚至有在工厂关门、工人解散后，返乡途中发病的，也不排除症状较轻的工人仅在家休息而未就医。在接到报告后，应立即采用电话或现场核实的方式对事件进行初步核实。核实内容主要包括：①病例的临床特征、诊断、治疗方法和效果；②发病经过和特点，发病数、死亡数及三间分布（时间、地点、人群）等；③危及人群的范围和大小；④病因初步判断及其依据；⑤目前采取的措施和效果；⑥目前的防治需求。

2. 明确病例定义

在病例核实的基础上，明确病例定义，包括：三间分布（时间、地区、人群）；多数病例或事故相关病例具有或特有的症状与体征（症状如头晕、头痛、恶心、呕吐、抽搐等；体征如发热、发绀、瞳孔缩小、病理反射等）；某些临床检验的阳性结果和（或）特殊解毒药的治疗情况。病例定义在调查初期宜宽，尽量将同一空间、同期、同质的病例包括在内，以免非典型病例的流失影响对疾病的完整描述，造成人为偏倚。

3. 开展病例搜索

很多毒物都有特定的靶器官或特殊表现，以此为线索开展调查更易得到结果。但现场调查时，不能仅调查具有典型症状的患者，应关注可能暴露于相同危险因素的所有对象。因此在现场走访和调查中，应收集所有可能暴露员工的基本信息及目前的身体状况，并将此类工人纳入调查随访队列中。

根据病例定义，调查人员可参考以下方法搜索病例：①如工厂发生职业中毒，应首先对相同岗位的人员开展搜索，然后对接触或可能接触相同有害因素的人员进行搜索；②如果存在该类疾病的初步假设，则可以将其调查范围扩展到类似企业中。应建议卫生行政部门组织医疗机构查阅门诊就诊日志、出入院登记、检验报告登记等，搜索并报告符合病例定义者。如上文中提到的二甲乙酰胺导致肝中毒事件中，当时仅一家企业暴发了4名员工的集体肝中毒事件，调查者一方面从当地职业卫生监管部门获得了其他企业的类似相关信息，另一方面是收集当地医院或诊所最近3年来的肝中毒患者档案，对可能存在职业暴露的患者追踪调查，最后明确近3年内有11名工人的中毒性肝炎可能与暴露二甲基乙酰胺有关。有企业仅有个别工人接触二甲基乙酰胺，但也出现了中毒性肝炎。而该企业和工人根本未意识到这可能是一起群体性职业病案例。

4. 开展个案调查

个案调查是指对每一位患者开展访谈，可与病例搜索相结合同时开展。个案调查应使用统一的调查表，采用相同的调查方法进行。个案调查范围应结合事故调查需要和可利用调查资源等确定，避免因需要完成所有个案调查而延误后续调查的开展。

个人调查主要内容包括：①人口统计学信息，姓名、性别、年龄、民族、职业、住址、联系方式等；②发病和诊疗情况，开始发病的症状、体征及发生、持续时间，随后的症状、体征及持续时间，诊疗情况及疾病预后，已进行的实验室检验项目及结果等；③接触史，职业中毒应调查患者岗位、作业时间、作业内容、作业地点、作业时的个人防护，并且对患者做工作日写实，以明确其接触史；④其他个人高危因素信息，与类似病例的接触史、动物接触史、基础疾病史及过敏史，是否自行服药等；⑤发病前后个人的饮食情况，作息时间、居住条件、个人爱好等。

（二）现场调查

现场调查是明确群体性职业病因的关键步骤。每一起群体职业病例离不开职业危害暴露，其暴露形式、暴露途径、暴露时间均为暴露量估计的基本要素。获得这些基本要素的关键是详细的现场调查。现场调查应与病例调查同时进行，并及时与病例调查结果交换信息。

1. 调查基本内容

调查基本内容包括：被调查单位概况、厂区总平面布置及设备布局；主要工作场所的劳动条件；主要原辅材料、产品、中间品及物质形态；生产工艺流程和操作条件；职业性有害因素及其接触情况、主要生产设备防护设施、个人防护设备及其使用情况、职业卫生管理、健康监护资料、同工种人员健康检查结果等，同时做好环境状况勘察、辅助生产设施调查，包括食堂、餐厅、工人休息室、更衣室等相关情况。对现场调查资料做好记录，包括现场拍照、录音等。取证材料要有被调查人的签字。

现场调查要全面、细致。所有的调查内容均是为最后的病因假设准备的。因此，不能仅仅调查当前的工作状况、工艺流程或原辅材料使用情况，重要的是体现在群体性病例发病前、中及后期现场各种的变化。如是慢性中毒，则向前推进的回顾性调查时间更长，调查3年前、5年前甚至10年前均有可能。

在职业现场调查中，注意不要迷信企业提供的材料、工艺、原辅助材料及物质安全数据表，更需要现场的深入调查，包括清查原辅材料出入货量、产品副产品出库记录，到仓库对各类化学品逐一查验，观察工人的实际作业情况，包括生产设施、防护设施及个人防护用品的使用情况等。同时与各级生产人员交流，从生产经理、车间主任、班长到一线工人，包括工艺工程师、设备管理员、劳务合同工、维修人员，特别是具有较长工龄的一线员工，均可提供详细的资料。同时，可以查看企业的人事档案及生产记录（包括工作记录、工作描述、设备条件、是否出现事故、维修保养记录、设备管理及更新记录等）。有时关键岗位的人事变动也会造成意想不到的变化。如某企业的采购部门换了新人，采购的防护用品质量下降，采用了不同厂家的原辅材料等均明显影响了工人的职业危害暴露。

企业在工艺改变、试生产、维修和抢修、新进职工、加班加点时，经常会发生急性中毒事件。有毒作业场所无有效防护设施，工人缺乏个体防护或卫生习惯不良等，容易引起慢性中毒事件。调查时要注意全面考虑这些因素。

2. 职业病危害暴露估计

现场调查的另一个重要内容是确认可能的职业危害因素及程度，即评估危害暴露。最直接有效的方法是工作场所的现场测量，这是基于目前尚存在作业场所，且工艺、原辅材料、生活方式和作业模式未有明显改变的情况下。多数情况下，当群体性职业病例暴发时，有时由于时间久远，原有的生产车间已经不复存在，或工艺改革，原辅材料发生改变，或防护措施增强，或作业方式方法已由原始的手工操作转为机械化自动化作业等，很难还原以前的生产现场。有些是因为群体性病例暴发时，或引起恐慌，或业主不堪重负，或接受监督管理部门要求工厂不得不关门停产等。另外，工人流动性强、作业岗位变化快等也会影响职业病暴露的总体评估，或在后期的流行病学分析过程中，产生失访偏倚或选择偏倚等。

可主要通过以下途径获得暴露浓度：①既往资料，包括该企业历史检测资料、职业病危害因素评价资料、健康体检资料及其他职业卫生档案；②现场检测，通过预调查、快速检测、实验室分析、未知化学品成品鉴定等获得；③危险度半定量、定量评估，参照美国国家环境保护署（USEPA）的“吸入化学污染物健康风险评估模型”、欧洲化学品管理局的《化学品注册、评估、许可及限制法规》和新加坡的“半定量分风险评估方法”等职业危害暴露风险评估技术。

（1）暴露评估步骤

暴露评估过程可分为以下步骤，包括：①列出工作环境中潜在的有毒物质及混合有毒物质的清单，可从企业的进出货清单入手，结合现场走访；②确定暴露发生环节，以及在不同的工种/岗位职业人群中暴露程度发生变化的可能性，估计这些物质进入身体的可能途径（吸入、经皮吸收、吞咽），接触的时间过程（每日波动）以及每周、每月或每年的累计接触持续时间；③选择量化暴露水平的适当方法（如现场检测、理论推算或专家评估等）或指标（工作场所空气有害物质浓度、生物样品指标、表面污染）；④采集资料，即对每个参加者测定各项指标，得到定性或定量的暴露值，确定有害物质在相应环境媒介（例如空气、接触表面）中存在的浓度；⑤评估工程防护及个人防护的有效性（例如使用防护服和呼吸防护器可以缓解暴露）。

（2）现场检测评估暴露

现场检测包括工作场所空气中浓度检测、作业场所表面污染检测和接触职业有害因素的工人生物样品标志物检测。

①工作场所空气中浓度检测包括：（a）预调查，一般采用现场快速检验检测方法，如检气管法、仪器分析法（包括电化学传感器、光离子化检测器、红外光谱、拉曼光谱、便携式色谱、便携式气相色谱质谱联用）等，其中红外光谱、拉曼光谱、便携式气相色谱质谱联用等技术可用于不明气体的定性/半定量检测；（b）现场检测，当空气中被测组分浓度较高，或具有高灵敏度的分析方法时，可采用直接采样法（采气袋、注射器、真空罐等）。当空气中被测组分较低时，需对气体样品进行浓缩后采用浓缩（富集）采样法（液体吸收、滤膜吸附、固体吸附等）。

采样方式有区域采样或个体采样。病例调查时，宜灵活采用不同的采样策略，如个体采样能更准确评估工人1个班次的平均暴露水平，而区域采样（工作任务采样）则易于发现不同作业状况下暴露水平。

个体采样原则上监测每个可能暴露有害因素的工种或相似暴露组，每个暴露组中按职业卫生监测采样规范要求抽取一定数量的采样对象。在仪器设备允许情况下，将所有暴露人员纳入采样对象，因为工人一般希望检测结果越高越好。因此，即使在相似暴露组，被选择的人员在可能情况会比日常工作干更多的活，或者说比日常作业有更多的暴露，导致暴露水平的高估。选择所有人员为采样对象可避免产生此类选择偏倚。

一般来说，空气样品的检测结果不符合正态分布。因此统计分析时，不宜采用算术平均和标准差来表示。数据不多时，可以用中位数和百分位数表示。

②作业场所表面污染检测。虽然有毒化学物质主要经呼吸道吸入暴露，但我国存在大量的中小型企业，这些企业绝大多数存在卫生状况差、工作与休息区域未明确隔离、在车间内饮食抽烟、工作服带回家清洗、车间无洗手冲淋等现象，有毒化学品不可避免会经消化道或经皮吸收。为了解上述暴露量，可采用表面污染擦拭方式，检测工作场所、办公室、餐厅等桌椅表面、饮水机、茶杯、微波炉、工作服、工人双手或其他裸露的皮肤表面是否存在污染。目前我国尚无表面污染监测限值，因此在获得检测数据后，需谨慎解释。

③生物标志物检测。生物标志物检测是指测量人体生物材料（血、尿、毛发、指甲和呼出气等）化学物及其代谢物的含量或由它们所致的生物效应水平，将测得值与参照值相比较，以评价人体接触化学物质的程度及其对健康产生的潜在影响。

生物标志物可分为接触性及效应性，前者与外剂量或与其毒性作用效应相关，可评价接触水平或建立生物接触限值等，如血铅、尿汞、红细胞内铬，后者则指达到机体效应部位（组织、细胞和分子）并与其相互作用的外源性物质或代谢产物的含量，如碳氧血红蛋白、8-羟基脱氧鸟嘌呤核苷等。

生物标志物可反映机体不同途径（呼吸道、消化道和皮肤等）和不同来源（职业和非职业暴露）总的接触量和负荷，用生物接触水平来评估有害因素接触与生物学效应间的剂量–反应关系，更具优势。但在生物检测时，应遵循其主要的半衰期，注意不同的毒物有不同的采样时间。选择生物检测样品（血、尿、毛发、指甲和呼出气等）时，要考虑被测化学物的毒代动力学特性、样品中被测物的浓度以及分析方法的灵敏度、采样和样品保存的难易度等。

（3）暴露估算

当暴露现场不存在，或即使存在暴露现场，但由于年代久远，工艺变革、原辅材料改变等原因，已经无法测量并获得历史暴露数据时，可采用专家评估方法或数学模型来获得。

专家来自多个领域，包括职业卫生专家、化工工艺专家、工程师等。在评估过程中，专家根据专业知识和现场工作经验，利用职业史调查表、暴露物质列表、补充调查问卷，根据现场测量值，按照资料的可信性、准确度和变异度等设定规则、收集资料、确定资料的可用性和使用方法，综合各种暴露途径进行评估。要注意，专家评估方法具有一定的主观性，不同专家评估结果差异也很大。工业卫生测量值对专家评估有明显的帮助作用。常见的风险评估数学模型如下。

①新加坡半定量分风险评估方法。根据暴露指数和危害指数综合分析风险等级；风险水平为化学物危害级别和暴露级别的乘积后开平方，共1~5级，级别越高，风险水平越高。化学品HR根据化学品的健康影响、致癌、致畸、腐蚀性等特性定性。化学品ER根据化学品每项暴露因子相对应的暴露指数计算。

②美国国家环境保护署（USEPA）吸入化学污染物健康风险评估模型。美国国家环境保护署吸入风险评估模型是一种定量风险评估方法，根据空气中化学物浓度、暴露时间、暴露频率、暴露工龄和期望寿命等资料，计算每日空气摄入量并推导出吸入暴露估算值，计算吸入风险值，从而判定致癌风险和非致癌风险水平。

③欧洲化学品管理局发布《化学品注册、评估、许可及限制法规》。该指南要求采用二级方法来评估暴露场景。一级评估方法相对保守，但简单、易于使用，主要包括有针对性的风险评估，金属物质暴露的估计和评估，对化学物品易于使用的工作场所控制方案（EMKG-Expo-Tool）和索特夫管理者（stoffenmanager，1级）。如果第一级评估表明暴露可能太高，则要求通过二级评估方法，如暴露测量或采用一个高级别的暴露模型等高级REACH工具（ART）。ART是一个更全面、更复杂的工具，结合详细机理模型和暴露的测量结果对化学物品进行更全面的预防性管理；当暴露于2种或2种以上具有相似健康效应的化学品时，需要考虑联合暴露剂量。

（三）文献检索和专家咨询

围绕调查的疾病及可能职业危害因素，认真查阅中国期刊数据库、Medline数据库等专业文献数据库，中国疾病预防控制中心、美国疾病预防控制中心、美国国家环境保护局、美国职业安全与健康管理局等官方网站，及其他来源的国内外有关文献，及时、准确地掌握最新知识，还应善于求助于多学科专家、综合各方面信息后再进行病因假设。

（四）病因假设

在汇总调查资料及文献检索的基础上，方可进一步对群体性职业病进行病因假设。一般采样如下方法。

1. 求同法

相同事件之间找共同点；如果不同情况下的患者均具有相同的因素时，则这一因素有可能是该病的病因。

2. 求异法

如果两组人群疾病频率发生有明显不同，而两组人群在某种因素上也有差异，则这一因素很可能成为该病的原因。

3. 共变法

某一个因素的量变引起某病发病率变化时，则这一因素有可能成为该病的病因。

4. 类推法

疾病分布与病因已明的疾病的分面特征相似，推测两者有共同的病因。

病因假设不能一成不变，应随着新证据的增加适时调整。特别是当调查疾病的主要表现不符合假设疾病的特征时，应立即更改假设；不明原因疾病的病因可能非常复杂，但当不明原因疾病的发生存在人群、空间和时间分布的局限性，特别当病例发生呈聚集性，发病突然，没有续发病例时，应首先假设为中毒；受人们认知能力的限制，有的病因暂时无法被查明，但这并不影响有针对性地采取措施控制或消除已知的危险因素。如果干预措施明显降低了发病率，相应的危险因素应当被确认。

（五）职业流行病学分析

常见的职业流行病学分析设计有队列、病例对照、巢式病例对照及横断面调查。

1. 队列研究

队列研究是选择接触和非接触某种职业性有害因素的两组人群，追踪其各自的发病结局，比较两组发病结局的差异，从而判断接触与发病有无因果联系及联系大小的一种观察研究方法。经典队列研究指把那些暴露者作为研究对照者包含在内，研究一组暴露者，然后随访他们每一个人，记录他们的患病和（或）死亡经历。队列研究常用的分析指标有发病率、患病率、标化死亡比、标化比例死亡比、相对危险度及归因危险度等。调查时应注意选择偏倚、失访偏倚、测量偏倚、信息偏倚、混杂因素等对调查结果的影响。

暴露队列的患病（以发病为表现）和死亡应与对照队列相比较，以研究因暴露所致患病或死亡的相对危险度，对照队列在除了暴露这一点以外的所有有关因素上，最好与暴露队列尽可能地接近。经常可见暴露队列的患病及死亡与年龄标准化的全国值相比较，但这样得出的标准化患病（或死亡）比（SMR）一般都导致低估了真危险度比，所以最好采用条件相近但未暴露的队列作为对照。

职业暴露分级死亡率是对不同暴露剂量组进行直接比较，以代替通过参照人群之间的比较。职业暴露分级死亡率方法避免了外对照，消除了健康工人效应的影响，也克服了与参照人群比较时带来的选择偏倚与观察偏倚，更能摆脱因找不到合适对照厂矿给工作带来的困难。职业暴露分级死亡率可以进行多组比较分析的趋势检验，通过比较不同暴露水平的人群，来提示职业暴露与疾病的关系。MOX可以控制多种变量，如工种、工龄、就业起止年限、队列观察开始年限、潜伏期、不同厂矿、吸烟以及其他可能的影响因素。因为是内部对照，能够在可比的条件下收集这些资料，并进行有效的分析。

2. 病例对照研究

病例对照研究多为回顾性调查，是根据现有的资料，选定一组已发生某种职业性损害的人群（病例组）和一组或几组没有该种职业性损害的人群作对照。在两组研究人群中用同样的方法回顾是否接触某种职业性有害因素及接触的频度和强度，观察这些接触因素在病例组出现的频率是否高于对照组，然后进行统计分析，推断接触因素作为病因的可能性，从结果探索可能的病因。常用的分析指标为比值比。

病例对照调查是一种耗时短、易执行、较经济的方法，对于发病率低的疾病尤为适宜。调查时应注意的事项有：①病例组和对照组除观察因素外其他条件的均衡性；②病例组和对照组的调查项目必须完全相同，用同一方法同时进行；③一次性调查结果不能直接估计某种职业性有害因素与某病的因果关系，只能提供线索，因此，下结论要慎重。

由于病例对照研究通常依赖于参与者的回忆得到回顾性暴露资料，因而它的弱点为暴露信息的不准确和粗糙，后者又导致因一致（对称）的错误分类暴露状态而引起的效应掩盖。而且，有时病例与对照的回忆可以是不均衡的，病例一般相信他们记忆得“更好”（即回忆偏差）。有选择的回忆可导致因不一致（不对称）的错误分类暴露状态而引起的效应扩大偏差。

选择适当的对照有时比较困难，对照的来源可以是同一工作环境人群、其他工种的职业人群或者是普通人群。后两者可能因为工作场所接近或同住在工厂附近而同样暴露于研究因素，因而导致暴露因素被低估。

由于研究者最关心的是职业因素，因此很容易将具有研究因素职业暴露史的病例归入病例组，将无暴露史的非病例列入对照组，而产生选择性偏倚。

有多种方法可以避免这种人为的选择性偏倚，如病例交叉研究。病例交叉研究的基本思路是以患者作为对照来源，比较每位患者在发病当天（看作病例）及发病前1 d（作为对照）的经历，这样就为每位患者提供了一个完好的配对。也可以询问患者在发病前1周、前1个月或前1年的经历，就可以为每位病例提供多个对照，从而克服了对照选择的偏倚。此法适用于研究急性病伤事件有关的瞬时危险因素。

3. 巢式病例对照研究

巢式病例对照研究又称为嵌套病例对照研究方法。这是一种将队列研究和病例对照研究相结合的一种研究方法。

首先进行队列研究，收集每个队列成员的暴露情况，确认随访期内发生的每个病例，然后以队列中的病例作为病例组，来自同一个队列的未患病者作为对照组，进行病例对照研究。优点是病例对照来自同一队列，可比性强；暴露收集在疾病发生之前偏倚小；可以计算疾病率，估计相对危险度节省费用，可用于罕见病。

4. 横断面调查

横断面调查即现状调查，属于描述流行病学，快速、花费少，可以提出新的病因假设（新的职业性有害因素与职业性病损的病因假设），不能得到因果关系。断面调查时职业性有害因素和职业性损害的先后关系常难以判定。

某病程长的疾病可能被高估。不同职业性有害因素引起的职业性损害的病程长短不同，死亡率高、病程短的职业病在横断面调查时常不易查到，易造成疾病分布的偏低估计；病程长的疾病，则由于病例的长期积累而引起偏高估计。

由于患病率资料中包括过去未愈的病例，患病率的增高不一定表示发病率增高，还可能是因为改进治疗方法后延长了患者寿命；相反，患病率降低不一定表示发病率就低，可能因为改进了治疗方法，病程缩短、患者迅速痊愈，或者因患者死亡较早使患病率降低。因此，在分析横断面调查的患病率资料时，必须与发病率、治愈率、存活率等资料结合起来分析判断，才能对问题有全面的了解。

职业病诊断通常用国家标准和临床标准，国家标准通常较临床标准严格，由于他们灵敏度和特异度不同，容易造成错分偏倚。此外接触水平估测的可靠性、样本大小、抽样方法、调查者变异及应答率等均可影响调查结果的可靠性。

5. 职业流行病学分析注意事项

（1）健康工人效应

健康工人效应有掩盖有害因素作用。健康工人效应是指接触职业性有害因素的工人，他们的身体素质本来就明显优于未就业者。健康工人效应多源于职业选择因素，包括：①初次自我选择，某些工种对体力和智力要求较高，许多因素影响其对工作的选择，例如招收煤矿工人时，只有体格强壮且具有一定心理素质者才去报名，那些自知患有某种慢性病，健康状况较差者自然止步；②二次自我选择，已就业者可能由于工作对体力或智力等因素要求较高，自觉难以胜任或其他原因而调离工作或变换工种等；③用人单位的主动选择，工厂通过就业前体检或定期体检的筛选，可产生调离者效应，从而出现在职接触者的健康状况优于非接触者，掩盖了职业接触的危害性。工业人群随着年龄的增长，健康工人效应逐渐减少直到消失，即健康工人效应趋向于1。青年工人上班的前5年，健康工人效应最显著，因为青年工人健康欠佳者多转入其他行业而失访，老年工人健康恶化调转到其他工作或提前退休仍可得到随访，老年工人健康工人效应不明显，退休工人的健康工人效应逐渐消失。

（2）幸存者效应

很多调查只调查现职工人，不调查离职者。由于已患病的暴露工作调离，现职暴露者的健康状态优于非暴露者，因而可以掩盖职业危害，甚至出现非暴露者患病率高于暴露者的“倒置现象”。这种患病者被调离，健康工作继续暴露对患病率的影响称为“幸存者效应”。或反之，如萎缩煤矿（蕴藏的煤已接近采完，生产逐渐减少）要逐步调出工作，已确诊尘肺的工人只能就地安排或原矿退休，只有健壮者才能补抽调去新矿，原矿的尘肺患病率会逐年增高，称为“调离者效应”。

（3）偏差

一般将偏差（又称为系统误差）区分为3种，即选择偏差、信息或观察偏差和混杂选择偏差，包括自我选择偏差、诊断偏差、拒绝参与研究而引起的偏差。

自我选择偏差来自那些知道自己过去曾接触过已知或被认为有害的物质，并相信他们的疾病是来源于这种接触的人。这些人因为某些症状而就医时，可能发生这种偏差，未接触过的人也许就会忽略这些症状。这种偏差特别容易发生于那些没有多少显著症状的疾病。

诊断偏差是指当医生一旦知道患者曾接触过某种物质就更倾向于诊断为某病，这时将发生此类偏差。

拒绝参与研究而引起的偏差。不管是健康人还是患者，当被要求参与一项研究时，有些因素对于他们是否同意参加有一定影响。是否乐意填写长短不一的、可能涉及敏感问题的调查表，甚至同意接受抽血或其他生物学取样，取决于该人自我兴趣的程度。那些知道自己过去有潜在暴露的人会更愿意合作，因为他们希望借助合作找出病因。而那些认为自身未接触过任何危险事物，或根本不想知道病因的人也许会拒绝参与研究。这可导致与应参与的人相比，那些最终成为研究参与者的人是有选择性的。

信息或观察偏差在不同设计方案中表现不同。前瞻性随访（队列）研究后果评估中的差别在于研究的开始确定了两组对象：暴露组和非暴露组。如果在两组中寻找患者的方法不同，将产生诊断偏差问题。如对于重暴露组，建立了活跃的随访系统，定期做医学检查和生物学监测，而工人中其他部分则只得到常规管理。这就非常可能导致密切监测组内发现更多病例的情况，它将可能导致危险性的高估。回顾性队列研究中资料缺损程度的差别在于病例档案材料比其他人的更易缺失，这也是因为公司内更频繁的工种调换（可以与暴露状态有关）、登记和解雇人员。病例对照研究中暴露评估的差别在于调查员调查的态度可以引起偏差。调查员会下意识地对病例进行比对照组更深入的访问，如坚持询问过去职业史的详细信息，系统地寻找相关暴露，而对于对照者他们可能只是常规地记录其职业。这样导致的偏差称为暴露猜疑偏差。

参与者本人可能也要对某种偏差负责，即回忆偏差。生病的人可能怀疑他们的病来源于职业，因而会尽可能准确地记住所有他们曾接触过的危险因素。

混杂是唯一既能在研究设计阶段处理，同时倘若能得到适当信息，也能在分析阶段处理的偏差。

（六）调查处理

如调查结果最终明确病因，则可以根据病因提出明确的处理意见。如最终没有明确结果，但调查过程采取的措施是明确有效的，则应将该措施纳入处理意见中。对企业和员工的处理意见要有侧重性，企业侧重于职业卫生管理措施的落实、工艺改变等，员工则侧重个人防护用品使用、个人生活习惯和卫生习惯等方面，强化依从性。此外，为了防止类似病例的发生，建议搜索类似生产环境下的病例，说服类似企业参与调查，但这些工作往往由于多种原因而很难实施。

四、举例分析

下面介绍美国猪肉加工工人的神经系统疾病群体性爆发调查。

原始病例有疲劳、疼痛、虚弱、麻木、腿和脚的刺痛感。工人住院2周后，四肢瘫痪，影响严重。其他2例患者有类似的症状。这3例患者来自同一个猪肉加工厂。该工厂的护士注意到4名其他工人报告“双腿沉重”，护士督促他们去看医生。出现第4例病例后，他们联系了当地的卫生部门，后者联系了美国国家职业安全卫生研究所（National Institute for Occupational Safety and Health，NIOSH）。随着事件发生，又发现了另外12例病例——6名男性和6名女性，年龄在21~51岁。

经调查，所有工人在发病前都是健康的，症状主要为肢体双侧自下而上无力，麻木和（或）刺痛，主要是双下肢，其严重程度介于轻微的虚弱和麻木到下肢瘫痪之间。疾病进展发生在几个星期到几个月的时间里， 持续时间为8~213 d，数月后，症状通常得以改善。

现场调查表明猪肉加工厂生产现场大多数工人每天工作8个小时，沿输送带切割猪的特定部位。所有12例病患称其一直或定期在猪头切割台工作，猪头被分割成不同的部分：鼻子、下巴、脑等。当猪头被送到工作台后，一名工人把金属软管插入颅骨，然后用压缩空气将大脑和颅骨分离，压缩空气高压下爆炸（6.3 kg/cm^2），可将猪的脑组织和雾化的脑组织喷溅到操作工人。

工人作业时佩戴安全帽，穿短袖白大褂、长靴，佩戴护听器、护眼器，戴长及腕部的手套，无长袖工作服，没有面罩。

NIOSH随即开展病例对照研究，比较10例瘫痪患者与2个分层对照组（随机选择的48名健康猪肉加工工人；所有65名健康猪头工作台的工人）。对所有知情同意的入组人员进行血和咽拭子采样。数据采用卡方分析。经分析，排除与疾病不相关的因素，包括既往旅游史；接触化学品、消毒剂和杀虫剂；使用药物，或疫苗接种史；没有传染性病原体，朊病毒，或其他可解释疾病发生的物质。

随即NIOSH提出了神经系统疾病假说：工人一旦吸入雾化状的猪脑组织，可能引发一种自身免疫反应，导致工人的免疫系统失去控制,，从而攻击自身的神经组织。这种“自身免疫性炎症”情况被命名为“免疫介导性多发性神经病”。

因为无法完全明确病因，NIOSH建议：①停止脑提取操作；②为在猪头切割台的员工提供面罩和套袖；③在其他工厂中寻找新的患者与NIOSH合作调查。

NIOSH联系了美国25家生猪屠宰场，发现只有3家使用压缩空气来提取猪的大脑。在这三家生猪屠宰场工人中发现了几个无法辨识的神经系统疾病后，这些猪肉加工厂已停止使用压缩空气，目前为止没有新发病例。说明在未完全明确病因的情况下，采取的干预措施是有效的，已控制了该类职业相关疾病的爆发。

参考文献

[1] 白莹,朱宝立,张锋,等.一起不明原因群发性中毒事件的调查及救治:首届中国卫生应急学术论坛论文集[C].北京:中华医学会,2012:217-221.

[2] 谭庆平,邱训军,刘诚,等.一起群体性急性甲醇中毒案例分析[J].黑龙江医学,2014,38(1):111-112.

[3] 谢伟群,康美香,熊俊,等.1起职业性急性三氯甲烷中毒事故调查[J].中国职业医学,2014,41(1):119-120.

[4] 刘炘,徐艳琼,朱宝立,等.职业暴露时间对二甲基乙酰胺作业人员肝功能的影响[J].职业与健康,2017,33(4):551-553.

[5] 龚伟,吕敏.一起二甲基乙酰胺肝中毒调查[J].江苏预防医学,2015,26(1):96-97.

[6] 刘炘,陈晓旭,徐艳琼,等.二甲基乙酰胺的职业危害研究[J].职业与健康,2015,31(16):2280-2282.

[7] 路艳艳,吴昊,唐红芳,等.二甲基乙酰胺对工人健康的影响[J].中华劳动卫生职业病杂志,2011,29(11):834-836.

[8] 李勇强,葛宪民,邹伟明,等.广西某乡农民工群发职业病事件的调查与救助[J].中国职业医学,2007,34(1):44-45.

[9] 田娇,朱志良.镉电池厂职业性慢性镉中毒发病情况分析[J].实用预防医学,2012,19(1):35-36,160.

[10] 王影.群发性职业病诊断鉴定的法律问题研究[J].淮海工学院学报(人文社会科学版),2012,10(1):34-36.

[11] 陈绍辉.群发性职业病危机干预体系研究[J].医学与法学,2014,6(1):1-4.

（龚伟）

第十二章　职业病诊断案例

第一节　职业性尘肺病诊断案例

一、职业性矽肺贰期

（一）病案介绍

1. 基本信息

劳动者，男性，出生日期为1956年6月7日。

2. 职业病危害因素接触史

劳动者于2008年3月—2015年4月在某橡胶制品公司从事辅助喷砂工作，接触石英砂粉尘。平均日接触时间4 h，平均每周接触时间24 h，工作场所无通风设施、口罩防护。同工种有一人患职业病。无既往职业健康监护资料和现场粉尘浓度检测数据。

3. 临床表现

自述反复咳嗽、咳痰、气喘6年。查体：神清，双肺呼吸音清，未闻及干湿啰音，心率为72次/分，双下肢无水肿。

4. 实验室检查

2015年1月和6月的2张高千伏胸部X线片显示：两侧胸廓对称，气管居中，双肺外带见密集度稍高的圆形小阴影，双下肺纹理稍增多，左下肺可见索条状高密度影，双肺门影清晰；心影大小形态尚在正常范围，两侧膈面光滑，两肋膈角锐利。

2013年4月胸部CT平扫所见：两侧胸廓对称，双肺间质增厚，边缘模糊，双肺见多发点状、絮状高密度影；双肺各叶、段支气管通畅，双肺门不大；纵隔居中，心影及大血管形态正常，纵隔内未见肿大淋巴结影；双侧胸膜增厚，胸腔内未见积液影。检查结果为双肺间质性炎症，两侧胸膜增厚。

2015年6月胸部CT平扫所见：两侧胸廓对称，双肺纹理增多紊乱，双肺野内见条索影，呈网格状改变，双肺及胸膜下见散在多发结节影，双侧胸膜呈结节状增厚，纵隔居中，内见多发淋巴结，较大者直径约为1.1 cm，心影及大血管未见明显异常；两侧胸腔内未见明确积液影。检查结果：①双肺间质性改变；②双肺多发小结节；③两侧胸膜增厚；④纵隔淋巴结轻度肿大。

患者部分胸部X线片和胸部CT影像见图12-1。

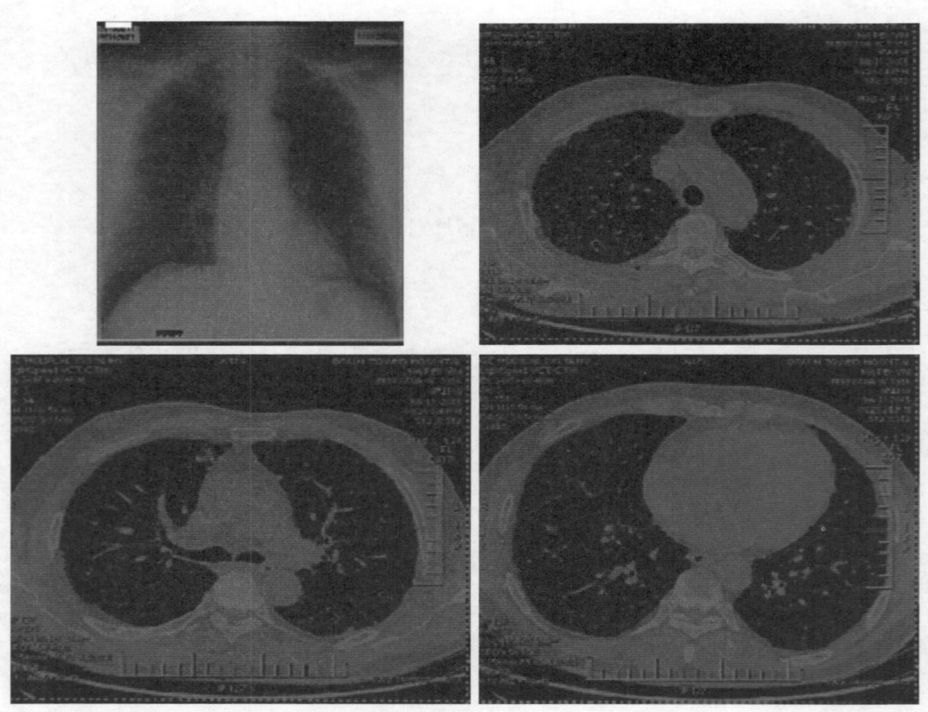

图12-1　职业性矽肺贰期病例胸部X线片和胸部CT影像

（二）病案分析

石英砂系硅酸盐矿物，SiO_2含量>90%，质坚硬、耐磨、化学性能稳定。人体经呼吸道吸入石英砂粉尘可致肺组织损伤，最终导致硅沉着病（即矽肺），其发生及严重程度取决于空气中粉尘的含量和粉尘中石英砂的含量，以及接触时间等。长期在石英砂粉尘含量较高的地方，如采矿、翻砂、喷砂、制陶瓷、制耐火材料等场所工作的人易患硅沉着病。

本例劳动者接触石英砂粉尘7年，反复咳嗽、咳痰、气喘6年，平时无咯血及痰中带血，无低热、盗汗，无消瘦、乏力，动态胸部X线片观察6个月，双肺外带见密集度较高的圆形小阴影，总体密集度为2级，小阴影形态以q为主，分布范围达到5个肺区，小阴影密集度达到2级。根据临床表现和胸部影像学特点及胸部X线片动态观察，排除肺血行转移性恶性肿瘤、血行播散型肺结核、肺泡微石症、组织胞浆菌病、含铁血黄素沉着症等疾病，依据《职业性尘肺病的诊断》（GBZ 70—2015），诊断为职业性矽肺贰期。

小阴影分布如图12-2所示。

<table>
<tr><th colspan="4">小阴影</th></tr>
<tr><td>形态大小</td><td>总体密集度</td><td colspan="2">范围</td></tr>
<tr><td rowspan="3">q/q</td><td rowspan="3">2</td><td>1/1</td><td></td></tr>
<tr><td>2/1</td><td>1/1</td></tr>
<tr><td>2/1</td><td>1/1</td></tr>
</table>

图12-2　小阴影分布

二、职业性水泥尘肺贰期

（一）病案介绍

1. 基本信息

劳动者，男性，出生日期为1958年9月11日。

2. 职业病危害因素接触史

劳动者于1998—2003年以及2007—2008年在某石粉厂工作，从事石粉、水泥等装包、搬运、打杂工作，主要接触水泥尘及石粉等危害因素。累计接触水泥尘约6年，有口罩防护，无现场粉尘浓度检测数据。

3. 临床表现

劳动者自诉反复咳嗽、气喘10余年，秋冬季频发并逐年加重。痰少，无咯血或痰中带血，无低热及明显盗汗，食纳一般，睡眠差，夜间时有阵发性呼吸困难，坐起后可缓解，体重近期无明显减轻。查体：神清，精神可，口唇不绀，双肺呼吸音粗，未闻及明显干湿啰音。

4. 实验室检查

2016年5月，劳动者于某医院接受胸部CT检查，结果示：两侧胸廓对称，肋骨及胸壁软组织未见明显异常；纵隔及气管居中，纵隔未见增宽，纵隔内见多发小淋巴结；气管及两侧主支气管未见明显狭窄；双肺广泛分布微小结节影，边界较清，密度较高；双侧胸膜局部增厚，双肺门无增大、增浓；两侧胸腔内未见积液，心影大小形态未见明显异常。

2015年12月、2016年5月的2张高千伏胸部X线片显示：两侧胸廓对称，气管居中，双肺纹理增强紊乱并可见多量圆形小阴影，左中肺野见索条状影，心影大小在正常范围内，两膈面尚光整，两侧肋膈角尚锐利。

2016年5月的肺功能示：通气及弥散功能正常；血清肿瘤及结核相关指标未见明显异常。

患者部分胸部X线片和胸部CT影像见图12–3。

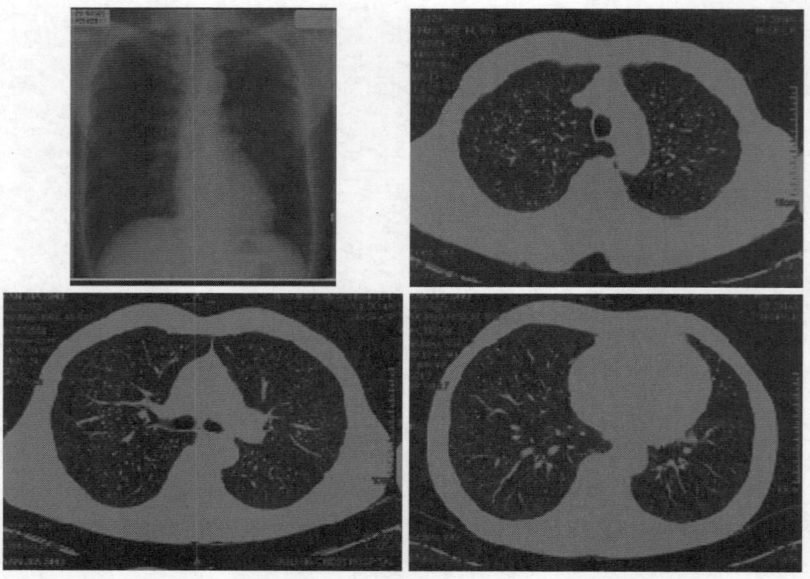

图12–3　职业性水泥尘肺贰期病例胸部X线片和胸部CT影像

（二）病案分析

水泥是黏土和石灰的混合物在高温下燃烧成水泥熟料，再经过研磨而制得的一种细粉料，为一种人工合成硅酸盐。生产原料主要为石灰石，因品种不同，尚有黏土、煤灰、铁矿粉、矿渣、石膏、沸石、页岩等成分。水泥生产可以分为生料和熟料两大工序。前者包括原料混合和烘干，后者包括煅烧、磨粉、水泥成品包装。该劳动者系水泥包装工种，主要接触熟料水泥。

劳动者临床表现为慢性咳喘10余年，无低热、盗汗、消瘦表现，高千伏胸部X线片提示双肺广泛分布高密度圆形小阴影，形态为q/r影，总体密集度为2级，分布肺区超过5个肺区。血清肿瘤指标、结核指标正常，影像学动态观察6个月余未见明显变化，排除肺血行转移性恶性肿瘤、血行播散型结核病及肺泡微石症、组织胞浆菌病、含铁血黄素沉着症等疾病。依据《职业性尘肺病的诊断》（GBZ 70—2015），诊断为职业性水泥尘肺贰期。

小阴影分布肺区见图12-4。

小阴影			
形态大小	总体密集度	范围	
q/r	2	2/2	2/1
		1/1	1/1
		1/1	1/0

图12-4　小阴影分布

三、职业性煤工尘肺叁期

（一）病案介绍

1. 基本信息

劳动者，男性，出生日期为1944年3月8日。

2. 职业病危害因素接触史

1963年3月—1969年3月，劳动者在某部队任工程兵，接触粉尘；1969年4月—1992年9月在某矿从事井下掘进工作，接触粉尘；累计接触粉尘28年，平均每天接触粉尘8 h，每周工作6 d，有口罩作为防护，有风筒通风设备。现场粉尘浓度检测数据不详。

3. 临床表现

劳动者近3年来反复出现咳嗽、痰少、气喘，秋冬季频发并逐年加重，无咯血或痰中带血，无低热及明显盗汗，食纳一般，睡眠差，夜间时有阵发性呼吸困难，坐起后可缓解，体重近期无明显减轻。查体：神清，精神可，口唇不绀，双肺呼吸音粗，未闻及明显干湿啰音。

4. 实验室检查

2015年4月的胸部CT检查显示，两侧胸廓对称，双肺纹理清晰，双肺透亮度增加，双肺上叶支气管狭窄闭塞，双肺门处见团状软组织影，内见点状钙化灶，双肺内见散在细小索条影，其余双肺野内未见明确实质性病变。双肺各叶、段支气管通畅，双肺门增多。纵隔居中，心影及大血管形态正常，纵隔内见轻度肿大淋巴结。双侧胸膜未见增厚，胸腔内未见积液影。

2016年1月的高千伏胸部X线片示：两侧胸廓对称，气管居中，双肺透亮度略强，两上肺可见团块状高密度影，双肺门影增浓增大，心影大小形态尚在正常范围，两侧肋膈角尚锐利。

患者部分胸部X线片和胸部CT影像见图12–5。

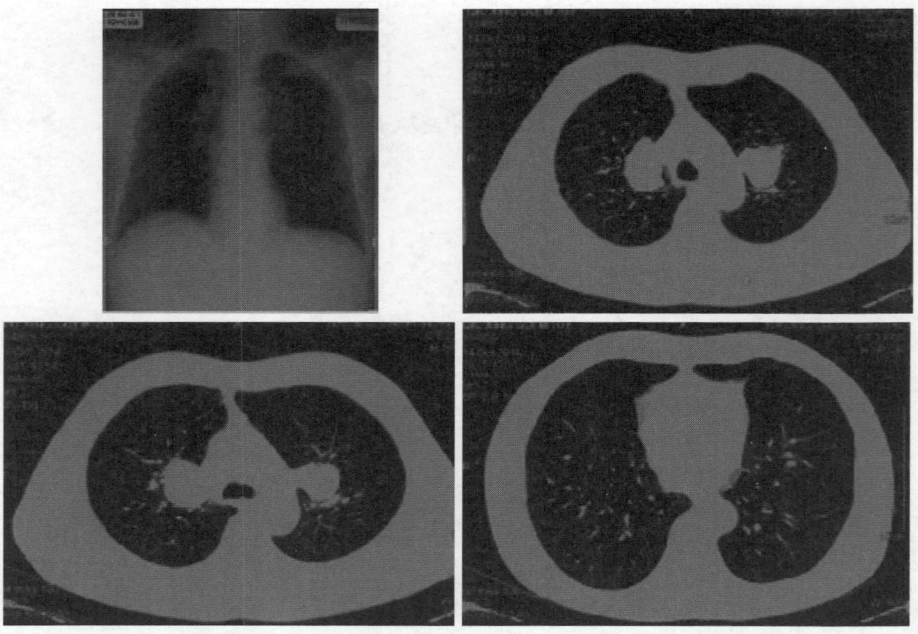

图12–5　职业性煤工尘肺叁期病例胸部X线片和胸部CT影像

2015年4月的检验报告示：凝血酶原时间（PT）为11.1 s，国际标准化比值（INR）为0.96，活化部分凝血活酶时间（APTT）为28.1 s，凝血酶时间（TT）为19.4 s，癌胚抗原测定为0.79 ng/mL，糖类抗原为125 U/mL，细胞角蛋白19片段为1.59 ng/mL，神经元特异性烯醇化酶为19.73 ng/mL。

（二）病案分析

煤工尘肺是指煤矿工人长期吸入生产环境中粉尘所引起的肺部病变的总称，煤肺是长期吸入煤尘（含5%以下游离二氧化硅）引起的肺组织的纤维化，多见于采煤工、选煤工、煤炭装卸工。矿工的作业调动频繁，真正接触纯煤尘的矿工并不多，大部分接触的是煤硅尘。长期吸入大量煤硅尘引起的以肺纤维化为主的疾病称为煤硅肺。

该劳动者既有工程兵作业史，又有煤矿作业史，前者吸入粉尘以硅尘为主，后者为煤硅尘。临床表现为反复咳嗽、气喘3年余，痰少，秋冬季频发并逐年加重，无咯血或痰中带血，无低热及明显盗汗，食纳一般，睡眠差，夜间时有阵发性呼吸困难，坐起后可缓解，近期体重无明显减轻。查体：神清，精神可，口唇不绀，双肺呼吸音粗，未闻及明显干湿啰音。高千伏胸部X线片表现为两上肺大阴影出现，右侧团块影大小为5 cm×4 cm，左侧团块影大小为3 cm×2 cm，两侧大阴影长径均>2 cm，短径>1 cm。同时伴双肺透亮度略强、肺气肿征。根据患者临床表现、动态胸部X线片观察、血液肿瘤指标检查，排除恶性肿瘤和浸润型肺结核病，依据《职业性尘肺病的诊断》（GBZ 70—2015），诊断为职业性煤工尘肺叁期。

大阴影分布如图12-6所示。

大阴影			
形态大小	总体密集度	范围	
		大阴影	大阴影

图12-6　大阴影分布

（曹晓燕，宋海燕，朱晓敏，谢丽庄）

第二节　职业性化学中毒诊断案例

一、职业性慢性轻度苯中毒

（一）病案介绍

1. 基本信息

劳动者，男性，出生日期为1978年9月8日。

2. 职业病危害因素接触史

劳动者2005年4月—2014年3月在某公司工作。其中2007年3月—2009年1月、2009年9月—2011年1月在油漆车间做油漆工，包括箱内和箱外的油漆工作，接触油漆涂料，两班轮转工作制，每班时长为12 h，有配备3M自吸过滤式防毒面罩。2011年2月—2014年3月，劳动者在堆场做堆场工，主要工作是检查集装箱有无瑕疵，并进行油漆修补，工作环境为露天堆场，有劳护用品；2005年4月—2007年2月为完工工种，劳动者工作内容为地板钻孔、紧钉、门封、锁杆等，是喷油漆后的后段工序；2009年2月—2009年8月，公司全员放假。

公司提供了2005—2013年各年度的现场检测报告，结果出现喷漆岗位多个采样点检测含有苯，喷漆线喷涂位苯短时间接触浓度（CSTEL）为<0.9~14.0 mg/m^3。每年CSTEL具体检测数据如下：

①2005年9月15日，<2.8~10.2 mg/m^3；②2007年10月9日，1.4~7.6 mg/m^3；③2008年8月15日，<0.9 mg/m^3；④2010年8月31日，<0.9~12.0 mg/m^3；⑤2011年11月16日，2.6~14.0 mg/m^3；⑥2012年11月22日、2013年10月30日，<0.9 mg/m^3。

3. 职业健康监护资料

劳动者上岗前及历年在岗期间职业健康检查有关血常规和肝功能检查结果见表12–1。

表12–1　历年血常规及肝功能检查结果汇总表

时间	血常规	肝功能	复查血常规
2005年4月7日（上岗体检）	白细胞 $8.8×10^9/L$	正常	/
2006年10月21日（在岗体检）	白细胞$6.6×10^9/L$ 红细胞$4.86×10^{12}/L$ 血小板$208.0×10^9/L$	正常	/

续表12-1

时间	血常规	肝功能	复查血常规
2008年1月2日（在岗体检）	白细胞$4.6\times10^9/L$ 红细胞$4.34\times10^{12}/L$ 血小板$270.0\times10^9/L$	正常	/
2010年11月21日（在岗体检）	白细胞$3.3\times10^9/L$ 红细胞$4.96\times10^{12}/L$ 血小板$208.0\times10^9/L$	正常	3次复查：白细胞分别为$3.7\times10^9/L$、$4.42\times10^9/L$、$3.1\times10^9/L$
2011年11月25日（在岗体检）	白细胞$4.1\times10^9/L$ 红细胞$4.90\times10^{12}/L$ 血小板$227.0\times10^9/L$	正常	/
2012年12月22日（在岗体检）	白细胞$2.86\times10^9/L$ 红细胞$4.86\times10^{12}/L$ 血小板$206.0\times10^9/L$	正常	/
2013年11月30日（在岗体检）	白细胞$5.17\times10^9/L$ 红细胞$5.0\times10^{12}/L$ 血小板$247.0\times10^9/L$	正常	/
2014年3月25日（在岗体检）	白细胞$3.28\times10^9/L$ 红细胞$4.51\times10^{12}/L$ 血小板$240.0\times10^9/L$	正常	3次复查：白细胞分别为$3.98\times10^9/L$、$4.18\times10^9/L$、$3.73\times10^9/L$

4. 临床表现

劳动者自诉反复头晕乏力3年余，2010年发现白细胞下降，口服芪胶升白胶囊、利可君片升白治疗，多次复查白细胞均低于正常；2014年7月13日苏州某医院入院病历显示无明显阳性体征。

5. 实验室及辅助检查结果

提请职业病诊断后，2014年7月13日—10月14日，劳动者在某院职业病科住院观察期，复查血常规报告见表12-2。

表12-2　住院观察期间复查血常规结果汇总表

检查时间	白细胞计数	中性粒细胞计数	血小板计数
2014年7月14日	$3.6\times10^9/L$	$1.86\times10^9/L$	$185\times10^9/L$
2014年7月29日	$3.1\times10^9/L$	$1.6\times10^9/L$	$190\times10^9/L$
2014年8月4日	$3.6\times10^9/L$	$1.95\times10^9/L$	$206\times10^9/L$

续表12-2

检查时间	白细胞计数	中性粒细胞计数	血小板计数
2014年8月12日	3.4×10^9/L	1.88×10^9/L	228×10^9/L
2014年8月20日	9.6×10^9/L	8.01×10^9/L	230×10^9/L
2014年8月27日	8.4×10^9/L	6.16×10^9/L	241×10^9/L
2014年9月3日	7.2×10^9/L	5.08×10^9/L	239×10^9/L
2014年9月10日	4.6×10^9/L	2.82×10^9/L	198×10^9/L
2014年9月17日	3.7×10^9/L	2.28×10^9/L	184×10^9/L
2014年9月24日	2.5×10^9/L	1.33×10^9/L	225×10^9/L
2014年10月1日	4.0×10^9/L	2.46×10^9/L	267×10^9/L
2014年10月8日	4.2×10^9/L	2.59×10^9/L	215×10^9/L
2014年10月13日	3.2×10^9/L	1.91×10^9/L	179×10^9/L

住院期间生化全套检查结果未见明显异常；骨髓细胞检查报告显示本次髓象无明显异常；染色体检测显示核型分析未见明显异常；流式细胞术白血病免疫分型显示未见异常。

6. 临床诊断

白细胞减少症。

7. 治疗与转归

经过3个月的住院观察治疗，劳动者头晕乏力稍有改善，使用地塞米松促进骨髓释放细胞进入外周血循环，白细胞升高明显，随着激素减量白细胞又逐渐下降。

（二）病案分析

劳动者在油漆车间从事油漆工作约4年，现场浓度检测表明岗位苯浓度存在超标现象。劳动者上岗前白细胞检查正常，从事苯作业期间年度体检显示其白细胞呈逐年下降趋势。在3个月观察期内查血常规示：白细胞大部分低于4.0×10^9/L，血小板在正常范围，肝功能无异常（排除其他可能导致白细胞减少的疾病）。综上分析，劳动者有苯接触史，结合临床及实验室检查，依据诊断标准《职业性苯中毒的诊断》（GBZ 68—2013），诊断为职业性慢性轻度苯中毒（白细胞减少症）。

二、职业性慢性轻度丙烯酰胺中毒

（一）病案介绍

1. 基本信息

劳动者，男性，出生日期为1986年1月3日。

2. 职业病危害因素接触史

2013年2月—2013年10月，劳动者在某公司材料车间做操作工，其中2013年2月17日—2013年4月1日做阻水带的绕卷工作，2013年4月1日—7月31日做阻水纱的生产工作，包括复合、烘干、绕卷、包装等操作，7月底生病就医，10月又在阻水纱车间工作了2个星期，病情又有所加重。劳动者工作中未佩戴有效的防护口罩和防护手套，2013年12月公司在烘干机处安装了局部吸风装置。

劳动者所在公司主要生产两种产品：阻水带和阻水纱。阻水带主要生产工艺为：在两层无纺布中间黏合一层粉状聚丙烯酸钠（复合）→烘干（120 ℃）→分切绕卷→包装。阻水纱主要生产工艺：将纱线浸入“专人调配液体”中→烘干（120 ℃）→分切绕卷→包装。公司反映，“专人调配液体”为聚丙烯酸钠加水稀释为40%溶液，或者是工业纯丙烯酸加氢氧化钾加水调节成pH为6.8的溶液。劳动者反映，阻水纱生产中使用的溶液含有丙烯酰胺。2014年4月21日区安监局组织了现场调查，现场抽取阻水纱上浆料桶和丙烯酸浆料桶（未开封）内液体物料各一瓶，拟进行丙烯酰胺定性分析。

厂方否认丙烯酰胺的使用，但不能提供阻水纱生产工艺中不使用丙烯酰胺的相关技术证明。劳动者认定在生产过程中肯定接触到丙烯酰胺，但无法举证。2014年3月31日当地某检测公司出具的检测报告示：作业场所其他粉尘、聚丙烯酸钠粉尘、噪声检测结果低于职业接触限值，丙烯酰胺、丙烯酸、甲醛、氢氧化钾检测结果低于检出限值。

3. 职业健康监护资料

无。

4. 临床表现

2013年7月30日，劳动者因乏力伴四肢麻木5 d在某卫生所门诊就诊，因无明显阳性体征，建议上级医院进一步检查；2013年8月3日，在某附属医院门诊就诊（未见就诊资料）；2013年8月23日，因四肢麻木近1月在当地住院治疗，查体四肢浅感觉异常，临床诊断为周围神经病变。

5. 实验室及辅助检查结果

2013年8月19日，劳动者于某院检查的肌电图报告：右侧正中神经运动神经传导速度减慢，远端潜伏期延长，波幅降低；左侧尺神经肘上–肘下段运动神经传导速度减慢；右侧正中神经感觉神经传导速度减慢，波幅降低；左侧正中神经感觉神经传导速度减慢；双侧尺神经感觉神经传导诱发电位波幅降低；左侧桡神经感觉神经传导速度减慢，波幅降低。

血常规：白细胞计数为13.9×10^9/L，中性粒细胞计数为11.41×10^9/L，中性粒细胞比例为87.2%；尿常规、生化检查、肿瘤标志物全套检查以及甲状腺功能检查等未见明显异常。

6. 治疗与转归

2013年8月23日—8月28日，劳动者于当地住院治疗，经给予营养神经等治疗，症状无明显好转。

2013年9月，至上海就医治疗，病情稍见好转，未见相关病例资料。

2013年11月18日，上海某医院肌电图检查示：左尺神经远端潜伏期延长；右正中神经运动传导速度减慢，伴神经电位波幅降低；左尺神经感觉电位消失，左右正中神经、右尺神经感觉传导速度减慢，伴感觉电位波幅降低。

2013年11月—2014年6月，劳动者多次于某附属医院复诊，自感双手麻木，冷天手出汗、僵硬。2014年2月25日肌电图示：右侧正中神经运动神经传导诱发电位波幅降低；双侧尺神经、右侧桡神经感觉神经传导诱发电位波幅降低；双侧正中神经感觉神经指Ⅲ–腕段诱发电位波幅降低。

2014年8月市级鉴定现场神经科检查：四肢肌力5级，远端5-级，痛觉存在，腱反射弱或（–），病理征（–）。2014年10月省级鉴定补充资料显示，劳动者的生产中存在N,N-亚甲基双丙烯酰胺。

（二）病案分析

2013年2月17日—2013年10月，劳动者在某公司材料车间做操作工，主要从事阻水带的绕卷和阻水纱的生产。厂方否认使用丙烯酰胺，而本案例的关键就在于劳动者是否接触丙烯酰胺单体。

丙烯酰胺（acrylamide）常温常压下为白色结晶状固体，易溶于水，由于丙烯酰胺水溶性强，故其单体可经皮肤、黏膜、呼吸道与胃肠道吸收，经皮吸收量可为消化道的200倍左右，在体内有一定蓄积作用，为中等毒性，主要靶器官为神经系统。急性中毒主要表现中枢神经系统障碍；慢性中毒主要为周围神经损害，表现为四肢肌无力、后肢严重瘫痪、肢体远端肌肉萎缩、感觉障碍及腱反射消失。

聚丙烯酸钠是一种水溶性高分子化合物，它的生产合成有多种方法。有资料显示，“乳液聚合法”是将丙烯酸、氢氧化钠溶液中和，再加入少量丙烯酰胺制得单体溶液，将反应液过滤烘干即成为粉末状产物——聚丙烯酸钠。有文献表明，导体阻水方法是在导体内部及表面填充阻水材料，常用的阻水材料有阻水粉、阻水带、阻水纱、阻水绳等，但无论是何种材料形式，都是阻水粉在其中起作用。阻水粉含有丙烯酸钠、单体丙烯酰胺、交联剂、引发剂和去离子水成分，其成分的重量配比是丙烯酸钠60~80份，单体丙烯酰胺20~40份，交联剂0.1~0.8份，引发剂0.1~0.6份，去离子水200份。结合厂方提供的生产工艺中涉及聚丙烯酸钠（加热120 ℃烘干），因而无法排除生产工艺中接触丙烯酰胺单体。

从劳动者接触丙烯酰胺至发病的过程来看，也符合中毒所致周围神经损伤。在排除了其他因素所致的周围神经病后，诊断为职业性慢性轻度丙烯酰胺中毒。

备注：现场采集的液体样品，因在之前处理过程中所用丙烯酸和溴（溴化钾和溴酸钾）易发生反应，故无法对丙烯酰胺进行定性和定量分析。

三、疑似职业性二甲基甲酰胺中毒

（一）病案介绍

1. 基本信息

劳动者，男性，出生日期为1969年9月22日。

2. 职业病危害因素接触史

劳动者2010年3月—2014年3月在某制革公司湿法车间涂台岗位任操作工，工作方式是将化学原料（液态）涂在布上，接触二甲基甲酰胺（dimethylformamide，DMF），每天工作8 h，每周工作6 d，车间内有抽排风设施，个人戴防毒面具（活性炭过滤式半面罩）。

劳动者作业场所危害因素检测报告显示DMF浓度结果：2011年5月为14.3 mg/m^3；2012年7月为12.4 mg/m^3；2013年10月为15.9 mg/m^3，超限倍数低于2倍。劳动者自诉在进入该公司前曾在建筑工地打临工，做过保安，从未有过接触化学品的职业史。

3. 职业健康监护资料

劳动者岗前、在岗期间历次肝功能检查结果见表12-3。

表12-3　劳动者岗前、在岗期间历次肝功能检查结果汇总表

体检时间	谷丙转氨酶（ALT）（U/L）	谷草转氨酶（AST）（U/L）
2010年3月28日（上岗前）	12.3	26.5
2012年6月28日	24	45
2013年2月28日	61	51
2013年3月18日	46	40
2013年10月9日	64	40
2014年3月13日	60	49

4. 临床表现

2014年3月25日，劳动者因间断呕血10 h到当地医院就诊，被收住入院。入院时自诉10年前曾患黄疸肝炎，已治愈。2013年起常自觉腹胀、纳差，未引起重视，从未到医院就诊。否认长期用药和饮酒史（厂方反映，劳动者平时饮酒）。查体：一般情况可，无肝掌、蜘蛛痣，肝脏未触及，脾脏肋下3指，无明显触痛，Murphy氏征阴性，肝区无叩击痛，无下肢静脉曲张、杵状指。入院诊断：脾功能亢进，门脉高压，肝硬化失代偿期，食管静脉曲张伴出血，腹水。

5. 实验室及辅助检查

2014年3月，生化检查结果示：谷丙转氨酶为53 U/L，谷草转氨酶为36 U/L，肌酸激酶同工酶62 U/L。病毒性肝炎血清学标志物：乙肝表面抗原（–）、乙肝表面抗体（+）、乙肝e抗原（–）、乙肝e抗体（+）、乙肝核心抗体（+）；丙肝病毒抗体（–）。B超提示：肝区光点欠均匀、稍增粗，胆囊壁毛，脾肿大，门静脉增宽。

2014年4月，检查糖类抗原125示：504.50 U/mL。

2014年5月，检查脾切片病理诊断：符合慢性淤血性脾肿大。

2014年6月，生化检查示：谷丙转氨酶为16 U/L，谷草转氨酶为18 U/L，总胆红素为5.8 μmol/L。

6. 治疗与转归

劳动者于2014年5月26日接受脾切除术+胃底食管周围血管离断术，术后恢复良好，于6月18日出院。

7. 流行病学调查

公司员工职业健康体检发现有肝功能轻度异常者。

（二）病案分析

劳动者接触DMF 4年，发病前无较大量DMF的接触史，也未见明显的急慢性中毒性肝病临床表现和实验室检查异常结果，发病期间谷丙转氨酶仅为53 U/L，谷草转氨酶为36 U/L。既往有黄疸肝炎史。出院诊断为脾功能亢进，门脉高压，肝硬化失代偿期，食管静脉曲张伴出血，腹水。经过综合分析，劳动者患病前并无大量DMF接触史，无急性肝中毒临床表现，实验室检查ALT改变也不符合DMF所致急性肝中毒损伤，可以排除急性DMF中毒。患者职业暴露时间为4年，通常慢性肝中毒所致肝硬化至失代偿需要3~5年病程，无法用DMF导致慢性肝损来解释现有肝硬化失代偿改变。结合流行病学资料，同工种仅有肝功能轻度异常者，未发现肝病患者。因此，DMF所致慢性肝损伤可能性也不大。

综上所述，依据《职业性急性二甲基甲酰胺中毒诊断标准》（GBZ 85—2002）、《职业性中毒性肝病诊断标准》（GBZ 59—2010），患者肝损伤病程、临床表现、临床诊断等资料均不符合职业性急性中毒性肝病、慢性中毒性肝病改变，无法用职业接触DMF解释现有肝硬化失代偿病变，最终劳动者被诊断为无职业性中毒性肝病。

虽然临床上初步排除乙型、丙型病毒性肝炎和血吸虫导致的肝硬化，但结合既往曾患黄疸肝炎病史，不能排除其他病毒性肝炎所致肝硬化的可能。按照《职业健康监护技术规范》（GBZ 188—2014）规定，劳动者属于职业禁忌证范畴，不宜继续从事DMF作业。

四、职业性亚急性1,2-二氯乙烷轻度中毒

（一）病案介绍

1. 基本信息

劳动者，男性，年龄为45岁。

2. 职业病危害因素接触史

2016年2月20日—2016年4月22日，劳动者在某公司从事塑料吨桶清洗工作。吨桶容量1 000 L，尺寸约为1 200 mm×1 000 mm×1 150 mm。劳动者清洗时每只吨桶倒入0.5~1 kg二氯乙烷浸泡12 h后，佩戴防毒口罩、化学防护手套和防

护靴，用拖把伸入吨桶内擦拭清洗。浸泡在约200 m^{2}的浸泡房内完成，房内设有轴流风机全面通风。清洗在浸泡房外的清洗棚内完成，棚一侧区域敞开，自然通风。清洗岗位有劳动者3~4人，每天共同清洗60~100只桶，每天清洗时长为6~7 h。用人单位未提供工作场所二氯乙烷检测结果。

3. 职业健康监护资料

缺。

4. 临床表现

患者在4月21日白天上班时被工友发现行为异常，下午3点左右感觉明显头痛。4月22日头痛加重，被同事送至当地卫生院，10点27分因“头痛伴反应迟钝3天”转入综合医院。入院查体：体温36.8 ℃、脉搏70次/分、呼吸18次/分、血压140/90 mmHg，神志清，精神萎，言语略含糊，反应迟钝，肝脾肋下未触及，肝区及双肾区无叩痛，双侧瞳孔等大等圆，直径约为2.5 mm，光反应存在，四肢肌力5级，肌张力正常，双侧腱反射（++），病理征（–）。双肺呼吸音粗。入院肝肾功能、电解质、血糖、血常规、心肌酶、肿瘤指标均未见异常。2次颅脑MRI（2016年4月29日，2016年5月18日）显示：双侧额颞顶枕叶及小脑、双侧半卵圆中心、放射冠、基底节区对称性信号异常，T1W1呈稍低信号，T2W1呈稍高信号，诊断为脑白质变性，伴脑水肿。颅脑CT（2016年4月30日）显示：双侧脑髓质及基底节密度明显减低，双侧筛窦炎。

5. 治疗与转归

患者接受吸氧、降低颅内压、肾上腺皮质激素、营养脑神经元、改善脑功能、促醒等治疗。患者住院后两三天病情加重，出现神志不清、大小便失禁等。5月3日开始高压氧舱治疗，症状逐步减轻，意识恢复，5月26日好转出院，出院诊断为中毒性脑病。7月20日复查颅脑MRI示：双侧额颞顶枕叶及小脑、双侧半卵圆中心、放射冠、基底节区对称性信号异常，T1W1呈稍低信号，T2W1呈高信号，较前片明显吸收，诊断意见为脑白质变性病变，较前明显吸收。

（二）病案分析

1,2-二氯乙烷属高毒类化学物，室温下为无色油状液体，易挥发，有氯仿样气味，常用作化学合成原料、工业溶剂、黏合剂、脱脂剂、清洗剂和萃取剂等，易经呼吸道、消化道和皮肤吸收。急性二氯乙烷中毒主要表现为以中枢神经系统损害为主的临床特点，突出表现为脑水肿，可引起中毒性脑病。颅脑MRI主要表现为脑白质弥漫性、对称性肿胀，双侧脑白质弥漫性异常信号，表现为T1W1低信号，T2W1高信号，严重病例可出现灰质、白质界限完全消失，脑回肿胀，脑沟变浅或消失，脑池变浅，脑室变窄等明显对称性脑水肿影像学改变。

本例患者使用二氯乙烷作为清洗剂进行吨桶清洗，接触二氯乙烷作业63 d，出现突发性头痛、反应迟钝、记忆力减退等中枢神经系统症状，脱离接触后病情仍继续加重，出现神志不清，大小便失禁等轻度意识障碍，3次头颅MRI均显示T1W1低信号，T2W1高信号，影像诊断为脑白质变性，伴脑水肿，临床诊断为中毒性脑病。依据《职业性急性1,2-二氯乙烷中毒的诊断》（GBZ 39—2016），诊断为职业性亚急性轻度1,2-二氯乙烷中毒。

五、群发性四氟乙烯及其热裂解物中毒

（一）病案介绍

1. 职业病危害因素接触史

5例患者均为男性，年龄为22~55岁，系某化学工程建设有限公司下属预制厂工人。2014年5月11日，5位劳动者在露天场地从事管道拆卸工作，工作中需对管道进行高温切割、分解，管道末端连接大型气罐，气罐体积约4 m^3。早上8点开始作业，未佩戴防毒口罩等防护用品，可闻到轻度异常气味，2 h后有2人开始咳嗽，逐渐加重，伴胸闷、头痛，随后出现呼吸困难，8 h后送至当地医院就诊。第2天一同工作的其他3人因咳嗽、胸闷等不适被送医院就诊。公司负责人解释，该气罐以往存放四氟乙烯，气罐和管道已废置2年，稍后当地劳动卫生部门对现场检测报告也证明了其残留气体成分为四氟乙烯。

2. 健康监护资料

缺。

3. 临床表现

5例患者（以下用编号1~5表示）起病早期均有咳嗽、胸闷、头晕、乏力、恶心症状，2例较重患者（编号1、2）有呼吸困难，血氧饱和度（SO_2）< 80%，行气管插管救治。其余3例（编号3、4、5）无明显呼吸困难，予以面罩或鼻导管吸氧。5例患者既往体健，均无基础病史。主要症状见表12–4。

表12-4　5例四氟乙烯中毒病例主要症状

患者编号	年龄/岁	全身乏力	胸闷、气促	咳嗽	咳痰	呼吸困难
1	55	+	+	+	+	+
2	19	+	+	+	+	+
3	21	+	+	+	–	–
4	35	+	+	–	–	–
5	44	+	+	–	–	–

注：+表示阳性体征。

3. 实验室及辅助检查

5例患者入院检查，2例血常规白细胞数高于20×10⁹/L，4例中性粒细胞比率高于90%，3例C反应蛋白高于100 mg/L（其中1例高于200 mg/L），4例血氧分压<80 mmHg（其中2例<60 mmHg）。胸部CT检查后，2例显示双肺弥漫性病变、3例示炎症样改变，详见表12–5。

表12–5　5例四氟乙烯中毒病例检查结果

患者编号	白细胞/(10^9/L)	中性粒细胞比率/%	C反应蛋白/(mg/L)	血氧分压	血二氧化碳分压	胸部CT表现
1	26.8	95.9	132.4	55.7	34.3	双肺弥漫性病变
2	22.2	94.5	252.9	69.9	34.7	双肺渗出性病灶
3	12	95.5	136	82.3	25.5	左肺炎症
4	9.9	84.9	68	77.5	30.2	双肺炎症样改变
5	8.5	95.3	42	88.9	25.4	左肺炎症性病变

4. 治疗与转归

入院后均予以吸氧、糖皮质激素（甲泼尼龙）、解毒剂（乙酰胺）积极治疗，并予以无创呼吸机辅助通气（2例），床边血液滤过（1例），详见表12–6。2例重度中毒患者治疗7 d后呼吸衰竭均得到纠正，胸闷明显减轻，激

表12–6　5例四氟乙烯中毒病例救治措施

患者编号	甲泼尼龙	乙酰胺	无创呼吸机	床边血液滤过	住院天数
1	80 mg q12h×7 d	5 g q12h×7 d	√	√	28
2	80 mg q12h×7 d	5 g q12h×7 d	√		28
3	40 mg bid×4 d	2.5 g q12h×2 d			23
4	40 mg bid×4 d	2.5 g q12h×2 d			18
5	40 mg bid×4 d	2.5 g q12h×2 d			18

注：√表示已施行措施。

素逐渐减量，脱离无创呼吸机，停用激素后无反复。治疗20 d后临床症状明显减轻，血常规、肝功能恢复正常，复查胸部CT示炎症已吸收。另3例患者经一周治疗后临床症状明显减轻，复查血常规和肝功能均正常、胸部CT示炎症明显吸收，2周后炎症完全吸收。20 d后3例患者均痊愈出院。5例患者在诊治过程中均出现轻度的肝酶升高，经保肝降酶治疗后均恢复正常。

典型案例：编号1，患者上午10点开始出现咳嗽，伴胸闷、头痛，未予以重视，后症状逐渐加重，出现呼吸困难、发热（体温不详），无明显咳痰，无恶心、呕吐。送至当地医院，SO_2 40%，予无创呼吸机辅助通气，抗感染、止咳平喘等治疗，症状无明显改善，脉氧含量持续偏低。5月12日15时，患者被转至市职业病医院重症监护室。入院查体：体温36.1℃，脉搏83次/分，呼吸33次/分，血压106/68 mmHg，SO_2 63%。神志清楚，精神萎靡，皮肤黏膜无黄染。口唇发绀，咽部无红肿。呼吸节律快，双肺可闻及少许湿啰音及哮鸣音。心率83次/分，律齐，腹平软，无压痛、反跳痛，肝、脾肋下未及。双下肢无水肿。实验室检查（5月11日）：白细胞计数为26.8×10^9/L，中性粒细胞计数为95.9%；谷草转氨酶为54 U/L（参考值为8~40 U/L），谷丙转氨酶计数为211 U/L（参考值计数为8~40 U/L）。胸部CT示：5月12日16时为双肺弥漫性病变，双肺炎症（图12–7）；第4天为双肺广泛渗出性病灶，背段纤维化明显（图12–8）；第6天为双肺病灶较前有所吸收，出现胸腔积液（图12–9）；第20天为双肺纹理增粗，双肺纤维化，胸腔积液有所吸收（图12–10）；28天后示双肺少许纤维化，两侧胸腔积液量基本吸收（图12–11）。

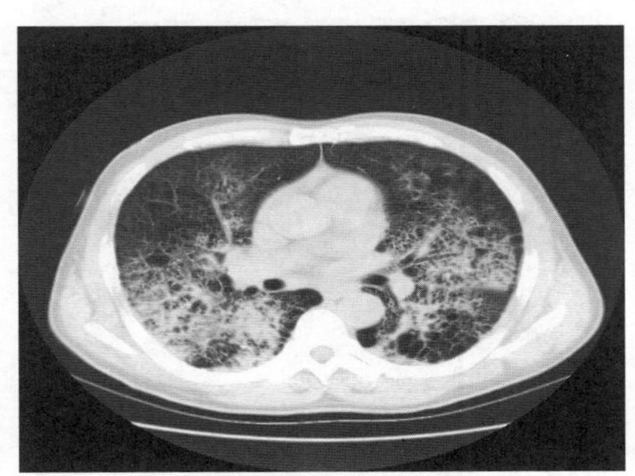

图12–7　患者胸部CT变化（一）

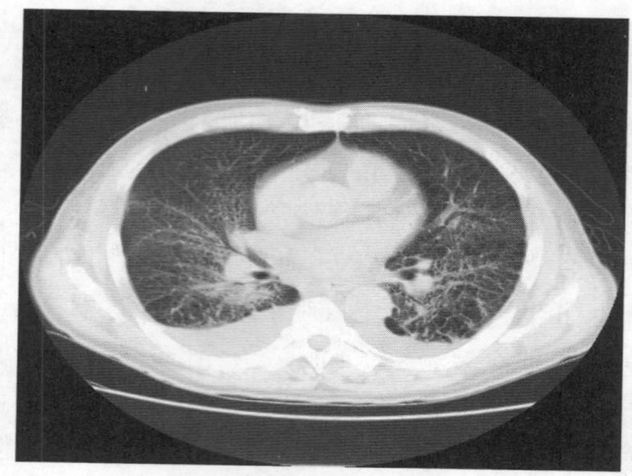

图12-8　患者胸部CT变化（二）

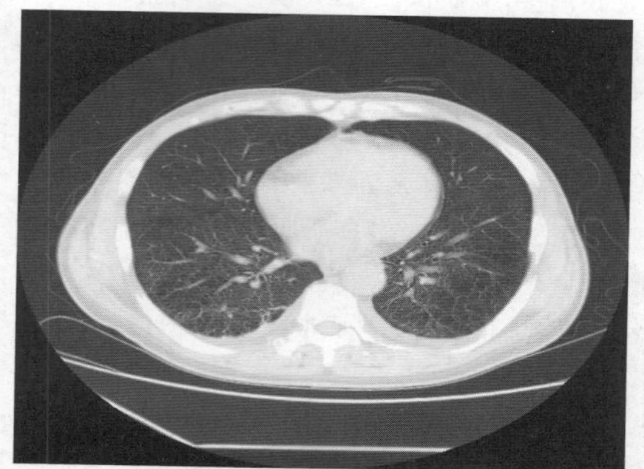

图12-9　患者胸部CT变化（三）

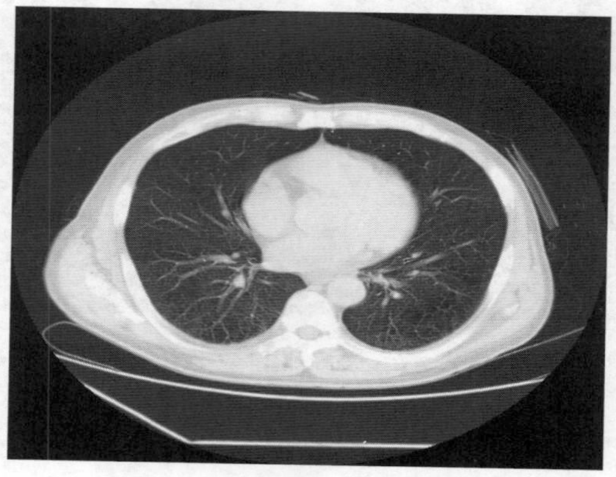

图12-10　患者胸部CT变化（四）

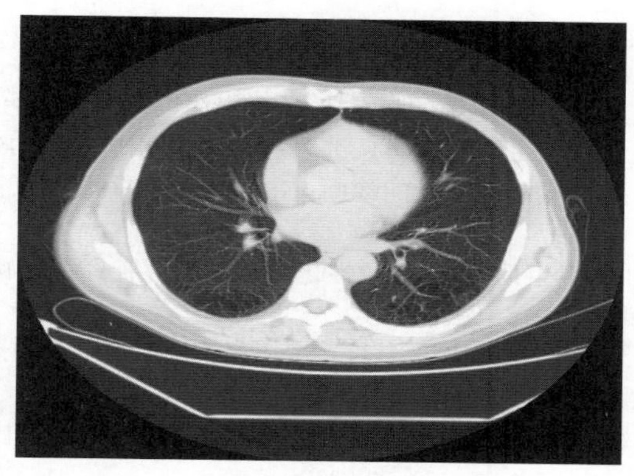

图12-11　患者胸部CT变化（五）

（二）病案分析

四氟乙烯（$CF_2=CF_2$）为无色液体，四氟乙烯本身属低毒类，但其裂解气组分复杂，含多氟烷烃类和多氟烯烃类化合物，其中多氟烯烃类物质化学性能活泼，毒性较大，吸入后可直接作用于肺毛细血管内皮细胞，破坏细胞膜结构使细胞血管壁通透性增高，经过氧化作用，使肺泡上皮Ⅱ型细胞大量坏死，磷脂减少使肺泡壁通透性增高，从而导致肺间质水肿和肺水肿、细胞坏死和随之发生肺纤维化，可造成呼吸衰竭。轻者仅有一般刺激症状，如咳嗽、胸闷、头晕、乏力等。严重者病程分为潜伏期、前驱期和典型中毒期，出现明显的化学性肺水肿和心肌损害等征象，第3周开始可发生肺纤维化。

患者在露天场地切割、拆卸废置2年的气罐及管道，接触到四氟乙烯残液气以及高温切割时产生的热解物，不排除含有四氟乙烯单体。上述混合性气体经呼吸道吸入，导致多人陆续发病。根据职业危害接触史，结合临床症状（其中有人发热，早期表现为聚合物烟尘热）、体征及影像学检查，可诊断急性四氟乙烯裂解残液气和热解物中毒。根据短期吸入四氟乙烯及其热解物的职业危害接触史，结合临床表现及胸部CT、血常规、血生化等检查结果，并排除其他呼吸道疾病，对照《职业性急性有机氟中毒诊断标准》（GBZ 66—2002），2例较重患者诊断为职业性急性有机氟重度中毒，3例较轻患者诊断为职业性急性有机氟轻度中毒。

救治重点为防治非心源性肺水肿和急性呼吸窘迫综合征，采用糖皮质激素联合乙酰胺治疗，有利于病情控制，可用于有机氟中毒的救治，其解毒机制是消除有机氟对机体三羧酸循环的毒性作用，从而减轻发病症状。

参考文献

[1] 刘召见，常军，房鹏. 电力电缆的阻水技术[J]. 电线电缆，2013(1)：12-14，20.

[2] 周永兴. 现代肝硬化诊断治疗学[M]. 北京：人民军医出版社，2000.

[3] 职业性急性1，2-二氯乙烷中毒的诊断：GBZ 39—2016[S]. 北京：中国标准出版社，2016.

[4] 中华人民共和国卫生部. 职业性急性化学物中毒性神经系统疾病诊断标准：GBZ 76—2002[S]. 北京：法律出版社，2002.

[5] 农康，苏素花，张振明，等. 2例亚急性重度二氯乙烷中毒患者的救治体会[J]. 求医问药(学术版)，2012，10(6)：399.

[6] 曾子芳，陈嘉斌，夏丽华，等. 职业性亚急性重度1,2-二氯乙烷中毒7例临床分析[J]. 岭南急诊医学杂志，2011，16(3)：228-229.

[7] 中华人民共和国卫生部. 职业性急性有机氟中毒诊断标准：GBZ 66—2002[S]. 北京：法律出版社，2002.

[8] 王莹. 急性有机氟中毒的特点[J]. 化工劳动保护：工业卫生与职业病分册，1997，18(5)：217-220.

[9] 菅向东，杨晓光，周启栋，等. 中毒急危重症诊断治疗学[M]. 北京：人民卫生出版社，2009.

[10] 王振檩，崔力争. 聚四氟乙烯热裂解物对健康的影响[J]. 职业与健康，2007，23(19)：1699.

[11] 毕津洲，关芳，胡志军. 急性有机氟中毒的临床观察与治疗[J]. 中国职业医学，2007，34(4)：300-301.

[12] 何凤生. 中华职业医学[M]. 北京：人民卫生出版社，1999.

[13] 方秀玲. 乙酰胺与血液透析联合应用治疗有机氟中毒18例疗效分析[J]. 中国煤炭工业医学杂志，2002，5(6)：606.

（吴建兰，毛洁，汪国海，陈玉雯，刘杰，孔玉林，闵春燕）

第三节　职业性噪声聋诊断案例

一、疑似职业性噪声聋

（一）病案介绍

1. 基本信息

劳动者，男性，年龄47岁。

2. 职业病危害因素接触史

2014年7月—2017年8月，劳动者在某金属有限公司制管车间担任操作工，每周工作6天，周日休息。工作日上班时间为8:00—12:00和13:00—17:00，除周三外，其余工作日需加班约4 h、周六需加班约8 h，每周工作时间约72 h。制管生产工艺为半自动作业，钢圈通过分条机被剪成钢带，由制管机将钢带制造成钢管。工作岗位存在噪声危害，公司发放耳塞以防护。2016年3月，劳动者工作场所噪声检测结果示：8 h噪声等效声级（$L_{EX,\ 8h}$）为101.1 dB（A）。

既往史：劳动者在2001年1月之前务农，2001年1月—2014年6月从事广告安装工作，不接触噪声等职业病危害因素，否认服药等其他可能的致聋因素。

2016年10月，劳动者因“自觉左耳听力下降4个月”在当地医院就诊，检查未见明显异常。2017年8月，因“一周前打架头部外伤，现头痛、听力下降”在当地医院就诊，查体未见异常。

3. 职业健康检查结果

岗前缺纯音听阈测试检查（以下简称电测听）结果。在岗期间电测听检查结果见表12–7。

4. 职业流行病学调查

2015年有接触噪声作业工人27人，职业健康体检发现电测听异常11人；建议其中3人（包括本劳动者）脱离岗位一周复查；6人至综合医院检查排除其他原因所致听力异常；另2人定期复查。2016年有接触噪声作业工人14人，职业

表12-7　在岗期间职业健康检查电测听结果（dB）

检查日期	左右耳	频率（kHz）						语频平均	双耳高频	检查结论和建议
		0.5	1	2	3	4	6			
2015年6月24日	L	43	98	97	94	92	91	79	77	脱离噪声一周后复查（劳动者未复查）
	R	48	48	52	54	62	71	49		
2016年7月5日	L	73	68	78	53	94	91	76	79	脱离噪声一周后复查
	R	43	53	52	64	72	66	49		
2016年7月8日（复查）	L	108	118	117	114	112	101	114	88	职业病专科进一步复查
	R	48	53	52	59	77	66	51		
2017年5月17日	L	98	98	97	94	92	100	98	82	疑似职业病，职业病专科进一步复查
	R	53	58	57	59	67	81	56		

注：职业健康检查电测听均为气导检查值，未做骨导检查，未经年龄矫正。

健康体检电测听异常9人；建议其中3人（包括本劳动者）脱离岗位一周复查；6人至综合医院检查排除其他原因所致听力异常。

5. 门诊专科检查

劳动者自诉2016年4月左右开始出现听力下降，门诊问诊时表现出语言交流明显障碍，检查双耳（－）。鼓室压力图示：双耳均为A型。声反射：左耳对侧和同侧刺激均为NR；右耳对侧刺激为NR，同侧刺激500~1 000 Hz为90 dB HL、2 000为NR。脑干听觉诱发电位报告示：右耳潜伏期延长，气导阈值70 dB nHL、左耳100 dB nHL刺激无反应。电测听检查结果见表12–8，声反射检查见表12–9，多频稳态检查见表12–10。

（二）病案分析

噪声聋是一种由于长期接触噪声刺激所引起的缓慢的、进行性的以听力损失为主的多系统多部位的损害，属感音神经性聋。噪声性听力损伤特点：①以高频下降为主，从高频逐渐向低频发展；②双耳对称性损害，个别双耳有差别；③听力损失呈渐进性改变，很少发展成全聋；④纯音听力检查表现为高频"V"下降，常为气、骨导相平行（气骨导差<10 dB）。

由于职业病可享受工伤保险等待遇，个别劳动者受利益的驱使，在听力检查过程中有意夸大听力损失程度或伪装耳聋。国内有文献报道伪聋或夸大性聋在疑似职业性噪声聋患者中达到或超过40%，这是当前在职业性噪声聋诊断中存在的最主要问题，如何鉴别听力损失的真伪，至关重要。

电测听结果出现重复性差、夸大性聋的原因与检查者和受检者双方有关，有些是由于受测者理解能力较差，配合度不够，检查次数越多，重复性问题越大；有些是由于受测者刻意不配合，有意识做假；也有些是由于检查环境不符合标准或检查者操作手法、技术水平和经验不足等原因。本病例在职业健康体检、职业病诊断和鉴定过程中，电测听结果呈快速渐进性听力下降，直至重度噪声聋程度。语言交流也表现出明显障碍，考虑是在原有器质性聋基础上的夸大。由于无法了解真实的既往病史，虽然尚不能作出确切的临床诊断，但可以肯定的是，该劳动者听力异常的发生、发展明显不符合职业性噪声聋渐进性听力下降的特征。

综上分析，劳动者接触噪声作业年限3年余，多次纯音测听检查显示双耳不对称听力下降；门诊就诊过程中语言交流明显障碍；声反射、ABR、多频稳态等听力客观检查提示双耳不对称性传导感音性神经聋，左耳为甚，达重度

表12-8　门诊纯音电测听检查结果（dB）

检查日期	左右耳	频率（kHz）						语频平均	双耳高频	双耳语频
		0.5	1	2	3	4	6			
2017年5月22日	L	98	98	94	97	92	100	97	82	76
	R	53	58	57	59	67	81	56		
2017年5月26日	L	118	118	117	114	112	110	118	91	89
	R	63	58	62	64	77	71	61		
2017年8月19日	L	95（70）	100（65）	100（75）	110（70）	120（68）	115（65）			
	R	50（60）	55（55）	60（65）	65（65）	75（65）	88（63）			

注：括号内为骨导检查值，未经年龄矫正。

表12-9　声反射检查结果（2017年5月17日）

	对侧刺激				同侧刺激		
频率（Hz）	500	1 000	2 000	4 000	500	1 000	2 000
反射阈（探头在左）	NR	NR	NR	NR	NR	NR	NR
反射阈（探头在右）	NR	NR	NR	NR	90	90	NR

表12-10　多频稳态检查结果（2017年6月7日）

频率（Hz）	500	1000	2000	4000
左耳（dB）	95	100	100	100
右耳（dB）	30	40	50	55

聋。否认既往有噪声接触史，亦否认服药等其他致聋因素。3年来双耳不对称性听力损伤发展迅速，显示病情的发生与发展明显不符合职业性噪声聋渐进性听力下降的特征。

依据《职业性噪声聋的诊断》（GBZ 49—2014），劳动者不符合职业性噪声聋的诊断，诊断为无职业性噪声聋。

二、疑似群发职业性噪声聋

（一）病案介绍

1. 职业病危害因素接触史

4名劳动者均为男性，在苏南某机械厂加工车间工作（同车间相同岗位共4人），年龄36~46岁，累计接触噪声作业工龄3~9年。工作场所噪声强度检测显示其工作地点测定8 h噪声等效声级（$L_{EX,\ 8\ h}$）为90.9~92.2 dB（A），噪声频谱分析以高频为主。

2. 健康监护资料

4名劳动者均未做过上岗前体检，仅在申请职业病诊断前（1个月内）进行了1次在岗期间体检。在岗期间职业健康检查结果提示4名劳动者均出现了与接触噪声相关的指标异常，建议脱离噪声环境1周后职业病专科门诊进行纯音测听复查。

3. 临床表现

检查发现4名劳动者中1人有右鼓膜穿孔，承认幼时患过中耳炎，其余3人均否认既往有耳疾、耳毒性药物使用史等。劳动者连续噪声作业工龄、年龄及其主要临床表现见表12–11。

表12–11　劳动者年龄、连续噪声作业工龄及主要临床表现

病例	性别	年龄（岁）	工龄*（年）	自觉症状	耳部物理检查
劳动者A	男	41	3	听力下降	无异常
劳动者B	男	41	9	听力下降	无异常
劳动者C	男	36	3	听力下降	无异常
劳动者D	男	46	5	耳鸣、耳聋等	右鼓膜穿孔

*连续噪声作业工龄。

4. 实验室及辅助检查

纯音测听情况如下：按《声学测听方法》（GB/T 16403—1996）第1部分“纯音气导和骨导听阈基本测听法”的规定进行纯音听力测试，4名劳动者最近3次纯音测听复查结果均显示，纯音听阈各频率重复性测试结果阈值偏差多数>10 dB，见表12–12；且呈现出重度耳聋的趋势，见表12–13；其较好

表12–12　劳动者三次纯音测听复查结果比较（dB）

病例	复查结果	频率（kHz）											
		左耳						右耳					
		0.5	1	2	3	4	6	0.5	1	2	3	4	6
劳动者A	第1次	53	58	67	74	77	71	63	73	77	84	82	81
	第2次	68	73	78	84	87	81	73	83	82	84	82	81
	第3次	85	85	84	95	95	94	80	85	85	94	95	90
劳动者B	第1次	63	53	62	69	77	76	63	58	62	59	62	76
	第2次	73	64	72	69	77	76	73	68	72	69	67	76
	第3次	85	90	80	85	90	92	85	80	90	80	70	85

续表12-12

病例	复查结果	频率（kHz）											
		左耳						右耳					
		0.5	1	2	3	4	6	0.5	1	2	3	4	6
劳动者C	第1次	94	89	93	97	95	95	94	99	98	97	95	95
	第2次	64	69	73	92	90	95	79	84	83	97	90	95
	第3次	78	82	76	80	90	90	90	92	88	90	95	95
劳动者D	第1次	77	76	85	82	83	77	76	81	85	82	82	83
	第2次	42	57	40	47	58	82	87	82	85	82	78	77
	第3次	54	55	53	52	55	55	50	53	53	60	65	75

表12-13　劳动者高频平均听阈及语频加权值比较（dB）

病例	复查结果	双耳高频平均听阈	左耳听阈加权值	右耳听阈加权值
劳动者A	第1次	70.5	58.3	69.2
	第2次	83.2	82.8	79.6
	第3次	86.2	81.4	81.6
劳动者B	第1次	62.2	58.2	58.2
	第2次	64.7	67.5	67.7
	第3次	76.0	82.6	80.6
劳动者C	第1次	93.3	91.2	95.7
	第2次	90.8	69.7	81.7
	第3次	87.7	78.7	89.4
劳动者D	第1次	74.0	76.8	78.0
	第2次	69.7	81.1	47.0
	第3次	52.7	51.2	50.4

耳听力曲线也未显现职业性噪声聋曲线的特征，见图12-12。分析听性稳态反应（auditory steady-state response，ASSR）测试结果，3位劳动者（劳动者A、B、C）ASSR的反应阈值为50~60 dB SPL，预测纯音听阈值为10~40 dB HL，见

表12–14。分析双耳40 Hz听觉相关电位（40 Hz-AERP）测定结果，3位劳动者（劳动者A、B、C）40 Hz-AERP的反应阈值为30~55 dB nHL，预测纯音听阈值20~45 dB nHL，见表12–15。声阻抗检查结果显示劳动者D存在中耳病变，见表12–16。

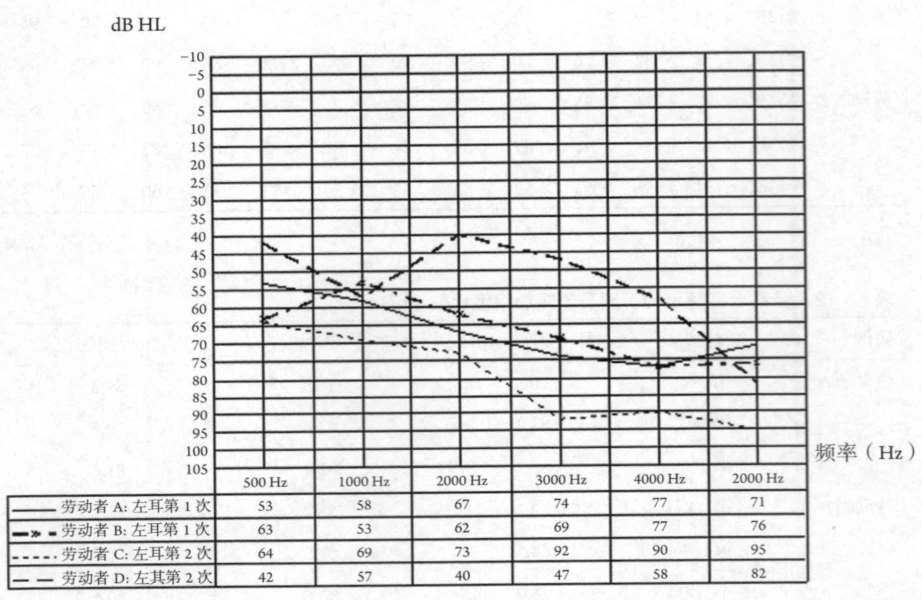

	500 Hz	1000 Hz	2000 Hz	3000 Hz	4000 Hz	2000 Hz
劳动者 A: 左耳第 1 次	53	58	67	74	77	71
劳动者 B: 左耳第 1 次	63	53	62	69	77	76
劳动者 C: 左耳第 2 次	64	69	73	92	90	95
劳动者 D: 左其第 2 次	42	57	40	47	58	82

图12–12　劳动者纯音测听复查较好耳结果比较

表12–14　劳动者ASSR测定结果dB SPL

病例	频率（kHz）							
	左耳				右耳			
	0.5	1	2	4	0.5	1	2	4
劳动者A	50	50	55	55	50	50	50	60
劳动者B	50	50	50	55	45	50	50	55
劳动者C	50	50	50	60	40	50	50	55
劳动者D	30	30	40	50	50	50	55	60

表12-15　劳动者40 Hz-AERP测定结果dB nHL

病例	40 Hz-AERP	频率（kHz）									
		左耳					右耳				
		0.5	1	2	3	4	0.5	1	2	3	4
劳动者A	双耳反应阈提高	45	45	45	50	55	40	40	45	50	50
劳动者B	双耳反应阈提高	30	30	40	45	50	35	35	40	45	50
劳动者C	双耳反应阈提高	40	40	40	50	50	45	45	45	45	50
劳动者D	右耳反应阈轻度提高	30	30	30	40	40	45	45	50	50	55

表12-16　劳动者声阻抗检查结果

病例	声阻抗检查结果
劳动者A	双耳鼓室图Ad型曲线，双耳镫骨肌反射部分引出，双耳鼓室呈低阻抗型改变
劳动者B	双耳鼓室图A型曲线，双耳镫骨肌反射部分引出，双耳鼓室功能正常
劳动者C	双耳鼓室图A型曲线，双耳镫骨肌反射部分引出，双耳鼓室功能正常
劳动者D	鼓室图曲线左耳C型、右耳B型，左耳咽鼓管功能障碍，右耳呈高阻抗型改变

5. 治疗与转归

4名劳动者自体检发现听力异常后均脱离了噪声环境，被调离噪声作业岗位时因不愿意调岗（主要原因是新岗位与原岗位工资待遇相差约一倍），与企业产生矛盾，遂以听力下降，诉求职业病诊断。当地职业病诊断机构办公室人员于劳动者复查纯音测听前反复叮嘱其测听时要实事求是，但3次复查结果显示，劳动者纯音测听重复性差，各次各频率测试报告示多个频率的听阈偏差>10 dB。4名劳动者的双耳高频平均听阈均>60 dB HL，其较好语频和高频4 000 Hz听阈加权值为47.0~69.7 dB HL，显示4名劳动者均呈现较重的听力损失。参照国内相关研究，若将ASSR测试的各个频率均减去12~39 dB来预测纯音听阈值，则显示劳动者可能有程度较轻的听力损失。40 Hz-AERP测试作为ABR的互补，能较好地反映低频灵敏度，若将40 Hz-AERP的反应阈值各个频率均减去10 dB来预测纯音听阈值，也显示劳动者可能有程度较轻的听力损失。

（二）病案分析

综合分析认为，本案的4名劳动者有如下特点：①有确切的连续3年以上职业噪声接触史，且工作中未正确使用耳塞；②工作场所噪声水平职业卫生限值；③劳动者的语言交流并无困难，对低声提问，都能听清并能较准确回答；④多次纯音听阈测试结果重复性差，较好的听力曲线也未显现噪声聋曲线的特征；⑤客观检查显示劳动者有一定程度的听力损失，但损失程度远远没有达到纯音听阈测试所显示的较重程度。

对夸大听力损失甚至伪聋者进行准确听力评估，非常必要。职业性噪声聋程度分级的主要依据是言语频率的纯音测听阈值，而纯音听阈测试是一种主观行为反应测听。在听力客观检查方面，声反射是一种肌肉对声音非随意性反应，声反射正常阈值为70~95 dB HL，如果纯音听阈与声反射阈值差值≤15 dB HL则考虑纯音听阈的真实性。ABR能反映耳蜗在2 000~4 000 Hz处的功能，其V波最接近听力计测定的阈值。40 Hz-AERP属于脑干中潜伏期反应，是一种听觉稳态反应，能较好地反映言语频率的听阈。无论纯音听阈正常与否，40 Hz-AERP的结果均应大于纯音听阈结果，若出现40 Hz-AERP的结果比纯音听阈值小，则可推断其纯音测听结果与实际听力有一定误差。畸变产物耳声发射（distortion product otoacoustic emissions，DPOAE）是耳蜗主动机制的表现，在患耳则减弱或消失，在感音神经性耳聋中当听阈在>50 dB时检出率为零。DPOAE反应幅值下降提示纯音听阈处于20~50 dB HL，如纯音听阈很高，则提示夸大聋的存在，为快速识别伪聋提供了一个好方法 。ASSR技术完全依靠计算机自动分析，可同时评价多个频率听阈，可在伪聋鉴别诊断中应用，在0.5~4.0 kHz频率ASSR阈值与相应纯音听阈间的差值为12~39 dB。

分析主客观检查结果后，显示4名劳动者纯音测听有明显的夸大成分，对照标准《职业性噪声聋的诊断》（GBZ 49—2014），最后得出了无职业性噪声聋的结论。

劳动者随意夸大听力损失，造成纯音测听重复性差、主客观检查不一致，反而无法诊断为噪声聋。听力检测工作人员应耐心告知检查注意事项，严格按照规定进行听力测试，以杜绝或减少此类案例的发生。

参考文献

[1] 王建新，刘其才. 噪声作业人员职业体检及噪声聋诊断中常见问题与思考[J]. 中国医疗保险，2017，7(7)：57-59.

[2] 郑倩玲，刘移民，杨爱初，等. 246例疑似职业性听力损伤的临床诊断分析[J]. 中国热带医学，2007，7(11)：2039-2041.

[3] 陈智灵，吴健聪. 35例不能诊断为职业性噪声聋的诊断体会[J]. 医药前沿，2017，7(1)：364-365.

[4] 员根远，贺德生，陈蕊玲，等. 正常青年人多频稳态反应阈值的测试[J]. 听力学及言语疾病杂志，2007，15(1)：70-71.

[5] 梁晓阳，王恰，杨爱初，等. 40 Hz听觉诱发电位在职业性噪声聋客观听阈评估中的应

用[J]. 中国职业医学,2009,36(4):328-329.
[6] 姜泗长,顾瑞. 临床听力学[M]. 北京:北京医科大学、中国协和医科大学联合出版社,1999.
[7] 莫玲燕. 听阈评估的电生理技术进展[J]. 中华耳科学杂志,2012,10(2):212-216.
[8] 刘艳慧,郑艳,丁军,等. 声导抗与纯音听阈测试在伪聋鉴别诊断中的作用[J]. 新疆医科大学学报,2007,30(4):399-400.
[9] 左翃. 听觉脑干诱发电位V波反应阈应用于听力测定的意义[J]. 现代预防医学,2011,38(16):3326-3328.

（白莹，冯鸿义，朱文静）

第四节　职业性肿瘤诊断案例

一、焦炉逸散物所致肺癌

（一）病案介绍

1. 基本信息

劳动者，男性，年龄65岁。

2. 职业病危害因素接触史

劳动者1974年4月—1996年8月在某焦化煤气集团第2炼焦车间为焦炉工，从事炼焦工作，长期接触焦煤尘、一氧化碳、二氧化碳、氮氧化物、苯并芘、焦煤逸散物、高温等职业有害因素。每天工作8 h，每周工作6 d。工作场所无特殊防护设备，个人无特殊防护用品。工作时穿工作服、劳保鞋、戴纱布口罩、帆布手套等。

用人单位提供的1999年市环境监测中心站对工作场所空气监测资料显示，劳动者所在岗位焦炉粉尘检测结果分别为3.44 mg/m^3、0.76 mg/m^3、0.632 mg/m^3。无其他职业危害因素检测资料。该用人单位曾先后有3名劳动者被诊断为职业性肿瘤（焦炉工人肺癌）。

3. 职业健康检查资料

缺。

4. 临床就诊资料

2016年12月，患者因阵发性咳嗽、胸痛1个多月，到当地市人民医院就诊。第1次胸部CT示：两上肺占位伴肺内多发结节，考虑肺癌伴肺内多发转移。肺穿刺活检示：（左肺）送检少量异型细胞，疑为癌细胞，诊断为肺癌，建议复查。第2次胸部CT结果示：①两上肺占位伴肺内多发结节（左侧33 mm×54 mm，右侧30 mm×51 mm），考虑肺癌伴肺内多发转移；②双肺纤维灶；③纵隔可见散在淋巴结，建议进一步检查。同时在CT引导下行第2次肺穿刺活检，细胞学涂片检查、组织学病理显示：（左肺）送检组织见少量异型细胞，考虑为癌细胞。临床诊断为原发性肺癌，伴肺内多发转移。随后行药物化疗。

劳动者既往无特殊病史，曾有短期吸烟史，已戒烟10年。

（二）病案分析

劳动者长期从事焦炉炼焦工作，接触焦炉粉尘和逸散物累积22年余，无特殊有效防护。符合“有明确的焦炉逸散物职业接触史，累计接触年限1年以上（含1年）”。

劳动者于2016年12月临床诊断为肺癌伴肺内多发转移，原发性肺癌临床诊断明确。

劳动者自接触职业性致癌因素（焦炉逸散物）到确诊肺癌，其潜隐期为42年，符合“潜隐期≥10年”。

与劳动者同一环境作业的工人中，曾有3名劳动者患类似肿瘤（焦炉工人肺癌），有职业流行病学资料的支持。

综上分析，对照诊断依据《职业性肿瘤的诊断》（GBZ 94—2014），诊断为职业性肿瘤（焦炉逸散物所致肺癌）。

二、石棉所致肺癌

（一）病案介绍

1. 基本信息

劳动者，男性，1968年1月出生。

2. 职业病危害因素接触史

1986年6月—2002年12月，劳动者在某市电机有限公司（原市电机厂）为车工，工作中接触粉尘（劳动者自述材料表示含石棉）；2002年底辞职从事花鸟经营，否认接触职业危害因素。在电机厂期间，从事加工“90环氧转子、铜轴和飞轮发电机铝件”，每天工作8 h，每周工作5 d，时有加班，无特殊防护设备和防护用品。90环氧转子生产工艺为：铜轴加工→浇注烘干→环氧工段→磨砂工段。用人单位出具的资料中皆否认存在石棉粉尘，提供的职业病危害检测资料亦无石棉检测内容。

3. 临床就诊资料

2009年12月，劳动者因反复咳嗽、伴少量咳痰4个多月到当地人民医院检查，诊断为右侧中央型肺癌，行右侧全肺切除术。术后病理：（右肺）肺腺癌Ⅱ级，部分为细支气管肺泡细胞癌，弥漫浸润肺组织，支气管切缘累及，气管旁淋巴结转移。既往体健，不吸烟。术后劳动者先在当地职业病诊断机构要求诊断尘肺病，经职业病诊断和市级鉴定，结论均为无尘肺（胸部X线片见图12-13~图12-14），劳动者不服诊断结论，于2012年10月要求诊断职业性肿瘤（石棉所致肺癌）。

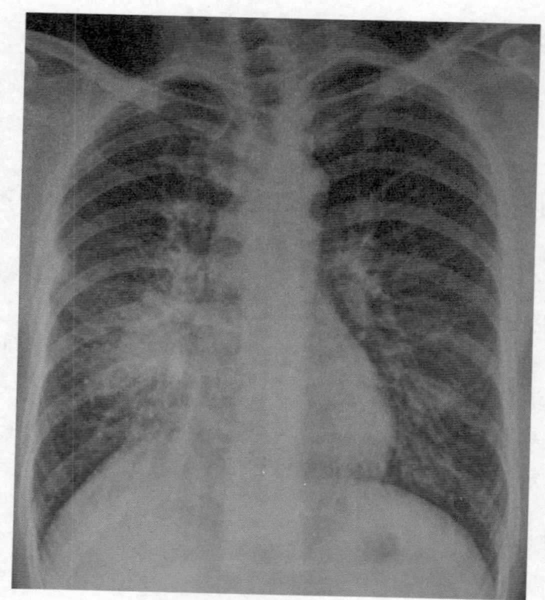

图12-13　术前数字化摄影胸部X线片（DR）

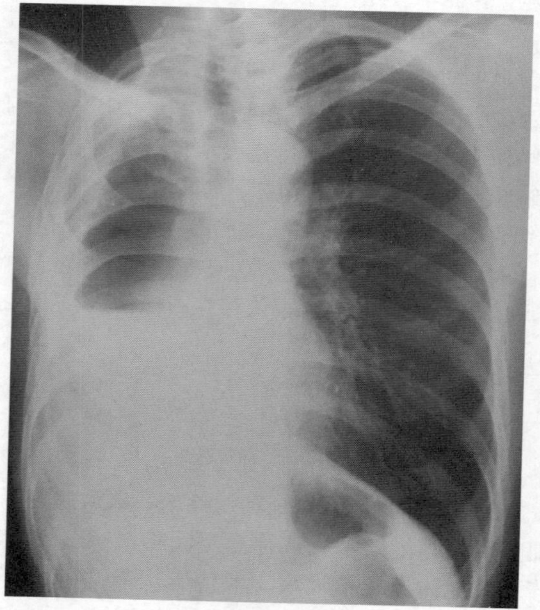

图12-14　术后高千伏胸部X线片

4. 职业病危害现场调查及取证

用人单位否认职业危害因素含有石棉粉尘，而劳动者坚持90环氧转子的填充物中含有石棉，在加工过程散发出大量含石棉粉尘，由此提请当地安监部门协助现场调查，望能进行判断。

调查意见：原厂已被拆除，新厂于2003年搬迁，于2007年停产，车间作为仓库出租，原作业环境已不存在。调查所得几项证据中，一件为加工后的90环氧转子（物证）、一份原厂工程师提供的90环氧转子填充物配方和3份询问笔录。厂方技术员书写的填充物配方成分为环氧树脂、二丁酯、乙二胺和适量滑石粉。调查结论：建议诊断机构在参考书面资料的基础上，对物证进行成分鉴定，以便对当时职业病危害因素进行推断。

物证经有资质的司法鉴定机构进行成分检测，第1次结果为“未发现有纤维状物质”。劳动者对此提出反对意见，自行送样另一家有资质司法鉴定机构检测，第2次结果：“透闪石石棉含量为6.9wt%”。但用人单位又不予认可，双方当事人各不相让。第3次检测由双方当事人重新各选一家有资质鉴定机构，双方在场取样封存，并同时送检。填充物成分检测结果：一家报告“透闪石石棉含量7.0wt%”，而另一家报告“未检出石棉”。

（二）病案分析

确切的职业性致癌物接触史，是诊断职业性肿瘤的前提。本案例诊断关键在于，劳动者在岗期间接触的粉尘是否含有石棉。在劳动者的原生产活动已无法复原和模拟情况下，只能对加工件填充料成分进行分析，收集间接证据。综合上述资料，职业病诊断讨论意见如下。

劳动者从事90环氧转子等工件加工16年，工件填充物为环氧树脂、滑石粉等，作业中接触混合性粉尘。经对物证填充物成分检测，结果表明含有石棉（2份检测，其中1份报告为透闪石石棉含量7.0wt%），从而间接证明劳动者在岗期间所接触的粉尘中含有石棉，但是无法对劳动者所接触石棉的浓度或程度作出进一步判定。

2009年12月，劳动者确诊为原发性肺癌，行右全肺切除术，术后病理检查为肺腺癌Ⅱ级，有部分为细支气管肺泡细胞癌。

劳动者自接触职业性致癌因素（含透闪石石棉的粉尘）到确诊肺癌，其潜隐期为23年。

对照《职业性肿瘤诊断标准》（GBZ 94—2002），原发性肺癌诊断明确，接触石棉粉尘累计工龄>7年，潜伏期>10年，符合石棉所致肺癌的诊断条件，诊断为职业性肿瘤（石棉所致肺癌）。

三、疑似苯所致白血病

（一）病案介绍

1. 基本信息

患者，男性，出生日期为1988年3月。

2. 职业病危害接触史

劳动者于2013年10月28日—2014年4月在当地一家装饰艺术品有限公司工作，为国画辅助画工，接触国画颜料（玛利牌国画颜料、温莎牛顿牌画家专用丙烯颜料）和立邦乳胶漆。每天工作8 h，每周工作5 d。劳动者之前在校读书，否认接触职业性危害因素。

用人单位认为，加工绘制国画作品，不存在有毒有害因素，故无法提供工作场所职业病危害检测资料，无劳动者岗前和在岗期间职业健康体检资料，也无法提供与职业病防治相关的其他任何资料。

3. 临床就诊资料

2014年5月，劳动者因“反复头昏乏力4年余、发热1天”，在当地人民医院就诊，骨髓活检示：骨髓增生活跃，红系以中幼红细胞为主，粒系与巨核细胞减少；未见明显原幼细胞；骨髓涂片原幼细胞43%；考虑急性髓细胞性白血病M2型（AML-M2）。免疫分型示：分析25.4%的幼稚细胞群体，CD7、HLA-DR、CD34、CD13、CD33、CD117、MPO（+），其余为（-），为髓系表达；另见34.2%粒系成熟障碍和8.1%嗜碱性粒细胞，未检测到43种白血病相关融合基因转录本。骨髓穿刺复查意见：AML-M2。骨髓自身抗体检查示：粒系CD15+/IgG+0.2%，干系CD34+/IgG+0.7%，红系GPA+/IgG+3.5%。2014年5月临床诊断为AML-M2。2014年7月患者化疗后发生骨髓抑制、脑出血去世。

患者4年前确诊为重型慢性再生障碍性贫血Ⅱ型，4年来，长期接受促骨髓造血药物、血制品等治疗。

2014年8月，患者母亲提请要求诊断职业性肿瘤（苯所致白血病）。

4. 现场调查

2014年10月，当地安监部门组织现场调查，未发现使用苯、甲苯、二甲苯等溶剂。对劳动者原工作岗位进行有害因素采样检测，检测结果显示：劳动者工作场所空气苯浓度均<0.6 mg/m³。对另外4名在职员工进行职业健康体检，结果血常规未见异常。

（二）病案分析

本案是一例少见的疑似职业病危害案例。劳动者工作中是否有苯接触以及接触方式和可能接触浓度如何，只需通过对作业场所职业卫生学现场调查和资料核实，便能基本明了。

但是，劳动者家属不接受现场检测结果，认为<0.6 mg/m³并不代表无苯，只要存在苯就不能否认苯的危害以及苯所致白血病可能。这也是当前职业性肿瘤，特别是苯所致白血病诊断中存在的争议问题，即是否要考虑致癌物阈值或是否要考虑剂量–效应关系问题。一种观点认为致癌物无阈值，只要“一次有效击中”就会启动肿瘤发生。持这种观点者，在实际工作中的应用也较为简单，只要发现致癌因素存在，同时又符合累计工龄和潜隐期年限，就能肯定诊断。另一种观点主张化学致癌有阈值，存在剂量–效应关系，因为虽有“击中”，但尚可修复，大多数致癌的发生过程有前期变化，肿瘤是发生危害的“继发产物”。大量流行病学研究以及群发性苯中毒事件调查表明，苯的危害与接触水平呈现剂量–反应关系，苯中毒患者中发生的白血病是苯接触工人的50倍，可以认为苯所致白血病是在苯中毒的基础上发展起来。目前，有较多学者主张致癌物有阈值或者有剂量–效应关系的观点。《职业性肿瘤的诊断》（GBZ 94—2017）和《职业性苯中毒的诊断》（GBZ 68—2013）中有关条款也体现了这一观点，如职业性慢性苯中毒的重度中毒是在中度中毒的基础上具有某项表现者；中度中毒多数是在有轻度中毒症状后再具有某项表现者。又如，有慢性苯中毒病史者所患白血病应诊断为苯所致白血病。

职业病诊断讨论意见如下。

劳动者在岗作业时间累计达6个月，现场调查未发现劳动者在岗期间有过量苯接触证据，工作场所空气苯浓度均<0.6 mg/m³。

劳动者于2013年10月28日入职，2014年5月临床确诊白血病，潜隐期不到8个月。

劳动者已患重型慢性再生障碍性贫血Ⅱ型4年，长期接受治疗。

对照《职业性肿瘤诊断标准》（GBZ 94—2014），劳动者无过量苯接触史，潜隐期<2年，不符合苯所致白血病。最后诊断为无职业性肿瘤（苯所致白血病）。

参考文献

[1] 朱宝立，王民生，莫宝庆. 化学致癌[M]. 北京：北京大学医学出版社，2016.
[2] 何凤生. 中华职业医学[M]. 北京：人民卫生出版社，1999：862-866.
[3] 范红敏. 职业性肺癌流行病学[J]. 职业卫生与应急救援，2002，20(3)：164-167.
[4] 李桂兰，戴弹荣，张西川，等. 苯作业工人癌症队列研究Ⅱ[J]. 中华劳动卫生职业病杂志，1997，15(6)：349-353.

（白莹，朱文静，余彬）

附录

职业病分类和目录

2013年12月23日，中华人民共和国国家卫生和计划生育委员会、人力资源社会保障部、安全监管总局、全国总工会4部门联合印发《职业病分类和目录》，共10类132种。2002年4月18日，原《职业病目录》废止。

一、职业性尘肺病及其他呼吸系统疾病

（一）尘肺病

1. 矽肺
2. 煤工尘肺
3. 石墨尘肺
4. 炭黑尘肺
5. 石棉肺
6. 滑石尘肺
7. 水泥尘肺
8. 云母尘肺
9. 陶工尘肺
10. 铝尘肺
11. 电焊工尘肺
12. 铸工尘肺

13. 根据《尘肺病诊断标准》和《尘肺病理诊断标准》可以诊断的其他尘肺病

（二）其他呼吸系统疾病

1. 过敏性肺炎
2. 棉尘病
3. 哮喘
4. 金属及其化合物粉尘肺沉着病（锡、铁、锑、钡及其化合物等）
5. 刺激性化学物所致慢性阻塞性肺疾病
6. 硬金属肺病

二、职业性皮肤病

1. 接触性皮炎
2. 光接触性皮炎
3. 电光性皮炎
4. 黑变病
5. 痤疮
6. 溃疡
7. 化学性皮肤灼伤
8. 白斑
9. 根据《职业性皮肤病的诊断总则》可以诊断的其他职业性皮肤病

三、职业性眼病

1. 化学性眼部灼伤
2. 电光性眼炎
3. 白内障（含放射性白内障、三硝基甲苯白内障）

四、职业性耳鼻喉口腔疾病

1. 噪声聋
2. 铬鼻病
3. 牙酸蚀病
4. 爆震聋

五、职业性化学中毒

1. 铅及其化合物中毒（不包括四乙基铅）
2. 汞及其化合物中毒
3. 锰及其化合物中毒
4. 镉及其化合物中毒
5. 铍病
6. 铊及其化合物中毒
7. 钡及其化合物中毒
8. 钒及其化合物中毒
9. 磷及其化合物中毒
10. 砷及其化合物中毒
11. 铀及其化合物中毒
12. 砷化氢中毒
13. 氯气中毒
14. 二氧化硫中毒
15. 光气中毒
16. 氨中毒
17. 偏二甲基肼中毒
18. 氮氧化合物中毒
19. 一氧化碳中毒
20. 二硫化碳中毒
21. 硫化氢中毒
22. 磷化氢、磷化锌、磷化铝中毒
23. 氟及其无机化合物中毒
24. 氰及腈类化合物中毒
25. 四乙基铅中毒
26. 有机锡中毒
27. 羰基镍中毒
28. 苯中毒
29. 甲苯中毒
30. 二甲苯中毒
31. 正己烷中毒
32. 汽油中毒
33. 一甲胺中毒
34. 有机氟聚合物单体及其热裂解物中毒
35. 二氯乙烷中毒

36. 四氯化碳中毒
37. 氯乙烯中毒
38. 三氯乙烯中毒
39. 氯丙烯中毒
40. 氯丁二烯中毒
41. 苯的氨基及硝基化合物（不包括三硝基甲苯）中毒
42. 三硝基甲苯中毒
43. 甲醇中毒
44. 酚中毒
45. 五氯酚（钠）中毒
46. 甲醛中毒
47. 硫酸二甲酯中毒
48. 丙烯酰胺中毒
49. 二甲基甲酰胺中毒
50. 有机磷中毒
51. 氨基甲酸酯类中毒
52. 杀虫脒中毒
53. 溴甲烷中毒
54. 拟除虫菊酯类中毒
55. 铟及其化合物中毒
56. 溴丙烷中毒
57. 碘甲烷中毒
58. 氯乙酸中毒
59. 环氧乙烷中毒
60. 上述条目未提及的与职业有害因素接触之间存在直接因果联系的其他化学中毒

六、物理因素所致职业病

1. 中暑
2. 减压病
3. 高原病
4. 航空病
5. 手臂振动病
6. 激光所致眼（角膜、晶状体、视网膜）损伤
7. 冻伤

七、职业性放射性疾病

1. 外照射急性放射病
2. 外照射亚急性放射病
3. 外照射慢性放射病
4. 内照射放射病
5. 放射性皮肤疾病
6. 放射性肿瘤（含矿工高氡暴露所致肺癌）
7. 放射性骨损伤
8. 放射性甲状腺疾病
9. 放射性性腺疾病
10. 放射复合伤
11. 根据《职业性放射性疾病诊断标准（总则）》可以诊断的其他放射性损伤

八、职业性传染病

1. 炭疽
2. 森林脑炎
3. 布鲁氏菌病
4. 艾滋病（限于医疗卫生人员及人民警察）
5. 莱姆病

九、职业性肿瘤

1. 石棉所致肺癌、间皮瘤
2. 联苯胺所致膀胱癌
3. 苯所致白血病
4. 氯甲醚、双氯甲醚所致肺癌
5. 砷及其化合物所致肺癌、皮肤癌
6. 氯乙烯所致肝血管肉瘤
7. 焦炉逸散物所致肺癌
8. 六价铬化合物所致肺癌
9. 毛沸石所致肺癌、胸膜间皮瘤
10. 煤焦油、煤焦油沥青、石油沥青所致皮肤癌
11. β-萘胺所致膀胱癌

十、其他职业病

1. 金属烟热

2. 滑囊炎（限于井下工人）

3. 股静脉血栓综合征、股动脉闭塞症或淋巴管闭塞症（限于刮研作业人员）

常用职业病诊断标准名称及标准号
（截止到2018年8月）

标准号	标准名称
GBZ 3—2006	职业性慢性锰中毒诊断标准
GBZ 4—2002	职业性慢性二硫化碳中毒诊断标准
GBZ 5—2016	职业性氟及无机物中毒的诊断
GBZ 6—2002	职业性慢性氯丙烯中毒诊断标准
GBZ 7—2014	职业性手臂振动病的诊断
GBZ 8—2002	职业性急性有机磷杀虫剂中毒诊断标准
GBZ 9—2002	职业性急性电光性眼炎（紫外线角膜结膜炎）诊断标准
GBZ 10—2002	职业性急性溴甲烷中毒诊断标准
GBZ 11—2014	职业性急性磷化氢中毒的诊断
GBZ 12—2014	职业性铬鼻病的诊断
GBZ 13—2016	职业性急性丙烯腈中毒的诊断
GBZ 14—2015	职业性急性氨中毒的诊断
GBZ 15—2002	职业性急性氮氧化物中毒诊断标准
GBZ 16—2014	职业性急性甲苯中毒的诊断
GBZ 17—2015	职业性镉中毒的诊断
GBZ 18—2013	职业性皮肤病诊断标准总则
GBZ 19—2002	职业性电光性皮炎诊断标准
GBZ 20—2002	职业性接触性皮炎诊断标准
GBZ 21—2006	职业性光接触性皮炎诊断标准
GBZ 22—2002	职业性黑变病诊断标准
GBZ 23—2002	职业性急性一氧化碳中毒诊断标准
GBZ 24—2017	职业性减压病的诊断
GBZ 25—2014	职业性尘肺病的病理诊断
GBZ 26—2007	职业性急性三烷基锡中毒诊断标准
GBZ 27—2002	职业性溶剂汽油中毒诊断标准
GBZ 28—2010	职业性急性羰基镍中毒诊断标准
GBZ 29—2011	职业性急性光气中毒的诊断

标准号	标准名称
GBZ 30—2015	职业性急性苯的氨基、硝基化合物中毒的诊断
GBZ 31—2002	职业性急性硫化氢中毒诊断标准
GBZ 32—2015	职业性氯丁二烯中毒的诊断
GBZ 33—2002	职业性急性甲醛中毒诊断标准
GBZ 34—2002	职业性急性五氯酚中毒诊断标准
GBZ 35—2010	职业性白内障诊断标准
GBZ 36—2015	职业性急性四乙基铅中毒的诊断
GBZ 37—2015	职业性慢性铅中毒的诊断
GBZ 38—2006	职业性急性三氯乙烯中毒诊断标准
GBZ 39—2016	职业性急性1,2-二氯乙烷中毒的诊断
GBZ 40—2002	职业性急性硫酸二甲酯中毒诊断标准
GBZ 41—2002	职业性中暑诊断标准
GBZ 42—2002	职业性急性四氯化碳中毒诊断标准
GBZ 43—2002	职业性急性拟除虫菊酯中毒诊断标准
GBZ 44—2016	职业性急性砷化氢中毒的诊断
GBZ 45—2010	职业性三硝基甲苯白内障诊断标准
GBZ 46—2002	职业性急性杀虫脒中毒诊断标准
GBZ 47—2016	职业性急性钒中毒的诊断
GBZ 48—2002	金属烟热诊断标准
GBZ 49—2014	职业性噪声聋的诊断
GBZ 50—2015	职业性丙烯酰胺中毒的诊断
GBZ 51—2009	职业性化学性皮肤灼伤诊断标准
GBZ 52—2002	职业性急性氨基甲酸酯杀虫剂中毒诊断标准
GBZ 53—2017	职业性急性甲醇中毒的诊断
GBZ 54—2017	职业性化学性眼灼伤的诊断
GBZ 55—2002	职业性痤疮诊断标准
GBZ 56—2016	职业性棉尘病的诊断
GBZ 57—2008	职业性哮喘诊断标准
GBZ 58—2014	职业性急性二氧化硫中毒的诊断
GBZ 59—2010	职业性中毒性肝病诊断标准
GBZ 60—2014	职业性过敏性肺炎的诊断

标准号	标准名称
GBZ 61—2015	职业性牙酸蚀病的诊断
GBZ 62—2002	职业性皮肤溃疡诊断标准
GBZ 63—2017	职业性急性钡及其化合物中毒的诊断
GBZ 64—2002	职业性急性铊中毒诊断标准（已废止，由GBZ 226替代）
GBZ 65—2002	职业性急性氯气中毒诊断标准
GBZ 66—2002	职业性急性有机氟中毒诊断标准
GBZ 67—2015	职业性铍病的诊断
GBZ 68—2013	职业性苯中毒的诊断
GBZ 69—2011	职业性慢性三硝基甲苯中毒的诊断
GBZ 70—2015	职业性尘肺病的诊断
GBZ 71—2013	职业性急性化学物中毒的诊断 总则
GBZ 72—2002	职业性急性隐匿式化学物中毒诊断规则
GBZ 73—2009	职业性急性化学物中毒性呼吸系统疾病诊断标准
GBZ 74—2009	职业性急性化学物中毒性心脏病诊断标准
GBZ 75—2010	职业性急性化学物中毒性血液系统疾病诊断标准
GBZ 76—2002	职业性急性化学物中毒性神经系统疾病诊断标准
GBZ 77—2002	职业性急性化学物中毒性多器官功能障碍综合征诊断标准
GBZ 78—2010	职血性化学源性猝死诊断标准
GBZ 79—2013	职业性急性中毒性肾病的诊断
GBZ 80—2002	职业性急性一甲胺中毒诊断标准
GBZ 81—2002	职业性磷中毒诊断标准
GBZ 82—2002	煤矿井下工人滑囊炎诊断标准
GBZ 83—2013	职业性砷中毒的诊断
GBZ 84—2017	职业性慢性正已烷中毒的诊断
GBZ 85—2014	职业性急性二甲基甲酰胺中毒的诊断
GBZ 86—2002	职业性急性偏二甲基肼中毒诊断标准
GBZ 87—2002	职业性慢性铊中毒诊断标准（已废止，由GBZ 226替代）
GBZ 88—2002	职业性森林脑炎诊断标准
GBZ 89—2007	职业性汞中毒诊断标准
GBZ 90—2017	职业性氯乙烯中毒诊断标准
GBZ 91—2008	职业性急性酚中毒诊断标准

标准号	标准名称
GBZ 92—2008	职业性高原病诊断标准
GBZ 93—2010	职业性航空病诊断标准
GBZ 94—2017	职业性肿瘤的诊断
GBZ 95—2014	放射性白内障诊断标准
GBZ 96—2011	内照射放射病诊断标准
GBZ 97—2017	职业性放射性肿瘤判断规范
GBZ 98—2017	放射工作人员健康要求
GBZ 99—2002	外照射亚急性放射病诊断标准
GBZ 100—2010	外照射放射性骨损伤诊断
GBZ 101—2011	放射性甲状腺疾病诊断标准
GBZ 102—2007	放冲复合伤诊断标准
GBZ 103—2007	放烧复合伤诊断标准
GBZ 104—2002	外照射急性放射病诊断标准
GBZ 105—2017	职业性外照射慢性放射病诊断
GBZ 106—2016	职业性放射性皮肤损伤诊断
GBZ 107—2015	职业性放射性性腺疾病诊断
GBZ 108—2002	急性铀中毒诊断标准
GBZ 109—2002	放射性膀胱疾病诊断标准
GBZ 110—2002	急性放射性肺炎诊断标准
GBZ 111—2002	放射性直肠炎诊断标准
GBZ 112—2017	职业性放射性疾病诊断总则
GBZ 156—2013	职业性放射性疾病报告格式与内容
GBZ/T 157—2009	职业病诊断名词术语
GBZ 162—2004	放射性口腔炎诊断标准
GBZ 169—2006	职业性放射性疾病诊断程序和要求
GBZ 185—2006	职业性三氯乙烯药疹样皮炎诊断标准
GBZ 188—2014	职业健康监护技术规范
GBZ 190—2007	放射性食管疾病诊断标准
GBZ 209—2008	职业性急性氰化物中毒诊断标准
GBZ 214—2009	放射性神经系统疾病诊断标准
GBZ 219—2009	放射性皮肤癌诊断标准

标准号	标准名称
GBZ 221—2009	消防员职业健康标准
GBZ/T 224—2010	职业卫生名词术语
GBZ 226—2010	职业性铊中毒诊断标准（替代GBZ 64/87—2002）
GBZ 227—2017	职业性传染病的诊断
GBZ 228—2010	职业性急性化学物中毒后遗症诊断标准
GBZ 235—2011	放射工作人员职业健康监护技术规范
GBZ 236—2011	职业性白斑的诊断
GBZ/T 237—2011	职业性刺激性化学物致慢性阻塞性肺疾病的诊断
GBZ/T 238—2011	职业性爆震聋的诊断
GBZ 239—2011	职业性急性氯乙酸中毒的诊断
GBZ 241—2012	放射性心脏损伤诊断
GBZ 242—2013	放射性肝病诊断
GBZ 245—2013	职业性急性环氧乙烷中毒的诊断
GBZ 246—2013	职业性急性百草枯中毒的诊断
GBZ/T 247—2013	职业性慢性化学物中毒性周围神经病的诊断
GBZ 258—2014	职业性急性碘甲烷中毒的诊断
GBZ/T 260—2014	职业禁忌证界定导则
GBZ/T 265—2014	职业病诊断通则
GBZ/T 267—2015	职业病诊断文书书写规范
GBZ 278—2016	职业性冻伤的诊断
GBZ 288—2017	职业性激光所致眼（角膜、晶状体、视网膜）损伤的诊断
GBZ 289—2017	职业性溴丙烷中毒的诊断
GBZ 290—2017	职业性硬金属肺病的诊断
GBZ 291—2017	职业性股静脉血栓综合征、股动脉闭塞症或淋巴管闭塞症的诊断
GBZ 292—2017	职业性金属及其化合物粉尘（锡、铁、锑、钡及其化合物等）肺沉着病的诊断
GBZ 294—2017	职业性铟及其化合物中毒的诊断

职业病危害因素分类目录

一、粉尘

序号	名称	CAS号
1	硅尘（游离SiO_2含量≥10%）	14808-60-7
2	煤尘	
3	石墨粉尘	7782-42-5
4	炭黑粉尘	1333-86-4
5	石棉粉尘	1332-21-4
6	滑石粉尘	14807-96-6
7	水泥粉尘	
8	云母粉尘	12001-26-2
9	陶土粉尘	
10	铝尘	7429-90-5
11	电焊烟尘	
12	铸造粉尘	
13	白炭黑粉尘	112926-00-8
14	白云石粉尘	
15	玻璃钢粉尘	
16	玻璃棉粉尘	65997-17-3
17	茶尘	
18	大理石粉尘	1317-65-3
19	二氧化钛粉尘	13463-67-7
20	沸石粉尘	
21	谷物粉尘（游离SiO_2含量<10%）	
22	硅灰石粉尘	13983-17-0
23	硅藻土粉尘（游离SiO_2含量<10%）	61790-53-2
24	活性炭粉尘	64365-11-3

序号	名称	CAS号
25	聚丙烯粉尘	9003-07-0
26	聚丙烯腈纤维粉尘	
27	聚氯乙烯粉尘	9002-86-2
28	聚乙烯粉尘	9002-88-4
29	矿渣棉粉尘	
30	麻尘（亚麻、黄麻和苎麻）（游离SiO_2含量<10%）	
31	棉尘	
32	木粉尘	
33	膨润土粉尘	1302-78-9
34	皮毛粉尘	
35	桑蚕丝尘	
36	砂轮磨尘	
37	石膏粉尘（硫酸钙）	10101-41-4
38	石灰石粉尘	1317-65-3
39	碳化硅粉尘	409-21-2
40	碳纤维粉尘	
41	稀土粉尘（游离SiO_2含量<10%）	
42	烟草尘	
43	岩棉粉尘	
44	萤石混合性粉尘	
45	珍珠岩粉尘	93763-70-3
46	蛭石粉尘	
47	重晶石粉尘（硫酸钡）	7727-43-7
48	锡及其化合物粉尘	7440-31-5（锡）
49	铁及其化合物粉尘	7439-89-6（铁）
50	锑及其化合物粉尘	7440-36-0（锑）
51	硬质合金粉尘	
52	以上未提及的可导致职业病的其他粉尘	

二、化学因素

序号	名称	CAS号
1	铅及其化合物（不包括四乙基铅）	7439-92-1（铅）
2	汞及其化合物	7439-97-6（汞）
3	锰及其化合物	7439-96-5（锰）
4	镉及其化合物	7440-43-9（镉）
5	铍及其化合物	7440-41-7（铍）
6	铊及其化合物	7440-28-0（铊）
7	钡及其化合物	7440-39-3（钡）
8	钒及其化合物	7440-62-6（钒）
9	磷及其化合物（磷化氢、磷化锌、磷化铝、有机磷单列）	7723-14-0（磷）
10	砷及其化合物（砷化氢单列）	7440-38-2（砷）
11	铀及其化合物	7440-61-1（铀）
12	砷化氢	7784-42-1
13	氯气	7782-50-5
14	二氧化硫	7446-9-5
15	光气（碳酰氯）	75-44-5
16	氨	7664-41-7
17	偏二甲基肼（1,1-二甲基肼）	57-14-7
18	氮氧化合物	
19	一氧化碳	630-08-0
20	二硫化碳	75-15-0
21	硫化氢	7783-6-4
22	磷化氢、磷化锌、磷化铝	7803-51-2、1314-84-7、20859-73-8
23	氟及其无机化合物	7782-41-4（氟）
24	氰及其腈类化合物	460-19-5（氰）
25	四乙基铅	78-00-2
26	有机锡	
27	羰基镍	13463-39-3
28	苯	71-43-2

序号	名称	CAS号
29	甲苯	108-88-3
30	二甲苯	1330-20-7
31	正己烷	110-54-3
32	汽油	
33	一甲胺	74-89-5
34	有机氟聚合物单体及其热裂解物	
35	二氯乙烷	1300-21-6
36	四氯化碳	56-23-5
37	氯乙烯	1975-1-4
38	三氯乙烯	1979-1-6
39	氯丙烯	107-05-1
40	氯丁二烯	126-99-8
41	苯的氨基及硝基化合物（不含三硝基甲苯）	
42	三硝基甲苯	118-96-7
43	甲醇	67-56-1
44	酚	108-95-2
45	五氯酚及其钠盐	87-86-5（五氯酚）
46	甲醛	50-00-0
47	硫酸二甲酯	77-78-1
48	丙烯酰胺	1979-6-1
49	二甲基甲酰胺	1968-12-2
50	有机磷	
51	氨基甲酸酯类	
52	杀虫脒	19750-95-9
53	溴甲烷	74-83-9
54	拟除虫菊酯	
55	铟及其化合物	7440-74-6（铟）
56	溴丙烷（1-溴丙烷；2-溴丙烷）	106-94-5；75-26-3
57	碘甲烷	74-88-4
58	氯乙酸	1979-11-8
59	环氧乙烷	75-21-8

序号	名称	CAS号
60	氨基磺酸铵	7773-06-0
61	氯化铵烟	12125-02-9（氯化铵）
62	氯磺酸	7790-94-5
63	氢氧化铵	1336-21-6
64	碳酸铵	506-87-6
65	α-氯乙酰苯	532-27-4
66	对特丁基甲苯	98-51-1
67	二乙烯基苯	1321-74-0
68	过氧化苯甲酰	94-36-0
69	乙苯	100-41-4
70	碲化铋	1304-82-1
71	铂化物	
72	1,3-丁二烯	106-99-0
73	苯乙烯	100-42-5
74	丁烯	25167-67-3
75	二聚环戊二烯	77-73-6
76	邻氯苯乙烯（氯乙烯苯）	2039-87-4
77	乙炔	74-86-2
78	1,1-二甲基-4,4'-联吡啶鎓盐二氯化物（百草枯）	1910-42-5
79	2-N-二丁氨基乙醇	102-81-8
80	2-二乙氨基乙醇	100-37-8
81	乙醇胺（氨基乙醇）	141-43-5
82	异丙醇胺（1-氨基-2-二丙醇）	78-96-6
83	1,3-二氯-2-丙醇	96-23-1
84	苯乙醇	60-12-18
85	丙醇	71-23-8
86	丙烯醇	107-18-6
87	丁醇	71-36-3
88	环己醇	108-93-0
89	己二醇	107-41-5
90	糠醇	98-00-0

序号	名称	CAS号
91	氯乙醇	107-07-3
92	乙二醇	107-21-1
93	异丙醇	67-63-0
94	正戊醇	71-41-0
95	重氮甲烷	334-88-3
96	多氯萘	70776-03-3
97	蒽	120-12-7
98	六氯萘	1335-87-1
99	氯萘	90-13-1
100	萘	91-20-3
101	萘烷	91-17-8
102	硝基萘	86-57-7
103	蒽醌及其染料	84-65-1（蒽醌）
104	二苯胍	102-06-7
105	对苯二胺	106-50-3
106	对溴苯胺	106-40-1
107	卤化水杨酰苯胺（N-水杨酰苯胺）	
108	硝基萘胺	776-34-1
109	对苯二甲酸二甲酯	120-61-6
110	邻苯二甲酸二丁酯	84-74-2
111	邻苯二甲酸二甲酯	131-11-3
112	磷酸二丁基苯酯	2528-36-1
113	磷酸三邻甲苯酯	78-30-8
114	三甲苯磷酸酯	1330-78-5
115	1,2,3-苯三酚（焦棓酚）	87-66-1
116	4,6-二硝基邻苯甲酚	534-52-1
117	N,N-二甲基-3-氨基苯酚	99-07-0
118	对氨基酚	123-30-8
119	多氯酚	
120	二甲苯酚	108-68-9
121	二氯酚	120-83-2

序号	名称	CAS号
122	二硝基苯酚	51-28-5
123	甲酚	1319-77-3
124	甲基氨基酚	55-55-0
125	间苯二酚	108-46-3
126	邻仲丁基苯酚	89-72-5
127	萘酚	1321-67-1
128	氢醌（对苯二酚）	123-31-9
129	三硝基酚（苦味酸）	88-89-1
130	氰氨化钙	156-62-7
131	碳酸钙	471-34-1
132	氧化钙	1305-78-8
133	锆及其化合物	7440-67-7（锆）
134	铬及其化合物	7440-47-3（铬）
135	钴及其氧化物	7440-48-4
136	二甲基二氯硅烷	75-78-5
137	三氯氢硅	10025-78-2
138	四氯化硅	10026-04-7
139	环氧丙烷	75-56-9
140	环氧氯丙烷	106-89-8
141	柴油	
142	焦炉逸散物	
143	煤焦油	8007-45-2
144	煤焦油沥青	65996-93-2
145	木馏油（焦油）	8001-58-9
146	石蜡烟	
147	石油沥青	8052-42-4
148	苯肼	100-63-0
149	甲基肼	60-34-4
150	肼	302-01-2
151	聚氯乙烯热解物	7647-01-0
152	锂及其化合物	7439-93-2（锂）

序号	名称	CAS号
153	联苯胺（4,4'-二氨基联苯）	92-87-5
154	3,3-二甲基联苯胺	119-93-7
155	多氯联苯	1336-36-3
156	多溴联苯	59536-65-1
157	联苯	92-52-4
158	氯联苯（54%氯）	11097-69-1
159	甲硫醇	74-93-1
160	乙硫醇	75-08-1
161	正丁基硫醇	109-79-5
162	二甲基亚砜	67-68-5
163	二氯化砜（磺酰氯）	7791-25-5
164	过硫酸盐（过硫酸钾、过硫酸钠、过硫酸铵等）	
165	硫酸及三氧化硫	7664-93-9
166	六氟化硫	2551-62-4
167	亚硫酸钠	7757-83-7
168	2-溴乙氧基苯	589-10-6
169	苄基氯	100-44-7
170	苄基溴（溴甲苯）	100-39-0
171	多氯苯	
172	二氯苯	106-46-7
173	氯苯	108-90-7
174	溴苯	108-86-1
175	1,1-二氯乙烯	75-35-4
176	1,2-二氯乙烯（顺式）	540-59-0
177	1,3-二氯丙烯	542-75-6
178	二氯乙炔	7572-29-4
179	六氯丁二烯	87-68-3
180	六氯环戊二烯	77-47-4
181	四氯乙烯	127-18-4
182	1,1,1-三氯乙烷	71-55-6
183	1,2,3-三氯丙烷	96-18-4

序号	名称	CAS号
184	1,2-二氯丙烷	78-87-5
185	1,3-二氯丙烷	142-28-9
186	二氯二氟甲烷	75-71-8
187	二氯甲烷	75-09-2
188	二溴氯丙烷	35407
189	六氯乙烷	67-72-1
190	氯仿（三氯甲烷）	67-66-3
191	氯甲烷	74-87-3
192	氯乙烷	75-00-3
193	氯乙酰氯	79-40-9
194	三氯一氟甲烷	75-69-4
195	四氯乙烷	79-34-5
196	四溴化碳	558-13-4
197	五氟氯乙烷	76-15-3
198	溴乙烷	74-96-4
199	铝酸钠	1302-42-7
200	二氧化氯	10049-04-4
201	氯化氢及盐酸	7647-01-0
202	氯酸钾	3811-04-9
203	氯酸钠	7775-09-9
204	三氟化氯	7790-91-2
205	氯甲醚	107-30-2
206	苯基醚（二苯醚）	101-84-8
207	二丙二醇甲醚	34590-94-8
208	二氯乙醚	111-44-4
209	二缩水甘油醚	
210	邻茴香胺	90-04-0
211	双氯甲醚	542-88-1
212	乙醚	60-29-7
213	正丁基缩水甘油醚	2426-08-6
214	钼酸	13462-95-8

序号	名称	CAS号
215	钼酸铵	13106-76-8
216	钼酸钠	7631-95-0
217	三氧化钼	1313-27-5
218	氢氧化钠	1310-73-2
219	碳酸钠（纯碱）	3313-92-6
220	镍及其化合物（羰基镍单列）	
221	癸硼烷	17702-41-9
222	硼烷	
223	三氟化硼	7637-07-2
224	三氯化硼	10294-34-5
225	乙硼烷	19287-45-7
226	2-氯苯基羟胺	10468-16-3
227	3-氯苯基羟胺	10468-17-4
228	4-氯苯基羟胺	823-86-9
229	苯基羟胺（苯胲）	100-65-2
230	巴豆醛（丁烯醛）	4170-30-3
231	丙酮醛（甲基乙二醛）	78-98-8
232	丙烯醛	107-02-8
233	丁醛	123-72-8
234	糠醛	98-01-1
235	氯乙醛	107-20-0
236	羟基香茅醛	107-75-5
237	三氯乙醛	75-87-6
238	乙醛	75-07-0
239	氢氧化铯	21351-79-1
240	氯化苄烷胺（洁尔灭）	8001-54-5
241	双–（二甲基硫代氨基甲酰基）二硫化物（秋兰姆、福美双）	137-26-8
242	α-萘硫脲（安妥）	86-88-4
243	3-（1-丙酮基苄基）-4-羟基香豆素（杀鼠灵）	81-81-2
244	酚醛树脂	9003-35-4

序号	名称	CAS号
245	环氧树脂	38891-59-7
246	脲醛树脂	25104-55-6
247	三聚氰胺甲醛树脂	9003-08-1
248	1,2,4-苯三酸酐	552-30-7
249	邻苯二甲酸酐	85-44-9
250	马来酸酐	108-31-6
251	乙酸酐	108-24-7
252	丙酸	79-09-4
253	对苯二甲酸	100-21-0
254	氟乙酸钠	62-74-8
255	甲基丙烯酸	79-41-4
256	甲酸	64-18-6
257	羟基乙酸	79-14-1
258	巯基乙酸	68-11-1
259	三甲基己二酸	3937-59-5
260	三氯乙酸	76-03-9
261	乙酸	64-19-7
262	正香草酸（高香草酸）	306-08-1
263	四氯化钛	7550-45-0
264	钽及其化合物	7440-25-7（钽）
265	锑及其化合物	7440-36-0（锑）
266	五羰基铁	13463-40-6
267	2-己酮	591-78-6
268	3,5,5-三甲基-2-环己烯-1-酮（异佛尔酮）	78-59-1
269	丙酮	67-64-1
270	丁酮	78-93-3
271	二乙基甲酮	96-22-0
272	二异丁基甲酮	108-83-8
273	环己酮	108-94-1
274	环戊酮	120-92-3
275	六氟丙酮	684-16-2

序号	名称	CAS号
276	氯丙酮	78-95-5
277	双丙酮醇	123-42-2
278	乙基另戊基甲酮（5-甲基-3-庚酮）	541-85-5
279	乙基戊基甲酮	106-68-3
280	乙烯酮	463-51-4
281	异亚丙基丙酮	141-79-7
282	铜及其化合物	
283	丙烷	74-98-6
284	环己烷	110-82-7
285	甲烷	74-82-8
286	壬烷	111-84-2
287	辛烷	111-65-9
288	正庚烷	142-82-5
289	正戊烷	109-66-0
290	2-乙氧基乙醇	110-80-5
291	甲氧基乙醇	109-86-4
292	围涎树碱	
293	二硫化硒	56093-45-9
294	硒化氢	7783-07-5
295	钨及其不溶性化合物	7740-33-7（钨）
296	硒及其化合物（六氟化硒、硒化氢单列）	7782-49-2（硒）
297	二氧化锡	1332-29-2
298	N,N-二甲基乙酰胺	127-19-5
299	N-3,4二氯苯基丙酰胺（敌稗）	709-98-8
300	氟乙酰胺	640-19-7
301	己内酰胺	105-60-2
302	环四次甲基四硝胺（奥克托今）	2691-41-0
303	环三次甲基三硝铵（黑索今）	121-82-4
304	硝化甘油	55-63-0
305	氯化锌烟	7646-85-7（氯化锌）
306	氧化锌	1314-13-2

序号	名称	CAS号
307	氢溴酸（溴化氢）	10035-10-6
308	臭氧	10028-15-6
309	过氧化氢	7722-84-1
310	钾盐镁矾	
311	丙烯基芥子油	
312	多次甲基多苯基异氰酸酯	57029-46-6
313	二苯基甲烷二异氰酸酯	101-68-8
314	甲苯-2,4-二异氰酸酯（TDI）	584-84-9
315	六亚甲基二异氰酸酯（HDI）（1,6-己二异氰酸酯）	822-06-0
316	萘二异氰酸酯	3173-72-6
317	异佛尔酮二异氰酸酯	4098-71-9
318	异氰酸甲酯	624-83-9
319	氧化银	20667-12-3
320	甲氧氯	72-43-5
321	2-氨基吡啶	504-29-0
322	N-乙基吗啉	100-74-3
323	吖啶	260-94-6
324	苯绕蒽酮	82-05-3
325	吡啶	110-86-1
326	二噁烷	123-91-1
327	呋喃	110-00-9
328	吗啉	110-91-8
329	四氢呋喃	109-99-9
330	茚	95-13-6
331	四氢化锗	7782-65-2
332	二乙烯二胺（哌嗪）	110-85-0
333	1,6-己二胺	124-09-4
334	二甲胺	124-40-3
335	二乙烯三胺	111-40-0
336	二异丙胺基氯乙烷	96-79-7
337	环己胺	108-91-8

序号	名称	CAS号
338	氯乙基胺	689-98-5
339	三乙烯四胺	112-24-3
340	烯丙胺	107-11-9
341	乙胺	75-04-7
342	乙二胺	107-15-3
343	异丙胺	75-31-0
344	正丁胺	109-73-9
345	1,1-二氯-1-硝基乙烷	594-72-9
346	硝基丙烷	25322-01-4
347	三氯硝基甲烷（氯化苦）	76-06-2
348	硝基甲烷	75-52-5
349	硝基乙烷	79-24-3
350	1,3-二甲基丁基乙酸酯（乙酸仲己酯）	108-84-9
351	2-甲氧基乙基乙酸酯	110-49-6
352	2-乙氧基乙基乙酸酯	111-15-9
353	n-乳酸正丁酯	138-22-7
354	丙烯酸甲酯	96-33-3
355	丙烯酸正丁酯	141-32-2
356	甲基丙烯酸甲酯（异丁烯酸甲酯）	80-62-6
357	甲基丙烯酸缩水甘油酯	106-91-2
358	甲酸丁酯	592-84-7
359	甲酸甲酯	107-31-3
360	甲酸乙酯	109-94-4
361	氯甲酸甲酯	79-22-1
362	氯甲酸三氯甲酯（双光气）	503-38-8
363	三氟甲基次氟酸酯	
364	亚硝酸乙酯	109-95-5
365	乙二醇二硝酸酯	628-96-6
366	乙基硫代磺酸乙酯	682-91-7
367	乙酸苄酯	140-11-4

序号	名称	CAS号
368	乙酸丙酯	109-60-4
369	乙酸丁酯	123-86-4
370	乙酸甲酯	79-20-9
371	乙酸戊酯	628-63-7
372	乙酸乙烯酯	108-05-4
373	乙酸乙酯	141-78-6
374	乙酸异丙酯	108-21-4
375	以上未提及的可导致职业病的其他化学因素	

三、物理因素

序号	名称
1	噪声
2	高温
3	低气压
4	高气压
5	高原低氧
6	振动
7	激光
8	低温
9	微波
10	紫外线
11	红外线
12	工频电磁场
13	高频电磁场
14	超高频电磁场
15	以上未提及的可导致职业病的其他物理因素

四、放射性因素

序号	名称	备注
1	密封放射源产生的电离辐射	主要产生γ、中子等射线
2	非密封放射性物质	可产生α、β、γ射线或中子
3	X射线装置（含CT机）产生的电离辐射	X射线
4	加速器产生的电离辐射	可产生电子射线、X射线、质子、重离子、中子以及感生放射性等
5	中子发生器产生的电离辐射	主要是中子、γ射线等
6	氡及其短寿命子体	限于矿工高氡暴露
7	铀及其化合物	
8	以上未提及的可导致职业病的其他放射性因素	

五、生物因素

序号	名称	备注
1	艾滋病病毒	限于医疗卫生人员及人民警察
2	布鲁氏菌	
3	伯氏疏螺旋体	
4	森林脑炎病毒	
5	炭疽芽孢杆菌	
6	以上未提及的可导致职业病的其他生物因素	

六、其他因素

序号	名称	备注
1	金属烟	
2	井下不良作业条件	限于井下工人
3	刮研作业	限于手工刮研作业人员

常见化学物的特殊气味

序号	化学物名称	特殊气味
1	硫化氢、硫醇	臭鸡蛋味
2	二硫化碳	纯品有芳香甜味 工业品有烂萝卜味
3	氰化氢、氰化钠、氰化钾	苦杏仁味
4	氯苯	杏仁样芳香气味
5	有机磷农药、砷化氢、黄磷、工业用乙炔	大蒜味
6	磷化氢	腐鱼味（口服磷化氢中毒者的呕吐物有特殊电气石臭味）
7	二甲基甲酰胺、二甲基乙酰胺、肼	鱼腥味
8	有机锡	腐败的青草味
9	光气	霉变干草味和腐烂水果味
10	2,4-戊二酮、丙酸	腐败样酸味
11	强酸、氯气、对二氯苯、苯酚、醛类	特殊刺激鼻味
12	氨气、二氧化硫、氯化苦、醌	辛辣刺激臭味
13	乙醛	刺激性窒息气味
14	苯、甲苯、二甲苯、苯乙烯、丁二烯、苯肼、二氯甲烷、二苯胺、氯乙烯、酚（苯酚）、丙酮、2-丁酮、2-戊酮、2-己酮、2，5-己二酮、乙酸甲酯、乙腈	特殊芳香味
15	1-苯乙醇、2-苯乙醇	花香气味
16	溴甲烷、碘甲烷、三氯甲烷（氯仿）、甲醚、四氯化碳、二氯乙烷、环氧乙烷、环氧丙烷、乙烯、三氯乙烯、1,2-己二醇、乙醚	特殊甜味
17	甲醇、乙醇、异丙醇	酒味
18	四乙基铅、乙酸乙酯、醋酸戊酯、亚硝酸异戊酯、亚硝酸丁酯、异丙醇、丙酮、乙酸乙酯、乙酸丁酯（低浓度时）	水果味
19	水合氯醛、乙酸丙酯	梨味
20	环己酮、三甲基环己烯酮（异佛尔酮）	薄荷气味

序号	化学物名称	特殊气味
21	醋酸、各种酸类	醋味
22	苯胺、硝基苯	鞋油味
23	羰基镍（日照后）	潮湿的尘土味
24	硫酸二甲酯	洋葱味
25	硫酸二乙酯	胡椒样气味
26	芥子气（二氯乙基硫）、烯丙醇	略带甜的大蒜气味
27	吡啶、丙烯腈	特殊臭味

常见特效解毒剂的使用方法

序号	解毒剂	适应证	用法	不良反应及注意事项
1	活性炭	每克活性炭的表面积为500~1 500 m^2，利用其巨大面积将毒物吸附，从而阻止毒物的吸收；吸附某些口服的治疗药物；活性炭能够部分阻断有肠肝循环的毒物	成年人每次50~100 g，儿童按1~2 g/kg，可吞服或配成15%的混悬液通过胃管喂饲；对一些毒物，可反复应用，一般每2~4 h给予0.5 g/kg，持续24~48 h；制剂主要为粉末状活性炭粉，也有与导泻剂混合制成的片剂	
2	亚甲基蓝（美蓝）	本品为氧化还原剂，用于治疗苯胺、硝基苯、三硝基甲苯、亚硝酸钠、硝酸甘油、硝酸根、苯醌及间苯二酚等中毒引起的高铁血红蛋白症；可用于氰化物中毒解毒，必须和硫代硫酸钠合用，但效力远低于亚硝酸钠	高铁血红蛋白血症，静注：1~2 mg/kg，配成1%溶液5~10 mL静注；氰化物中毒，静注：5~10 mg/kg，用葡萄糖溶液稀释成1%溶液缓慢静注，并与硫代硫酸钠合用；制剂：注射液20 mg（2 mL），50 mg（5 mL），100 mg（10 mL）；亚甲基蓝片：65 mg	本品不可皮下、肌内、鞘内注射，以免造成组织损害；静脉注射剂量过大（500 mg）时，可引起恶心、腹痛、心前区痛、眩晕、头痛、出汗、神志不清和高铁血红蛋白血症
3	阿托品	治疗有机磷农业杀虫剂中毒，以对抗乙酰胆碱的毒蕈碱样作用；亦可用于锑剂中毒致心源性脑缺氧综合征	有机磷中毒，皮下注射，1~2 mg，每1~2 h 1次；静脉注射，重度中毒用2~10 mg，立即静脉注射；以后1~5 mg静脉注射，每10~30 min 1次；锑剂中毒致心源性脑缺氧综合征；肌注1 mg，静注2 mg，以后每半小时静注1 mg	与胆碱酯酶复能剂合用，有协同效果

序号	解毒剂	适应证	用法	不良反应及注意事项
4	解磷定（碘解磷定）	本品解毒有一定选择性，对内吸磷、对硫磷、三硫磷、特普、1605、1059、乙硫磷的疗效较好；对敌敌畏、乐果、敌百虫、乙硫磷、马拉硫磷的效果较差或无效；对二嗪农、甲氟磷、丙胺氟磷及八甲磷中毒无效；慢性有机磷酯类中毒无效	轻度中毒，静滴或静注：成人0.5 g/次；小儿每次15 mg/kg，以葡萄糖注射液或生理盐水稀释后静滴或缓慢静注，必要时2~4 h重复一次； 中度中毒，静滴或静注：成人首次1.0 g，以后每2小时0.5 g，共2~3次；或以静滴维持，0.5 g/h，共4~6次，小儿每次20~30 mg/kg； 重度中毒，静滴或静注：成人首次1 g，30 min后若无效可再给1.0 g，以后每小时0.5 g/次，小儿每次30 mg/kg；制剂：注射液0.5 g（20 mL）	剂量过大可抑制胆碱酯酶、引起神经肌肉传递阻滞，加重有机磷中毒；注射过快可引起眩晕，视力模糊，恶心、呕吐、心动过缓；严重者阵发性抽搐，甚至抑制呼吸中枢；在碱性溶液中易水解为氰化物，禁与碱性药物配伍。粉针剂较难溶，可加温至40 ℃~50 ℃或振摇；溶液变色不可再用；对碘过敏者禁用；本品不能直接对抗体内蓄积的乙酰胆碱，必须和阿托品联合应用
5	氯磷定（氯解磷定）	同解磷定，比碘解磷定作用强，且水溶性高，溶液稳定，可静脉给药或肌注，亦可口服，使用较方便；临床用于1605、1059、敌百虫、敌敌畏、3911等中毒，宜及早应用；对乐果、马拉硫磷中毒疗效差	轻度中毒，肌注：0.25~0.5 g/次，必要时2~4 h重复1次； 中度中毒，肌注：0.5~0.75 g/次；静注：0.5~0.75 g/次，或在首次注射后，继续0.25~0.5 g/h静滴，至症状好转； 重度中毒，静注及静滴：首次剂量1 g，用生理盐水10~20 mL稀释后缓慢静注，如30~60 min未见好转，可再注射0.75~1 g，以后1~2 h重复注射0.5 g，至症状好转；本品在治疗重症中毒时，宜和阿托品联合应用以控制症状；制剂，注射液0.25 g（2 mL），0.5 g（2 mL）	肌注局部可有轻微疼痛；静注过快，可引起轻度乏力、视力模糊、复视、眩晕、头痛、恶心及心动过速。静脉注射剂量过大（50~100 mg/kg），除恶心、呕吐外，可引起癫痫样发作、抽搐、昏迷、呼吸抑制；勿与碱性药物混合或同时使用

序号	解毒剂	适应证	用法	不良反应及注意事项
6	双复磷（DMO_4）	作用比解磷定、氯磷定强而持久；特点为容易通过血脑屏障，对消除中枢神经系统症状较明显；兼有阿托品样作用；临床用于1059、1605、3911、甲拌磷等急性中毒，其疗效较好；对敌敌畏急性中毒疗效也较好	轻度中毒，肌注：0.125 g/次，必要时4 h后重复一次； 中度中毒，肌注或缓慢静注：0.25~0.5 g/次，4 h后再注射0.125 g； 重度中毒，静注：0.5~0.75 g/次，4 h后再注射0.25 g；必要时静滴维持；制剂：注射液0.25 g（2 mL）	注射过快会出现全身发热、口干、面部潮红、恶心、呕吐，严重者可引起神经肌肉传递阻滞、心律失常；偶见中毒性黄疸；对中度及重度中毒者仍应联合使用阿托品
7	纳洛酮（丙烯吗啡酮）	阿片碱类解毒剂，临床用于解救吗啡类镇痛药过量或中毒；本品尚有抗休克作用，临床可用于治疗其他抗休克疗法无效的感染中毒性休克	肌内注射或静脉注射，0.4~0.8 mg/次； 制剂：注射液0.4 mg（1 mL）	几乎无不良反应，可见轻度嗜睡；偶可出现恶心、呕吐、心动过速、高血压和烦躁不安等；对已耐受吗啡者，注射本品能立即引起戒断症状
8	硫酸钠	急性钡中毒	洗胃后将10%硫酸钠150~300 mL内服或灌入胃内，1 h后重复1次，中毒严重者可用10%硫酸钠10 mL缓慢静脉注射或1%~2%硫酸钠50~100 mL缓慢静脉注射，连续2~3 d	需同时纠正低血钾
9	半胱氨酸（L-半胱氨酸）	放射性核素反应	肌内注射： 0.1~0.2 g/次，1~2次/日	
10	巯基胺（盐酸半胱氨，β-巯基乙氨）	本品用于急性四乙基铅中毒，效果较好，能解除症状，但尿铅排泄未增加；可用于氟乙酰胺、溴甲烷、扑热息痛中毒；也可治疗和预防因X线或其他放射线能引起的放射病综合征	静注：0.1~0.2 g，每日1~2次，症状改善后减量；也可加入5%~10%葡萄糖液中静滴，0.2~0.4 g/d；治疗慢性中毒，每次肌注0.2 g，每日1次，共10~20 d为一疗程；预防放射病，静注：于首次照射后10~30 min，0.1~0.2 g/次，5~7 d为一疗程，必要时可重复，2~3 d无效者停用； 制剂：注射液0.2 g（2 mL）	肝、肾功能不全患者禁用。注射时，患者应取卧位，注射速度应缓慢；如注射过速，可出现呼吸抑制

序号	解毒剂	适应证	用法	不良反应及注意事项
11	二乙基二硫代氨基甲酸钠	治疗急性羰基镍中毒有显著疗效	口服3~4次/日，0.5 g/次，疗程视病情而定	与等量碳酸氢钠同服
12	去铁敏	铁中毒的有效解毒剂，也用于含铁血黄素沉着症驱铁用，静注剂量同肌注，但注射速度保持在每小时15 mg/kg	肌内注射，开始1.0 g；以后每4小时1次，0.5 g/次；2次注射后，每4~12小时1次肌注，1 d总量不超过6.0 g	注射局部有疼痛，并可有腹泻、视力模糊、腹部不适、腿肌震颤等
13	羟乙基乙烯二胺三乙酸	增加体内铜铁的排泄。用于治疗肝豆状核变性和硫酸亚铁过量中毒	每日总量<3 g，分3次口服	剂量过大时常有乏力、恶心、呕吐、头昏、头痛等症状
14	亚硝酸钠	本品为氧化剂，使血红蛋白氧化为高铁血红蛋白，高铁血红蛋白与细胞色素氧化酶中高铁离子竞争性地与氰离子结合；用于急性氰化物中毒的急救	静注：3%溶液10~15 mL/次，缓慢静注，2~3 mL/min，随后静注硫代硫酸钠溶液；制剂：注射液0.3 g（10 mL）	本品有扩张血管作用，注射过快可引起血压下降和头痛；也不能和硫代硫酸钠同时注射
15	亚硝酸异戊酯	本品在血中能使血红蛋白氧化为高铁血红蛋白；用于氰化物中毒	将安瓿包于手帕内，压碎，由鼻腔吸入； 氰化物中毒：0.2 mL/次，每3~5分钟1次。极量0.5 mL/次，2~4次/日；制剂：吸入剂0.2 mL	脑出血、急性冠状动脉栓塞者禁用。冠状动脉闭塞及颅内压增高者禁用； 有轻微口臭，恶心，腹胀，乏力；常见面部发红，波动性头痛，连用数天即消退
16	硫代硫酸钠（大苏打）	主要用于氰化物解毒剂，但也可用于可溶性钡盐中毒等多种中毒的救治；在酶的参与下与体内游离的氰离子结合（或与高铁血红蛋白结合），使其变为无毒的硫氰酸盐排出体外而解毒	静注：须先用作用迅速的亚硝酸钠或亚甲基蓝，然后缓慢静注12.5~25 g（25%~50%溶液50 mL）；洗胃：口服中毒者，用5%溶液洗胃，洗后留本品适量于胃内。制剂：注射液0.5 g（10 mL）或1 g（20 mL）	本品可引起头晕、乏力、恶心、呕吐等，静注过快可引起血压下降，不宜与亚硝酸钠混合应用，以免引起血压过度下降；勿与氯酸盐、硝酸盐、高锰酸钾及重金属合用

序号	解毒剂	适应证	用法	不良反应及注意事项
17	解氟灵（乙酰胺）	本品为有机氟类农药（主要是灭鼠剂）的特效解毒剂，用于氟乙酰胺、氟乙酸钠和苷氟中毒的治疗；所有有机氟类中毒患者，包括可能中毒者，都应立即给予本品，尤其是在早期，应足量给予	肌内注射，2.5~5.0 g/次，2~4次/日，或0.1~0.3 g/（kg·d），分2~4次注射，一般连续用5~7 d；危重患者一次可给予5~10 g。注射本品一次量（2.5~5.0 g）需加普鲁卡因20~40 mg混合注射以减少局部疼痛；注射剂：2.5 g：5 mL/支	局部注射有疼痛，本品与解痉药及半胱氨酸合用，疗效更好
18	纳洛芬（丙烯吗啡）	急性吗啡中毒、幻视等	静脉注射或肌内注射，5~10 mg，必要时隔10~15 min重复应用，总量不超过40 mg	
19	依地酸二钠钙（乙二胺四乙酸钙二钠，EDTA~$CaNa_2$）	为治疗无机铅中毒的特效解毒剂，对铜、锌、铁、锰、镉、钒、钴及某些放射性元素如钍、铀、镭、钚等亦有一定的促排作用	每日0.5~1 g溶于25%葡萄糖液20~40 mL中缓慢静脉注射，或溶于5%~10%葡萄糖液250~500 mL中，静脉滴注，3 d为一疗程，间歇4 d后进行第二疗程；一般用2~4疗程；肌内注射，每次0.25~0.5 g，每天一次，加2%普鲁卡因2 mL（先做普鲁卡因皮试）；小儿，静滴，每次12.5~25 mg/kg，每日2次，每天最大剂量不超过1 g，疗程同上	部分患者用药后有短暂的头晕、乏力、恶心、关节酸痛等，偶见在注射4~8 h出现发冷、发热、呕吐、头痛、肌肉痛及类组织胺反应；长期用本品可引起微量元素减少，特别是缺锌，因此，连续用药一般不超过4个疗程；大剂量可损害肾脏，有肾脏病史者慎用
20	二巯基丙醇（BAL）	对急性砷、汞中毒有显著疗效，对锑、金、铋、铬、镍、镉、铜、铀中毒也有效	肌内注射，第1日：2.5~3 mg/kg，每4~6小时1次；第2天~3天，每6~12小时1次，以后每12小时1次，共10~14 d	有血压升高、心悸、恶心、呕吐、流涎、腹痛、视力模糊、手麻等不良反应，对肝、肾功能有损害

序号	解毒剂	适应证	用法	不良反应及注意事项
21	二巯基丙磺酸钠（二巯丙磺钠、DMPS~Na）	本品吸收好，作用强，毒性较低，对急性及亚急性汞中毒效力较BAL好；临床主要用于汞中毒，对砷、铬、铋、铜、镍、锑及 ^{210}钋中毒亦有效；也用于慢性乙醇中毒	急性金属中毒，静注：每次5 mg/kg，第1日注射3~4次，第2日2~3次，以后1~2次/日，5~7日/疗程；慢性金属中毒，肌注：每次2.5~5 mg/kg，1次/日，连续用药3~4 d，间歇3~4 d为一疗程，一般3~5疗程；慢性乙醇中毒，皮下注射及肌注：0.125~0.25 g/次，2~3次/周；制剂：注射液250 mg（5 mL）	可有恶心、心动过速、头晕等，但不久可消失；个别有过敏反应如皮疹、寒战、发热，甚至发生过敏性休克、剥脱性皮炎，此时应立即停药
22	二巯丁二钠（二巯基丁二酸钠）	作用与BAL相似，但对酒石酸锑钾的解毒效力较二巯基丙醇强10倍，且毒性小；临床用于锑、汞、铅、砷等中毒的治疗；对铅中毒的疗效和依地酸钙钠相仿；对砷、汞中毒疗效同二巯丙磺酸钠；对肝豆状核病变有驱铜及减轻症状的效果；也可用于尿毒性皮炎的治疗	急性锑、汞、铅中毒，静注：1~2 g/次，每日总量不超过3 g，用注射用水、生理盐水或5%葡萄糖注射液配成5%~10%溶液，10~15 min缓慢静注。可重复应用数日，至急性症状缓解；慢性锑、汞、铅中毒，肌注：0.5 g/次，2次/日，用3 d，间歇4 d为一疗程，可间歇用2~3个疗程。静注：1 g/（次·日），疗程同上；肝豆状核变性，静注：每日1~2 g/次，用生理盐水配成5%~10%溶液缓慢静注，5 d/疗程，须间歇重复应用；制剂：粉针剂0.5 g，1 g；软膏：5%~10%	有口臭、头痛、恶心、乏力、四肢酸痛等不良反应，注射速度越快，症状越严重；可引起谷丙转氨酶升高；本品水溶液不稳定，临用配制，不可久置和加热；如呈土黄色或混浊，不可使用

序号	解毒剂	适应证	用法	不良反应及注意事项
23	二乙烯三胺五乙酸二钠钙（促排灵）	对铅、铁、锌、铬、钴等有效，对钇、铈、钚、釉、锶、钍、钪、镅等放射核素也有效	肌内注射，0.25~0.5 g/次，2次/日，每3日为一疗程，静脉滴注，0.5~1.0 g/d，剂量可逐日增大，每3日为一疗程	不良反应同EDTA-$CaNa_2$，但较重，剂量过大，可引起腹泻
24	青霉胺（D-青霉胺，二甲基半胱氨酸）	对铜、汞、铅等重金属有较强络合作用但不及EDTA-$CaNa_2$及二巯基丙磺酸钠；对铜所致的肝豆状核变性病的疗效比二巯基丙醇强	均需空腹服药； 肝豆状核变性病，口服：每日20~25 mg/kg，3次/日，长期服用，症状改善后可间歇给药； 慢性铅、汞中毒，口服：0.25g/次，4次/日，5~7日/疗程；停药2 d后可开始下一个疗程；一般2~3个疗程； 制剂：青霉胺片0.125 g	可引起头痛、咽痛、乏力、恶心、腹痛、腹泻、发热、皮疹、白细胞减少、血小板减少；如长期应用可引起视神经炎；可刺激肾脏，出现蛋白尿及肾病综合征，用药期间应经常检查尿蛋白；对青霉素过敏者对本品亦过敏，用前需做青霉素皮试；肾病患者禁用

AME Medical Journals

Founded in 2009, AME has been rapidly entering into the international market by embracing the highest editorial standards and cutting-edge publishing technologies. Till now, AME has published more than 60 peer-reviewed journals (13 indexed in SCIE and 20 indexed in PubMed), predominantly in English (some are translated into Chinese), covering various fields of medicine including oncology, pulmonology, cardiothoracic disease, andrology, urology and so forth (updated on Dec. 2021).

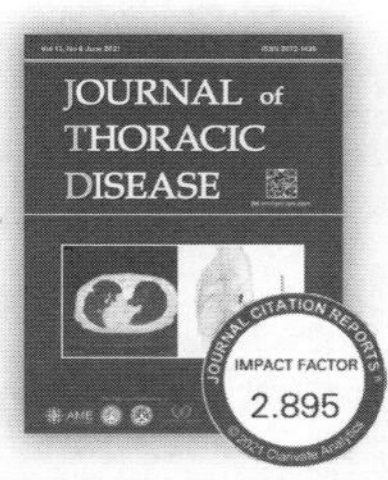

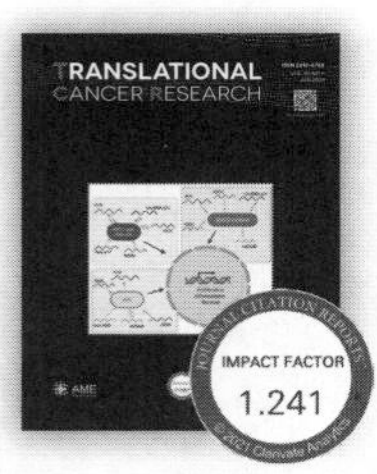

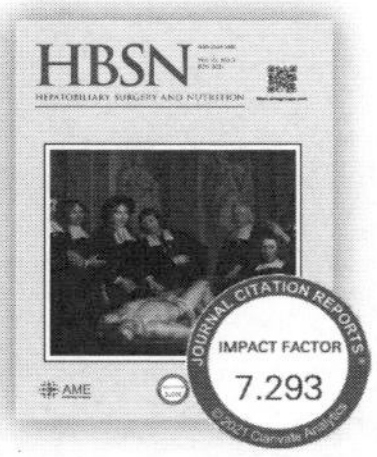

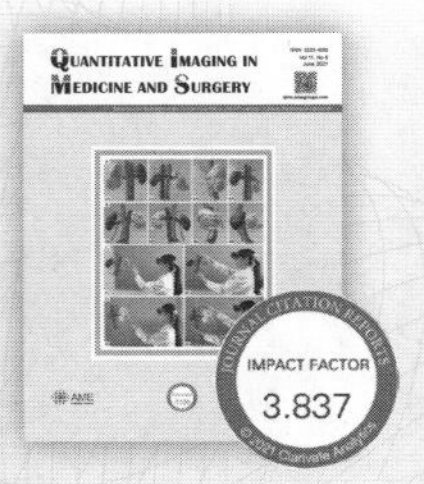

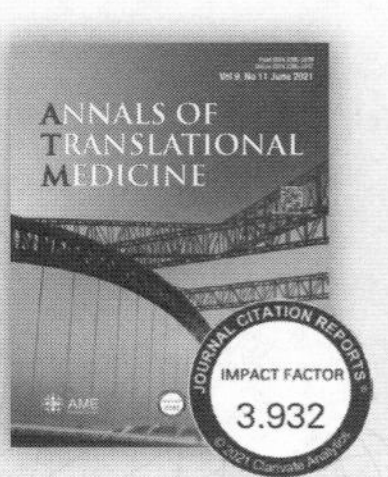

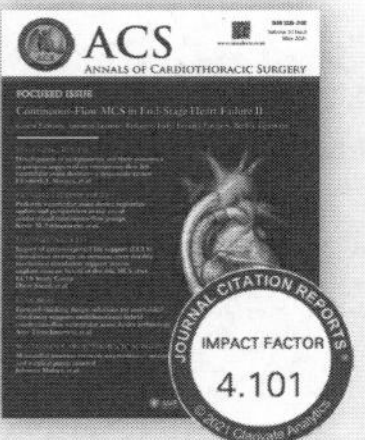

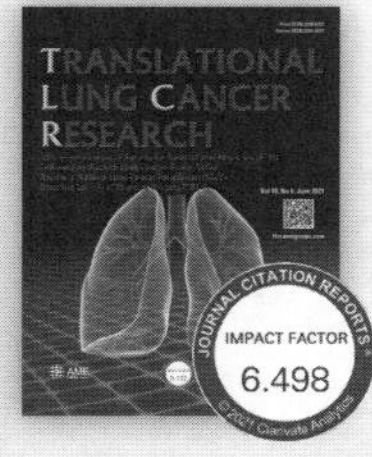

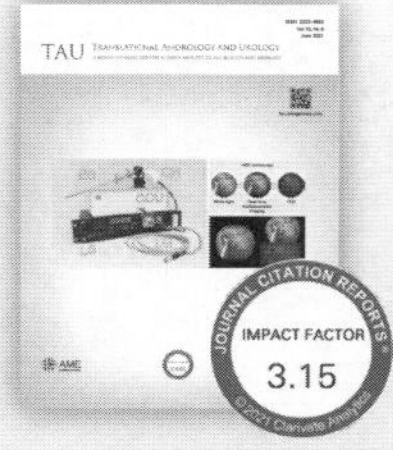

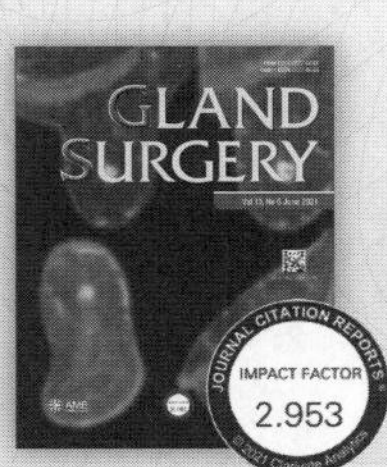

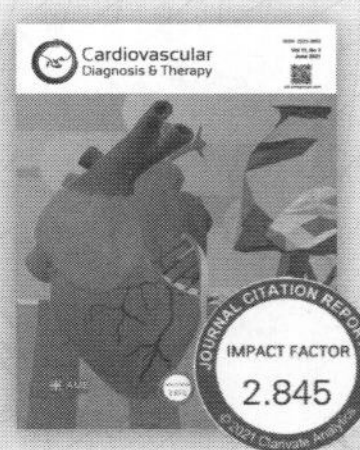

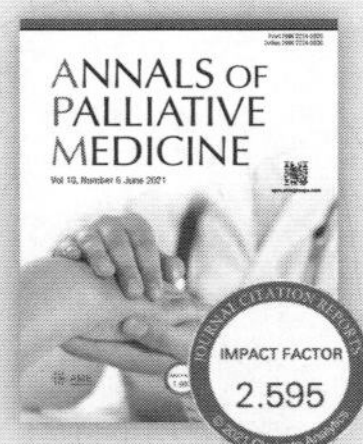

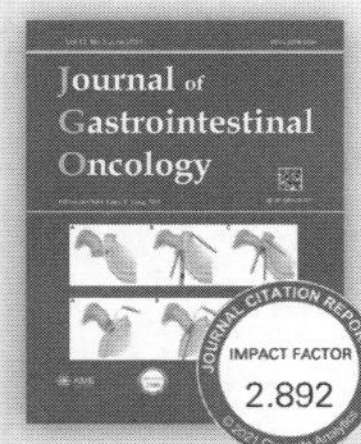

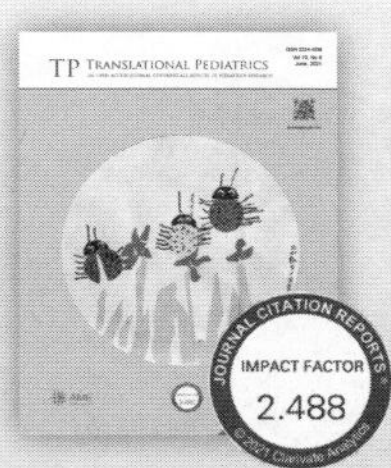

AME Publishing Company | Academic Made Easy, Excellent and Enthusiastic
欲穷千里目、快乐搞学术